CB009974

ATLAS DE MEDICINA LEGAL

ATLAS DE MEDICINA LEGAL

LUIZ EDUARDO TOLEDO AVELAR

Médico formado pela Faculdade de Ciências Médicas de Minas Gerais

Especialista em Cirurgia Geral

Especialista em Cirurgia Plástica

Médico Legista do IML de Belo Horizonte ▯ MG

LEONARDO SANTOS BORDONI

Médico formado pela Universidade Federal de Minas Gerais

Mestre em Biologia Celular pela Universidade Federal de Minas Gerais

Doutorando em Patologia pela Universidade Federal de Minas Gerais

Professor nas Faculdades de Medicina FASEH, UFOP e de Barbacena

Médico Legista do IML de Belo Horizonte ▯ MG

MARCELO MARI DE CASTRO

Médico formado pela Faculdade de Medicina de Teresópolis

Especialista em Cirurgia Geral

Mestrando em Ciências Criminológico-Forenses ▯ Buenos Aires ▯ Argentina

Médico Legista do IML de Belo Horizonte ▯ MG

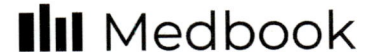

ATLAS DE MEDICINA LEGAL
Direitos exclusivos para a língua portuguesa
Copyright © 2014 by
MEDBOOK – Editora Científica Ltda.

Editoração Eletrônica: REDB – Produções Gráficas e Editorial Ltda.

CIP-BRASIL CATALOGAÇÃO-NA-FONTE
SINDICATO NACIONAL DOS EDITORES DE LIVROS, RJ

A967a

Avelar, Luiz Eduardo de Toledo
    Atlas de medicina legal / Leonardo Santos Bordoni, Marcelo Mari de Castro. - 1. ed. - Rio de Janeiro: MedBook, 2014.
    400 p. : il. ; 28 cm.

    ISBN 978-85-8369-000-9

    1. Medicina legal. I. Bordoni, Leonardo Santos. II. Castro, Marcelo Mari de. III. Título.

13-07209	CDD: 614.1
	CDU: 340.6

21/11/2013   25/11/2013

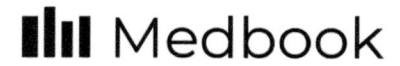 Medbook

Editora Científica Ltda.
Avenida Treze de Maio 41/sala 804 – Cep 20.031-007 – Rio de Janeiro – RJ
Telefone: (21) 2502-4438 – www.medbookeditora.com.br – instagram: @medbookoficial
contato@medbookeditora.com.br – vendasrj@medbookeditora.com.br

Dedicatória

Dedicamos esta obra às nossas esposas, filhos e familiares, por terem compreendido serenamente nossos muitos momentos de ausência em tempo e dedicação.

Nossos agradecimentos a eles, que são fonte inesgotável de amor.

Agradecimentos

Agradecemos à *Superintendência de Polícia Técnico-Científica da Polícia Civil de Minas Gerais* e à *Diretoria do Instituto Médico-Legal de Belo Horizonte (IML-BH)* pelo apoio incondicional e por permitirem a confecção deste atlas.

Às figuras dos Doutores *João Batista Rodrigues Júnior* e *André Roquette*, pelo incentivo, estímulo, acolhimento e amizade.

A todos os *colaboradores* desta obra, que não só acreditaram no nosso sonho, como também dispensaram tempo, disposição, conhecimento e trabalho para torná-la realidade.

Aos *funcionários do IML-BH* pelo carinho com que sempre nos trataram. Sem a participação de vocês, esta obra não poderia ter se concretizado.

À *Editora Medbook*, que apostou em nosso trabalho e conseguiu organizá-lo de maneira tão eficiente e didática.

Colaboradores

ADRIANA MARIA CARNEIRO MOREIRA

Cirurgiã-Dentista
Especialista em Periodontia
Perita Criminal Odontolegista do IML de Belo Horizonte – MG
Especialista em Odontologia Legal
Pós-Graduada em Avaliação do Dano Corporal
Professora do curso de especialização em Odontologia Legal – PUC/MG
Membro da Comissão de Ética do CRO/MG

ADRIANA ZATTI DE LIMA

Médica formada pela UFMG
Especialista em Radiologia
Médica Legista do IML de Belo Horizonte – MG

RODRIGO CAMARGOS COUTO

Cirurgião-Dentista
Especialista em Prótese Dentária e Odontologia Legal
Perito Criminal Odontolegista do IML de Belo Horizonte – MG
Professor da Pós-graduação na Universidade UNA, Faculdade de Ciências Médicas Virtual de
     Minas Gerais e da Fundação Unimed
Mestre em Ciências da Saúde – UFMG
Doutorando em Ciências da Saúde – UFMG

WERNER KEIFER CARDOSO

Biólogo formado pela PUC-MG
Entomólogo
Investigador de Polícia do IML de Belo Horizonte – MG

Prefácio

Com muita alegria aceitei o convite dos autores desta valiosa obra para fazer sua apresentação. Entregar uma produção científica à apreciação de alguém é similar à entrega do filho querido, pelo pai, ao padrinho escolhido. E por isso sinto-me verdadeiramente honrado.

Os autores são pessoas consideradas por seus pares não apenas pela capacidade técnica que possuem, mas também pelo elevado senso de responsabilidade, comprometimento e, mais, pelo fino trato com todos aqueles que trabalham no Instituto Médico-Legal de Belo Horizonte. São unanimidade naquela casa, compondo a já famosa equipe de sexta-feira.

A qualidade dos textos e das fotografias como ilustrações dispensa qualquer tipo de comentário, e o simples manuseio revela a clareza e a riqueza do trabalho.

No entanto, o que mais chama a atenção e classifica a presente produção científica como única é a maneira como foi criada. Este Atlas é o resultado de um trabalho árduo realizado no necrotério e nas salas de perícias do Instituto Médico-Legal de Belo Horizonte ao longo dos anos. Não se trata de uma ficção ou mera compilação de textos de Medicina Legal, mas de uma obra robusta, construída no trabalho incansável e, portanto, absolutamente original.

Os temas abordados são modernos e importantes para o desenvolvimento do trabalho sistemático em Medicina Legal. Os autores iniciam o Atlas apresentando as Técnicas de Necropsia e, a partir daí, navegam nos grandes grupos da especialidade, como a Traumatologia, a Tanatologia e a Sexologia Forenses. Apresentam interessante capítulo sobre as Asfixias e abordam temas modernos que a cada dia adquirem maior importância na produção de provas, como a Odontologia Forense e a Necropsia Digital. Demonstrando zelo, e para diferenciar ainda mais o trabalho, incluíram interessante capítulo sobre a Entomologia Forense, absolutamente original.

A obra vem preencher uma lacuna em nosso arsenal bibliográfico, possibilitando aos médicos-legistas, peritos criminais e acadêmicos das áreas médicas, paramédicas e jurídicas uma visão real das diversas situações que permeiam a especialidade.

A Medicina Legal alcança hoje grande prestígio em nossa sociedade, participando decisivamente do resgate técnico da materialidade dos delitos, contribuindo incontestavelmente com o Direito Penal, constituindo-se em carro-chefe na identificação de cadáveres e segmentos corporais, com o desenvolvimento de técnicas antropométricas, odontolegais e de DNA. E é nesse prisma que surge esta grandiosa obra. Grandiosa na forma e no conteúdo que, tenho absoluta certeza, será imortalizada ao longo do tempo, bem como seus autores.

Estou certo de que o incansável trabalho produzirá frutos aos autores, representados pelo reconhecimento de seus pares e pelo exemplo aos familiares mais jovens. O trabalho exaustivo edifica e, no dizer de *Epicuro de Samos*, filósofo grego do período helenístico, que nasceu na ilha de Samos em 341 a.C., *"os grandes navegadores devem seu prestígio às grandes tempestades"*.

André Luiz Barbosa Roquette

Sumário

ATLAS DE
MEDICINA LEGAL

CAPÍTULO 1

Técnicas de Necropsia

INTRODUÇÃO

A palavra autopsia, etimologicamente, deriva do grego (*auto* – por si + *scopion* – ver) e tem inúmeros sinônimos (autópsia, necrópsia, necropsia, tanatoscopia, autósia), quase todos em desuso, dando lugar ao termo necropsia (ou necrópsia), segundo Zacarias, em sua ilustre obra *Dicionário de Medicina Legal* (1991). Ainda segundo esse autor, o termo autópsia significa "exame que se realiza no cadáver, externa e internamente, com a finalidade de se determinar a causa real da morte".

Basicamente, quatro autores se destacaram ao descrever as técnicas de necropsia: Virchow, Ghon, Letulle e Rokitanski. Pode-se admitir que as técnicas "atuais" nada mais são do que variantes de uma dessas técnicas descritas no passado.

TÉCNICA DE VIRCHOW

Nessa técnica, a incisão do crânio é bimastóidea vertical e a do tórax-abdome biacrômio-esterno--pubiana, com retirada individual de cada órgão que, posteriormente, são pesados e examinados um a um. Após o exame, os órgãos são recolocados no corpo periciado.

TÉCNICA DE GHON

Ghon preconizava o exame com evisceração através de monoblocos de órgãos anatomicamente e/ou de acordo com suas funções.

TÉCNICA DE LETULLE

O autor descreveu sua técnica, defendendo a retirada dos órgãos através de um bloco único, da seguinte maneira: rebate-se a pele da região mentoniana, juntamente com os planos musculares. Faz-se uma incisão nos músculos abaixo da língua para posteriormente tracioná-la, o que facilita a dissecção da retrofaringe para liberação da traqueia e do esôfago nesse bloco. A dissecção continuará pelo mediastino posterior, descolando-se o "bloco torácico" da coluna vertebral. Nessa fase, os pulmões deverão ser liberados. Incisa-se a porção superior do diafragma para liberação do fígado, pâncreas e estômago. Os intestinos delgado e grosso são descolados da parede do abdome mediante secção do mesentério, após ligadura distal com nó duplo (evitando extravasamento de conteúdo fecal). Os rins sairão à medida que o intestino for descolado.

TÉCNICA DE ROKITANSKI

Carl Rokitanski preconizava a avaliação dos órgãos periciados *in situ*, um a um. Desse modo eram realizados inúmeros cortes, em todos os órgãos, ainda dentro do corpo, e somente depois eram retirados e avaliados separadamente.

INSTRUMENTAL BÁSICO UTILIZADO NA PERÍCIA

A maior parte do instrumental utilizado nos exames de necropsia é também de aplicação cirúrgica. A seguir, são listados os materiais mais comumente utilizados no procedimento:

- Agulhas para suturas (triangular reta e semirreta) com tamanho aproximado de 10 cm.
- Balanças de taras variadas (corpo e órgãos).
- Cabos de bisturi números 3 e 4 (lâminas 15 e 20, respectivamente).
- Chaira.
- Concha em aço inoxidável (cuba e cabo em peça única) de cabo longo.
- Costótomo.
- Enterótomo.
- Escopro.
- Faca de amputação de Collin.
- Faca de Virchow.
- Martelo de Hajek.
- Osteótomo.
- Paquímetro.
- Pinças de Backaus, Lorna e Benhard.
- Pinça de Collin.
- Pinça de dissecção anatômica e dente de rato de 20 cm de comprimento.
- Pinça para osso.
- Raquítomo.
- Rugina.
- Serra de arco.
- Serra vibratória.
- Tesoura de Mayo curva de 22 cm de comprimento e pontas rombas.
- Tesoura de Mayo reta de 17 cm de comprimento e pontas rombas.
- Trena em aço inoxidável.

Tão importantes quanto o instrumental são os equipamentos de proteção individual, fundamentais para uma prática segura. Dividem-se em equipamentos de proteção à cabeça, dos membros superiores, do tronco e dos membros inferiores.

Equipamentos de proteção individual

- Proteção da cabeça (Figuras 1.1 a 1.4).
- Proteção de tronco, membros superiores e inferiores (Figuras 1.5 e 1.6).

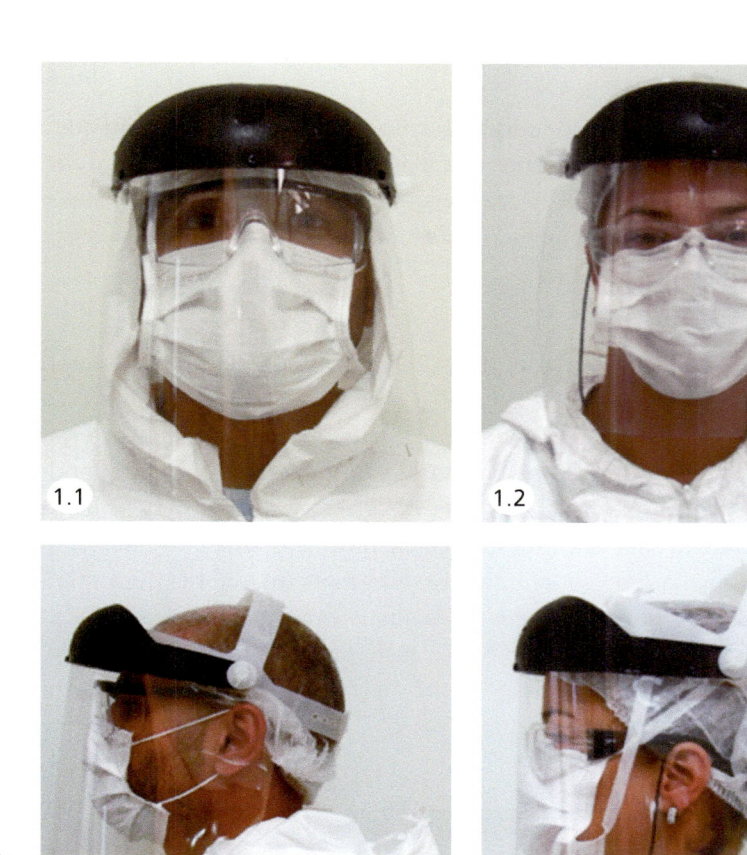

Figuras 1.1 a **1.4** ■ Capacete com protetor facial, óculos de segurança em policarbonato (peça única), máscara cirúrgica com e sem elástico e touca com elástico sanfonada.

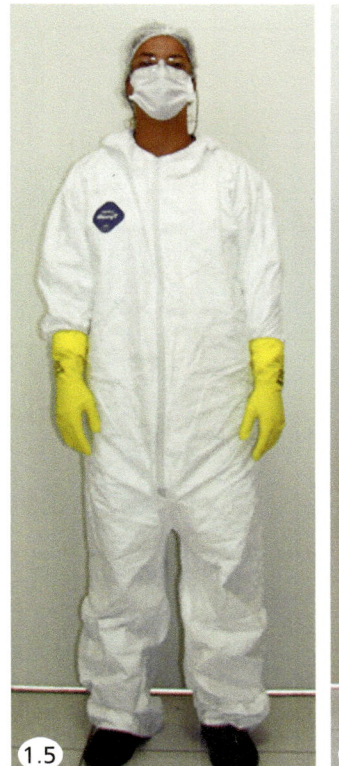
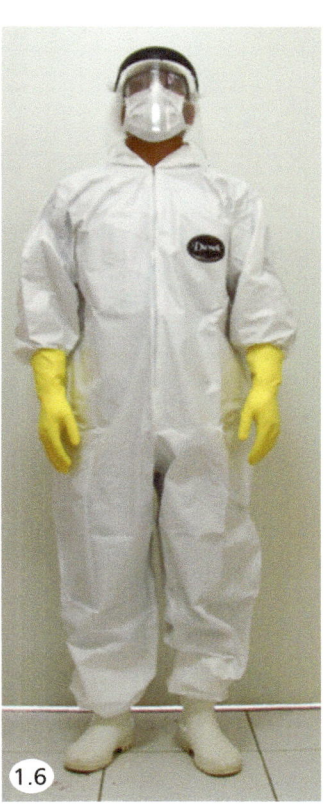

Figuras 1.5 e **1.6** ■ Vista panorâmica dos técnicos (auxiliares de necropsia). Os equipamentos individuais são obrigatoriamente descartáveis e adquiridos dentro dos critérios exigidos pelo INMETRO. Macacão de *tivek*, constituído de 100% de polietileno, capuz conjugado e elásticos nas extremidades (punhos e tornozelos) e botas de PVC, de cano alto e biqueira simples.

TÉCNICA

Como mencionado, as técnicas atuais nada mais são que uma derivação de suas precursoras, e cada serviço adota a que mais lhe convém. Ademais, em uma mesma técnica podem ser acrescentadas pequenas variações de acordo com a necessidade de exposição e pesquisa.

A seguir, será descrita a técnica mais utilizada em nosso serviço.

Técnica de necropsia

Realizam-se a identificação e a conferência do cadáver com a guia de solicitação do exame (Figura 1.7).

Após conferência e identificação do corpo periciado, vestimentas e os pertences são detalhadamente descritos. Realiza-se limpeza mecânica (água) de modo a melhorar a avaliação (Figura 1.8). Descrevem-se os sinais de morte apresentados para definir se deve prosseguir ou não com o exame. É de extrema importância a descrição dos sinais de morte, uma vez que somente será realizada a necropsia caso se tenham passado mais de 6 horas de morte. Uma vez definido o tempo de morte pela equipe, descrevem-se os sinais externos (vestígios) ou a ausência destes, para caracterizar ou descartar ato violento. Nessa fase, procede-se à descrição de características particulares do corpo, como estatura, cor da pele, cor dos olhos, dentes e sinais particulares (cicatrizes, deformidades, amputações e tatuagens).

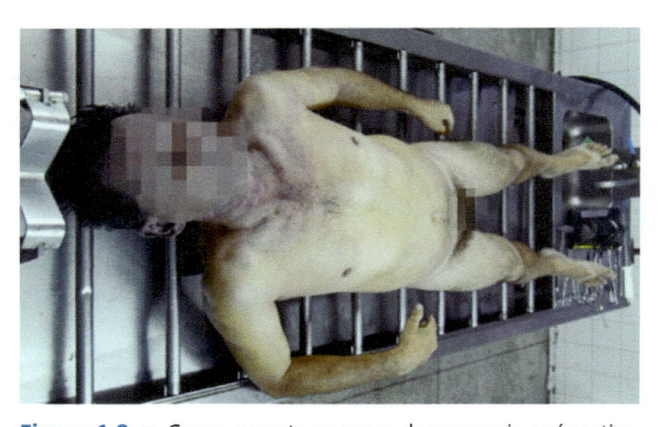

Figura 1.8 ■ Corpo exposto na mesa de necropsia após retirado das vestes e limpeza mecânica com água.

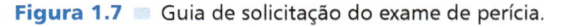

Figura 1.7 ■ Guia de solicitação do exame de perícia.

Avaliações específicas (por segmentos corpóreos)

Avaliação da cabeça, abertura e remoção do crânio

Após o posicionamento correto do corpo, afastam-se os fios de cabelo, formando uma linha imaginária entre uma mastóidea e outra, imediatamente posterior ao pavilhão auricular (Figura 1.9).

Inicia-se a incisão bimastóidea, com lâmina de bisturi descartável, na região do músculo auricular posterior (Figura 1.10). Depois procede-se à incisão bimastóidea até que seja encontrado o músculo auricular posterior contralateral (Figura 1.11). Note, ao centro da Figura 1.11, a incisão na convexidade da calota (incisão bimastóidea), indicada pela linha pontilhada de cor amarela.

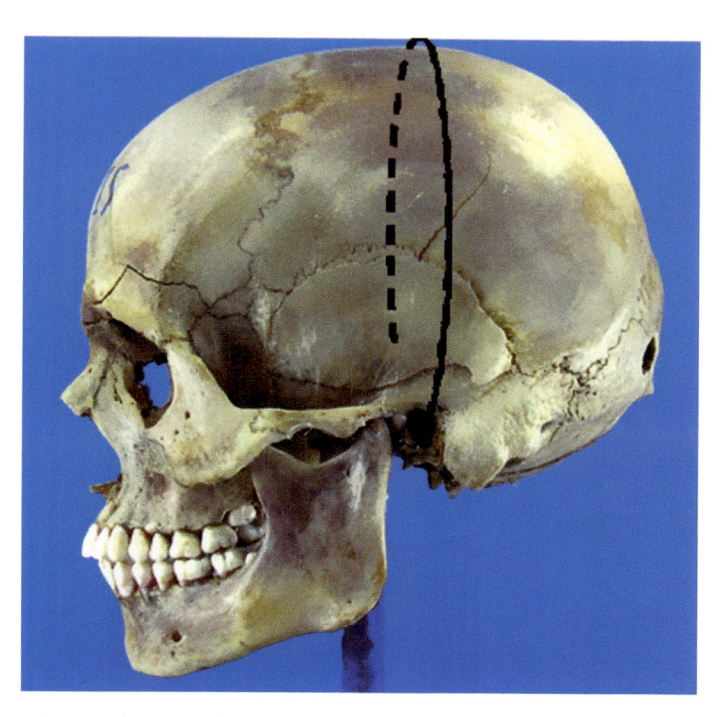

Figura 1.9 ◼ Linha imaginária indicando o início e o término da incisão: bimastoideana.

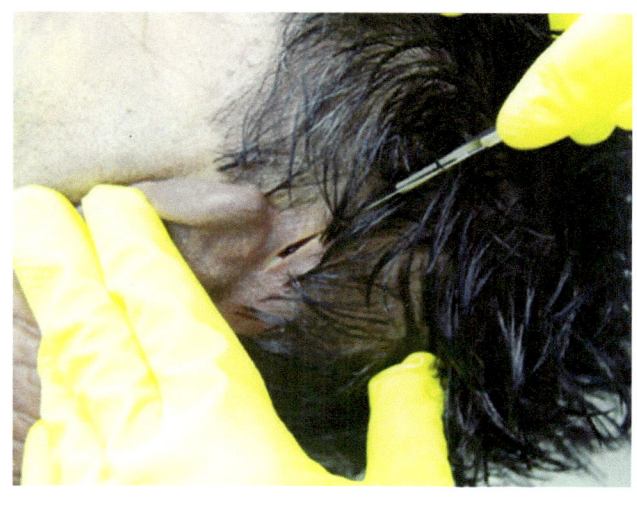

Figura 1.10 ◼ Início da incisão bimastoideana (múculo auricular posterior).

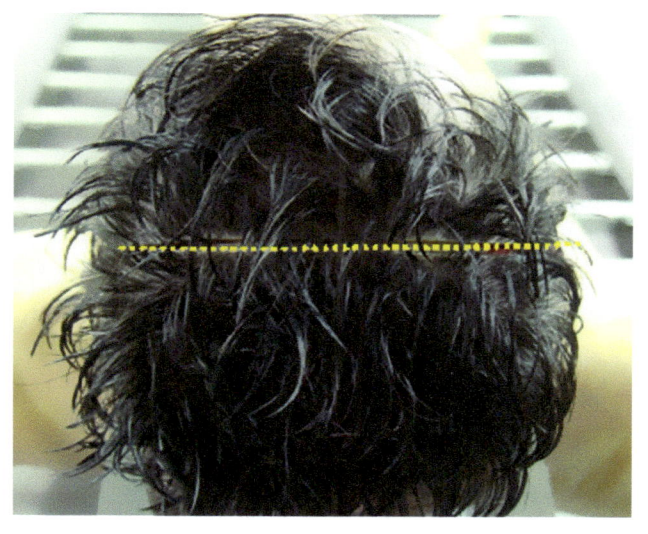

Figura 1.11 ◼ Linha imaginária ligando as duas mastóideas.

Realiza-se o descolamento (escalpe) dos dois segmentos formados e expõe-se toda a convexidade da calota (Figura 1.12*A* e *B*). Nessa etapa, pode-se utilizar o instrumento denominado rugina para o descolamento subperiosteal.

Após a exposição total da calota, até o tecido areolar frouxo, os músculos temporais são rebatidos bilateralmente. A Figura 1.12*B* mostra a sutura sagital e coronal. A avaliação e a descrição das características dessas suturas podem auxiliar as estimativas de idade, quando for necessário.

A Figura 1.13 mostra a técnica de dissecção do músculo temporal esquerdo. Esse procedimento pode também ser realizado com o auxílio de uma rugina como realizado e demostrado na Figura 1.14.

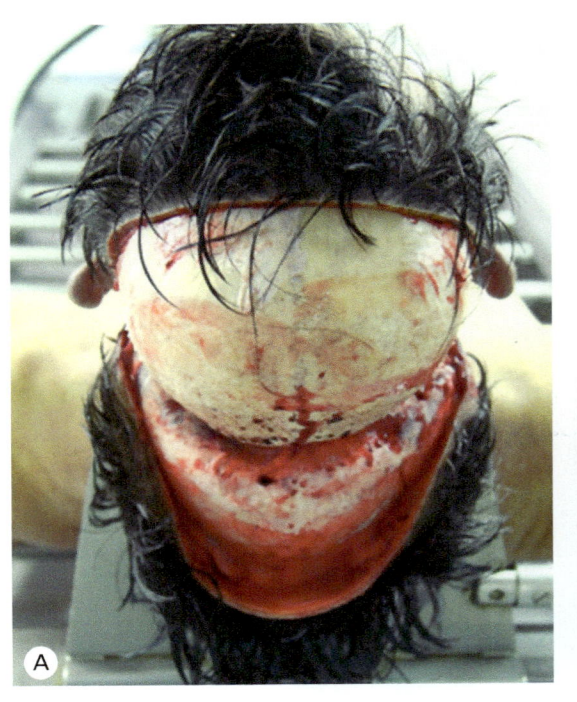
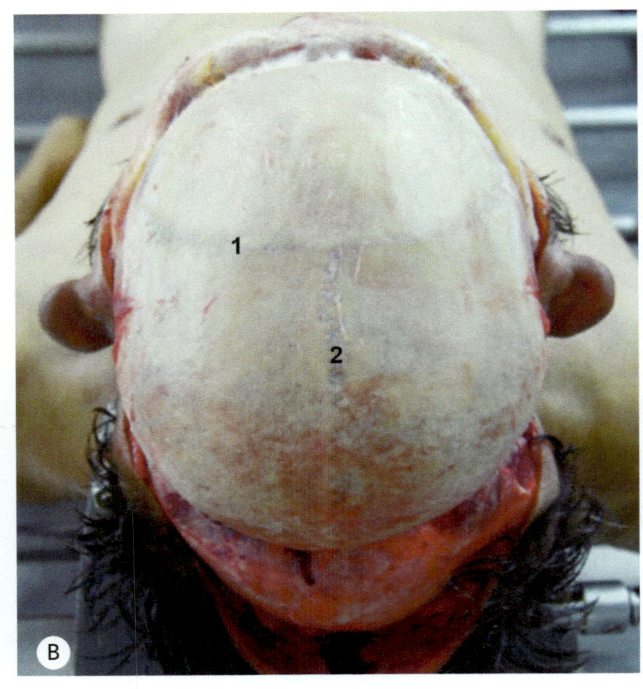

Figura 1.12 ■ **A** Incisão bimastoidea com escalpe parcial. **B** Exposição da porção posterior da abóbada craniana. 1. Sutura coronal; 2. Sutura sagital.

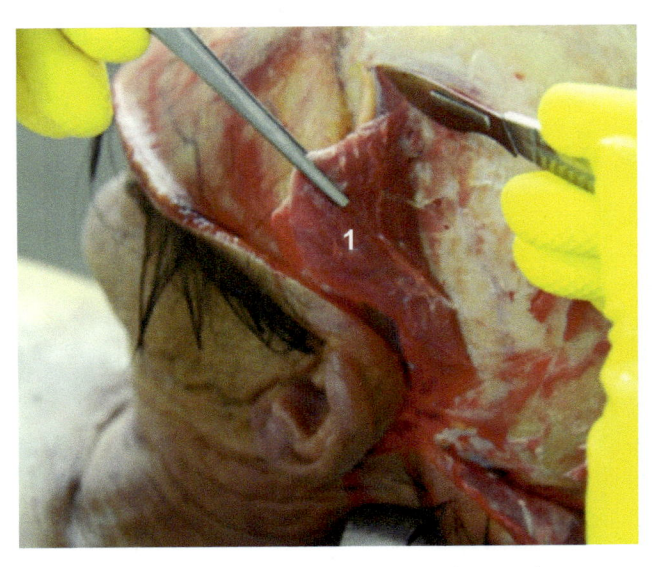

Figura 1.13 ■ 1. Músculo temporal esquerdo.

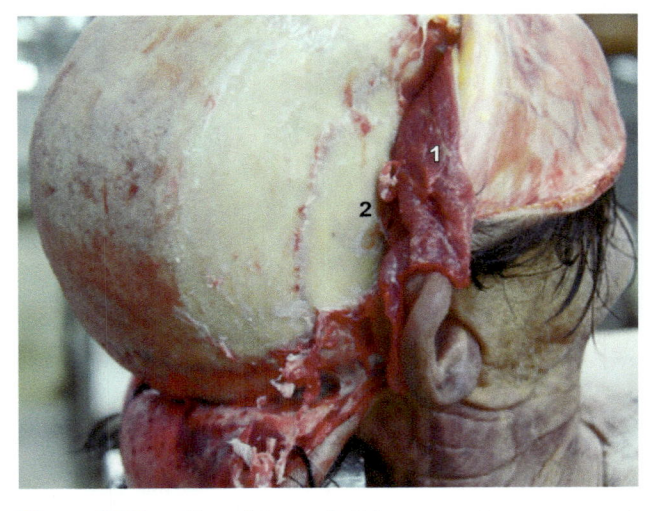

Figura 1.14 ■ Musculatura rebatida com rugina para exposição óssea. 1. Músculo temporal direito; 2. Porção escamosa do osso temporal.

Exposta totalmente a calota e efetuada sua avaliação macroscópica, realiza-se a abertura da calota craniana. Esse processo poderá ser realizado com serra elétrica ou manual. Aconselha-se a transfixação apenas da tábua externa, sendo a interna fraturada com escolpo ou raquítomo, com o objetivo de preservar a meníngea para uma avaliação mais cuidadosa.

O instrumental de escolha em nosso serviço é a serra manual (Figura 1.15).

Após a fratura da tábua interna, retira-se a calota, expondo a meninge (dura-máter – Figura 1.17). Nessa fase, é possível a avaliação global do interior do crânio.

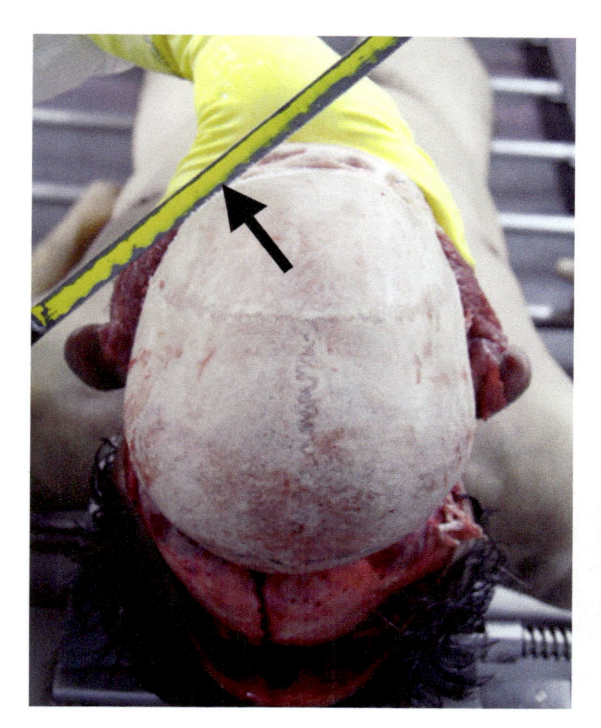

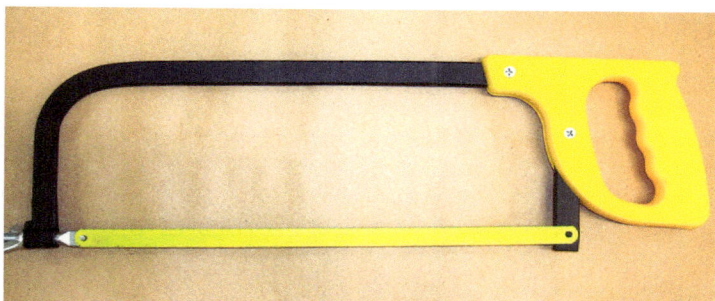

Figura 1.15 ■ Serra manual.

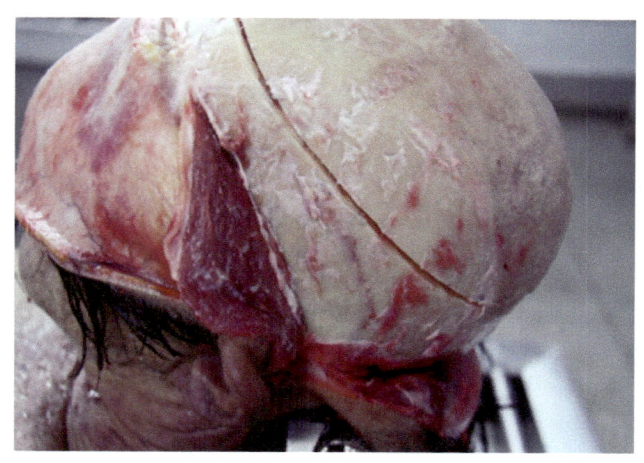

Figura 1.16 ■ Fratura linear realizada com auxílio de uma serra manual. A técnica utilizada preservou a tábua interna, que será posteriormente fraturada com auxílio de um escolpo.

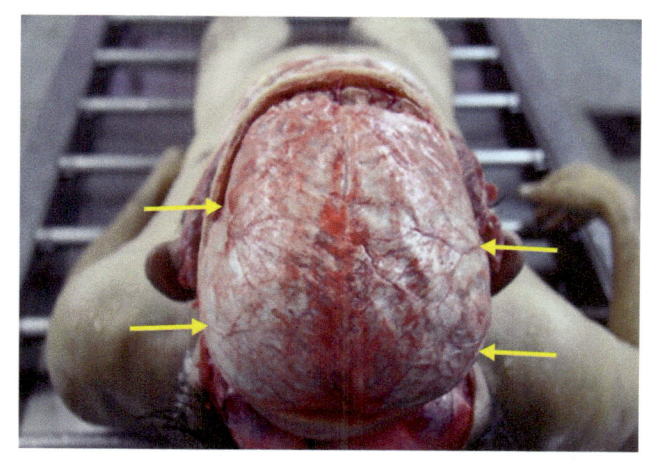

Figura 1.17 ■ Vista da face externa da dura-máter. Note os ramos anteriores e posteriores dos vasos meníngeos médios, indicados pelas setas.

Exposição e avaliação da meníngea (dura-máter)

Para abertura da dura-máter utiliza-se uma tesoura de Metzembaum ou lâmina de bisturi. A abertura deverá seguir a linha de incisão da calota craniana (Figuras 1.16 e 1.18).

Realizada a dissecção da dura-máter à direita, visualizam-se as lâminas externa e interna e expõem-se a aracnoide e a pia-máter (leptomeninge) que recobrem o encéfalo. Retira-se totalmente a dura-máter e expõem-se os dois hemisférios cerebrais ainda cobertos pela aracnoide (leptomeninge).

Após avaliação e anotação dos caracteres de relevância, afasta-se um dos hemisférios e expõe-se a tenda do cerebelo, a qual será posteriormente incisada, proporcionando assim sua retirada em bloco. Essa fase pode ser realizada em partes, ficando a escolha a critério do examinador (avaliação cerebelar *in situ* ou fora de sua fossa, em "bloco" com o cérebro).

Note, na Figura 1.20, a tenda do cerebelo (seta) após afastamento do hemisfério com ajuda do auxiliar técnico. Incisão da tenda e exposição cerebelar (Figura 1.21).

Rebatida e seccionada a ponte, retira-se o "bloco cerebral" para avaliação fora de seu sítio, obtendo assim a exposição total das fossas da base do crânio (Figura 1.22).

Após avaliação do órgão fora de seu sítio e as devidas anotações, segue-se com o rebatimento da meníngea (dura-máter) para exposição óssea. Para realização dessa etapa pode-se utilizar do auxílio de uma tesoura reta de ponta fina favorecendo o resultado (Figura 1.23).

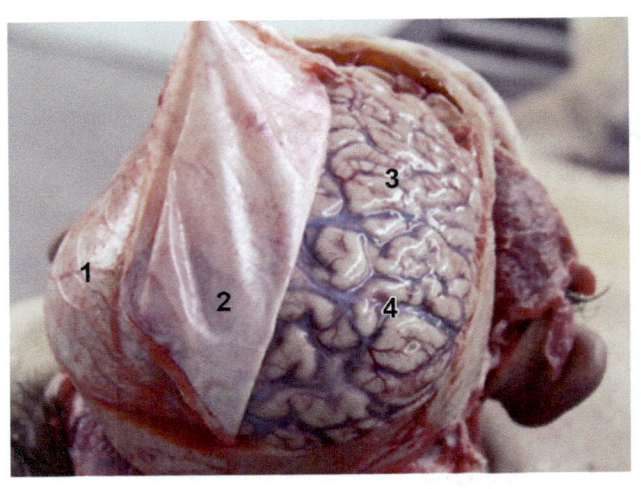

Figura 1.18 ■ 1. Lâmina externa; 2. Lâmina interna; 3. Aracnoide e pia-máter; 4. Encéfalo coberto pela aracnoide e pia-máter.

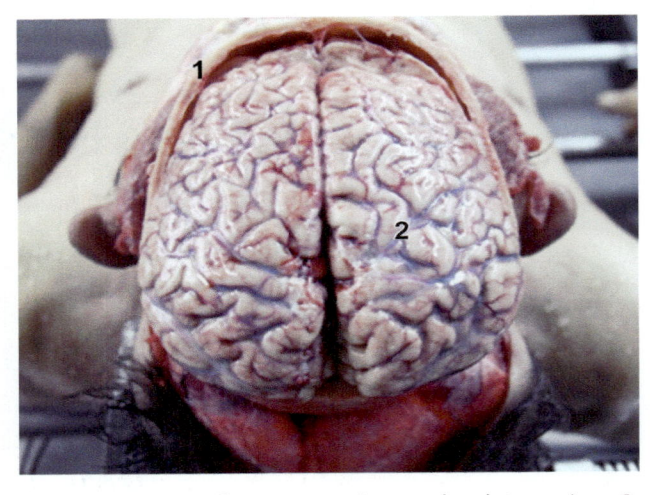

Figura 1.19 ■ 1. Tábua externa e interna da calota craniana; 2. Encéfalo coberto pela aracnoide e pela pia-máter.

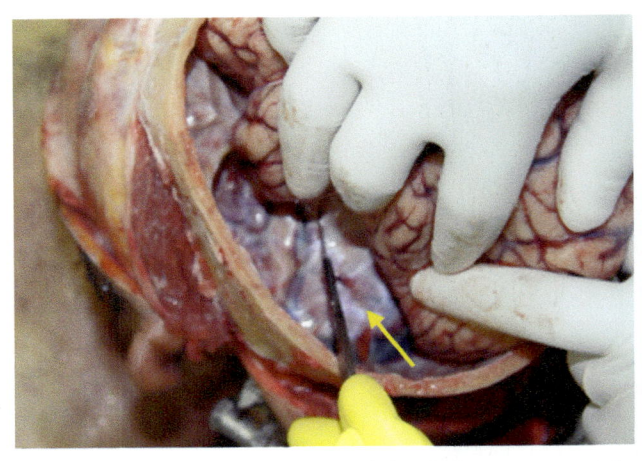

Figura 1.20 ■ Afastamento manual do cérebro com exposição da tenda do cerebelo como indicado pela seta.

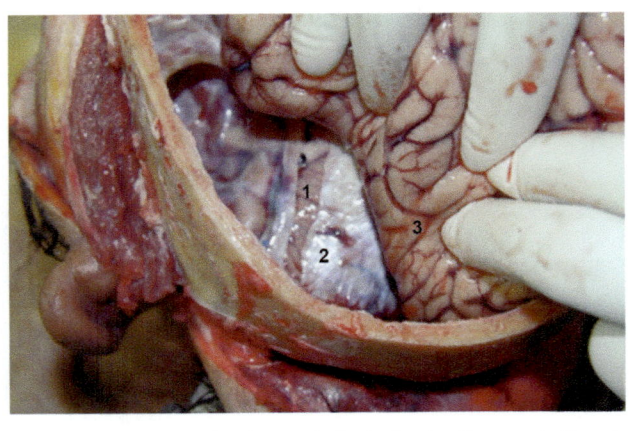

Figura 1.21 ■ Tenda do cerebelo incisada. Note o brilho de órgão íntegro imediatamente inferior à incisão. 1. Cerebelo; 2. Tenda do cerebelo incisada; 3. Lobo occipital.

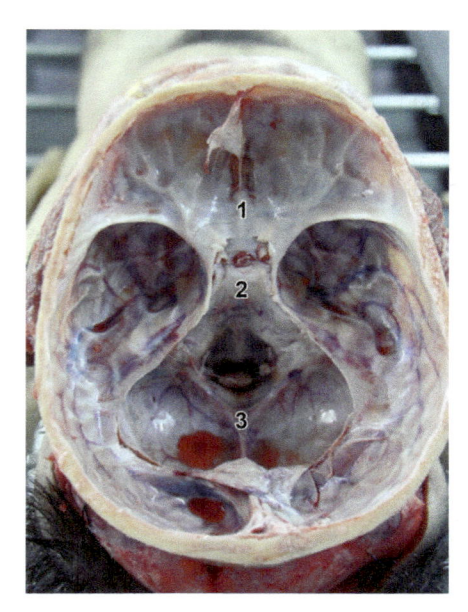

Figura 1.22 ■ Retirada do bloco cérebro-cerebelo-ponte-bulbo com exposição das fossas anterior, média e posterior do crânio. 1. Fossa anterior; 2. Fossa média; 3. Fossa posterior.

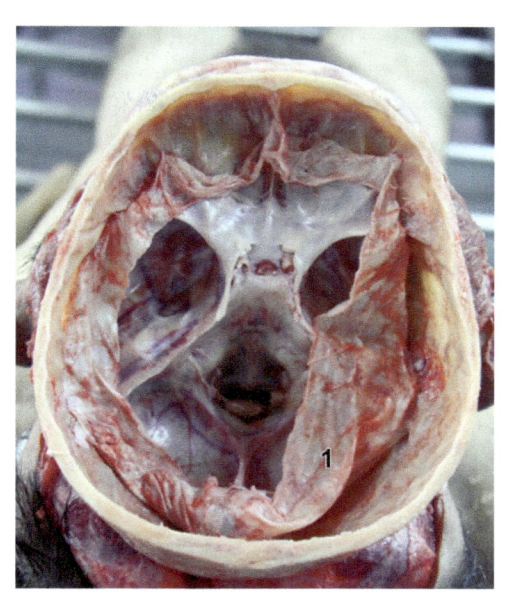

Figura 1.23 ■ Note o descolamento parcial da meníngea (dura-máter), com exposição óssea da calota. 1. Dura-máter parcialmente rebatida.

Abertura da cavidade toracoabdominal

Inúmeras são as incisões para abertura e exposição da cavidade toracoabdominal. Em nosso serviço utilizamos, com maior frequência, a incisão submentoxifopúbica (Figura 1.24).

Após incisão com a lâmina do bisturi, o técnico poderá utilizar-se de uma faca para aprofundar os planos até a exposição do gradil costal e da gordura visceral. Na Figura 1.25 a demarcação da linha de incisão foi assinalada com pincel azul apenas com finalidade didática.

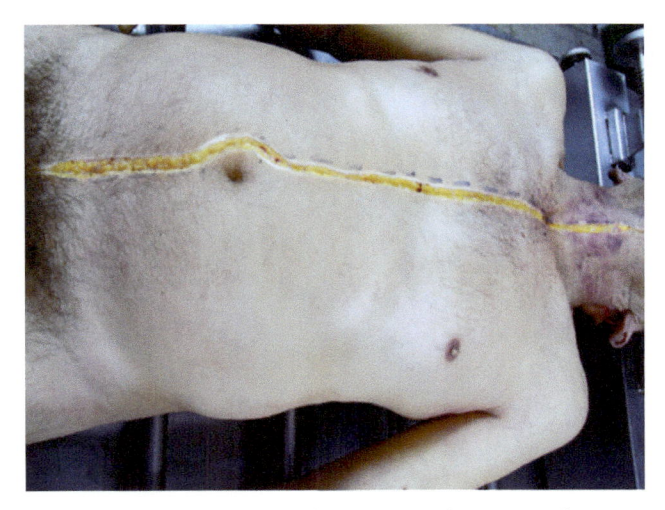

Figura 1.24 ■ Panorâmica do cadáver após incisão submentoxifopúbica.

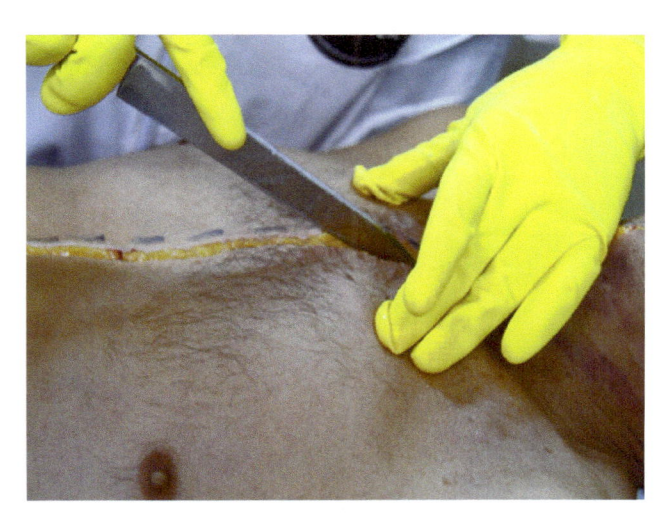

Figura 1.25 ■ Linha incisão mediana.

Realizada a completa exposição do gradil e da cavidade abdominal, realiza-se a retirada do plastrão costocondral por incisão dos arcos costais e desinserção da articulação manúbrio-clavicular (Figura 1.26 a 1.28). Este tempo poderá ser realizado através de instrumentos cortantes aproveitando as articulações específicas.

Nos casos de maior calcificação, pode-se lançar mão de uma faca com martelo para abertura do plastrão costocondral (Figura 1.27).

Retira-se o plastrão para exposição da cavidade torácica propriamente dita. Note que, nessa fase, a cavidade abdominal já se encontra disponível para avaliação (Figura 1.29).

Os órgãos poderão ser avaliados *in situ*, retirados em bloco ou separadamente.

A cavidade torácica é exposta após retirada do plastrão (Figuras 1.29 e 1.30).

Expõe-se o pulmão direito através de uma manobra simples com o dorso da mão. Note, na Figura 1.31, a presença de um pulmão antracótico e a ausência de sinais macroscópicos sugestivos de trauma.

Rebate-se o pulmão para exposição da cavidade pleural. Com essa manobra à direita, consegue-se visualizar ainda a hemicúpula diafragmática ipsilateral.

Observe, na Figura 1.32, a ausência de coleções intracavitárias. Note ainda a integridade da hemicúpula diafragmática direita, assim como dos arcos costais posteriores.

Nos casos em que não há necessidade da retirada do órgão, realiza-se seu retorno à cavidade correspondente para melhor exposição do precórdio. Depois de avaliado, procede-se à sua incisão para exposição do coração (Figura 1.33).

A abertura do saco pericárdico pode ser feita com auxílio de tesoura ou bisturi, em sua porção anterior. Note áreas de fibrose no epicárdio do ventrículo esquerdo (Figura 1.33).

Realiza-se a avaliação do órgão *in situ* (Figura 1.34).

Em seguida, realiza-se uma incisão transversal na massa cardíaca, com a finalidade de identificar coágulos em seu interior e/ou hipertrofias nas paredes do órgão (Figura 1.35).

Após incisão, expõe-se o interior do órgão e avaliam-se suas paredes.

Avaliada por completa a cavidade torácica e coletadas amostras para os exames pertinentes, passa-se à cavidade abdominal.

Pode-se realizar a avaliação dessa cavidade do mesmo modo que na cavidade torácica: com os órgãos *in situ* ou não.

Expõe-se cada órgão de maneira individual, como mostrado na sequência apresentada da Figura 1.37 à Figura 1.40.

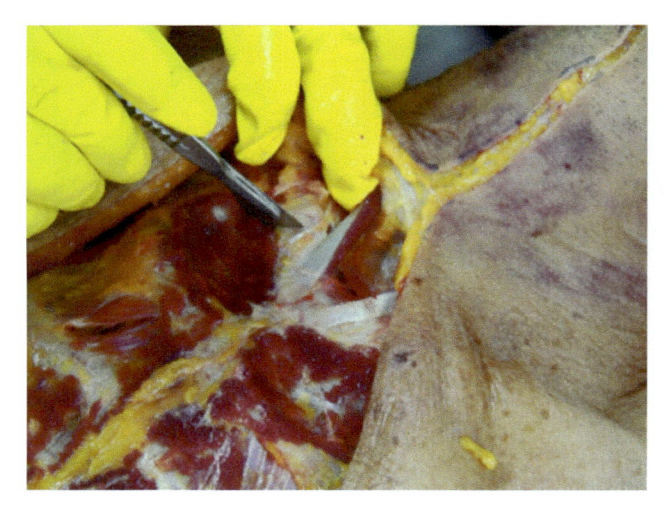

Figura 1.26 ■ Desarticulação esternoclavicular com bisturi. Preparo para retirada do plastão.

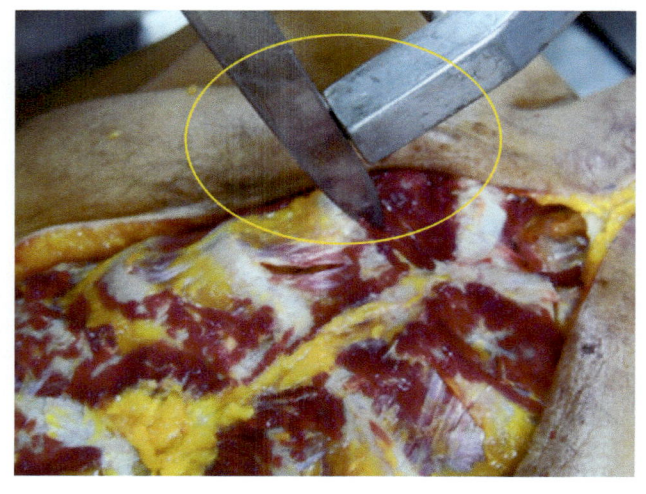

Figura 1.27 ■ Incisão da articulação esternoclavicular, utilizando faca e auxílio do martelo.

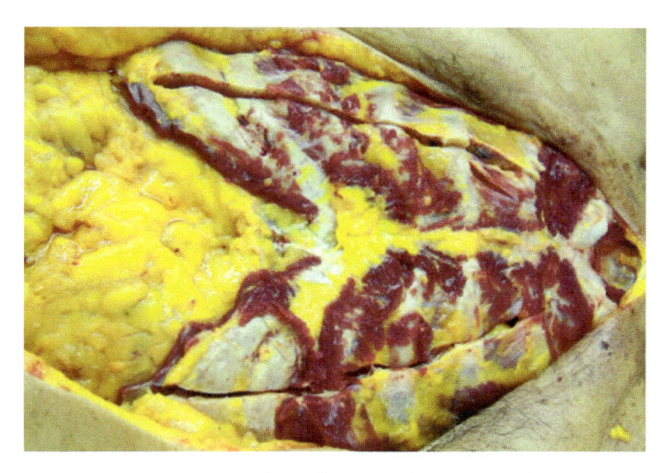

Figura 1.28 ■ Incisão de ambos os lados do gradil costal, com desarticulação do manúbrio.

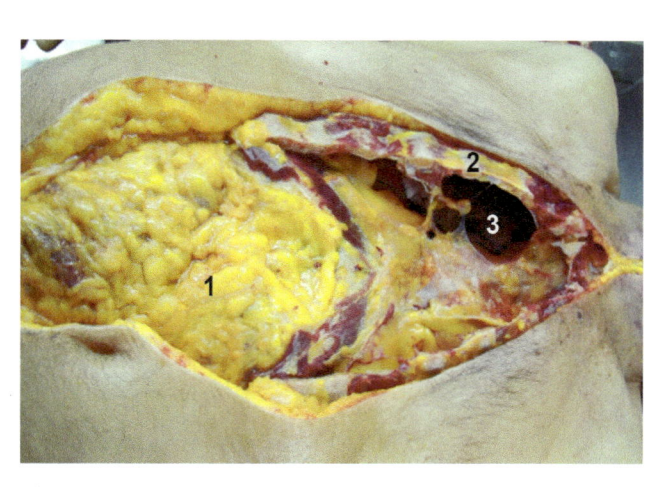

Figura 1.29 ■ Exposição da cavidade toracoabdominal após retirada do plastrão. 1. Gordura extraperitoneal; 2. Secção do gradil costal; 3. Pulmão direito.

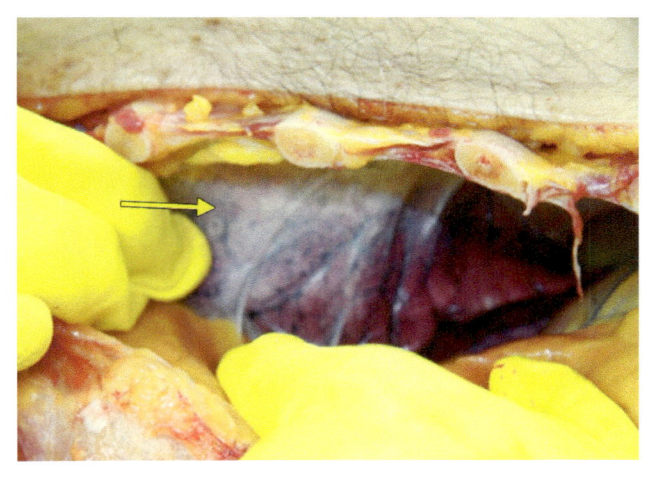

Figura 1.30 ■ A avaliação da cavidade pleural mostra múltiplas aderências entre as pleuras visceral e parietal do pulmão direito, indicadas pela seta.

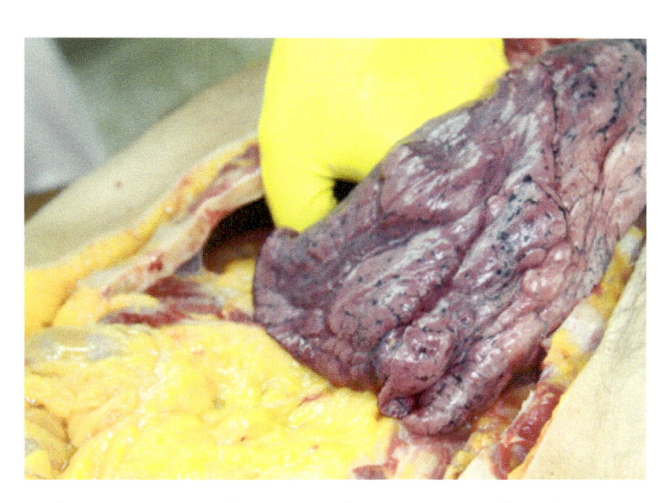

Figura 1.31 ■ Pulmão antracótico apresentando-se íntegro.

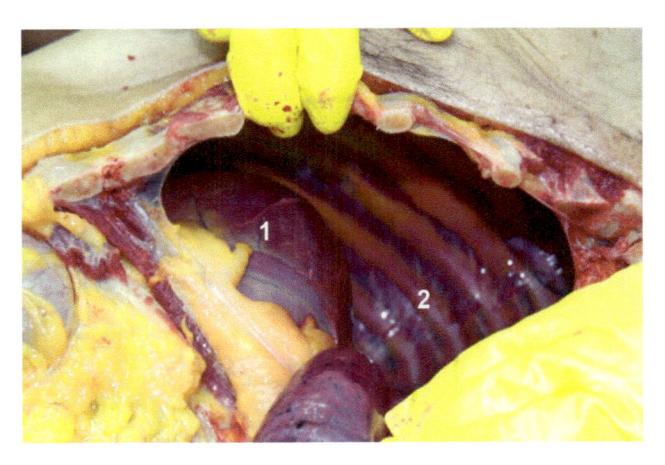

Figura 1.32 ■ 1. Hemicúpula diafragmática direita; 2. Gradil costal posterior.

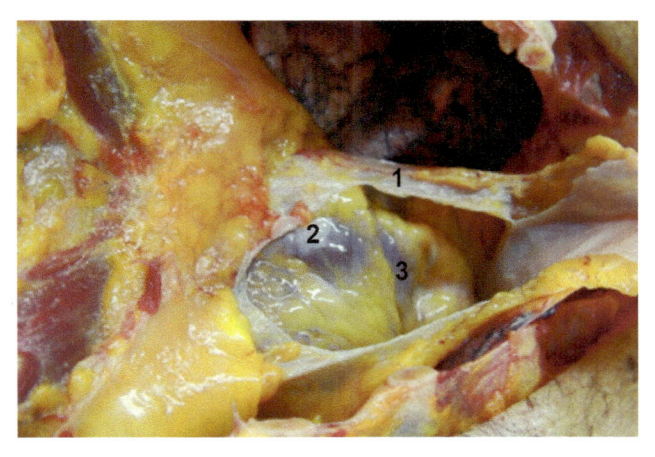

Figura 1.33 ■ 1. Saco pericárdico; 2. Fibrose; 3. Coração.

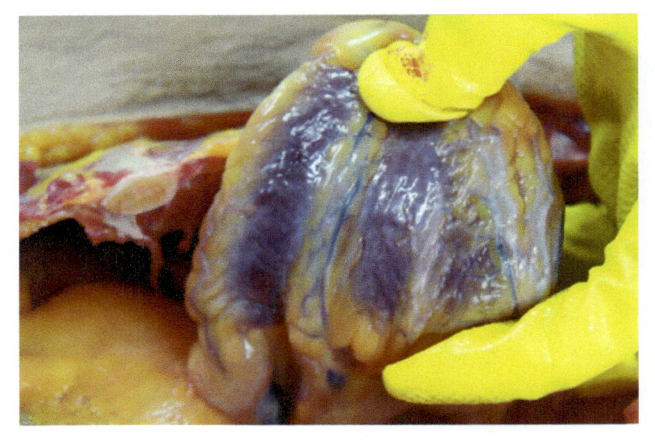

Figura 1.34 ■ Coração de aspecto triangular, de coloração vinhosa e brilhante, apresentando-se de tamanho anatômico.

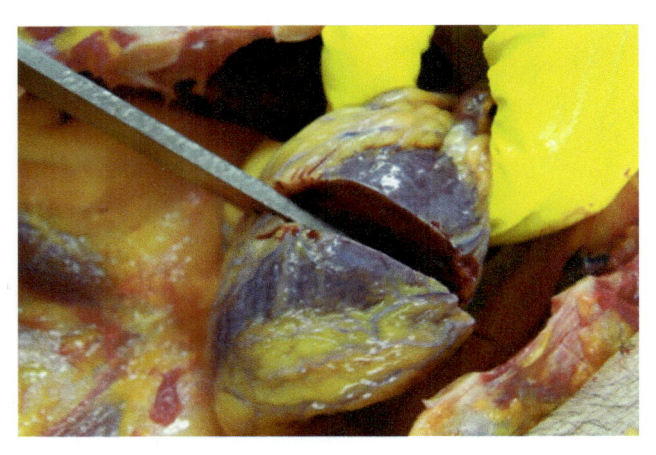

Figura 1.35 ■ Secção transversal do coração.

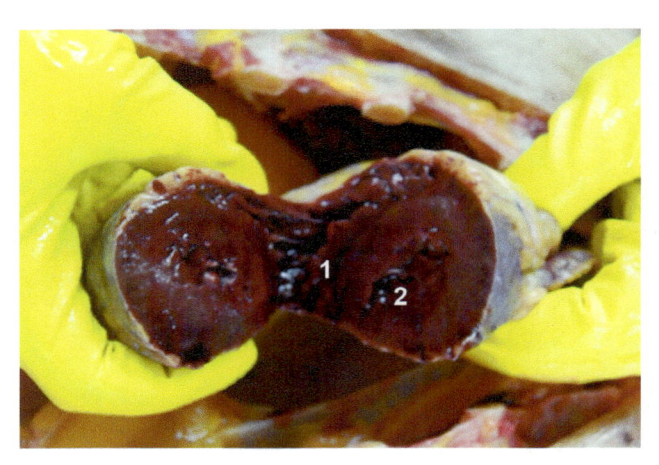

Figura 1.36 ■ Presença de discreta hipertrofia de câmara cardíaca esquerda. 1. Luz da câmara esquerda; 2. Ventrículo esquerdo.

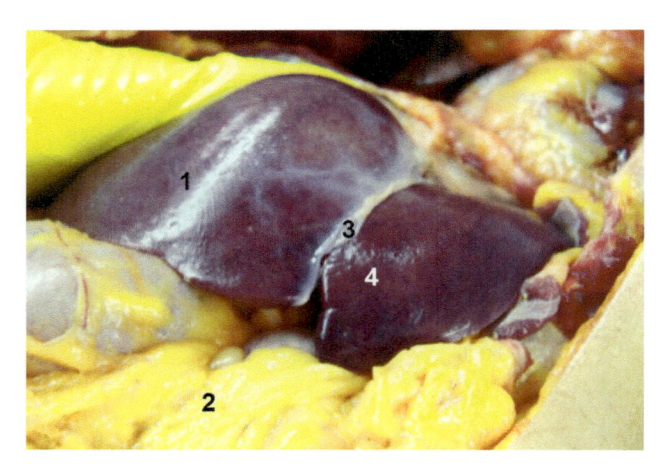

Figura 1.37 ■ 1. Lobo hepático direito; 2. Omento maior; 3. Ligamento falciforme; 4. Lobo hepático esquerdo.

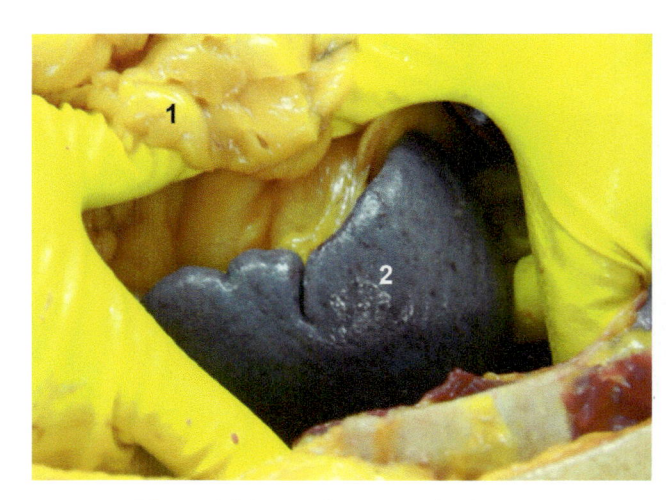

Figura 1.38 ■ 1. Omento maior; 2. Baço.

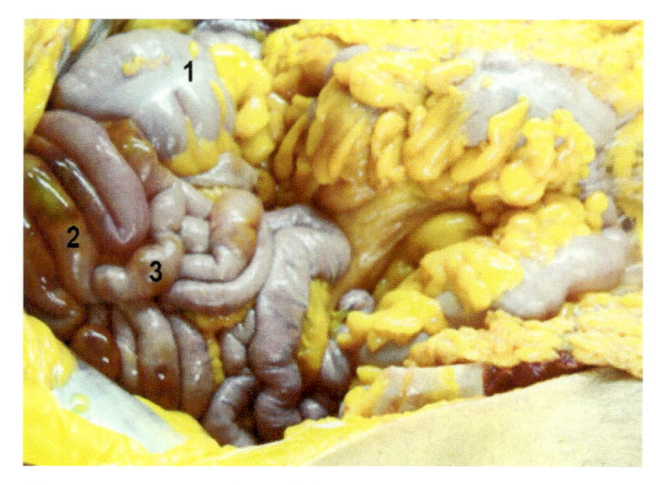

Figura 1.39 ■ Cavidade abdominal exposta. Note a presença do intestino delgado de coloração vinhosa (livores) e parte do intestino grosso (cólon ascendente). 1. Cólon ascendente; 2. Livores em alças; 3. Intestino delgado.

Realiza-se a avaliação de todas as cavidades do abdome. A Figura 1.40 mostra, em destaque, a fossa ilíaca direita e o apêndice ao centro. A fossa ilíaca direita é o local em que mais comumente se inicia a mancha verde abdominal.

A dissecção se estende às lojas renais (Figuras 1.41 a 1.43). Após liberação da gordura perirrenal, visualiza-se o órgão, o que possibilita a descrição da situação em que se encontra.

A manobra se repete no órgão contralateral (Figura 1.42). A dissecção poderá se estender à medida que haja sinais macroscópicos de interesse médico-legal.

Recomenda-se que o segmento ou cavidade que tenha provável relação com a causa morte seja avaliado(a) por último.

No caso da perícia analisado neste capítulo, o segmento cervical foi propositalmente o último a ser avaliado devido à suspeita de morte por enforcamento.

Realiza-se a dissecção por planos, à procura de vestígios.

Descrevem-se os sinais macroscópicos e coleta-se o material pertinente.

A incisão mediana (mentopúbica), realizada para avaliação da cavidade toracoabdominal, serve de base para dissecção do pescoço (Figura 1.44).

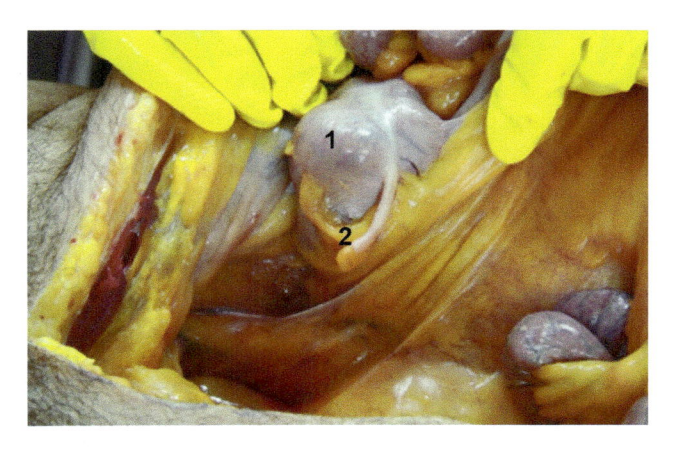

Figura 1.40 ● 1. Ceco; 2. Apêndice vermiforme.

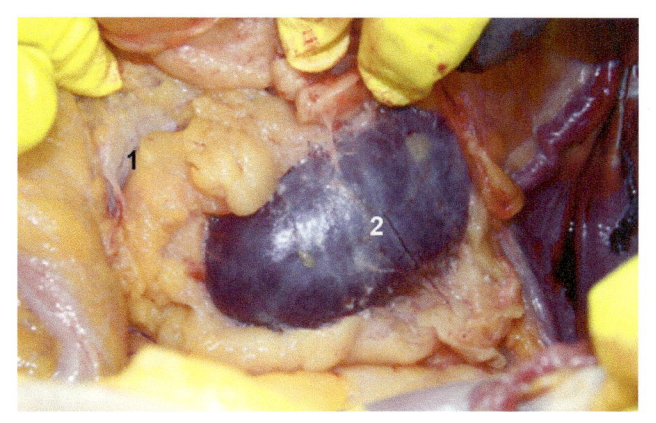

Figura 1.41 ● 1. Cápsula adiposa do rim esquerdo; 2. Rim esquerdo.

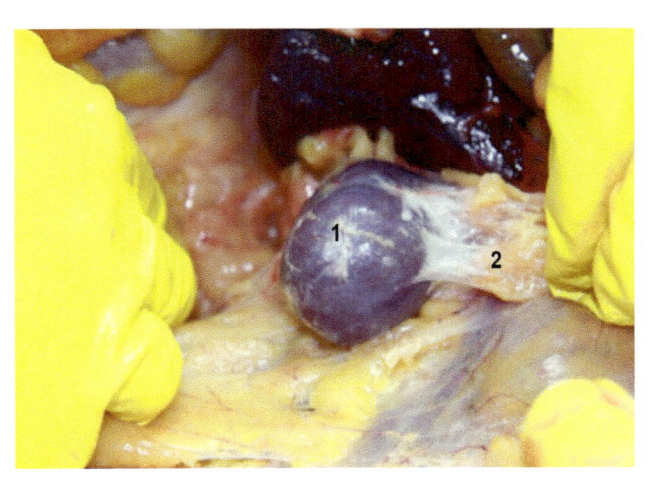

Figura 1.42 ● 1. Rim direito; 2. Gordura pré-renal.

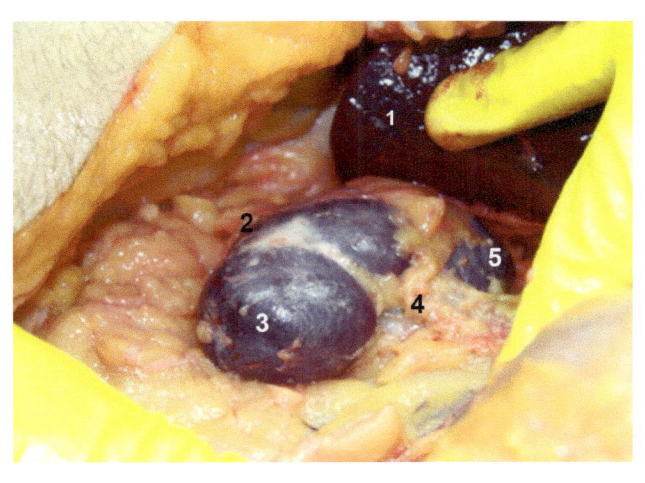

Figura 1.43 ● Avaliação da loja renal direita e sua relação com outros órgãos: 1. Lobo hepático direito; 2. Margem lateral do rim direito; 3. Polo inferior do rim direito; 4. Hilo renal; 5. Polo superior.

A dissecção se processa plano a plano, expondo todas as estruturas cervicais (Figura 1.45).

Rebatida a epiderme, juntamente com a lâmina superficial, obtém-se a visualização do primeiro músculo que reveste o pescoço (músculo platisma – Figura 1.46).

Em uma porção mais profunda do pescoço, tem-se a glândula tireoide, imediatamente abaixo da cartilagem de mesmo nome, ambas localizadas anteriormente à traqueia (Figura 1.47).

Realiza-se a incisão anterior nos anéis traqueais para visualização de sinais de sufusões hemorrágicas e/ou obstruções mecânicas da luz traqueal (Figura 1.48).

Após avaliação da traqueia, retira-se o bloco laringotraqueal para avaliação da porção retrofaríngea (Figura 1.49).

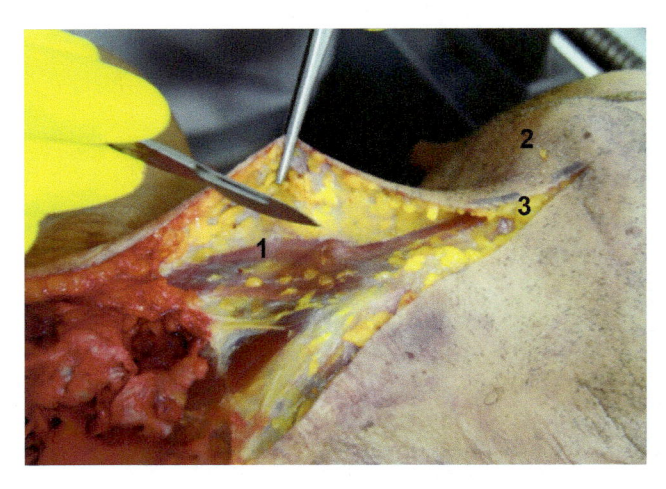

Figura 1.44 ▪ 1. Platisma; 2. Ramo inferior da mandíbula; 3. Lâmina superficial.

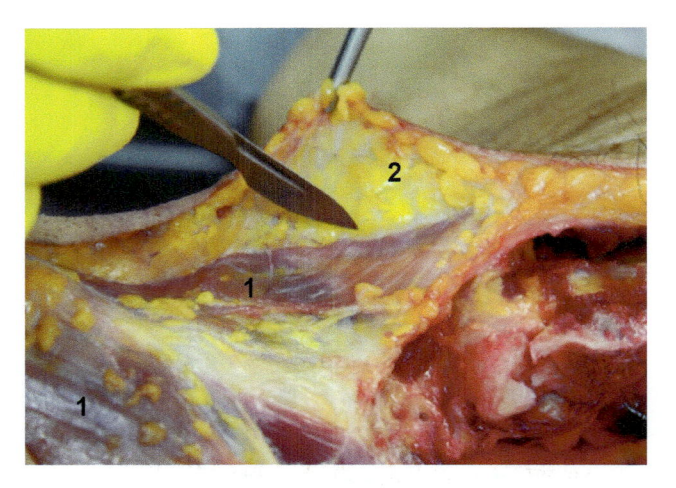

Figura 1.45 ▪ 1. Platisma; 2. Lâmina superficial.

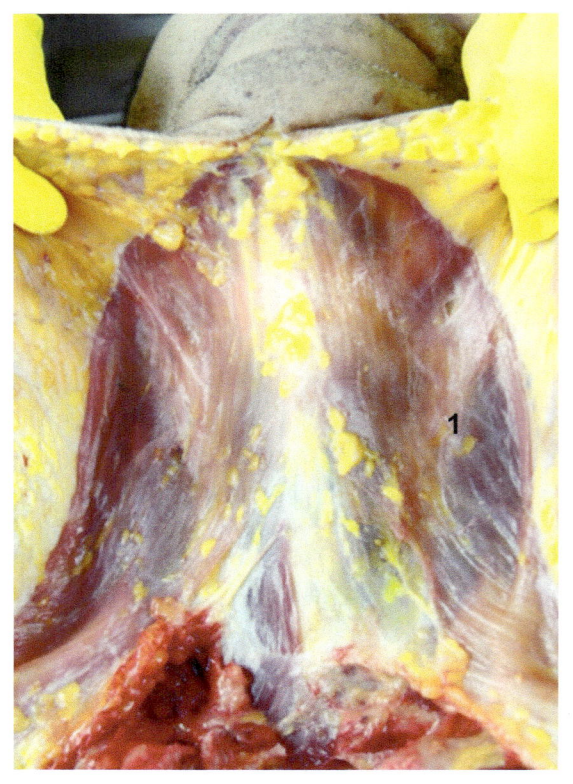

Figura 1.46 ▪ 1. Músculo platisma.

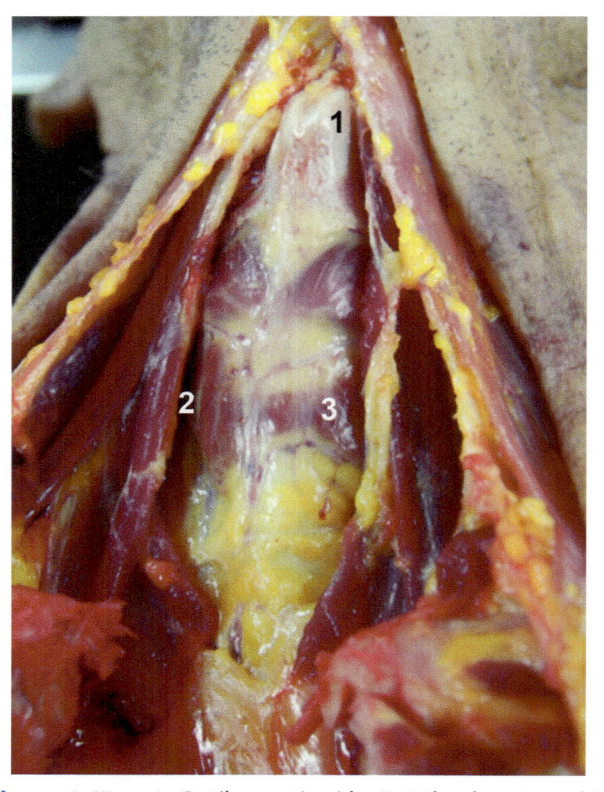

Figura 1.47 ▪ 1. Cartilagem tireoide; 2. Músculo esternocleidomastóideo; 3. Glândula tireoide.

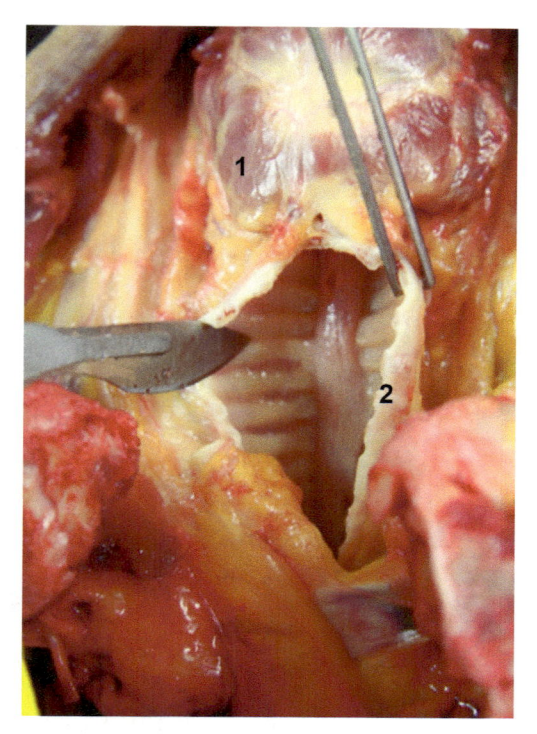

Figura 1.48 ■ 1. Glândula tireoide; 2. Anéis traqueais incisados anteriormente.

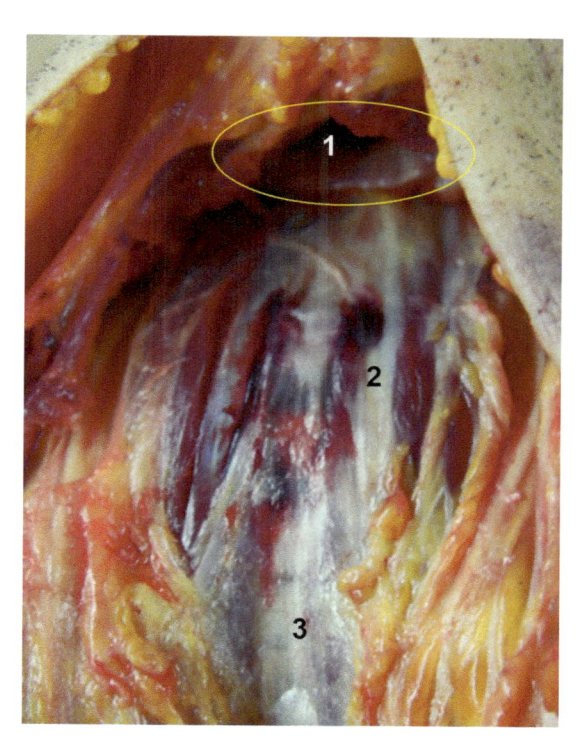

Figura 1.49 ■ Note o local de secção da traqueia para sua retirada e exposição da região retrofaríngea. Presença de hematomas (pontos hemorrágicos) em face pré-vertebral. 1. Secção da traqueia; 2. Pontos hemorrágicos; 3. Coluna cervical.

Fechamento do corpo

Terminado o exame, inicia-se o fechamento do corpo, utilizando agulha reta de ponta triangular e linha de algodão cru.

As Figuras 1.50 a 1.52 mostram, passo a passo, a técnica de fechamento do couro cabeludo após reposicionamento da calota craniana, e as Figuras 1.53 a 1.56 mostram a técnica de fechamento dos segmentos abdominal e torácico.

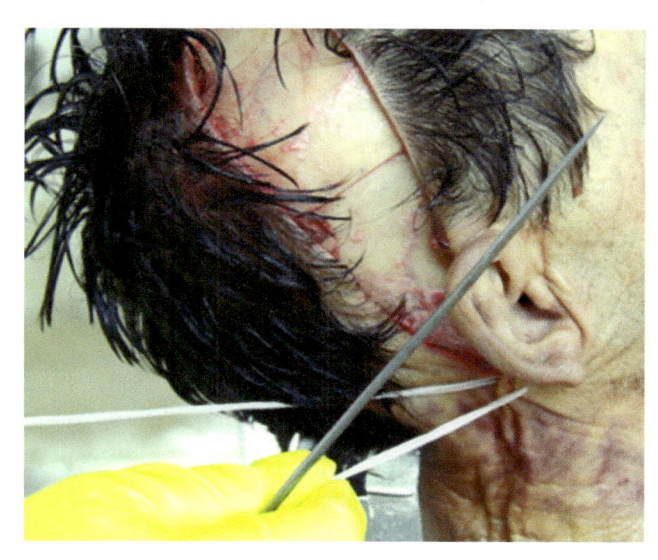

Figura 1.50 ■ Ponto inicial da sutura da calvária (região mastóidea direita).

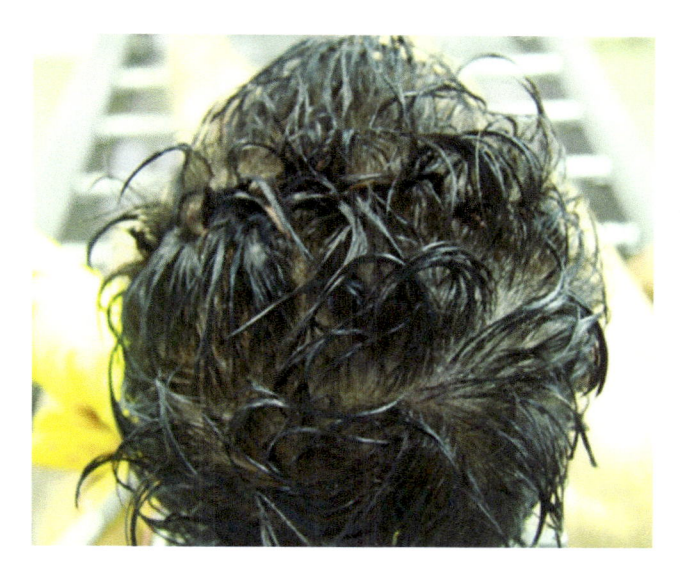

Figura 1.51 ■ Fechamento completo do escalpe.

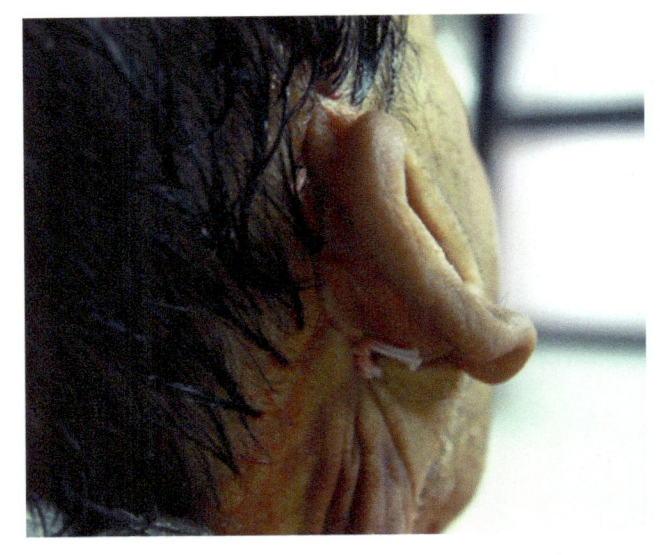

Figura 1.52 ◼ Aspecto final do fechamento do crânio.

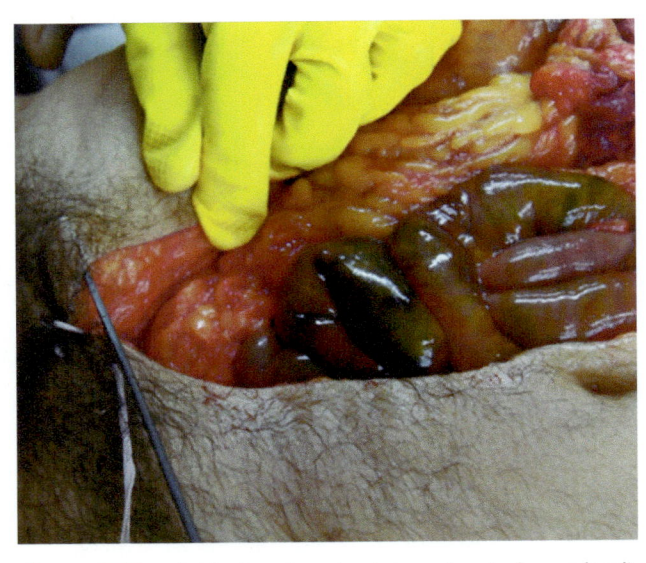

Figura 1.53 ◼ Início da sutura do abdome (ponto âncora localizado no hipogástrio).

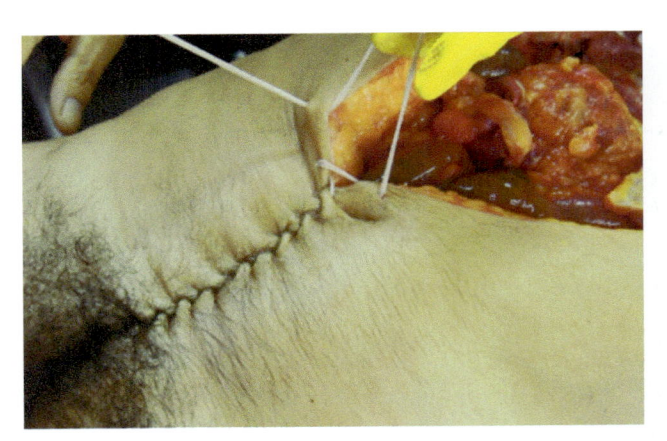

Figura 1.54 ◼ Sutura em chuleio contínuo.

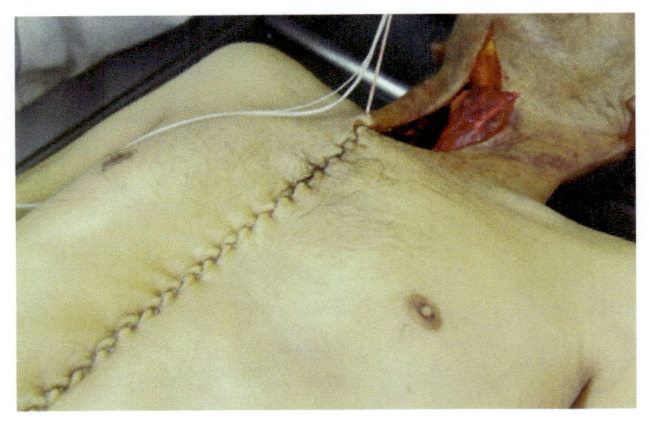

Figura 1.55 ◼ A aproximação máxima entre os pontos permite um aspecto mais estético.

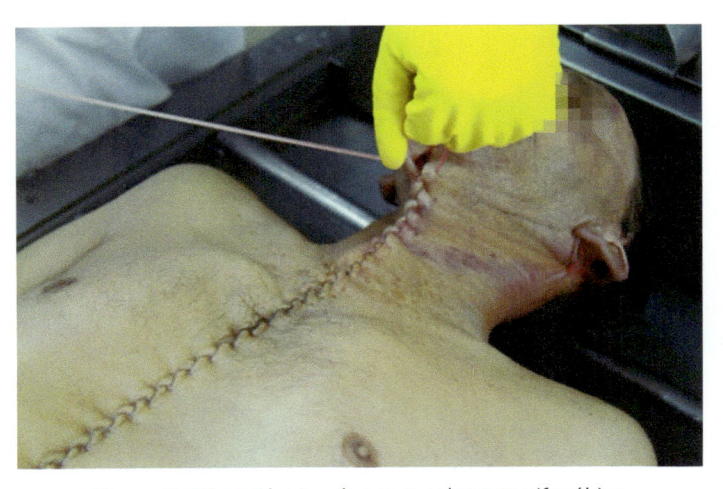

Figura 1.56 ◼ Término da sutura submento-xifopúbica.

Bibliografia

Amat JHM. Autopsia – Garantía de calidad en la medicina. Cuba: Ciências Médicas, 2009.

Baker RD. Técnicas de necropsia. 1 ed. México: Interamericana, 1967.

Carvalho HV. Manual de técnica tanatológica. São Paulo: Tipografia Rossolillo, 1950.

Croce D, Croce Junior D. Manual de medicina legal. 7. ed. rev. São Paulo: Saraiva, 2010.

Leite DL, Miziara HL. Autópsia clínica e autópsia forense – Semelhanças e divergências. Disponível em: <http://www.cpgls.ucg.br/ArquivosUpload/1/File/V%20MOSTRA%20DE%20PRODUO%20CIENTIFICA/SAUDE/45.pdf>. Acesso em: 14/08/2012.

Patitó JA. Tratado de medicina legal y elementos de patología forense. Buenos Aires: Quorum, 2003.

Prestes Jr. LCL. Manual de técnicas em necropsia médico-legal. Rio de Janeiro: Rubio, 2009.

Santos EE. Atlas colorido de medicina legal. São Paulo: Resenha, 1978.

Tomio WMD. Atlas of legal medicine. Philadelphia: Lippincott, 1968.

CAPÍTULO 2

Traumatismos Contusos

LESÕES PROVOCADAS POR AÇÃO CONTUNDENTE

As lesões provocadas por ação contundente constituem os danos mais comumente encontrados nas perícias médico-legais. Em geral, são provocados por pressão, compressão, descompressão, distensão, torção, arrasto ou de maneira mista. A superfície dos instrumentos que causam esses tipos de lesão é plana na grande maioria dos casos, podendo, no entanto, variar de lisa a irregular ou áspera.

São consideradas lesões contusas:

- Rubefação (muitos autores não a consideram).
- Edema traumático.
- Equimose.
- Escoriações.
- Bossas linfáticas ou sanguíneas.
- Hematomas.
- Feridas contusas, podendo ser em:
    - crânio e encéfalo,
    - coluna vertebral,
    - tórax,
    - abdome,
    - arterial e
    - óssea.
- Luxação.
- Entorse.

Atenção especial deve ser dada aos acidentes automobilísticos, motociclísticos, ferroviários ou aéreos e a precipitações, pedradas e explosões.

Este capítulo busca ilustrar, didaticamente, cada uma das lesões descritas.

TRAUMATISMOS CRANIOENCEFÁLICOS

Manifestam-se como fraturas, comoções, contusões e compressões cerebrais. As *fraturas* ocorrem quando a força da ação é maior do que as forças de resistência da díploe, das suturas e dos próprios ossos. É muito comum, inicialmente, a fratura da tábua interna, por apresentar um raio de curvatura menor do que a tábua externa. As fraturas podem ser lineares, com afundamento (quando desalinham em um plano de superfície mais inferior do que o restante do crânio) ou cominutivas (quando se fragmentam em diversos ossos, sendo geralmente causadas por grande velocidade de impacto ou por objetos de pequena superfície de contato, como martelos, quinas de objetos ou cassetetes).

A *comoção cerebral* é caracterizada por uma descarga funcional do sistema nervoso desencadeadora de inibição brusca das funções cerebrais vitais (faculdade intelectual, sensitiva, motora) associada, muitas vezes, à inibição cardíaca e respiratória. Do ponto de vista legal, é difícil firmar seu diagnóstico a partir de exames necroscópicos.

Contusão cerebral consiste na presença de dano cerebral com solução de continuidade, localizada ou difusa, não importando sua localização. Pode, portanto, localizar-se próximo ao trauma (mais frequente) ou em regiões mais distantes. Nessas lesões, denominadas lesões em chicote, a fisiopatologia se dá pela ação da desaceleração brusca e, posteriormente, ruptura de vasos sanguíneos.

Compressão cerebral é provocada por hemorragia intracraniana expansiva que, à medida que aumenta, coagula e comprime cada vez mais o cérebro. Verifica-se muitas vezes, nessas hemorragias, um efeito de massa e deslocamento do encéfalo para o lado contralateral.

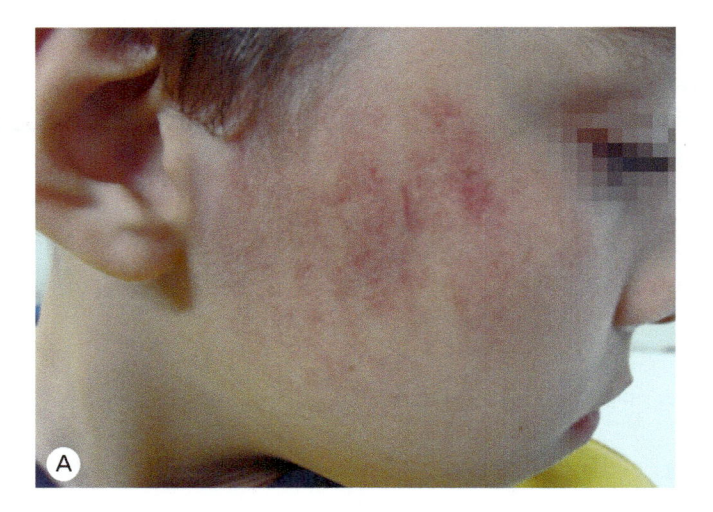

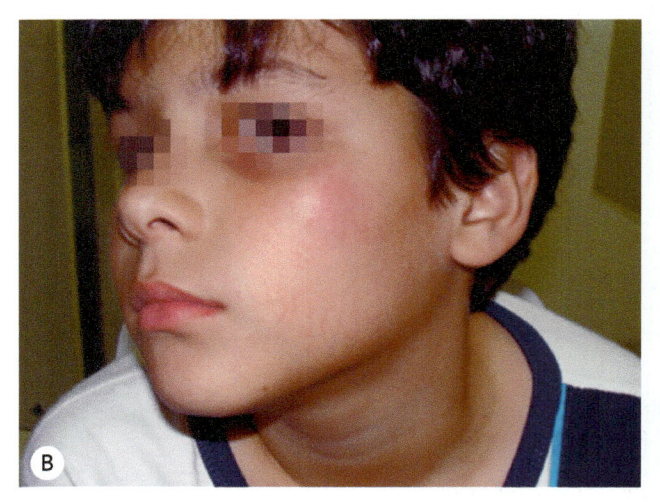

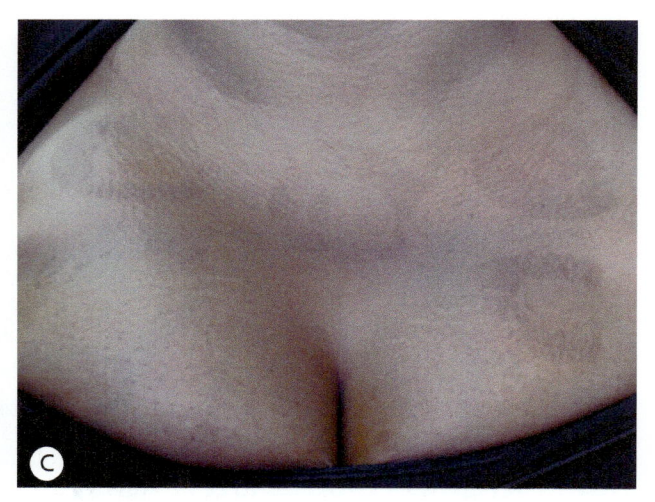

Figura 2.1 ▪ Rubefação. A pressão exercida pelo instrumento provoca a liberação de histamina, uma vasodilatação e, consequentemente, uma hiperemia (vermelhidão) local. Normalmente é transitória. Em (**A**) também se apresentam equimoses arroxeadas. Em (**B**) as lesões foram provocadas por tapas. Em (**C**) as lesões foram causadas por ventosas do aparelho de eletrocardiografia.

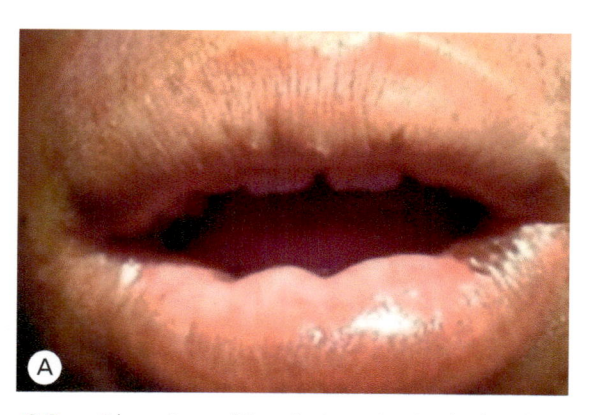 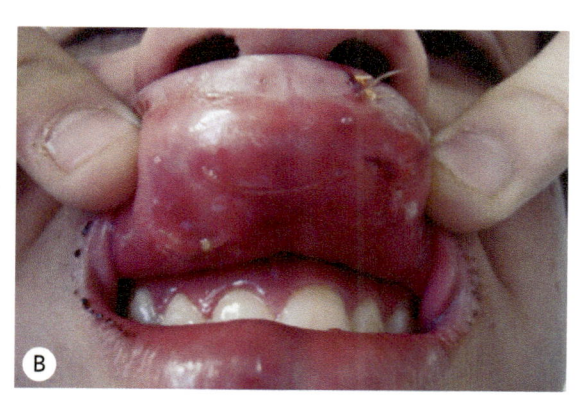

Figura 2.2 ◼ Edema traumático. A alteração circulatória é maior que a rubefação, e observam-se distensão e elevação cutânea. As bordas das lesões estão no limite ou um pouco maiores do que o objeto que as causaram. Em (**A**), verifica-se edema labial inferior. Em (**B**), observa-se edema labial superior traumático com escoriação de mucosa oral – ambos provocados por socos.

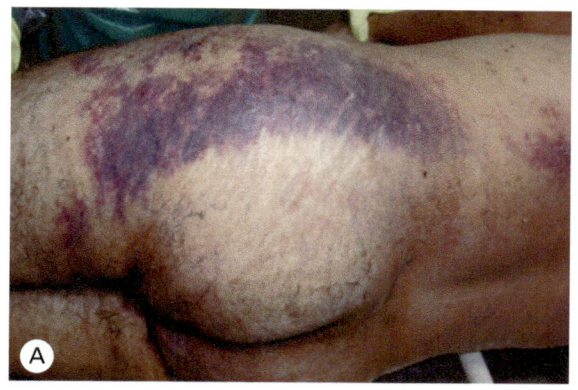

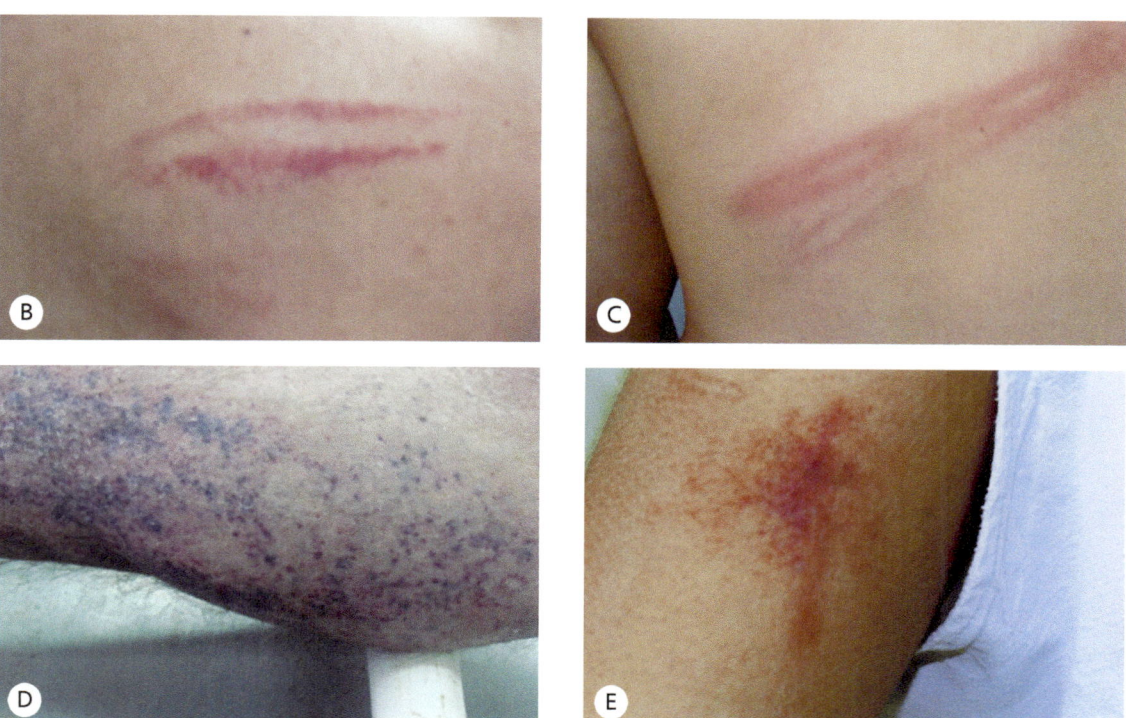

Figura 2.3 ◼ Equimose – infiltração de sangue (hemácias e leucócitos) nas malhas dos tecidos por ruptura de capilares, vênulas e arteríolas. Pode se apresentar sob várias formas, como: sufusões (lençóis), víbices (estriadas), petéquias (pontilhadas) ou sugilações (em forma de grãos de areia). Em (**A**) nota-se a presença de sufusão (ou equimose em placa) em vítima de acidente automobilístico. Em (**B**) víbices provocadas por cassetete. Em (**C**) víbices por agressão com a utilização de madeira. Em (**D**) petéquias cutâneas. Em (**E**) sugilações de ato libidinoso.

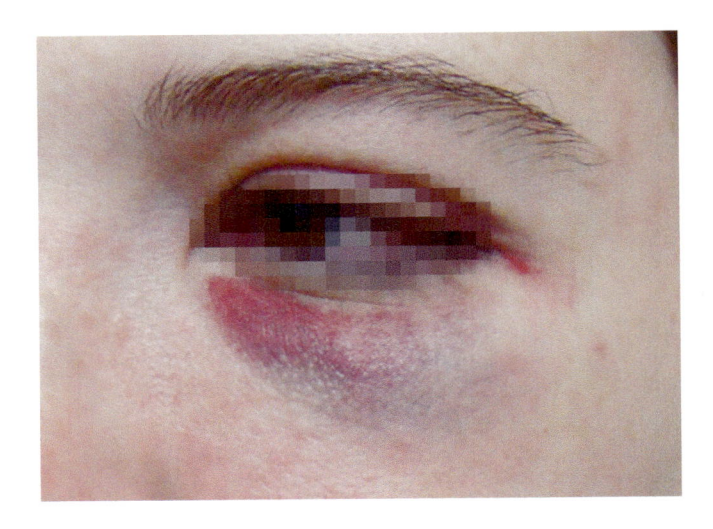

Figura 2.4 ■ Equimose com áreas avermelhadas e arroxeadas, com edema subjacente, observada na pálpebra inferior esquerda de vítima de agressão por soco.

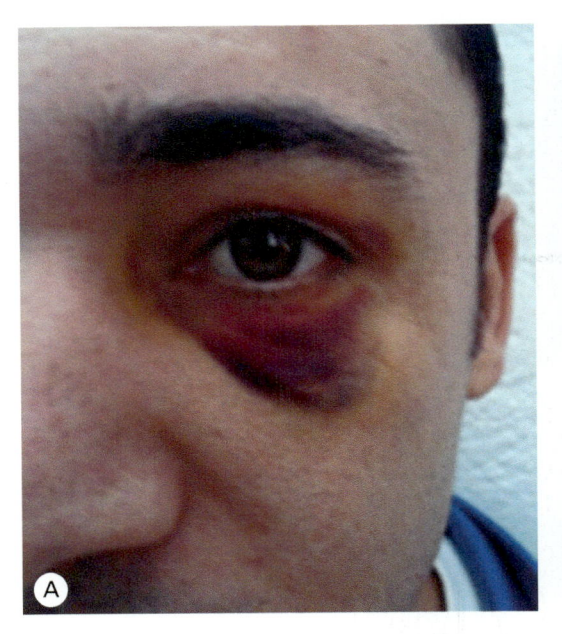

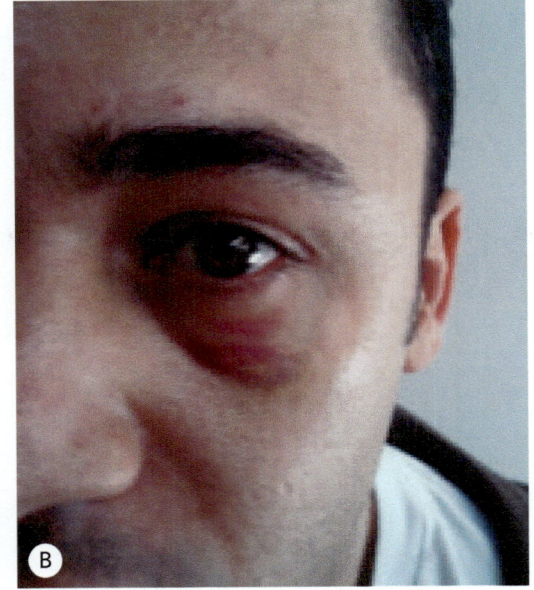

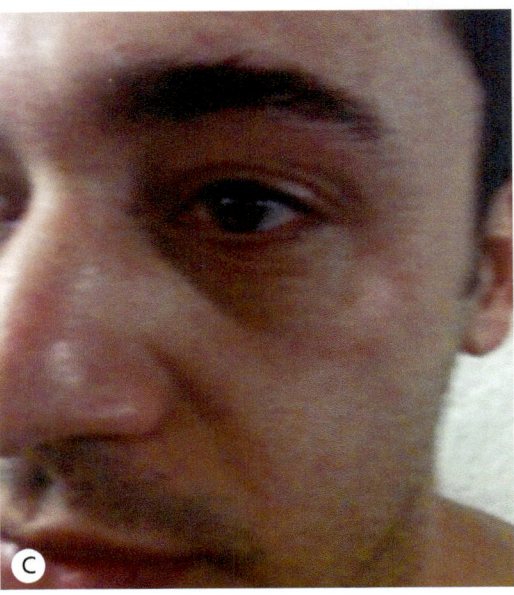

Figura 2.5 ■ A equimose tem tempo de evolução prolongado e em diferentes fases e cores em virtude da transformação química que sofre a hemoglobina fora dos vasos. Essas fases são denominadas *espectro cromático ou equimótico de Legrand Du Saulle*. No início torna-se vermelho, depois vermelho-violáceo, azulado, esverdeado e amarelo, até tomar a coloração natural do epitélio, o que se dá em razão da fagocitose de seus elementos. Na figura verifica-se vítima de cotovelada com dias diferentes de evolução: 3 dias após o trauma (**A**); 10 dias (**B**); e 12 dias após o trauma (**C**).

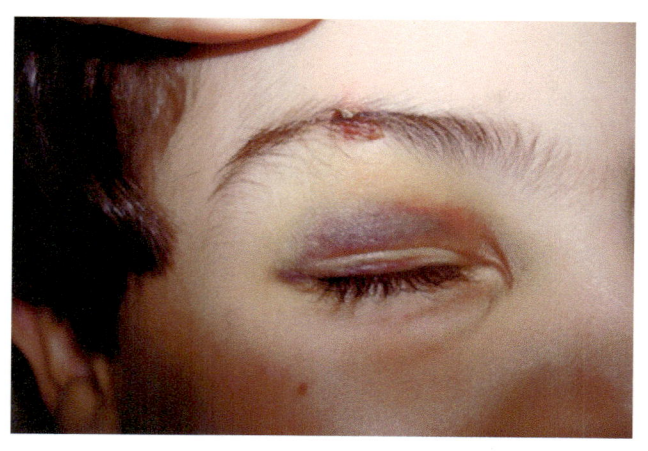

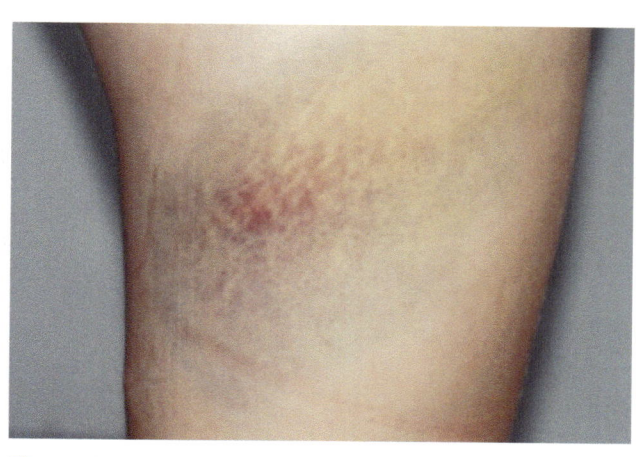

Figura 2.6 ■ A fagocitose dos restos de hemoglobina permite que a mesma equimose apresente, com o tempo, diferentes tonalidades. Suas extremidades por apresentarem menor quantidade dos elementos sanguíneos, iniciam a mudança de coloração mais rapidamente. A coloração amarelada representa a transformação da hemoglobina em bilirrubina.

Figura 2.7 ■ Equimose observada na região lateral da coxa direita de vítima de agressão por chute. (Imagem gentilmente cedida pelo Dr. João Batista Rodrigues Júnior.)

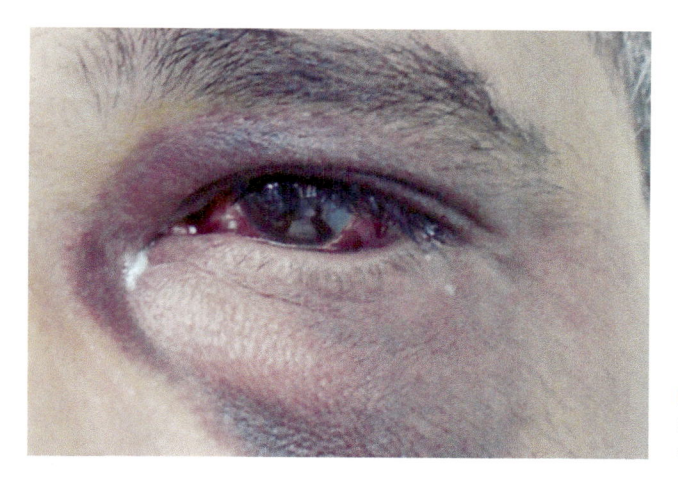

Figura 2.8 ■ Equimose bipalpebral (superior e inferior) esquerda, em placa, provocada por soco. Nota-se inclusive a presença de derrame sanguíneo conjuntival.

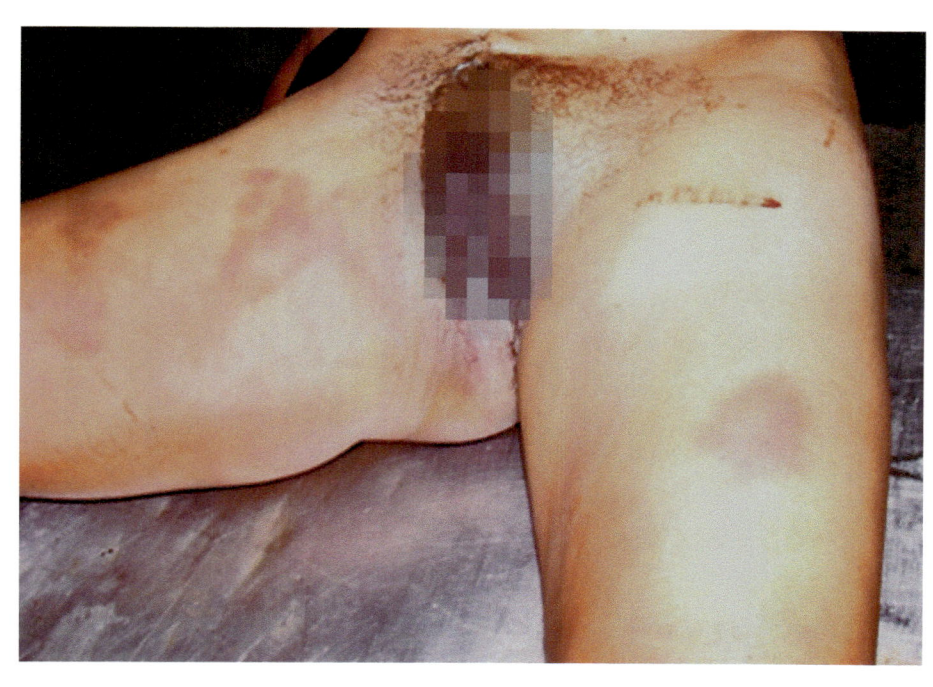

Figura 2.9 ■ Várias equimoses tipo sufusões, em ambas as coxas, em vítima de violência sexual, posteriormente morta por esganadura.

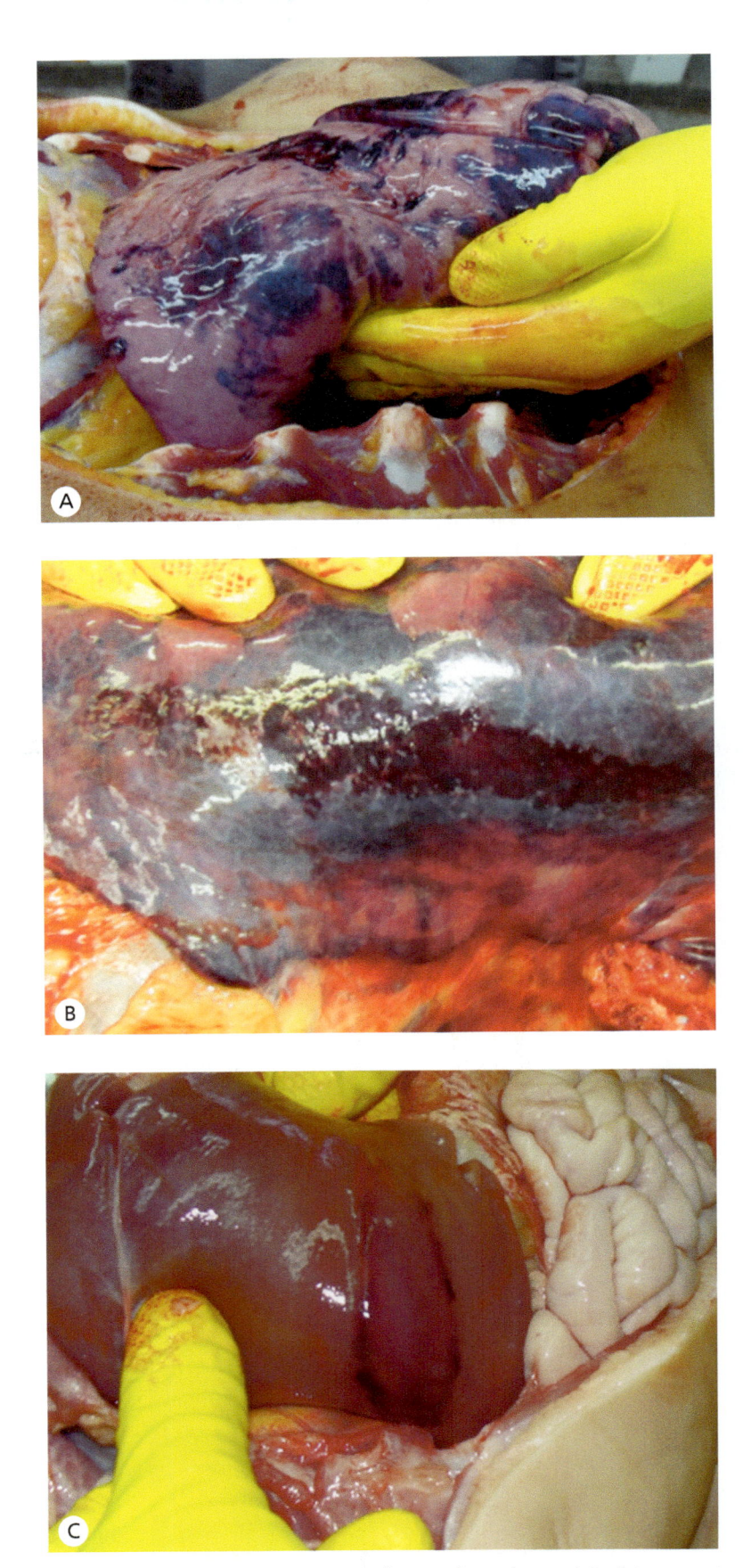

Figura 2.10 ▪ Assim como na superfície cutânea, equimoses podem ser formadas também internamente. Equimoses são vistas em contusões pulmonares (**A** e **B**) e no fígado (**C**) entre outros órgãos.

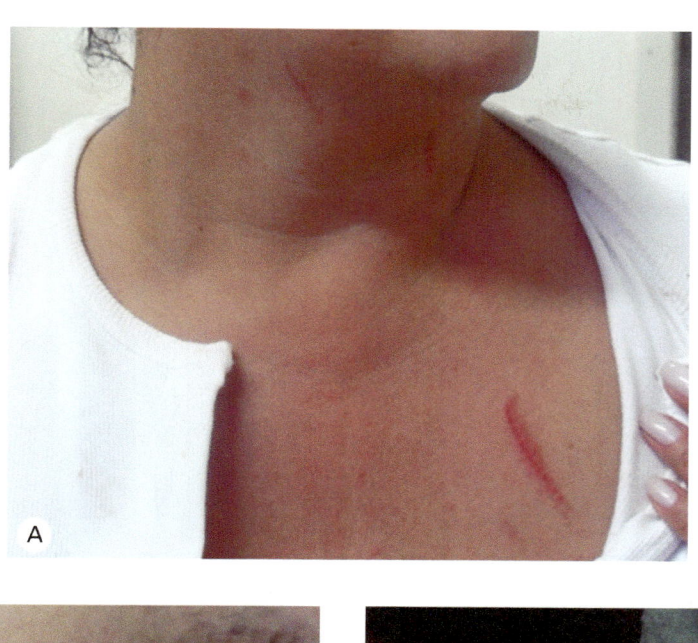

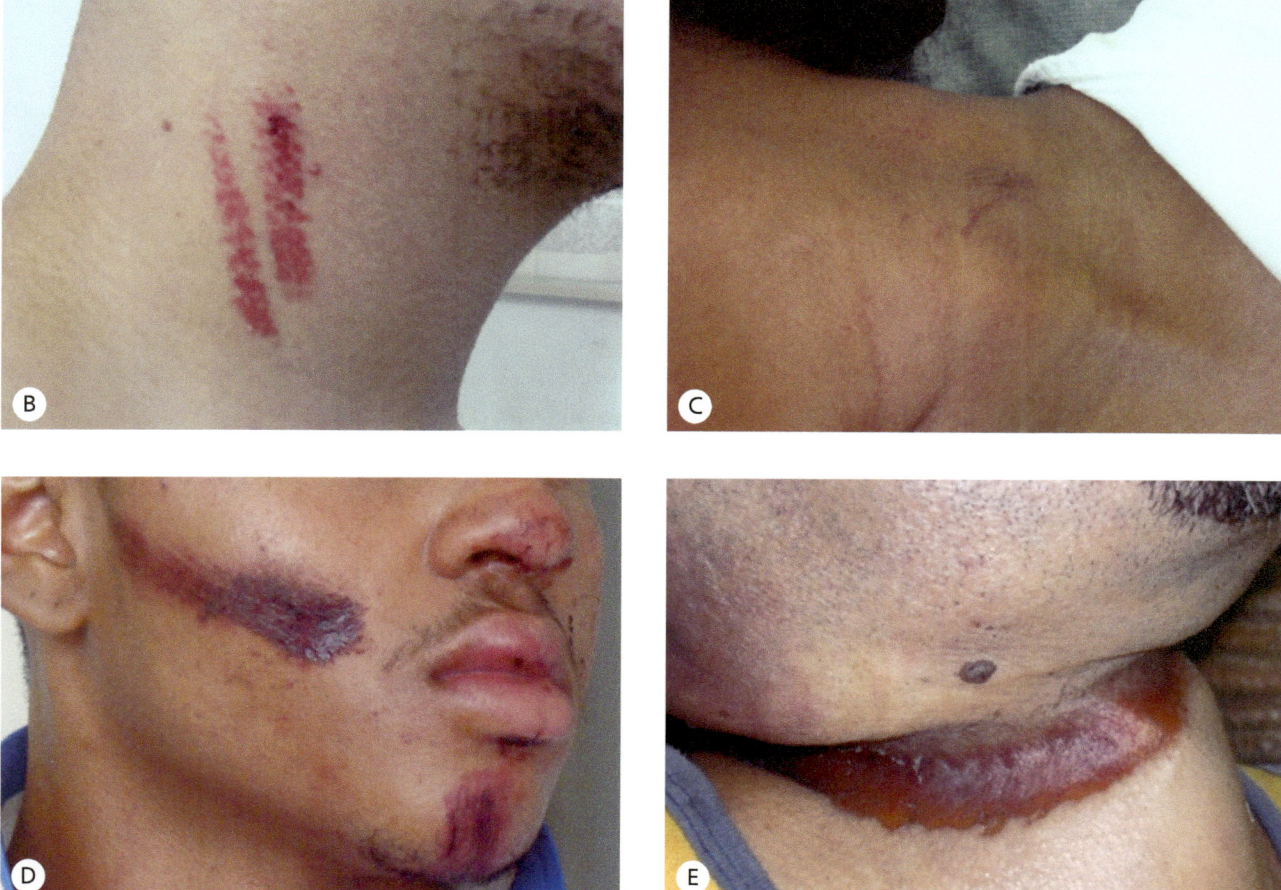

Figura 2.11 ● Escoriações. Trata-se de lesões da epiderme que mantêm a derme exposta, porém íntegra em suas camadas mais profundas. Apresenta extravasamento sanguinolento que determina, desse modo, uma crosta hemática. Por não lesar a camada profunda da derme, não produz uma cicatriz. As escoriações podem se apresentar de formas lineares (instrumentos pontiagudos – **A** e **B**), curvilíneas (unhas – **C**), em placa (arrasto – **D**) ou apergaminhadas (nos sulcos cervicais de um enforcamento – **E**).

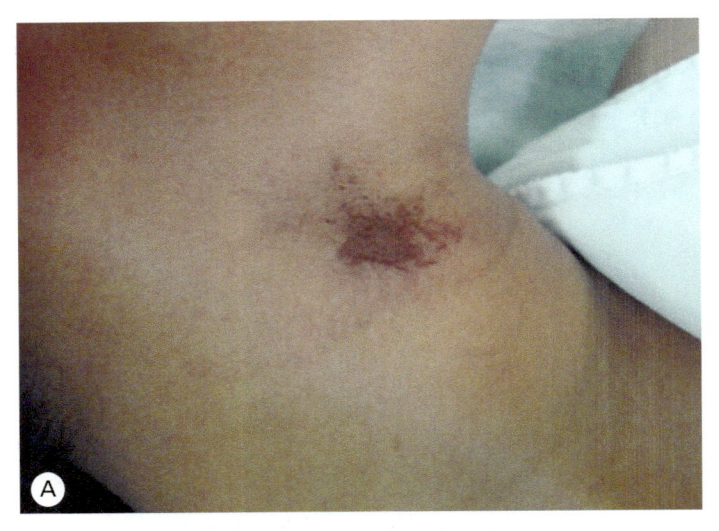

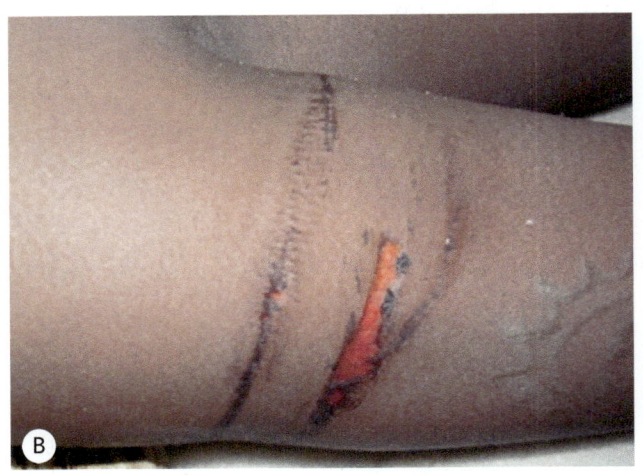

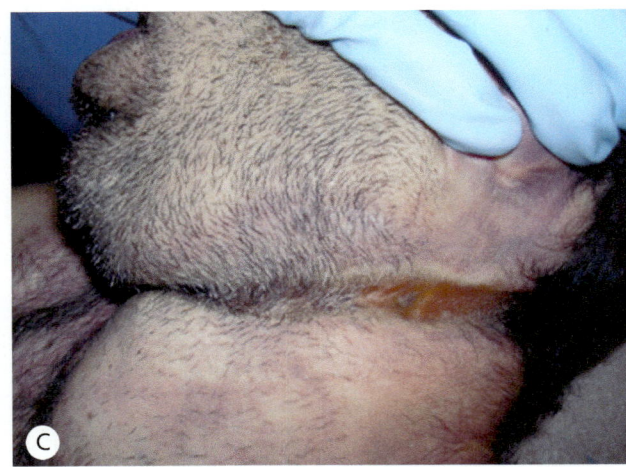

Figura 2.12 ■ Muitas vezes, a localização das escoriações ajuda na elucidação do caso: em placa na região cervical (esganadura – **A**); circulares de braço em vítima presa em arame (**B**); em sulco cervical ascendente (enforcado – **C**).

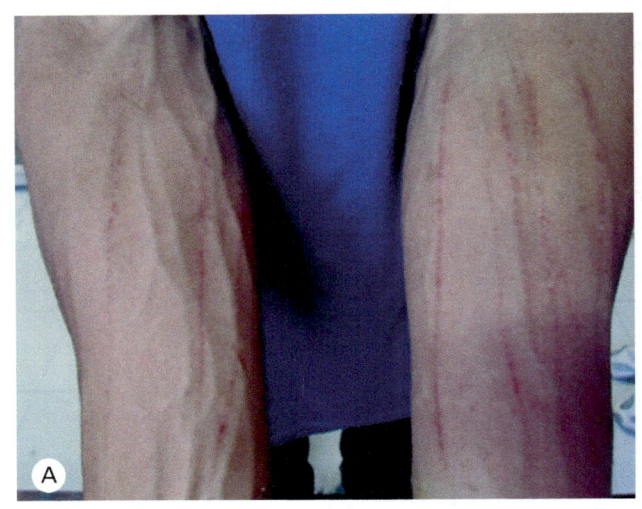

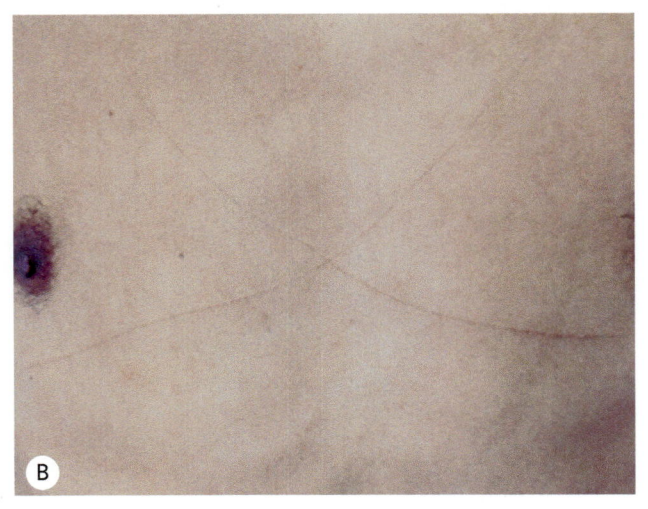

Figura 2.13 ■ Escoriações autoproduzidas com o emprego de unhas nos antebraços (**A**) e de caco de vidro no tórax (**B**) em periciado psiquiátrico.

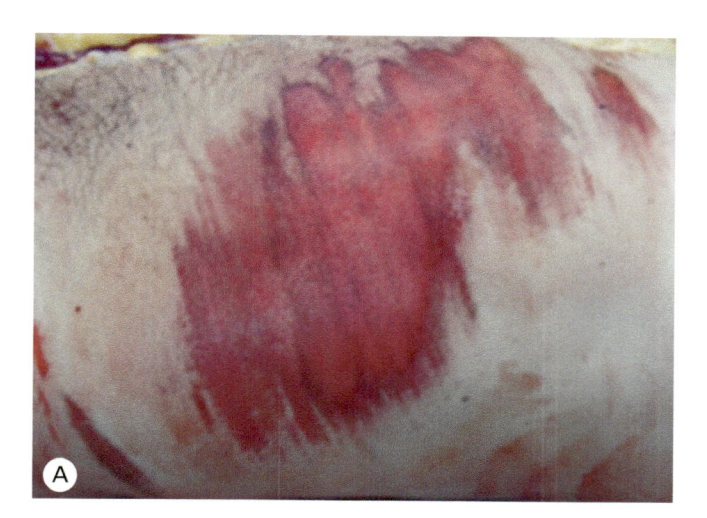

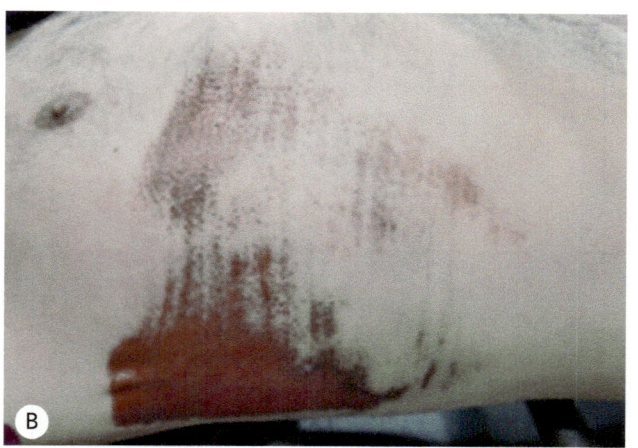

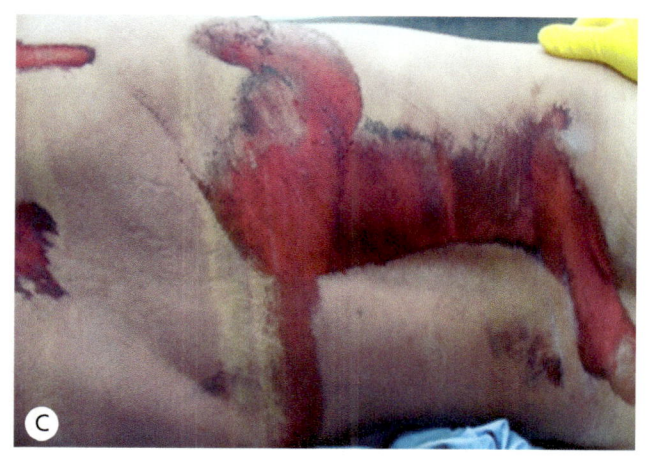

Figura 2.14 ◼ Escoriações extensas em placa por arrasto, em vítimas de acidentes automobilísticos, localizadas em tórax lateral direito (**A** e **B**) e em dorso toracolombar (**C**).

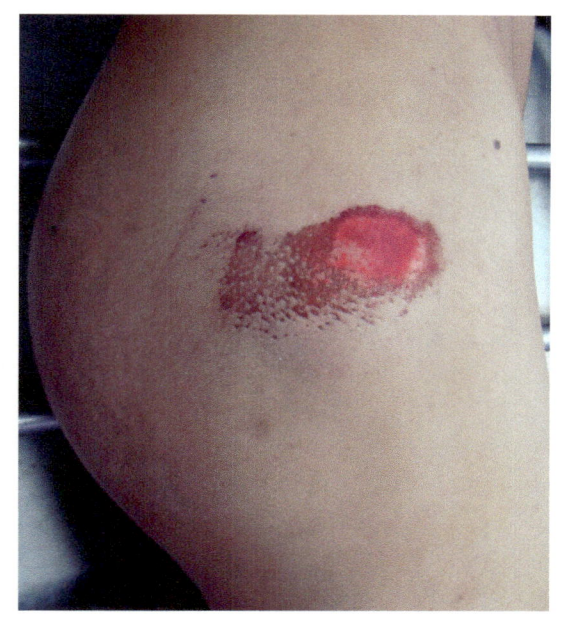

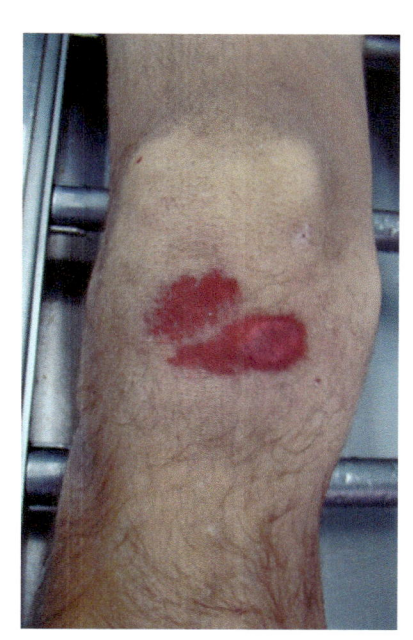

Figura 2.15 ◼ Escoriação em placa observada na região glútea lateral direita de vítima fatal de queda de motocicleta. Note o fundo hemorrágico da lesão.

Figura 2.16 ◼ Escoriação em placa observada na região anterior do joelho direito de vítima de homicídio. Note o fundo hemorrágico da lesão.

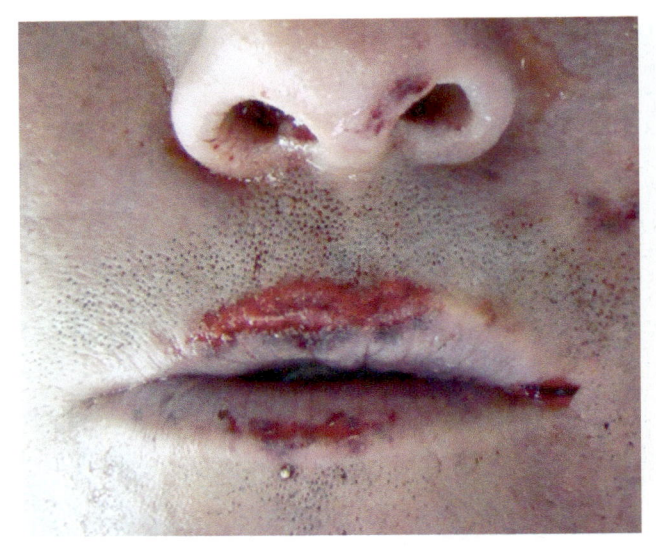

Figura 2.17 ■ Escoriações observadas nos lábios superior e inferior de vítima de queda (precipitação). Observam-se, também, equimoses na região esquerda do ápice do nariz.

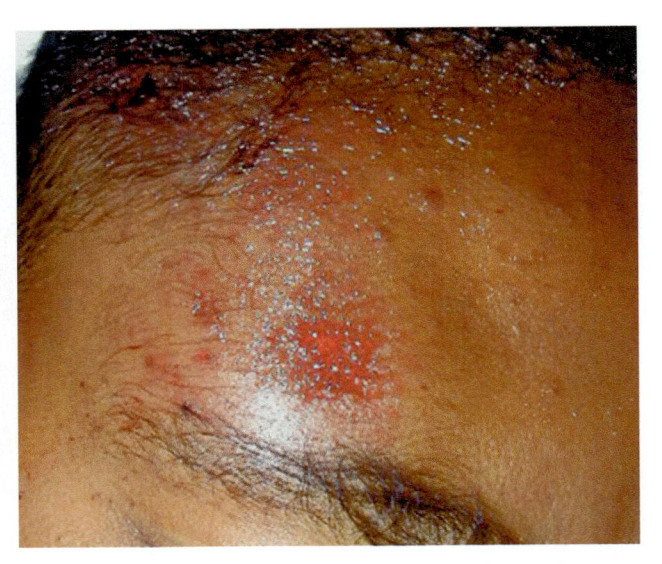

Figura 2.18 ■ Pequena escoriação em placa observada na região frontal direita de vítima de queda de motocicleta. Esta imagem foi obtida enquanto a vítima recebia atendimento médico em unidade hospitalar. Note o fundo hemorrágico da lesão.

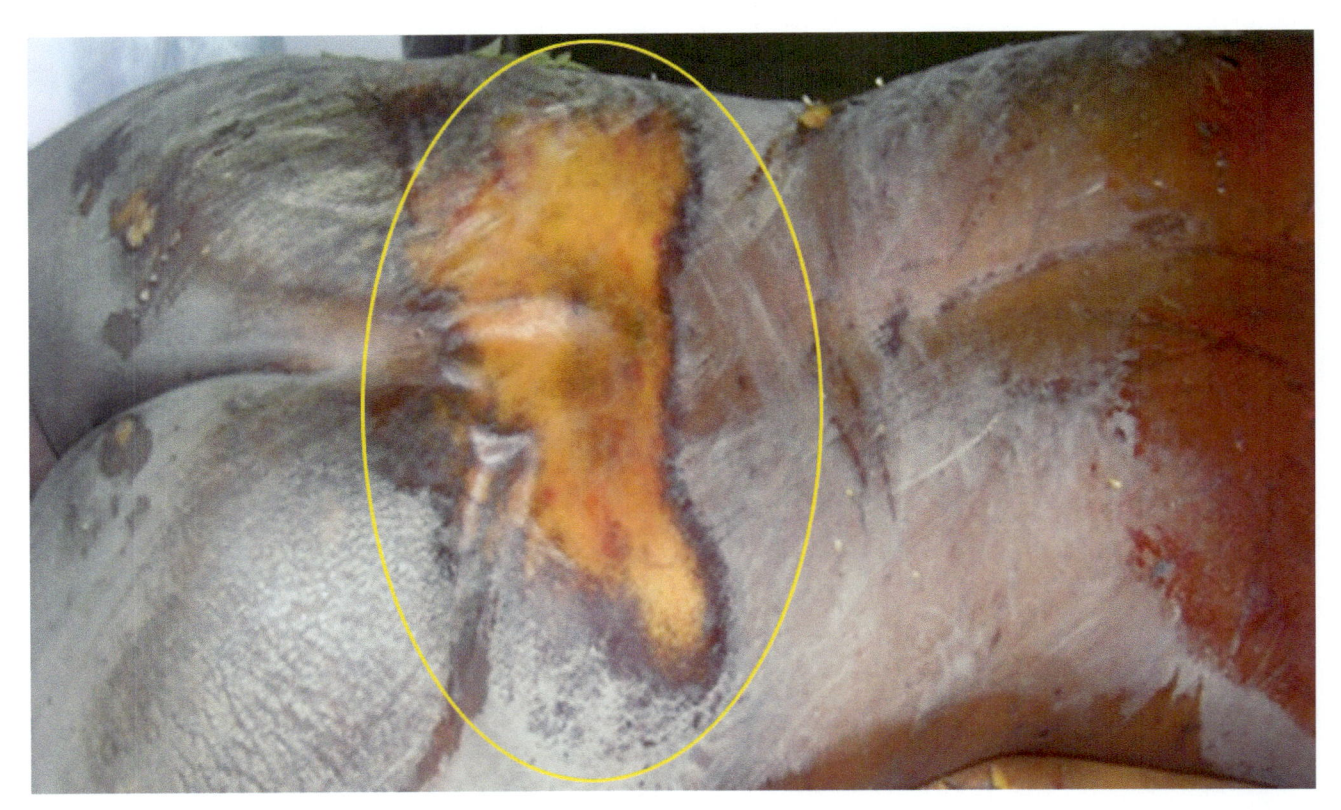

Figura 2.19 ■ Lesão pós-morte: normalmente a escoriação em placa amarela-apergaminhada, sacra neste caso (círculo), é indicativa de lesão pós-morte.

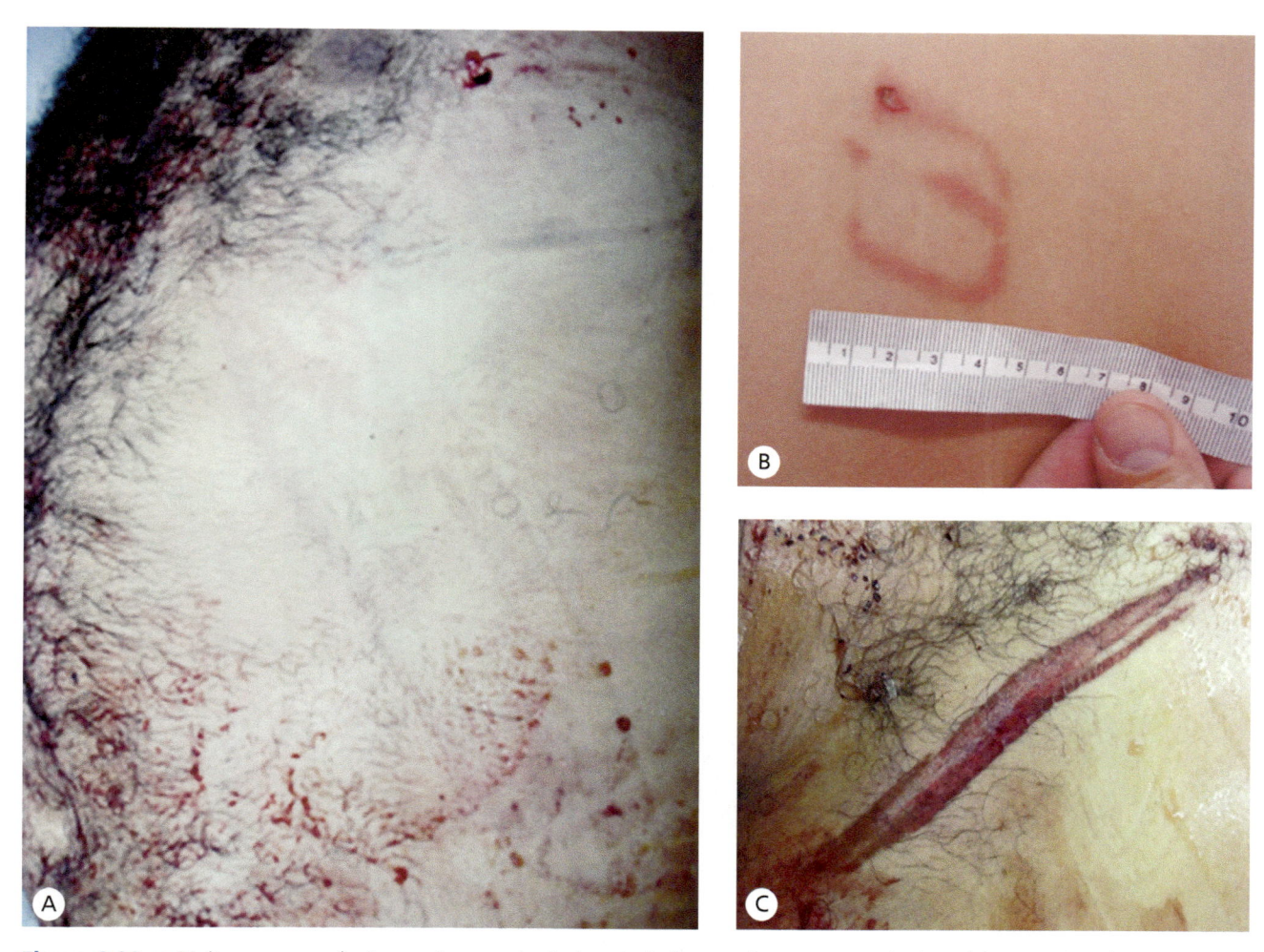

Figura 2.20 ■ Muitas vezes, as lesões contusas, sobretudo rubefações, equimoses e escoriações, deixam registradas marcas dos instrumentos que as causaram, o que se denomina "lesão com assinatura". Em (**A**) marca de um pneu em vítima de atropelamento por motocicleta. Em (**B**) uma pequena escoriação e rubefação, evidenciando a fivela de cinto. Em (**C**) marca do cinto de segurança em vítima de acidente automobilístico, o que, pela forma à direita, exclui a possibilidade de ter sido ela a condutora do veículo.

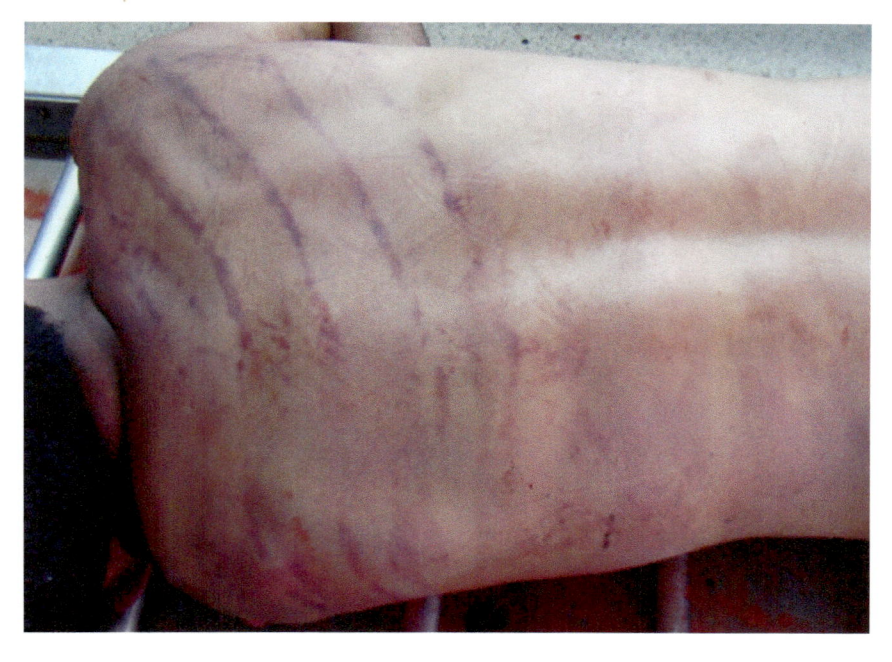

Figura 2.21 ■ Equimoses grosseiramente lineares observadas na região escapular direita de vítima de atropelamento por caminhão. Essas lesões foram produzidas pelo contato com um dos pneus do veículo (estrias pneumáticas de *Simonin*).

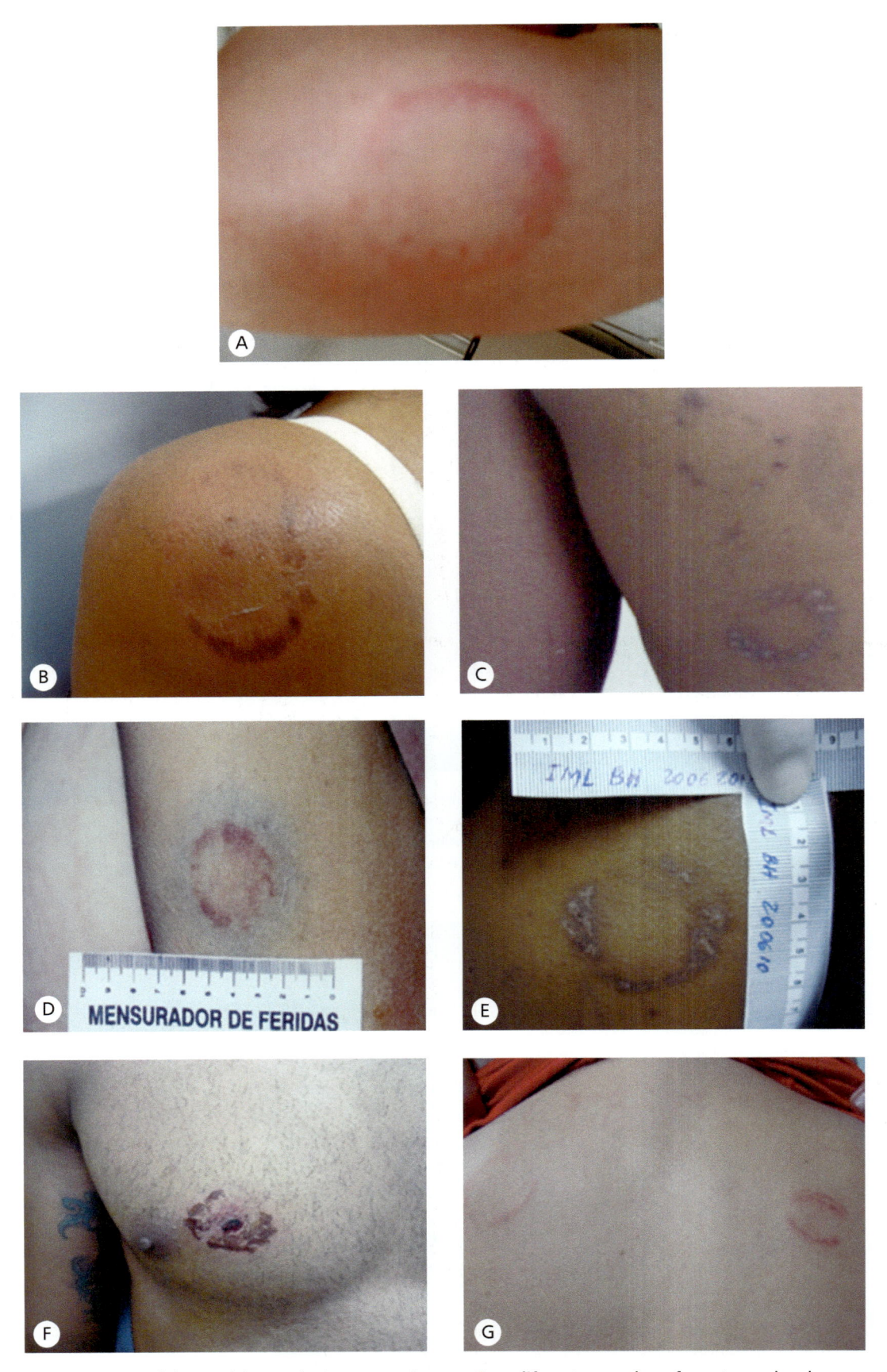

Figura 2.22 ◼ (**A a G**) Mordidas também são lesões com assinatura. Suas diferentes arcadas e formatos podem levar os peritos, sobretudo aos odontolegais, à identificação do agressor.

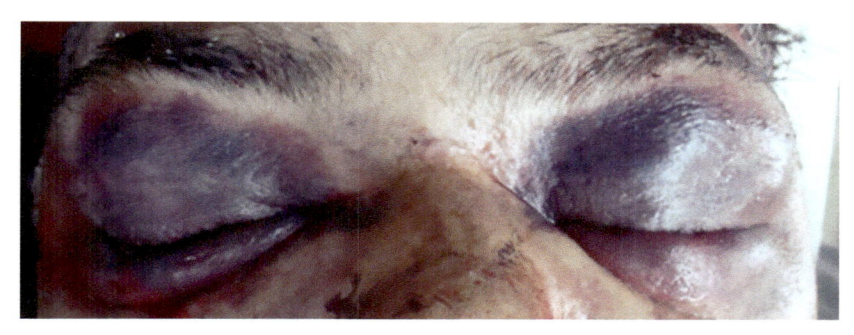

Figura 2.23 ■ *Hematoma.* Traumatismo provocado pela ruptura dos vasos sanguíneos com extravasamento sanguíneo que "disseca" entre os espaços tissulares, formando um lago. Neste caso, ao contrário das equimoses, existe uma coleção de sangue que pode, inclusive, ser drenada. Como pode estar presente em quase todo tecido corporal, sua localização determina a gravidade da lesão e, em alguns casos, é determinante, inclusive, de perigo de vida. Na figura, hematoma bipalpebral – "sinal do Panda" – em vítima de acidente automobilístico.

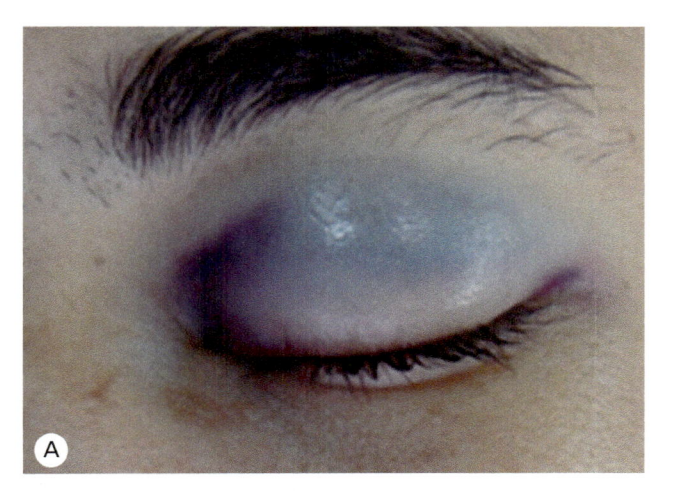 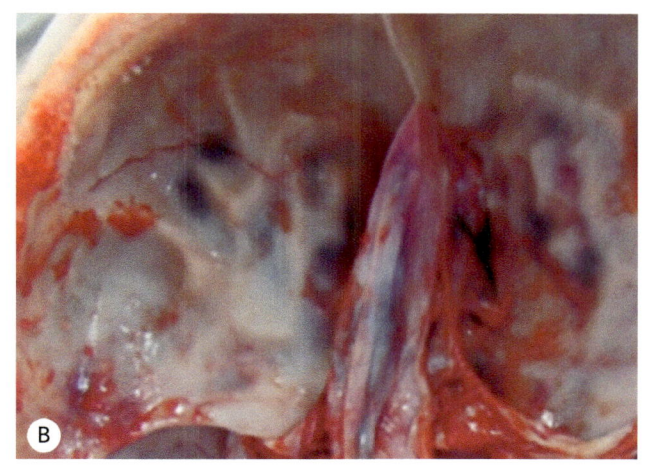

Figura 2.24 ■ Normalmente, hematomas, equimoses e edemas palpebrais acentuados estão associados a fraturas de base do crânio. Em (**A**) nota-se equimose com edema palpebral superior esquerdo e sua correspondência à fratura de base de crânio (**B**).

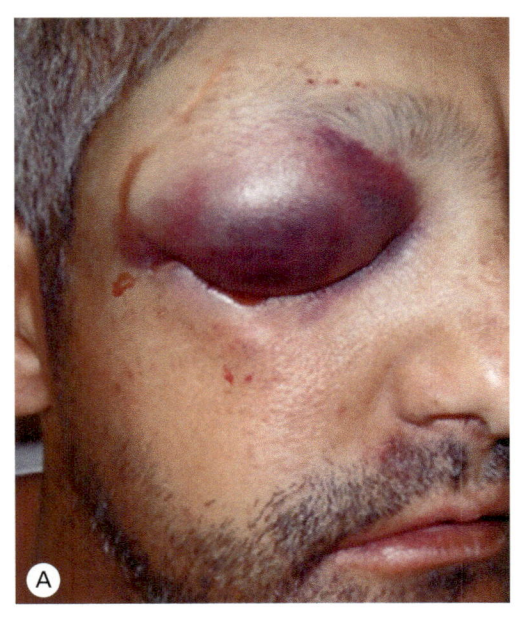 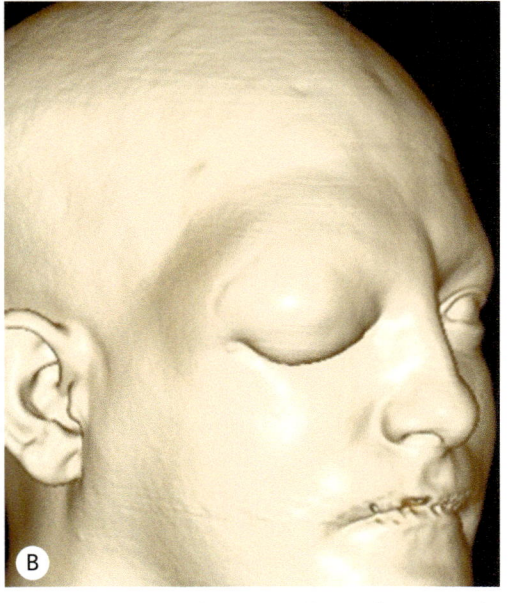

Figura 2.25 ■ Hematoma palpebral acentuado à direita, confirmado por meio de estudo tomográfico tridimensional. (Imagem fornecida pela Drª Adriana Zatti Lima.)

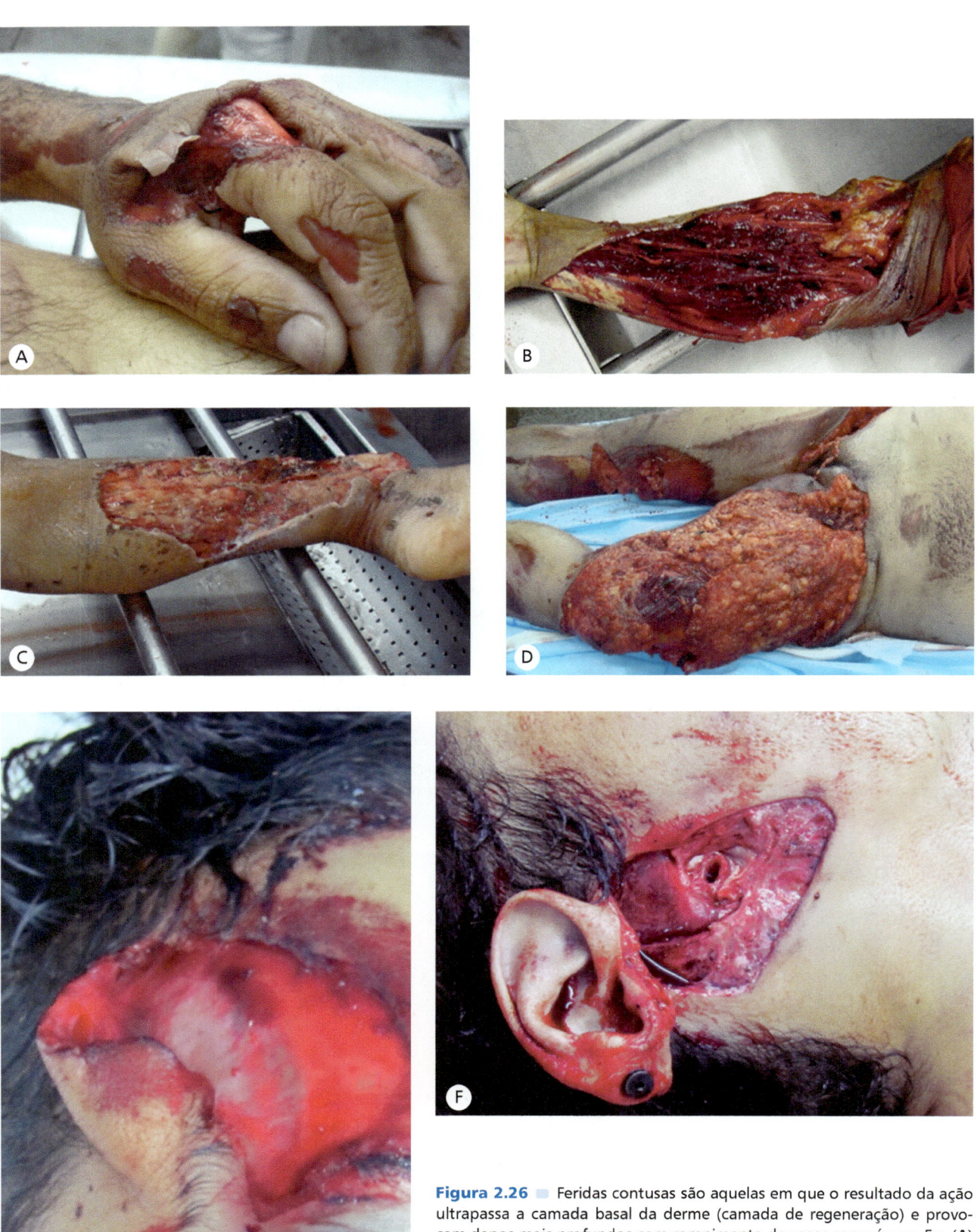

Figura 2.26 ■ Feridas contusas são aquelas em que o resultado da ação ultrapassa a camada basal da derme (camada de regeneração) e provocam danos mais profundos com rompimento de vasos sanguíneos. Em (**A**) verifica-se ferida contusa em dorso da mão em acidente automobilístico. (**B**) mostra ferida contusa por desenluvamento de antebraço (acidente de trânsito – atropelamento). Em (**C**) observa-se ferimento na perna direita; em (**D**) na coxa esquerda; em (**E**) na região frontal direita e, em (**F**) avulsão de pavilhão auricular direito – todos por acidente automobilístico.

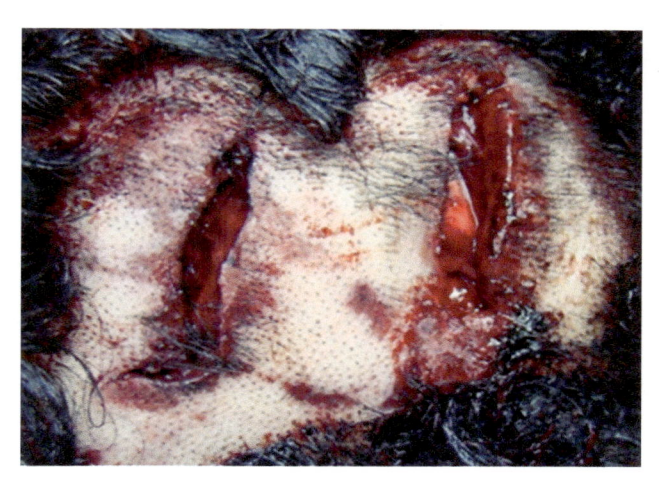

Figura 2.27 ■ Duas feridas contusas observadas no couro cabeludo, as quais revelam escoriações e equimoses em suas bordas, que são irregulares e com ângulos obtusos. A profundidade destas lesões também é variável, com pontes de tecido íntegro em seu fundo.

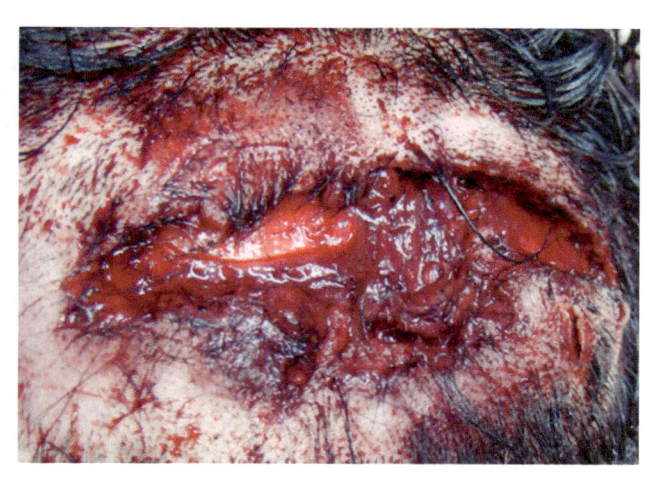

Figura 2.28 ■ Ferida contusa observada no couro cabeludo, com bordas irregulares e extensa região de esmagamento em uma de suas bordas. A profundidade desta lesão também é variável, com pontes de tecido íntegro em seu fundo.

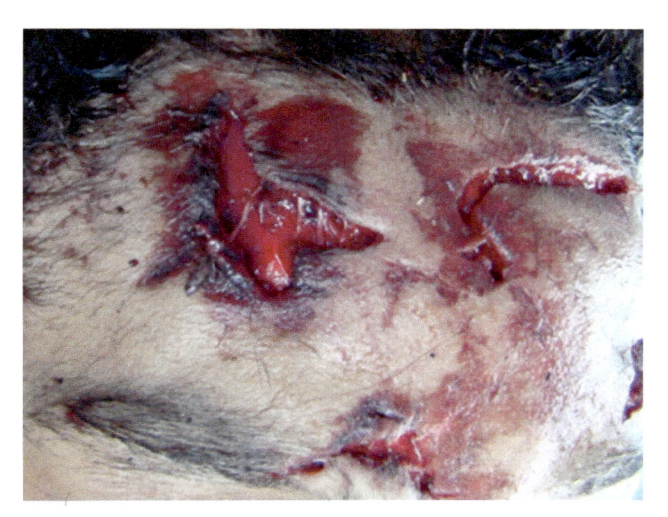

Figura 2.29 ■ Feridas contusas observadas na região frontal, com escoriações em suas bordas, as quais são irregulares e com ângulos obtusos. A profundidade destas lesões também é variável, com pontes de tecido íntegro em seu fundo.

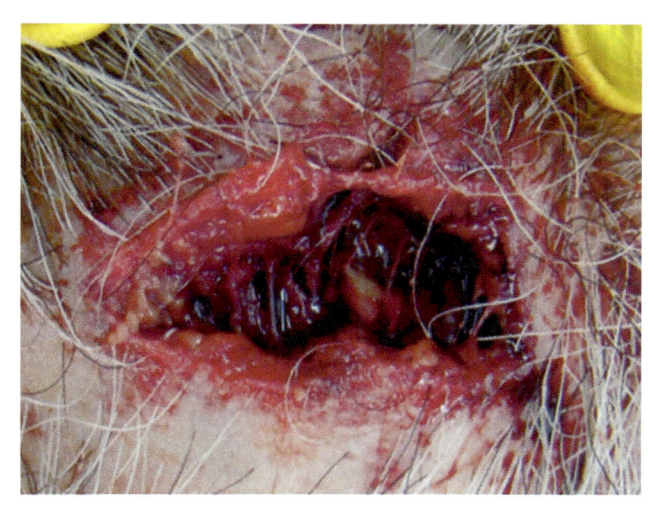

Figura 2.30 ■ Ferida contusa observada na região mentoniana, associada a fratura exposta de mandíbula, em vítima de queda. Apresenta bordas irregulares e profundidade variável.

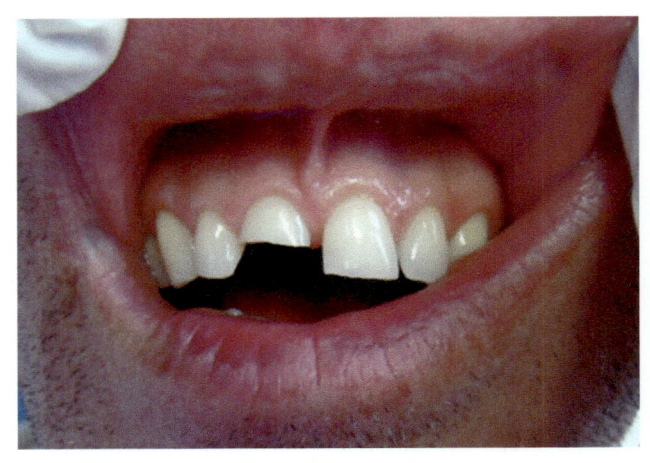

Figura 2.31 ■ Fratura da coroa dentária do incisivo central superior direito em vítima de soco.

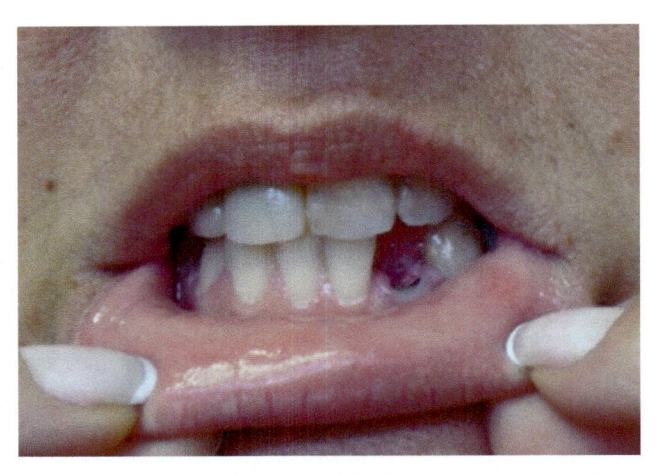

Figura 2.32 ■ Avulsão do incisivo lateral inferior esquerdo.

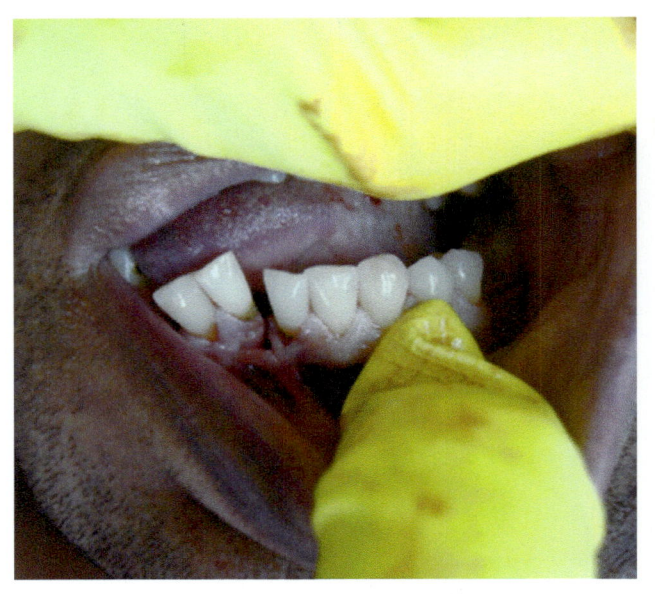

Figura 2.33 ■ Fratura de mandíbula direita com deslocamento de elementos dentários.

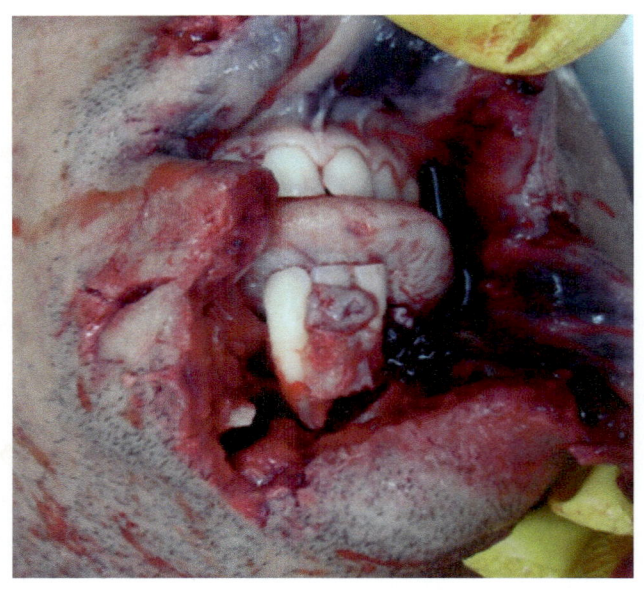

Figura 2.34 ■ Extensas feridas contusas de face com fratura mandibular e extrusão de bloco dentário em arcada inferior.

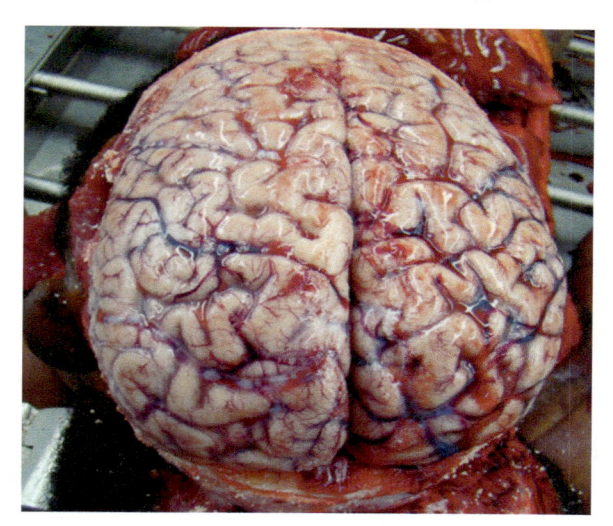

Figura 2.35 ▣ Edema cerebral importante com apagamento dos sulcos. Observe que, após serrado o crânio, o encéfalo se distendeu, caracterizando quadro de hipertensão intracraniana.

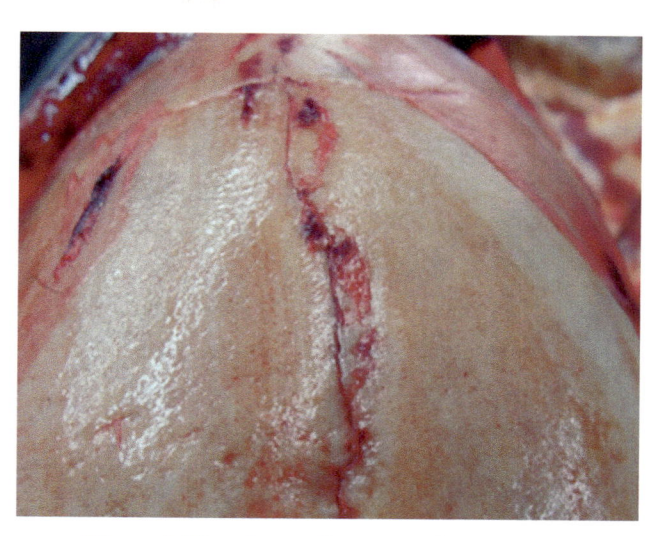

Figura 2.36 ▣ Fratura linear em calota craniana.

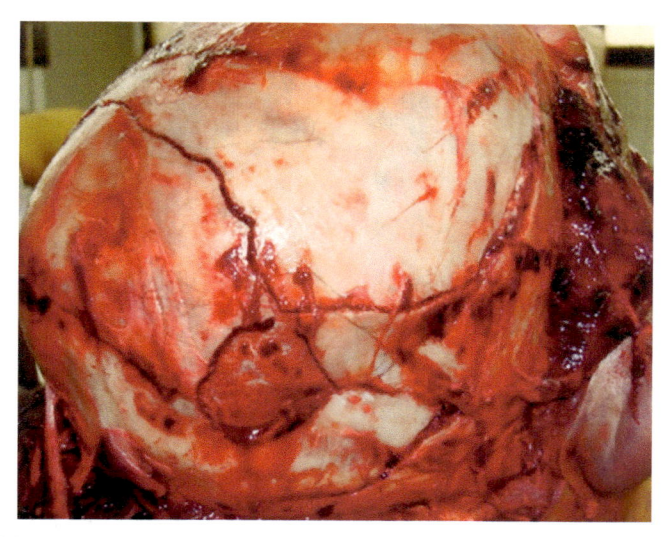

Figura 2.37 ▣ Fratura cominutiva de crânio provocada por acidente automobilístico.

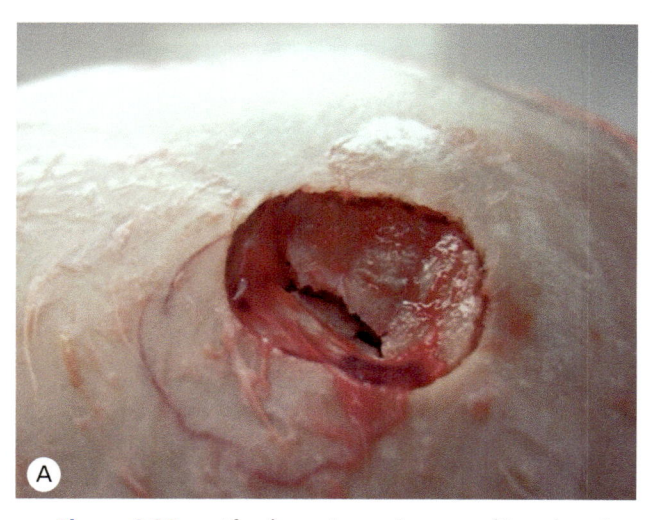

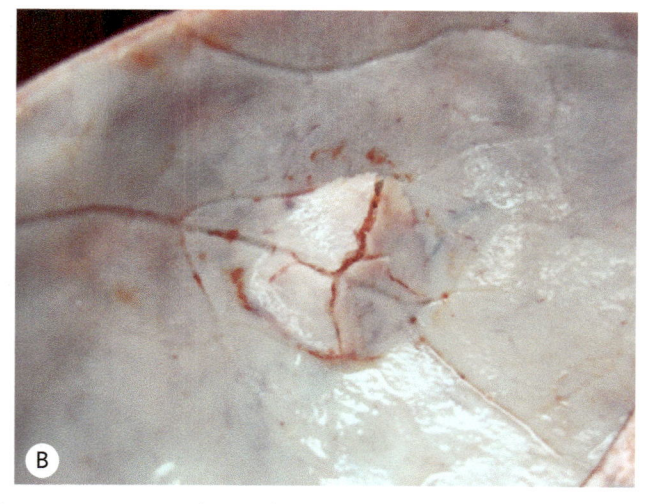

Figura 2.38 ▣ Afundamento craniano em vítima de ação por instrumento contundente: vista externa (**A**) e vista interna (**B**).

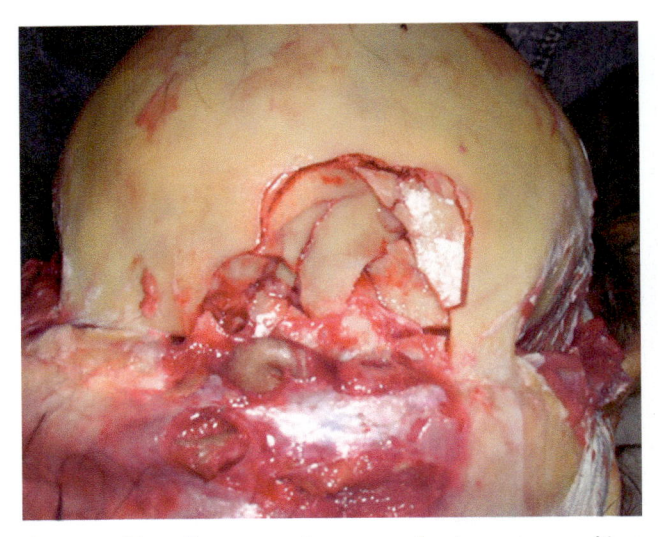

Figura 2.39 ▪ Fratura craniana com afundamento em vítima de marretada.

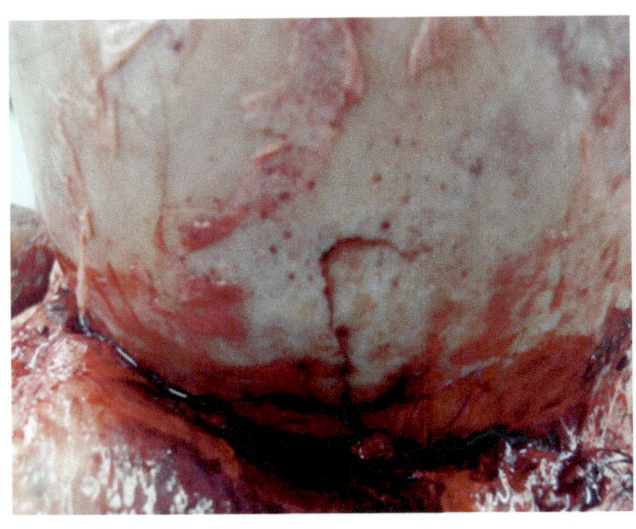

Figura 2.40 ▪ Fratura com afundamento parcial provocada por martelada proferida obliquamente na cabeça.

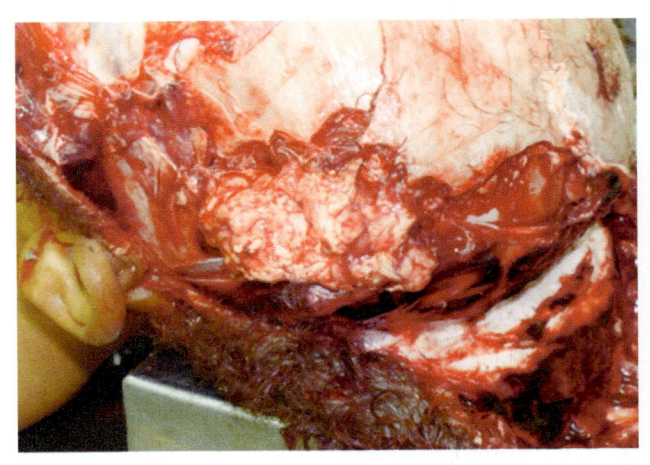

Figura 2.41 ▪ Fratura craniana com extravasamento de massa encefálica em vítima de acidente automobilístico.

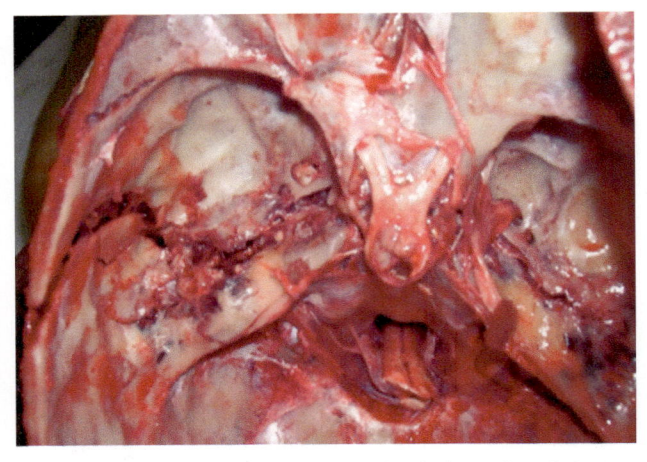

Figura 2.42 ▪ Fratura de fossa média da base do crânio (asa maior do osso esfenoide).

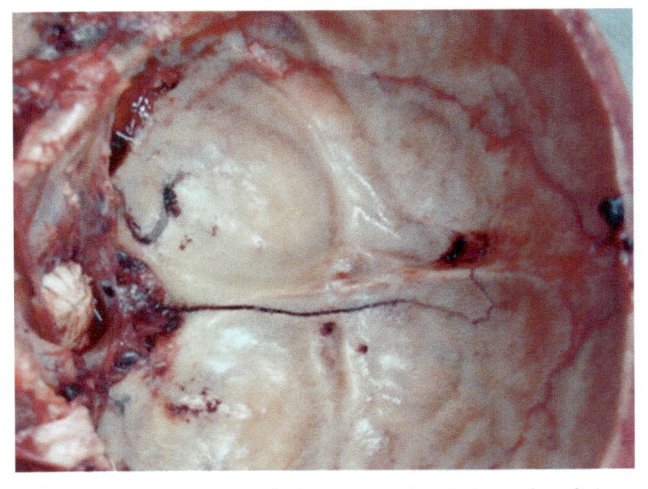

Figura 2.43 ▪ Fratura de fossa posterior da base do crânio.

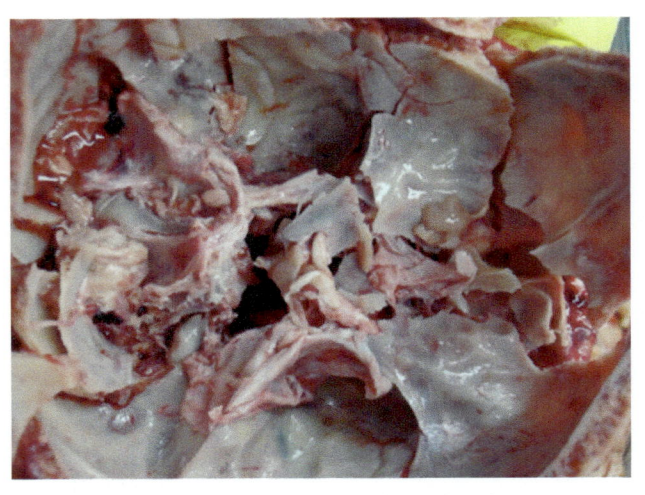

Figura 2.44 ▪ Fraturas múltiplas de base do crânio com compressão medular e dos nervos cranianos.

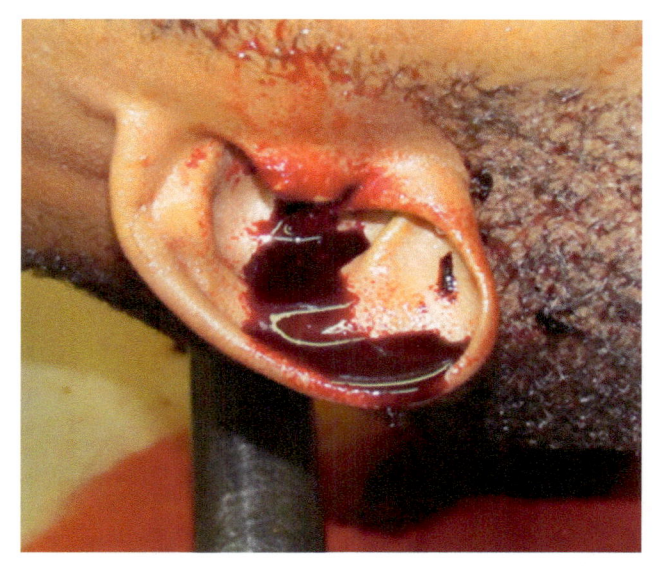

Figura 2.45 ■ Otorragia em traumatismo cranioencefálico.

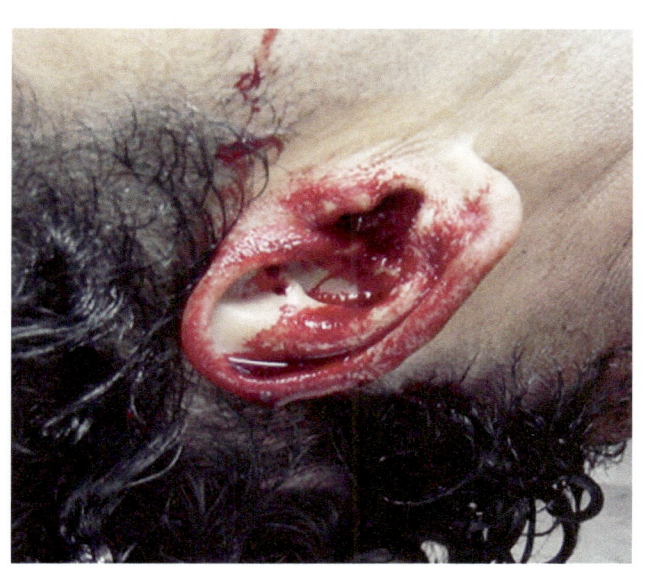

Figura 2.46 ■ Otorragia (acidente motociclístico).

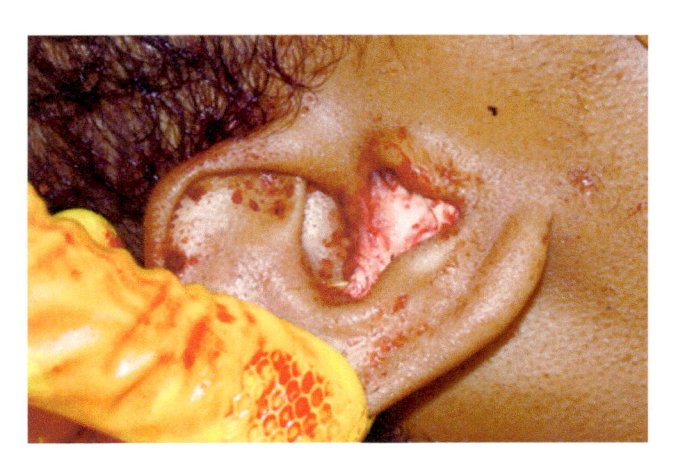

Figura 2.47 ■ Extravasamento de massa encefálica pelo meato acústico externo.

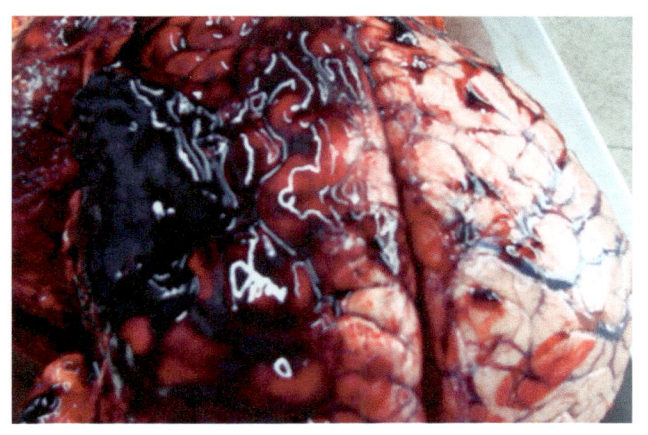

Figura 2.48 ■ Hemorragia subdural e subaracnóidea em hemisfério esquerdo em traumatismo contuso à direita – "lesão por contragolpe".

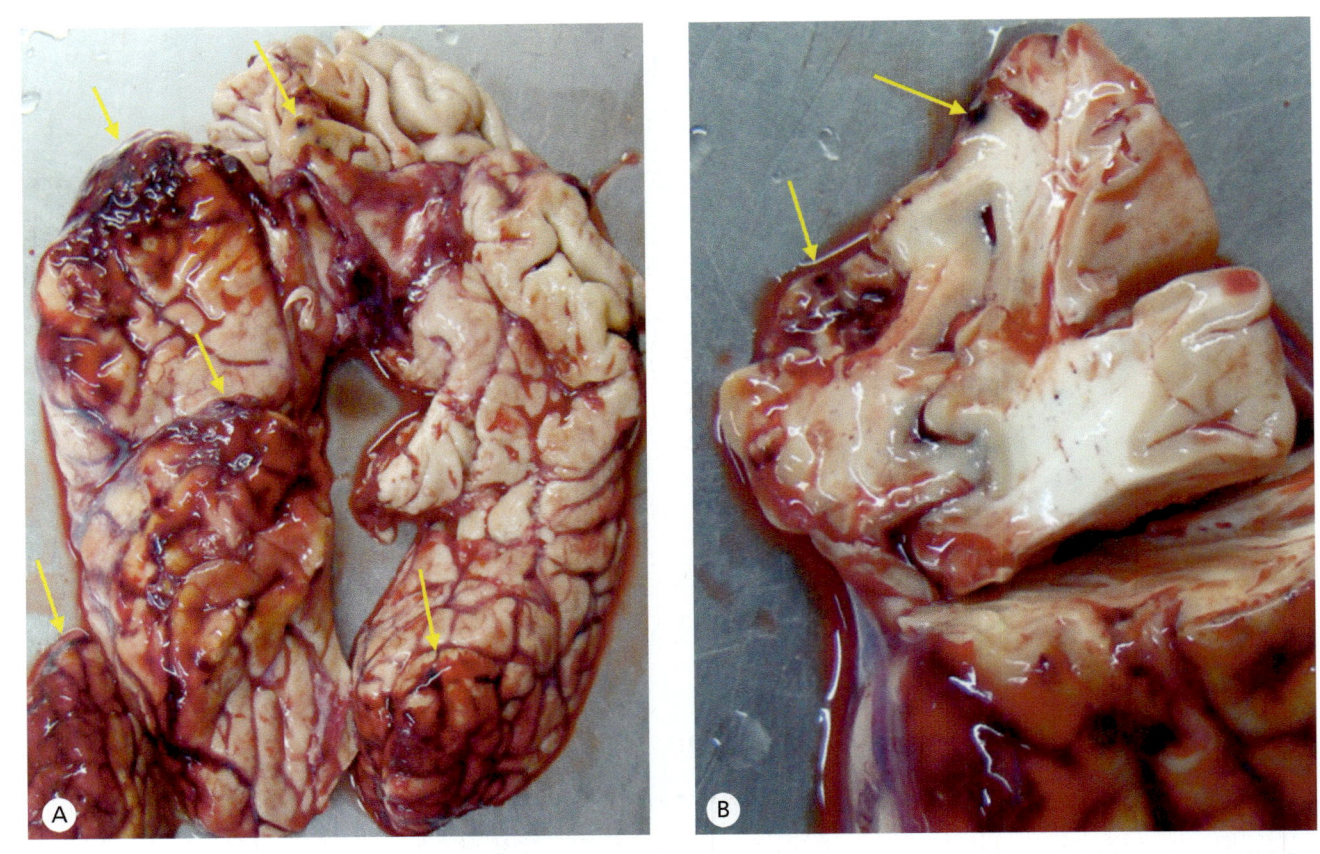

Figura 2.49 ■ As setas brancas em (**A**) indicam áreas de contusão cerebral observadas na região inferior dos lobos frontais, do lobo temporal direito e dos lobos occipitais em vítima de colisão automobilística. As setas brancas em (**B**) indicam as áreas de hemorragia na região inferior do lobo frontal direito desse indivíduo.

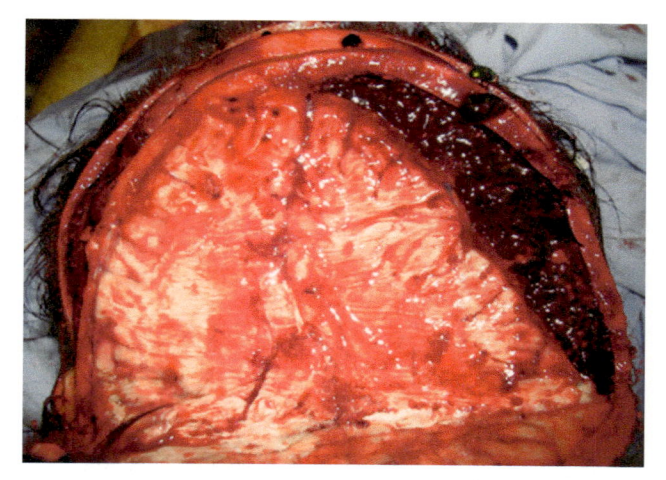

Figura 2.50 ■ Hemorragia intracraniana do tipo extradural com efeito de massa e deslocamento do encéfalo para o hemisfério contralateral.

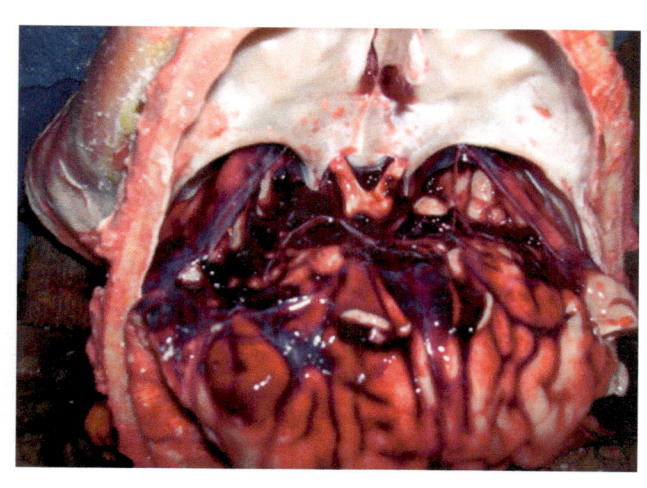

Figura 2.51 ■ Hemorragia subaracnóidea em lesão por desaceleração – "chicote".

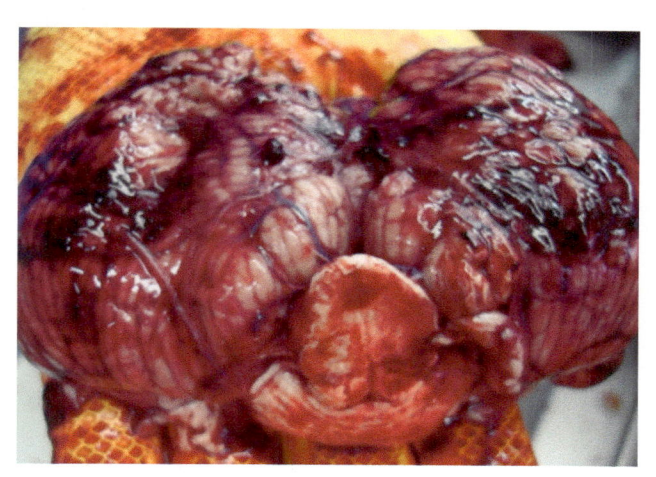

Figura 2.52 ■ Hemorragia cerebelar do tipo subaracnóidea em vítima de fratura de base de crânio.

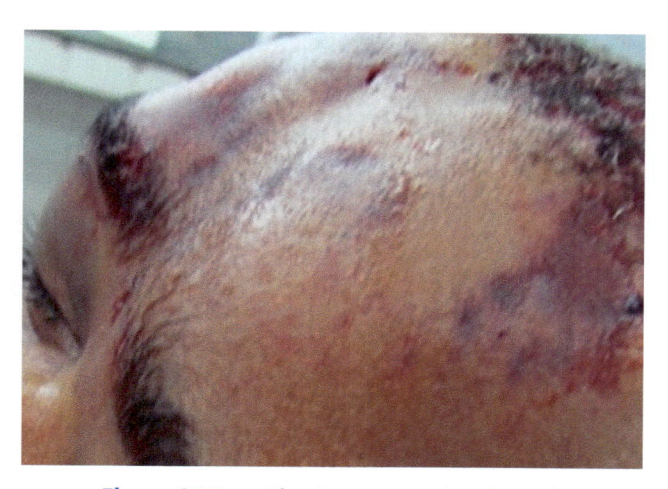

Figura 2.53 ■ Afundamento craniano frontal.

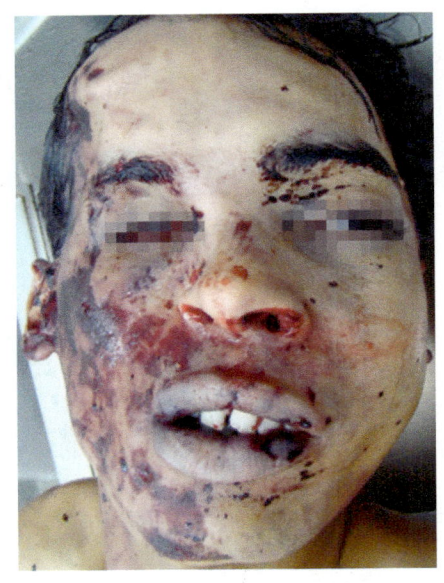

Figura 2.54 ■ Afundamento craniano e de hemiface direita em vítima de agressão por pedradas.

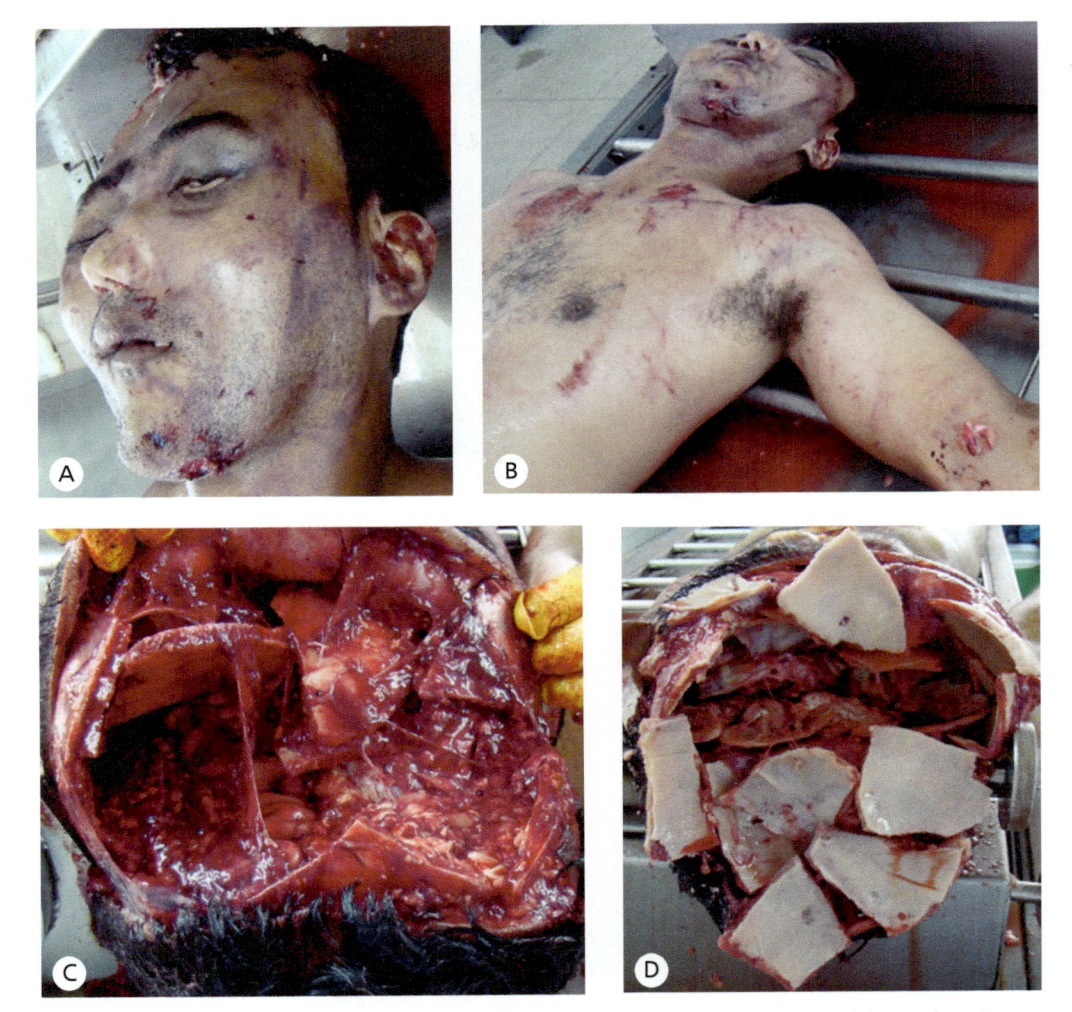

Figura 2.55 ■ (**A**) apresenta afundamento craniano evidente em vítima de atropelamento por caminhão. Há equimoses arroxeadas difusamente distribuídas na região esquerda da face. Em (**B**) observa-se vista panorâmica de parte do tórax e do membro superior esquerdo desse indivíduo. Há escoriações no tórax e feridas contusas na região mentoniana e na região cubital esquerda. (**C** e **D**) mostram diferentes momentos da necropsia do crânio. Note, em (**D**), que há fraturas cominutivas difusamente distribuídas na base e na abóbada do crânio.

TRAUMATISMOS RAQUIMEDULARES

Lesões contusas sobre a coluna vertebral podem cursar com fraturas, luxações e secções completas e incompletas da medula espinal. O nível craniocaudal do trauma determina a gravidade dos sinais e sintomas que podem ser encontrados, variando da diminuição da sensibilidade a quadros de paraplegia, tetraplegia, coma e, até mesmo, óbito.

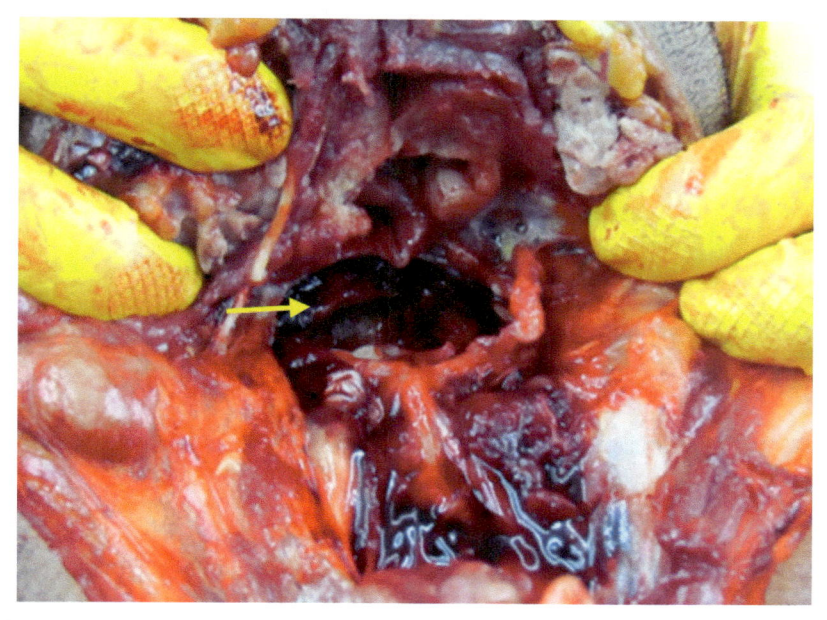

Figura 2.56 ■ Vítima de acidente automobilístico apresentando fratura da primeira vértebra cervical com disjunção atlanto-occiptal completa entre medula e cérebro.

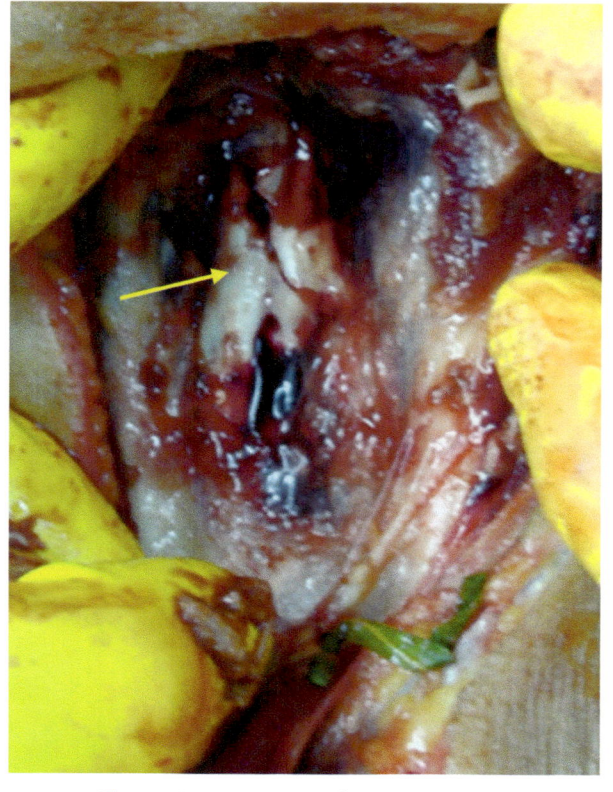

Figura 2.57 ■ Fratura de coluna cervical.

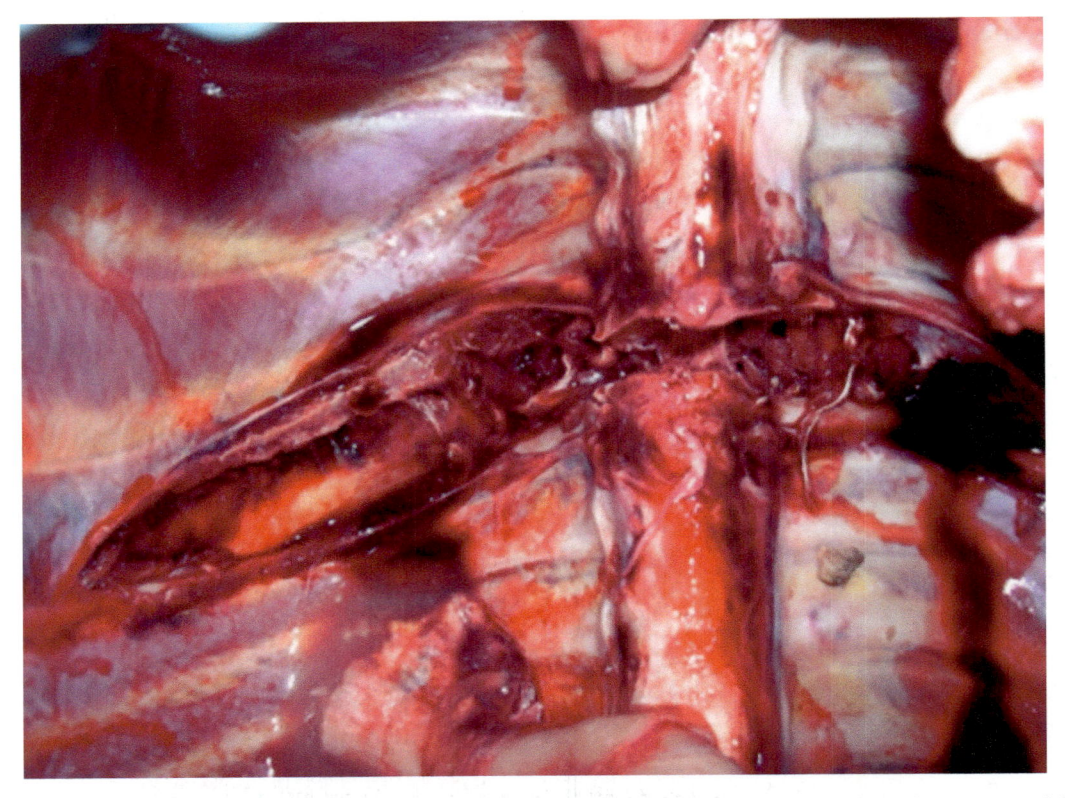

Figura 2.58 ■ Secção completa da medula espinal e da coluna vertebral torácica em vítima de acidente automobilístico.

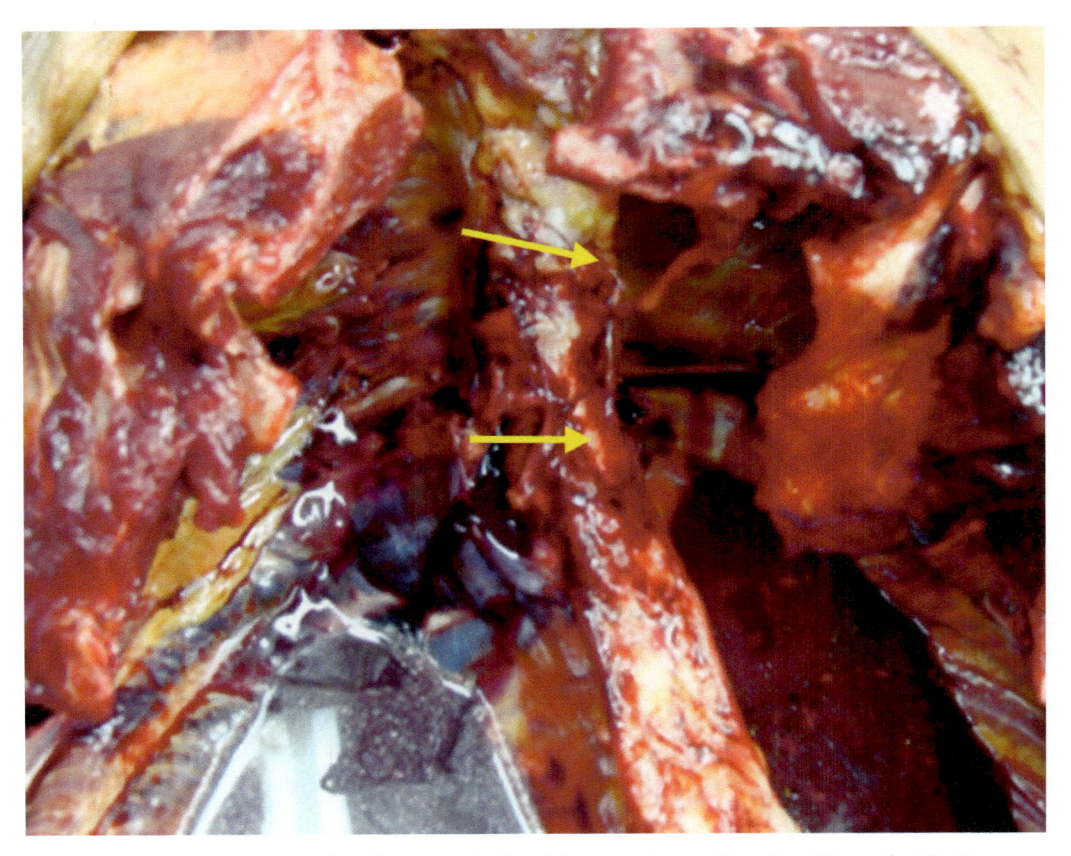

Figura 2.59 ■ Fraturas de coluna vertebral torácica (setas) em vítima de acidente de trânsito.

TRAUMATISMO TORÁCICO

Normalmente, as *contusões de partes moles* são muito dolorosas e podem apresentar ou não correspondência com lesões internas, como pneumotórax, hemotórax, ou, até mesmo, rupturas da aorta em casos de desaceleração.

Em caso de *compress*ão *pulmonar*, sobretudo em situações em que a glote se encontra fechada, pode haver rupturas alveolares, uma vez que o ar intrabrônquico fica retido, aumenta progressivamente e hiperexpande os alvéolos, até que estes se rompam. Nesses casos, é induzida a formação de pneumotórax e hemorragias.

Fraturas de costelas ou esterno são frequentemente encontradas e, em geral, são acompanhadas de rica sintomatologia, podendo ser únicas, múltiplas ou cursar com quadro de tórax instável e hipoxia.

Contusões cardíacas são geralmente observadas em achados necroscópicos nas formas de simples equimoses, rupturas ou mesmo extensas lacerações de câmaras. Por ser o coração um órgão estrategicamente protegido, raros serão os achados necroscópicos de lesão cardíaca isolada. Quando o saco pericárdico não está lacerado, um tamponamento cardíaco pode provocar morte imediata, bastando para isso um extravasamento de apenas 150 mL de sangue. Vasos ateroscleróticos são mais suscetíveis ao trauma, podendo ocluir-se, em razão do deslocamento de um trombo, ou romper-se e causar grande hemorragia.

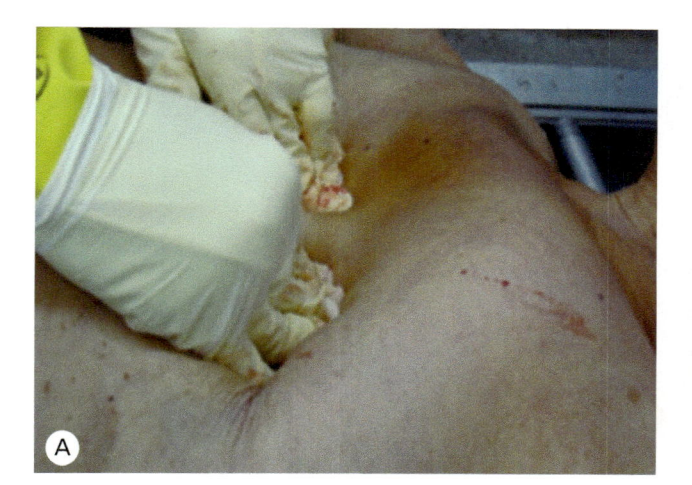
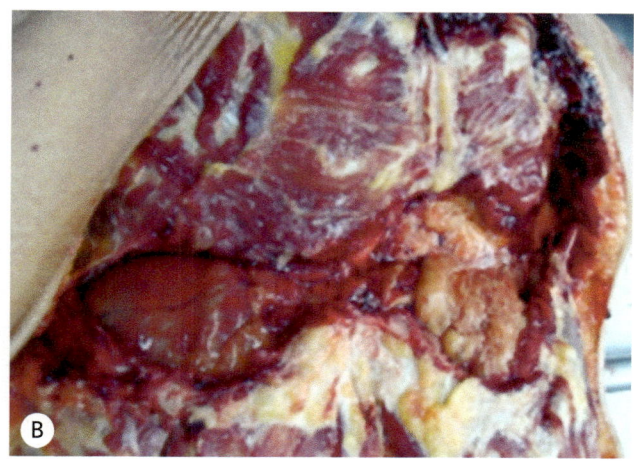

Figura 2.60 ■ Vítima de atropelamento apresentando, em vida, quadro de tórax instável e, ao exame necroscópico, afundamento torácico (**A**) e fraturas de múltiplos arcos costais bilateralmente e de esterno (**B**).

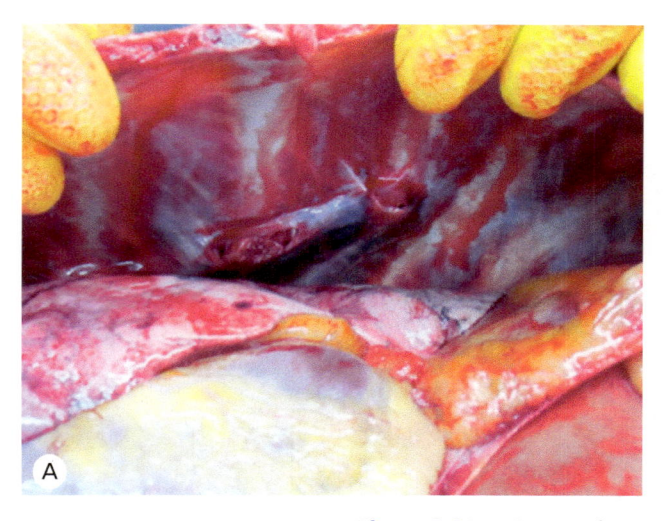
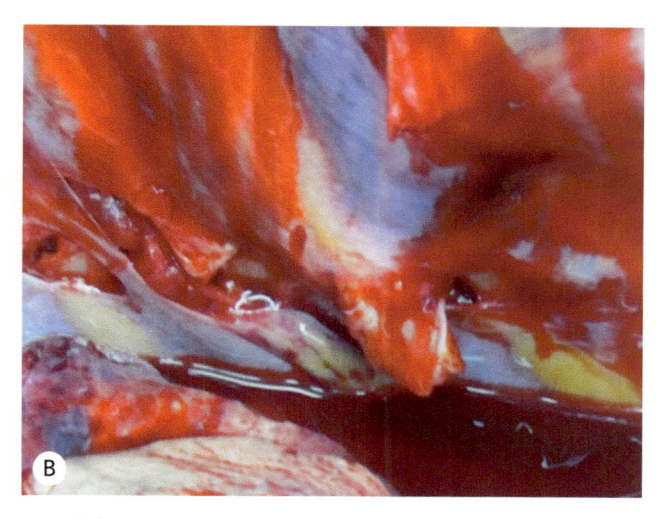

Figura 2.61 ■ Fraturas de arcos costais à direita (**A**) e à esquerda (**B**).

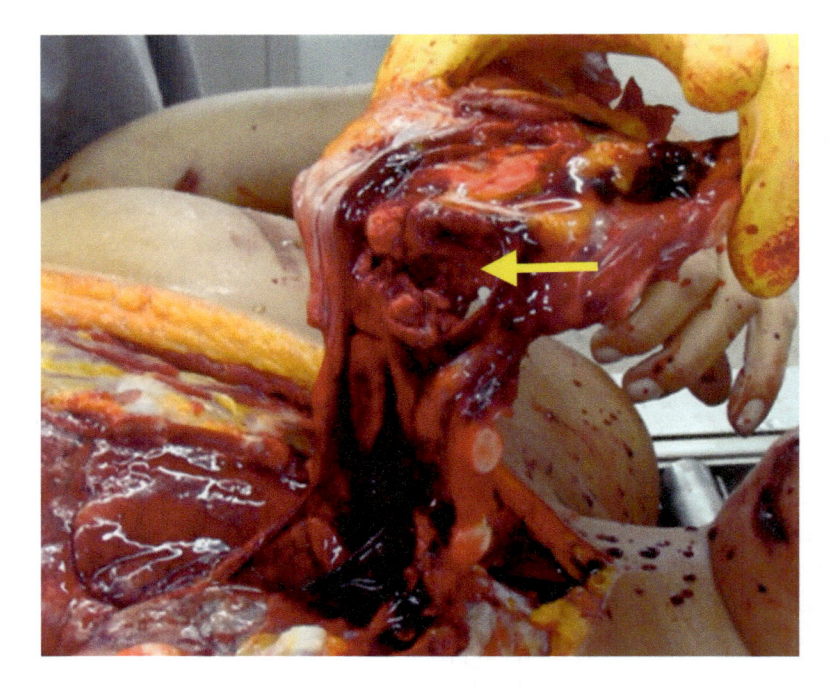

Figura 2.62 ■ Fratura de esterno em acidente automobilístico.

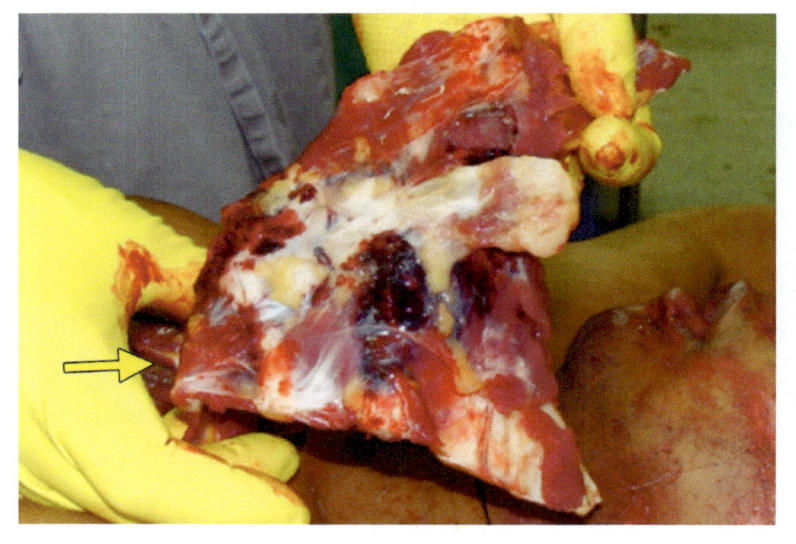

Figura 2.63 ■ Fratura no corpo do esterno (seta).

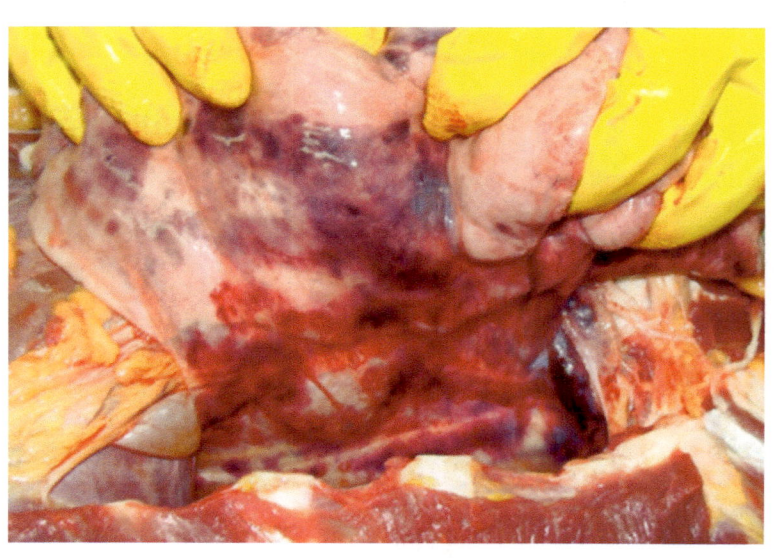

Figura 2.64 ■ Contusão pulmonar esquerda em acidente automobilístico.

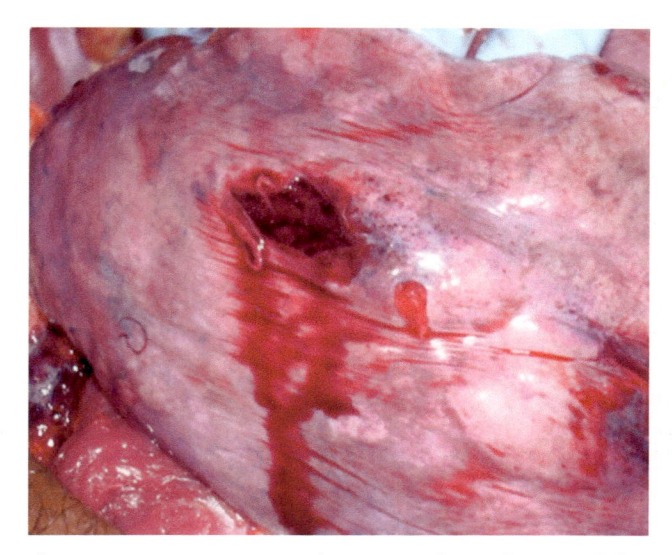

Figura 2.65 ◼ Laceração pulmonar em área subjacente à fratura de arco costal.

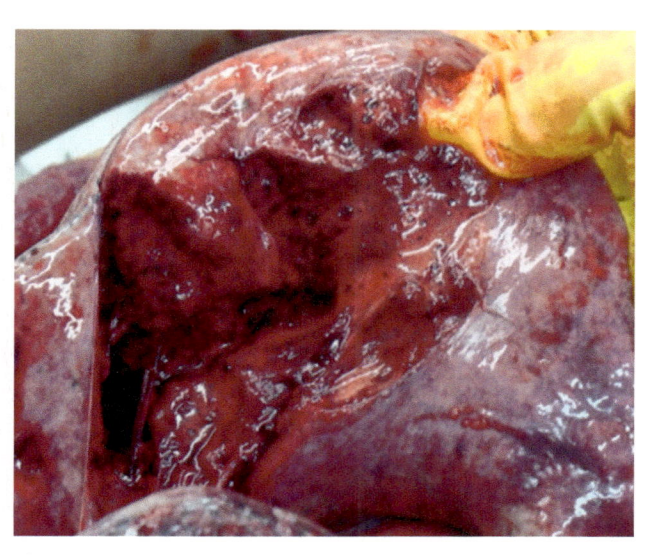

Figura 2.66 ◼ Extenso ferimento pulmonar provocado por fraturas de vários arcos costais.

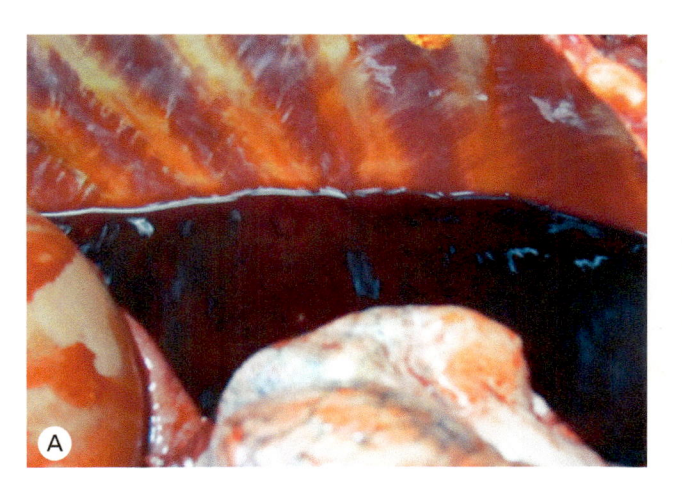

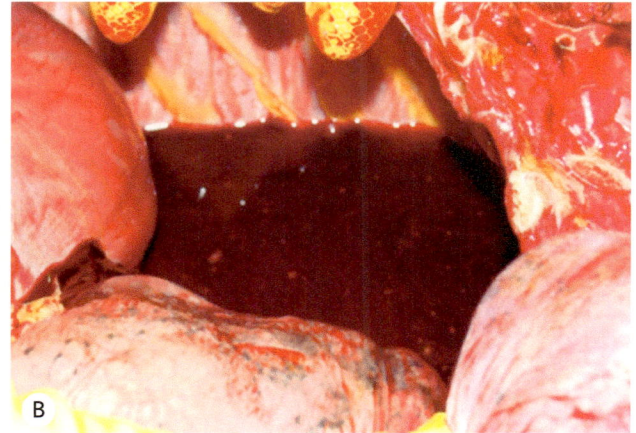

Figura 2.67 ◼ Hemotórax volumoso à direita em vítimas de traumatismos contusos.

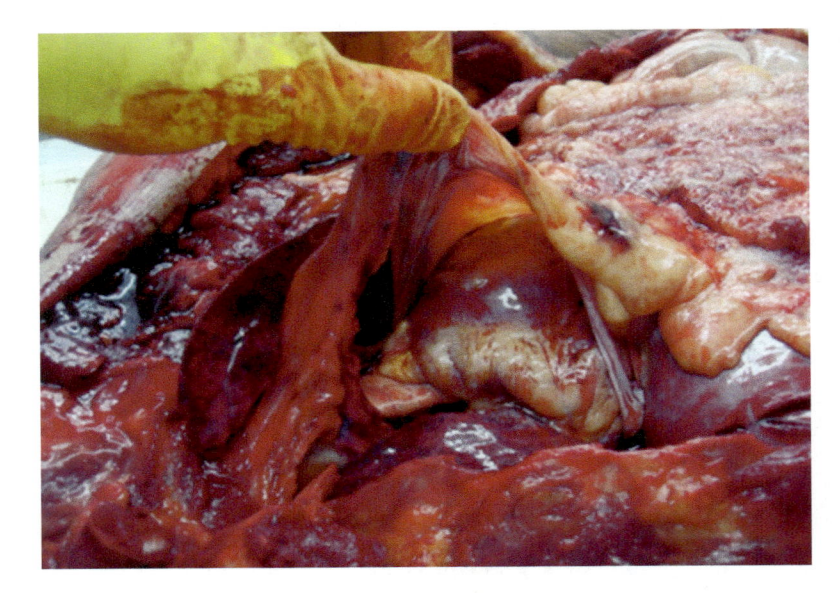

Figura 2.68 ◼ Abertura traumática do pericárdio.

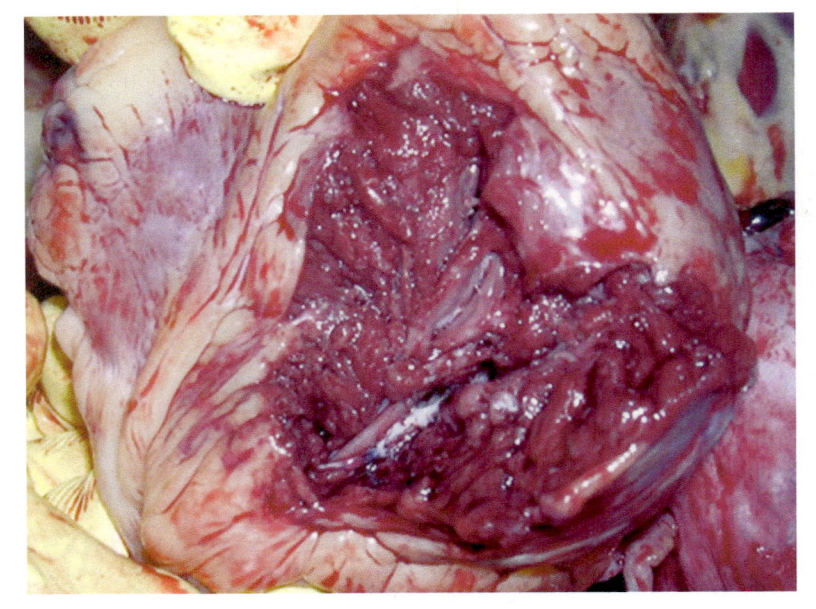

Figura 2.69 ◼ Lesão contusa cardíaca.

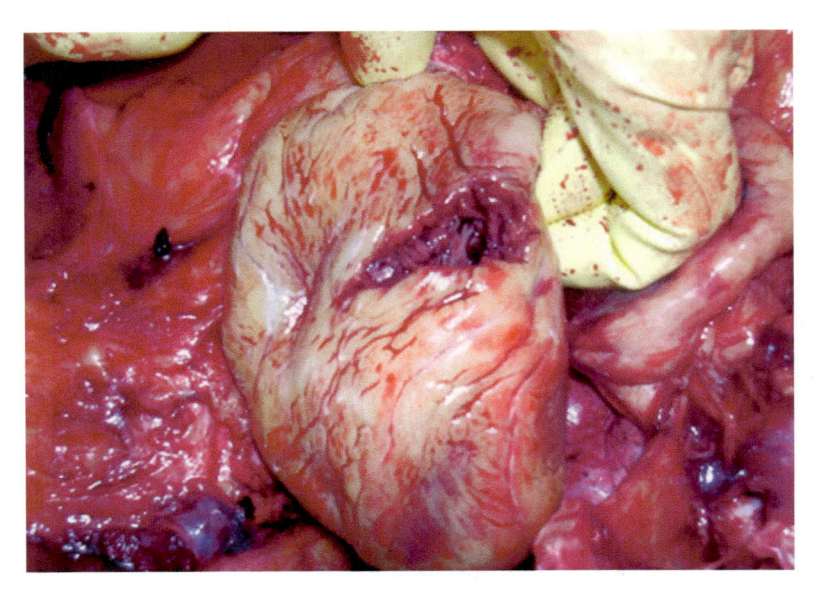

Figura 2.70 ◼ Lesão contusa cardíaca por fratura de arco costal.

TRAUMATISMOS CONTUSOS ARTERIAIS

Quando o instrumento contundente age sobre uma artéria que repousa sobre uma superfície rígida, poderá produzir ruptura ou mesmo lesão contusa nas túnicas externa (adventícia) ou íntima (endotélio). Quanto mais comprometida estiver a estrutura anatômica da artéria (aterosclerótica), maior será o risco de ruptura.

A *ruptura arterial* evolui com sangramento rápido, importante sufusão entre os tecidos e, até mesmo, choque, caracterizando, muitas vezes, o perigo de vida.

A *contusão da adventícia* é caracterizada por infiltrado hemorrágico na superfície externa da artéria e sua *lesão endotelial* por ruptura incompleta da túnica média, interferindo no fluxo sanguíneo e na formação de trombos.

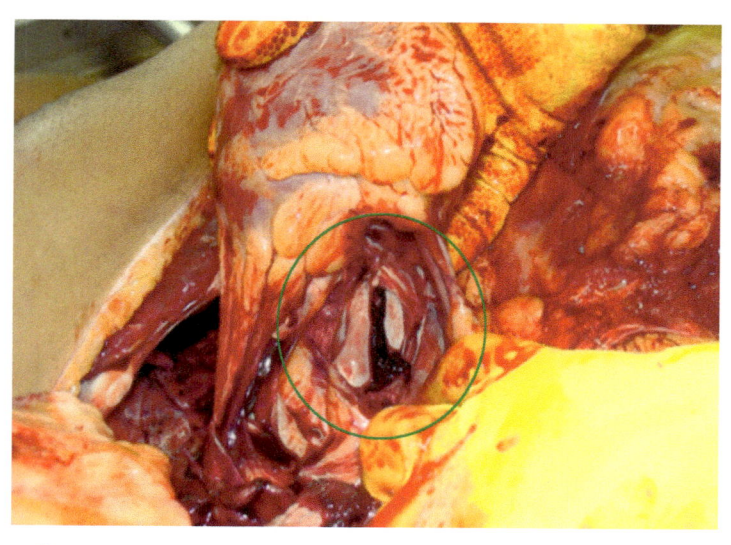

Figura 2.71 ■ Lesão contusa de aorta torácica ascendente (círculo).

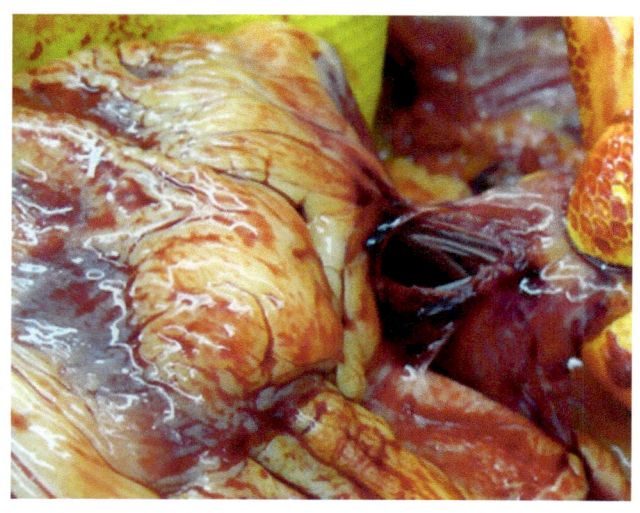

Figura 2.72 ■ Secção de vaso da base cardíaca em vítima de acidente de trânsito com fratura de esterno.

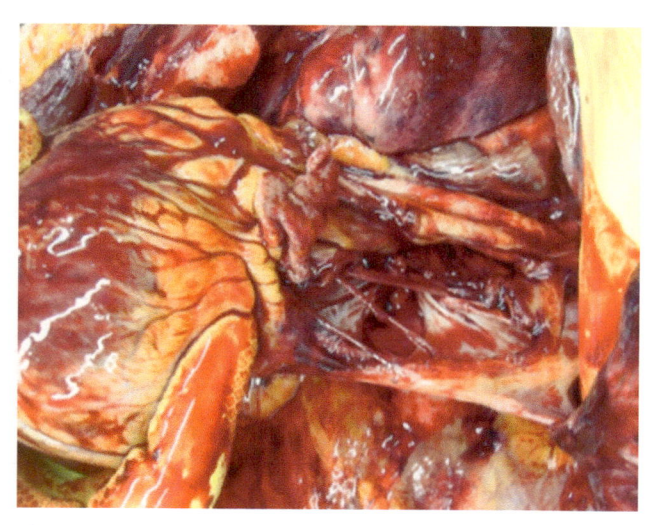

Figura 2.73 ■ Ruptura dos vasos da base em acidente motociclístico de alto impacto.

TRAUMATISMOS ABDOMINAIS

Normalmente, *vísceras maciças* (como fígado, baço, pâncreas e rins) estão mais protegidas sob o arcabouço ósseo ou na profundidade da cavidade (retroperitônio). Suas rupturas evoluem com intenso sangramento nos espaços intraparenquimatosos, subcapsulares ou intracavitários, e os sinais clínicos determinam prognóstico reservado, cursando inclusive com a possibilidade de choque. O fígado é o órgão mais comumente afetado no abdome em virtude de sua composição maciça, grande volume e localização suscetível. Seu lobo direito é cinco vezes mais lesionado do que o esquerdo, e muito mais frequentemente em sua superfície convexa do que na plana.

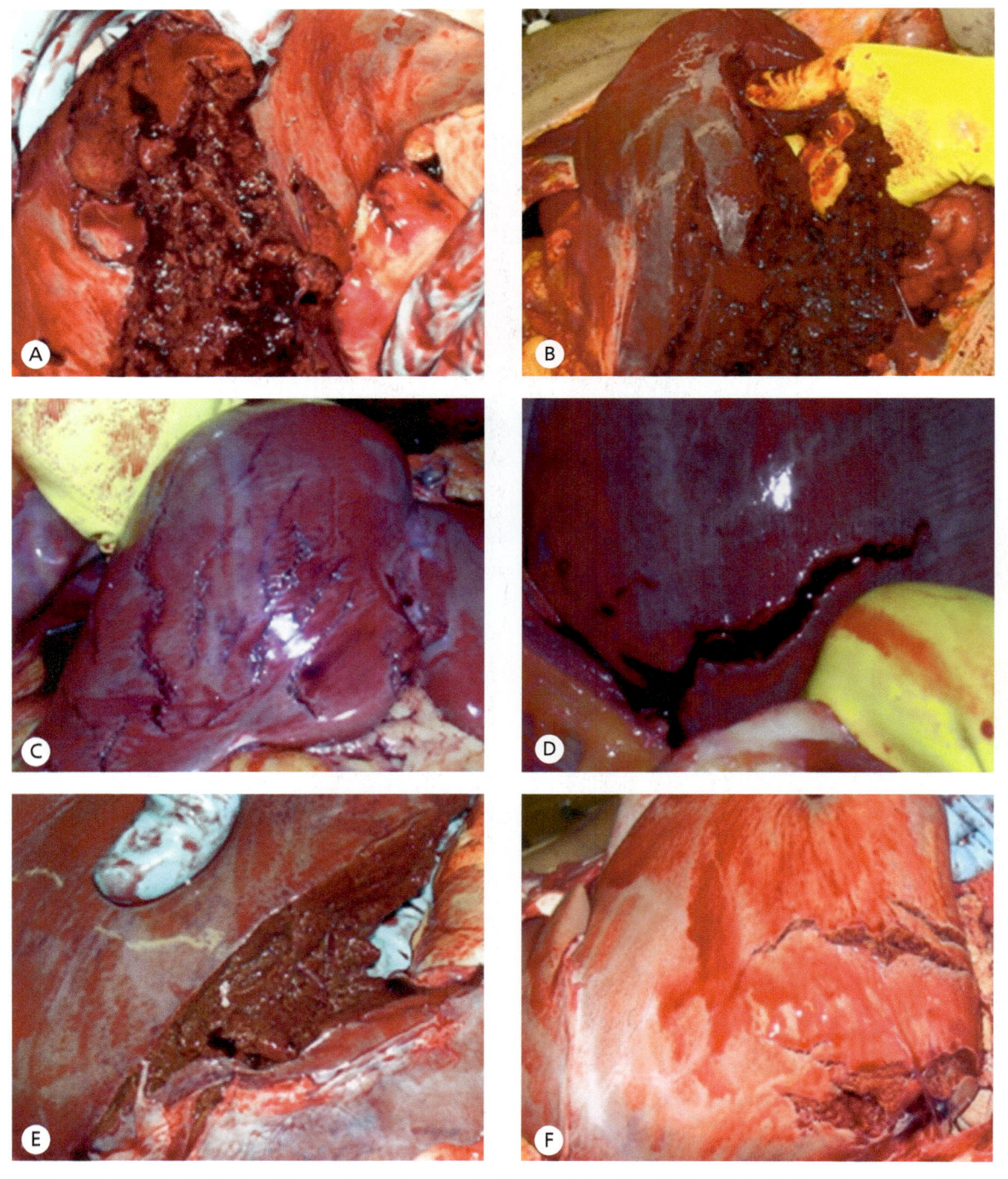

Figura 2.74 ■ **(A a F)** Várias lesões hepáticas contusas são encontradas com maior frequência no lobo direito sobre sua superfície convexa.

Os traumatismos sobre *vísceras ocas* são menos frequentes devido à mobilidade desses órgãos, porém, quando presentes, localizam-se com maior frequência nas suas porções fixas, como duodeno e jejuno, normalmente em traumatismos de grande energia cinética. A clínica de traumatismos de vísceras ocas cursa com a de um abdome agudo.

Lesões vesicais comportam-se tanto como lesões de órgãos maciços quanto ocos. Quando cheia, a bexiga toma proporções acentuadas, assemelhando-se aos órgãos maciços, e sua ruptura é intraperitoneal. Quando vazia, a possibilidade de lesão é muito pequena, normalmente associada a fraturas de pelve.

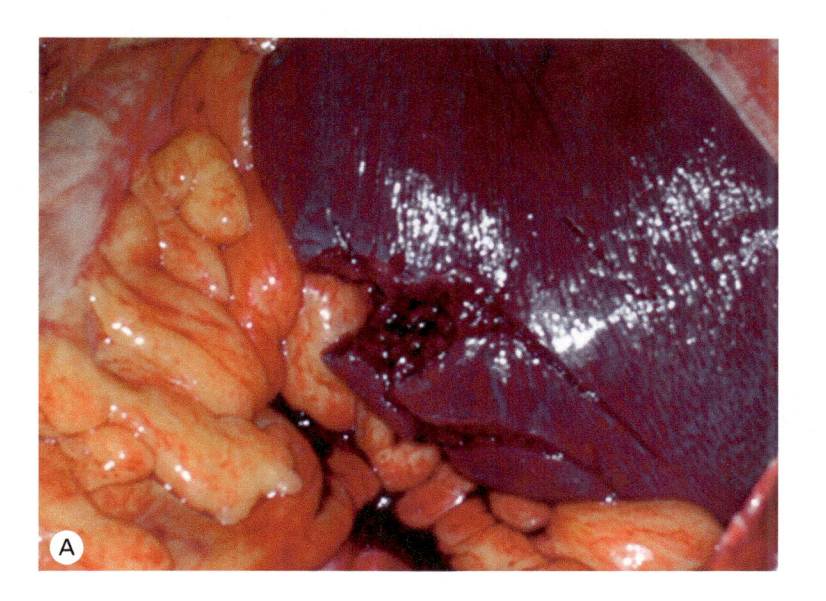

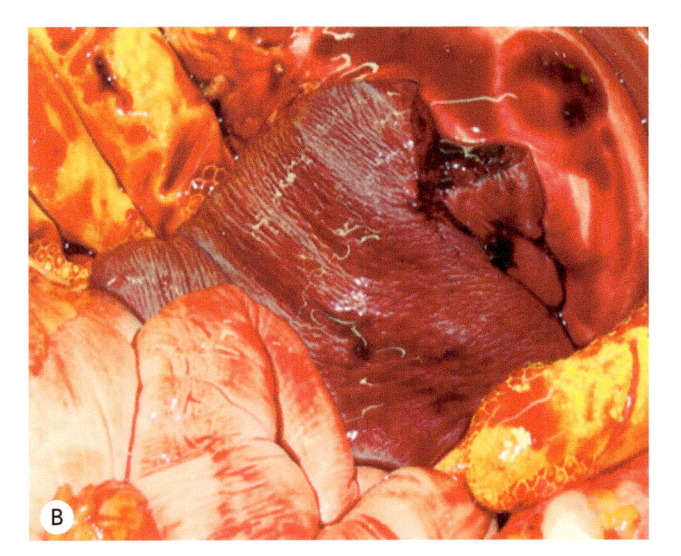
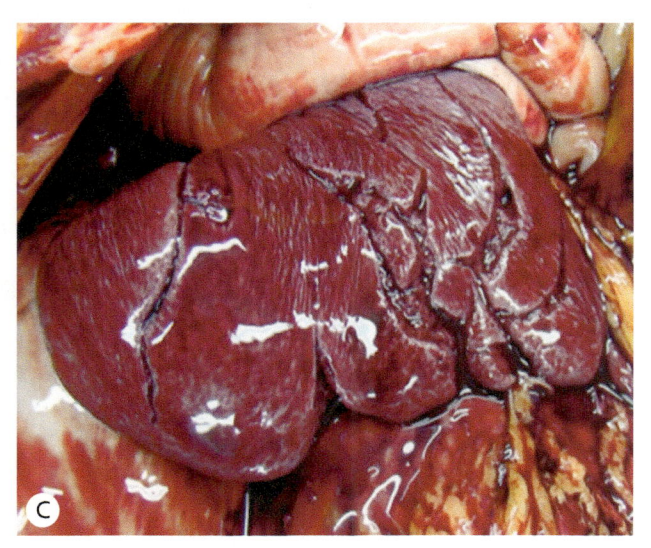

Figura 2.75 ▬ (**A** a **C**) Lesões em parênquimas esplênicos.

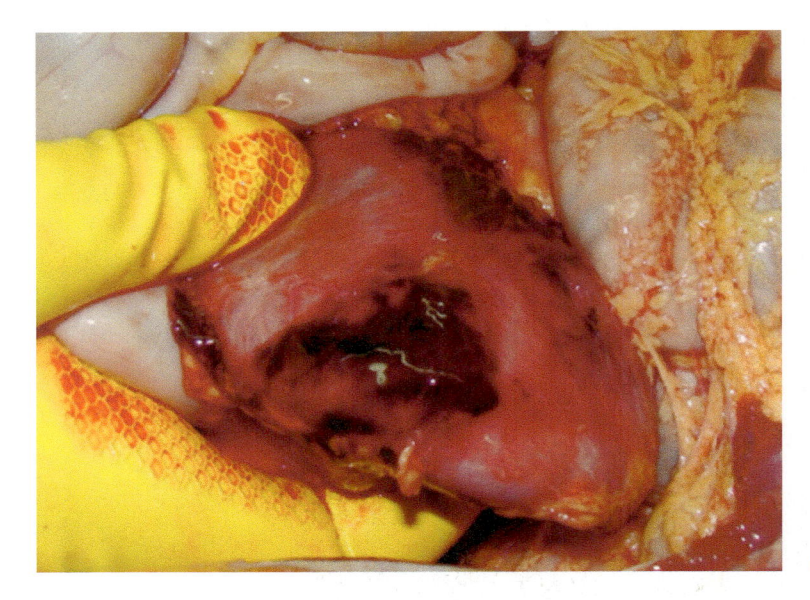

Figura 2.76 ▪ Lesão renal contusa.

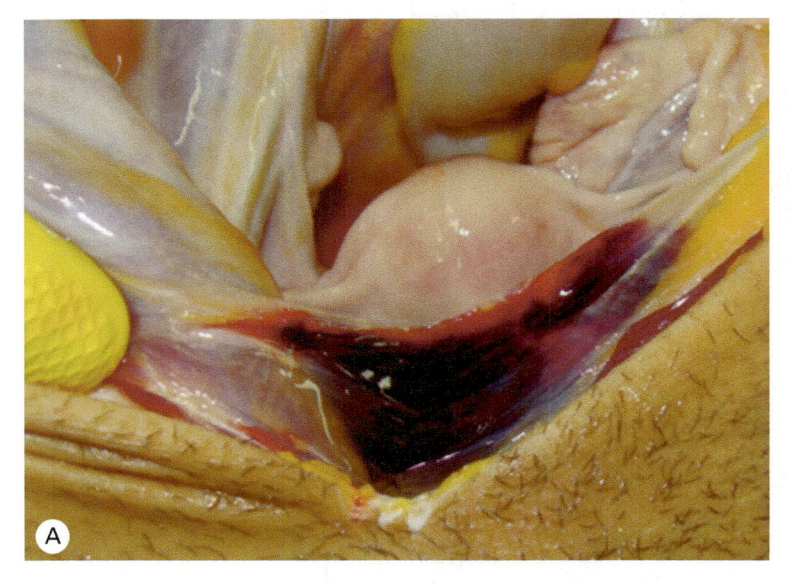

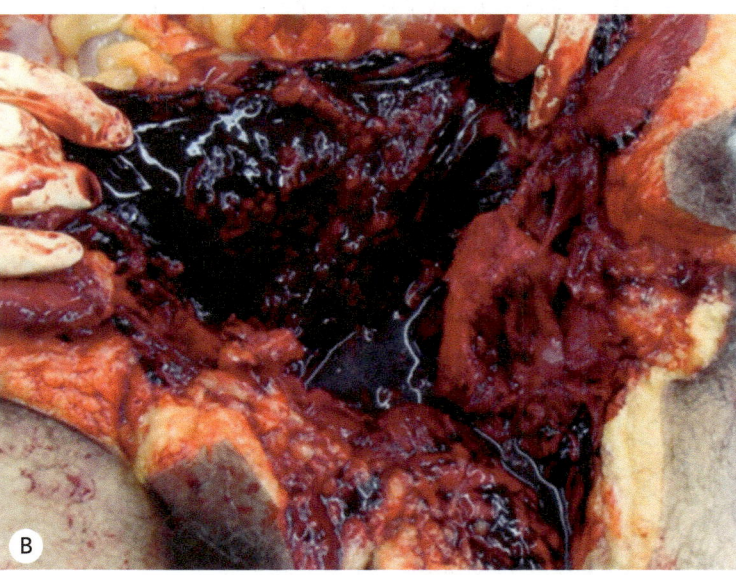

Figura 2.77 ▪ Traumatismos contusos de bexiga em vítima de queda (**A**) e em vítima de atropelamento (**B**), em ambas acompanhados de lesões de bexiga.

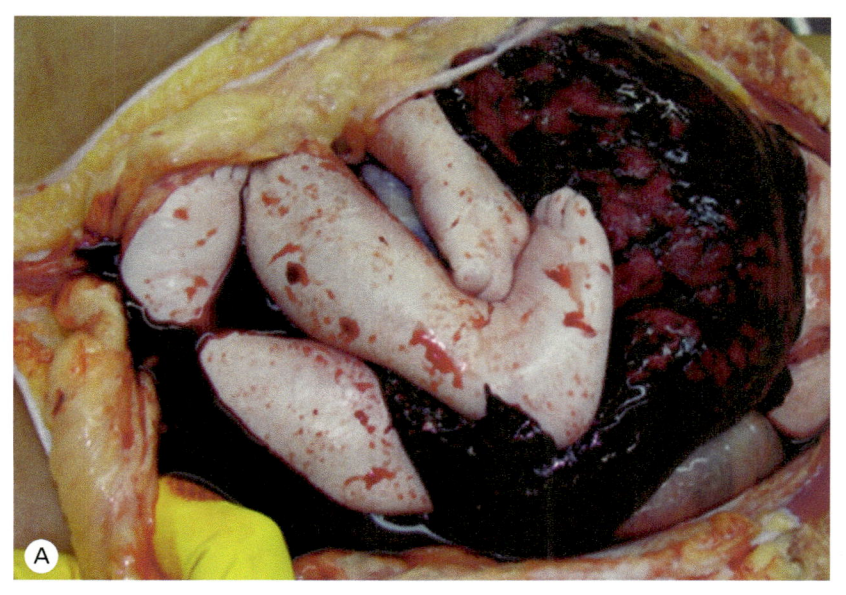

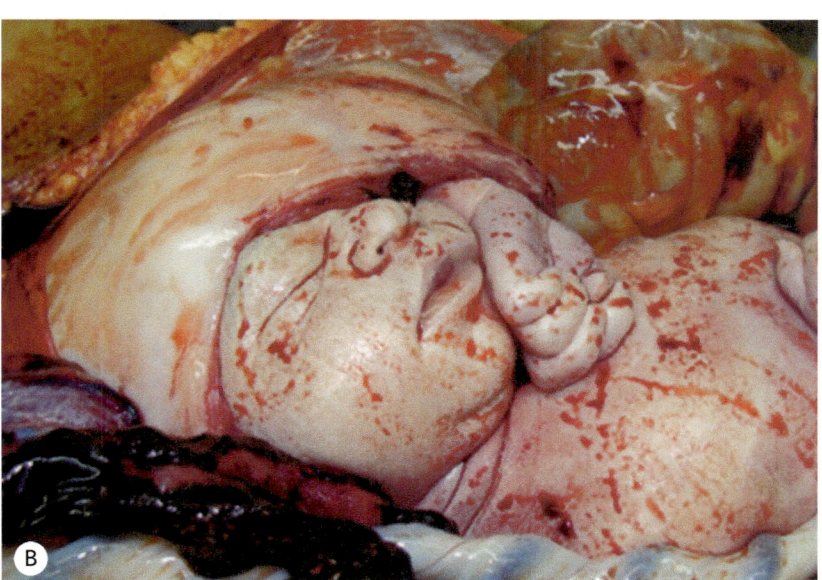

Figura 2.78 ◼ (A e B) Laceração por traumatismo contuso (acidente automobilístico) de útero em estágio avançado de gravidez.

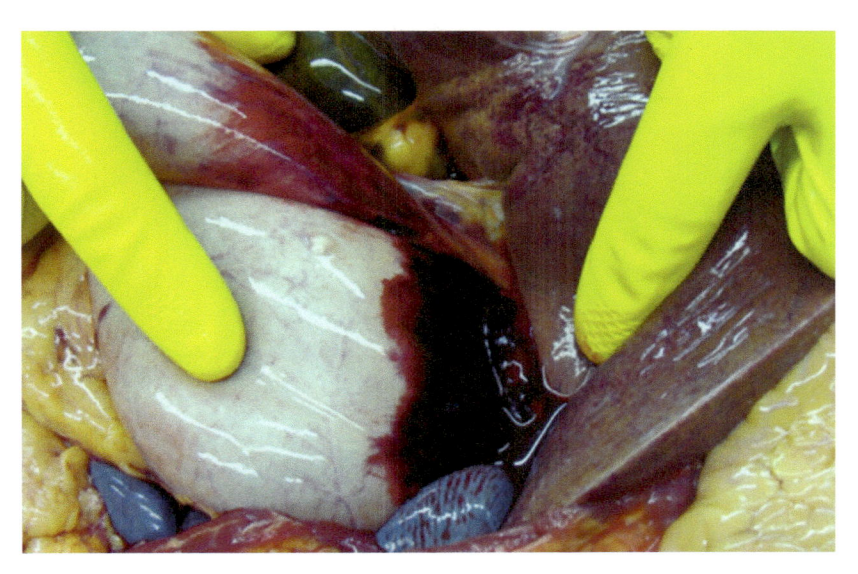

Figura 2.79 ◼ Traumatismo na porção fixa de víscera oca (estômago).

TRAUMATISMOS OSTEOARTICULARES

A perda de continuidade, total ou parcial, dos ossos é denominada *fratura óssea*, podendo ser patológica ou traumática (esta de interesse médico-legal). Ambas cursam com dor, hematoma subperiosteal, deformação anatômica, impotência funcional e crepitação.

Denomina-se *luxação* o afastamento repentino e duradouro de uma das extremidades ósseas da articulação, provocando ruptura capsular. A da articulação escapuloumeral é a mais comumente encontrada, sobretudo porque esta articulação tem maior arco de rotação e é uma das mais instáveis. As luxações são chamadas completas quando as superfícies articulares perdem totalmente as relações anatômicas.

A *entorse* consiste em uma ruptura ligamentar, total ou parcial, em consequência do afastamento ósseo da articulação, sem que haja uma luxação. Normalmente aparece quando o afastamento ósseo ocorre além dos limites fisiológicos. É mais comum na articulação tibiotársica, em decorrência de movimento repentino e intenso de adução do pé.

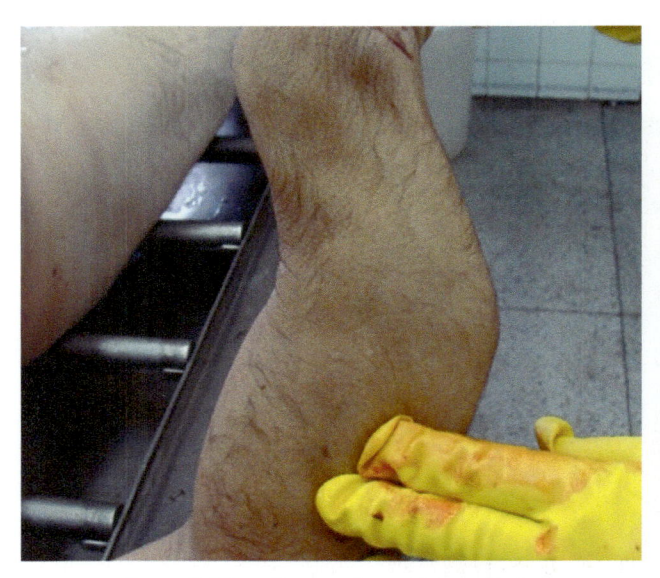

Figura 2.80 ■ Fratura de antebraço direito.

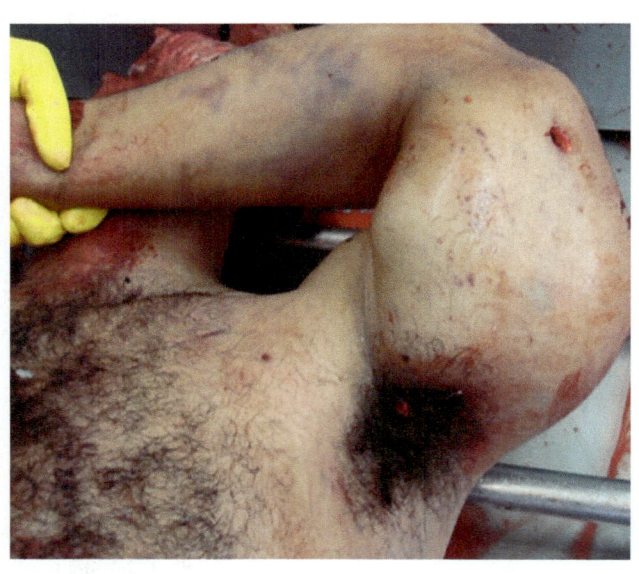

Figura 2.81 ■ Fratura de braço esquerdo em vítima de acidente automobilístico. A perfuração do braço foi provocada por fragmento ósseo, observando-se ainda esmagamento de todo o segmento cefálico.

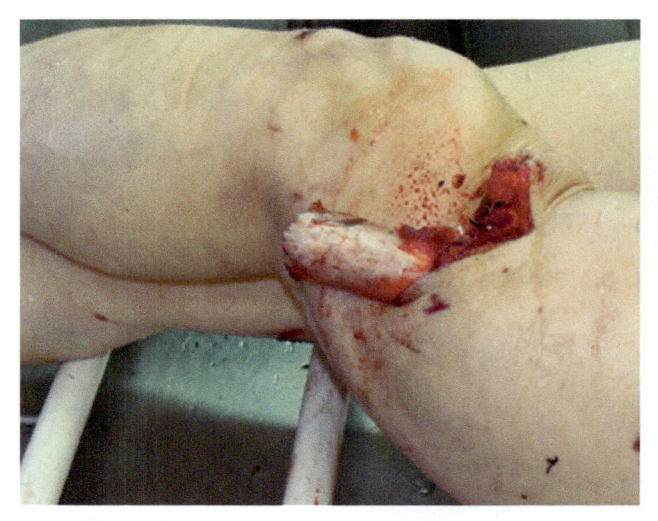

Figura 2.82 ■ Fratura exposta de fêmur esquerdo.

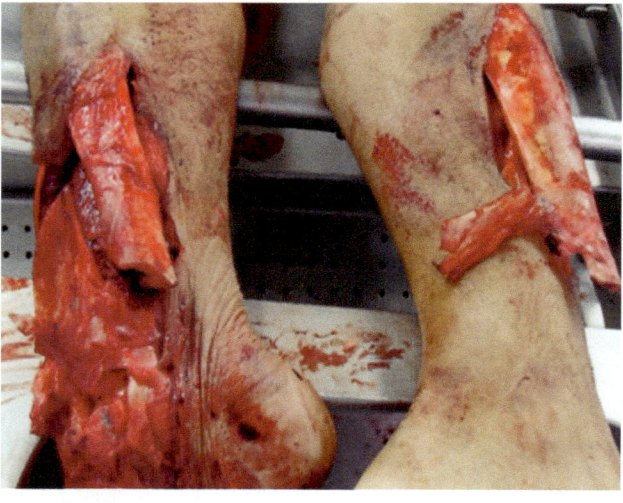

Figura 2.83 ■ Fraturas expostas de ambas as tíbias.

PRECIPITAÇÕES

As precipitações consistem em quedas que normalmente evoluem com pequeno acometimento cutâneo, porém com volumosas hemorragias internas, graves rupturas de vísceras maciças e múltiplas fraturas. Essas características, quando a queda atinge sobretudo a extremidade superior, mostram aspecto em "saco de noz" (muita integridade da pele com fraturas cominutivas extensas do crânio). Quando o trauma se dá nas extremidades inferiores, verifica-se a presença de fraturas das pernas e braços, principalmente em virtude da tentativa de amortecimento da queda. Quando laterais, fraturas de arcos costais e de órgãos internos são as mais comuns.

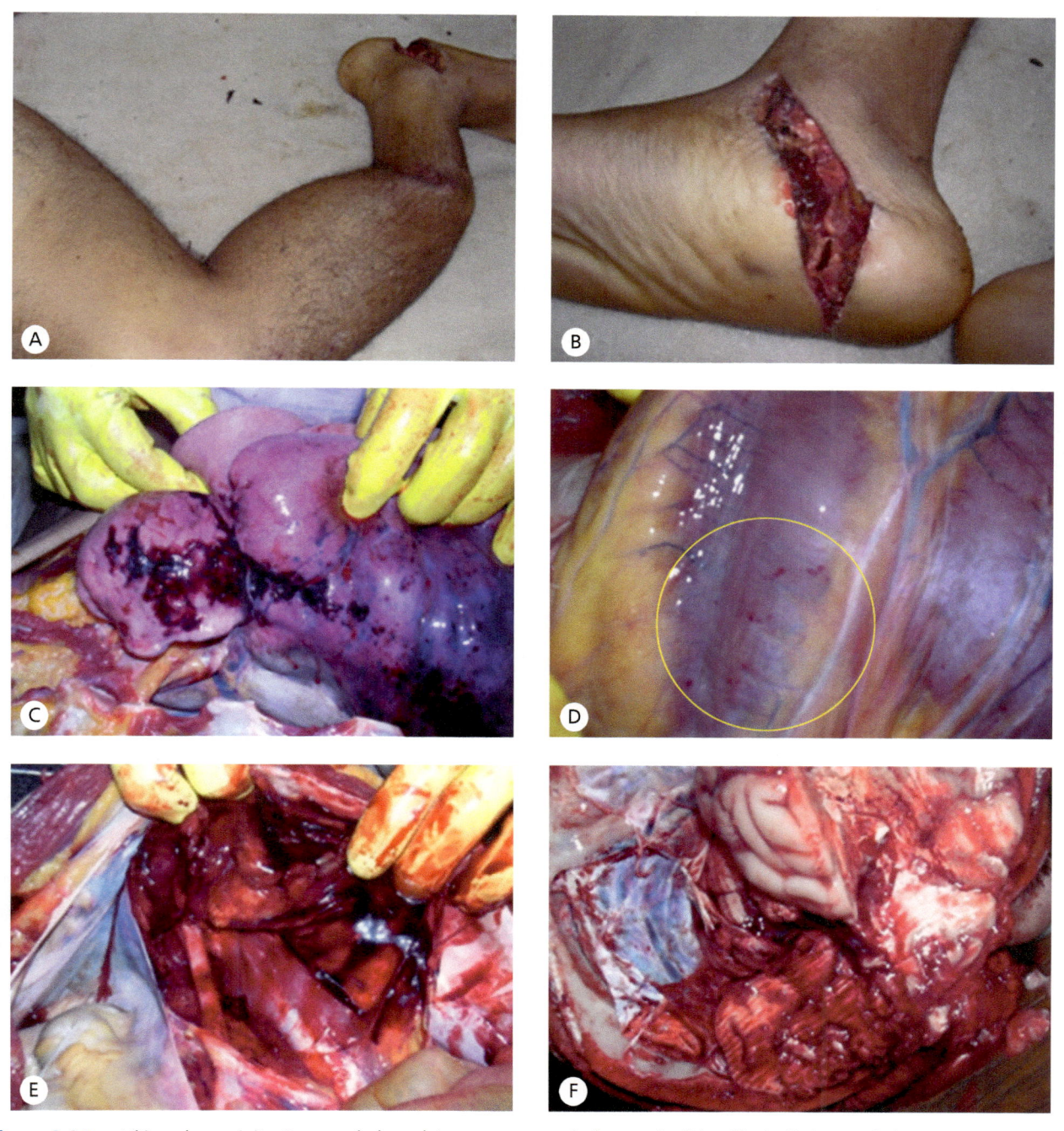

Figura 2.84 ■ Vítima de precipitação, em pé, de andaime, apresentando fratura de tíbia e fíbula direita (**A**), ferimento contuso no pé (**B**), áreas de contusões pulmonares (**C**), algumas petéquias cardíacas (círculo em **D**), hemorragia retroperitoneal por fratura de bacia (**E**) e hemorragia intracraniana sem fraturas da calota (**F**).

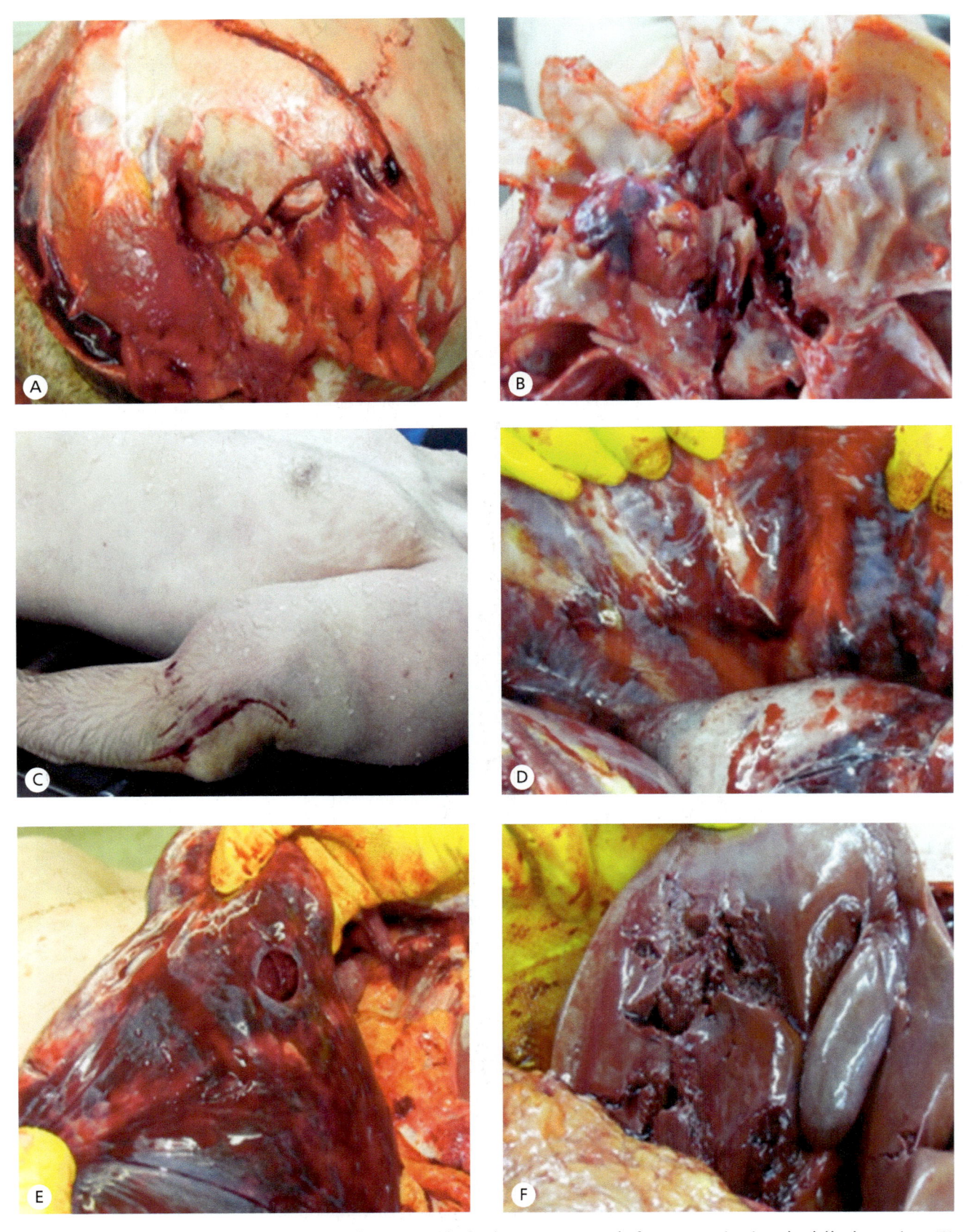

Figura 2.85 ■ Periciado, vítima de autoextermínio por queda de altura, apresentando fraturas cominutivas de abóbada craniana (**A**) e de base de crânio (**B**) – quadro caracterizado como "saco de nozes". Em **C**, verifica-se fratura de úmero esquerdo, e em **D**, fratura de múltiplos arcos costais que perfuraram o pulmão (**E**) e o fígado (**F**).

PEDRADAS (DILAPIDAÇÕES)

De caráter acidental ou homicida, quando proferidas com certa violência, as pedradas podem provocar desde traumatismos cranianos leves até importantes afundamentos.

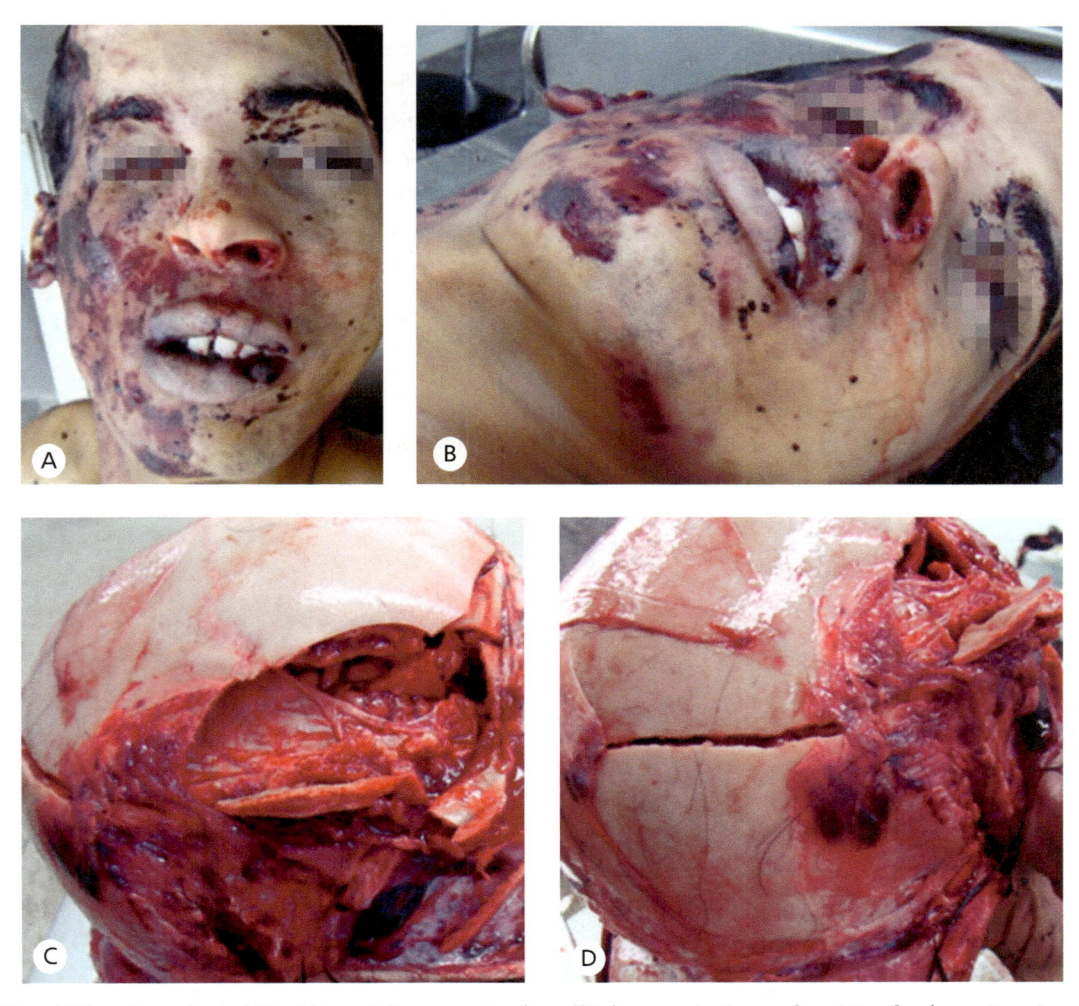

Figura 2.86 ■ Vítima de pedrada (dilapidamento), apresentando múltiplas escoriações na face (**A**), afundamento externo de face e crânio (**B**) e fraturas cominutivas com exposição de massa encefálica (**C** e **D**).

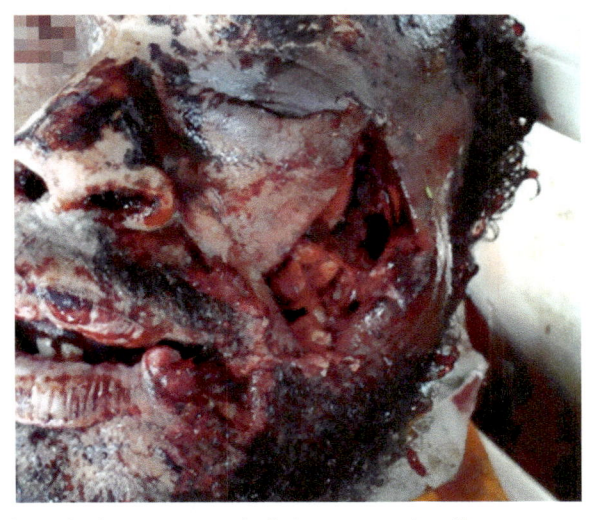

Figura 2.87 ■ Vítima de pedrada, apresentando ferimentos em hemiface e em comissura labial esquerdas.

ACIDENTES AUTOMOBILÍSTICOS

Os acidentes automobilísticos podem ocorrer em vítimas dentro do automóvel que colide contra outro ou contra um objeto estático (por exemplo, poste, cerca ou muro), ou em vítimas de atropelamento. Quando as vítimas estão dentro do veículo, as lesões mais comumente encontradas são as causadas por cintos de segurança, batidas no pára-brisa, *air-bags*, cacos de vidro, componentes internos do carro e volante, entre outros.

Lesões que envolvem pedestres (*atropelamentos*) normalmente são sérias e muitas vezes fatais. Em 82% dos casos, há colisão na região do pára-choque e da grade dianteira, provocando com maior frequência lesões de pelve e membros inferiores. Nesses casos, tendem a provocar fraturas cominutivas com grande laceração de partes moles. Traumatismos cranianos são frequentes quando a vítima lesiona a região craniofacial sobre o capô, pára-brisa, chão, ou é esmagada pelo veículo em movimento.

São denominadas *esmagamentos* as lesões em que todos os planos anatômicos de um segmento do corpo são comprimidos e distorcidos em uma porção ou em sua totalidade. Normalmente, nesses casos, são encontrados todos os tipos de feridas contusas. As partes moles ficam muito laceradas e os ossos sofrem fraturas cominutivas extensas, sempre oriundas do excesso de energia cinética.

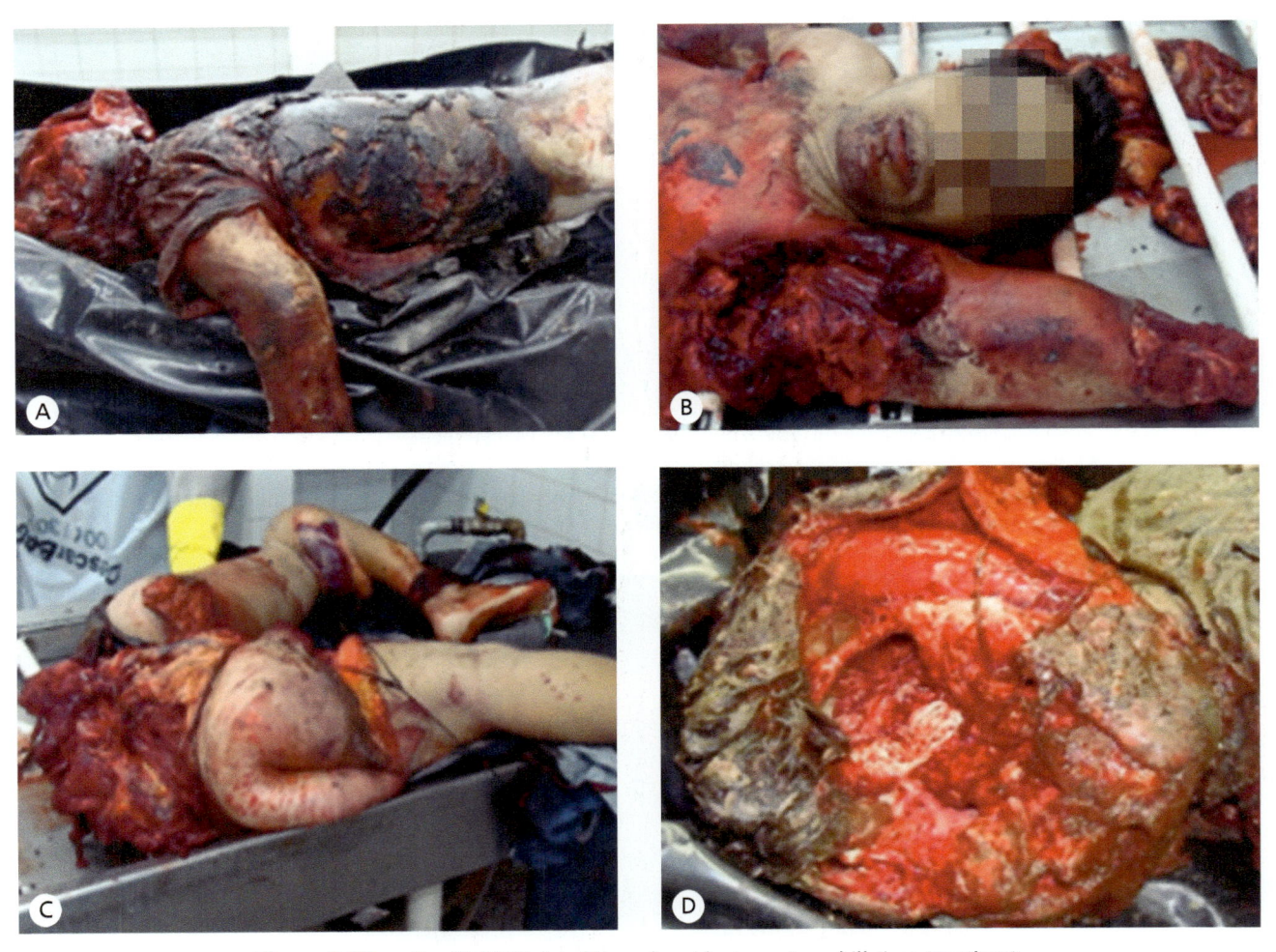

Figura 2.88 ■ (**A a D**) Múltiplas vítimas de acidentes automobilísticos (*continua*).

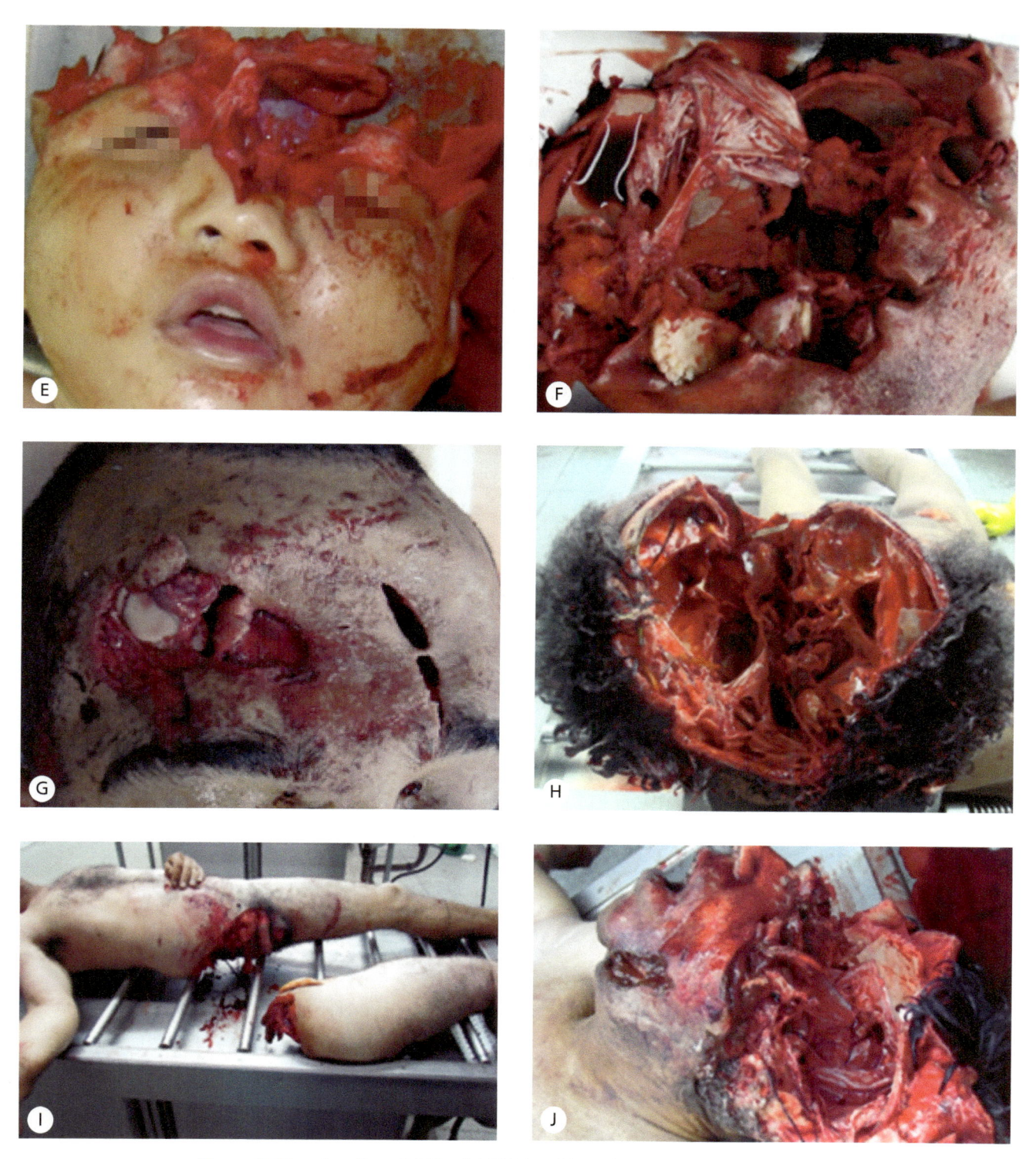

Figura 2.88 ◼ (*continuação*) (**E** a **J**) Múltiplas vítimas de acidentes automobilísticos.

ACIDENTES MOTOCICLÍSTICOS

No Brasil, os acidentes motociclísticos são responsáveis por mais de 50% de óbitos em vítimas de acidentes de trânsito. As lesões mais frequentes decorrentes de acidentes de moto e que levam ao óbito são as fraturas de membros (sobretudo inferiores) e pelve, seguidas de trauma, ou ruptura, de órgãos abdominais e traumatismos cranioencefálicos.

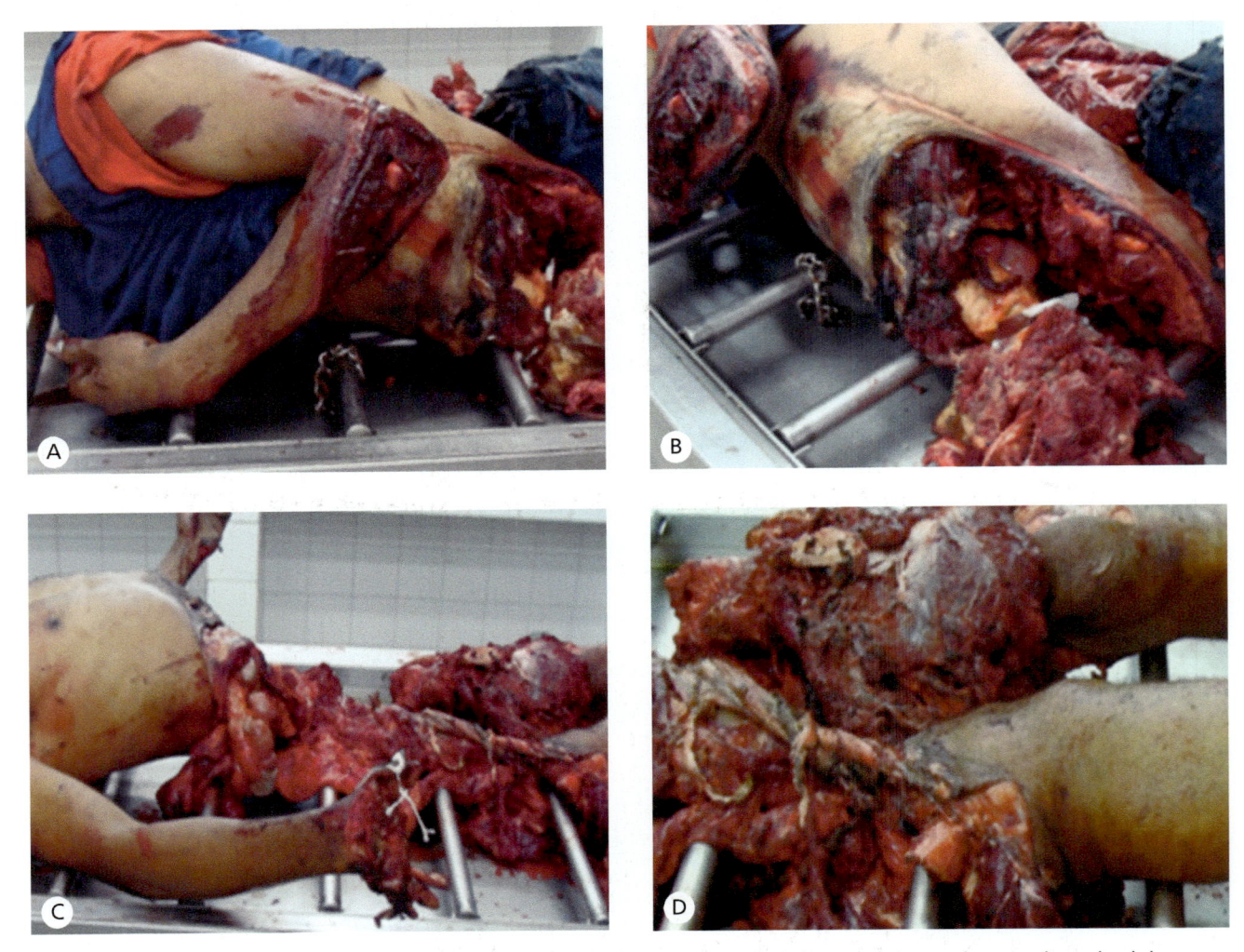

Figura 2.89 ■ Vítima de acidente motociclístico apresentando secção completa do segmento corpóreo na altura do abdome.

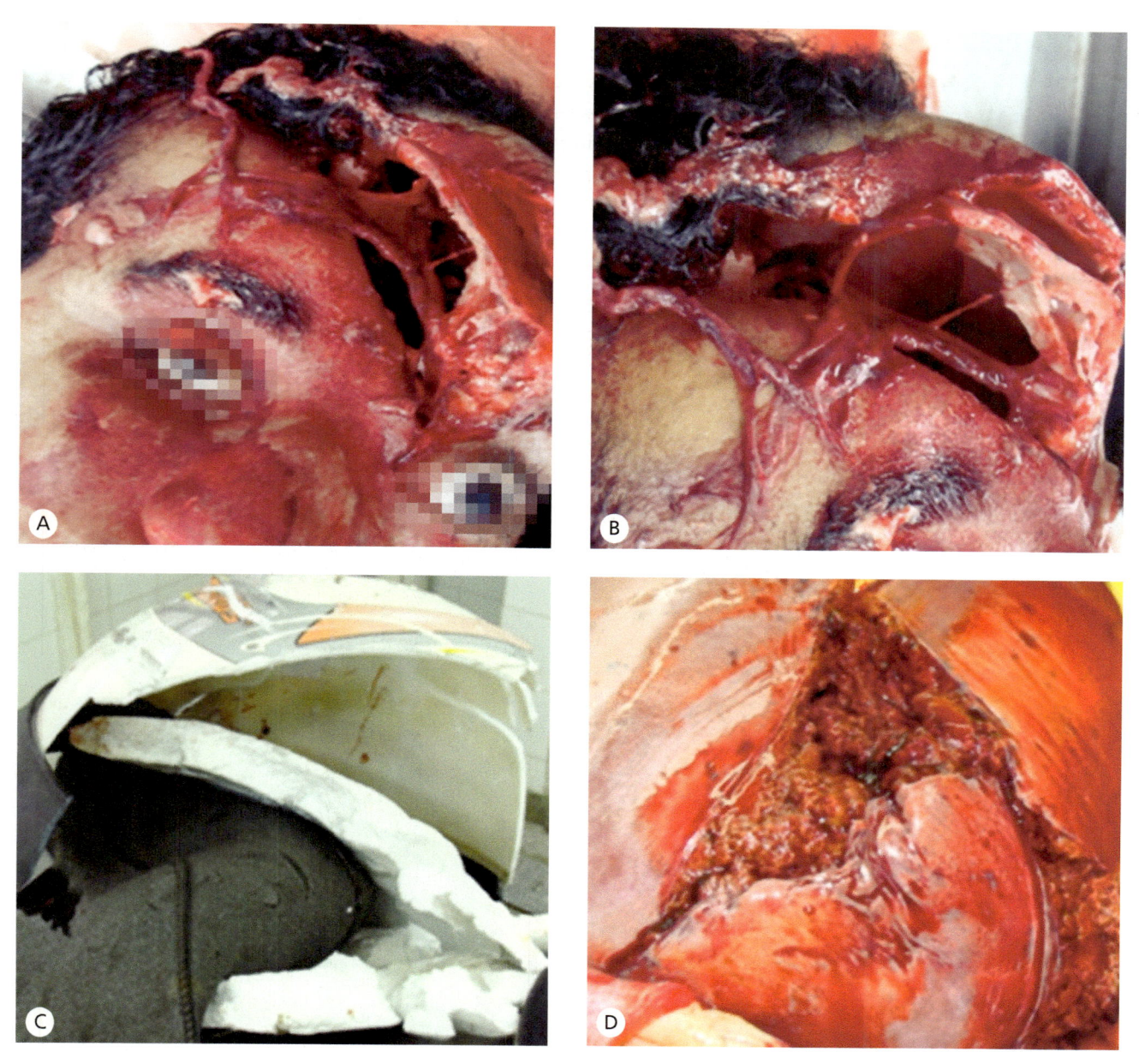

Figura 2.90 ■ Vítima de acidente motociclístico (**A**), apresentando importante traumatismo com fratura exposta dos ossos cranianos (**B**), acompanhada pelo capacete totalmente destruído (**C**), e lesão hepática extensa (**D**).

ACIDENTES AÉREOS

Normalmente, os acidentes aéreos provocam múltiplas lesões, fraturas cominutivas, queimaduras extensas e fragmentação corpórea. Variações no tipo de acidente, como altura da precipitação, se houve ou não explosão, se houve colisão com outra aeronave, se a queda ocorreu no chão ou no mar, podem orientar os peritos quanto ao tipo de lesões encontradas. De maneira geral, a maior dificuldade reside na identificação das vítimas, e não simplesmente na descrição das lesões.

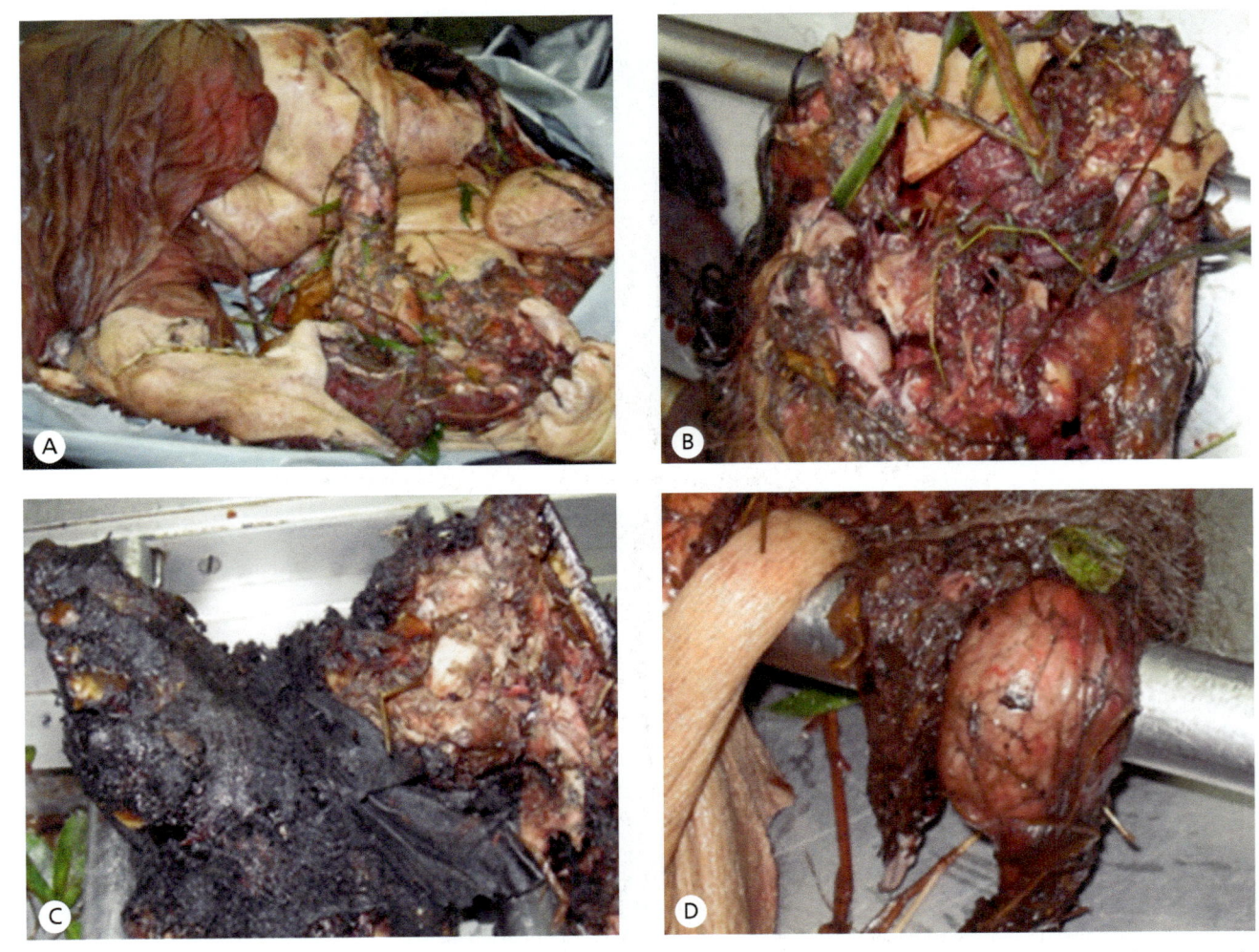

Figura 2.91 ■ Despojos humanos em vítima de queda de aeronave. Corpo fragmentado em múltiplas porções misturado a restos de tecido das vestes e à vegetação do local de encontro (**A**). Área correspondente à face humana contendo inúmeros fragmentos ósseos (**B**). Pé esquerdo carbonizado (o direito, não foi encontrado) (**C**). Em meio aos despojos, visualiza-se um dos testículos (**D**).

ACIDENTES FERROVIÁRIOS

Chamam a atenção por sua extensão e multiplicidade de lesões. Quando reduzem a unidade corporal a fragmentos com esmagamentos e amputações, recebem o nome de *espotejamento*. A presença de reações vitais diferencia causas jurídicas, como acidente, suicídio e homicídio, dos atropelamentos pós-morte, efetuados para dissimular outras causas para o óbito.

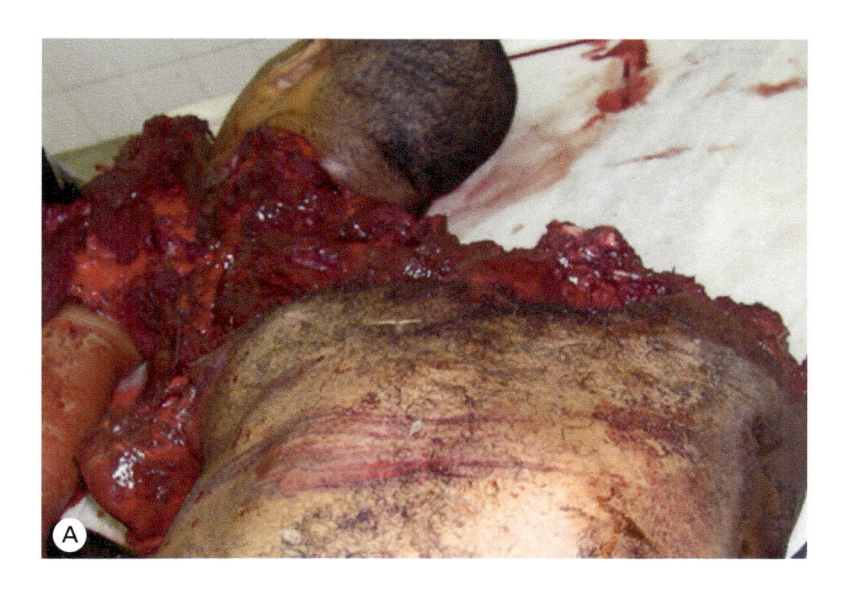

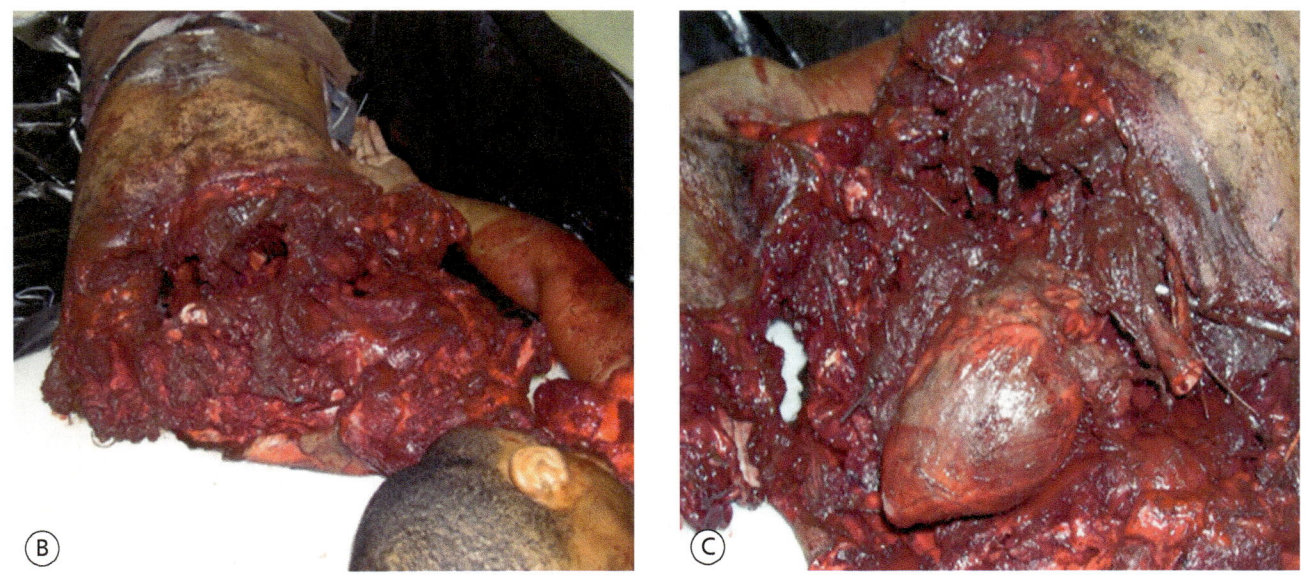

Figura 2.92 ■ Vítima de acidente ferroviário com secção completa do corpo (**A** e **B**) e exteriorização cardíaca (**C**).

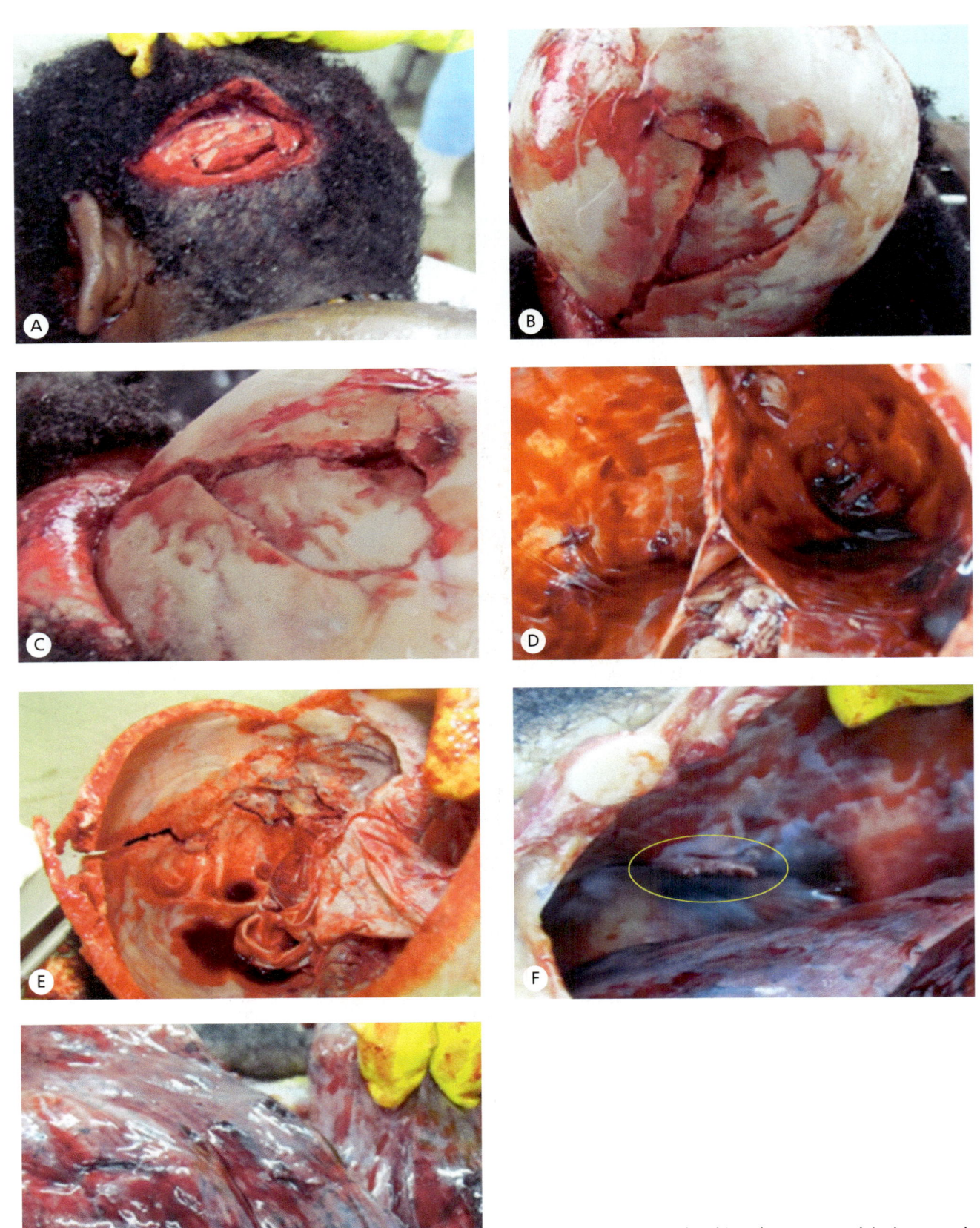

Figura 2.93 ▪ Periciado, vítima de autoextermínio, jogou-se de costas, da plataforma do metrô, sobre um trem em movimento. A necropsia mostrou traumatismo craniano (**A**) com afundamento ósseo (**B** a **E**), fratura de arcos costais (**F**) e perfurações pulmonares (**G**).

TRAUMATISMOS POR EXPLOSÃO

Normalmente de etiologia acidental (no Brasil), de maneira violenta e brusca devido à quantidade excessiva de gases, os traumatismos por explosão podem provocar feridas de ação mecânica ou por ondas de pressão e sucção (*blast injury*). Além de queimaduras, é comum o aparecimento de hemorragias internas e rupturas timpânicas, entre outras.

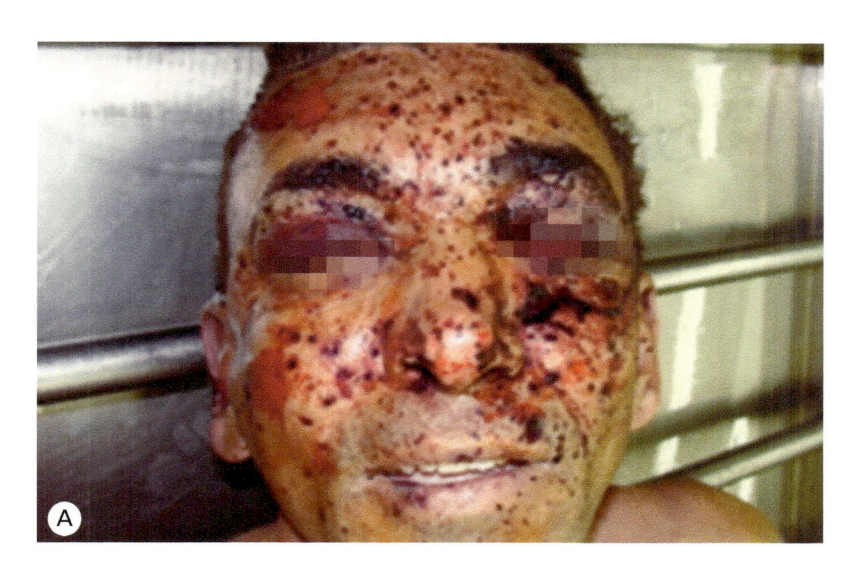

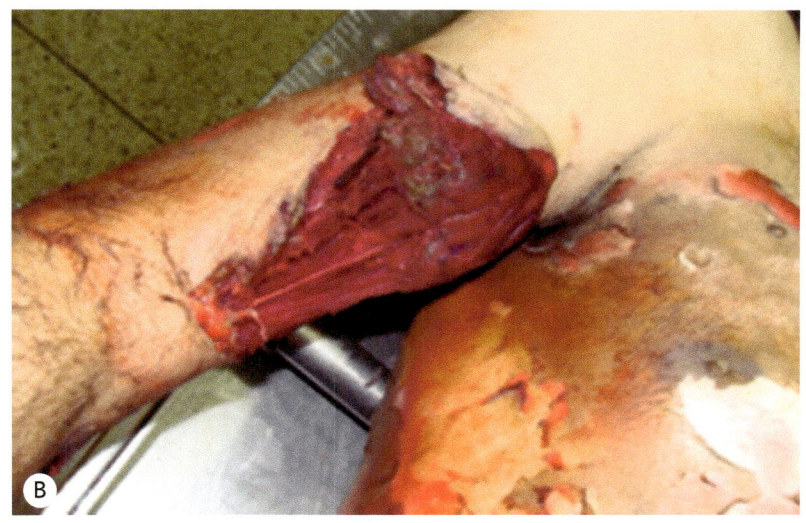

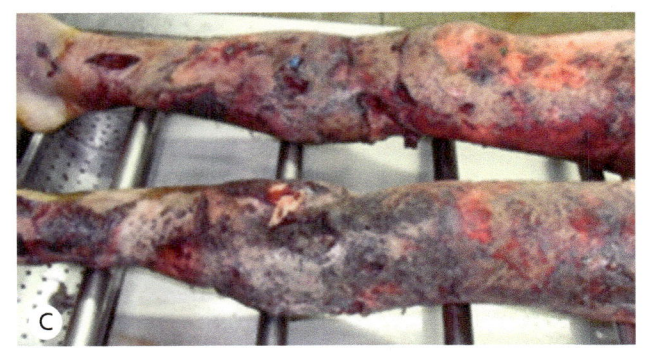
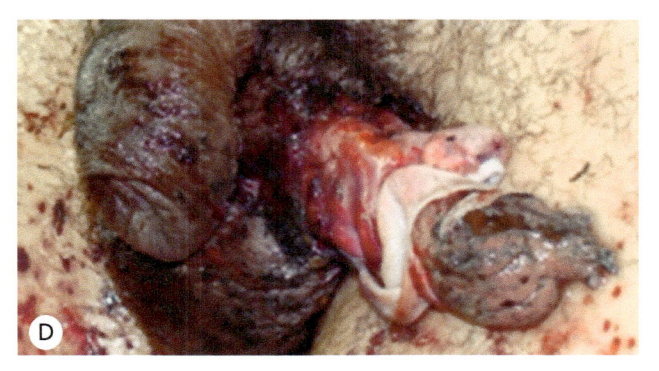

Figura 2.94 ■ Vítima de explosão em loja de fogos de artifício apresentando queimaduras em face (**A**), ferimento em braço direito (**B**), membros inferiores (**C**) e exteriorização do testículo esquerdo (**D**).

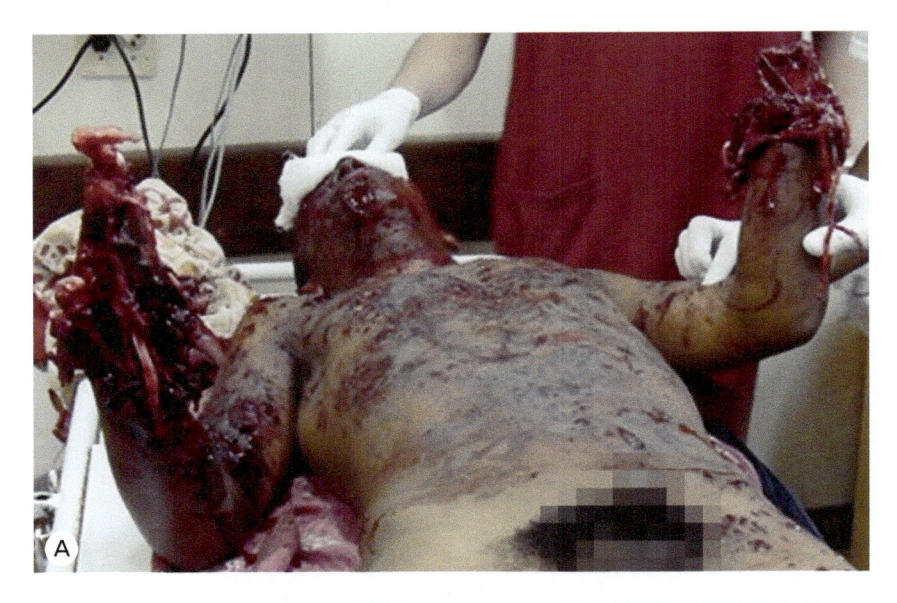

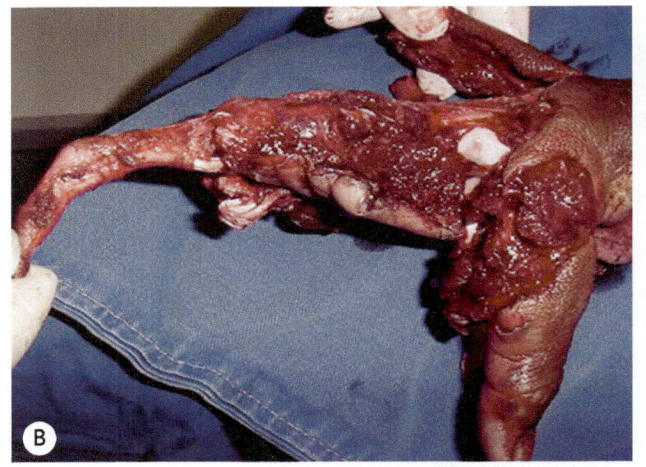

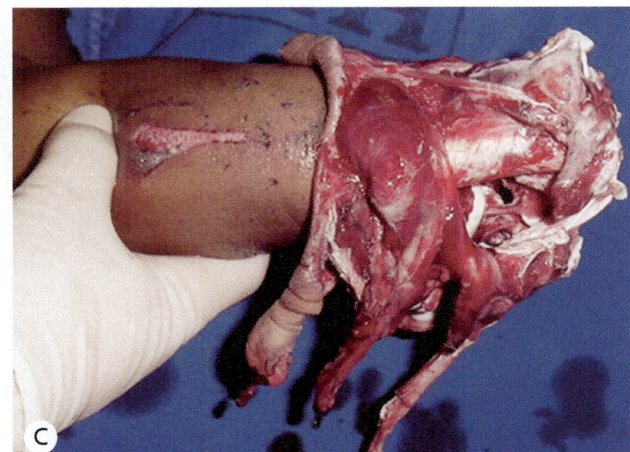

Figura 2.95 ■ Vítima de explosão de artefato doméstico ("bomba caseira") apresentando queimaduras em face e na região anterior do tronco, bem como efeitos do *blast* primário nas mãos e regiões distais dos antebraços (**A**). Em (**B**) visualiza-se detalhe do *blast* na mão direita, e em (**C**) na mão e antebraço esquerdos. (Imagem gentilmente cedida pelo Dr. João Batista Rodrigues Júnior.)

Bibliografia

Alcântara HR. Perícia médica judicial. Rio de Janeiro (RJ): Guanabara, 1982.

Almeida Jr A, Costa Jr JBO. Lições de medicina legal. 18. ed. São Paulo (SP): Cia Editora Nacional, 1985.

Alvarado EV. Medicina legal. Puerto Rico: Trillas, 1996.

Backer RD. Técnicas de necrópsia. 1. ed. Chicago: Editora Interamericana S.A., 1969.

Campobasso CP et al. Postmorten artifacts made by ants and the effect of ant activity on decomposital rates. Am J Forensic Med Pathol 2009.

Carvalho HV, Bruno AML, Segre M. Lições de medicina legal. 3. ed. São Paulo (SP): Saraiva, 1965.

Carvalho HV. Manual de técnica tanatológica. São Paulo: Tipografia Rossolillo, 1950.

Couto RC. Perícias em medicina e odontologia legal. Rio de Janeiro: Medbook, 2011.

Croce D, Croce Jr D. Manual de medicina legal. 4. ed. São Paulo (SP): Editora Saraiva, 1998.

Di Maio DJ, Di Maio VJM. Forensic pathology – Practical aspects of criminal and forensic investigation. 2. ed. Boca Raton, Flórida: CRC Press, 2001.

Dix J, Calaluce R. Guide to forensic pathology. Columbia, Mo: CRC Press, 1998.

Eisele RL, Campos MLB. Manual de medicina forense e odontologia legal. Curitiba: Editora Juruá, 2006.

Fávero F. Medicina legal: introdução ao estudo da medicina legal, identidade, traumatologia, infortunística, tanatologia. 12. ed., Belo Horizonte-Rio de Janeiro: Vila Rica Editora Reunidas Limitada, 1991.

Fávero F. Classificação médico-legal da causalidade do dano. Belo Horizonte: Editora Vila Rica, 2001.

França GV. Traumatologia médico-legal. Medicina legal. 8. ed. Rio de Janeiro: Guanabara Koogan, 1998.

Gomes H. Medicina legal. 33. ed. Revista e atualizada por Hygino de Carvalho Hércules. São Paulo (SP): Freitas Bastos, 2004.

Prestes Jr. LCL, Ancillotti, R. Manual de técnicas em necropsia médico-legal. Rio de Janeiro: Editora Rubio, 2009.

Vanrell JP. Manual de medicina legal. São Paulo: Editora de Direito, 1996.

Traumatismos Perfurantes. Incisos, Cortocontusos e Perfuroincisos

FERIDAS PROVOCADAS POR AÇÃO PERFURANTE

A ação perfurante envolve o afastamento das fibras dos tecidos por um objeto com ponta e de pequeno diâmetro, com a produção de uma lesão punctória ou puntiforme. Quando na pele, essas lesões são geralmente de pequenas dimensões (menos de 0,5 cm de diâmetro médio) e podem passar despercebidas ao exame físico. Sua profundidade, entretanto, costuma superar suas dimensões externas, podendo, inclusive, estar relacionada com lesões vasculares ou orgânicas graves.

Os objetos que comumente atuam de modo perfurante são as agulhas hipodérmicas e de acessos venosos, o "chucho" (objeto alongado e de pequeno diâmetro, em geral de fabricação caseira e usado frequentemente em cadeias e penitenciárias), o estilete, a ponta de lápis e de canetas e garfos de cozinha.

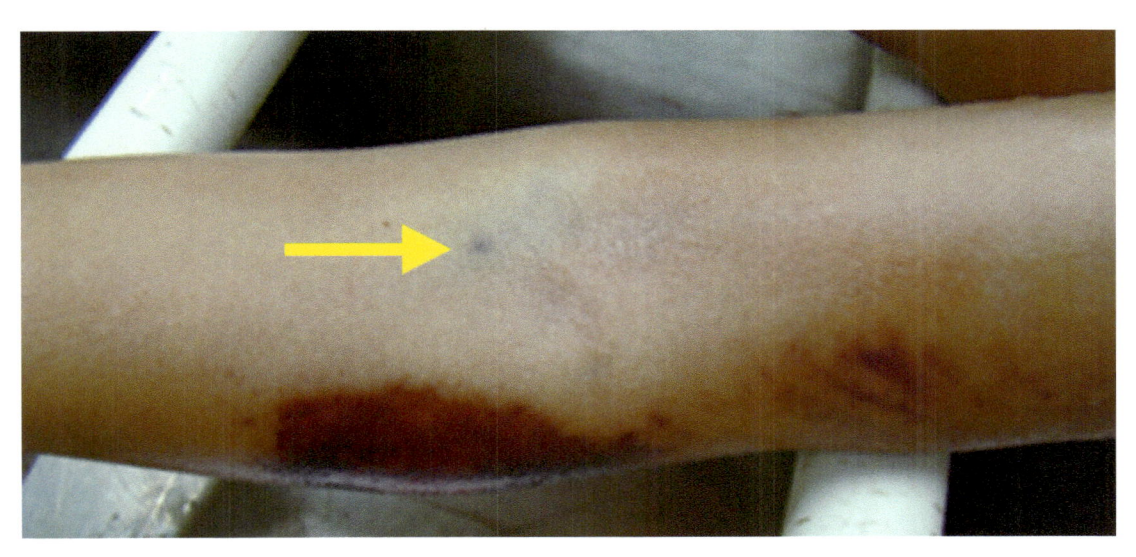

Figura 3.1 ■ A seta branca indica uma ferida punctória localizada na fossa cubital esquerda de uma criança que foi atropelada e recebeu atendimento médico. Note a pequena dimensão da lesão.

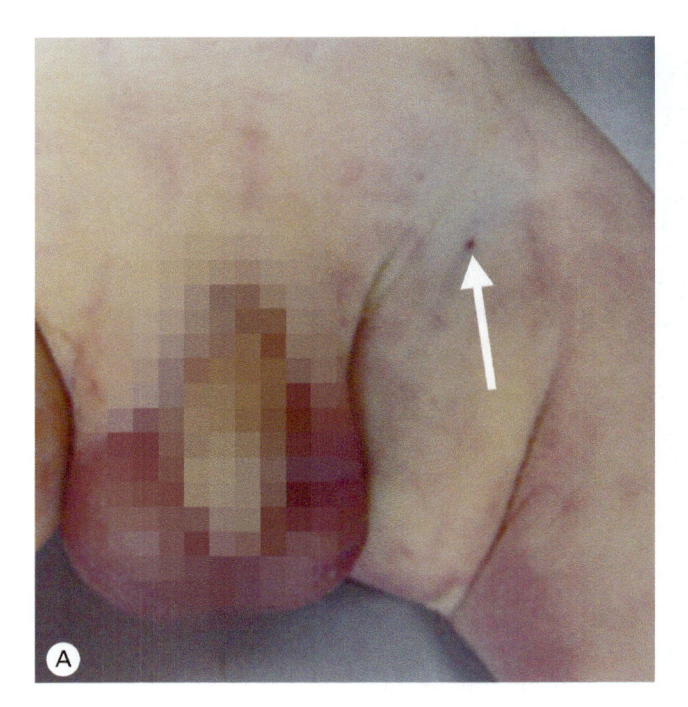
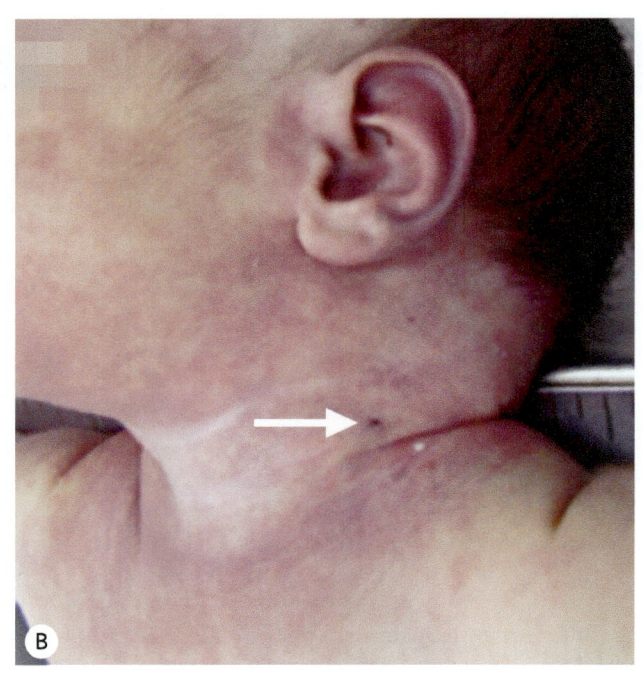
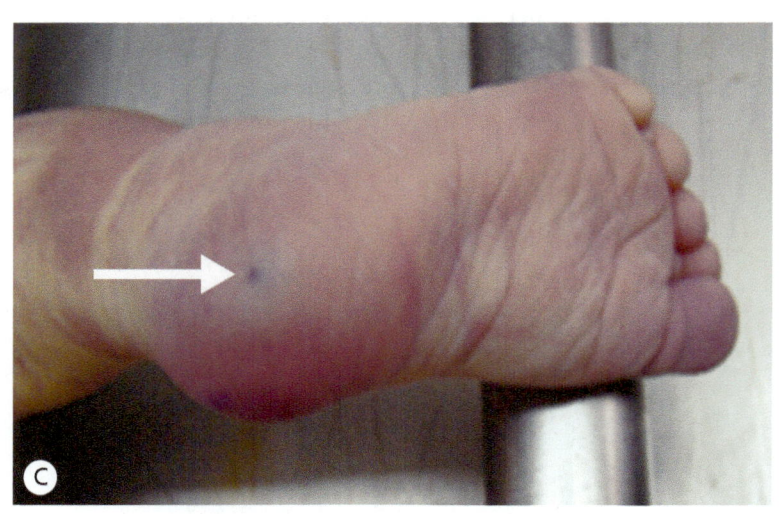

Figura 3.2 ■ As setas brancas indicam feridas punctórias localizadas na região inguinal esquerda (**A**), região cervical lateral esquerda (**B**) e na região calcanear esquerda (**C**) em neonato que faleceu em decorrência de complicações clínicas e que recebera atendimento médico. Note a pequena dimensão das lesões.

Capítulo 3 ■ Traumatismos Perfurantes. Incisos, Cortocontusos e Perfuroincisos

69

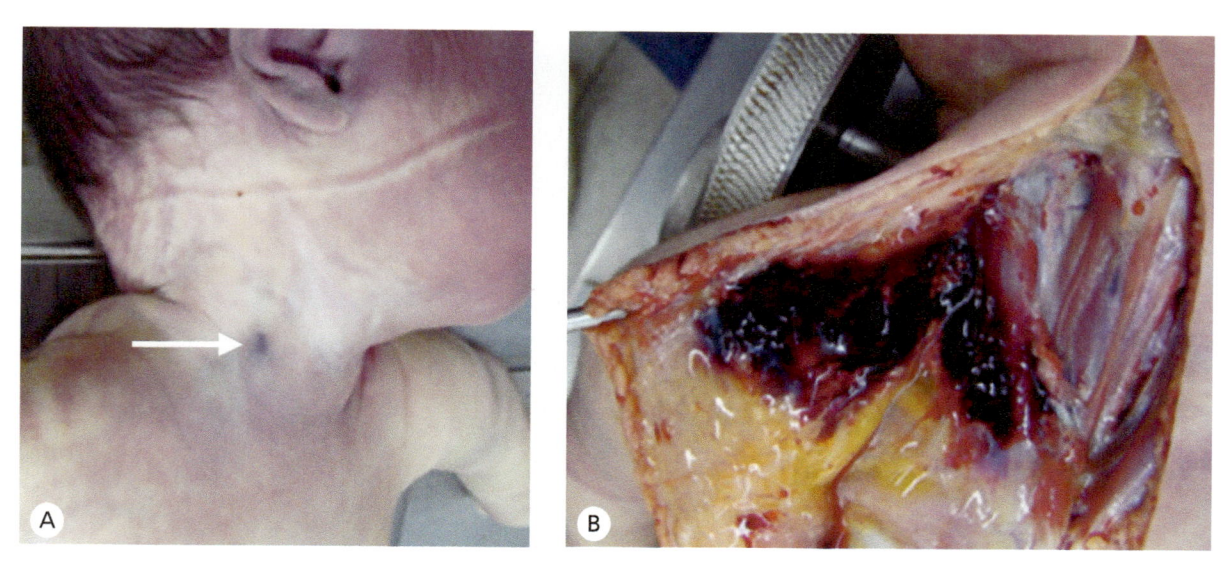

Figura 3.3 ■ Em (**A**) a seta branca indica ferida punctória na região cervical lateral direita do neonato mostrado na Figura 3.2. (**B**) representa essa região após o rebatimento da pele. Note a extensa hemorragia no subcutâneo, em correspondência com a lesão, pouco aparente no exame externo do cadáver.

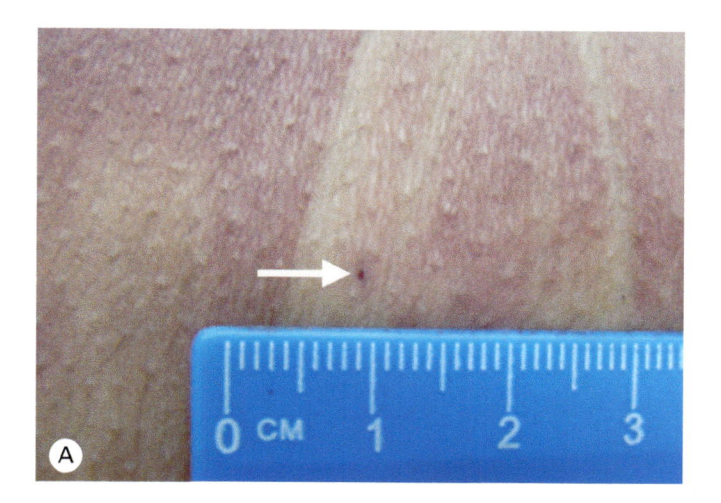

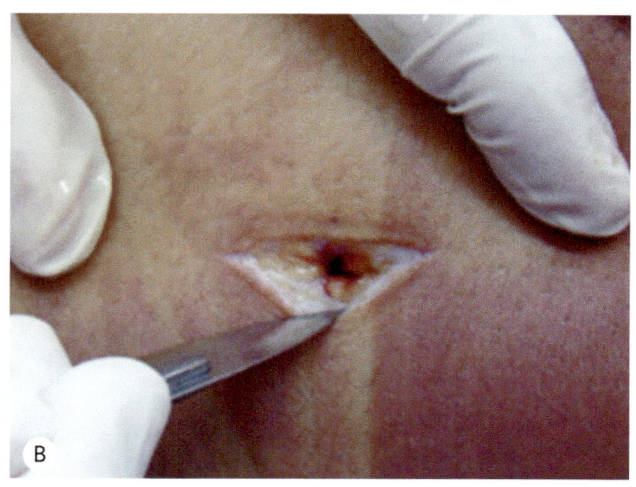

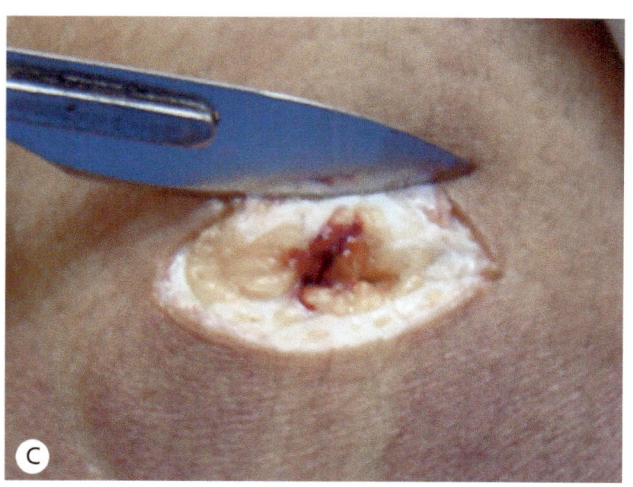

Figura 3.4 ■ (**A**) A seta branca no centro da imagem indica uma ferida punctória em local de injeção intramuscular na região glútea. Com a retração tecidual, a lesão mede menos de 1 mm de diâmetro. (**B** e **C**) apresentam a dissecação dessa lesão. Note o infiltrado hemorrágico no percurso do objeto que a produziu, elemento indicativo do grande comprimento da lesão e de que havia circulação local no momento de sua produção (lesão produzida em vida – *intravitam*).

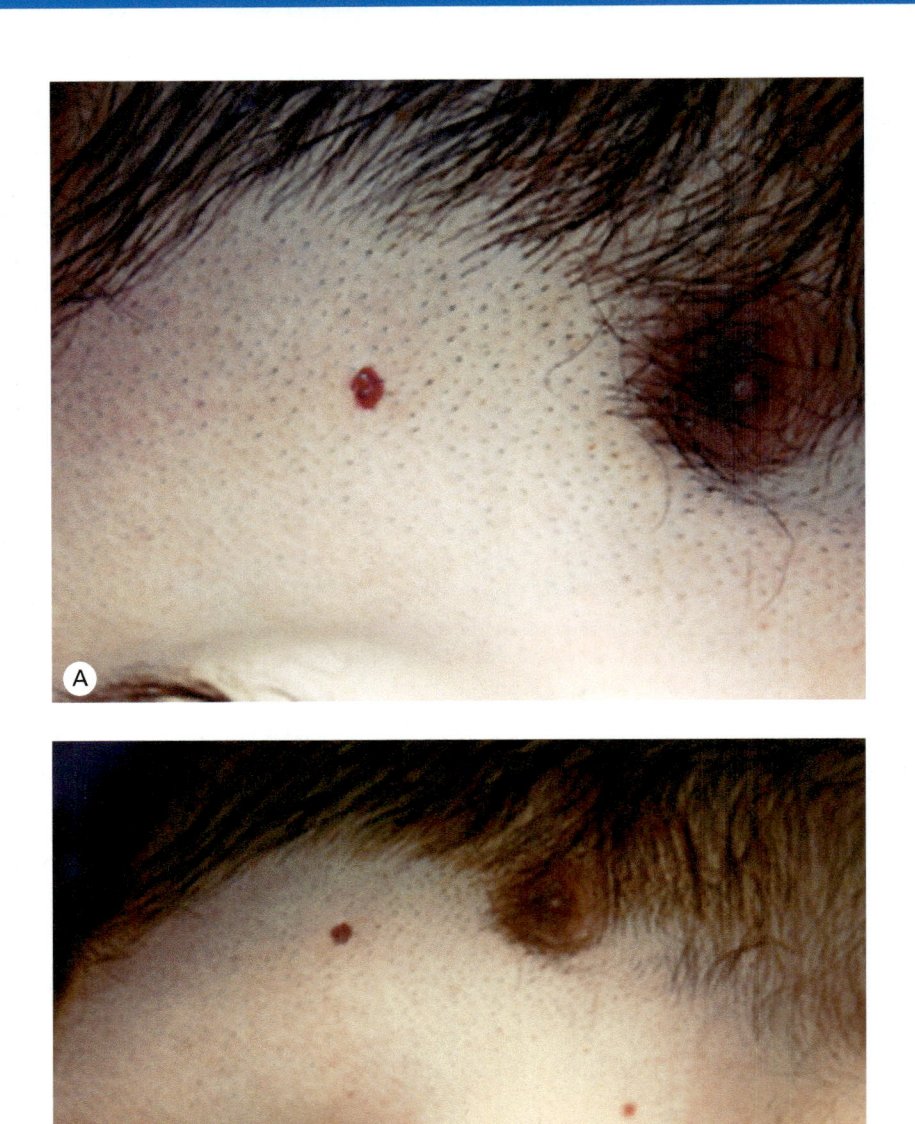

Figura 3.5 ■ (**A**) Ferida punctória na região torácica anterior direita causada por golpe de "chucho" em contexto de rebelião penitenciária. Apesar da pequena dimensão da lesão cutânea, houve lesão pulmonar concomitante e a produção de um volumoso hemopneumotórax, que necessitou de drenagem torácica (**B**).

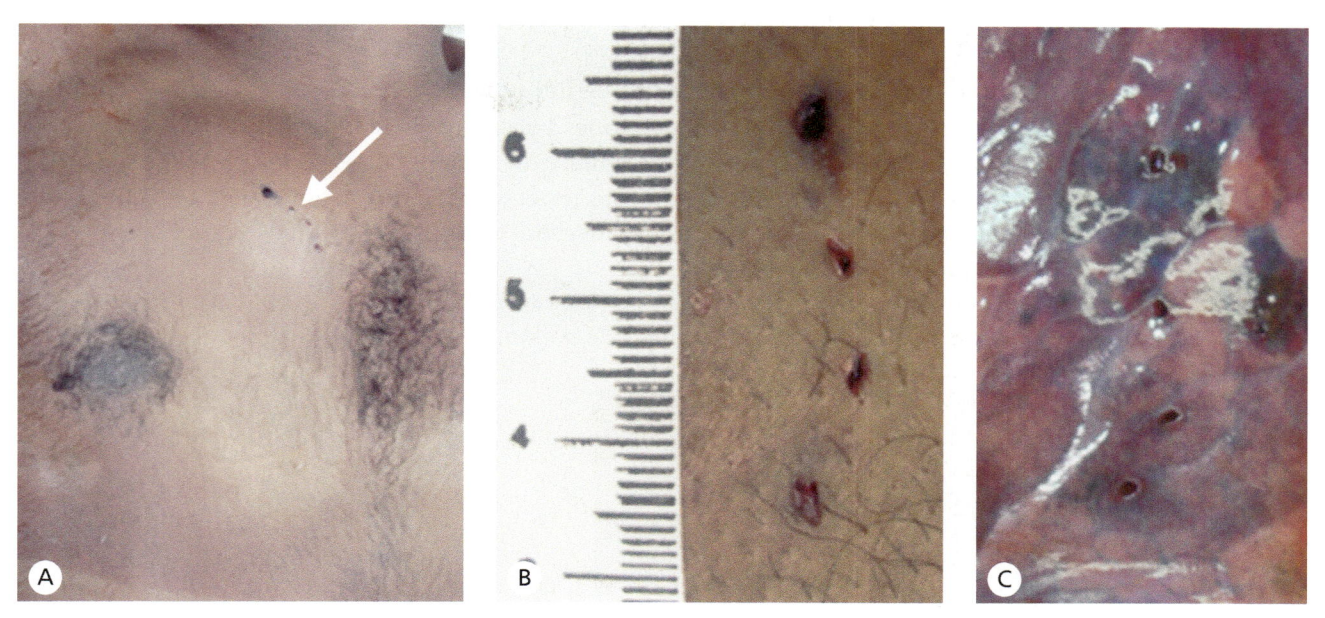

Figura 3.6 ■ (**A**) A seta branca indica quatro feridas punctórias localizadas na região torácica anterior direita de vítima de homicídio. Note a aréola e a papila mamária direitas como ponto de referência na imagem. (**B**) Detalhe dessas quatro lesões. Note que a distância entre uma lesão e outra é grosseiramente uniforme (cerca de 6 mm), sugerindo tratar-se de um mesmo objeto com quatro diferentes superfícies de contato. (**C**) Quatro lesões punctórias no pulmão direito, em correspondência com as lesões cutâneas observadas.

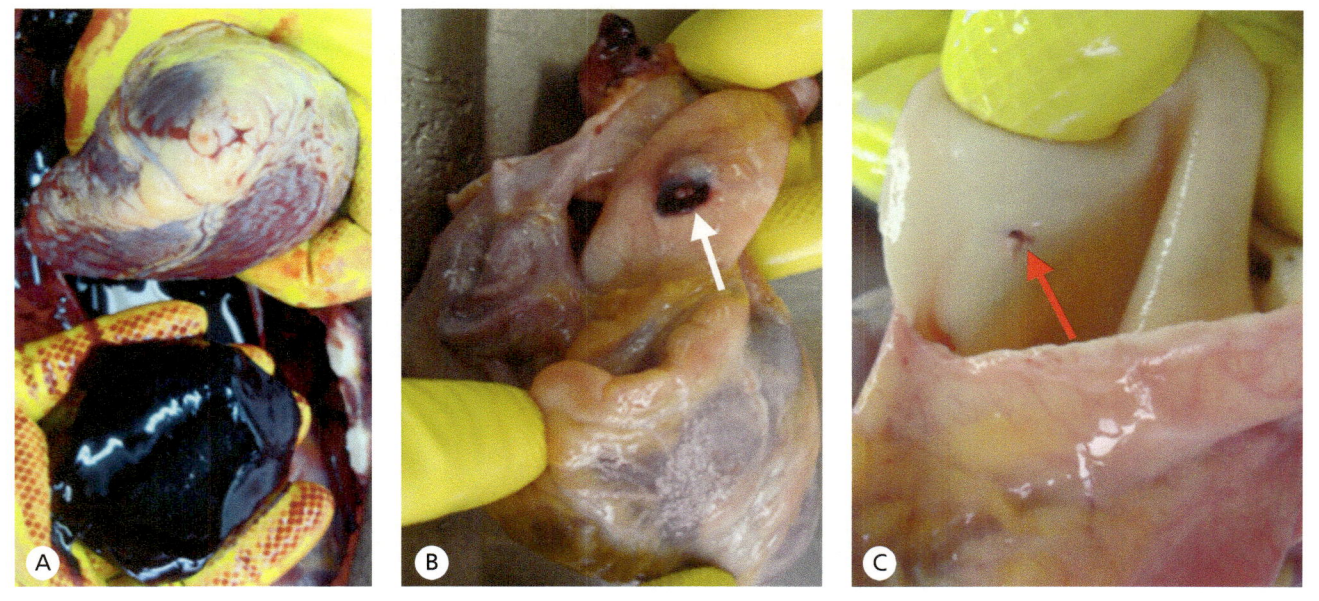

Figura 3.7 ■ (**A**) Parte de coágulo sanguíneo observado no espaço pericárdico do mesmo indivíduo da Figura 3.6. A seta branca em (**B**) indica lesão punctória localizada na porção ascendente, intrapericárdica, da artéria aorta. A seta vermelha em (**C**) indica essa lesão, medindo cerca de 0,2 cm de diâmetro médio, vista pela face interna (endotelial) da aorta. Uma das lesões observadas no tórax atravessou o pulmão direito e perfurou a aorta ascendente, determinando volumoso hemopericárdio e óbito subsequente por tamponamento cardíaco. Óbitos decorrentes exclusivamente de ação perfurante são relativamente raros na prática médico-legal e geralmente são decorrentes de lesões de grandes vasos sanguíneos, como neste caso.

FERIDAS PROVOCADAS POR AÇÃO CORTANTE

A ação cortante geralmente envolve o atrito de um objeto com gume (ou equivalente) sobre os tecidos, com a produção de uma lesão incisa. Lesões incisas apresentam bordas retilíneas, comprimento maior do que sua profundidade e, geralmente, extremidades mais superficiais que seu centro (podendo apresentar "caudas de escoriação" nessas topografias). O atrito de linhas ou fios de pequeno diâmetro com a pele, particularmente quando revestidos por uma mistura de "pó de vidro" e cola ("cerol"), também produz feridas incisas.

Objetos que comumente atuam de modo cortante são as lâminas de facas, canivetes, espadas e bisturis, fragmentos de vidro e de metal e linhas de náilon.

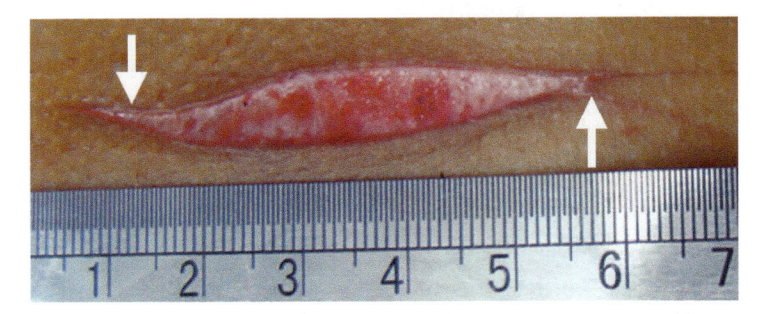

Figura 3.8 ■ Ferida incisa superficial. Note as bordas retilíneas e as extremidades mais superficiais do que o centro. As setas brancas indicam as "caudas de escoriação" desta lesão.

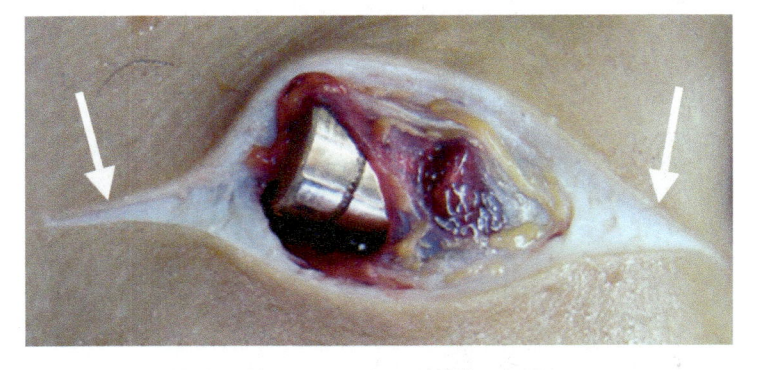

Figura 3.9 ■ Ferida incisa profunda, localizada na região medial do antebraço direito. Note as bordas retilíneas e as extremidades mais superficiais do que o centro. As setas brancas indicam "caudas de escoriação".

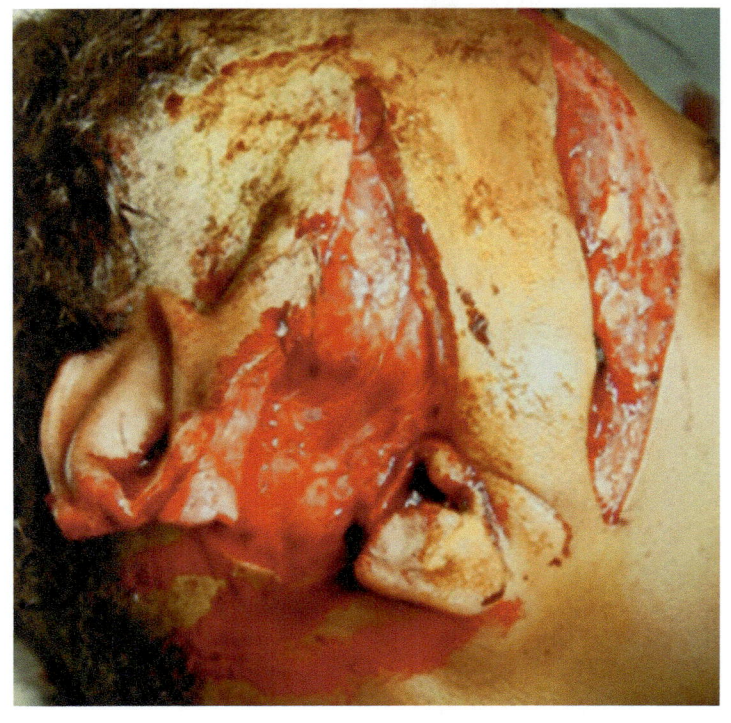

Figura 3.10 ■ Ferida incisa provocada após a morte (*postmortem*), durante necropsia, para exposição de projétil de arma de fogo. Note a ausência de infiltrado hemorrágico na superfície da lesão, à exceção do leito do projétil (compare com a superfície da lesão indicada na Figura 3.9). As setas brancas indicam as "caudas de escoriação" desta lesão.

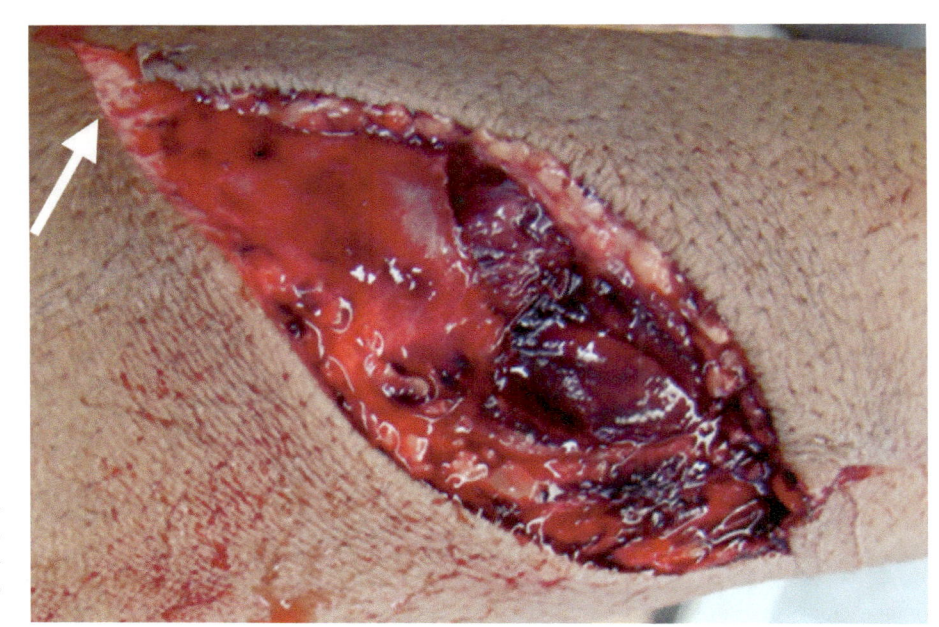

Figura 3.11 ■ Ferida incisa localizada na região superior do pavilhão auricular direito. Note as bordas retilíneas e a inclinação oblíqua da lesão em relação ao plano do tecido lesado.

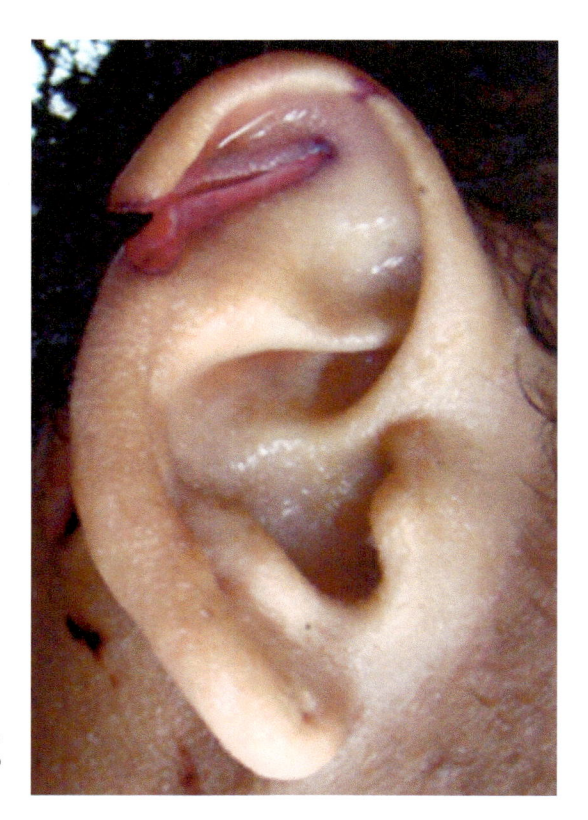

Figura 3.12 ■ Duas feridas incisas profundas localizadas à direita da face. Note as bordas retilíneas e o pavilhão auricular direito partido pela ação cortante. Estas lesões causaram deformidade permanente.

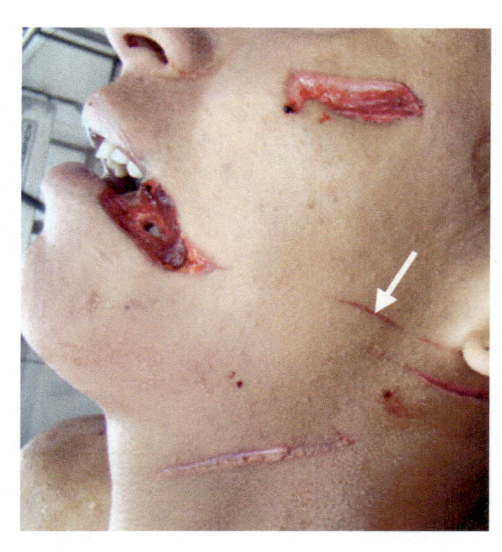

Figura 3.13 ▬ Feridas incisas de diferentes profundidades localizadas na região esquerda da face em vítima de homicídio. Apresentavam comprimento maior do que suas profundidades, bordas retilíneas e as extremidades mais superficiais do que o centro. A seta branca indica uma escoriação.

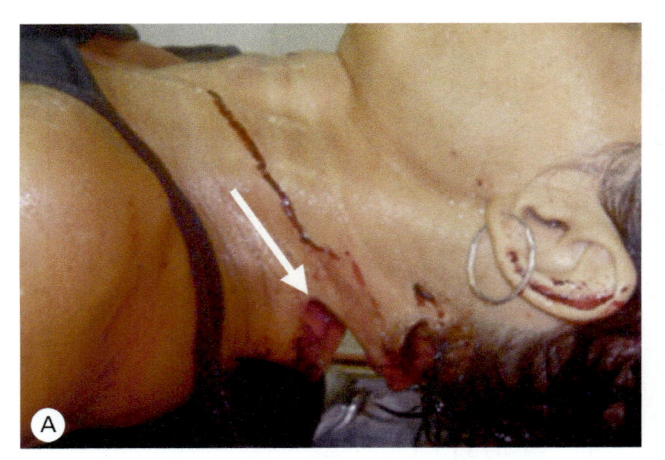 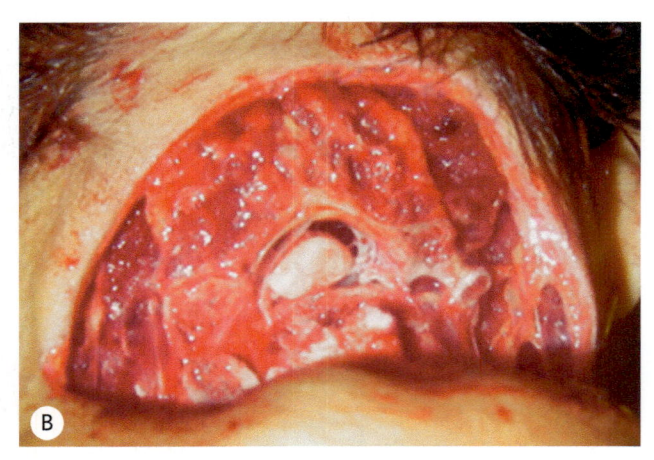

Figura 3.14 ▬ A seta branca em (**A**) mostra ferida incisa localizada na região posterior do pescoço (degola) em caso de homicídio. Note, em (**B**), as bordas retilíneas desta lesão, que se continuava por todos os planos cervicais, incluindo a coluna vertebral e a medula espinal.

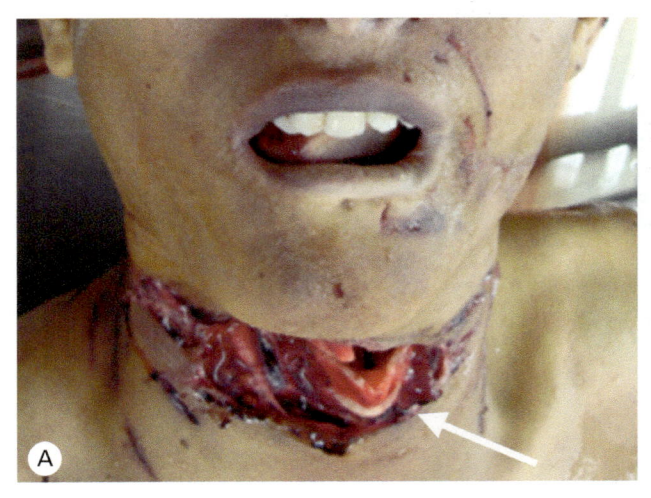 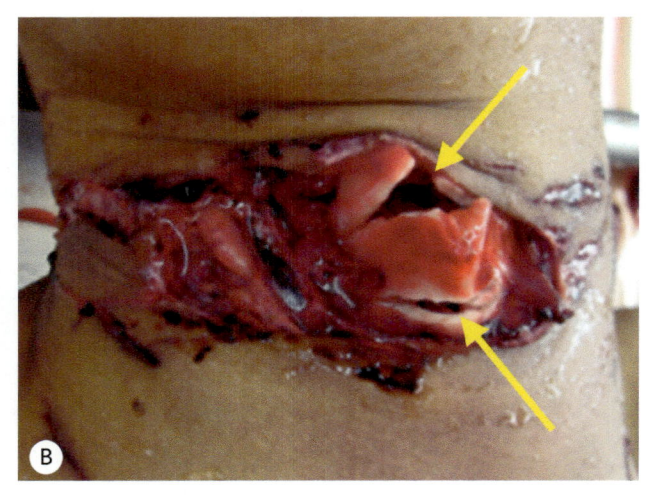

Figura 3.15 ▬ A seta branca em (**A**) indica ferida incisa localizada na região anterior do pescoço (esgorjamento) em um caso de homicídio. Note a intensa palidez na mucosa do lábio inferior, elemento indicativo de perda volêmica expressiva. Note, em (**B**), duas lesões incisas na cartilagem tireóidea, indicadas pelas setas amarelas.

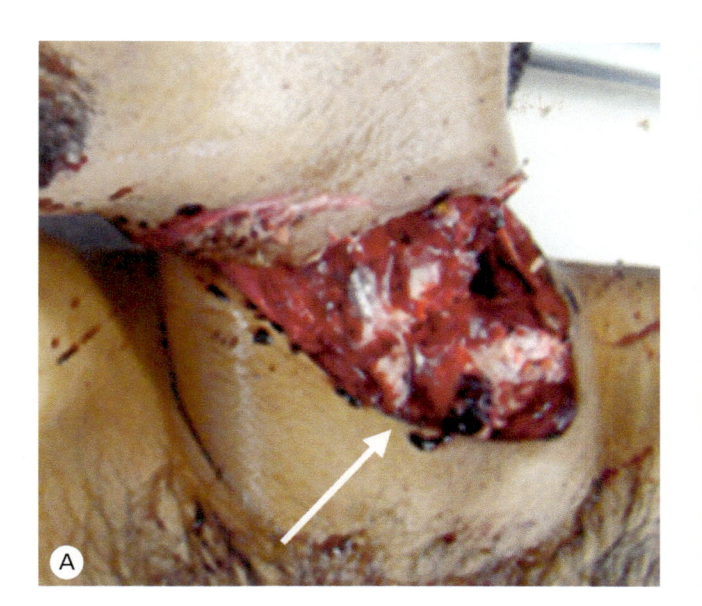
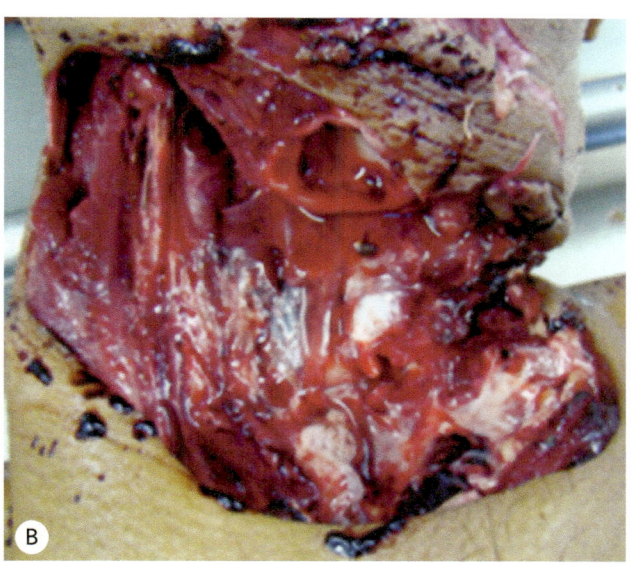
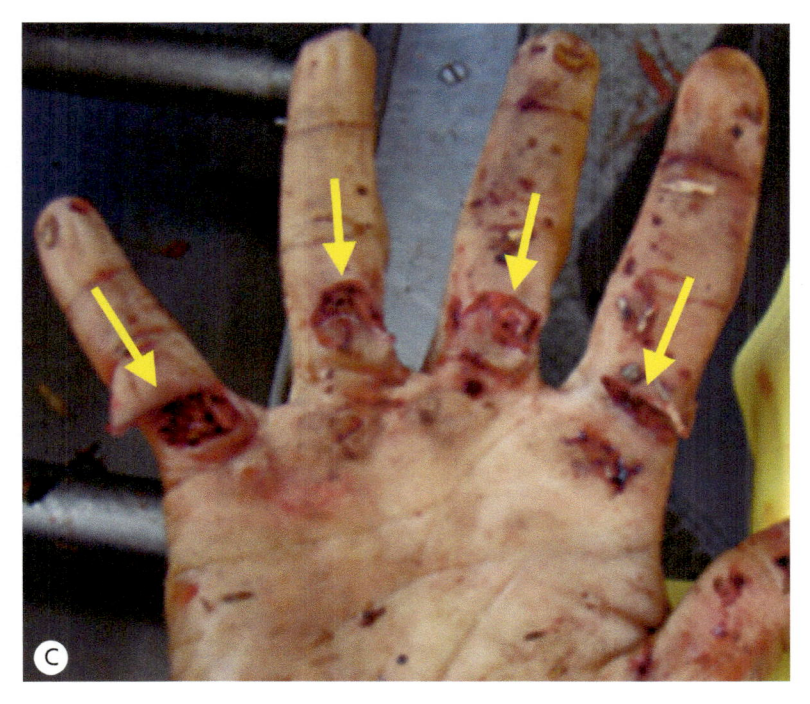

Figura 3.16 ■ A seta branca em (**A**) indica ferida incisa localizada na região anterior do pescoço (esgorjamento) em caso de homicídio. Note, em (**B**), que a maioria das estruturas viscerais e vasculares do pescoço foi completamente seccionada. As setas amarelas em (**C**) indicam feridas incisas nas regiões palmares das falanges proximais da mão direita, compatíveis com tentativa de defesa ("lesões de defesa").

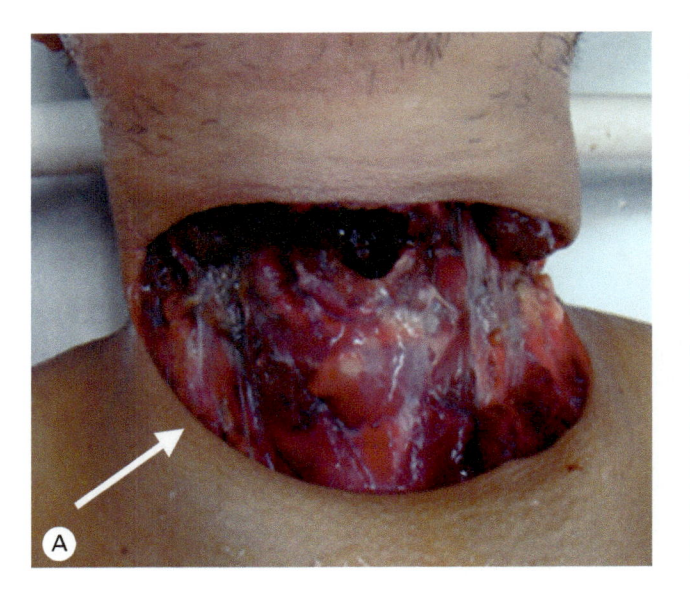
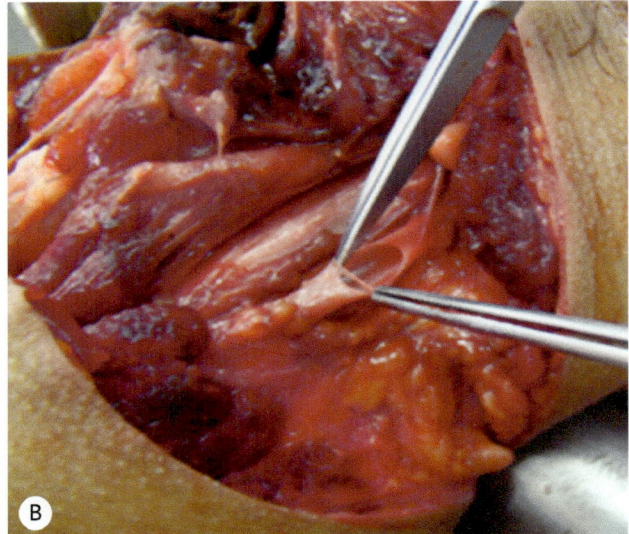
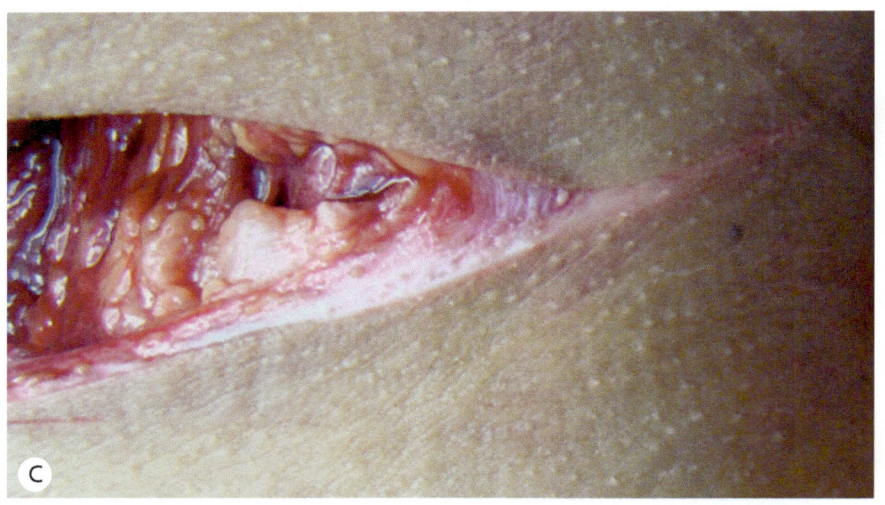

Figura 3.17 ■ A seta branca em (**A**) indica ferida incisa localizada na região anterior do pescoço (esgorjamento) em caso de colisão de motociclista contra "fio de cerol". Em (**B**) observa-se secção incompleta da veia jugular interna esquerda, causa da morte por choque hipovolêmico. (**C**) Extremidade esquerda da ferida incisa cervical. Note as bordas retilíneas e a cauda de escoriação.

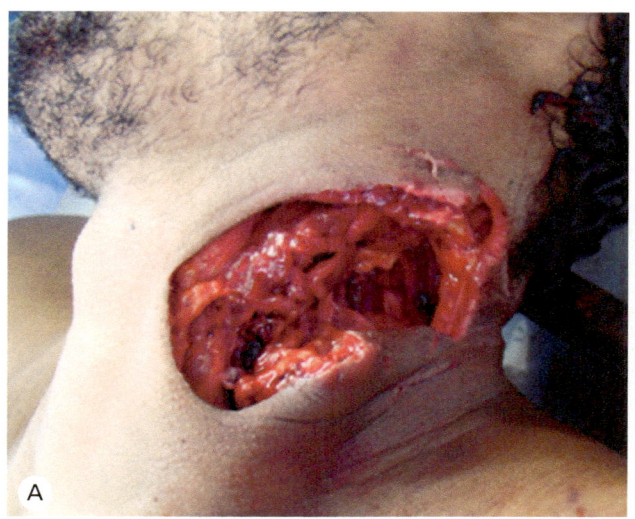

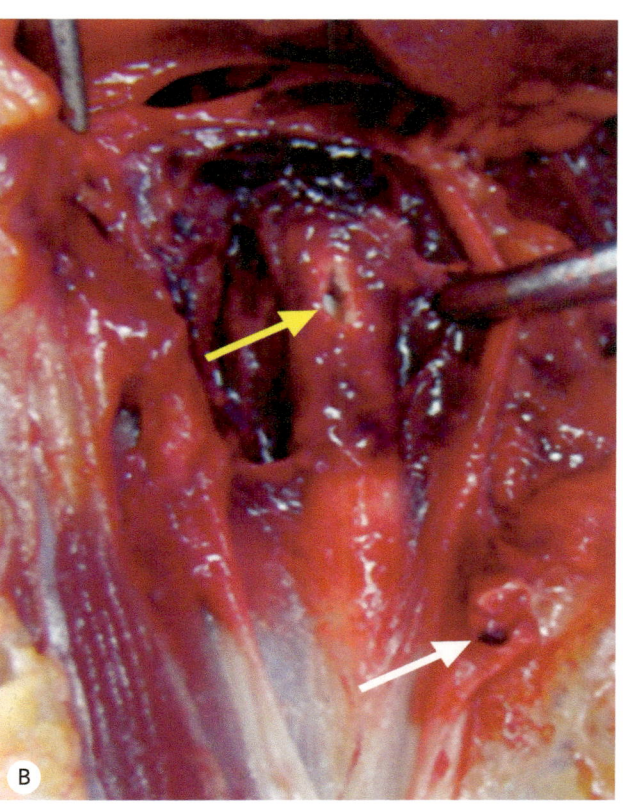

Figura 3.18 ■ Em (**A**) nota-se ferida incisa profunda localizada na região anterolateral esquerda do pescoço (esgorjamento) em vítima de homicídio. Em (**B**) a seta branca indica secção completa da veia jugular interna e a seta amarela indica secção incompleta da artéria carótida comum esquerda, causa da morte por choque hipovolêmico.

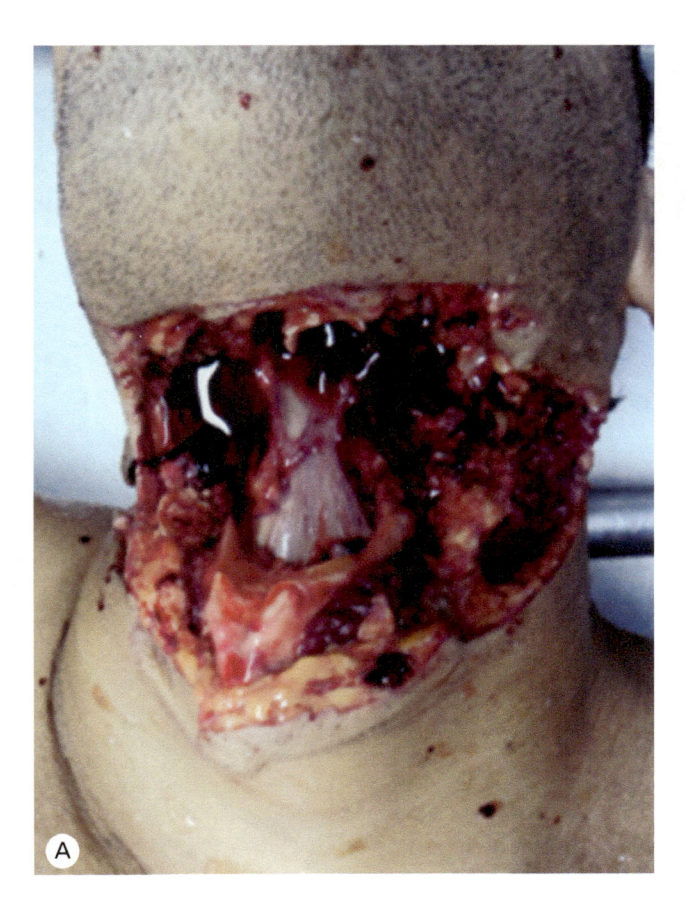

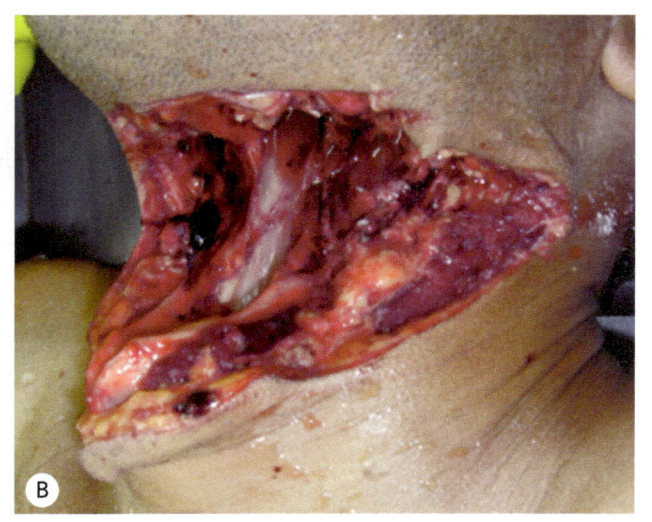

Figura 3.19 ■ (**A**) Ferida incisa localizada na região anterior do pescoço (esgorjamento) em caso de suicídio praticado com faca de cozinha, em ambiente público. Note, em (**B**), as bordas retilíneas da lesão e secção completa das principais estruturas viscerais e vasculares do pescoço. Suicídios com esgorjamento são relativamente raros no país. (**B** foi gentilmente cedida pelo Dr. Frederico Kneipp Soares Leite.)

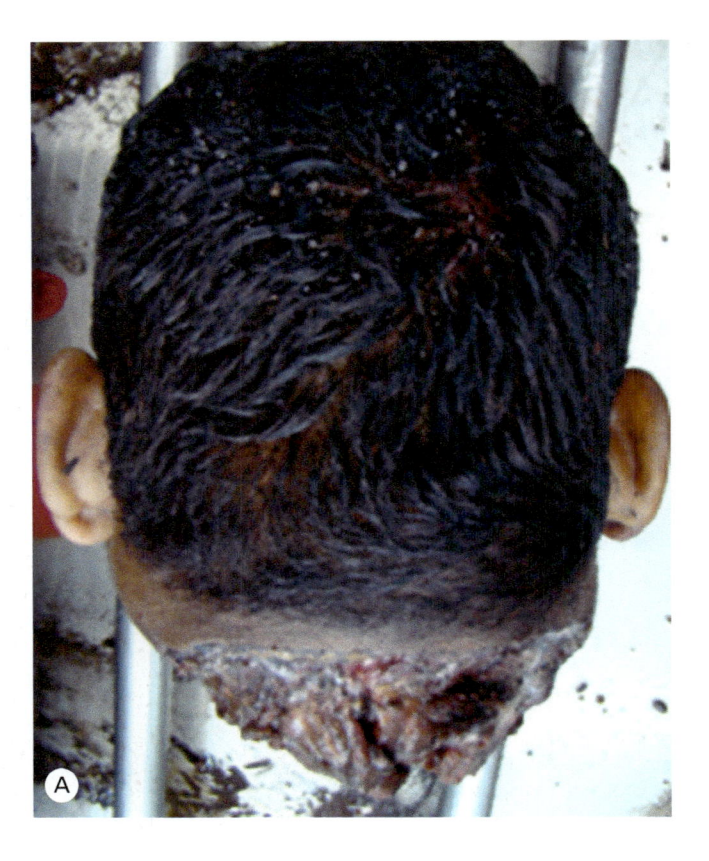

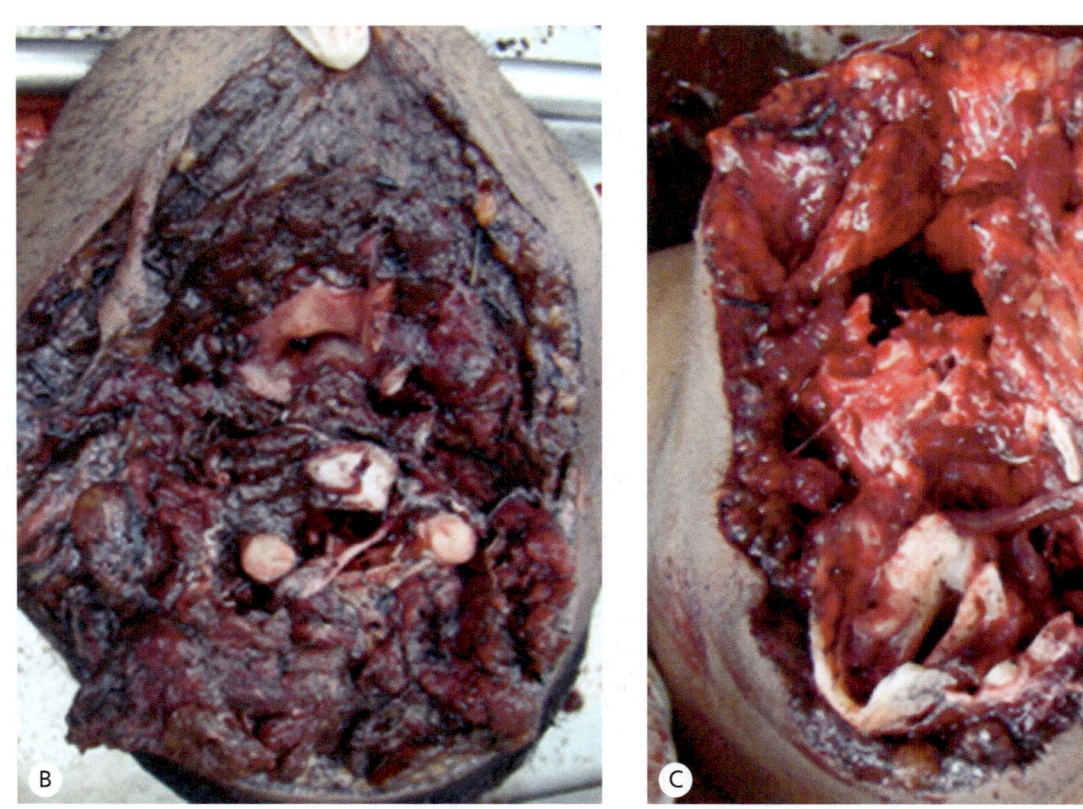

Figura 3.20 ■ (**A**) Decapitação traumática por ação predominantemente cortante em vítima de colisão motociclística. A imagem em (**B**) representa uma vista inferior do segmento cervicocraniano decapitado e (**C**), uma vista superior do coto de amputação no tronco. Note as bordas predominantemente retilíneas da lesão cutânea. Decapitações traumáticas acidentais são observadas geralmente em atropelamentos por comboios ferroviários e em colisões motociclísticas, como neste caso.

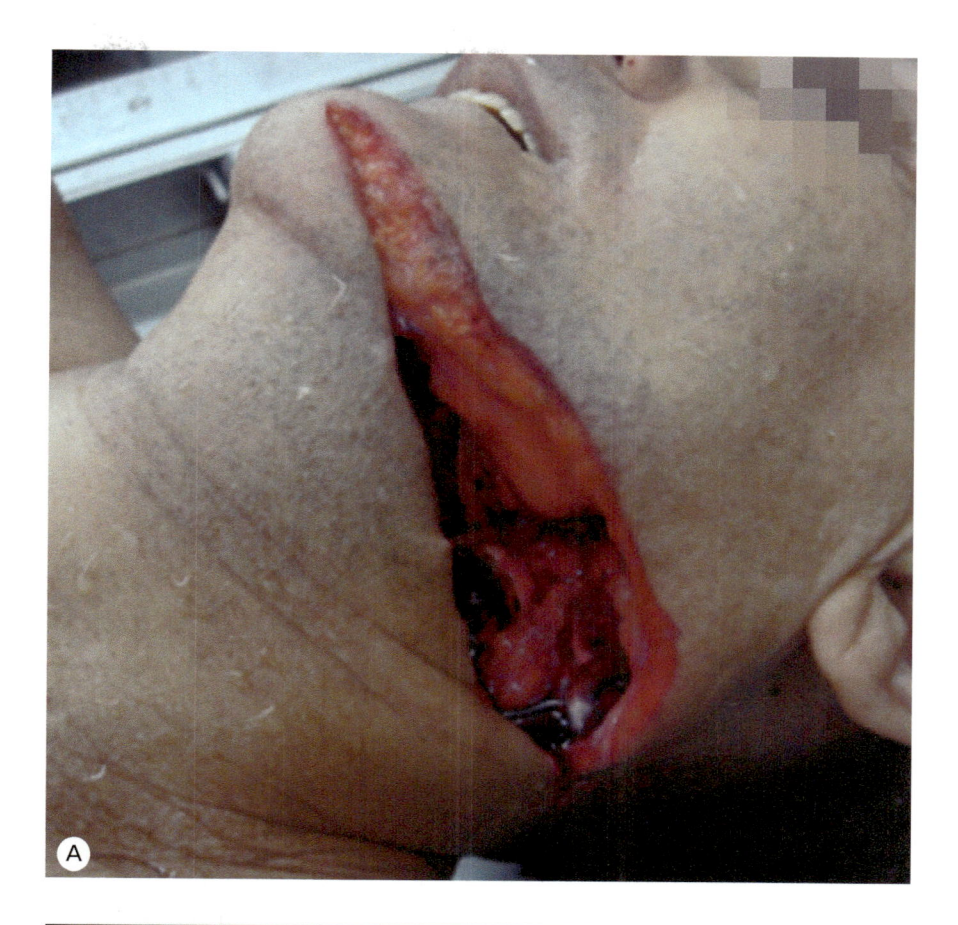

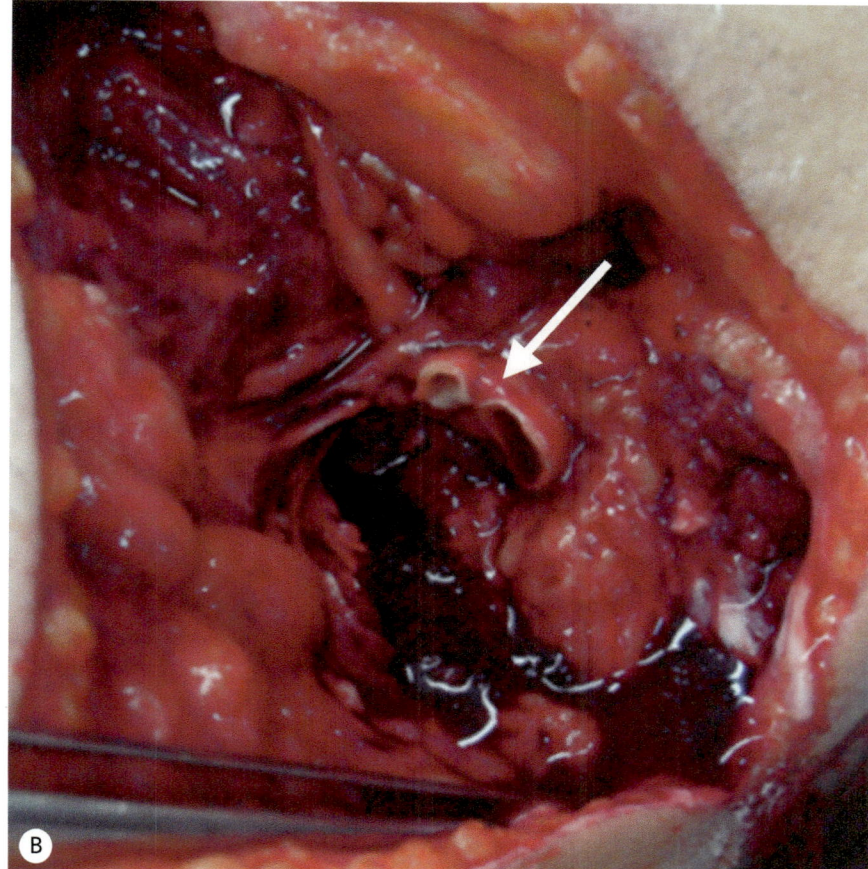

Figura 3.21 ■ A imagem em (**A**) indica ferida incisa profunda, estendendo-se da região cervical superior para a região mandibular esquerda em caso de acidente com lâmina metálica de um cortador de grama. A seta branca em (**B**) indica secção completa da artéria carótida comum e da veia jugular interna esquerdas, causa da morte por choque hipovolêmico.

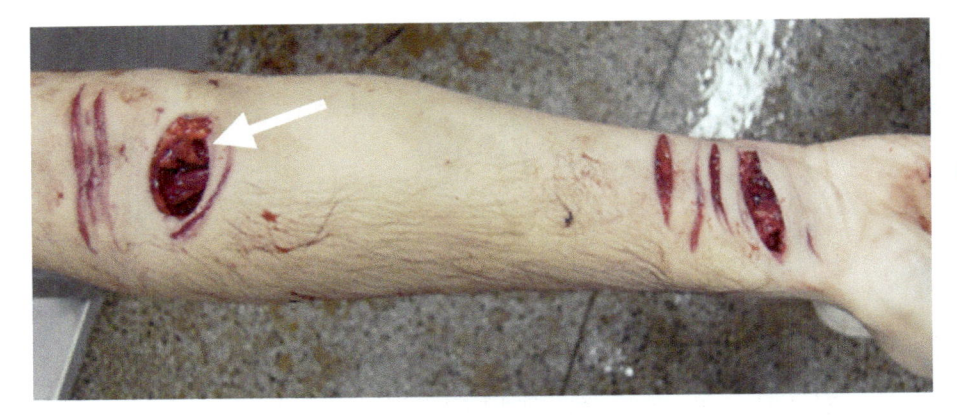

Figura 3.22 ▪ Na imagem, observam-se diversas feridas incisas, de diferentes profundidades, na região anterior da fossa cubital e do antebraço direito em caso de suicídio. Na lesão indicada pela seta branca havia secção total da artéria braquial direita, causa da morte por choque hipovolêmico.

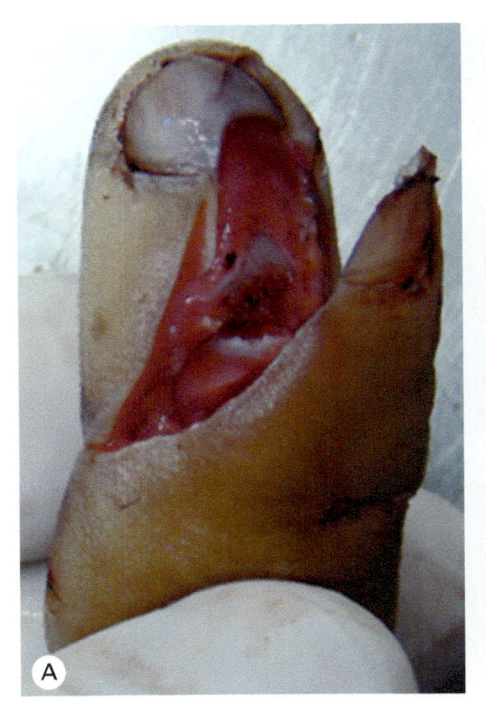

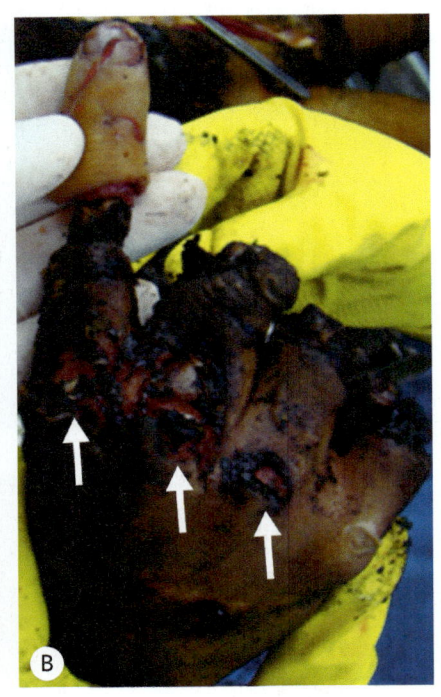

Figura 3.23 ▪ Em (**A**) observa-se ferida incisa oblíqua na região dorsal do segundo dedo da mão direita, em vítima de homicídio. Em (**B**) observa-se que esse dedo foi seccionado por ação cortante no nível da articulação interfalangiana proximal. Após a secção, o cadáver foi parcialmente carbonizado. As setas brancas em **B** indicam feridas incisas no dorso da mão direita, parcialmente destruídas por ação térmica. Tanto a secção do segundo dedo como as lesões no dorso da mão foram produzidas durante tentativa de defesa ("lesões de defesa").

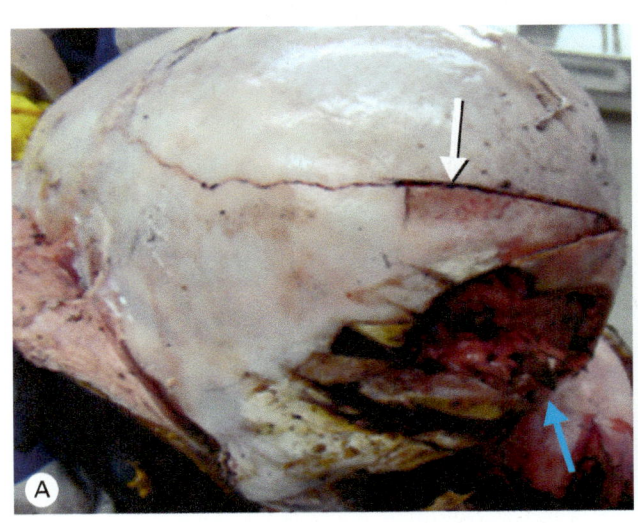

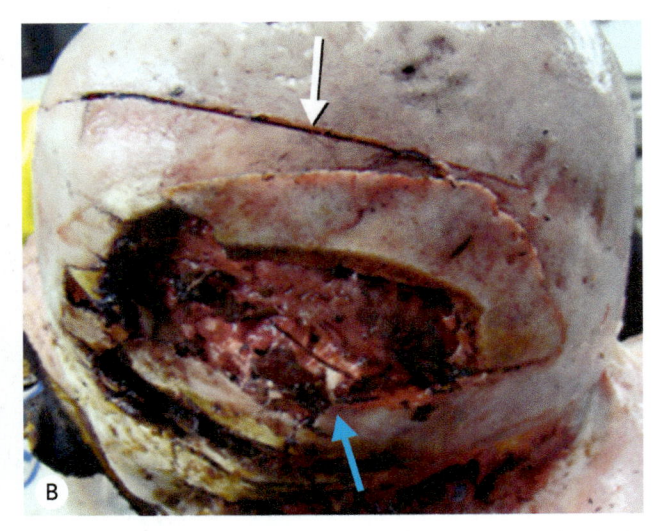

Figura 3.24 ▪ (**A** e **B**) As setas brancas indicam lesão produzida por ação predominantemente cortante (facão) se estendendo do osso occipital para o osso parietal esquerdo, no mesmo indivíduo da Figura 3.23. Note que desta lesão se irradia fratura linear. A região apontada pelas setas azuis indica área de perda óssea no osso occipital, também provocada por ação cortante e também relacionada com fraturas. Neste caso, as lesões cranioencefálicas produzidas por ação cortante foram as responsáveis pelo óbito.

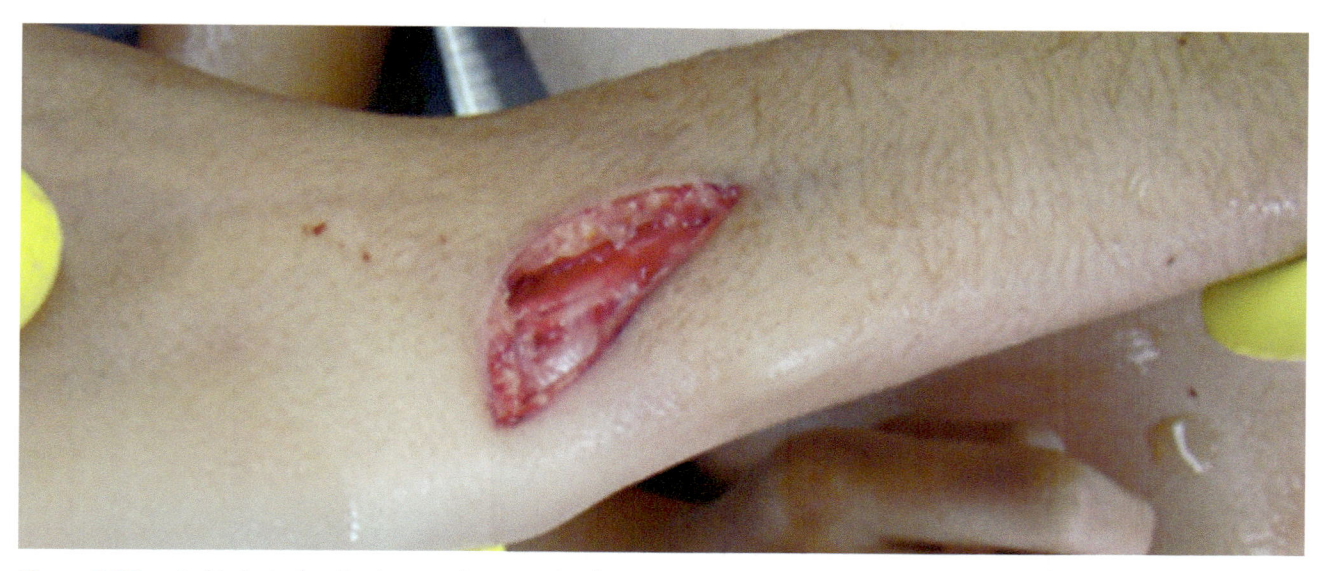

Figura 3.25 ■ Ferida incisa localizada na região posterior do terço distal do antebraço esquerdo de vítima de homicídio (mesmo caso da Figura 3.31). Nesta topografia e no contexto no qual foi produzida, trata-se de lesão produzida durante tentativa de defesa ("lesão de defesa").

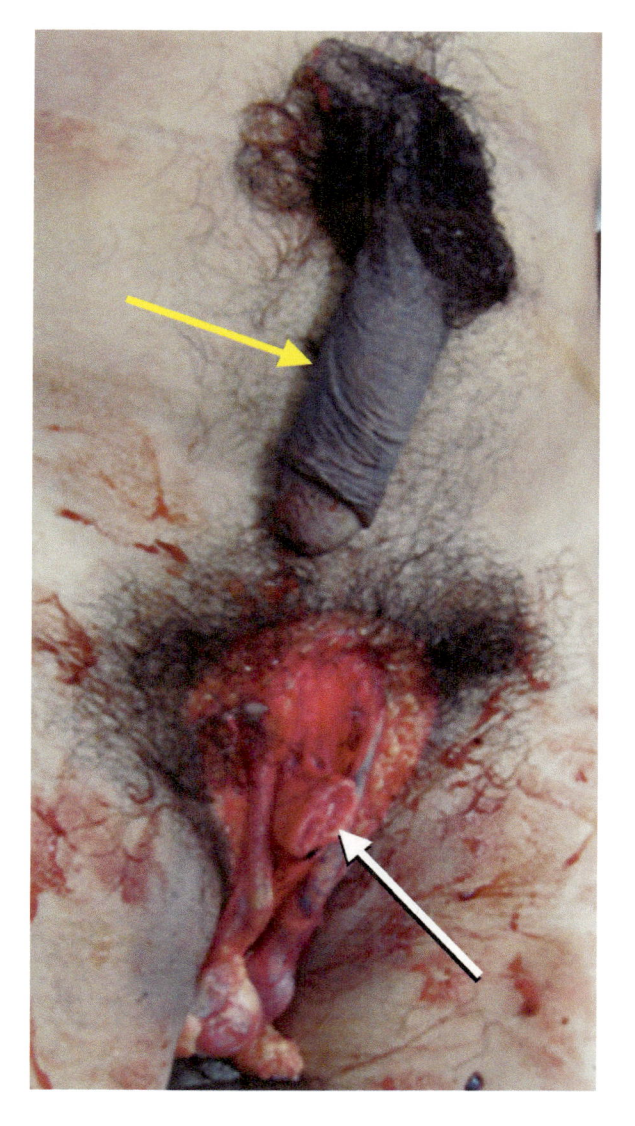

Figura 3.26 ■ Amputação do pênis e do escroto por ação cortante, indicada pela seta amarela. Note as bordas retilíneas da lesão na túnica albugínea e nos corpos cavernosos, indicadas pela seta branca.

FERIDAS PROVOCADAS POR AÇÃO PERFUROCORTANTE

A ação perfurocortante envolve objetos que perfuram e cortam os tecidos de modo simultâneo. Lesões perfuroincisas apresentam bordas retilíneas, assemelhando-se a feridas incisas, mas sua profundidade é maior do que seu comprimento.

Objetos que comumente atuam de modo perfurocortante são as lâminas de facas, canivetes e espadas, além de fragmentos de vidro e metal. É comum um mesmo objeto atuar tanto de modo cortante como perfurocortante, dependendo de como interage com os tecidos.

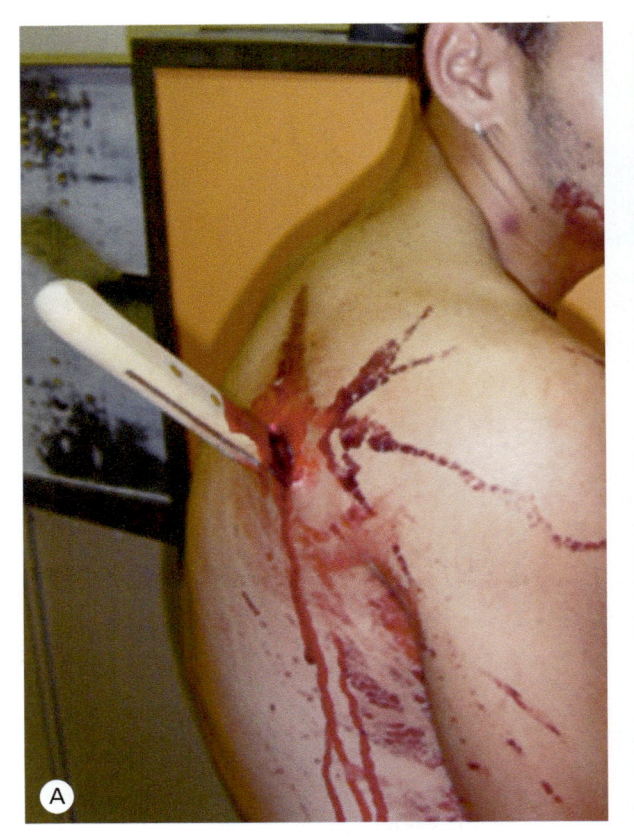

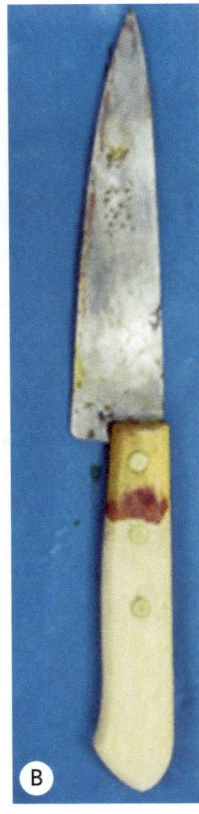

Figura 3.27 ■ Exemplo de objeto que frequentemente produz lesões perfuroincisas. A lesão resultante apresentava bordas retilíneas e profundidade superior a sua extensão cutânea. Esta imagem foi obtida durante o atendimento hospitalar ao paciente, e neste caso em particular não foram observadas lesões em órgãos vitais ou em estruturas neurovasculares de significância.

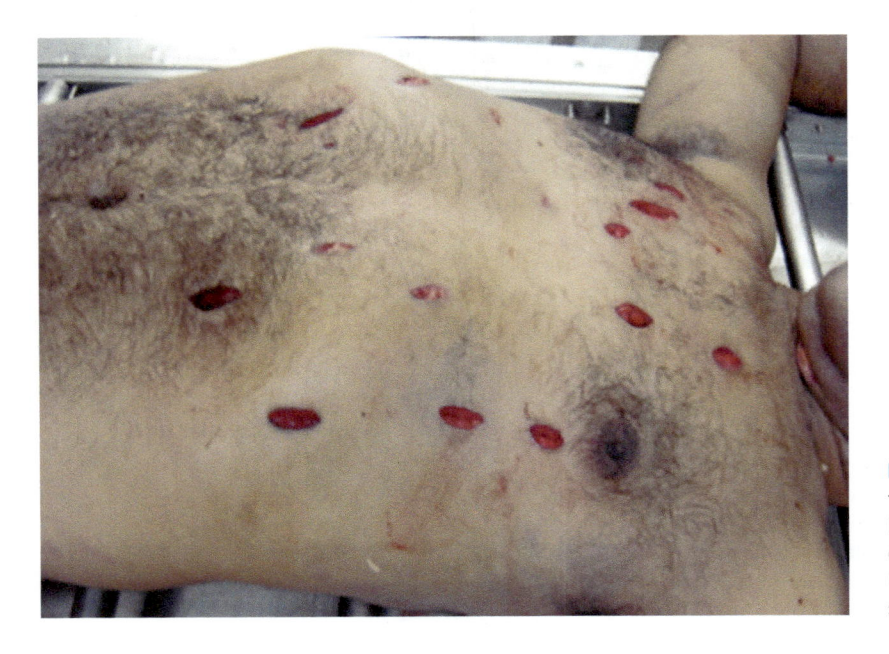

Figura 3.28 ■ Nesta imagem notam-se 13 feridas perfuroincisas no tronco de vítima de homicídio. As feridas apresentam as mesmas características morfológicas de uma ferida incisa, à exceção da profundidade superior a seu comprimento.

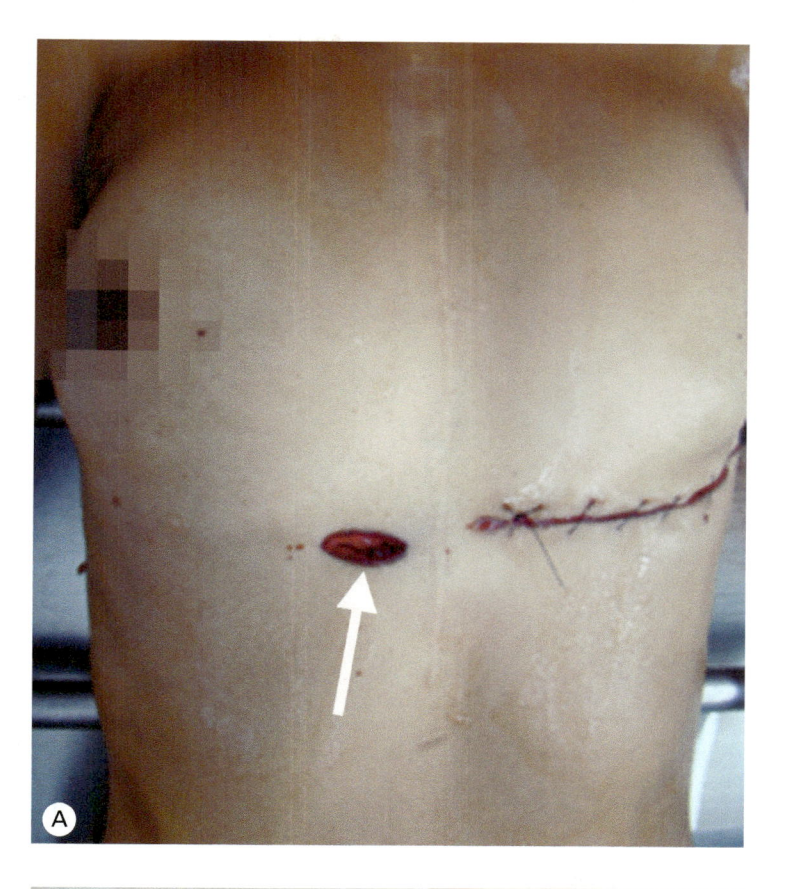

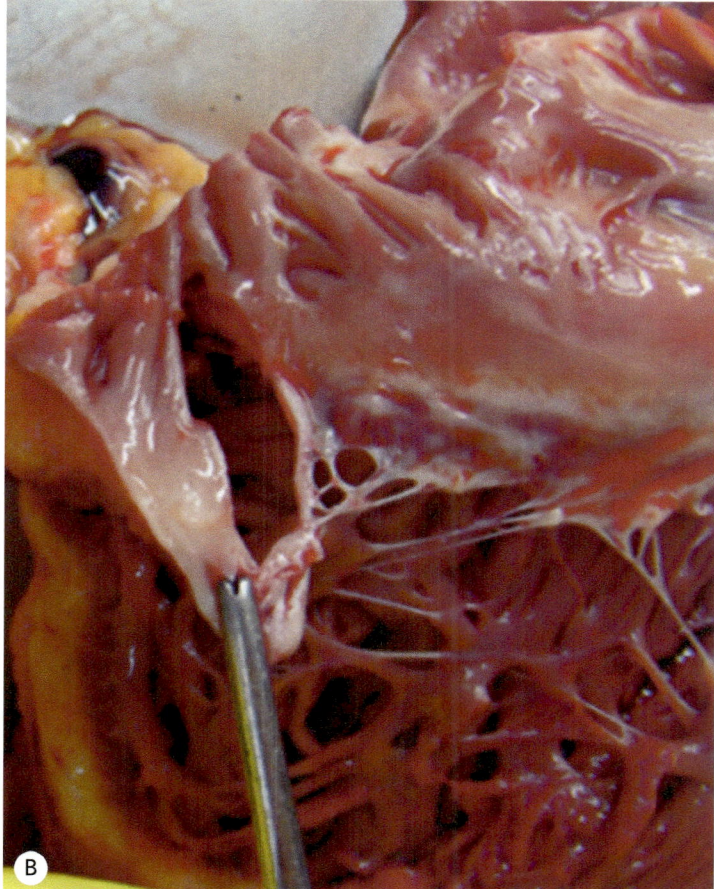

Figura 3.29 ■ A seta branca em (**A**) indica ferida perfuroincisa na região torácica inferior direita de vítima de homicídio. Note a lesão cirúrgica de toracotomia de urgência suturada. A pinça metálica em (**B**) indica lesão incisa na valva tricúspide direita que, juntamente com a lesão ventricular direita, foi responsável pelo óbito.

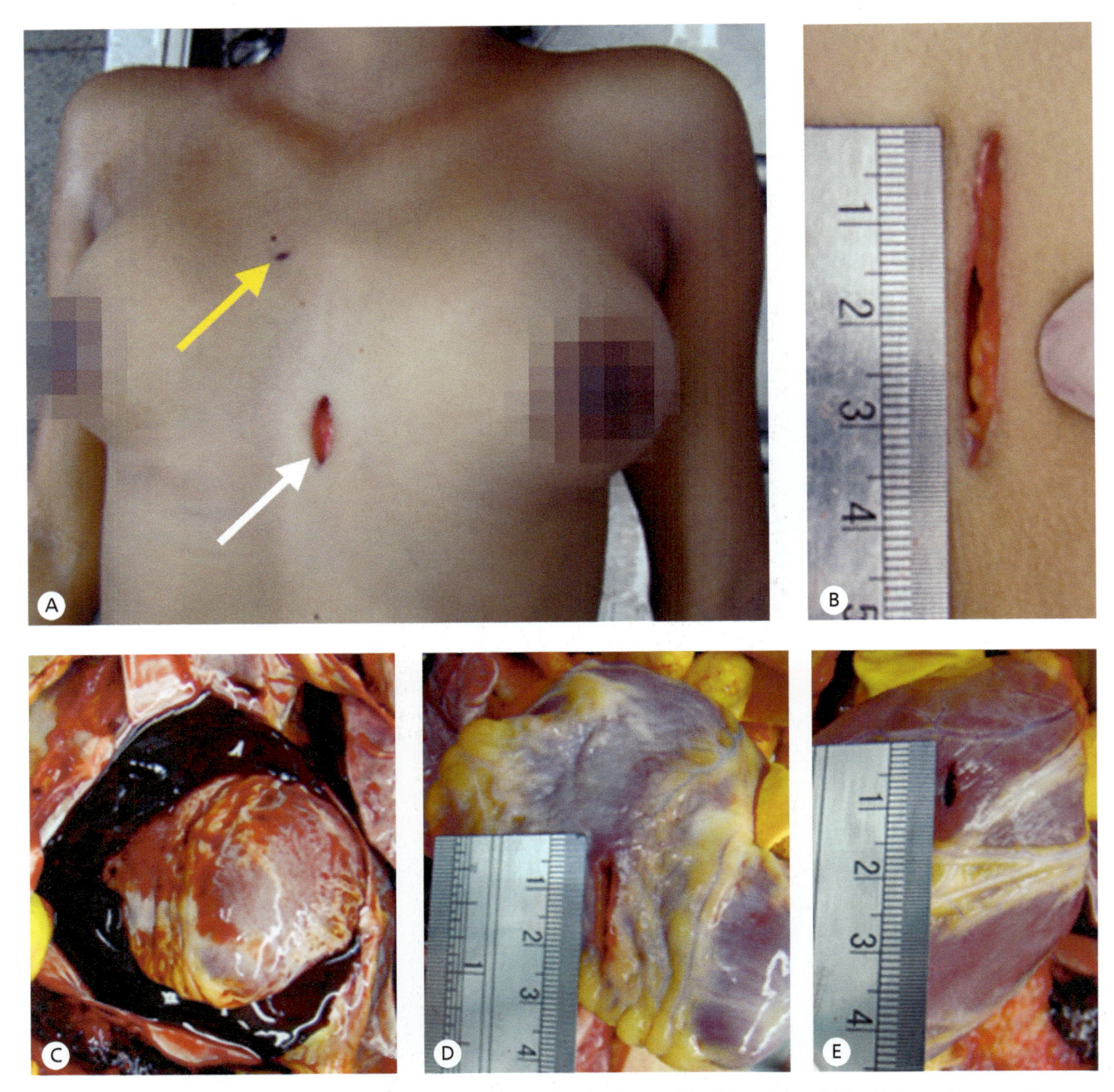

Figura 3.30 ■ A seta branca em (**A**) indica ferida perfuroincisa na região esternal de vítima de homicídio. Note, nesta mesma imagem, ferida punctória de punção pleural de urgência no segundo espaço intercostal direito (seta amarela). (**B**) Mensuração da ferida perfuroincisa. A fim de melhor refletir a interação do objeto que as produziu com a pele, a mensuração deve ser feita com as bordas cooptadas. (**C**) Hemopericárdio secundário à lesão cardíaca transfixante. Note que a extensão da lesão perfuroincisa na região anteroinferior do ventrículo direito (**D**) é maior do que a da região diagramática da mesma câmara cardíaca (**E**). Essa diferença nas dimensões reflete a forma grosseiramente triangular (com ponta afilada) do objeto que as produziu, no caso, uma faca de cozinha.

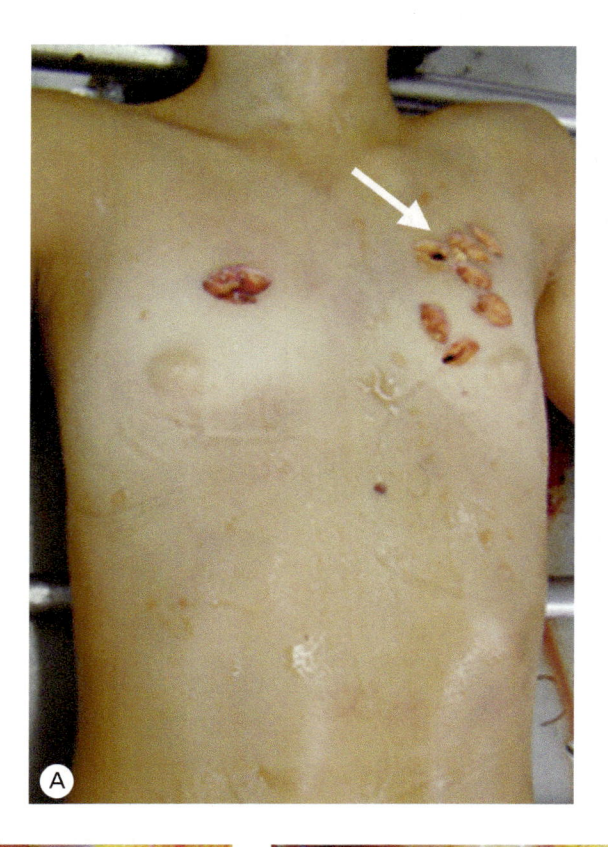

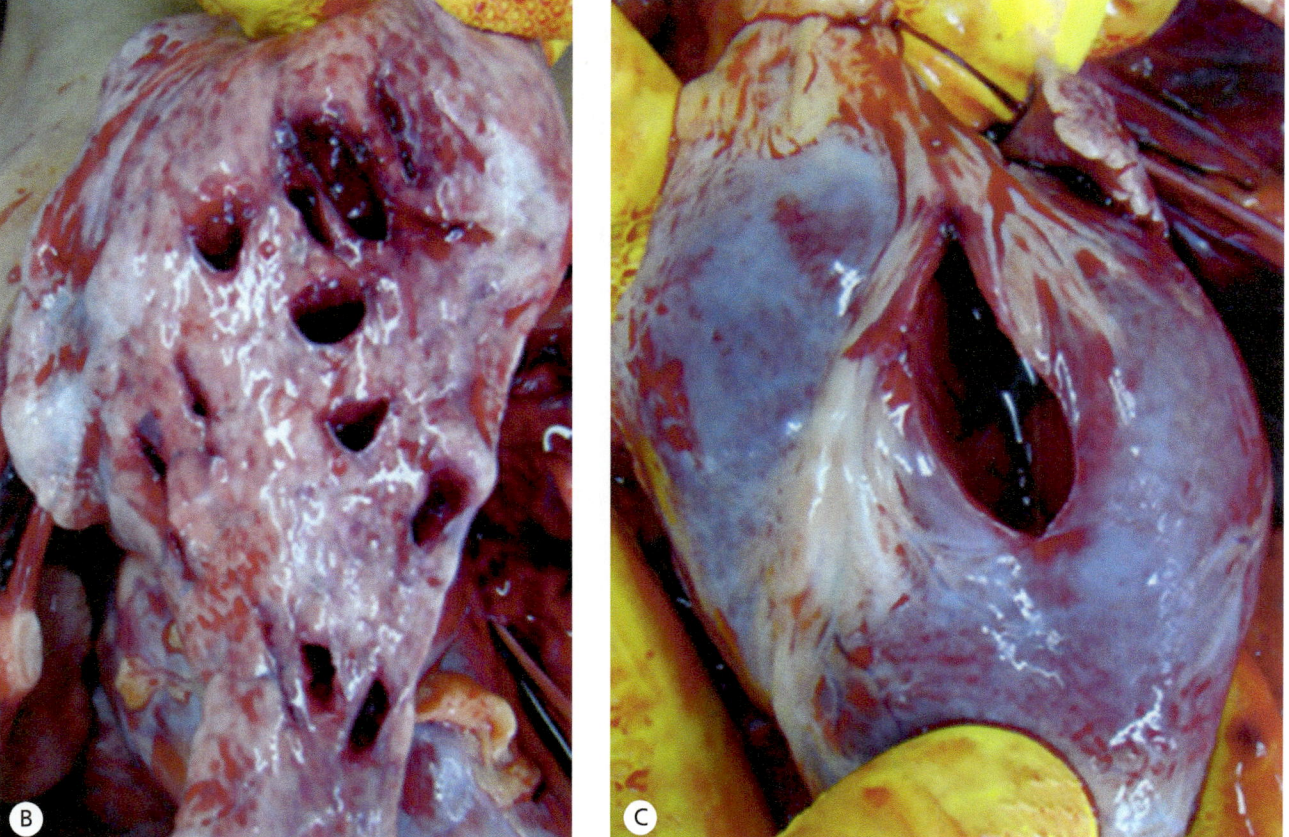

Figura 3.31 ■ A seta branca em (**A**) indica um agrupamento de sete feridas perfuroincisas na região torácica anterior esquerda de vítima de homicídio. Note, nesta imagem, que uma lesão perfuroincisa encontra-se deslocada desse agrupamento, na região torácica anterior direita. (**B**) Várias lesões perfuroincisas no pulmão esquerdo. (**C**) Lesão perfuroincisa, transfixante, no ventrículo esquerdo.

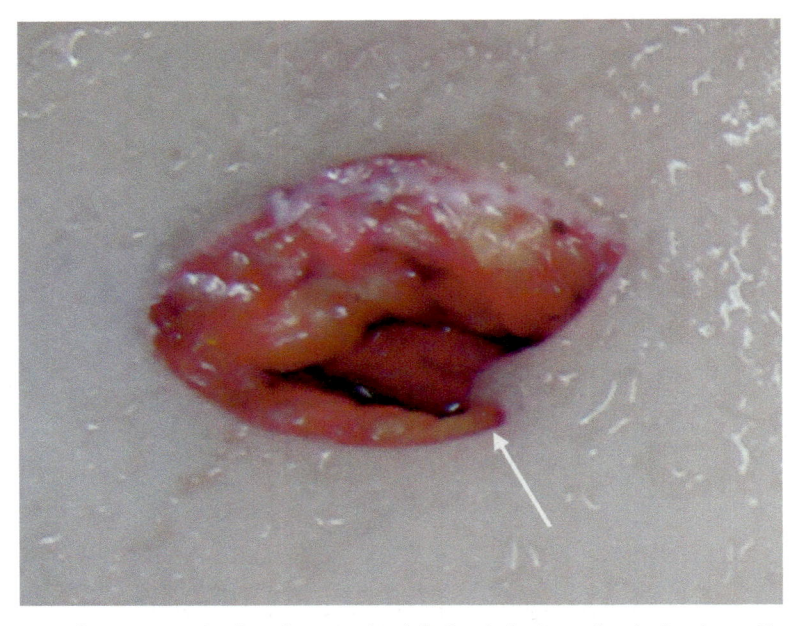

Figura 3.32 ■ A seta branca indica um terceiro ângulo na região inferior da lesão perfuroincisa da região torácica anterior direita da vítima da Figura 3.31. Este terceiro ângulo é um indicativo de rotação do objeto que produziu a lesão.

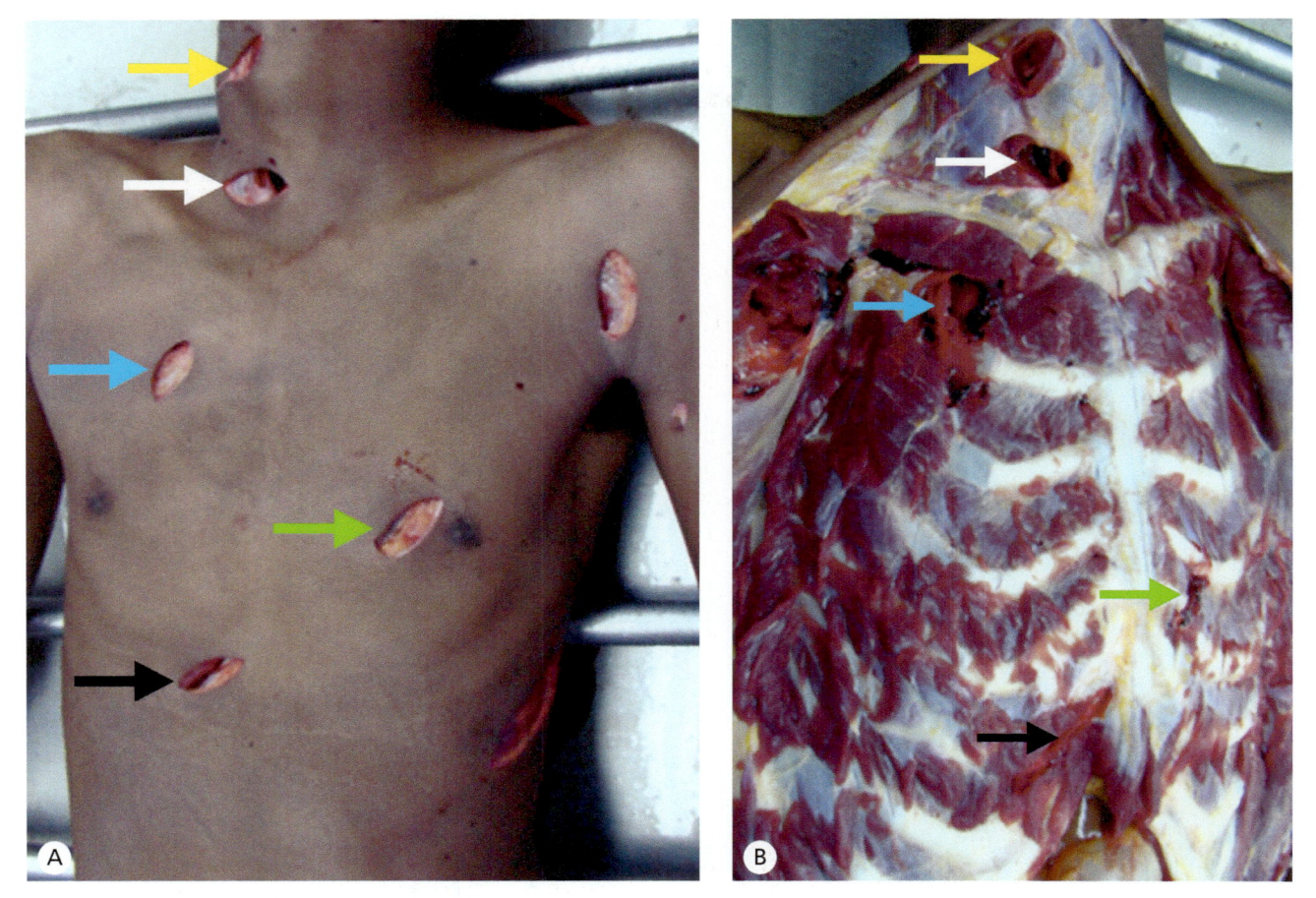

Figura 3.33 ■ As setas coloridas indicam feridas perfuroincisas no tórax e na região cervical de vítima de homicídio (**A**), com sua correspondência na parede torácica e na musculatura cervical (**B**).

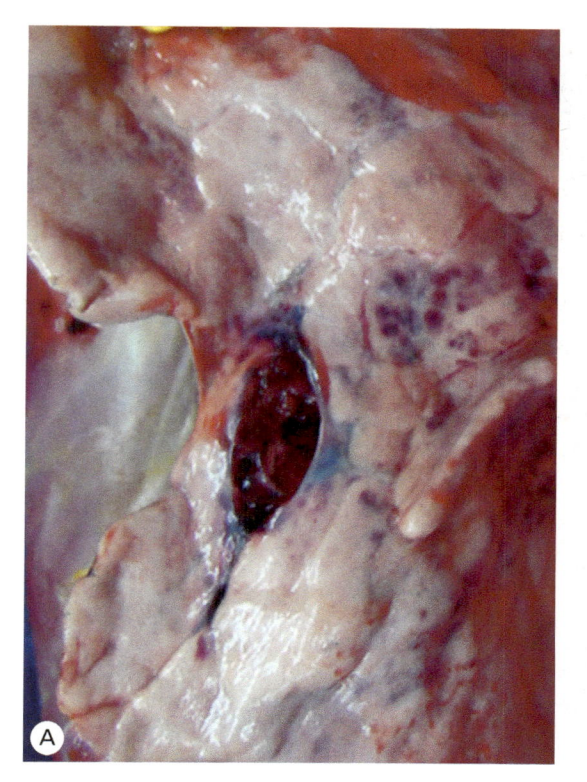
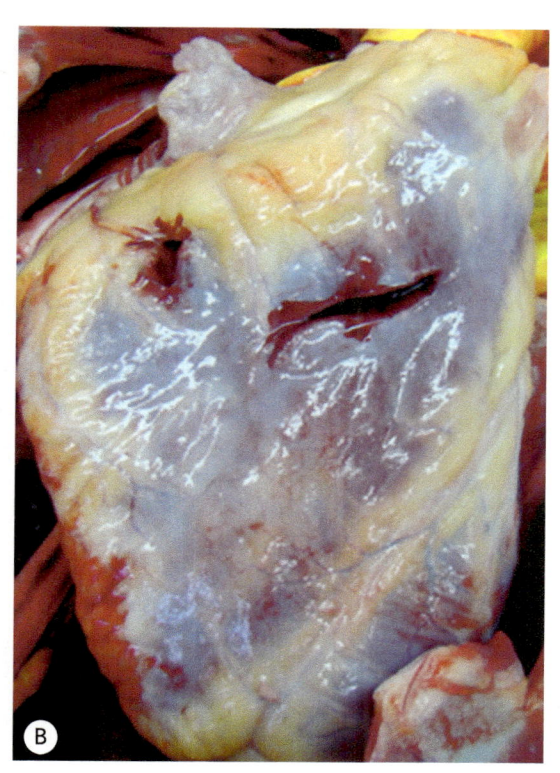

Figura 3.34 ■ **A** Lesão perfuroincisa localizada no pulmão direito do periciado da Figura 3.33. A imagem da direita indica duas lesões perfuroincisas localizadas no ventrículo direito deste periciado. Estas lesões cardíacas foram causadas por um único golpe do objeto que penetrou na região precordial esquerda, indicada pela seta verde na Figura 3.33.

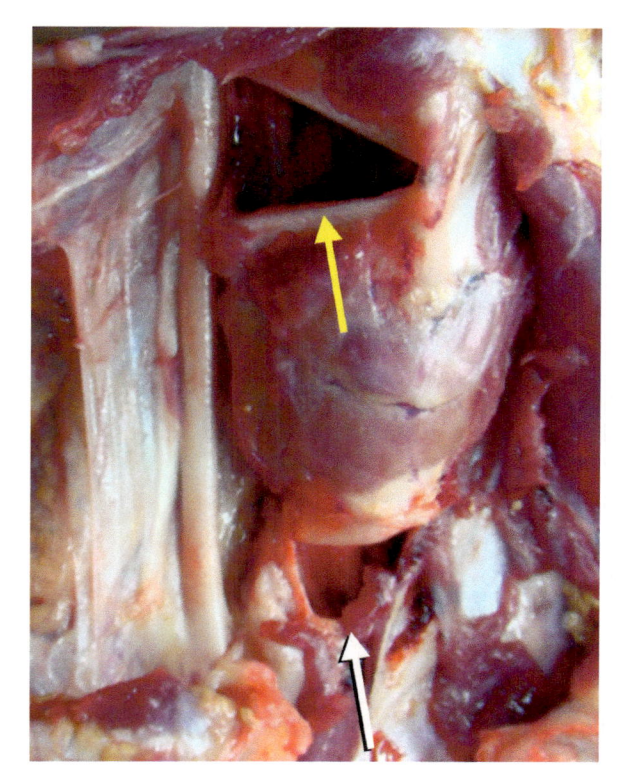
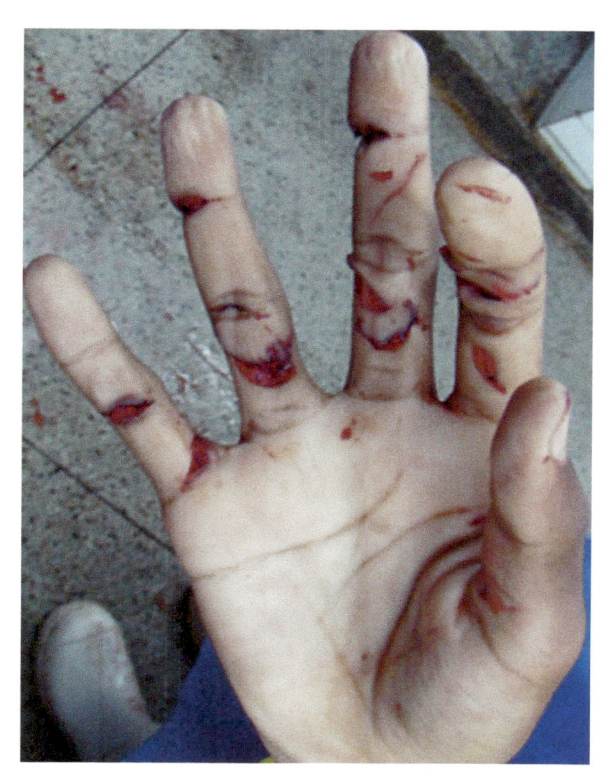

Figura 3.35 ■ As setas amarela e branca indicam lesões perfuroincisas observadas na laringe e na traqueia do periciado da Figura 3.33.

Figura 3.36 ■ A imagem representa diversas feridas incisas produzidas em tentativa de defesa ("lesões de defesa"), observadas na mão direita do periciado da Figura 3.33.

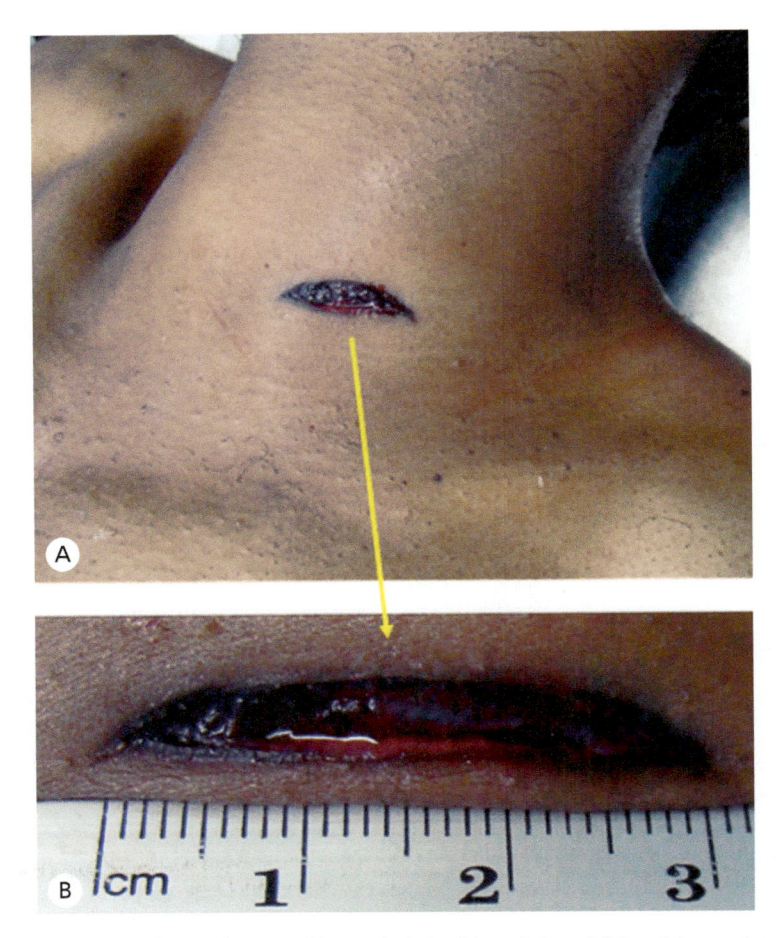

Figura 3.37 ▪ (**A**) Ferida perfuroincisa observada na região cervical de vítima de homicídio, vista em detalhe em (**B**). Esta era a única lesão cutânea observada no periciado.

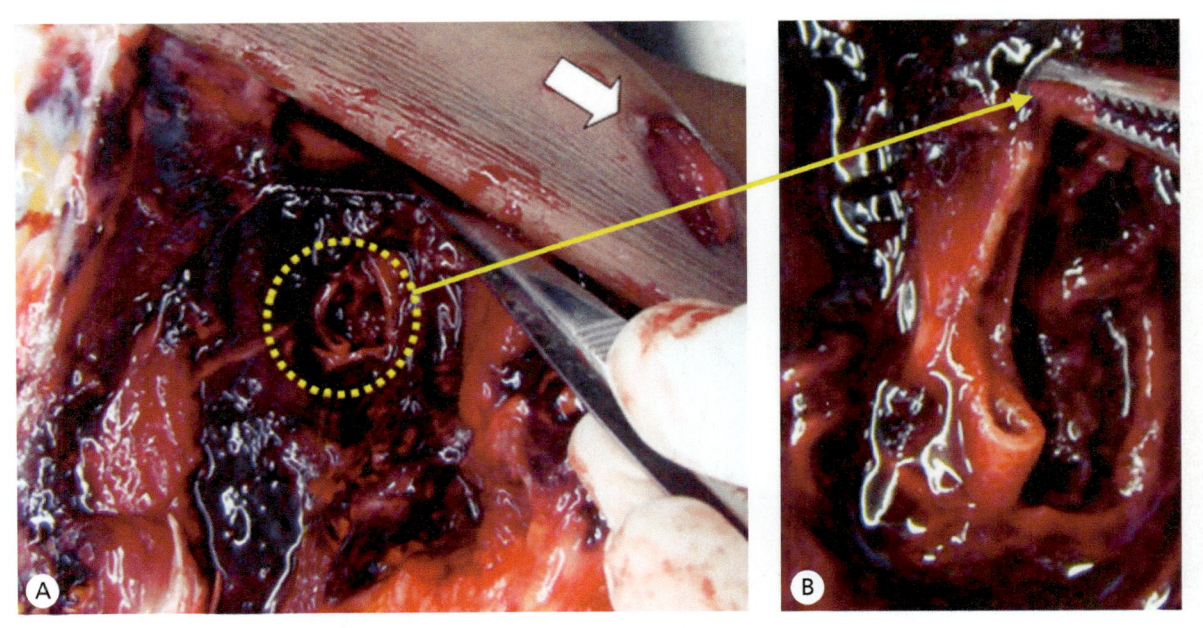

Figura 3.38 ▪ (**A**) Vista panorâmica de dissecação da região cervical esquerda do mesmo indivíduo da Figura 3.37. A seta branca indica a ferida perfuroincisa observada na pele. A seta amarela indica a principal lesão vascular associada a esta ferida, uma secção parcial da artéria carótida comum esquerda (**B**). Havia, também, secção total da veia jugular interna esquerda e do nervo vago esquerdo. A causa da morte foi hemorragia externa secundária a estas lesões vasculares.

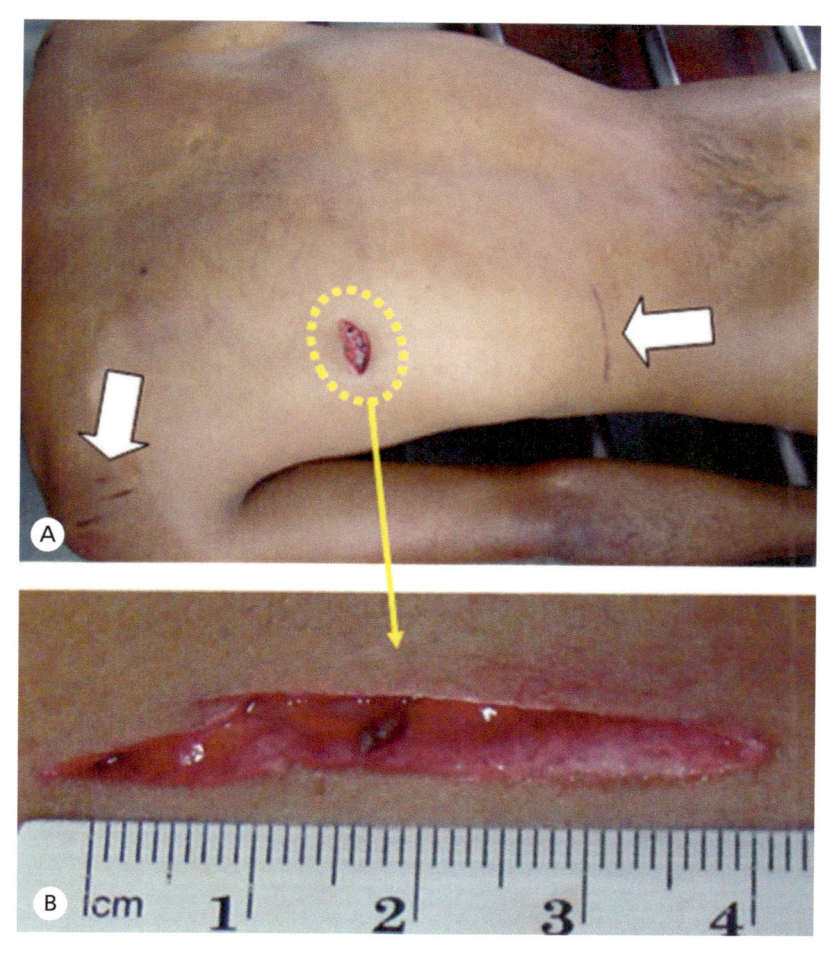

Figura 3.39 ▪ (**A**) Ferida perfuroincisa observada na região esquerda do dorso de vítima de homicídio, vista em detalhe em (**B**). Esta era a única lesão anatomicamente importante observada no periciado. As setas brancas indicam escoriações.

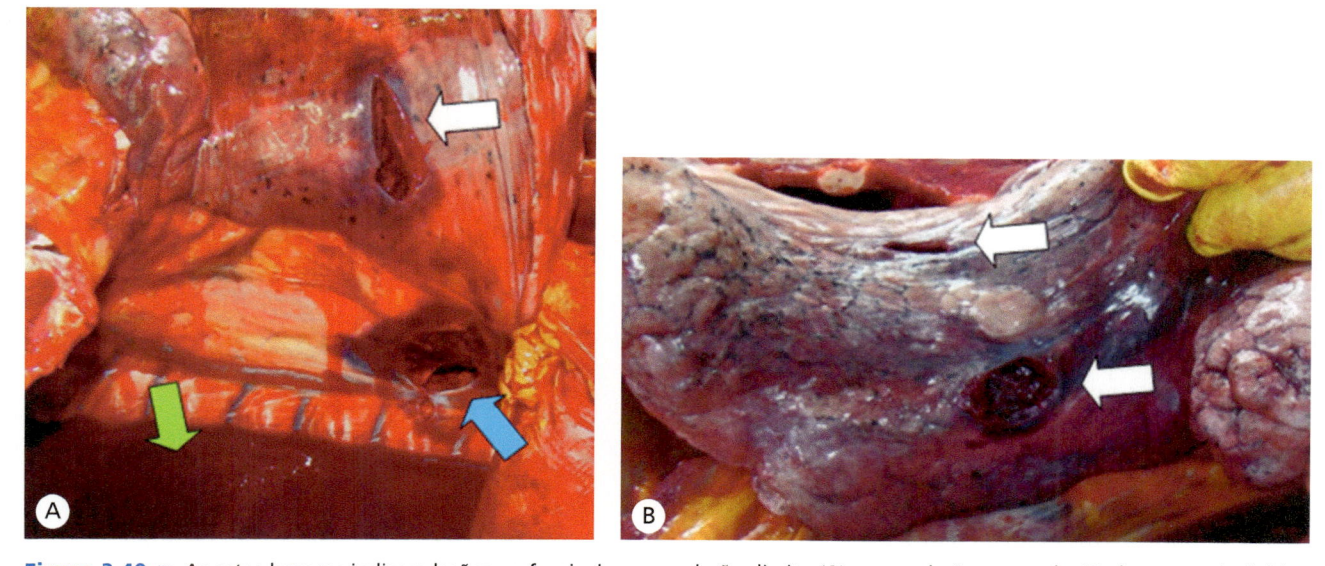

Figura 3.40 ▪ As setas brancas indicam lesões perfuroincisas no pulmão direito (**A**) e no pulmão esquerdo (**B**) do mesmo indivíduo da Figura 3.39. A seta azul em (**A**) indica lesão perfuroincisa na região do mediastino posterior, associada a lesão da artéria aorta torácica. Observa-se, também, em (**A**), hemorragia na cavidade pleural direita (hemotórax), indicada pela seta verde. A causa da morte foi hemorragia secundária a traumatismo torácico perfuroinciso.

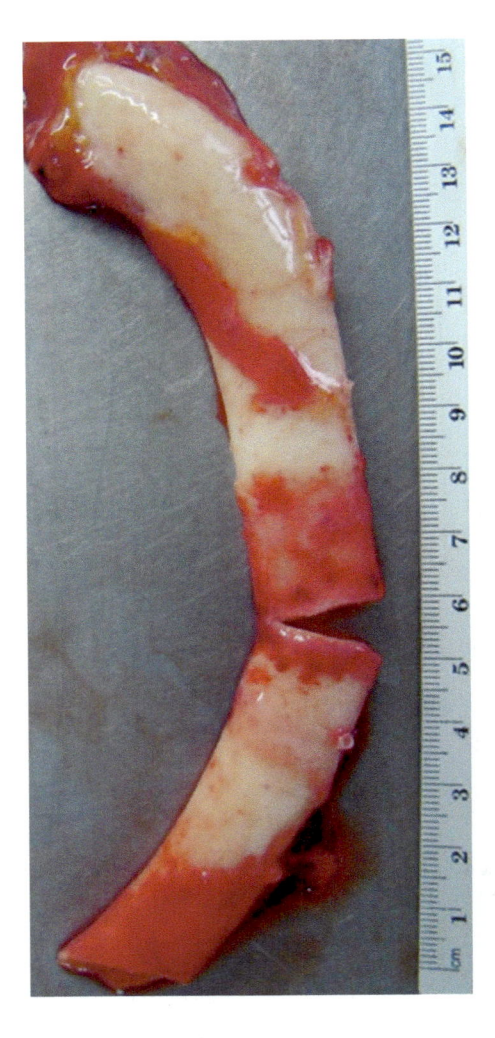

Figura 3.41 ▪ Vista panorâmica da porção torácica da artéria aorta do mesmo indivíduo da Figura 3.39. Há secção quase completa desta artéria, causa de volumosa hemorragia torácica.

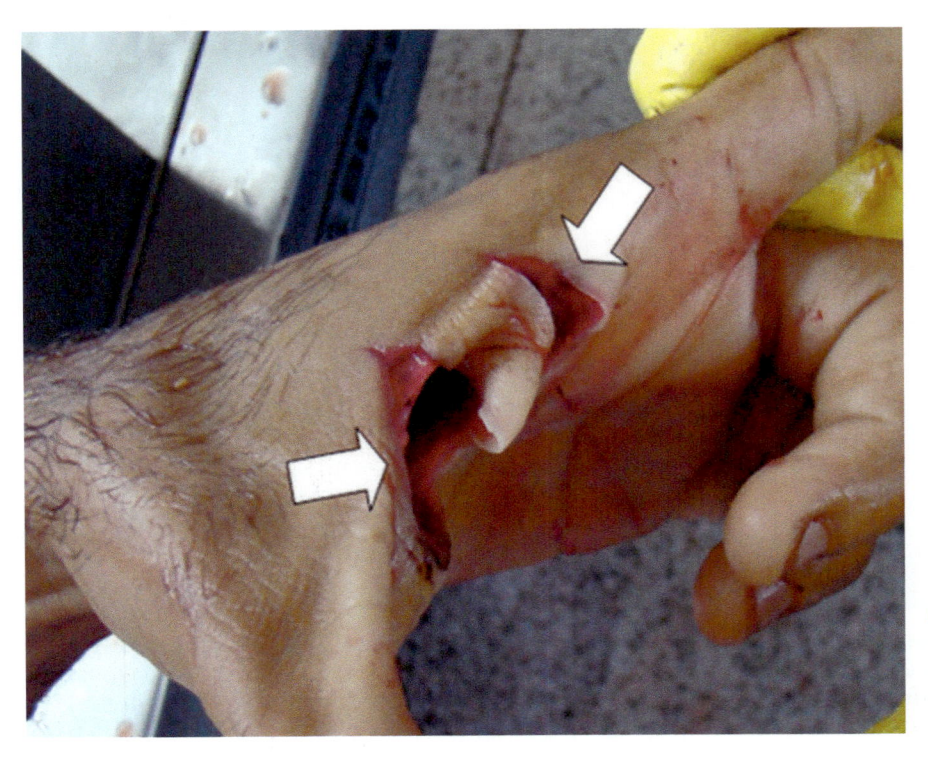

Figura 3.42 ▪ Vista panorâmica da mão esquerda do mesmo indivíduo da Figura 3.39. As setas brancas indicam feridas incisas produzidas em tentativa de defesa ("lesões de defesa").

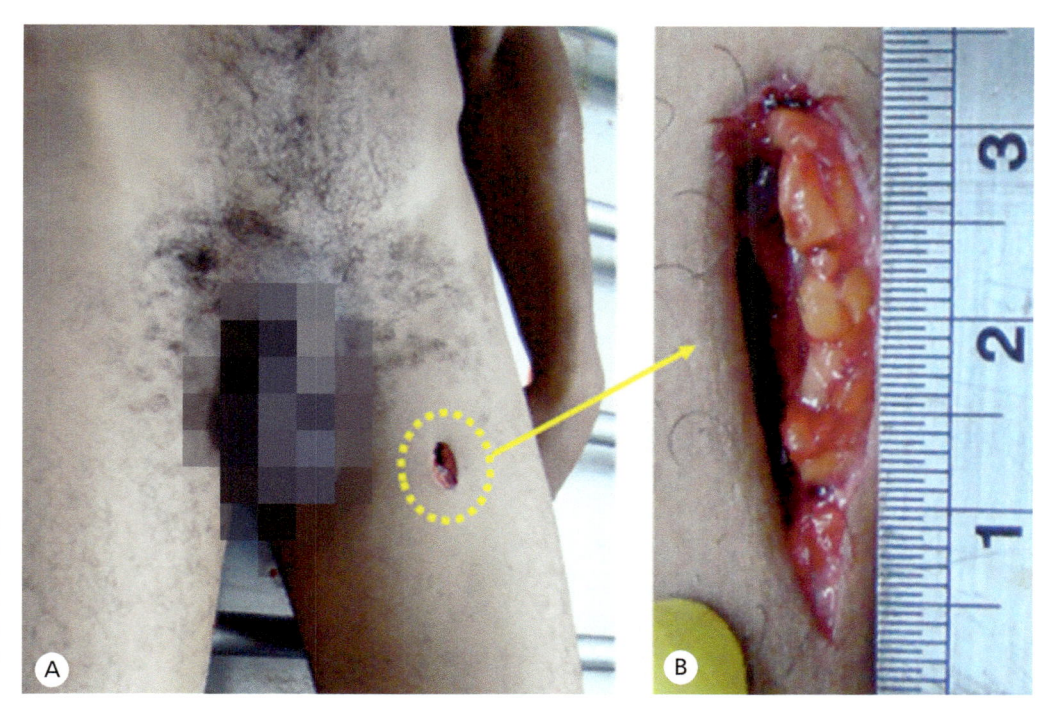

Figura 3.43 ■ (**A**) Ferida perfuroincisa observada na coxa esquerda de vítima de homicídio, vista em detalhe em (**B**). Esta era a única lesão observada no periciado.

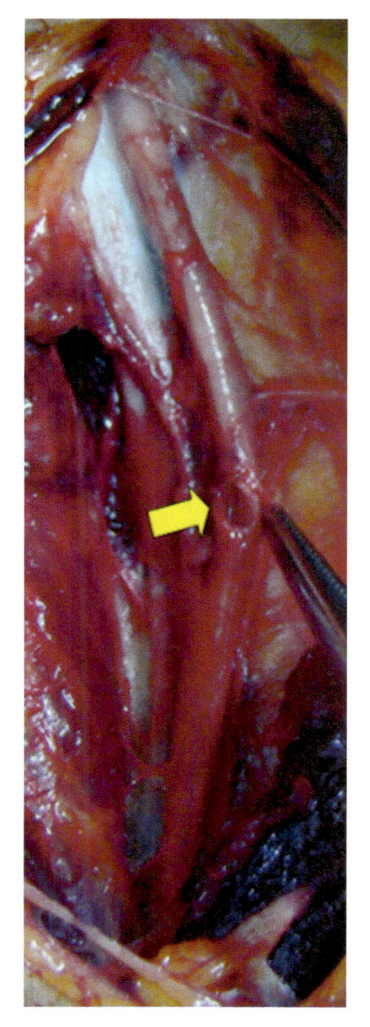

Figura 3.44 ■ A seta amarela indica lesão perfuroincisa na artéria femoral esquerda do indivíduo da Figura 3.43. Esta foi a lesão responsável pela hemorragia que causou o óbito do periciado.

FERIDA PROVOCADA POR AÇÃO CORTOCONTUNDENTE

A ação cortocontundente envolve objetos que contundem (esmagando) e cortam os tecidos de modo simultâneo. Lesões cortocontusas apresentam bordas grosseiramente retilíneas, mas com elementos de ação contundente (escoriações e equimoses, por exemplo), bem como comprimento predominando em relação à profundidade. Por envolverem grande quantidade de energia cinética em sua produção, são geralmente profundas e com frequência relacionadas com fraturas expostas.

Os objetos que atuam de modo cortocontundenete possuem gume pouco afiado (do contrário, atuariam de modo cortante) e são geralmente representados pelas lâminas dos facões, foices, machados e fragmentos metálicos diversos.

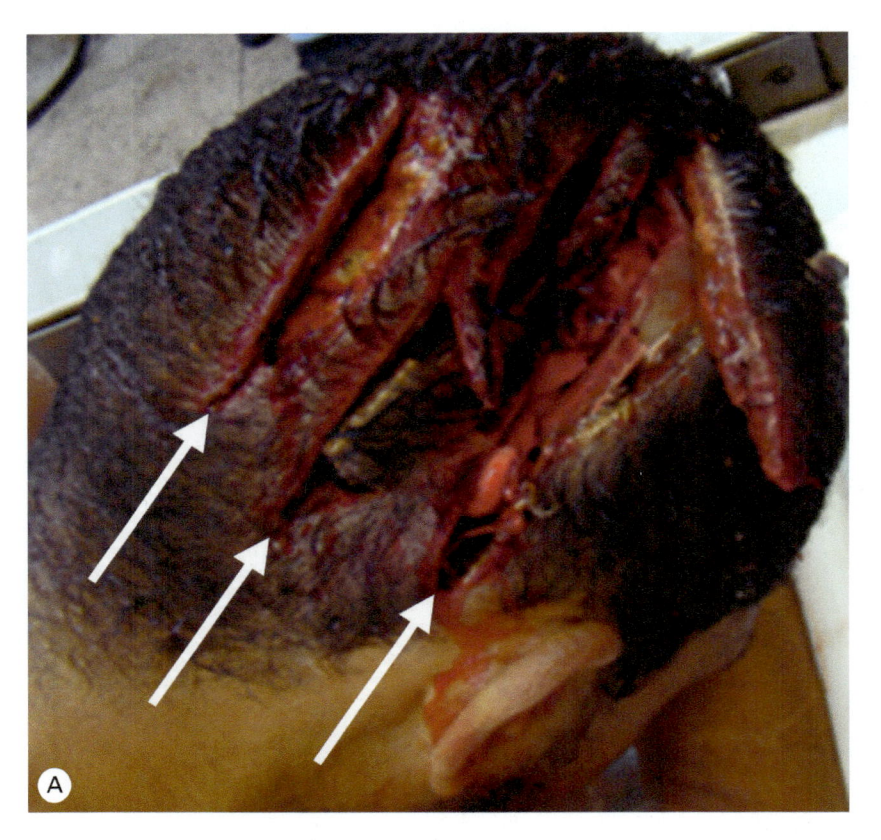

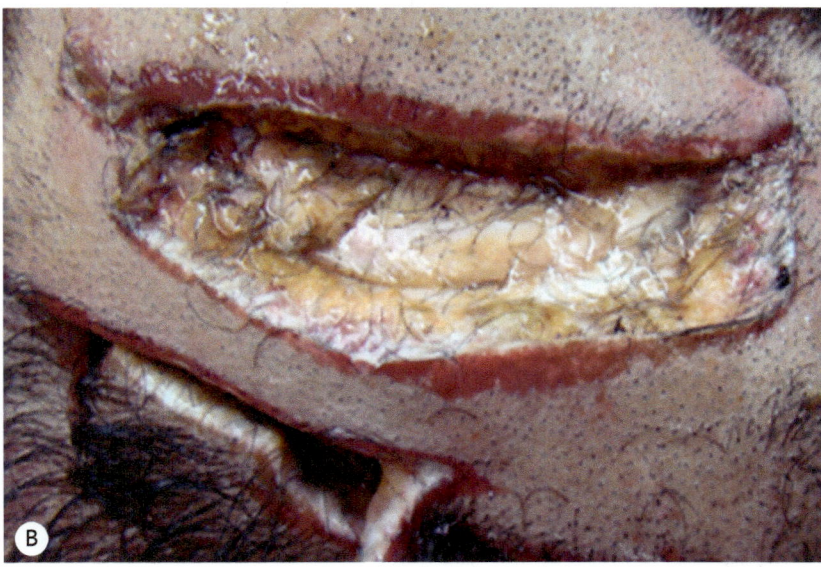

Figura 3.45 ■ As setas brancas em (**A**) indicam três feridas cortocontusas na região posterior da cabeça de vítima de homicídio por golpes da lâmina de uma foice. Havia fraturas de crânio associadas a todas estas lesões. (**B**) Detalhe de duas destas lesões, após remoção parcial dos cabelos que as margeavam. Note a escoriação nas bordas das lesões, elemento produzido por ação contundente.

Capítulo 3 ■ Traumatismos Perfurantes. Incisos, Cortocontusos e Perfuroincisos

93

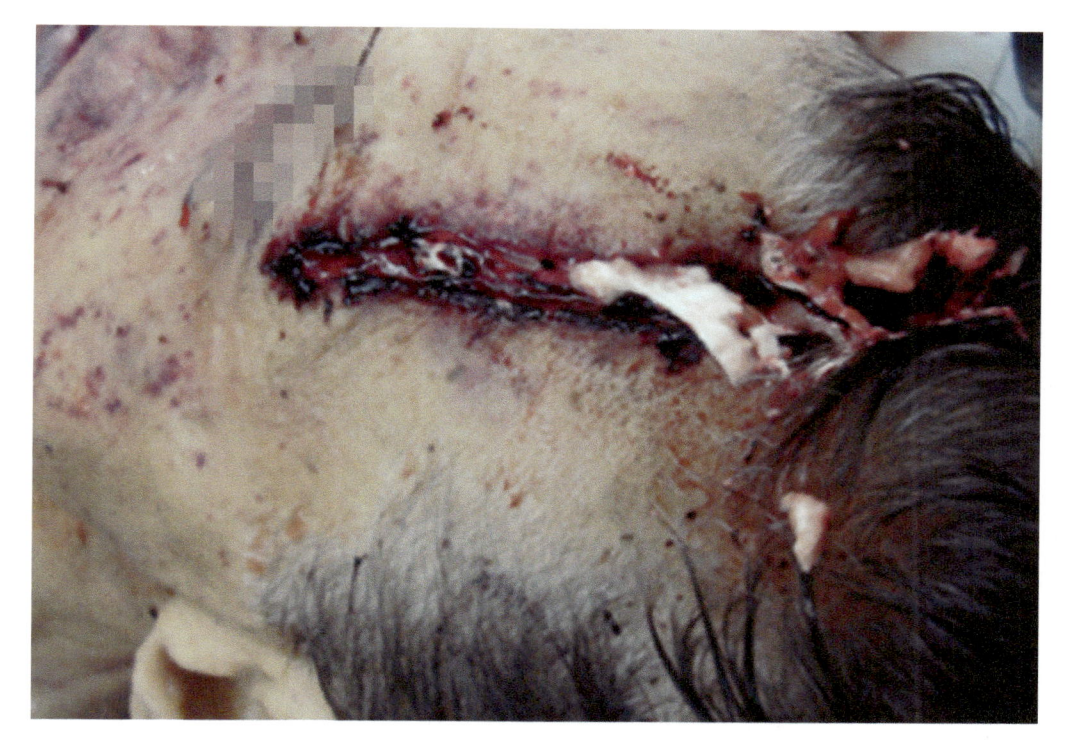

Figura 3.46 ■ Ferida cortocontusa localizada na região frontal esquerda em vítima de colisão automobilística. Note elementos de ação contundente em suas bordas (equimoses e escoriações). Há fratura de crânio associada, com extravasamento de massa encefálica.

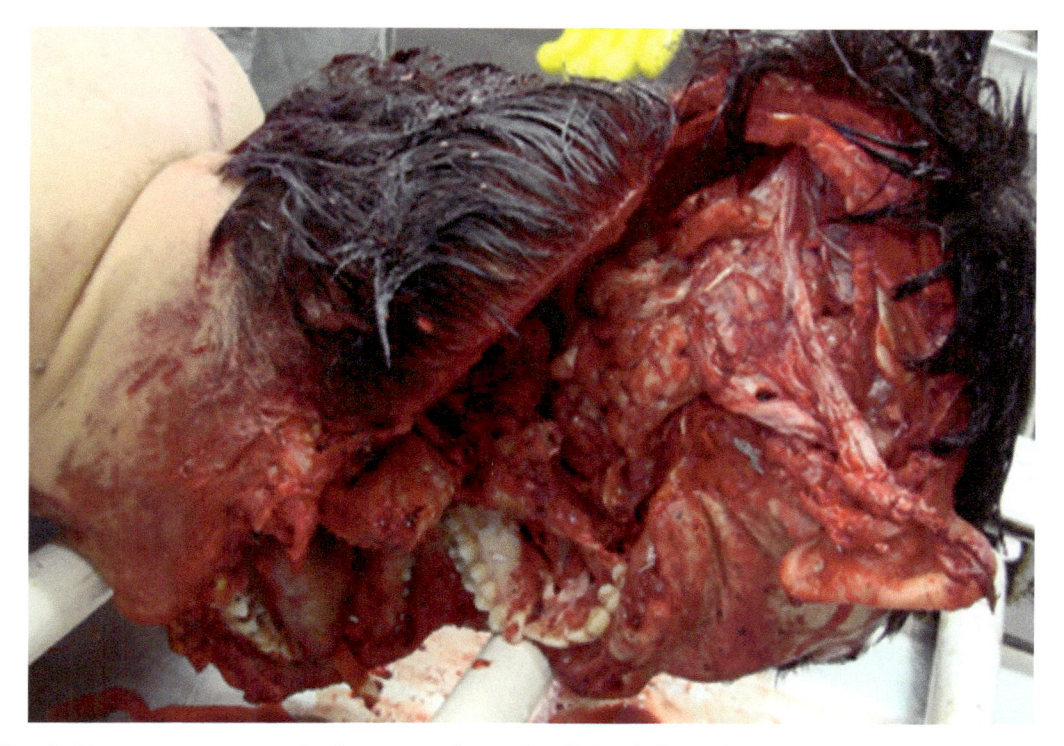

Figura 3.47 ■ Ferida cortocontusa estendendo-se por toda a região direita da face e do crânio, em vítima de colisão automobilística. Note elementos de ação contundente em suas bordas (equimoses e escoriações).

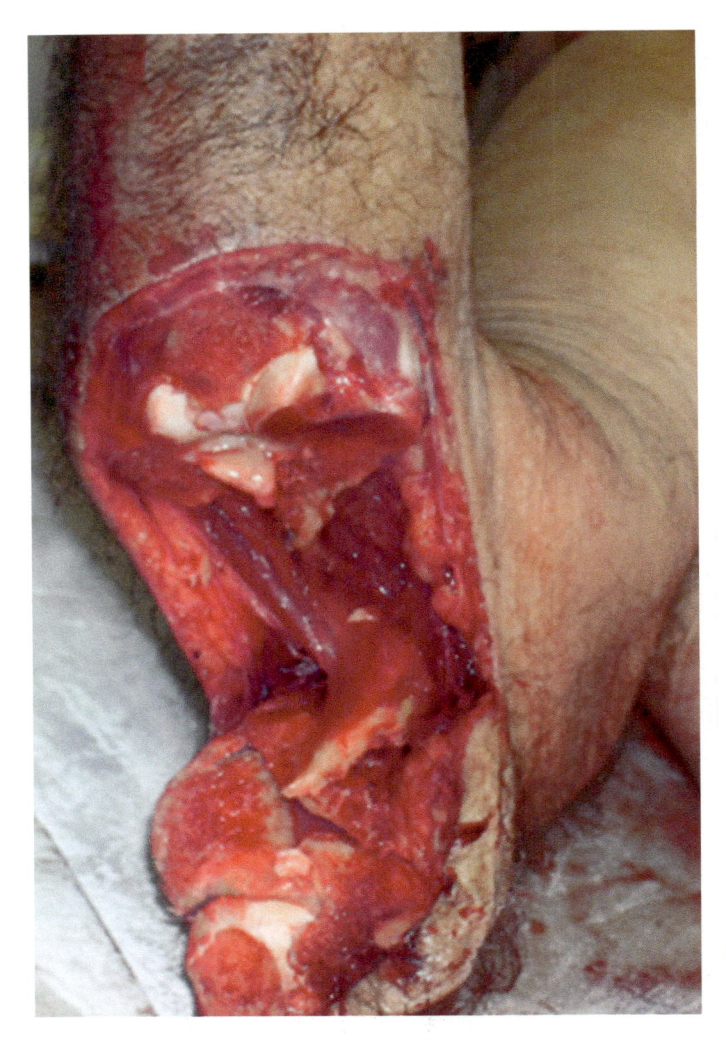

Figura 3.48 ■ Ferida cortocontusa localizada na região distal do braço direito, em vítima de homicídio. Notar alguns elementos de ação contundente em suas bordas (escoriações).

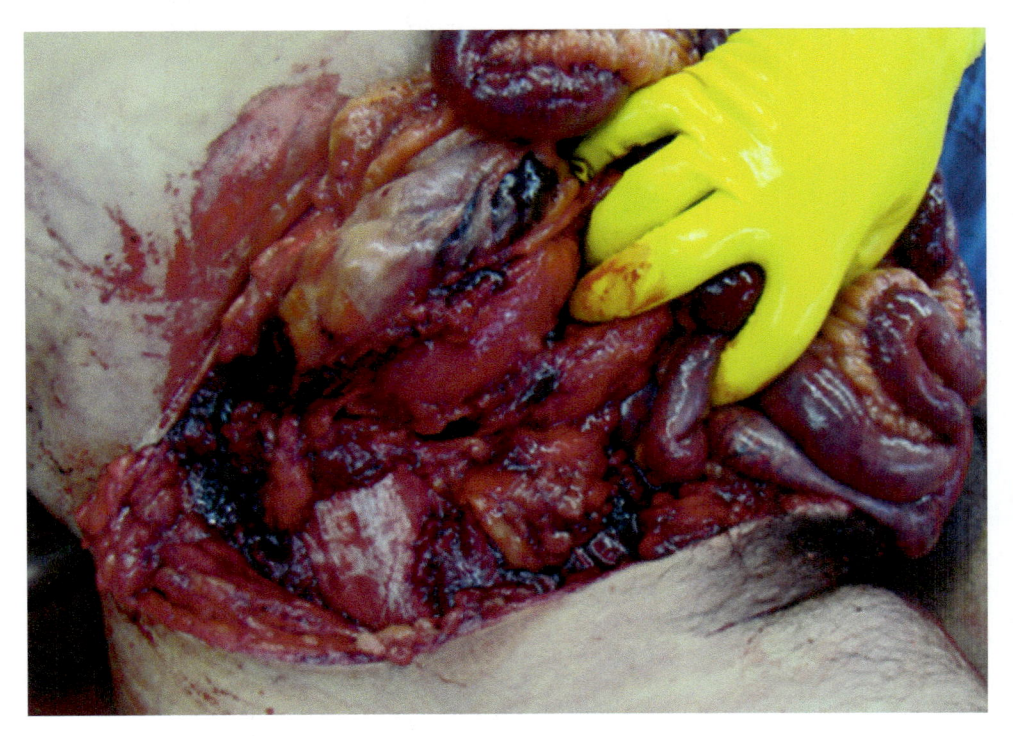

Figura 3.49 ■ Ferida cortocontusa estendendo-se por toda a região inguinal direita e hipogástrio, em vítima de colisão motociclística. Note a evisceração traumática e alguns elementos de ação contundente em suas bordas (escoriações).

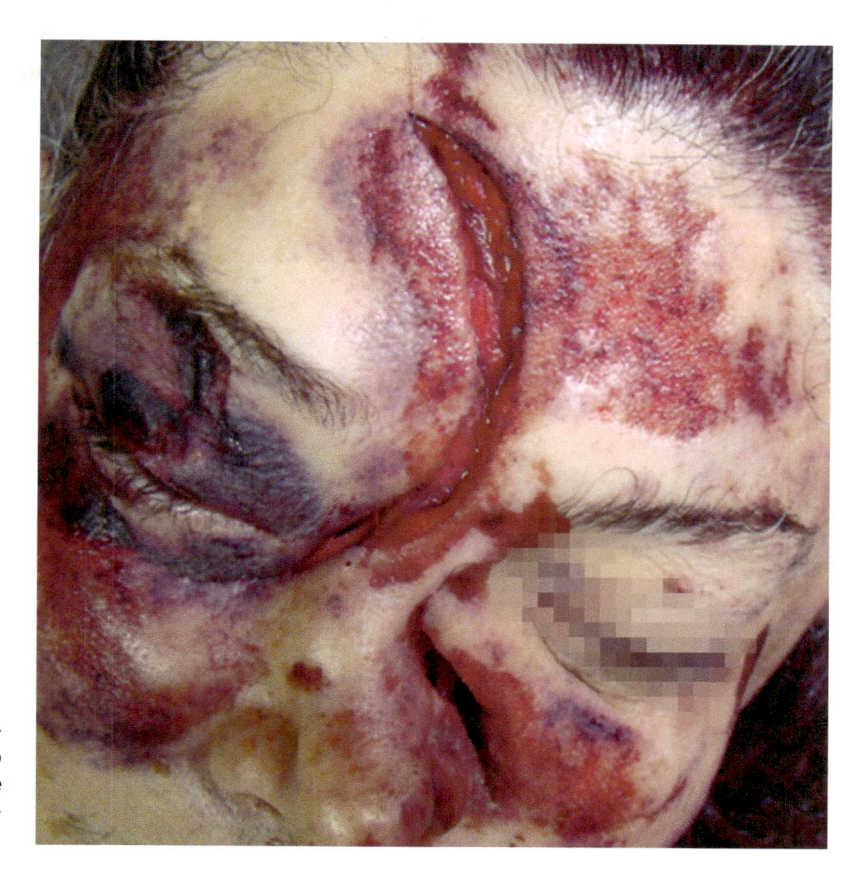

Figura 3.50 ■ Feridas cortocontusas estendendo-se pela face de vítima de atropelamento por comboio ferroviário. Há vários elementos de ação contundente nas bordas destas lesões, assim como nas demais regiões da face.

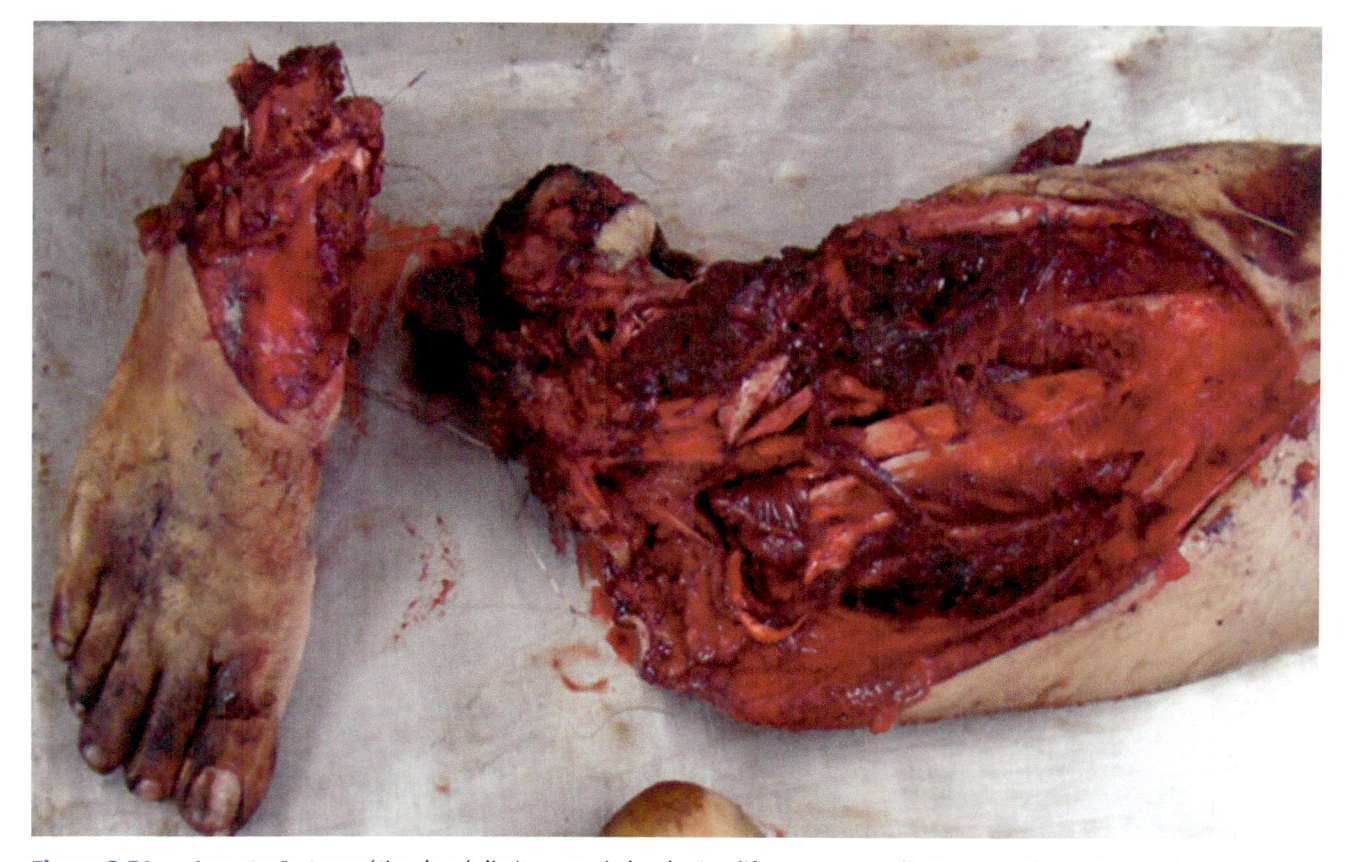

Figura 3.51 ■ Amputação traumática do pé direito, associada a lesões difusas na perna direita, por ação predominantemente cortocontundente, no mesmo indivíduo da Figura 3.50.

Bibliografia

Alcântara HR. Perícia médica judicial. Rio de Janeiro: Guanabara Koogan, 1982.

Almeida Jr A, Costa Jr JBO. Lições de medicina legal. 18. ed. São Paulo: Cia Editora Nacional, 1985.

Alvarado EV. Medicina legal. Puerto Rico: Trillas, 1996.

Backer RD. Técnicas de necrópsia. 1. ed. Chicago: Editora Interamericana S.A., 1969.

Campobasso CP et al. Postmortem artifacts made by ants and the effect of ant activity on decomposital rates. Am J Forensic Med Pathol, 2009.

Carvalho HV. Manual de técnica tanatológica. São Paulo: Tipografia Rossolillo, 1950.

Carvalho HV, Bruno AML, Segre M. Lições de medicina legal. 3. ed. São Paulo: Saraiva, 1965.

Catanese CA (editor). Color atlas of forensic medicine and pathology. Nova York (EUA): Editora CRC Press, 2010:239-82.

Costa LRS, Costa BM. A perícia médico-legal. Campinas (SP): Editora Millenium, 2011.

Couto RC. Perícias em medicina e odontologia legal. Rio de Janeiro: Medbook, 2011.

Croce D, Croce Jr D. Manual de medicina legal. 4. ed. São Paulo: Editora Saraiva, 1998.

Di Maio DJ, Di Maio VJM. Forensic pathology – Practical aspects of criminal and forensic investigation. 2. ed. Boca Raton, Flórida: CRC Press, 2001.

Dix J, Calaluce R. Guide to forensic pathology. Columbia, Mo: CRC Press, 1998.

Eisele RL, Campos MLB. Manual de medicina forense e odontologia legal. Curitiba: Editora Juruá, 2006.

Fávero F. Medicina legal: introdução ao estudo da medicina legal, identidade, traumatologia, infortunística, tanatologia. 12. ed., Belo Horizonte-Rio de Janeiro: Vila Rica Editora Reunidas Limitada, 1991.

Fávero F. Classificação médico-legal da causalidade do dano. Belo Horizonte: Editora Vila Rica, 2001.

França GV. Traumatologia médico-legal. Medicina legal. 8. ed. Rio de Janeiro: Guanabara Koogan, 1998.

Galvão LCC. Medicina legal. São Paulo: Editora Santos, 2008.

Gomes H. Medicina legal. 33. ed. Revista e atualizada por Hygino de Carvalho Hércules. São Paulo (SP): Freitas Bastos, 2004.

Hércules, HC. Medicina legal – Texto e atlas. São Paulo: Editora Atheneu, 2008.

Prestes Jr. LCL, Ancillotti R. Manual de técnicas em necropsia médico-legal. Rio de Janeiro: Editora Rubio, 2009.

Spitz WU. Spitz and Fisher's medicolegal investigation of death – Guidelines for the application of pathology to crime investigation. 4. ed. Springfield, Illinouis, EUA: Charles C. Thomas Publisher, Ltd, 2006:532-606.

Vanrell JP. Manual de medicina legal. São Paulo: Editora de Direito, 1996.

CAPÍTULO 4

Traumatismos Perfurocontusos

ARMA

Arma é todo e qualquer objeto capaz de aumentar a condição de ataque ou defesa do ser humano, podendo ser própria ou imprópria.

Arma de fogo

As armas de fogo são instrumentos de dimensões e formatos variados capazes de lançar, de modo violento, projetis, aproveitando a força expansiva dos gases que se desprendem ao serem inflamados, de maneira instantânea, em um espaço confinado.

Tipos mais comuns de armas de fogo

Revólveres

Os revólveres são considerados armas de fogo curtas, portáteis, de repetição, não automáticas, de apenas um cano e um tambor constituído por várias câmaras de combustão (Figuras 4.1 e 4.2).

Outros exemplos de revólveres são mostrados nas Figuras 4.3 e 4.4.

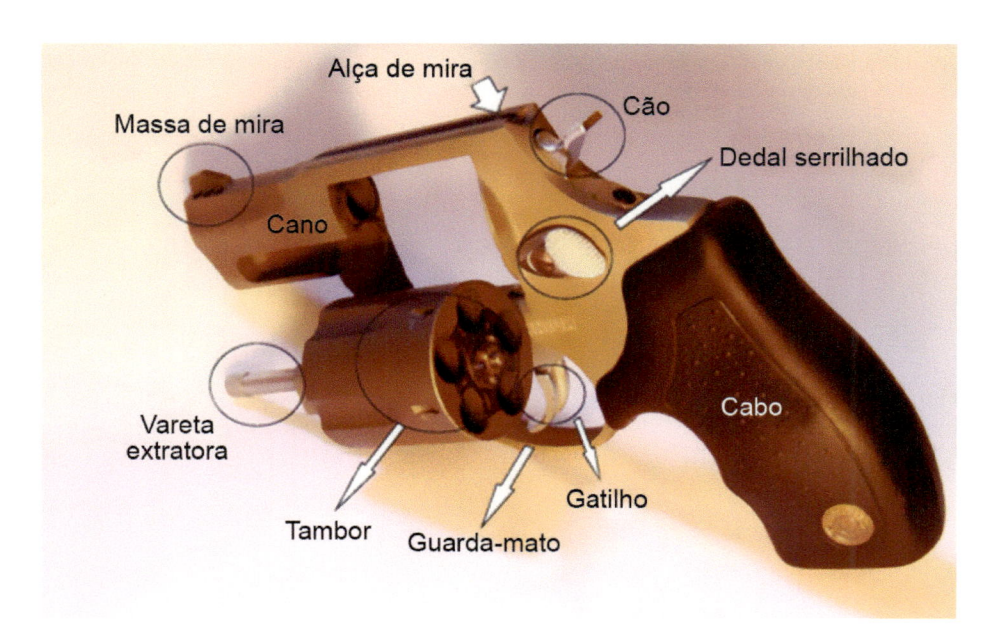

Figura 4.1 ■ Arma de fogo portátil, de tiro unitário, simples, de carregamento tipo retrocarga (carregamento pelo tambor) e de alma raiada por possuir estrias paralelas e helicoidais ao longo da parede interna do cano.

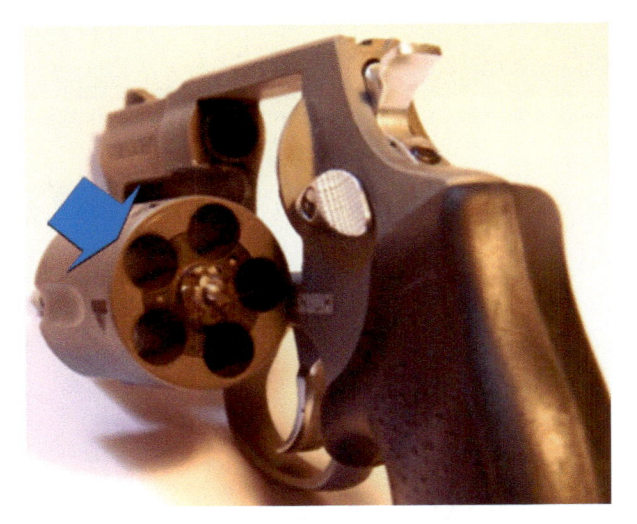

Figura 4.2 ▬ Revólver Taurus, calibre 38, Ultra-lite, Titanium. Note a presença de um tambor, contendo cinco câmaras de combustão, por onde se encaixam os projetis (indicados pela seta azul). Essa forma de carregamento classifica os revólveres com armas como de retrocarga.

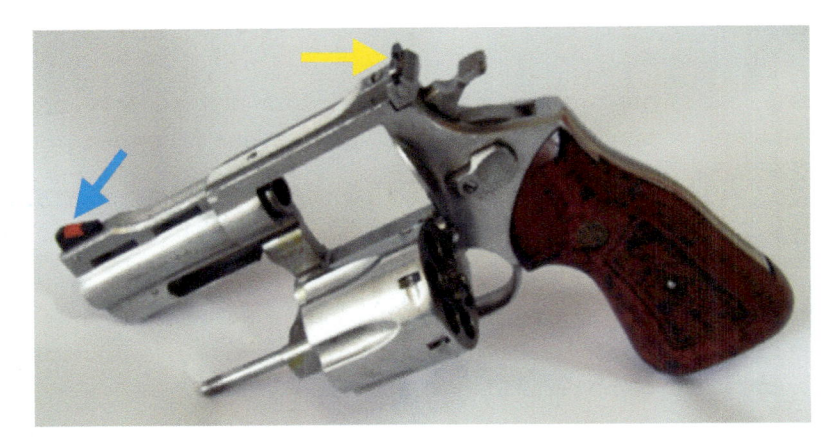

Figura 4.3 ▬ Revólver calibre 38, inox, marca Rossi, modelo 767, utilizando munições ogivais "SPL" e expansivas. Note a presença de alça de mira regulável (seta amarela), massa de mira com plástico reluzente (seta azul) e cano reforçado de 3 polegadas com vareta de extrator embutida. A capacidade desta arma é de seis cartuchos.

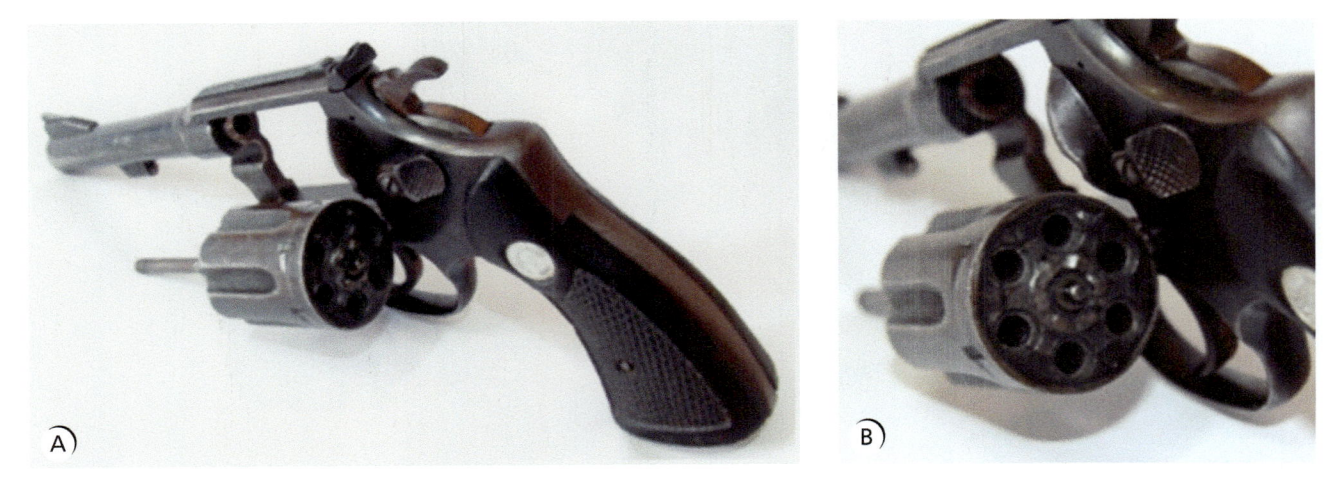

Figura 4.4 ▬ (**A**) Revólver calibre 22 (corpo de 38), modelo Long Rifle, marca Taurus, oxidado, com cano de 4 polegadas e alça de mira regulável. Note o detalhe de seu tambor (**B**) com seis câmaras.

Pistola semiautomática

As pistolas semiautomáticas são também consideradas armas de fogo curtas, portáteis, de repetição, diferenciando-se dos revólveres por serem semiautomáticas. Raras são as pistolas automáticas. Produzem apenas um tiro de cada vez, acionado por intenção voluntária do atirador (Figura 4.5).

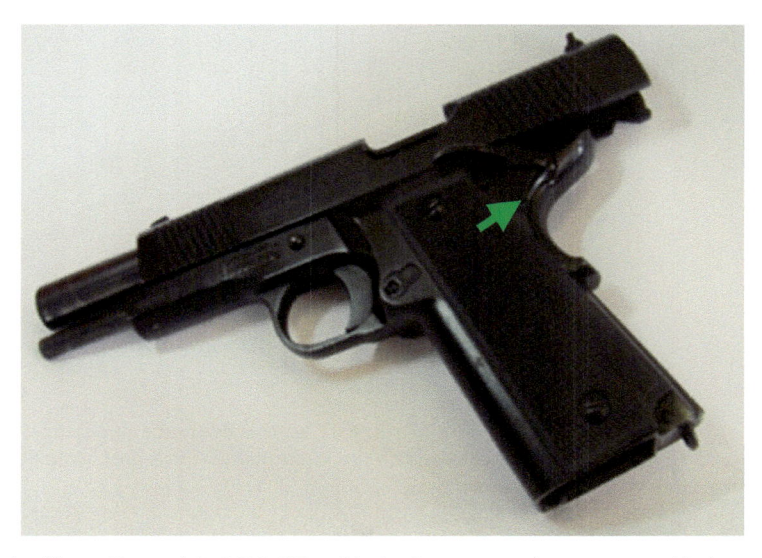

Figura 4.5 ■ Pistola Imbel calibre .40, modelo MD5 GC, oxidado. Seu carregador tem capacidade para 16 cartuchos. Sua característica marcante é a presença de trava de empunhadura (seta verde). Esta arma é uma "cópia" aperfeiçoada da pistola calibre 45, modelo 1911.

Espingarda

Consiste em toda e qualquer arma de fogo longa, portátil e de alma lisa. Atualmente, encontram-se disponíveis outros tipos de espingarda: dois canos (paralelos ou sobrepostos), de repetição e semiautomáticas. Recentemente, várias indústrias passaram a fabricar espingardas de alma raiada, principalmente para as de calibre maiores. No Brasil, ainda não há uma classificação específica para essas armas, sendo por isso utilizada a terminologia original *"Slug Gun"* (Figuras 4.6 e 4.7).

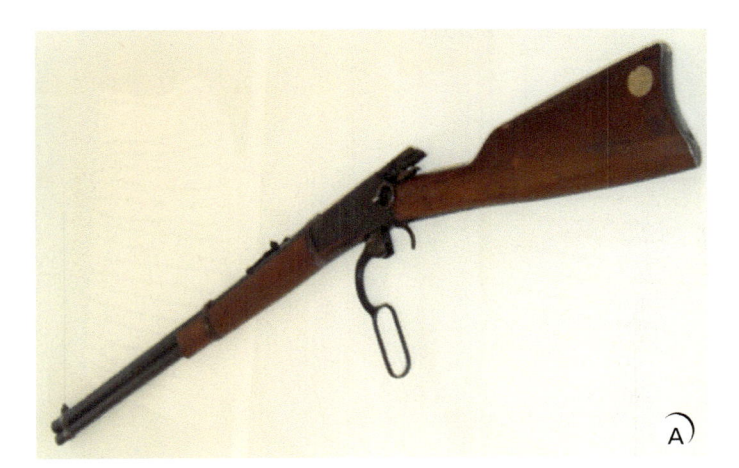
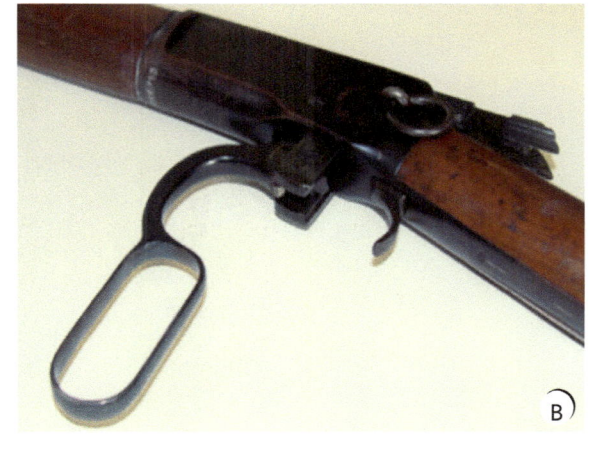

Figura 4.6 ■ (**A**) Espingarda calibre 38/357, marca Rossi, modelo PUMA. Esta arma é uma cópia do modelo Winchester americano. Note, em (**B**), a presença da alavanca do ferrolho, utilizada para extração do cartucho da câmara de explosão e para "alimentar" a arma.

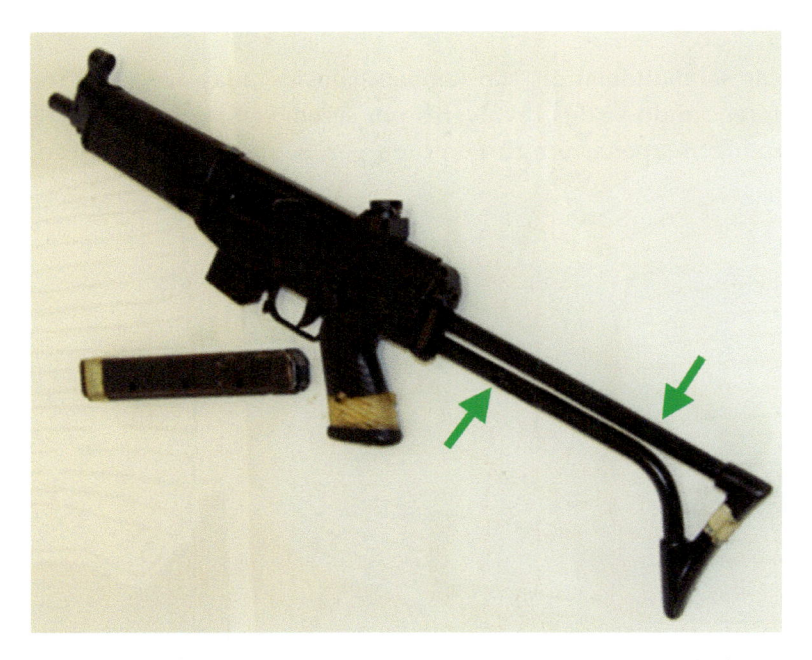

Figura 4.7 ▪ Submetralhadora FAMAE, calibre .40, marca Taurus. Esta arma possui uma rajada de 1.200 tiros por minuto (rajada livre). Outras opções de disparo são a rajada de dois disparos e a do tiro intermitente (tiro a tiro). Note a presença de coronha dobrável (seta verde). Seu carregador tem capacidade para 30 cartuchos.

Calibre

Calibre real

Corresponde à medida exata do diâmetro da alma do cano nas armas de alma lisa e a medida entre dois "cheios" opostos, nas de alma raiada. As unidades de medida variam entre os países, de acordo com o sistema adotado: será em milímetros para os que adotam o sistema francês e em polegadas para os que adotam o sistema inglês.

Calibre nominal

É designado pelos caracteres da própria munição (Figura 4.8).

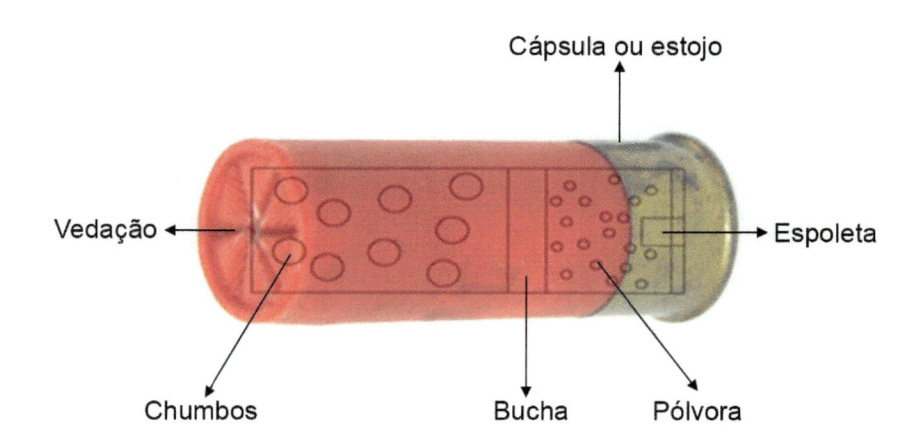

Figura 4.8 ▪ Figura ilustrativa de um cartucho e seus componentes. Nesta figura é possível ver a representação dos chumbos, da bucha, da pólvora e da espoleta, assim como sua vedação. A soma da quantidade de esferas de chumbo, capaz de formar uma libra (435,6 g), determinará o calibre nominal do projetil. Normalmente, o calibre de uma arma é designado pelo calibre nominal da própria munição.

Raias

As raias são perfurações no cano produzidas a partir de sistemas e tecnologias distintas (Figuras 4.9 e 4.10).

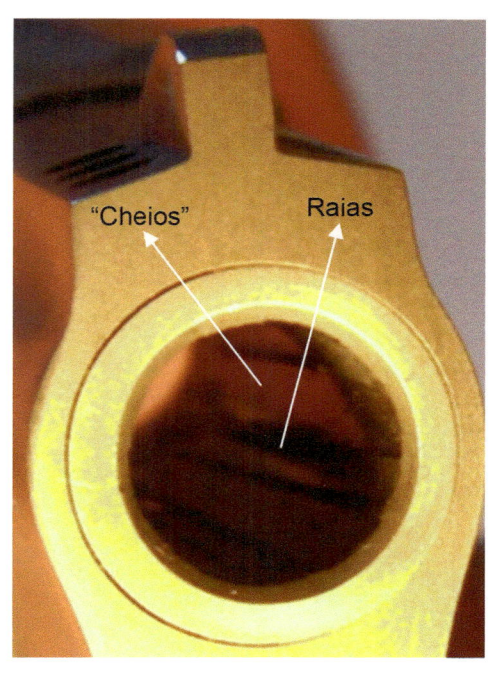

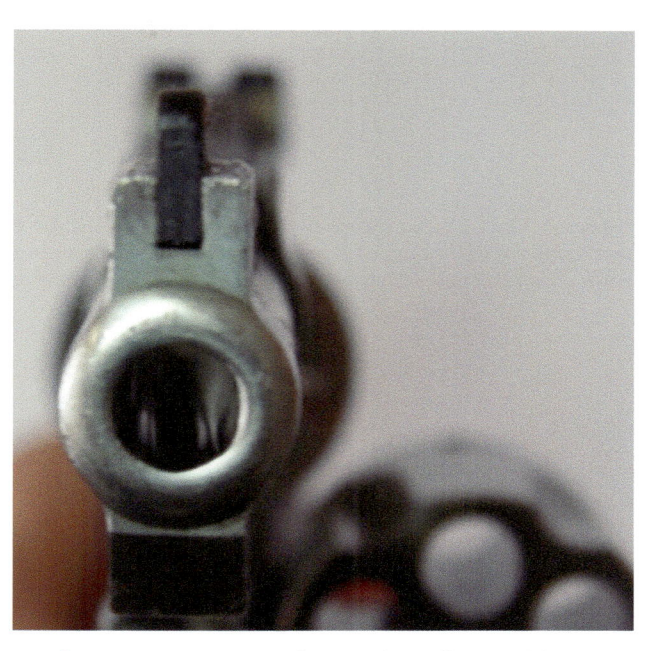

Figura 4.9 ■ As armas de alma raiada são aquelas que contêm estrias paralelas e helicoidais ao longo da parede interna do cano. Note a presença de "ranhuras" (raias) dentro do cano da arma de calibre 38. Estas podem ser produzidas por usinagem, brochamento por bilha ou forjamento a frio (martelamento). Sua profundidade varia entre os distintos fabricantes. Esta figura representa as raias do revólver da Marca Taurus Ultra-lite Titanium.

Figura 4.10 ■ Raiação do cano de revólver modelo 38.

Cartucho

O cartucho é a unidade de munição das armas de fogo de alimentação posterior (retrocarga), sendo composto por quatro elementos fundamentais: projetil, estojo, propelentes e espoleta (Figura 4.11).

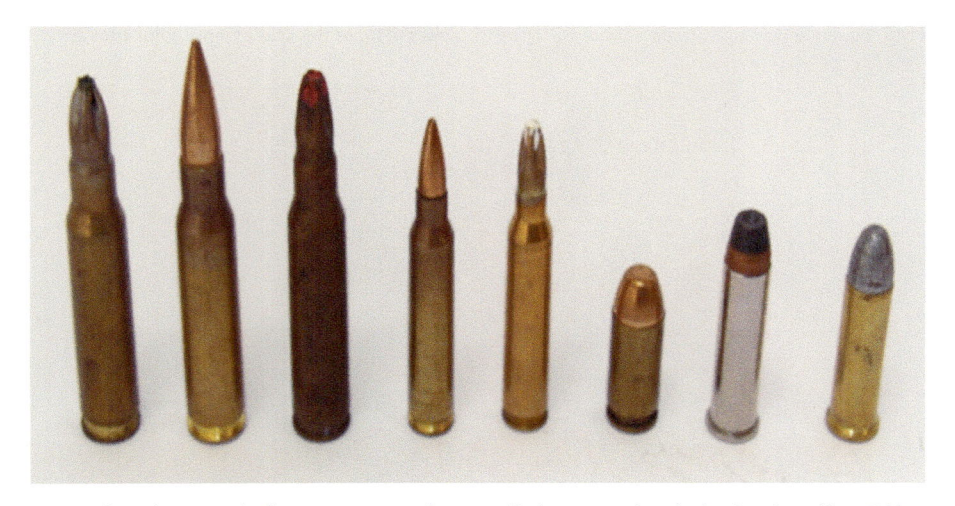

Figura 4.11 ■ Oito cartuchos de arma de fogo. Da esquerda para direita: cartucho de festim do calibre 762, cartucho 762, festim 762, cartucho 556, cartucho festim 556, cartucho calibre 40, cartucho calibre 357 e cartucho calibre 38.

Cartucho de 12 (Figuras 4.12 a 4.15)

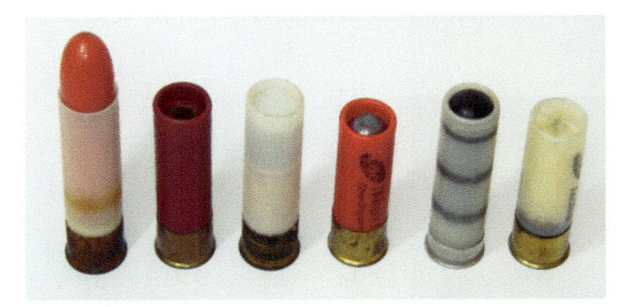

Figura 4.12 ▪ Seis cartuchos de espingarda calibre 12. Da esquerda para direita: lançador de gás lacrimogêneo, balote expansivo, cartucho antimotim com bala de borracha, balote ou *pro-sing*, cartucho antimotim com três projetis de borracha e cartucho antimotim com vários fragmentos de plásticos em seu interior.

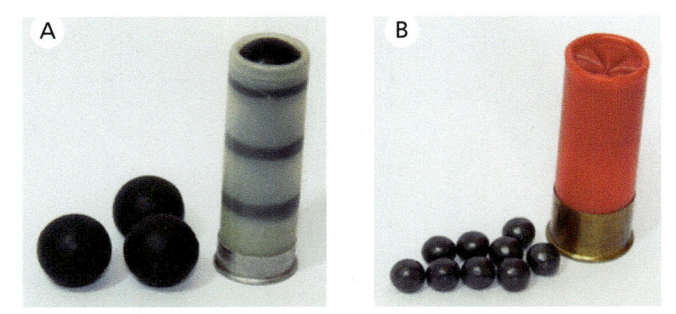

Figura 4.13 ▪ (**A**) Cartucho antimotim mostrando projetis de borracha presentes em seu interior. (**B**) Cartucho SG contendo nove esferas de chumbo em seu interior, equivalente a nove esferas do calibre 38.

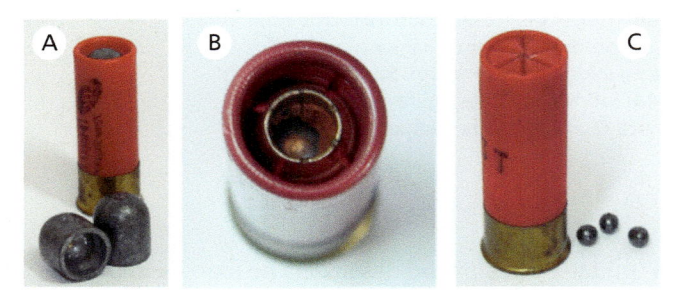

Figura 4.14 ▪ Cartuchos de espingarda calibre 12. (**A**) Balote com projetil único de chumbo em seu interior. Note as características dos dois projetis colocados propositalmente fora do cartucho. (**B**) Vista superior de um balote expansivo. (**C**) Cartucho 3T com capacidade de 36 esferas em seu interior, equivalentes à ponta do calibre 22. Note as características das três esferas colocadas externamente ao cartucho.

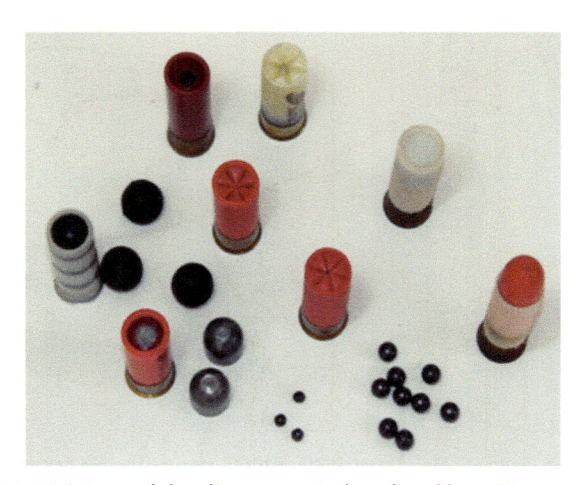

Figura 4.15 ▪ Vista geral dos diversos cartuchos de calibres 12 e seus conteúdos.

Projetil

Projetil, ou projétil, é o instrumento perfurocontundente que será lançado através do cano da arma (Figura 4.16).

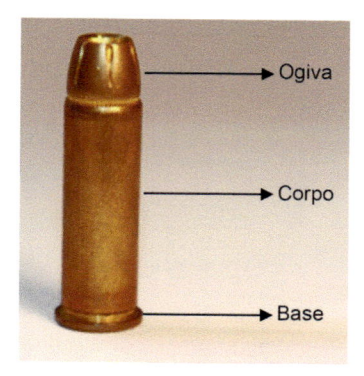

Figura 4.16 ■ Os cartuchos são confeccionados em diferentes estilos, formatos e materiais. Apresentam-se sob quatro tipos básicos: não expansivos, expansivos, fragmentáveis e parcialmente fragmentáveis. Dividem-se basicamente em base, corpo e ogiva, como mostrado na figura, representada pelo projetil único de alma raiada, encamisado e expansivo.

Outros elementos de um projetil

Culote, base e ranhuras (Figuras 4.17 e 4.18).

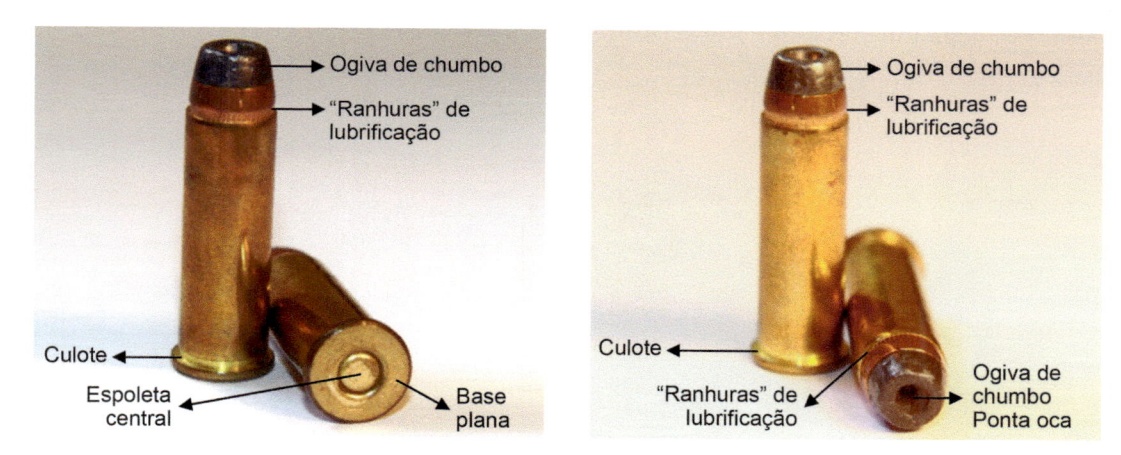

Figura 4.17 ■ Projetil de liga de chumbo, com ogiva oca e estojo de latão. Sua base é plana com presença de culote em sua extremidade distal. Ao centro da base, note a presença da espoleta. Note ainda a presença de "ranhuras" no terço superior, as quais têm a finalidade de proporcionar menor atrito e maior estabilidade, assim como melhorar sua lubrificação.

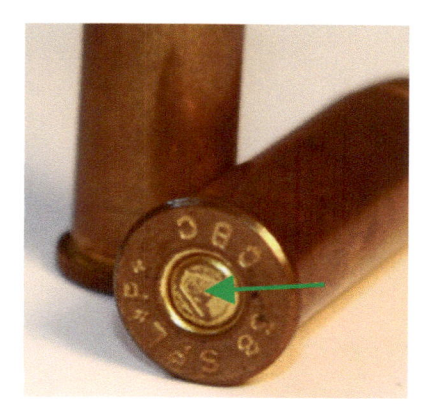

Figura 4.18 ■ Cápsula de projetil de arma de fogo de base plana. Note a marca impressa em sua base (CBC 38 SPL +P+), assim como uma espoleta em posição central, indicada pela seta verde. Esta munição necessita maior quantidade de pólvora (+P+).

Ogiva

A ogiva consiste na parte externa ao estojo (ponta – Figura 4.19).

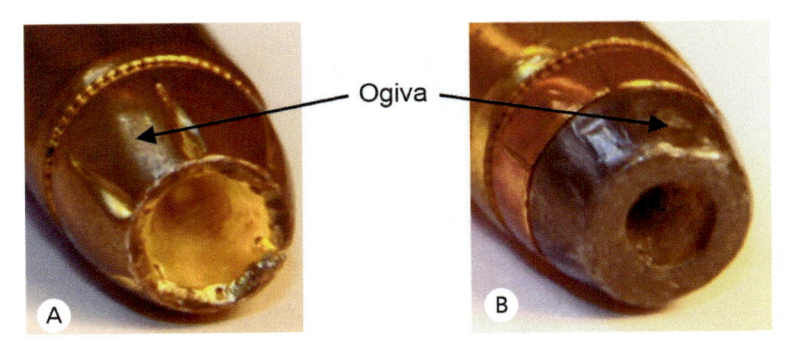

Figura 4.19 ■ Os projetis podem apresentar-se de distintas formas (ogival, ogival de ponta plana, ogival de ponta oca, ogival truncado, ogival de canto vivo) tamanhos e funções. Projetis encamisados ou jaquetados são aqueles que contêm um núcleo totalmente envolto por uma "camisa" que pode ser de aço, cobre, zinco, níquel, estanho ou suas combinações (**A**). Já os projetis semiencamisados são aqueles em que a "camisa" cobre parcialmente sua ogiva (**B**).

Balins

Os cartuchos de arma de alma lisa são carregados de esferas cilíndricas de tamanho e massa variável, denominadas *balins* (Figura 4.20).

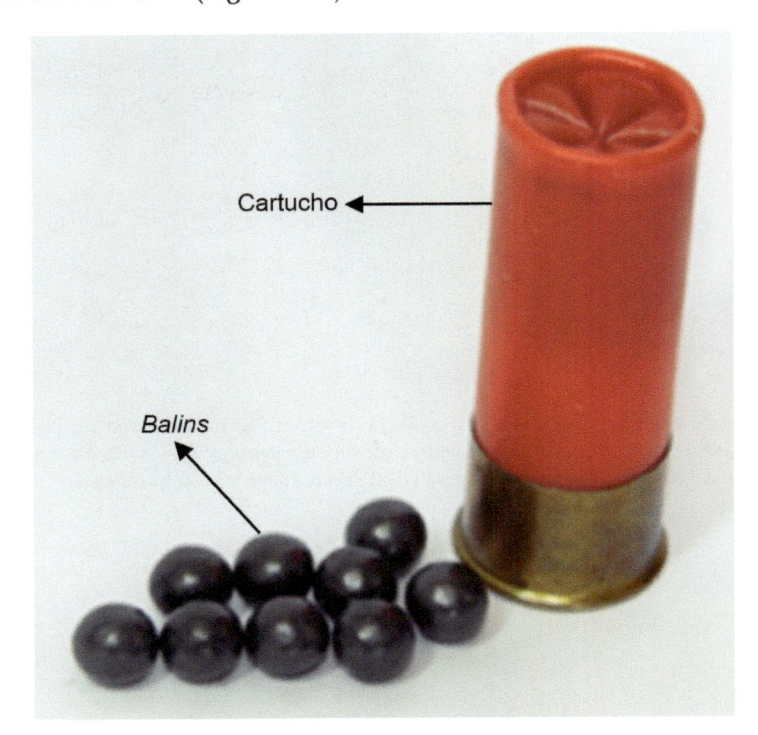

Figura 4.20 ■ Cartucho de alma lisa, calibre 12, com *balins* ao redor. O cartucho de armas de alma lisa contêm em seu interior, além dos *balins*, pólvora, chumbo, buchas e discos que completam suas estruturas.

Particularidades dos disparos de arma de fogo: suas distâncias e seus efeitos

1. **Efeitos primários:** são aqueles causados pela ação direta do projetil no alvo.
2. **Efeitos secundários:** são aqueles resultantes das ações dos gases, resíduos da pólvora incombusta e fragmentos sólidos, nos tiros encostados ou a curta distância. Esses elementos são capazes de produzir três zonas distintas, a saber: zona de queimadura, de esfumaçamento e de tatuagem (Figura 4.21).

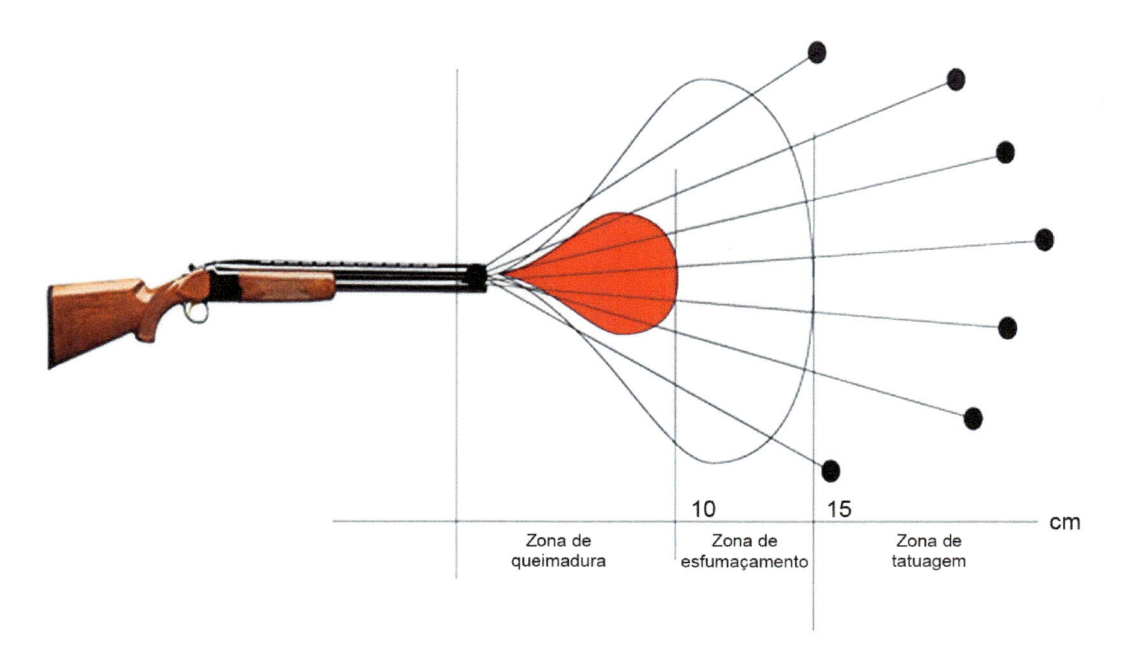

Figura 4.21 ■ De acordo com os efeitos secundários encontrados no corpo, consegue-se estimar a qual distância se encontrava a vítima da arma.

MORFOLOGIA DAS FERIDAS POR ARMAS DE FOGO
Efeitos primários
Orifícios de entrada

Em geral, os orifícios de entrada são únicos. No entanto, em casos excepcionais, o mesmo projetil poderá ocasionar outro ou mais orifícios. Sua forma admite variações dependentes de três fatores distintos: distância da arma até o alvo (encostado, a curta distância ou distante), as particularidades do projetil (formato, composição, velocidade, inclinação que atinge o alvo) e a estrutura do alvo atingido (elasticidade, presença de plano ósseo), como mostrado na Figura 4.22A a D.

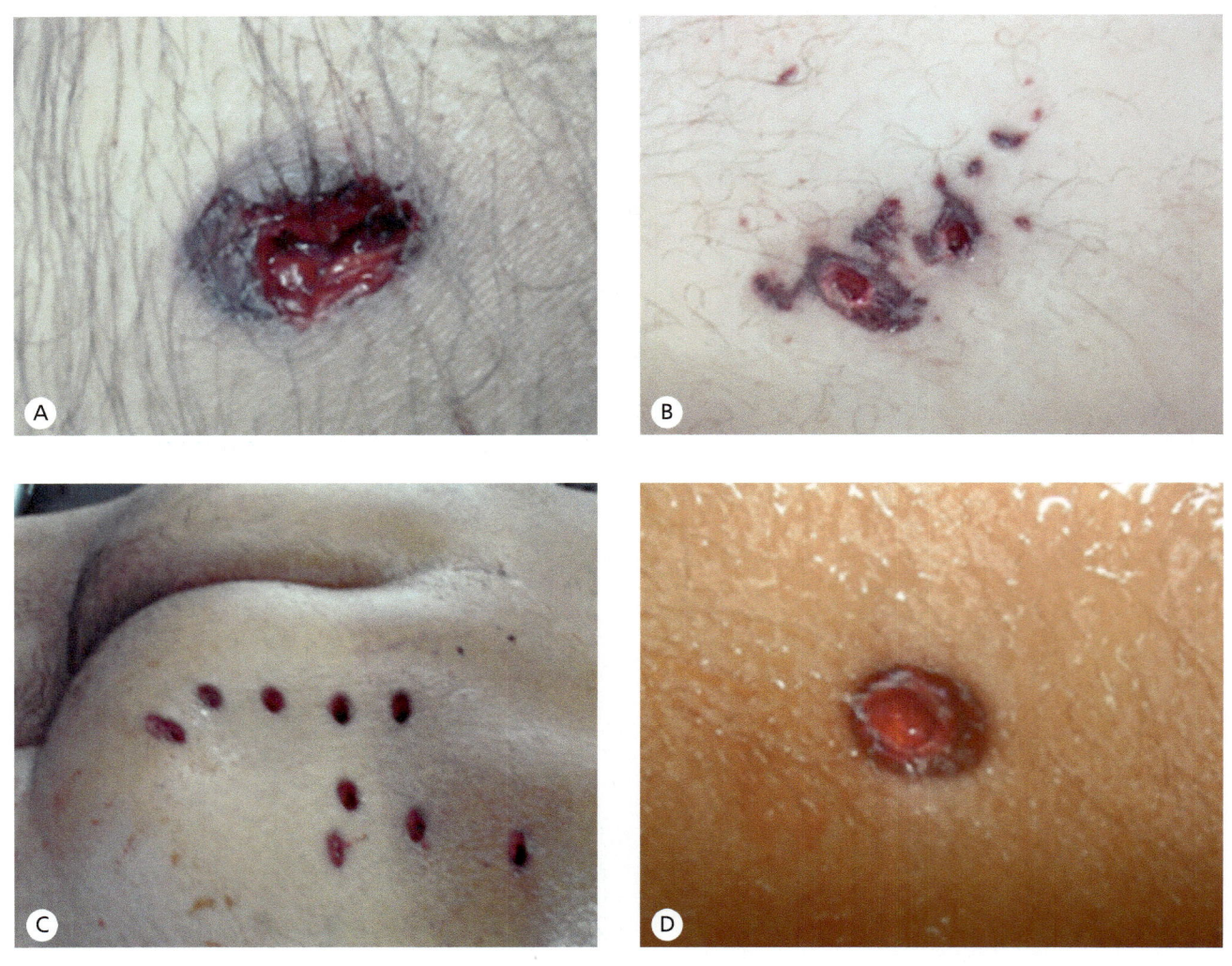

Figura 4.22 ■ Os orifícios poderão apresentar-se de formas variadas, de acordo com as variantes citadas anteriormente. Em (**A**) orifício de formato "amorfo", maior do que o projetil incidente, sugerindo um projetil de maior energia cinética. Em (**B**) dois orifícios distintos provocados pelo mesmo projetil. Esse fenômeno ocorre comumente com os projetis que se fragmentam antes de tocarem o alvo final. Em (**C**) presença de nove orifícios de entrada em uma mesma região, com características semelhantes, o que sugere uma mesma arma e um mesmo agressor. Em (**D**) orifício de entrada arredondado ou anular, sugerindo a incidência (perpendicular) do contato do projetil com o corpo periciado.

Orla de contusão e enxugo

Orla de contusão

Área milimétrica que circunda o orifício de entrada, causada pela passagem do projetil no tecido, em movimento rotatório. São concêntricas ou circulares, nos tiros perpendiculares, e ovaladas ou fusiformes nos projetis de impacto oblíquo.

Orla de enxugo

Quando presentes, as orlas de enxugo são exclusivas dos orifícios de entrada. Geralmente de coloração enegrecida, são produzidas pelo projetil, que "enxuga" seus resíduos (pólvora, graxa, sarro da arma, vestes etc.) durante sua passagem pelo tecido (Figuras 4.23 a 4.26).

Outros exemplos de orlas de escoriação e enxugo são mostrados nas Figuras 4.27 a 4.31.

As características da orla de escoriação, assim como da orla de contusão, podem determinar o sentido do projetil dentro dos tecidos, como representado pelas Figuras 4.32 a 4.46.

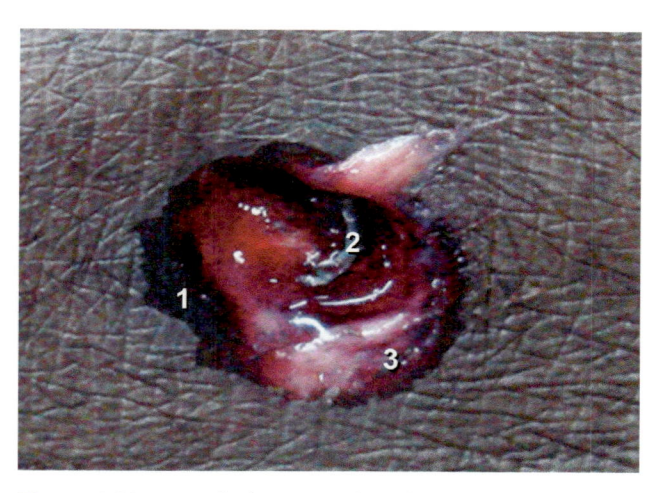

Figura 4.23 ■ A orla de enxugo é também um elemento constante que acompanha o orifício de entrada. Geralmente apresenta coloração escura, uma vez que o projetil, ao ultrapassar a barreira do alvo, "limpa" as impurezas trazidas do cano da arma (graxa, resíduos de pólvora, fragmentos etc.). Tem característica concêntrica no tiro perpendicular e ovalada nos tiros oblíquos. 1. Orla de contusão; 2. fragmento metálico e 3. orla de enxugo.

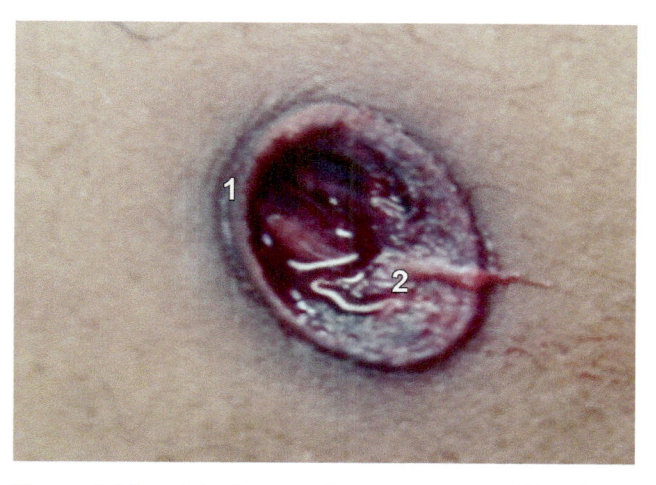

Figura 4.24 ■ Orla de contusão e enxugo em orifício de entrada de formato ovalar. 1. Orla de contusão e 2. orla de escoriação.

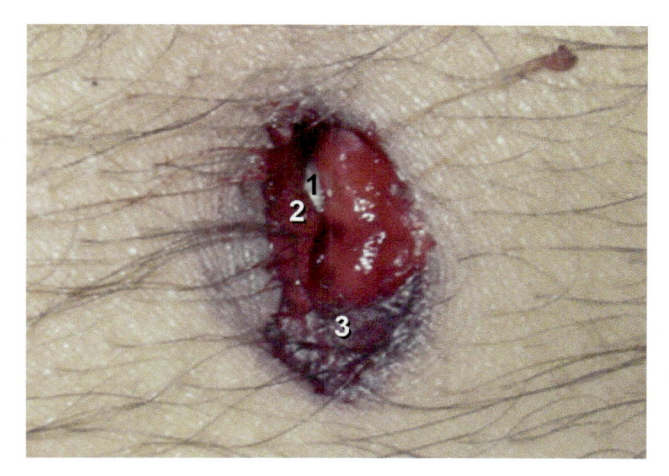

Figura 4.25 ■ Orla de contusão mais pronunciada em porção inferior, sugerindo entrada oblíqua. 1. Fragmento metálico; 2. orla de escoriação e 3. orla de contusão.

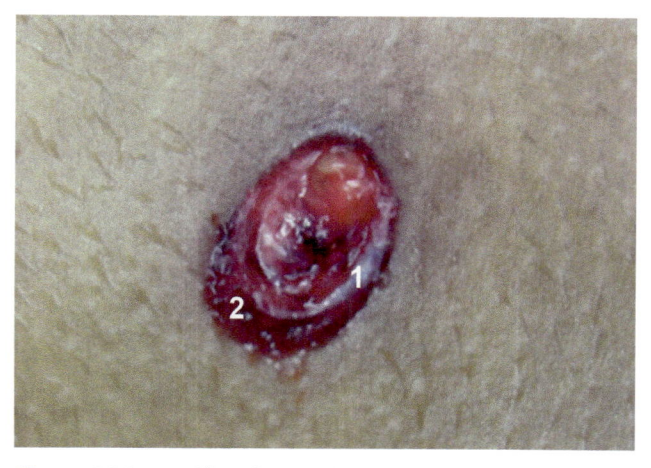

Figura 4.26 ■ Orifício de entrada ovalar com suas orlas de contusão e enxugo bem diferenciadas. 1. Orla de escoriação e 2. orla de contusão.

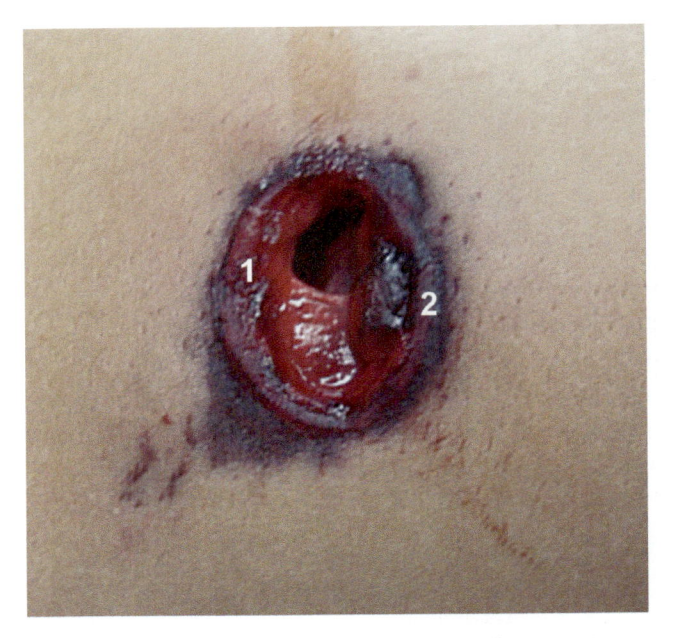

Figura 4.27 ▪ 1. Orla de enxugo e 2. orla de contusão.

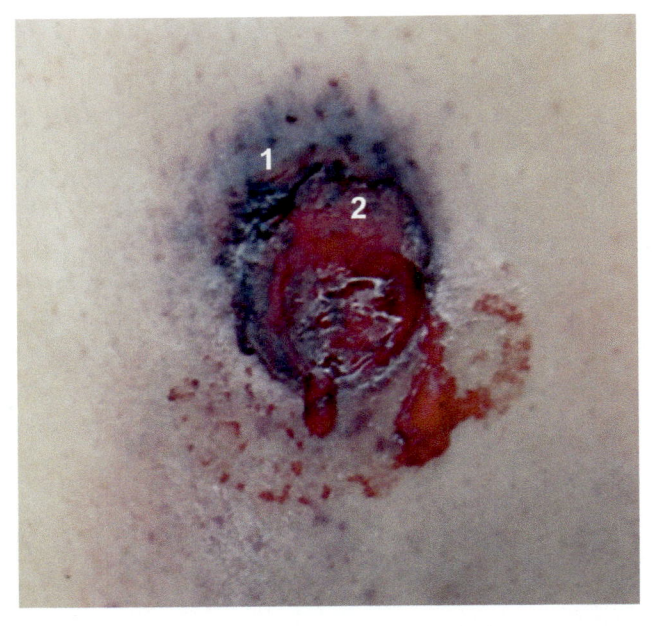

Figura 4.28 ▪ 1. Orla de contusão e 2. orla de escoriação.

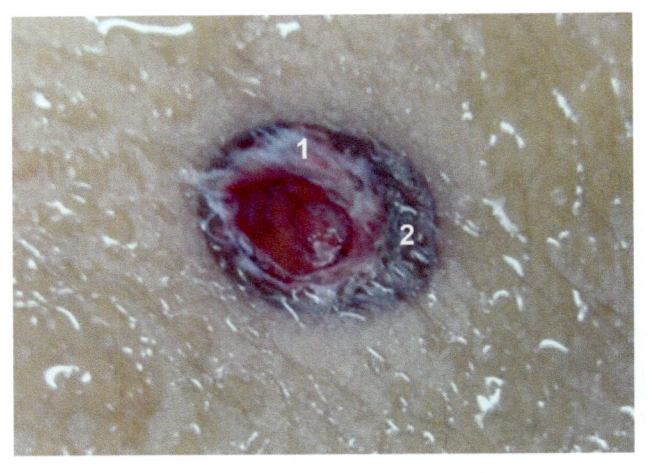

Figura 4.29 ▪ 1. Orla de enxugo e 2. orla de contusão.

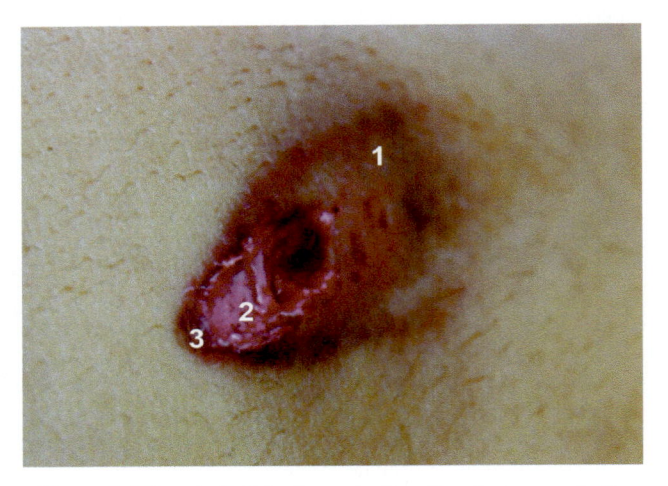

Figura 4.30 ▪ 1, 2. Orla de contusão e 3. orla de escoriação.

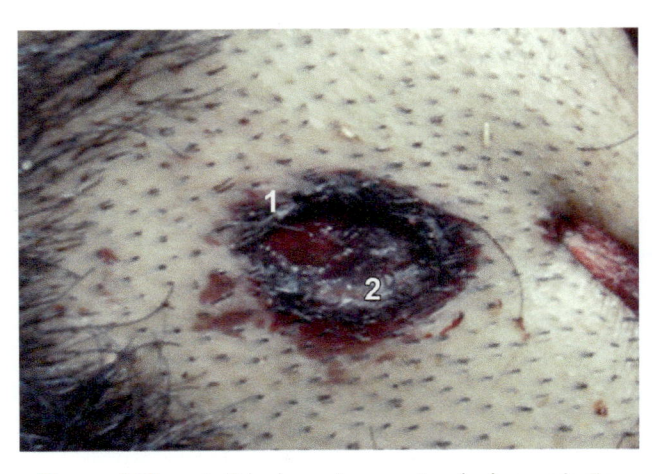

Figura 4.31 ▪ 1. Orla de equimose e 2. orla de escoriação.

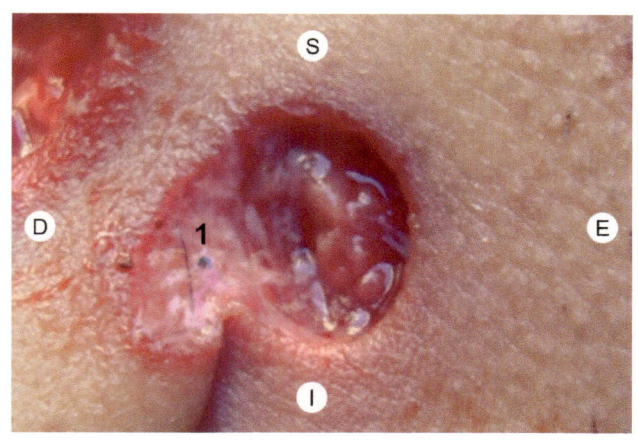

Figura 4.32 ■ Sentido do trajeto do projetil: da direita para esquerda e ligeiramente de inferior para superior. S. superior; I. inferior; D. direita; E. esquerda e 1. orla de escoriação.

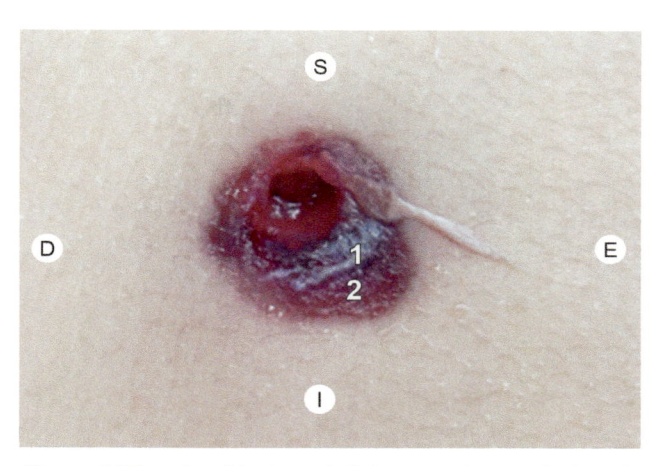

Figura 4.33 ■ Sentido do projetil da esquerda para direita e de inferior para superior. S. superior; I. inferior; D. direita; E. esquerda; 1. orla de escoriação e 2. orla de contusão.

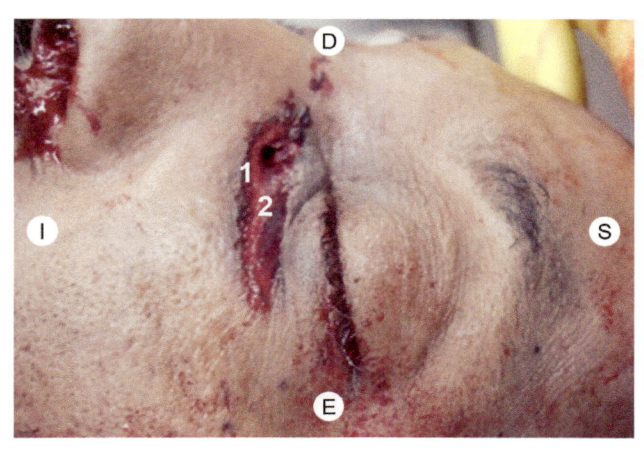

Figura 4.34 ■ Sentido: ligeiramente da esquerda para direita e ligeiramente de ascendente (inferior para superior). S. superior; I. inferior; D. direita; E. esquerda; 1. orla de contusão e 2. orla de escoriação.

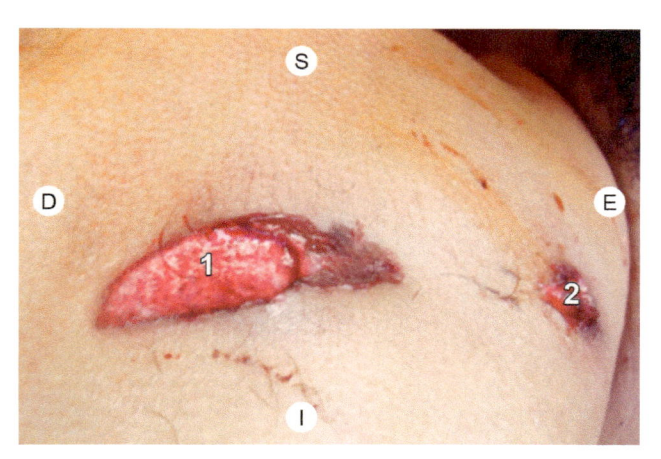

Figura 4.35 ■ Sentido: da direita para esquerda e ligeiramente de inferior para superior. S. superior; I. inferior; D. direita; E. esquerda; 1. orla de escoriação e 2. orla de contusão.

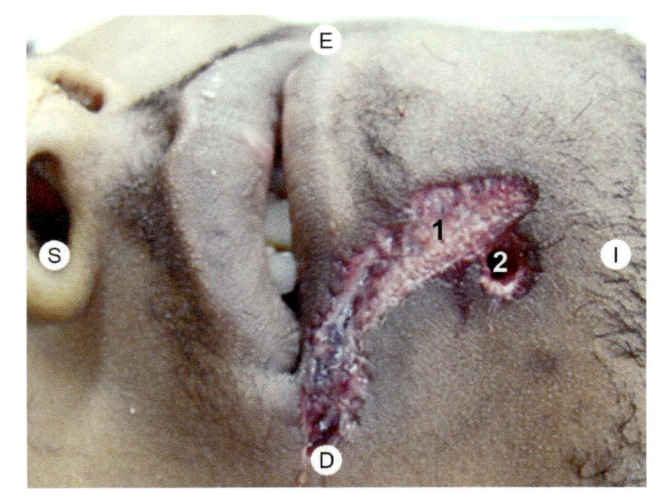

Figura 4.36 ■ Sentido: da esquerda para direita e de inferior para superior. Note a presença de outro orifício de entrada, distinto do orifício ocasionado pela escoriação em destaque. S. superior; I. inferior; D. direita; E. esquerda; 1. orla de escoriação e 2. orifício de entrada.

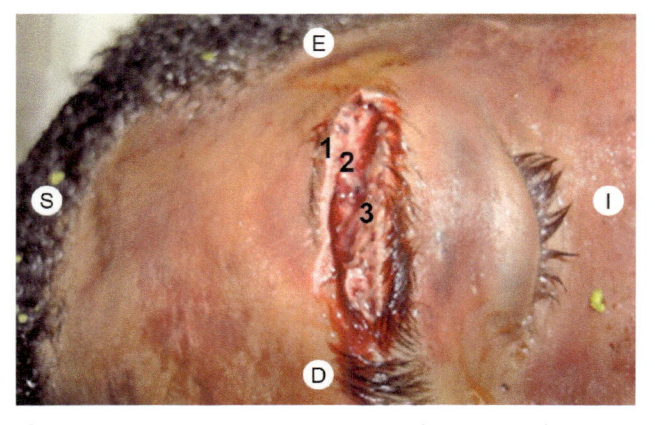

Figura 4.37 ■ Sentido: a escoriação se deu em um plano mais profundo em razão da dobra de pele na sombrancelha. O sentido percorrido foi da esquerda para direita e ligeiramente descendente (superior para inferior). Note a discreta área de contusão e áreas de enxugo provocadas pela passagem do projetil. S. superior; I. inferior; D. direita; E. esquerda; 1. orla de contusão; 2. orla de enxugo e 3. orla de escoriação.

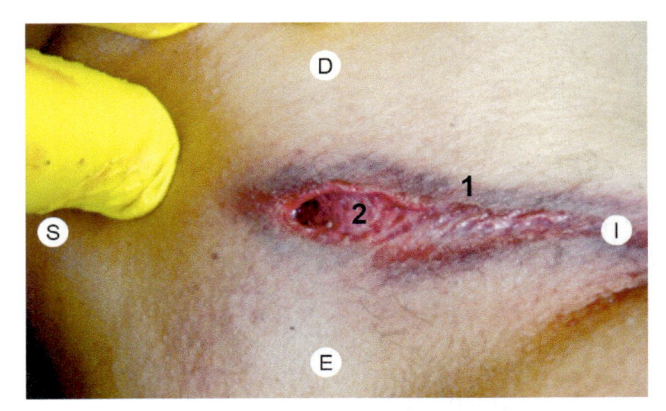

Figura 4.38   Sentido: de inferior para superior e ligeiramente da esquerda para direita. S. superior; I. inferior; D. direita; E. esquerda; 1. orla de contusão e 2. orla de escoriação.

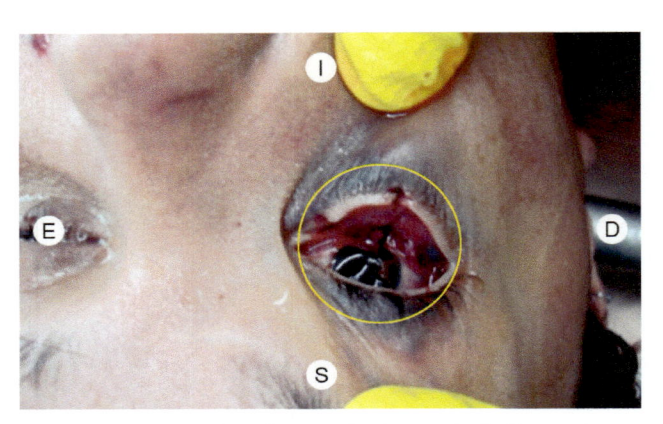

Figura 4.39   Orifício de entrada dentro do bulbo ocular esquerdo (círculo amarelo). Ausência de sinais macroscópicos sugestivos de áreas de contusão e enxugo, sugerindo um sentido perpendicular do projetil contra o corpo. S. superior; I. inferior; D. direita; E. esquerda.

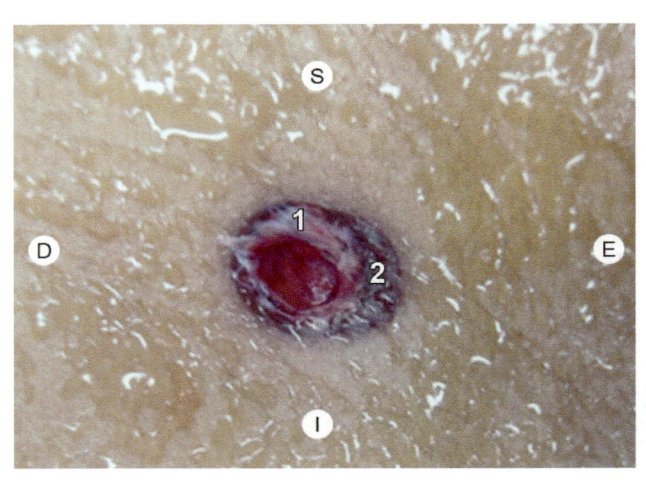

Figura 4.40   Sentido: da esquerda para direita e ligeiramente de inferior para superior. S. superior; I. inferior; D. direita; E. esquerda; 1. orla de escoriação e 2. orla de contusão.

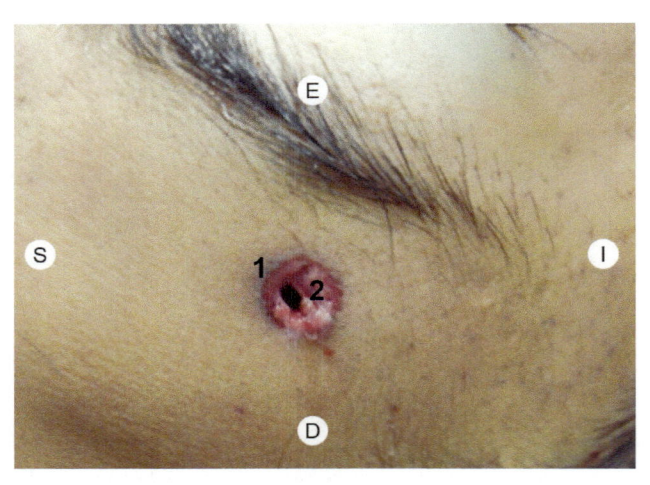

Figura 4.41   Sentido: da direita para esquerda e ligeiramente de inferior para superior. S. superior; I. inferior; D. direita; E. esquerda; 1. orla de contusão e 2. orla de escoriação.

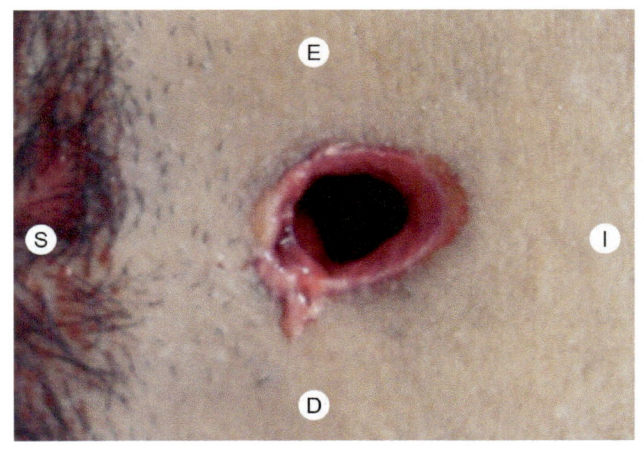

Figura 4.42   Orifício circular e de orlas simétricas, dando o sentido perpendicular do projetil ao corpo do periciado. S. superior; I. inferior; D. direita; E. esquerda.

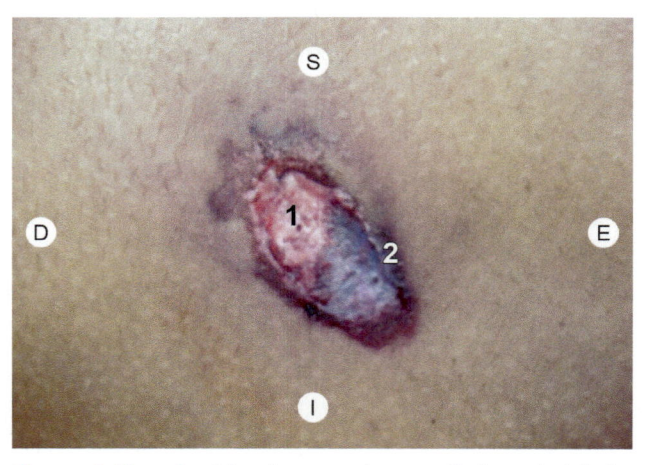

Figura 4.43   Sentido: da esquerda para direita e de inferior para superior. S. superior; I. inferior; D. direita; E. esquerda; 1. orla de contusão e 2. orla de escoriação.

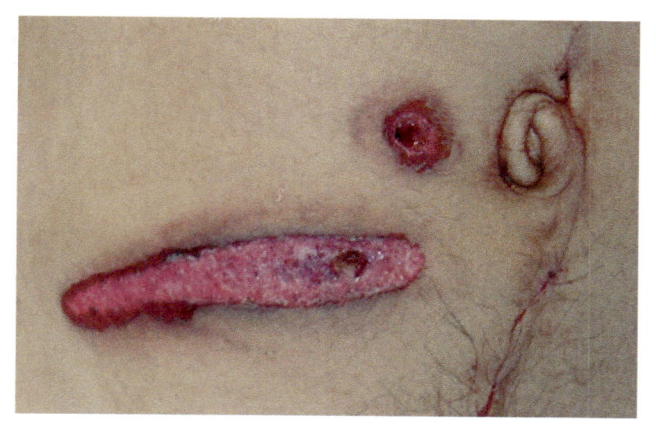

Figura 4.44 ◼ Ferida perfurocontusa de entrada de projetil de arma de fogo (lesão superior) e lesão tangencial ("tiro de raspão" – lesão inferior). Ambos os trajetos foram de anterior para posterior, de superior para inferior e da esquerda para a direita. A foto foi obtida no pós-operatório imediato da cirurgia realizada neste paciente.

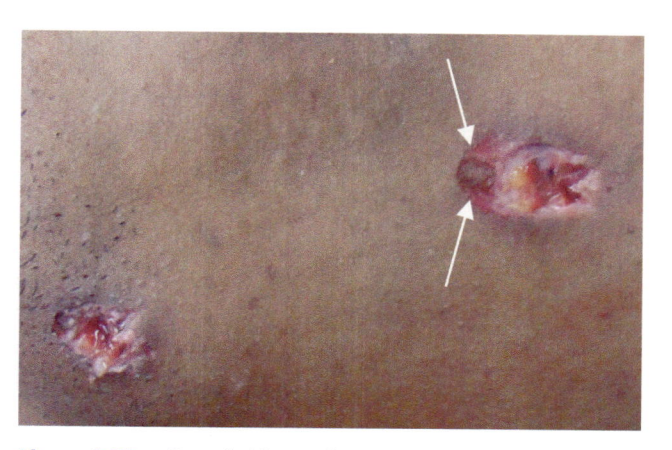

Figura 4.46 ◼ Duas feridas perfurocontusas de entradas de projetis de arma de fogo, localizadas à esquerda da face de vítima de homicídio. O contato do projetil que determinou a lesão da esquerda foi mais perpendicular em relação à superfície corporal do que o projetil que determinou a lesão à direita. As setas brancas indicam prolongamentos da orla de escoriação em formato de "garra", elemento indicativo de lesões de entrada.

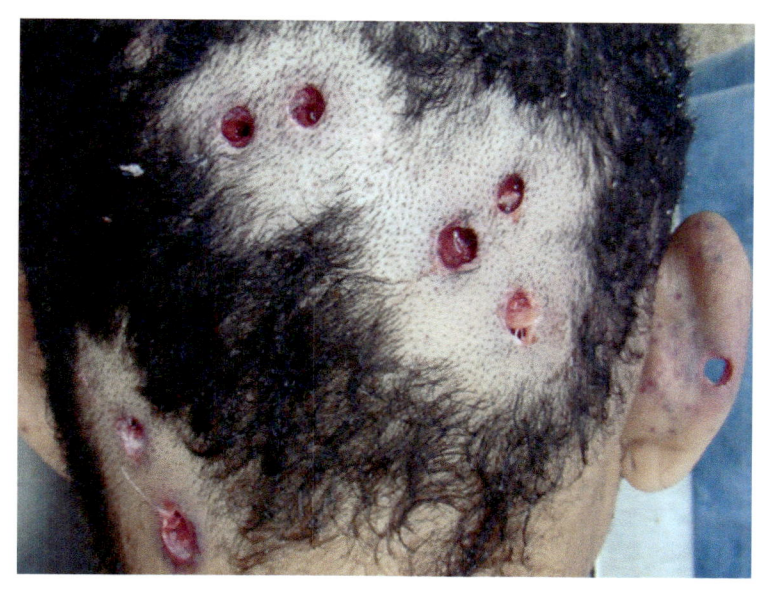

Figura 4.45 ◼ Oito feridas perfurocontusas de entradas de projetis de arma de fogo, localizadas na região posterior da cabeça de vítima de homicídio. Ao redor da lesão na orelha direita há uma orla de tatuagem, elemento indicativo de disparo a curta distância. Estas lesões foram causadas por projetis de pistola calibre 7,65 mm Browning.

Efeitos secundários

Os efeitos secundários estão diretamente relacionados com o orifício de entrada e são capazes de produzir três zonas distintas, a saber: de esfumaçamento, de queimadura e de tatuagem.

Zona de esfumaçamento

A zona de esfumaçamento é formada pela combustão da pólvora que atinge o alvo, nos tiros próximos, podendo recobrir e ultrapassar a zona de tatuagem (Figura 4.47A a E).

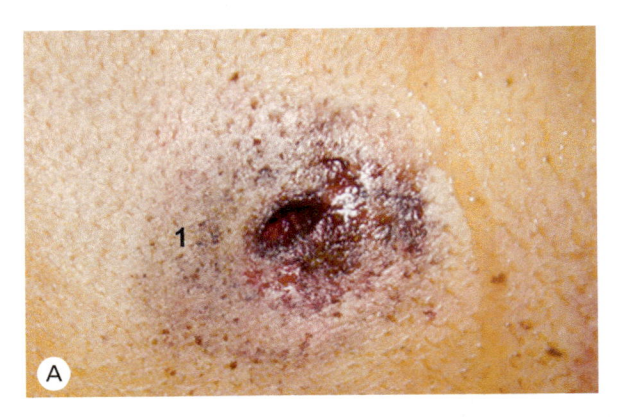

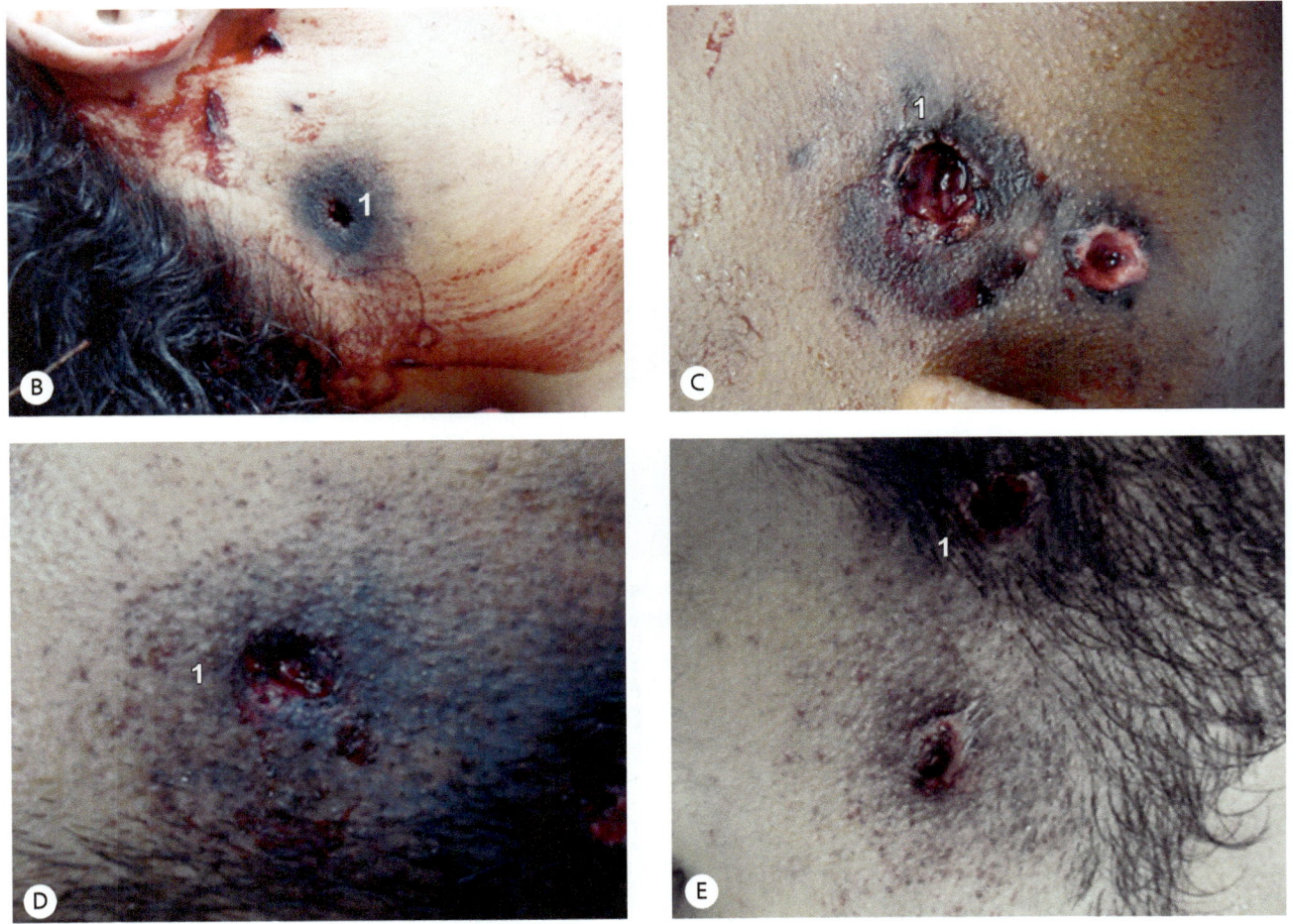

Figura 4.47 ▪ (**A**) Orifício de entrada elíptico, rodeado de duas zonas distintas: esfumaçamento e queimadura. A zona de queimadura tem valor criminalístico (investigativo) na tentativa de dimensionar a distância do tiro, formar sua inclinação e indicar o atirador mediante pesquisa de resquícios de pólvora na mão do suspeito (*luva de parafina*). Ao contrário da zona de tatuagem, esta pode ser removida após lavagem local. Exemplos de zona de esfumaçamentos típicas (A-1, B-1, C-1, D-1, E-1).

Zona de tatuagem

Resulta da incrustação no alvo de pólvora incombusta e pequenos fragmentos que se desprendem do projetil. A quantidade de pólvora que atingirá os tecidos dependerá da distância pela qual será efetuado o disparo (Figuras 4.48 e 4.49).

Ao contrário da zona de esfumaçamento, a zona de tatuagem, uma vez presente, não mais será removida, mesmo com lavagens vigorosas. Os fragmentos podem atingir o alvo a uma distancia de até 1 m; porém, após aproximadamente 50 cm, diminuem gradativamente sua força para penetração. Seu formato e extensão dependem do tipo de pólvora, do ar do ambiente e da direção do tiro. Podem ser circulares e/ou uniformes, nos tiros perpendiculares, ou oblíquos, nos tiros inclinados. Sua intensidade estará voltada para o ângulo de maior inclinação do tiro e vice-versa (Figuras 4.50 a 4.59).

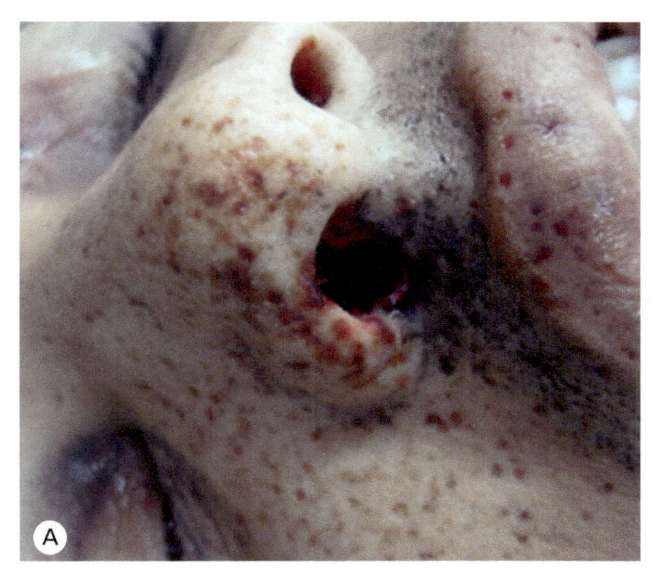
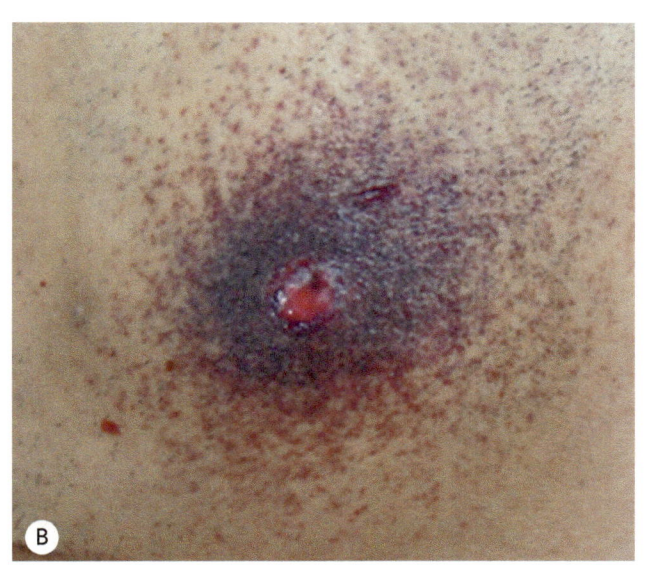

Figura 4.48 ▪ **(A)** Orifício de entrada dentro da narina direita rodeada de zona de tatuagem que acomete narina e dorso nasal e região perioral. **(B)** Outro exemplo de zona de tatuagem.

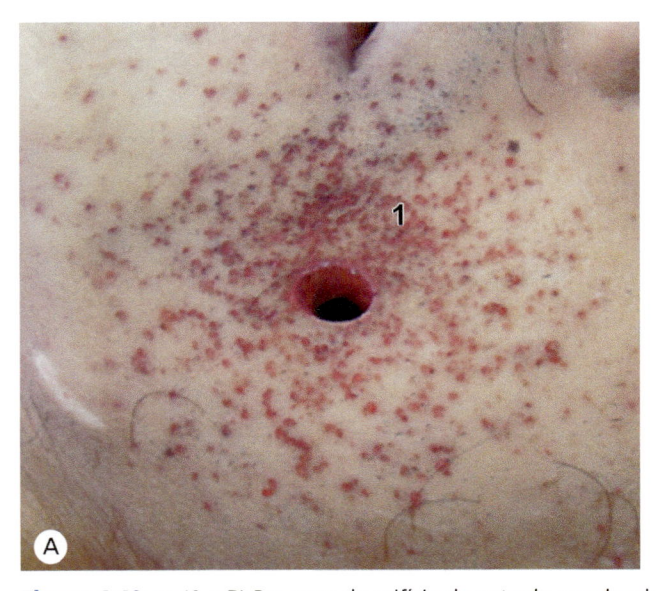
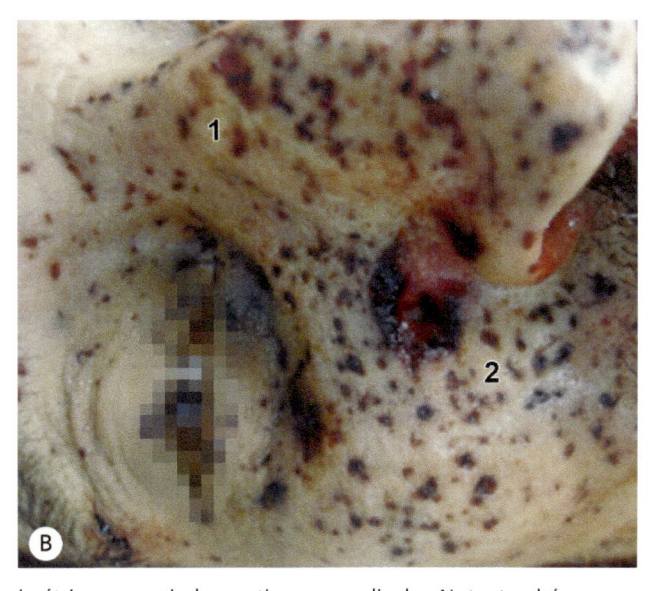

Figura 4.49 ▪ **(A e B)** Presença de orifício de entrada com bordas simétricas, sugerindo um tiro perpendicular. Note, também, zona de tatuagem com impregnação simétrica, de pólvora, ao redor da entrada.

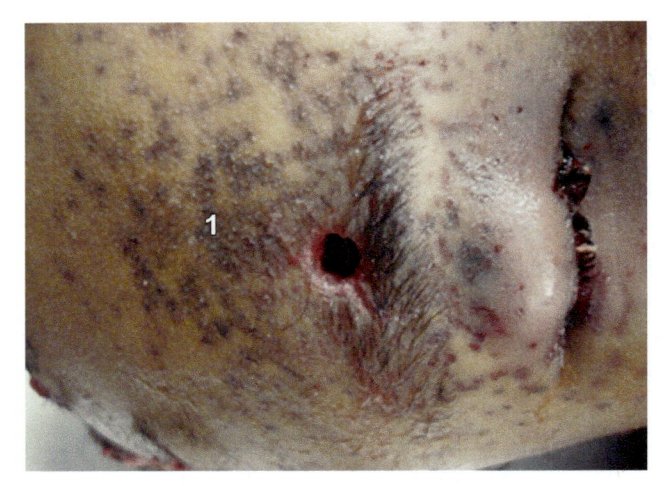

Figura 4.50 ▪ Orifício de entrada em região frontal à direita, de formato circular, determinando um tiro de sentido perpendicular, com grande zona de tatuagem perilesional, resultado da incrustação da pólvora incombusta na epiderme do "alvo". Sua presença sugere uma distância variável entre 50 cm e 1 m. 1. Zona de tatuagem.

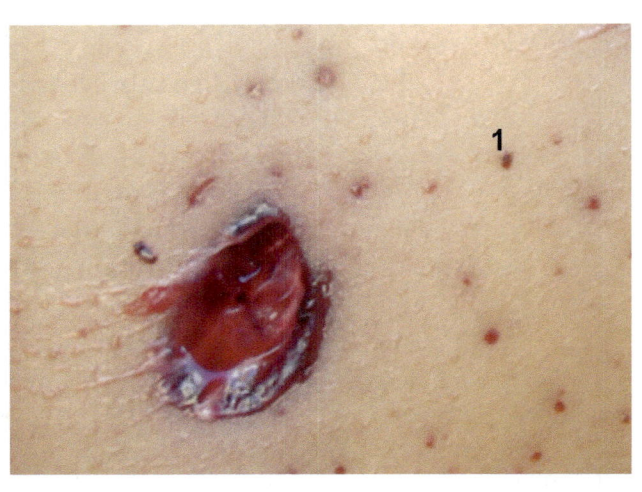

Figura 4.51 ▪ Orifício de entrada, ovalado, com discreta zona de tatuagem perilesional. 1. Zona de tatuagem.

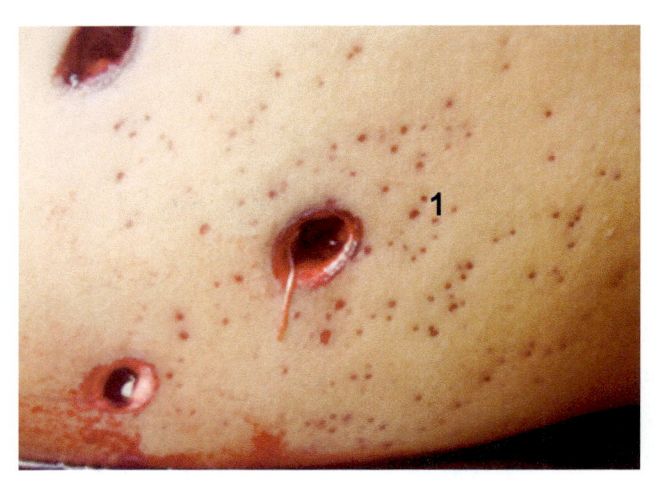

Figura 4.52 ▪ Três orifícios de entrada, com zona de tatuagem mais expressiva no orifício central, sugerindo ter sido este resultado do disparo o de maior proximidade com o corpo. 1. Zona de tatuagem.

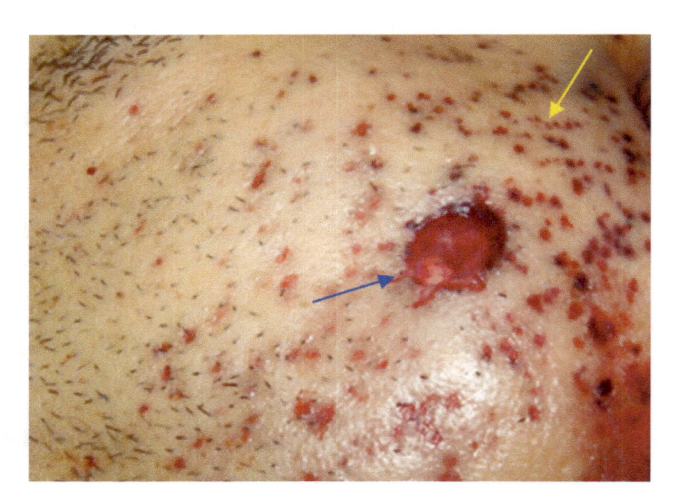

Figura 4.53 ▪ Orifício de entrada à direita (seta azul), com zona de contusão mais expressiva na parte superior da foto (seta amarela), sugerindo o local de maior proximidade da arma com o corpo.

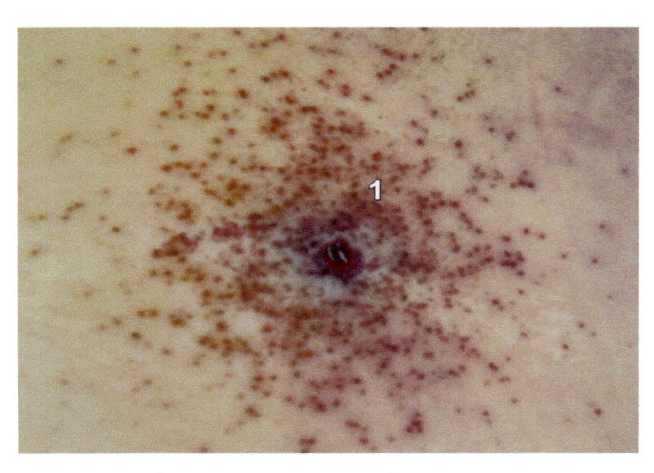

Figura 4.54 ▪ 1. Zona de tatuagem.

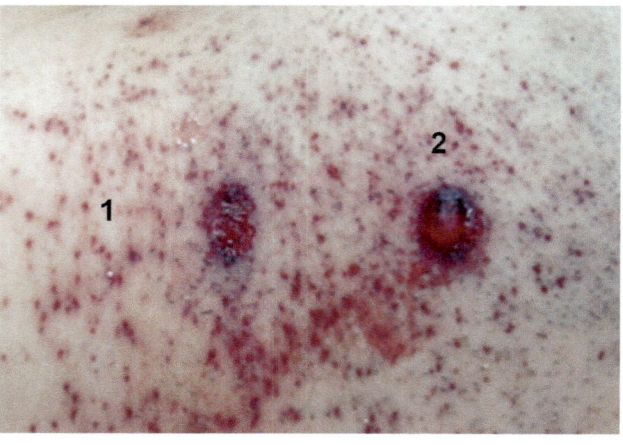

Figura 4.55 ▪ 1 e 2. Zonas de tatuagem que se "somam".

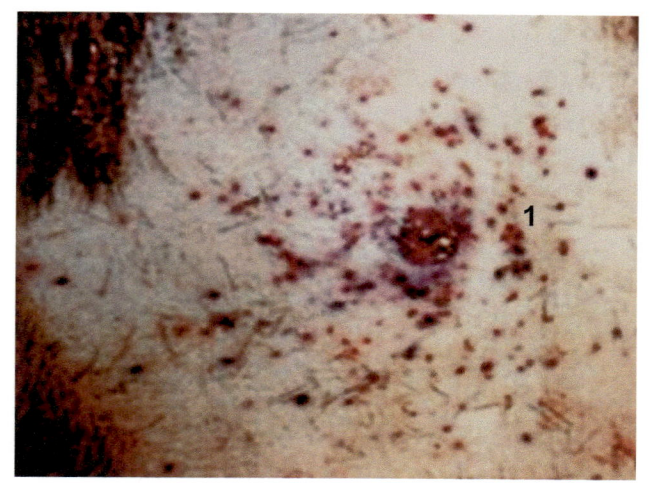

Figura 4.56 ■ 1. Zona de tatuagem na frente.

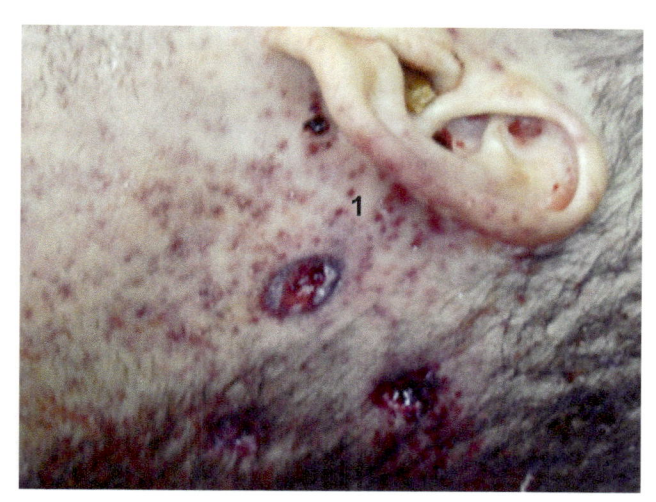

Figura 4.57 ■ 1. Zona de tatuagem retroauricular.

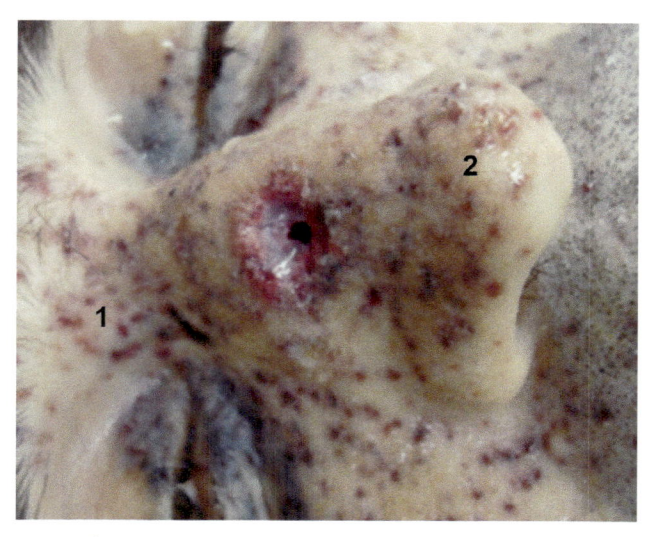

Figura 4.58 ■ 1 e 2. Zonas de tatuagens na face.

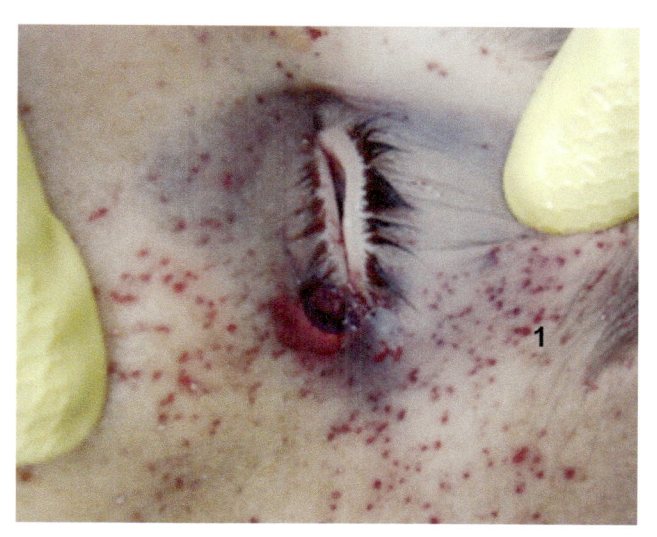

Figura 4.59 ■ 1. Zona de tatuagem periorbital.

DETERMINAÇÃO DA DISTÂNCIA DO TIRO

O cálculo para determinação da distância do tiro baseia-se na presença ou ausência dos efeitos primários e secundários dos tiros, citados anteriormente. A avaliação dos resíduos no alvo é capaz de determinar, além da distância, o tipo de orifício (entrada e saída) e sua direção, trajeto e trajetória. Os tiros podem ser divididos em: encostados, a curta distância e distantes.

Tiros encostados

Caracteriza-se pela boca do cano apoiada no alvo, possibilitando ação não só do projetil, mas também de todos os elementos que saem da boca do cano após o disparo (Figuras 4.60 a 4.63).

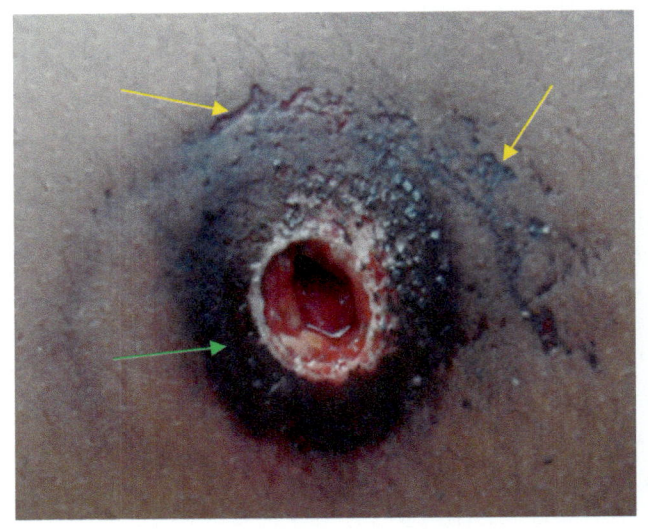

Figura 4.60 ▪ Tiro encostado em flanco direito de periciado melanoderma, com 23 anos de idade. Note a presença de áreas enegrecidas ao redor do orifício de entrada (seta verde) e escoriações causadas pela ação dos gases sobre os tecidos (setas amarelas).

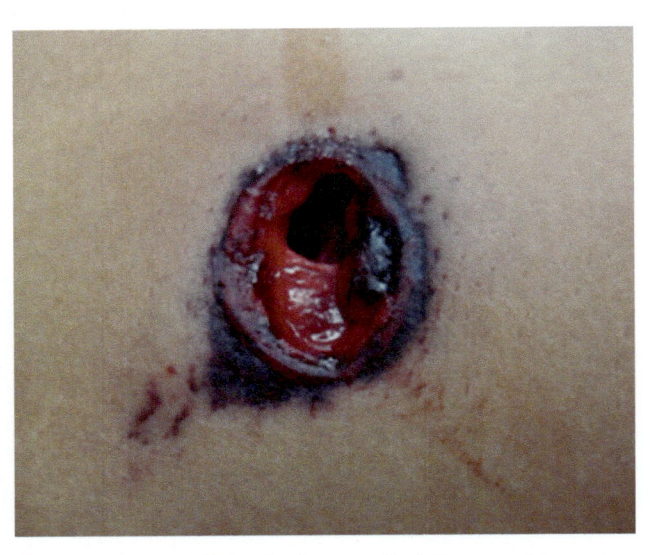

Figura 4.61 ▪ Orifício circular com "halo" enegrecido contornando toda a sua circunferência, proveniente da ação física do disparo.

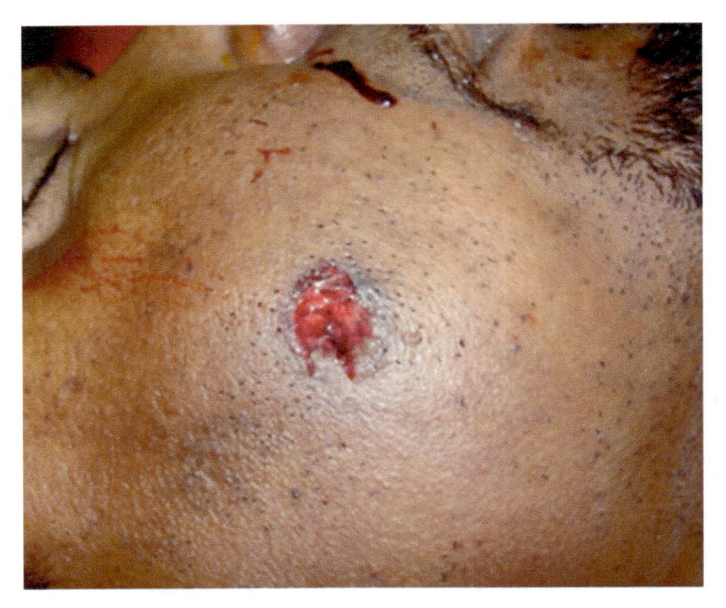

Figura 4.62 ▪ Tiro encostado na região bucinadora direita. Note a presença de um orifício amplo e irregular. Nestes tipos de disparos, o orifício será, na maioria das vezes, maior do que o diâmetro do projetil.

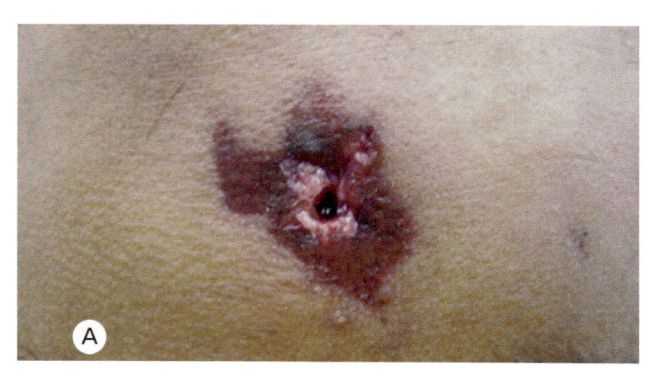 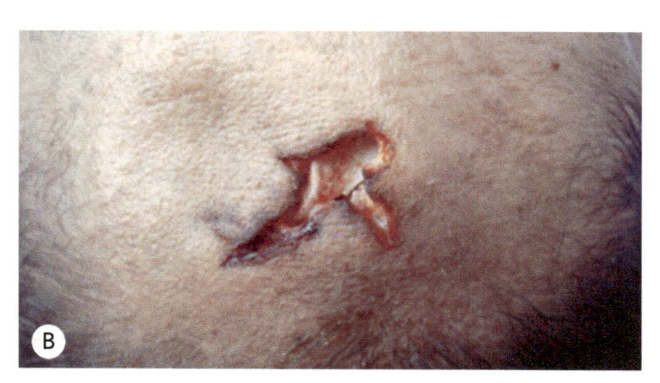

Figura 4.63 ■ Concomitantemente ao orifício de entrada, em função da ação dos gases, haverá prolongamento de forma raiada (**A** e **B**), classificando a lesão como *lesão de mina de Hofmann.* Deve ser lembrado, ainda, que os gases percorrem o túnel formado pelo projetil, deixando as bordas da lesão violentamente afastadas e queimadas. O retorno dos efeitos dos gases superaquecidos após encontrar obstáculo rígido, como uma estrutura óssea, por exemplo, fará com que as bordas da ferida se evertam, dando à lesão um "aspecto" de orifício de saída.

Tiros encostados de projetis de alta energia

Os projetis de alta energia podem fugir à regra, em virtude da intensa transferência de energia que ocorre. As cavidades, temporárias e permanentes, serão sempre significativas (Figuras 4.64 a 4.66).

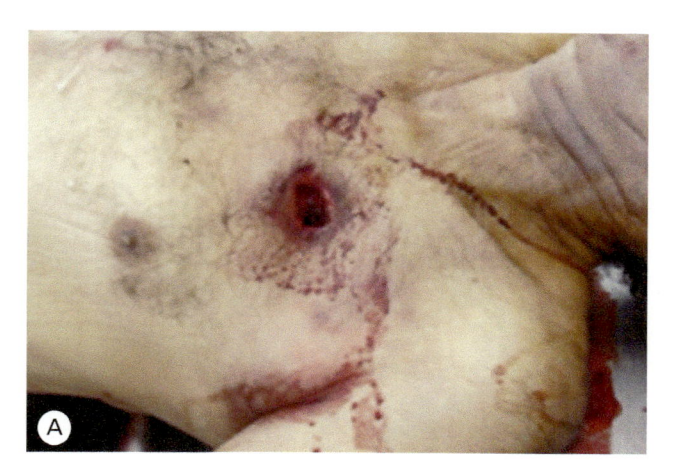 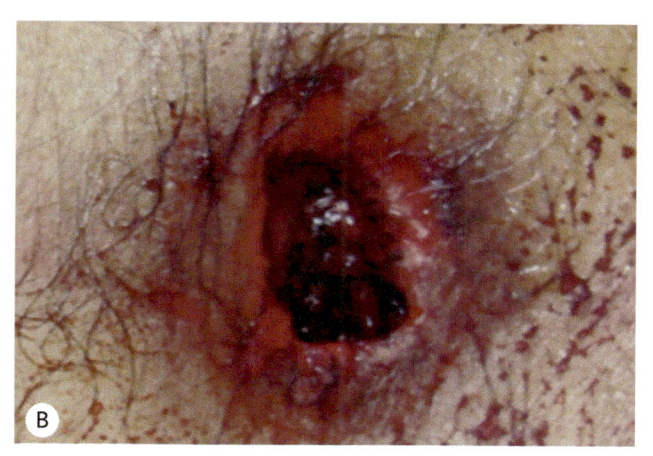

Figura 4.64 ■ O orifício irregular em hemitórax esquerdo (**A**) e seu detalhe à esquerda (**B**).

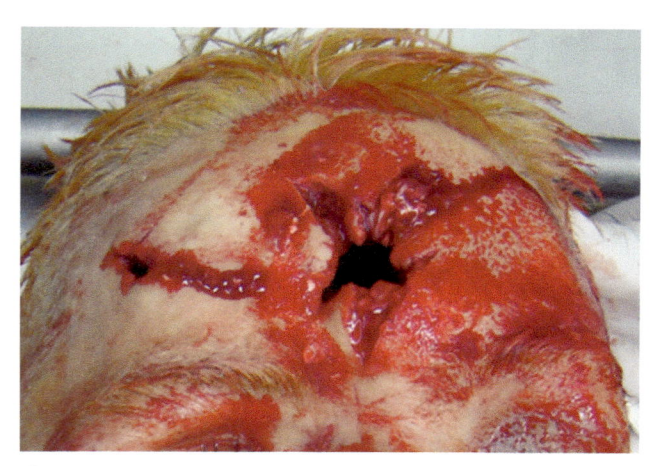 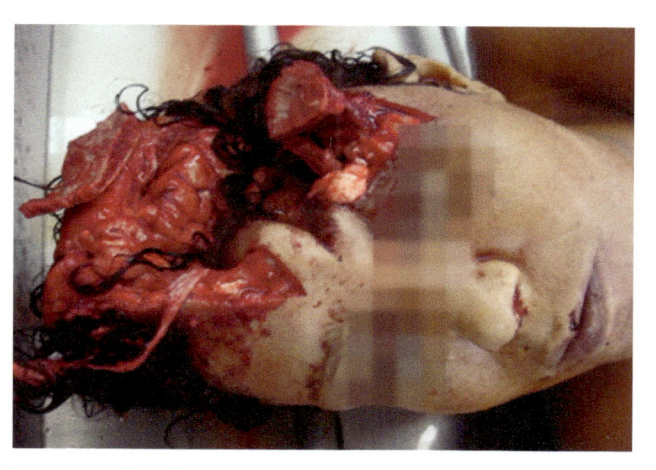

Figura 4.65 ■ Tiro encostado em região frontal de periciado leucoderma jovem. Note o sentido dos tecidos e o formato estrelado da lesão.

Figura 4.66 ■ Tiro encostado de alta energia. Os tiros de alta energia, segundo Ceviadalli (1922), são aqueles que atingem velocidades superiores a 700 m/s, os quais produziriam efeitos explosivos em razão da extensa cavitação temporária que produzem.

Tiros a curta distância

São aqueles que ocorrem a tal distância, que ainda se verifica a ação dos gases e dos resíduos de combustão, além de outros fragmentos que saem da boca do cano. Inúmeras são as variáveis que determinam a distância (tipo de pólvora, tipo de arma, comprimento do cano) e, apesar de se utilizar a zona de esfumaçamento como referência, não é possível a aplicação de um parâmetro rígido. Os valores variam entre 20 e 30 cm de distância, raramente os ultrapassando, nas armas curtas.

Tiros distantes

São caracterizados como os tiros em que apenas fragmentos e/ou somente o projetil alcançam o alvo (Figura 4.67).

Os resíduos que caracterizam a zona de tatuagem (efeitos secundários) ao redor do orifício de impacto diminuem à medida que se distancia do alvo. Sua presença começa ser esparsa a partir dos 50 cm, tendo como limite a distância entre 70 e 80 cm e podendo ser inexistente após 1 m de distância. Seu formato varia de acordo com o ângulo de penetração do projetil, sendo arredondado, para os tiros perpendiculares, ovalado ou oblíqua, para os inclinados, ou amorfo, para os "tiros de impactos" (Figuras 4.68 a 4.71).

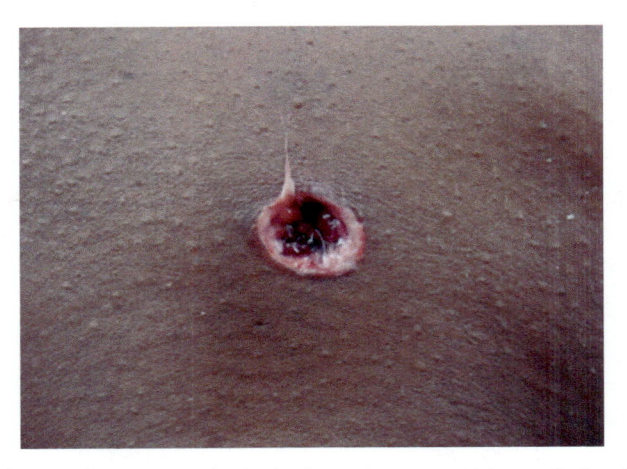

Figura 4.67 ▄ Orifício de entrada. Notar ausência de elementos secundários perilesional sugerindo tiro distante.

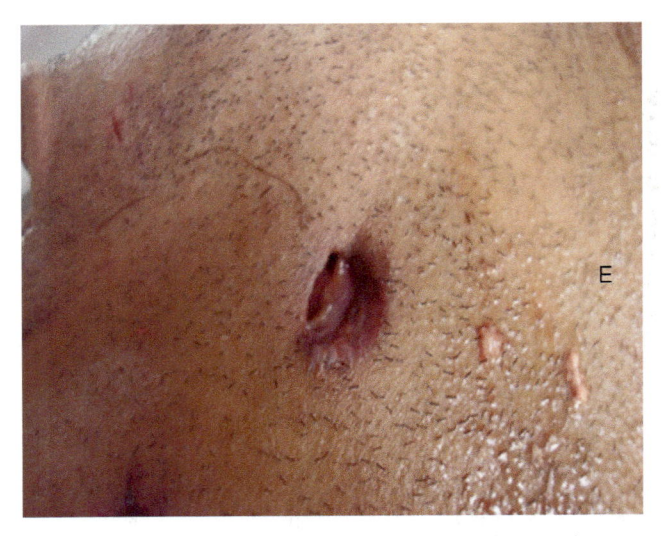

Figura 4.68 ▄ Entrada "inclinada": da esquerda para direita.

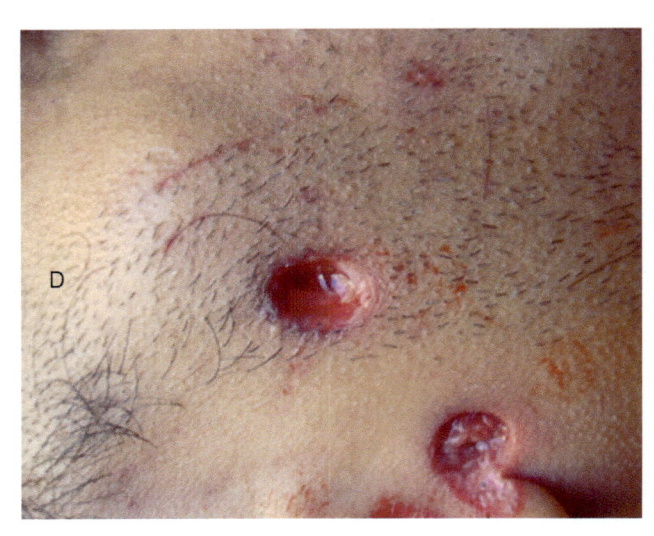

Figura 4.69 ▄ Entrada "inclinada": da direita para esquerda.

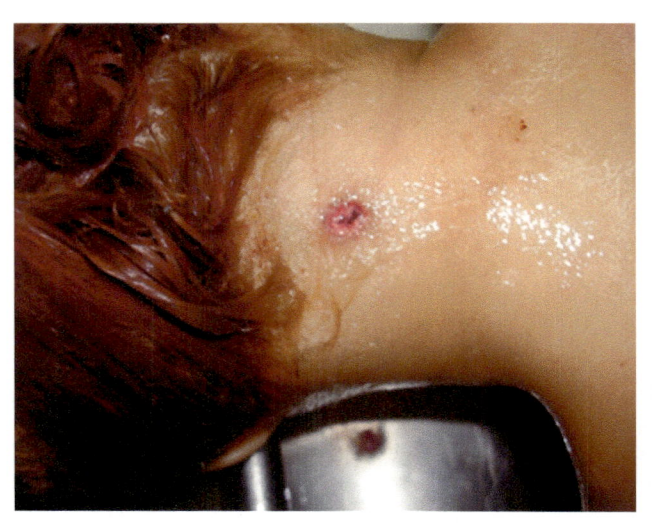

Figura 4.70 ◼ Entrada arredondada (ou simétrica) sugerindo tiro perpendicular.

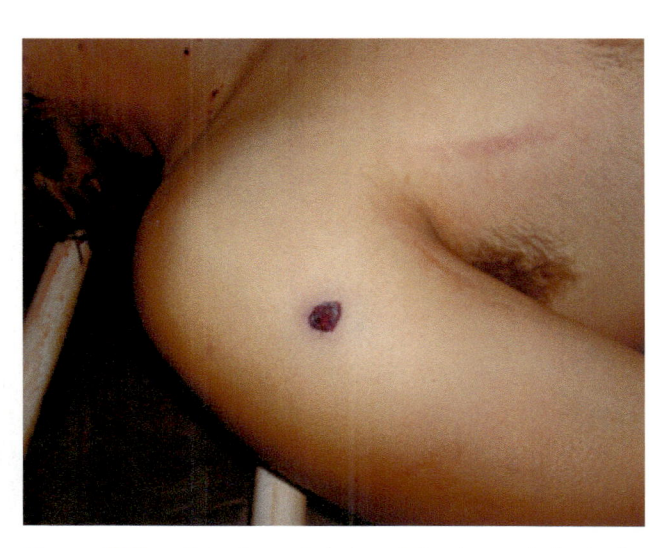

Figura 4.71 ◼ Entrada ovalada (ou oblíqua) sugerindo tiro inclinado.

Orifício de saída

Orifício formado pelo projetil a partir da transfixação do corpo ou de seu segmento. É geralmente estrelado, podendo apresentar-se amorfos (Figura 4.72).

Os orifícios de saída não apresentam características particulares e tampouco seguem uma regra. Os elementos de vizinhança presentes no orifício de entrada estão ausentes nessa lesão. Em geral, apresentam bordos evertidos, de diâmetro maior do que o da entrada correspondente e mais sangrante (nos casos de lesão em vida). O orifício pode ser linear, no tiro a distância (projetil cilíndrico), ou irregular, independente da distância, quando há deformidade do projetil ou presença de objetos arrastados (por exemplo, fragmentos ósseos, corpo estranho) (Figuras 4.73 a 88).

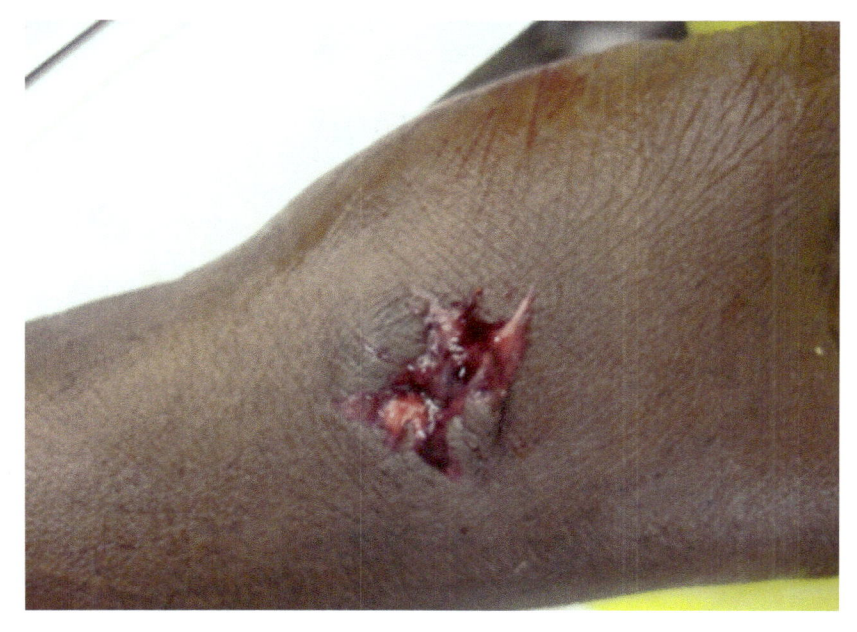

Figura 4.72 ◼ Ferida "estrela" em face medial de mão direita proveniente da saída de um projetil de arma de fogo de calibre 38.

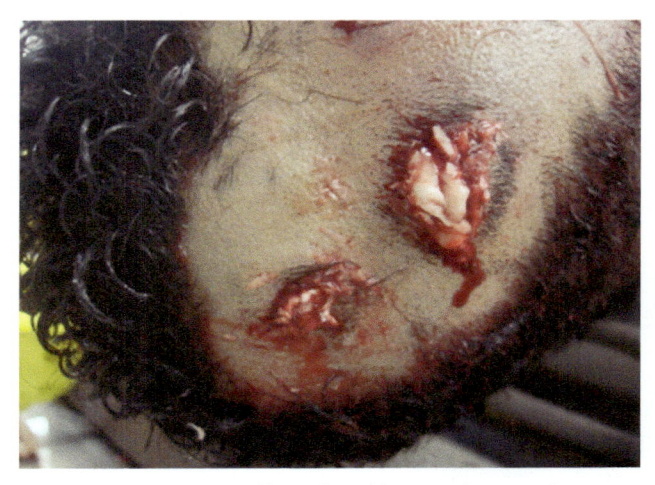

Figura 4.73 ■ Dois orifícios de saída em calota craniana com extravasamento de massa encefálica.

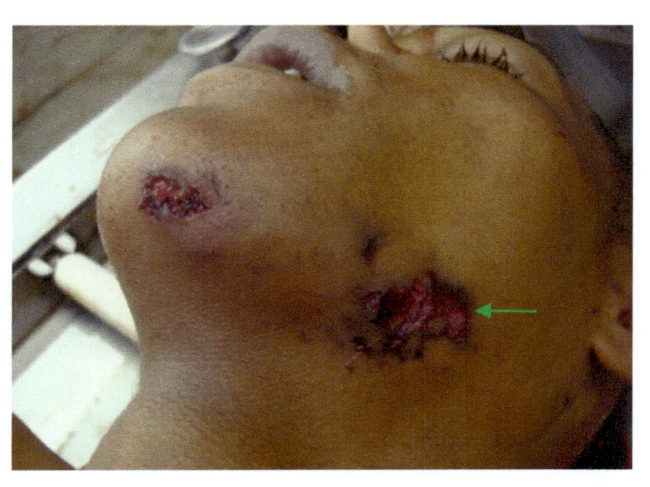

Figura 4.74 ■ Orifício de saída em região mentoniana, correspondente ao orifício de entrada em ramo mandibular esquerdo, indicado pela seta verde. Note os elementos vizinhos, que diferenciam os orifícios. No de entrada, há zona de queimadura e borda de escoriação, além de discreta zona de esfumaçamento.

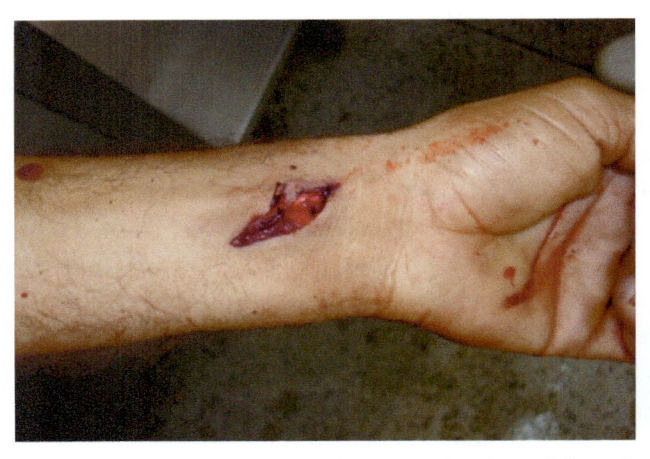

Figura 4.75 ■ Orifício de saída elíptico, com bordo medial evertido, localizado em face anterior (terço distal) de antebraço esquerdo.

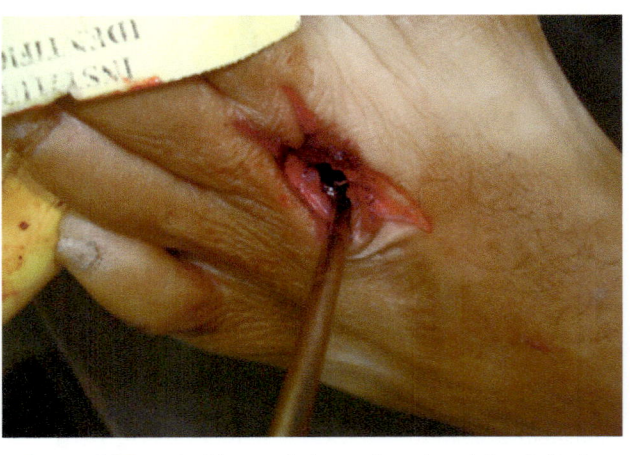

Figura 4.76 ■ Ferida estrelada em face dorsal de pé direito.

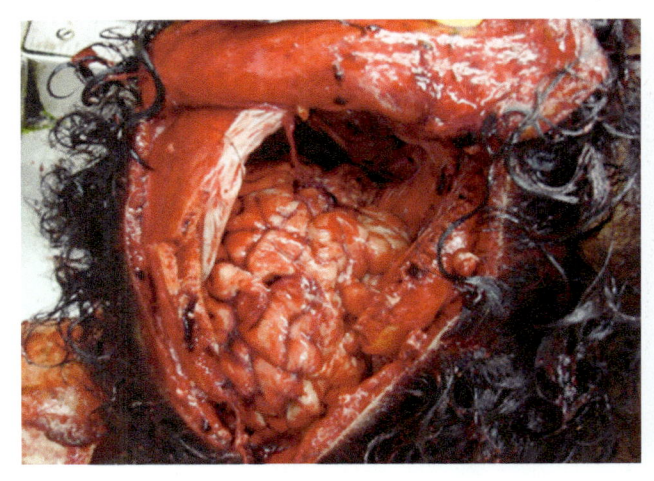

Figura 4.77 ■ Ferida amorfa, extensa, com múltiplas fraturas em abóbada craniana, perda tecidual e exposição de massa encefálica, proveniente de projetil de alta energia.

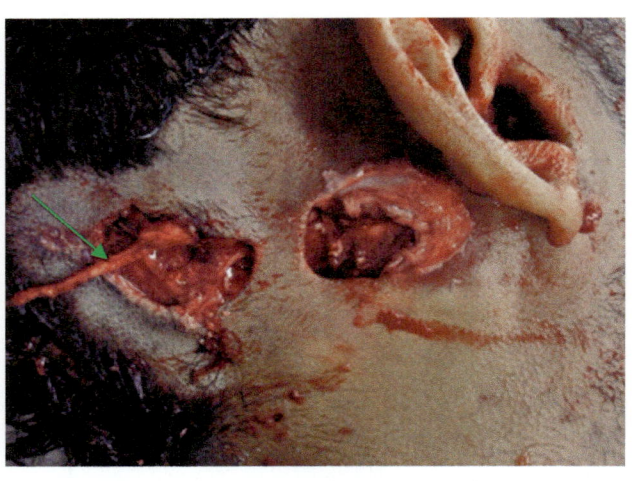

Figura 4.78 ■ Orifício de saída à esquerda, indicado pela seta verde, localizada em região mastóidea direita. Note a presença de tecido "saindo" pelo orifício, reafirmando o sentido do projetil.

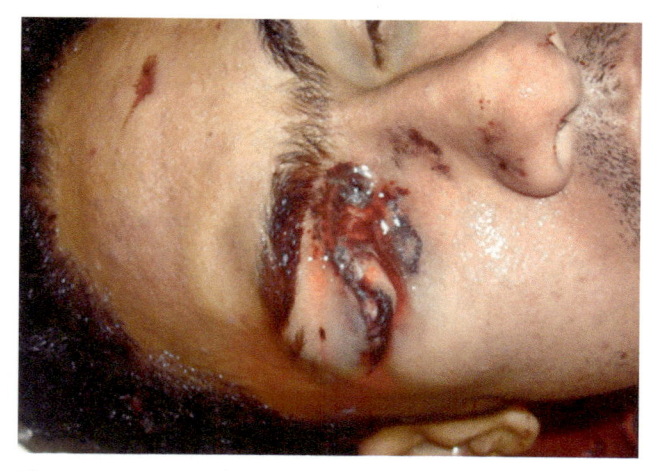

Figura 4.79 ◼ Ferida perfurocontusa de saída de projetil pelo olho direito.

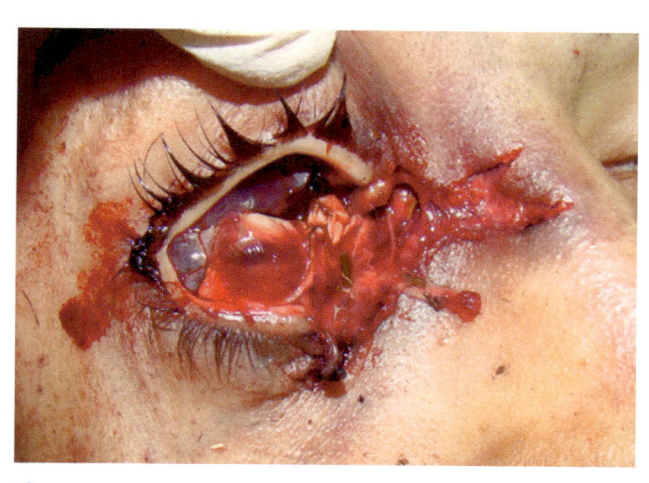

Figura 4.80 ◼ Orifício de saída amorfa, em canto medial de olho direito.

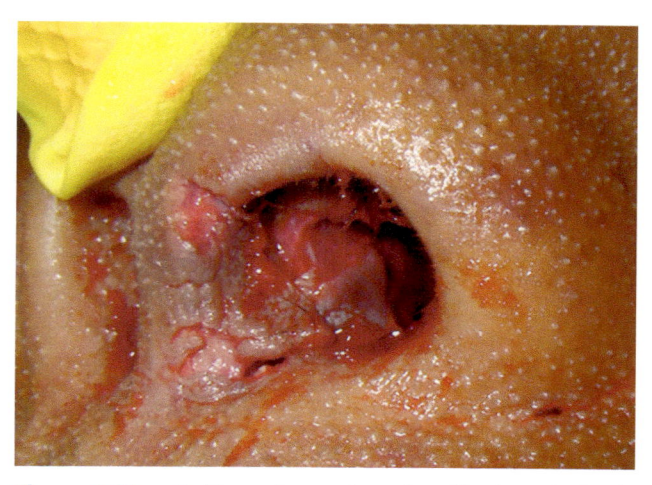

Figura 4.81 ◼ Ferida perfurocontusa de saída de projetil pela narina esquerda.

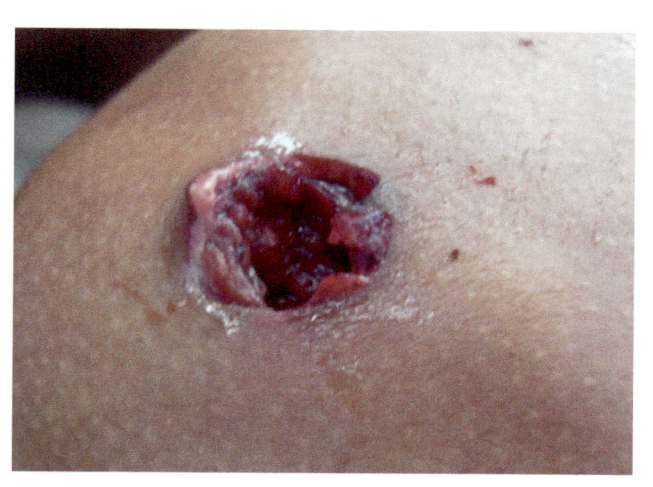

Figura 4.82 ◼ Orifício de saída circular, de bordos evertidos, localizado em ombro esquerdo.

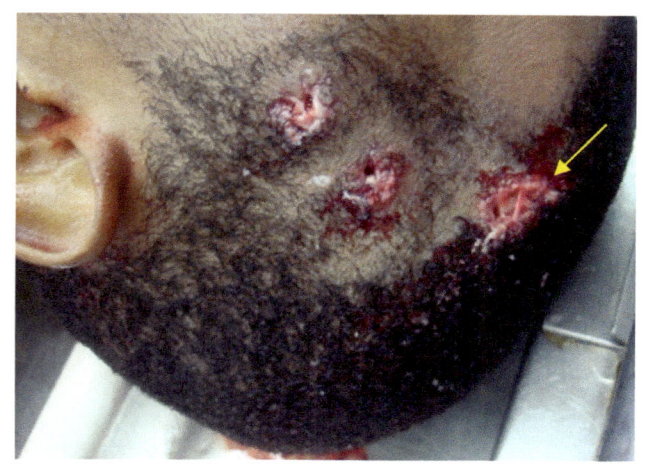

Figura 4.83 ◼ Três orifícios de saída, sendo um em região parietal e dois na região temporal esquerda. Orifícios amorfos e de características distintas. Presença de extravasamento de massa encefálica no orifício parietal (seta amarela).

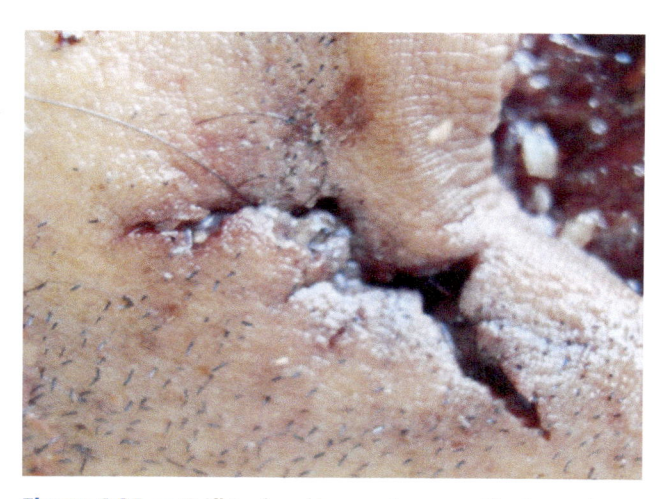

Figura 4.84 ◼ Orifício de saída amorfo em região de comissura labial direita.

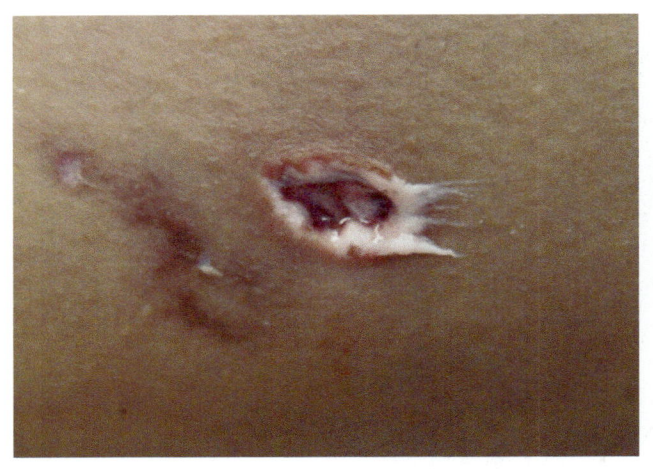

Figura 4.85 ▪ Orifício de saída elíptico, de bordos evertidos, proveniente de projetil de pistola calibre 380, em região de abdome anterior.

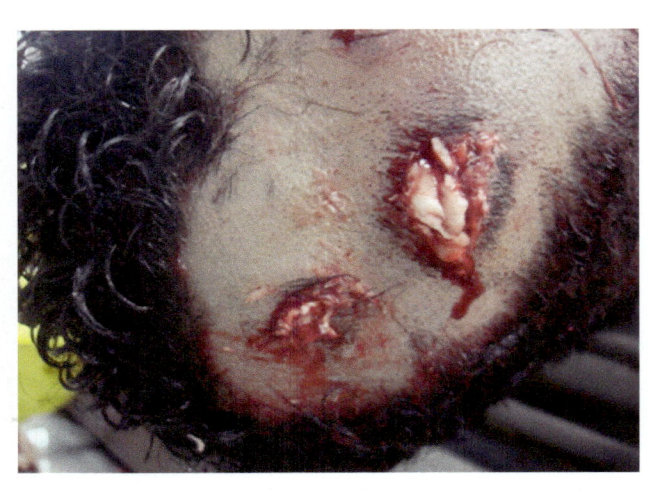

Figura 4.86 ▪ Dois orifícios de saída em região occipital. Note o extravasamento de massa encefálica em ambos os orifícios.

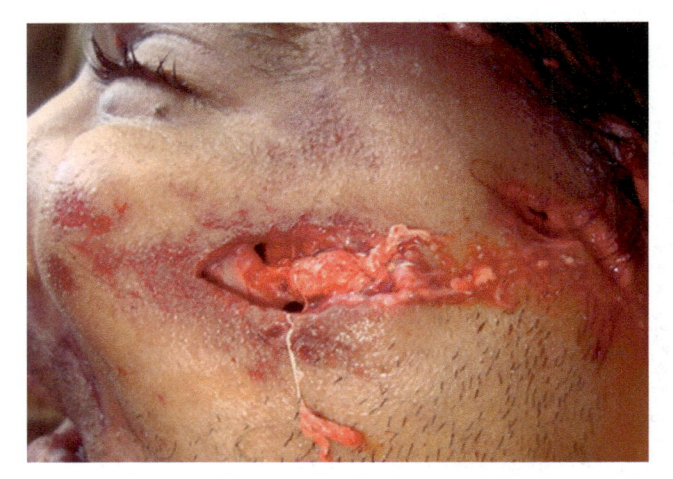

Figura 4.87 ▪ Orifício de saída elíptico com extravasamento de tecido subcutâneo e tecido ósseo.

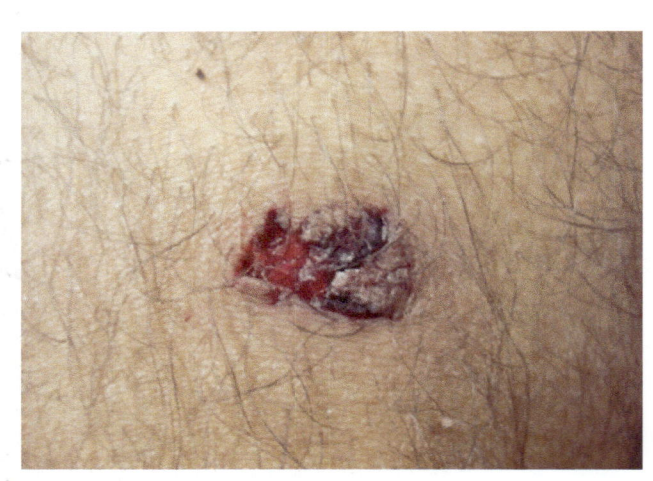

Figura 4.88 ▪ Orifício de saída amorfo, de bordos evertidos, pouco sangrante, localizado em face medial de coxa esquerda.

As Figuras 4.89 a 4.95 representam a necrópsia de vítima de múltiplas lesões por projetis de arma de fogo.

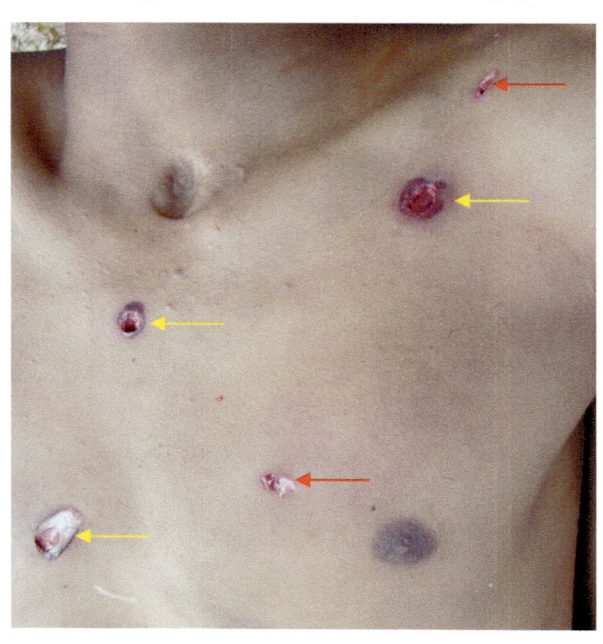

Figura 4.89 ▫ Região anterior esquerda do tórax de vítima de homicídio. As setas amarelas indicam feridas perfurocontusas de entradas e as setas vermelhas, lesões de saídas de projetis de arma de fogo.

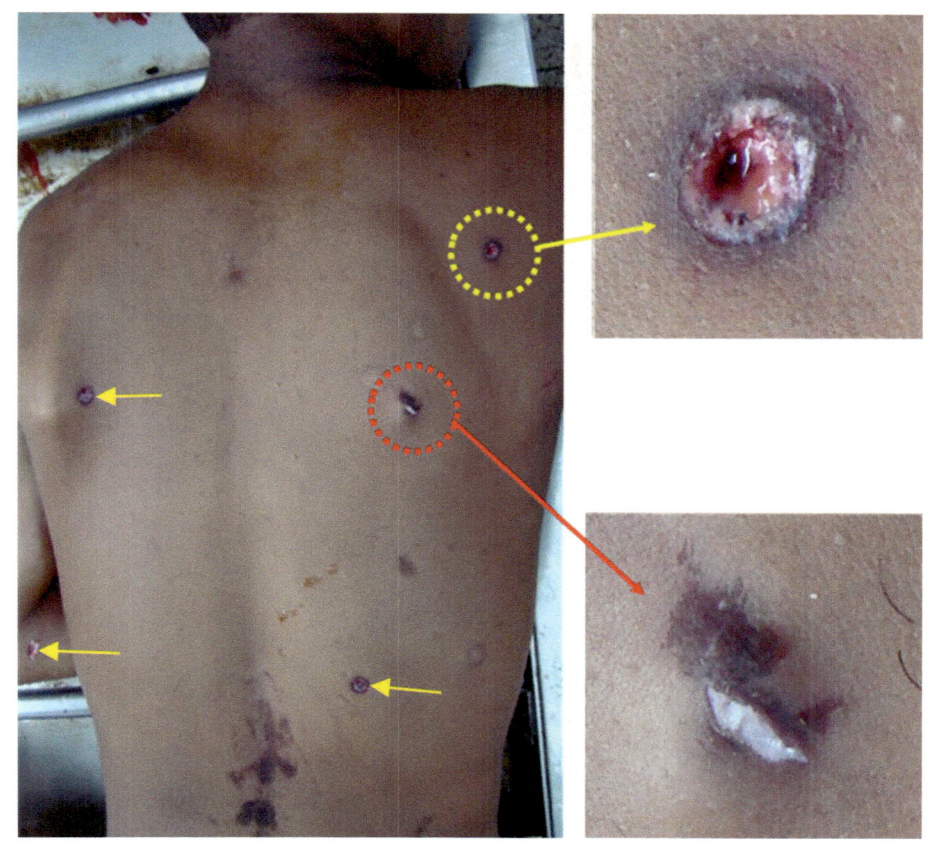

Figura 4.90 ▫ Vista panorâmica do dorso do mesmo periciado da Figura 4.89. As setas amarelas indicam feridas perfurocontusas de entradas de projetis de arma de fogo. A seta vermelha indica lesão de "quase-saída", na qual se encontrava "encravado" um projetil no subcutâneo.

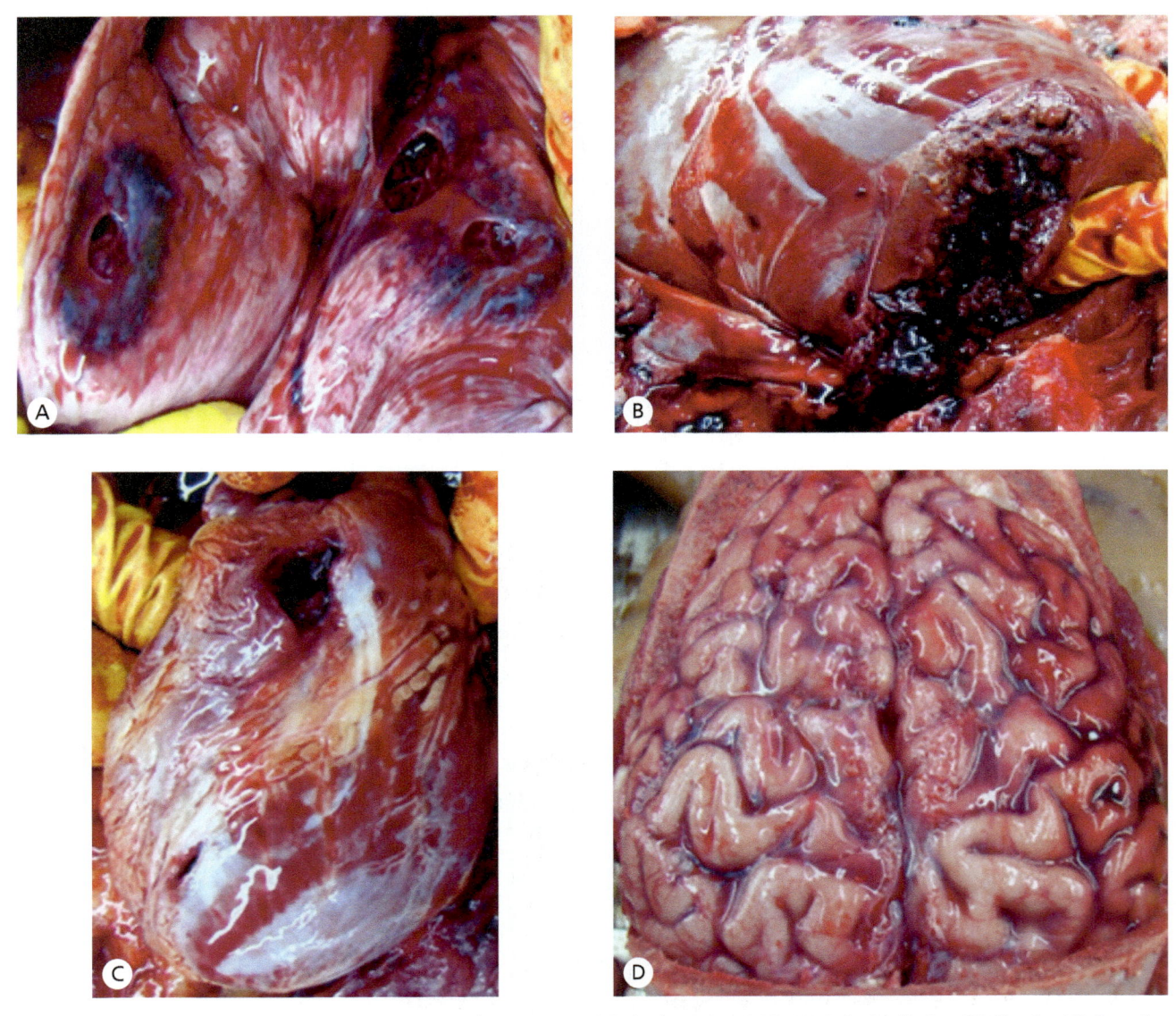

Figura 4.91 ■ Lesões em alguns dos órgãos vitais do mesmo periciado da Figura 4.89. (**A**) Pulmão direito. (**B**) Fígado. (**C**) Coração. (**D**) Cérebro.

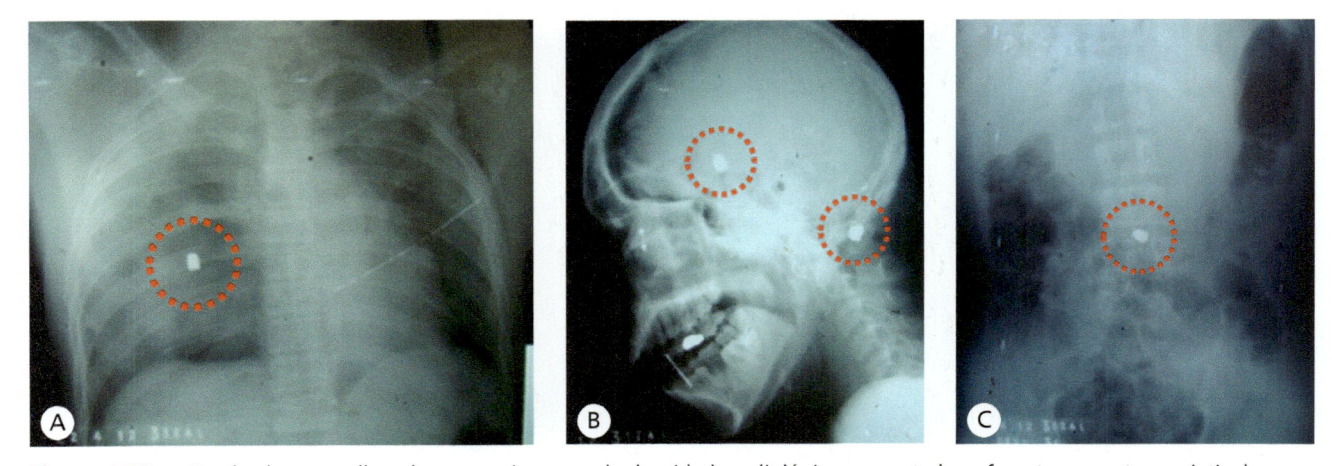

Figura 4.92 ■ Os círculos vermelhos demarcam imagens de densidade radiológica aumentada, referentes a quatro projetis de arma de fogo, observadas em radiografias do mesmo periciado da Figura 4.89. (**A**) Radiografia de tórax em incidência anteroposterior. (**B**) Radiografia de crânio e região cervical em incidência lateral. (**C**) Radiografia de abdome em incidência anteroposterior.

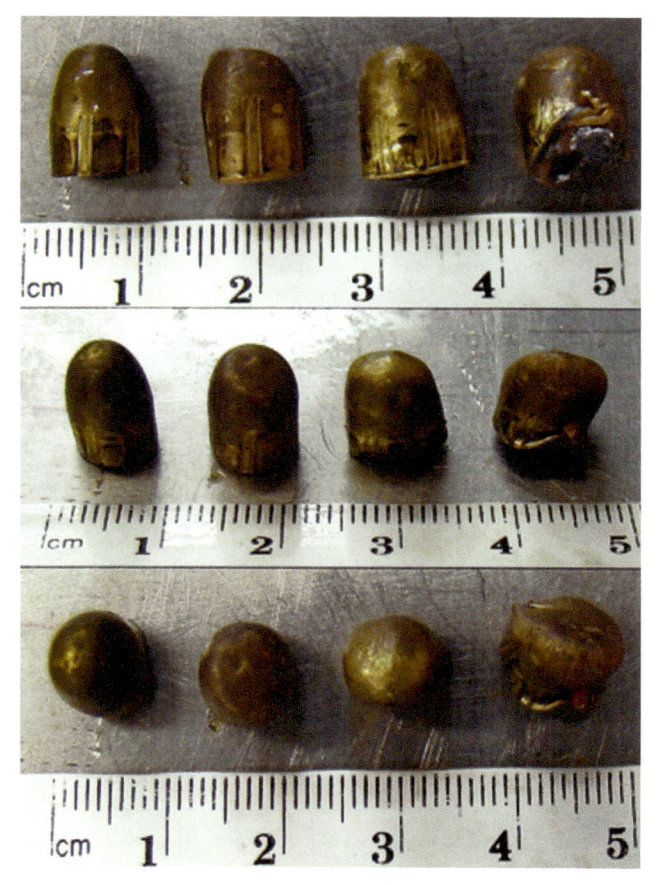

Figura 4.93 ▪ Vistas em três diferentes incidências dos quatro projetis de arma de fogo recuperados do periciado da Figura 4.89. Trata-se de projetis de pistola calibre 380.

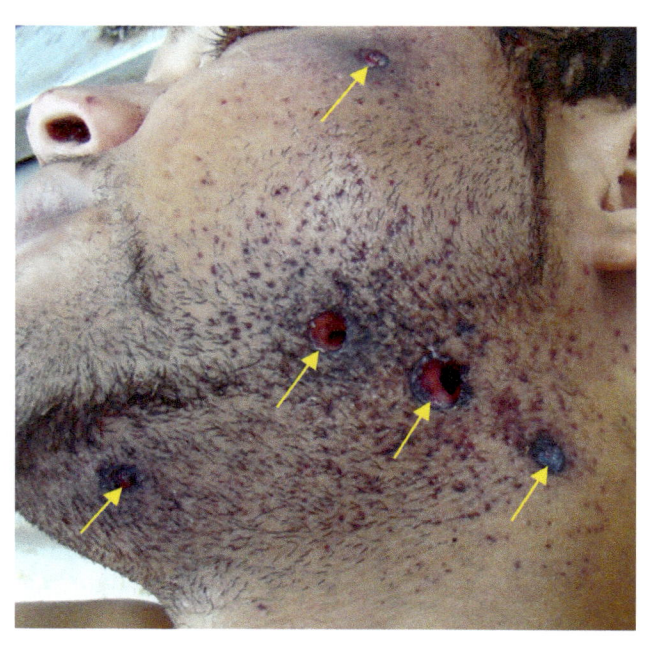

Figura 4.94 ▪ As setas amarelas indicam cinco feridas perfurocontusas de entradas de projetis de arma de fogo observadas na região esquerda da face e do pescoço de vítima de homicídio. Todas as lesões apresentam orla de tatuagem ou de esfumaçamento a seu redor, indicando tratar-se de disparos a curta distância.

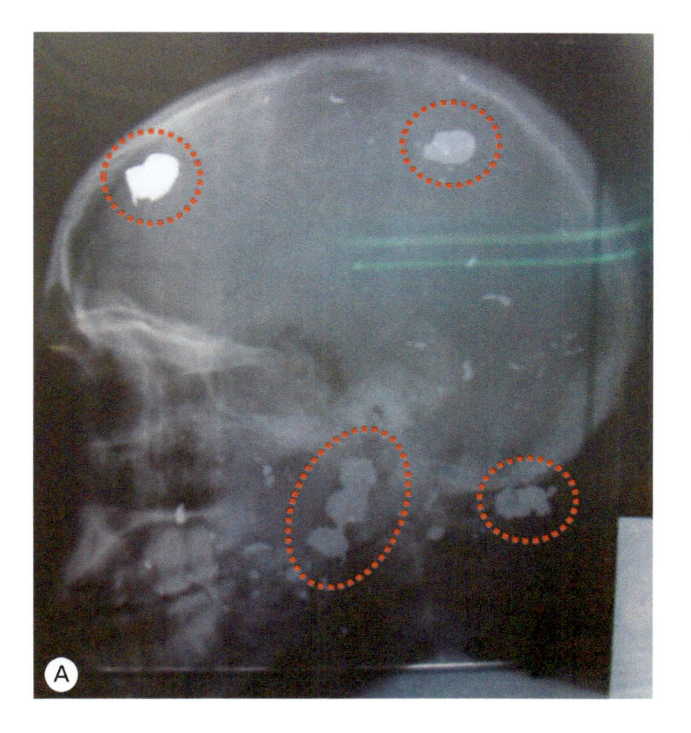

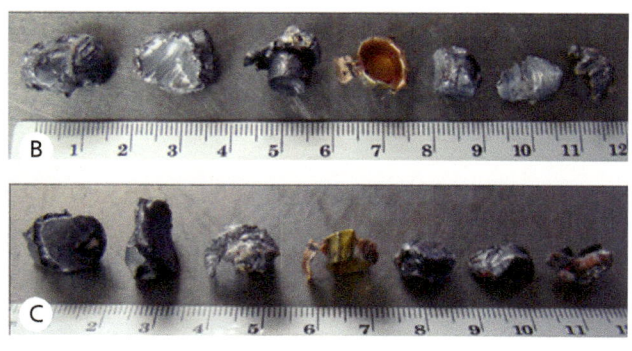

Figura 4.95 ▪ As elipses vermelhas em (**A**) indicam imagens de densidade radiológica aumentada, referentes a cinco projetis de arma de fogo, observadas em radiografia de crânio em incidência lateral do mesmo periciado da Figura 4.94. (**B** e **C**) Vistas panorâmicas dos cinco projetis recuperados do crânio. Note que se encontram deformados, fragmentados ou separados de suas jaquetas metálicas.

Diferenciação entre trajeto e trajetória

Trajetória é o percurso percorrido pelo projetil do momento em que sai da boca do cano até atingir o alvo, enquanto trajeto representa o caminho percorrido pelo projetil dentro do corpo. Este será considerado aberto se tiver orifício de saída e em fundo cego quando não houver. A presença de coágulo em sua luz indicará reação vital. O diâmetro será igual ao projetil nos trajetos retilíneos e maior nos casos de deformidade do projetil, presença de corpo estranho concomitante ou no fenômeno conhecido como "bala giratória" (Figuras 4.96 a 4.103).

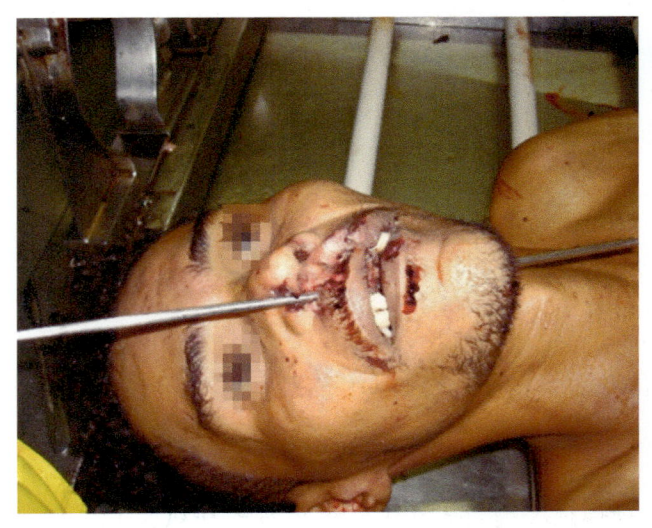

Figura 4.96 ■ Trajeto: superior para inferior, da direita para esquerda e de anterior para posterior. O projetil entrou em lábio superior, atravessando o palato, a língua e o assoalho da boca, saindo pelo mento.

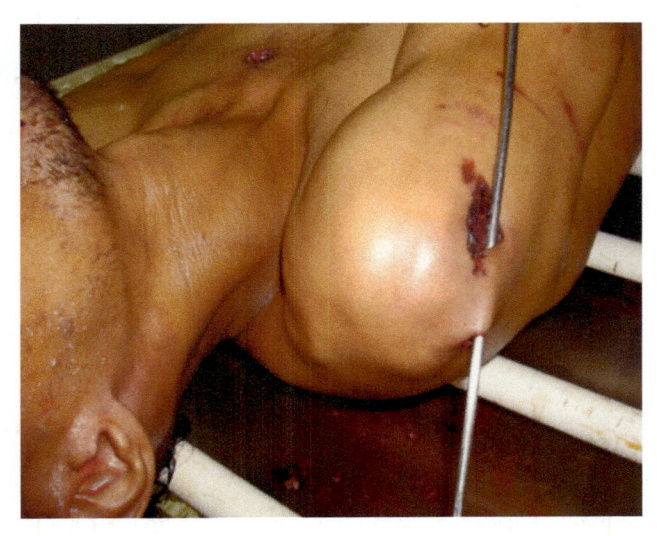

Figura 4.97 ■ Trajeto: de inferior para superior, da esquerda para direita e anterior para posterior. Há profissionais que preferem não descrever o trajeto quando o alvo for qualquer membro, enquanto outros o descrevem considerando a posição anatômica.

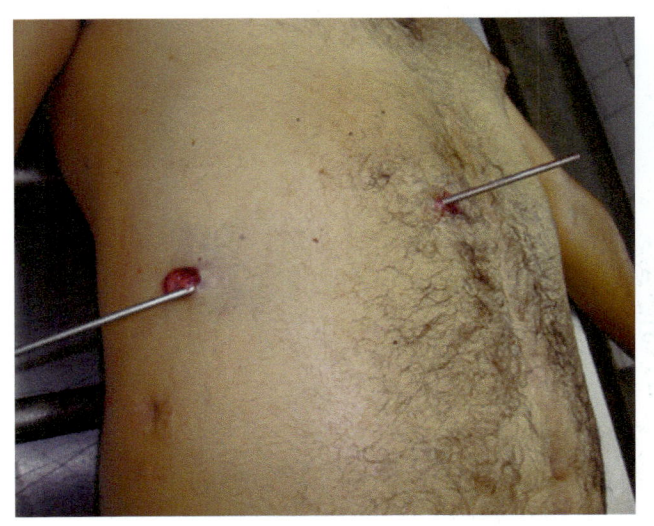

Figura 4.98 ■ A haste metálica indica o trajeto do projetil no corpo.

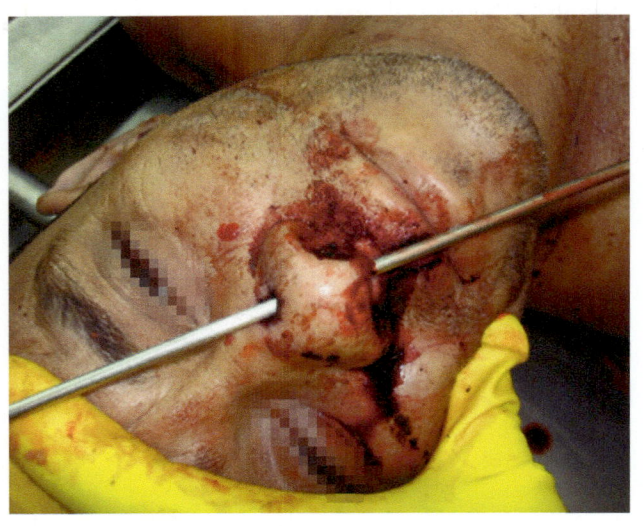

Figura 4.99 ■ Haste metálica indicando o trajeto do projetil no corpo.

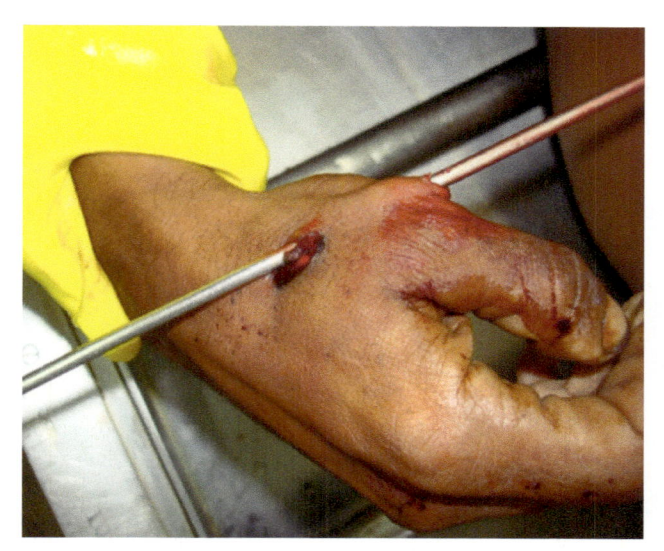

Figura 4.100 ■ Ilustração do trajeto do projetil através de haste metálica, propositalmente colocada durante o exame.

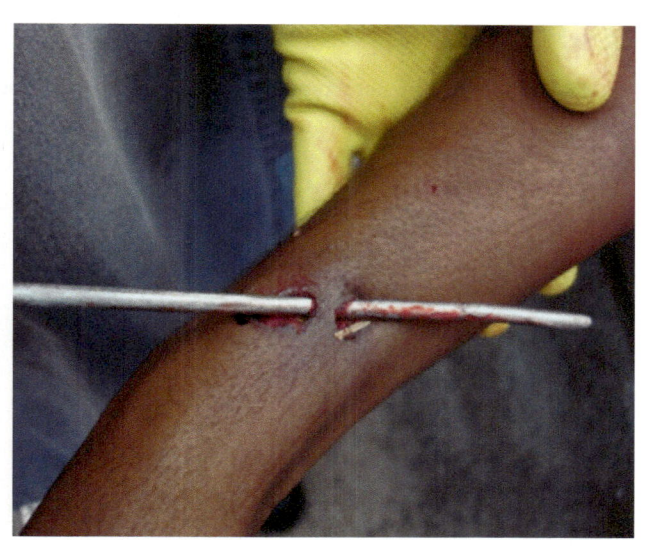

Figura 4.101 ■ Ilustração do trajeto do projetil através de haste metálica, propositalmente colocada durante o exame.

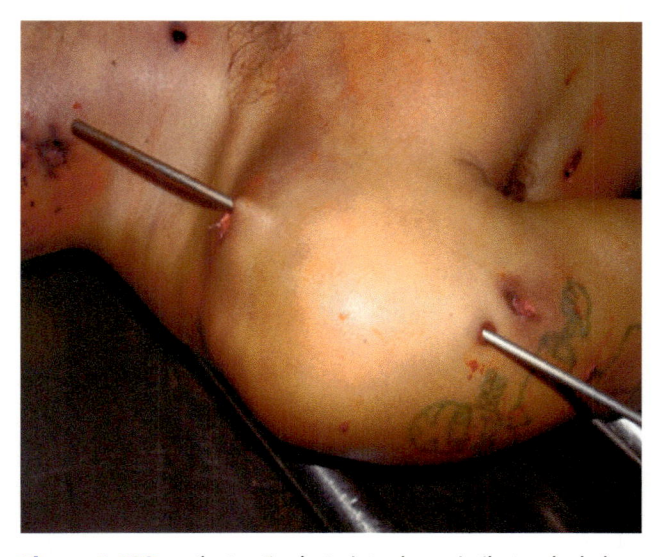

Figura 4.102 ■ Ilustração do trajeto do projetil através de haste metálica, propositalmente colocada durante o exame.

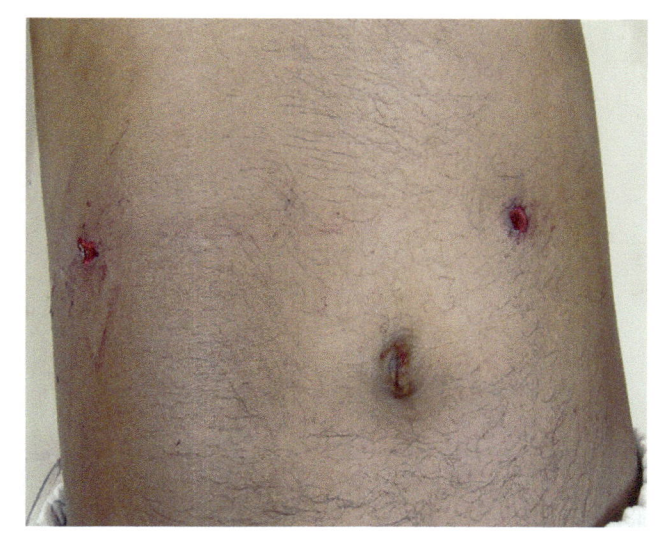

Figura 4.103 ■ A imagem ilustra a entrada de projetil na região esquerda do abdome, com sua respectiva saída na região abdominal direita. O trajeto foi de anterior para posterior e da esquerda para a direita. O projetil percorreu apenas o subcutâneo, não penetrando a cavidade peritoneal e não lesionando estruturas anatômicas importantes. Esta imagem foi obtida durante o atendimento hospitalar do paciente, qual informou não ter percebido que foi baleado até notar sangue em sua camisa. Essa situação é comumente observada quando um projetil de baixa ou média energia não causa lesão óssea, vascular ou orgânica de significância, como neste caso.

LESÕES EM ÓRGÃOS INTERNOS

As características das lesões dos órgãos internos dependerão exclusivamente da densidade do tecido atravessado: quanto maior a "destruição", maior a densidade do tecido.

Lesão do parênquima cerebral (Figuras 4.104 a 4.111)

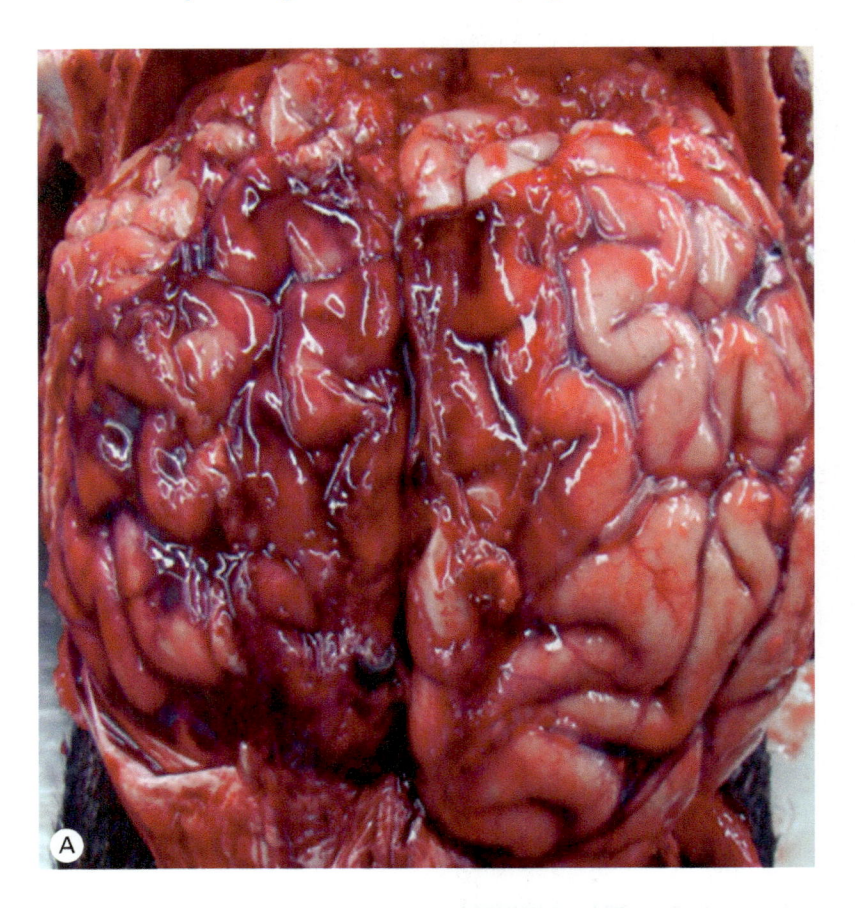

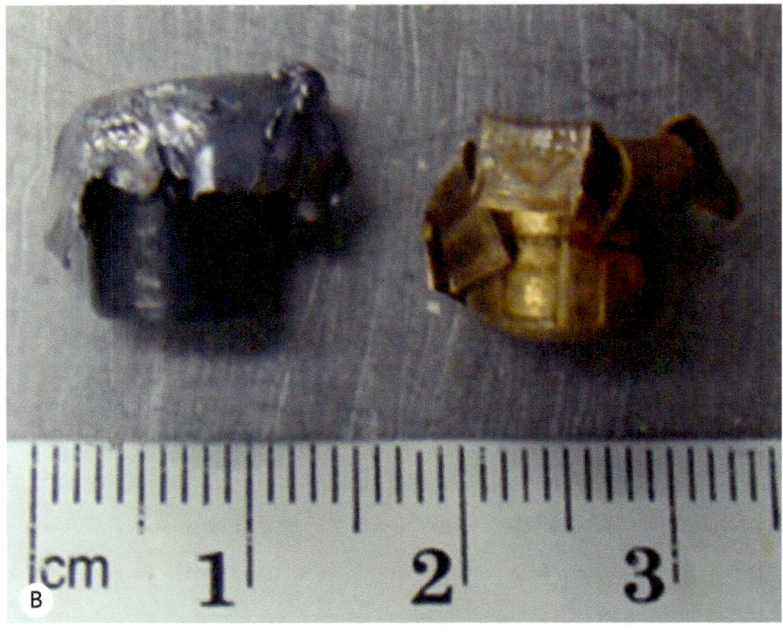

Figura 4.104 ■ (**A**) Vista superior do cérebro de vítima de homicídio. Há hemorragia subaracnóidea difusa, mais intensa no hemisfério esquerdo. Além disso, notam-se áreas de laceração encefálica neste hemisfério. Em seu interior foi recuperado um projetil de pistola calibre 7,65 mm Browning, separado de sua respectiva jaqueta metálica (**B**).

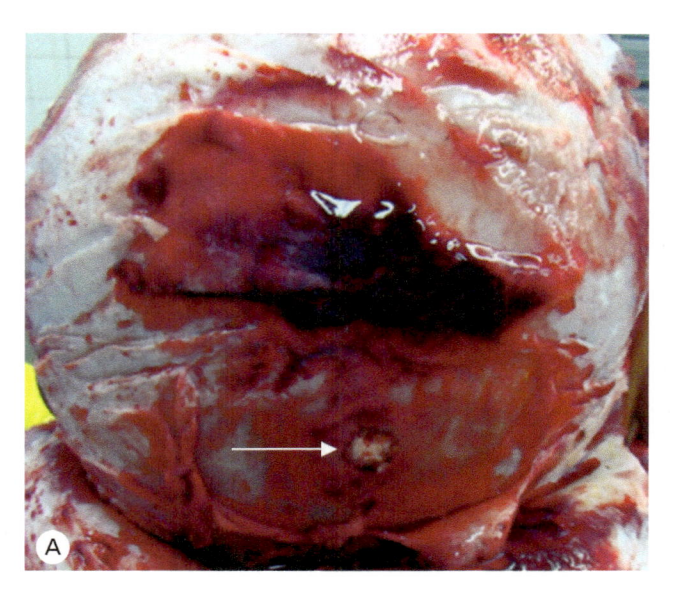

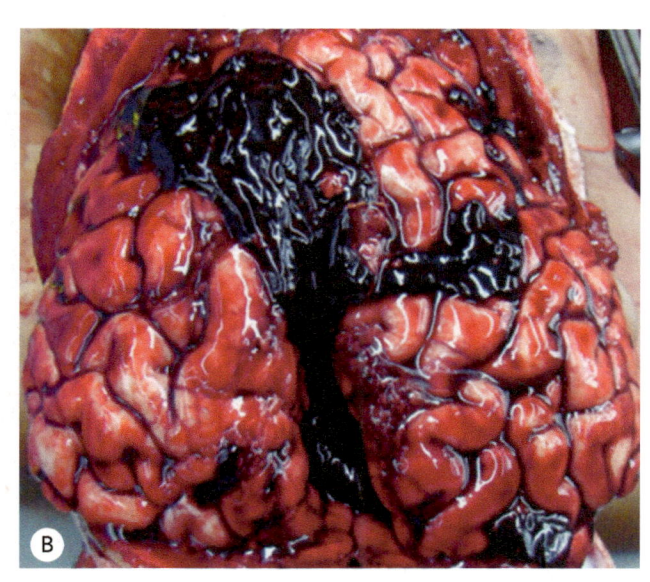

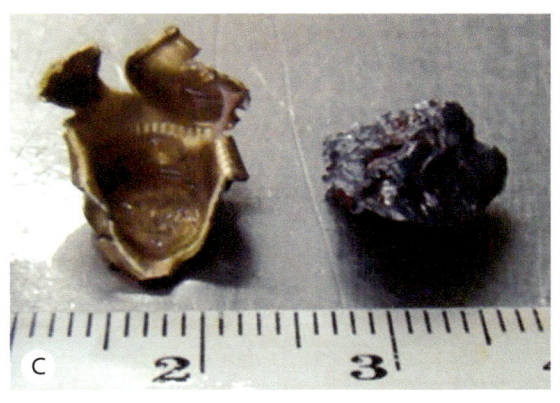

Figura 4.105 ▬ A seta branca em (**A**) indica lesão perfurocontusa no osso occipital de vítima de homicídio. (**B**) Vista superior do cérebro. Há hemorragia subdural e subaracnóidea difusa. No interior do cérebro foi recuperado um projetil de pistola calibre .380 Auto, separado de sua respectiva jaqueta metálica (**C**).

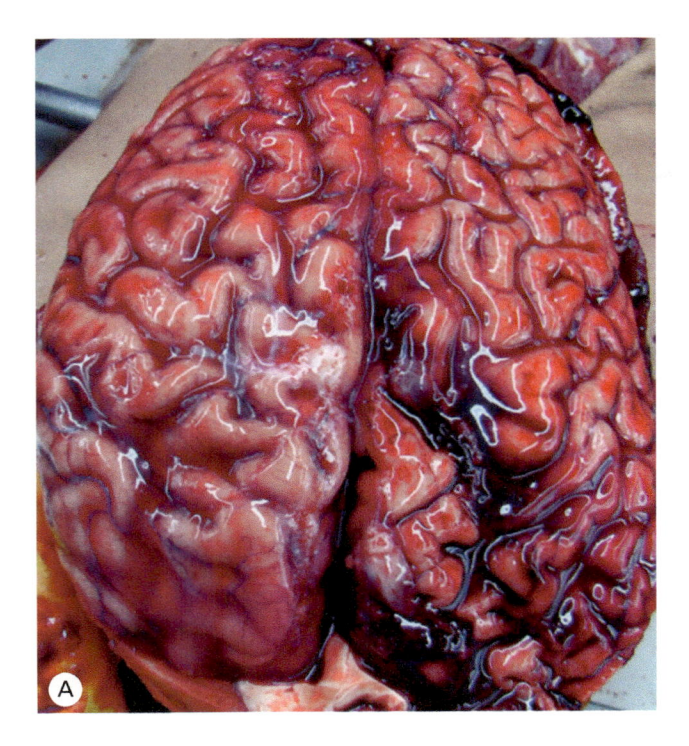

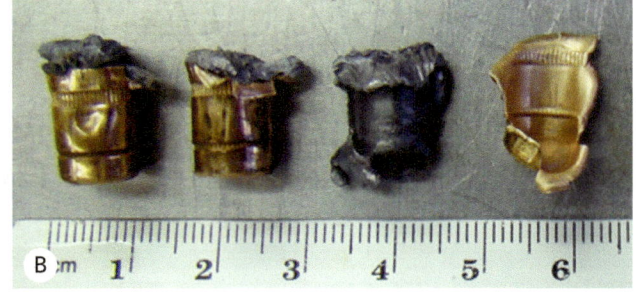

Figura 4.106 ▬ (**A**) Vista superior do cérebro de vítima de homicídio. Há hemorragia subaracnóidea difusa, mais intensa no hemisfério direito. Além disso, notam-se áreas de laceração encefálica neste hemisfério. Em seu interior foram recuperados três projetis de revólver calibre .38 Special, um deles separado de sua respectiva jaqueta metálica (**B**).

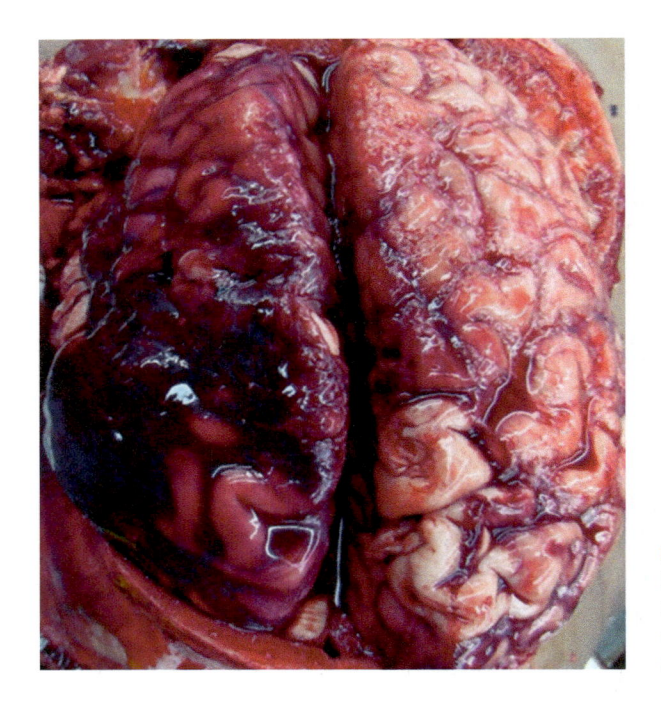

Figura 4.107 ■ Vista superior do cérebro de vítima de homicídio. Há hemorragia subaracnóidea difusa, mais intensa no hemisfério esquerdo, além da formação de hematoma intraparenquimatoso com comunicação para o espaço subaracnóideo na região posterior do hemisfério esquerdo.

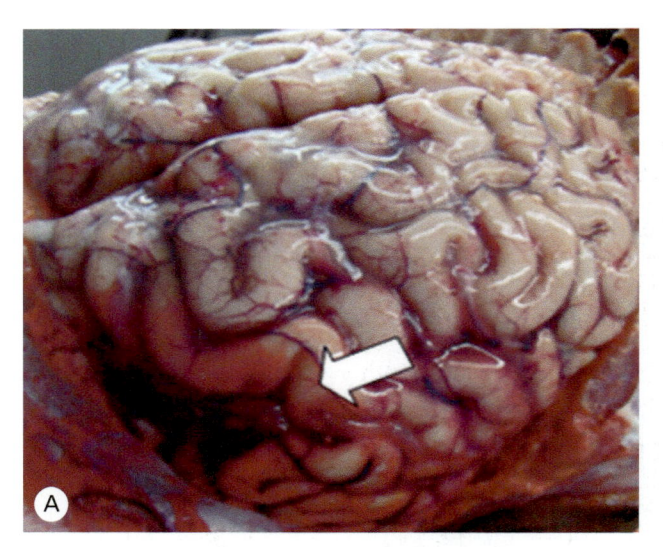

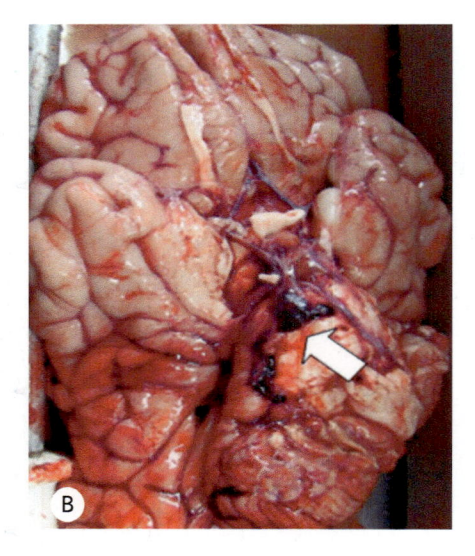

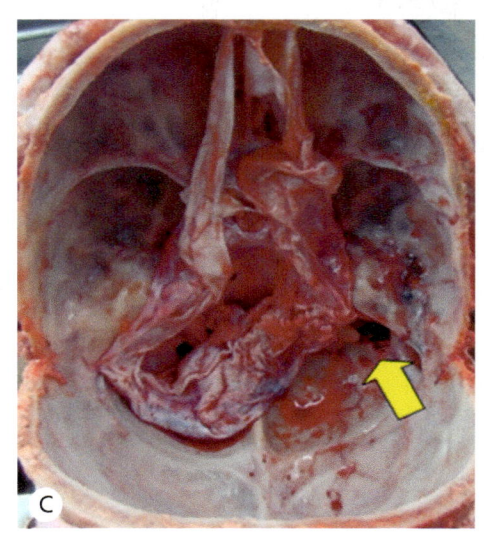

Figura 4.108 ■ Vistas do encéfalo e do crânio de uma vítima de homicídio. As setas brancas em (**A** e **B**) indicam áreas de hemorragia observadas no cérebro e no tronco encefálico. A seta amarela em (**C**) indica área de fratura observada na fossa posterior direita da base do crânio, pela qual penetrou um projetil de arma de fogo. Lesões provocadas por projetis de arma de fogo no tronco encefálico, como neste caso, e também nas trans-hemisféricas possuem grande poder de parada e também de mortalidade.

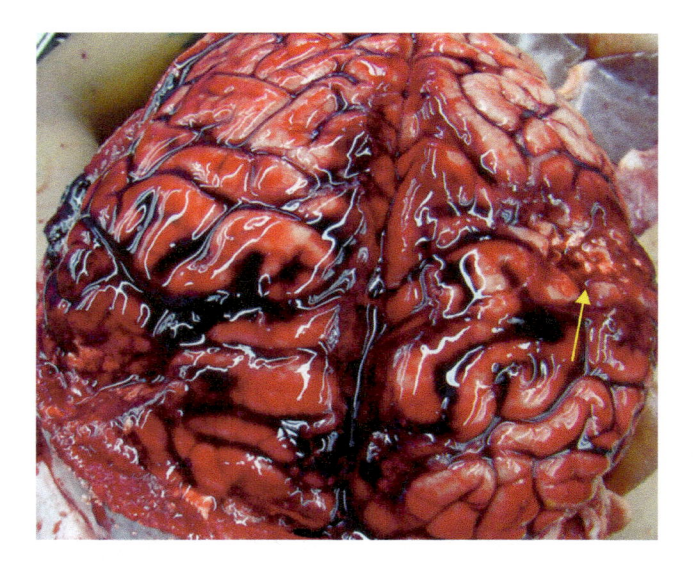

Figura 4.109 ■ Vista superior do cérebro de vítima de homicídio. Há hemorragia subaracnóidea difusa. As setas branca e amarela indicam áreas de laceração em correspondência com o trajeto de um projetil – entrada e saída.

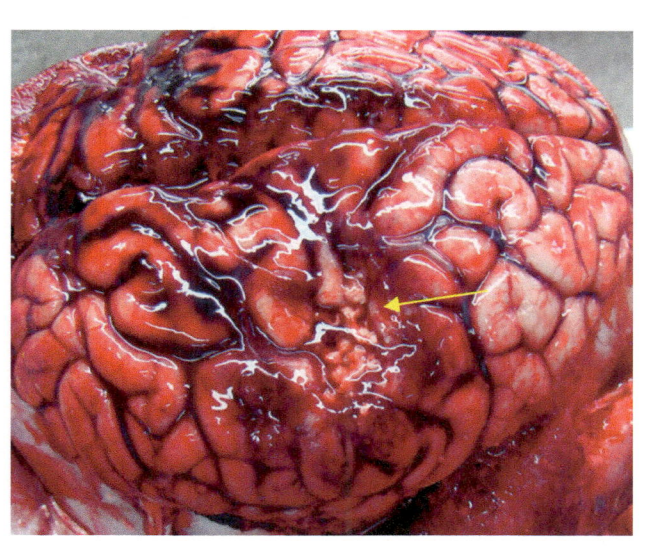

Figura 4.110 ■ Vista lateral direita do cérebro do mesmo indivíduo da Figura 4.109. Há hemorragia subaracnóidea difusa. A seta amarela indica área de laceração em correspondência com o trajeto do projetil que saiu do crânio pela região indicada.

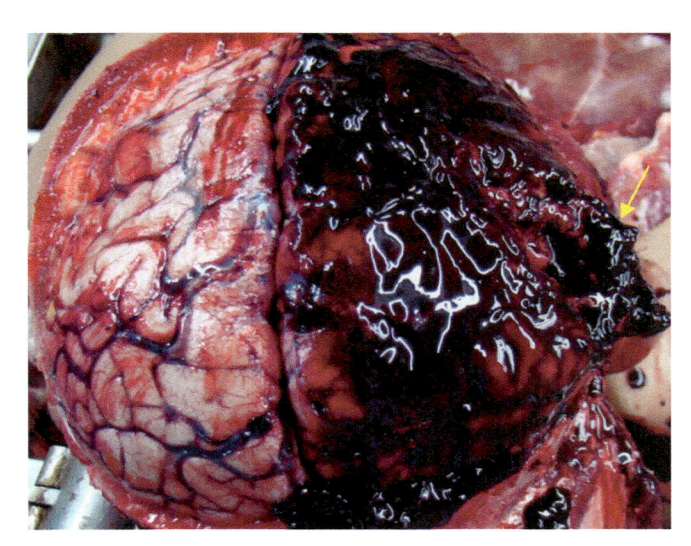

Figura 4.111 ■ Vista superior do cérebro de vítima de homicídio. Há hemorragia subaracnóidea e subdural no hemisfério cerebral direito, bem como edema cerebral difuso. A seta amarela indica área de laceração em correspondência com o trajeto do projetil que atravessou esta região.

Lesão pulmonar (Figuras 4.112 a 4.120)

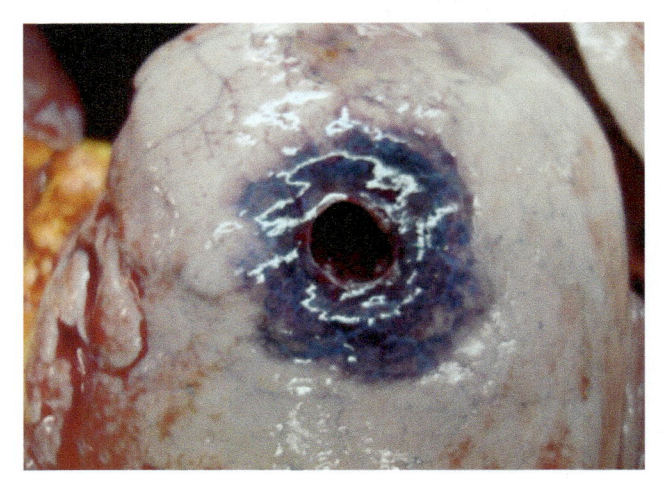

Figura 4.112 ▪ Orifício de entrada com grande halo equinótilo em parênquina pulmonar.

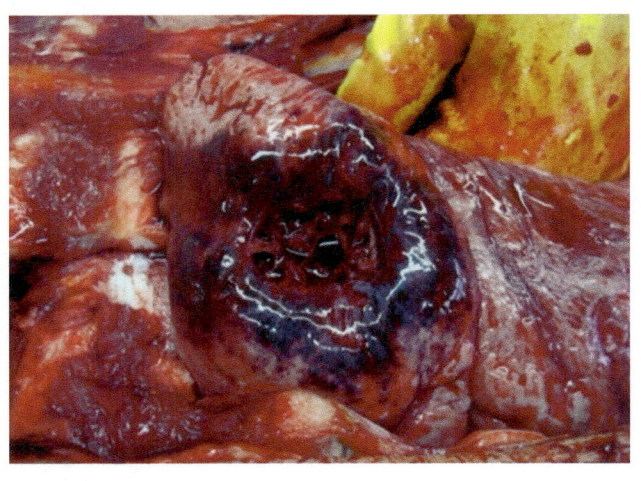

Figura 4.113 ▪ Lesão transfixante em massa cardíaca.

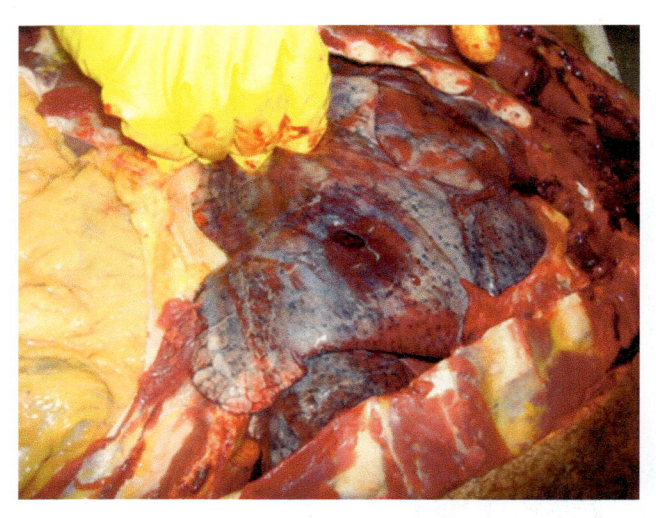

Figura 4.114 ▪ Orifício de entrada em pulmão esquerdo.

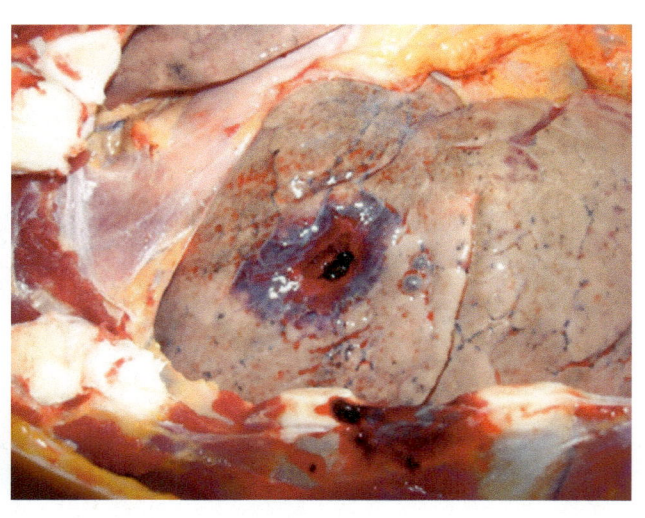

Figura 4.115 ▪ Lesão por projetil em parênquima pulmonar.

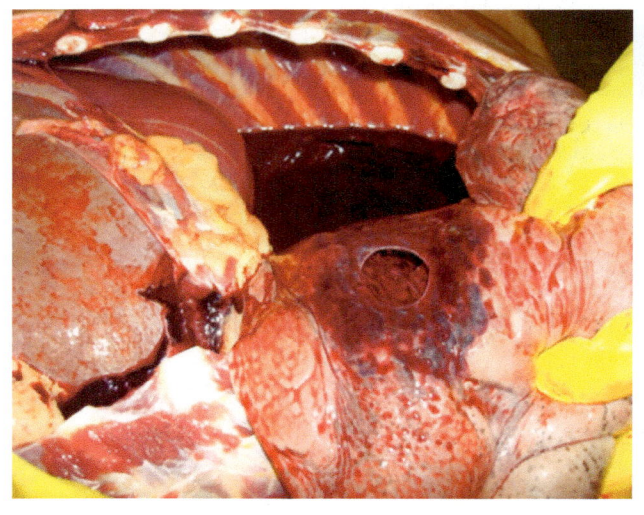

Figura 4.116 ▪ Lesão por projetil em parênquima pulmonar.

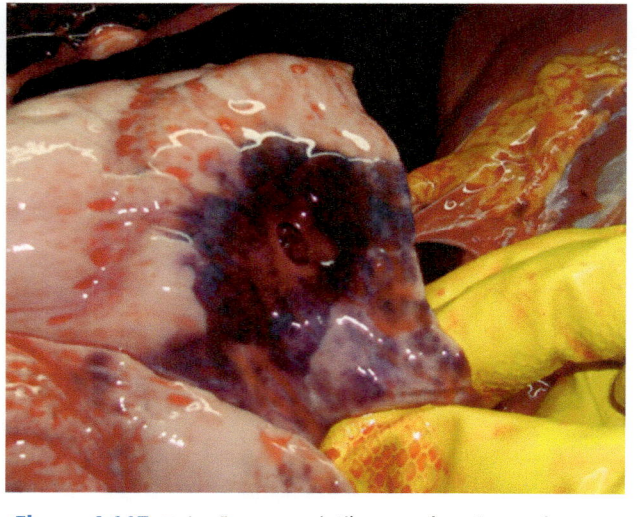

Figura 4.117 ▪ Lesão por projetil em parênquima pulmonar.

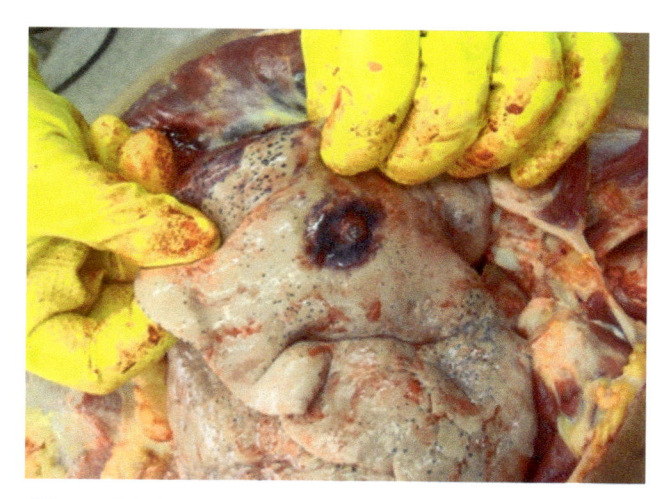

Figura 4.118 ■ Lesão por projetil em parênquima pulmonar.

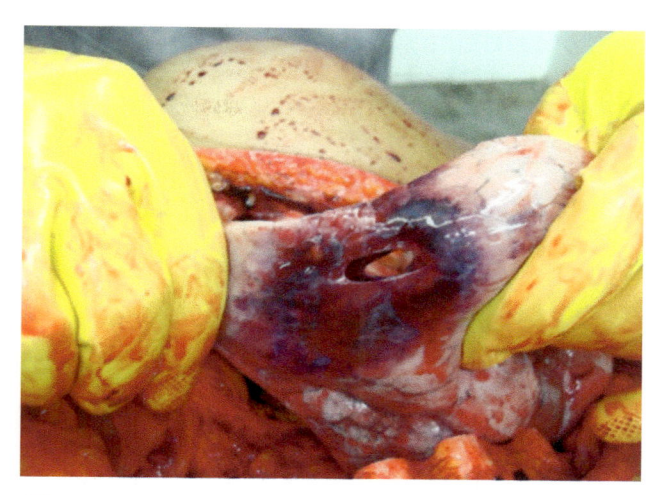

Figura 4.119 ■ Lesão por projetil em parênquima pulmonar.

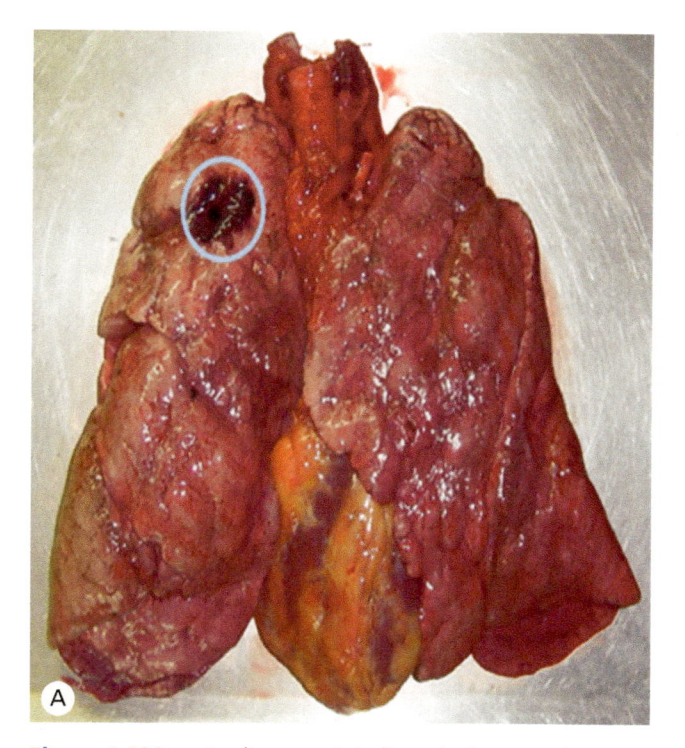

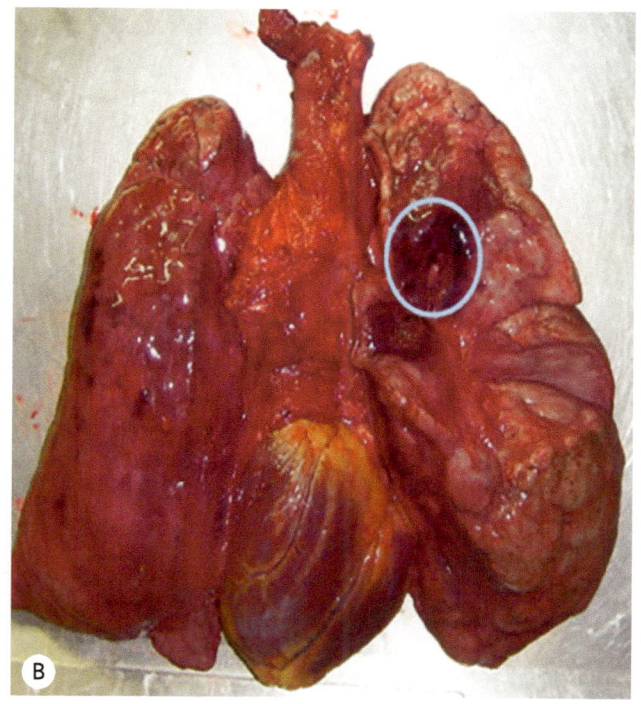

Figura 4.120 ■ As elipses azuis indicam lesões causadas por projetil de arma de fogo no pulmão direito. (**A**) Vista anterior. (**B**) Vista posterior. Houve lesão de um dos brônquios lobares, o que provocou pneumotórax hipertensivo, causa do óbito do periciado.

Lesão cardíaca (Figuras 4.121 a 4.129)

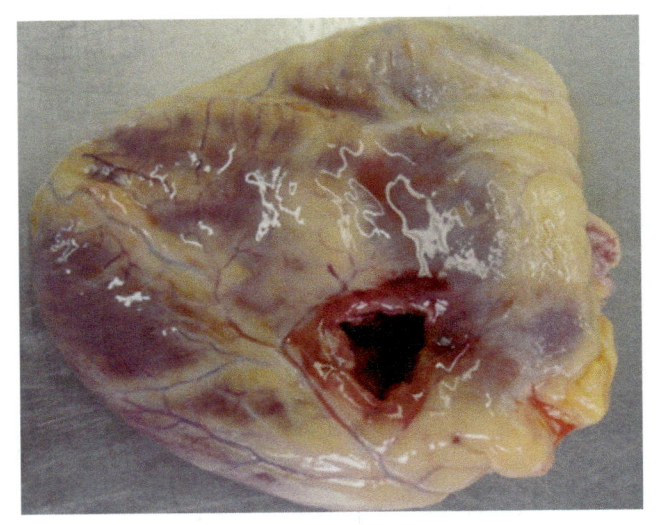

Figura 4.121 ◼ Lesão cardíaca por projetil de arma de fogo.

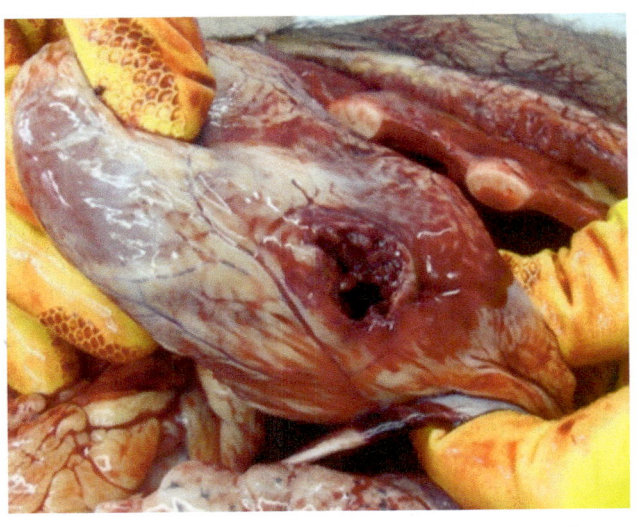

Figura 4.122 ◼ Lesão cardíaca por projetil de arma de fogo.

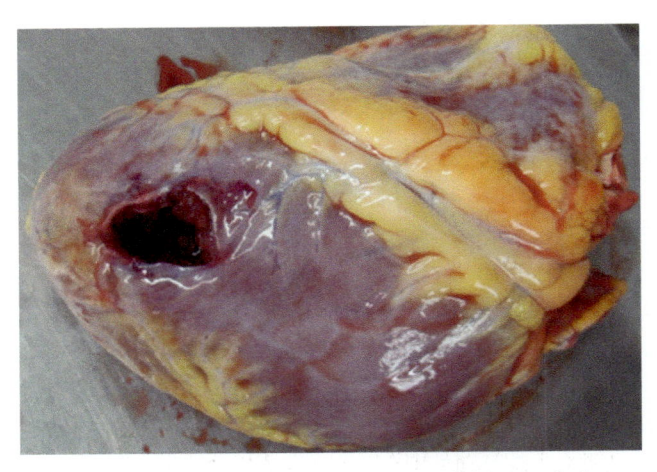

Figura 4.123 ◼ Lesão cardíaca por projetil de arma de fogo.

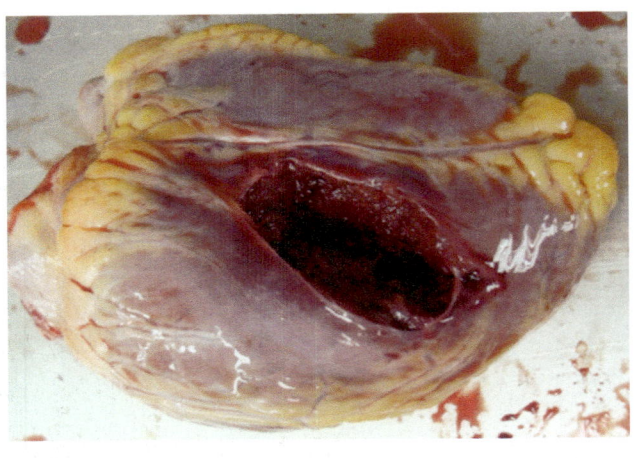

Figura 4.124 ◼ Lesão cardíaca por projetil de arma de fogo.

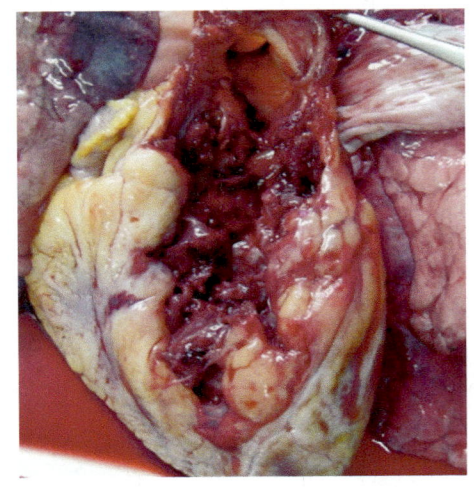

Figura 4.125 ◼ Lesão cardíaca por projetil de arma de fogo.

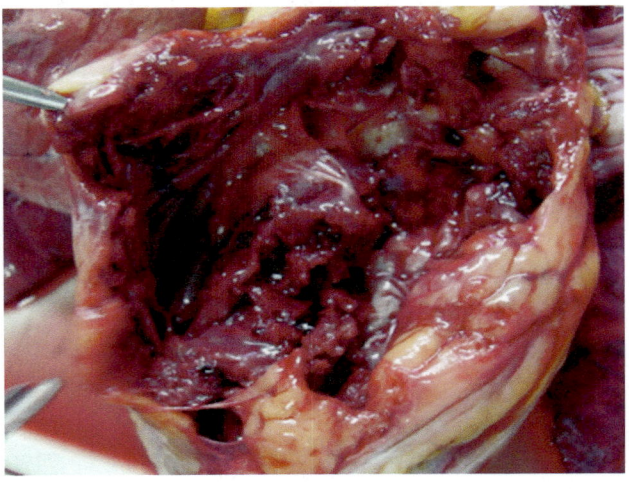

Figura 4.126 ◼ Lesão cardíaca por projetil de arma de fogo.

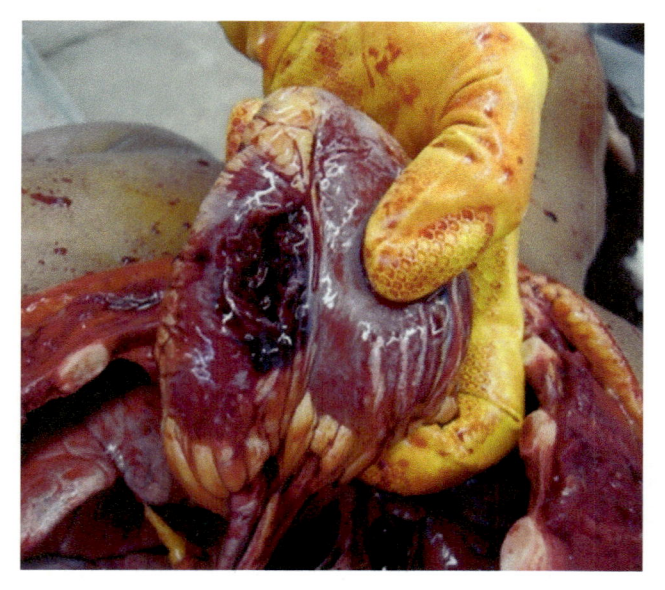

Figura 4.127 ■ Lesão transfixante em massa cardíaca.

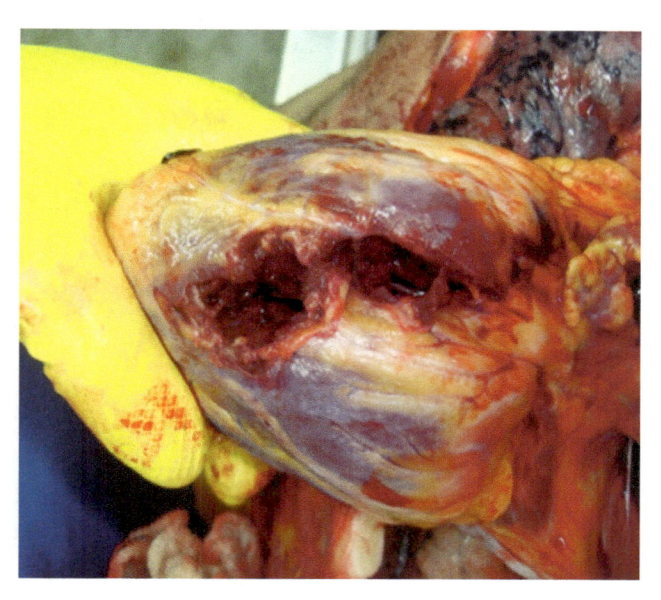

Figura 4.128 ■ Lesão transfixante em massa cardíaca.

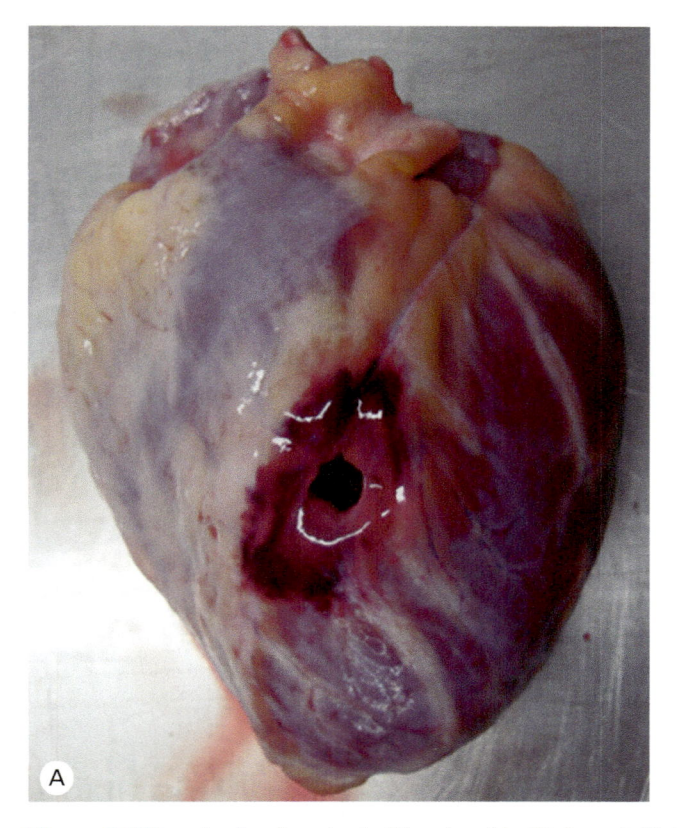

A

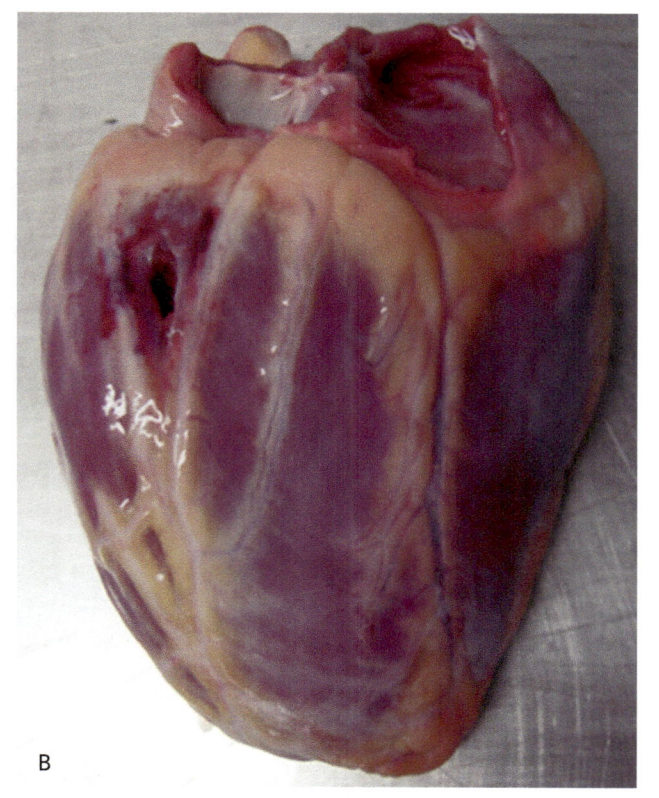

B

Figura 4.129 ■ Lesões de entrada (**A**) e de saída (**B**) de projetil de arma de fogo no coração. Foram provocadas por um projetil de pistola calibre 380 Auto. Note que conservam grosseiramente as características morfológicas de entrada e saída de projetis na pele.

Lesão de vasos da base e outros vasos (Figuras 4.130 e 4.131)

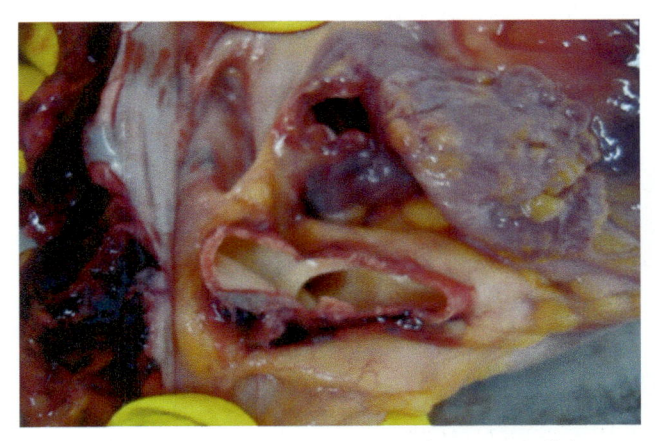

Figura 4.130 ▪ Lesão vascular ocasionada por projetil de arma de fogo.

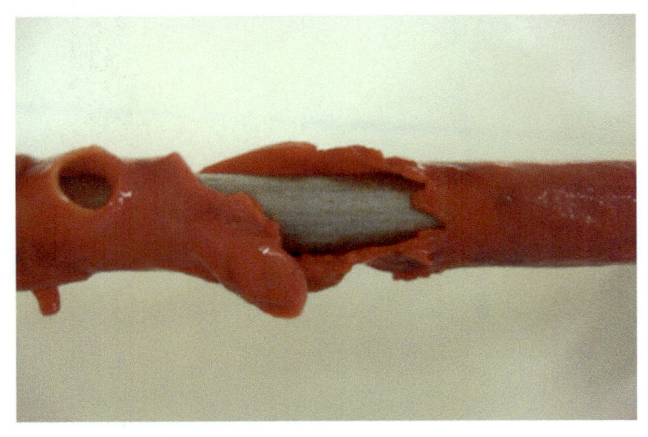

Figura 4.131 ▪ Mostra da lesão parcial da Figura 4.130. Notar presença de haste metálica no interior do vaso.

Lesão de saco pericárdico (Figuras 4.132 e 4.133)

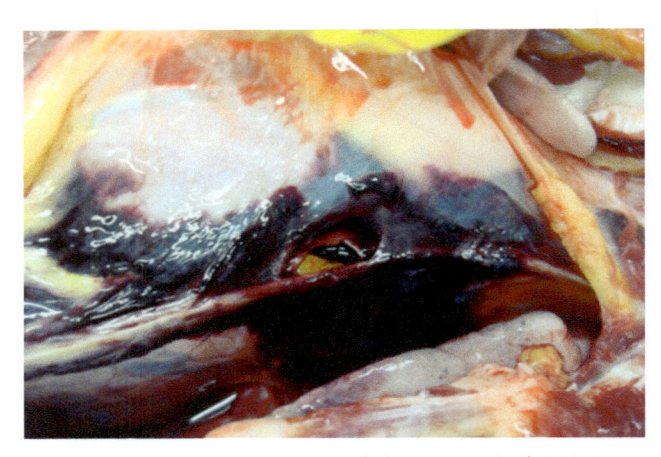

Figura 4.132 ▪ Lesão saco pericárdico por projetil .380 Auto.

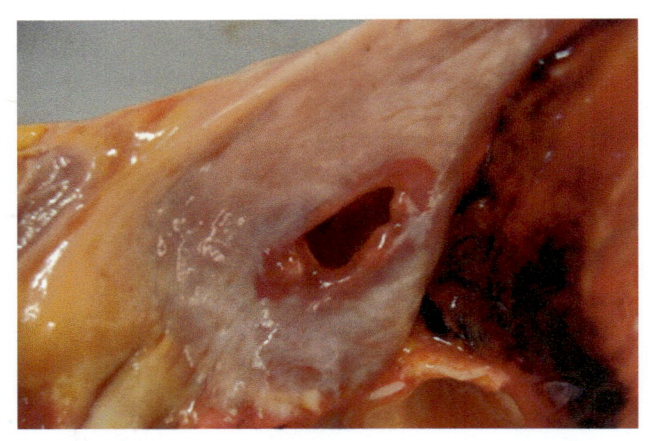

Figura 4.133 ▪ Lesão saco pericárdico por projetil .38 Special.

Lesão hepática (Figuras 4.134 a 4.138)

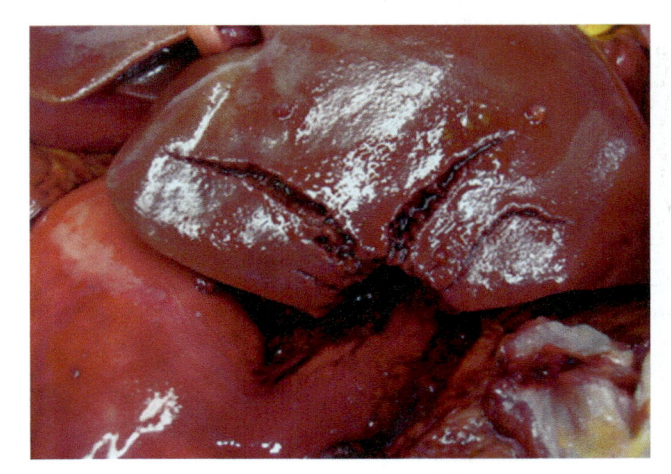

Figura 4.134 ▪ Lesão de aspecto estrelado, ocasionada pela transferência de energia do projetil .40.

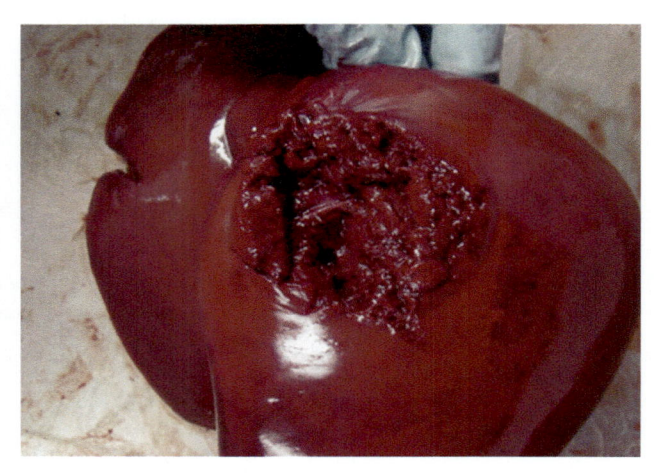

Figura 4.135 ▪ Orifício de saída em lobo direito hepático.

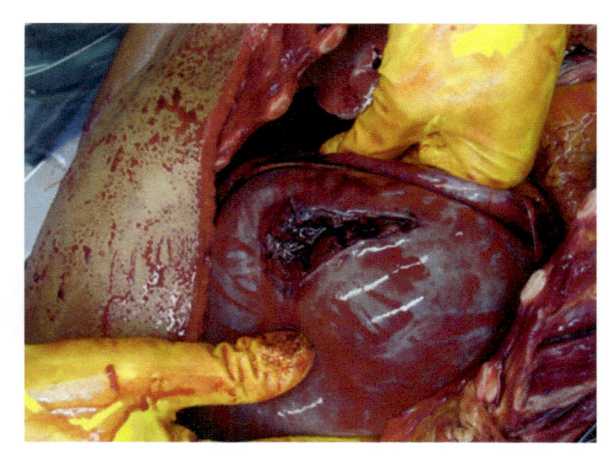

Figura 4.136 ■ Aspecto estrelado em parênquina hepatico ocasionados pela transferência de energia ao órgão sólido.

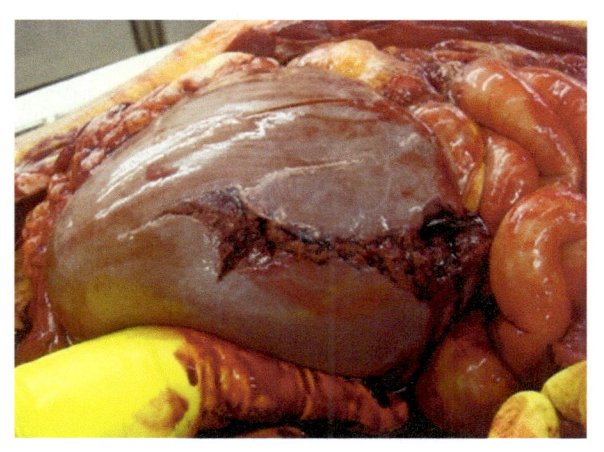

Figura 4.137 ■ Aspecto estrelado em parênquina hepatico ocasionados pela transferência de energia ao órgão sólido.

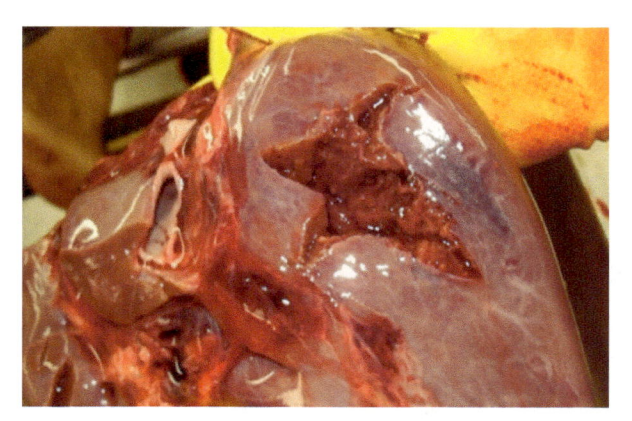

Figura 4.138 ■ Aspecto estrelado em parênquina hepatico ocasionados pela transferência de energia ao órgão sólido.

Lesão renal (Figura 4.139)

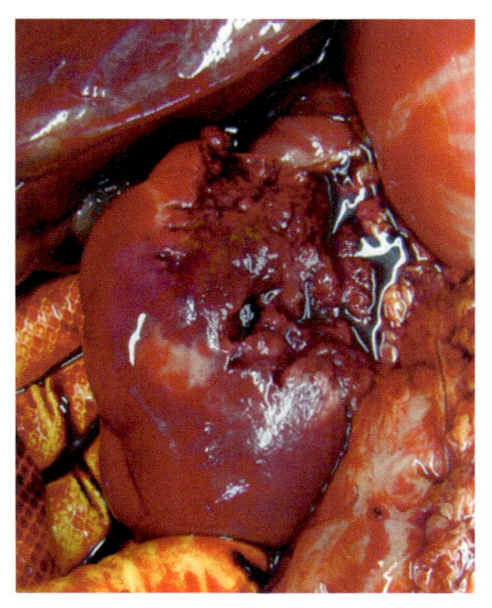

Figura 4.139 Lesão perfurocontusa no lobo superior do rim direito, provocada por projetil de pistola calibre .380 Auto.

Lesões gástricas e intestinais (Figuras 4.140 a 4.145)

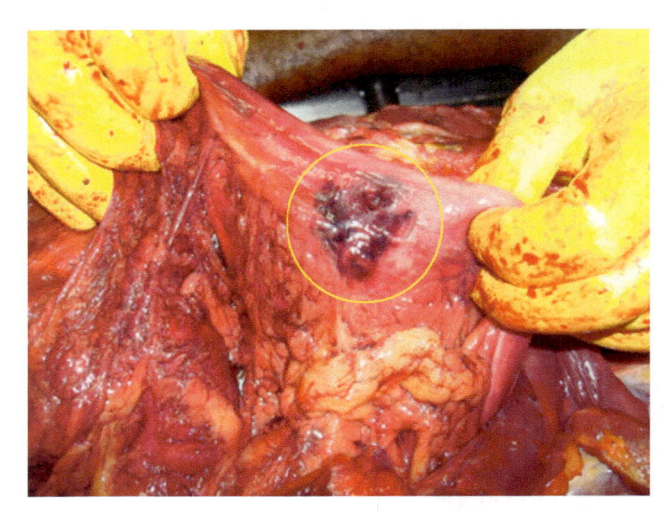

Figura 4.140 ▪ Lesão gástrica com o projetil ainda preso na serosa visceral (círculo).

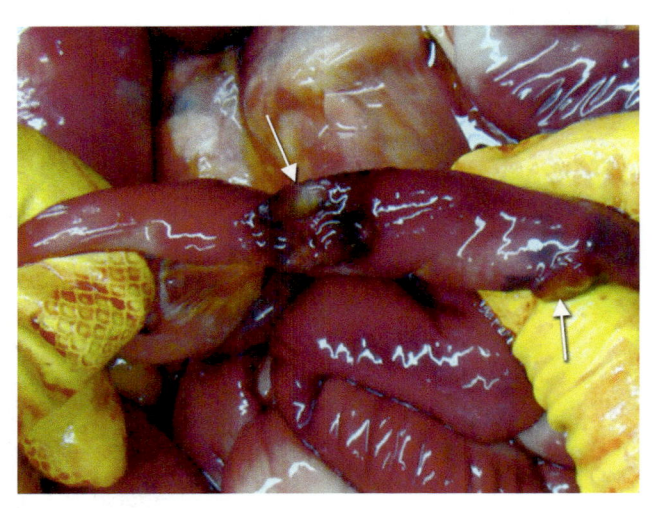

Figura 4.141 ▪ As setas brancas indicam lesões perfurocontusas no intestino delgado, provocadas por projetil de revólver calibre .38 Special.

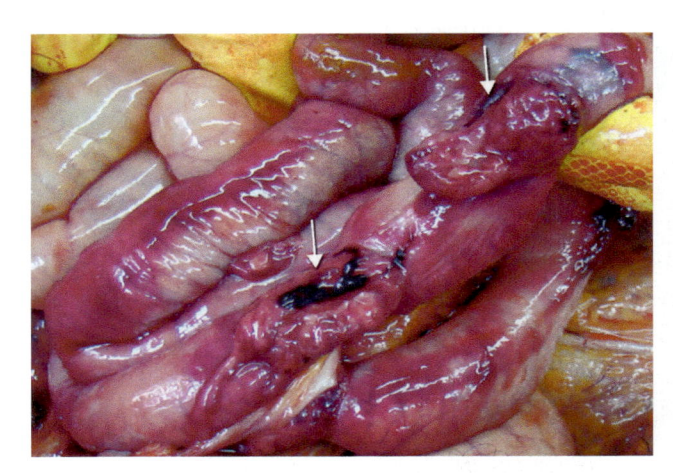

Figura 4.142 ▪ As setas brancas indicam lesões perfurocontusas no intestino delgado, provocadas por projetis de pistola calibre 7,65 mm Browning.

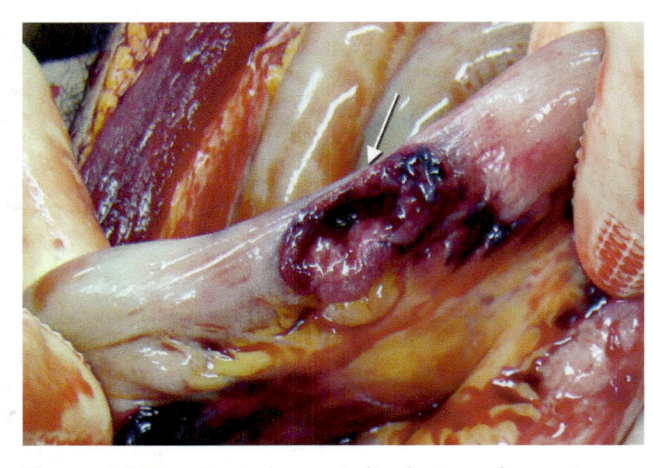

Figura 4.143 ▪ A seta branca indica lesão perfurocontusa no intestino delgado, provocada por projetil de pistola calibre .380 Auto.

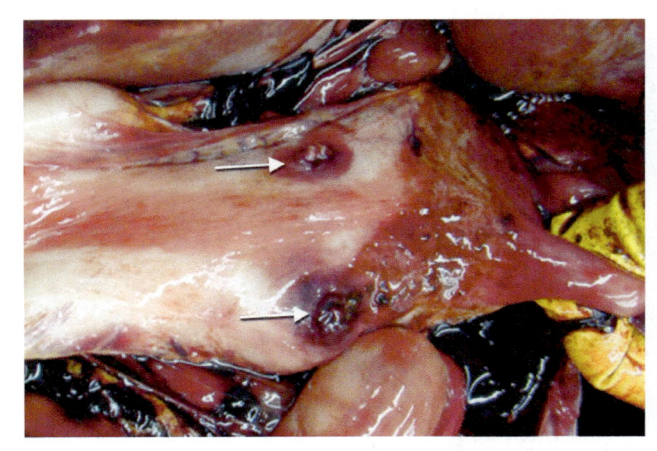

Figura 4.144 ▪ As setas brancas indicam lesões perfurocontusas no estômago, provocadas por projetil de revólver calibre .38 Special. Note o extravasamento de conteúdo gástrico pela lesão inferior.

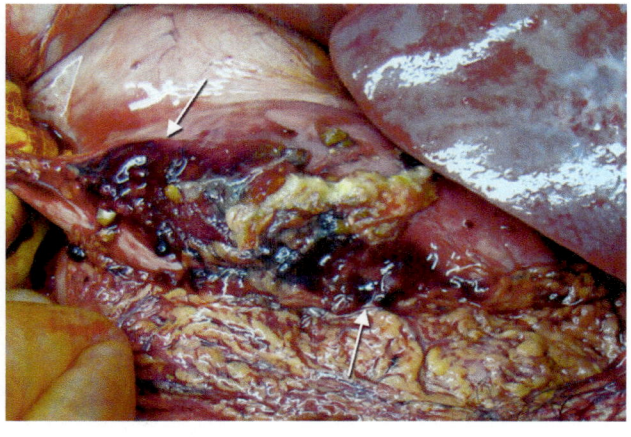

Figura 4.145 ▪ As setas brancas indicam lesões perfurocontusas no estômago, provocadas por projetis de pistola calibre 7,65 mm Browning. Note o extravasamento de conteúdo gástrico pelas lesões.

SINAIS PARTICULARES

Anel de Fisch

Sinônimos: orla de escoriação; zona de contusão de Thoinot; zona inflamatória de Hoffmann; halo marginal equimótico-escoriativo de Leoncini; orla erosiva de Piedelièvre e Desoille; orla desepitelizada de França.

Trata-se de uma área composta por duas zonas que se sobrepõem em partes, encontradas ao redor do orifício de entrada, produzida pela ação dupla do projetil (contusão e depósito de impurezas) durante a penetração.

Sinal de Benassi

Consiste no esfumaçamento que impregna a lâmina externa de uma superfície óssea, mais comumente observado nos ossos do crânio. Indica disparo de arma de fogo encostado na pele e, consequentemente, está comumente associado aos sinais de câmara de mina de Hoffmann, sinal de Werkgaertner e/ou sinal de funil de Bonnet (Figura 4.146).

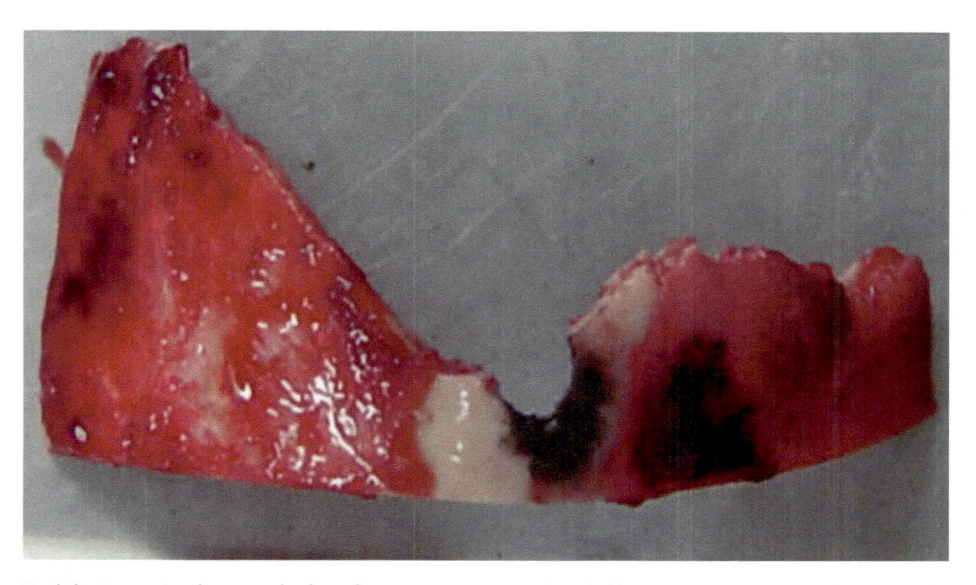

Figura 4.146 ■ Sinal de Benassi. Há uma orla de esfumaçamento ao redor da lâmina externa de um dos ossos da abóbada craniana.

Sinal do funil de Bonnet

Também conhecido como cone truncado de Pousold, é um sinal importante na determinação do sentido do disparo. Na lâmina externa, o ferimento apresentar-se-á arredondado, regular ou em saca-bocado, e na interna, irregular, de maior diâmetro e com bisel em forma de cone de base voltada para fora (o sinal também está presente quando o projétil deixa o crânio, o que inverte este raciocínio) (Figuras 4.147 a 4.154).

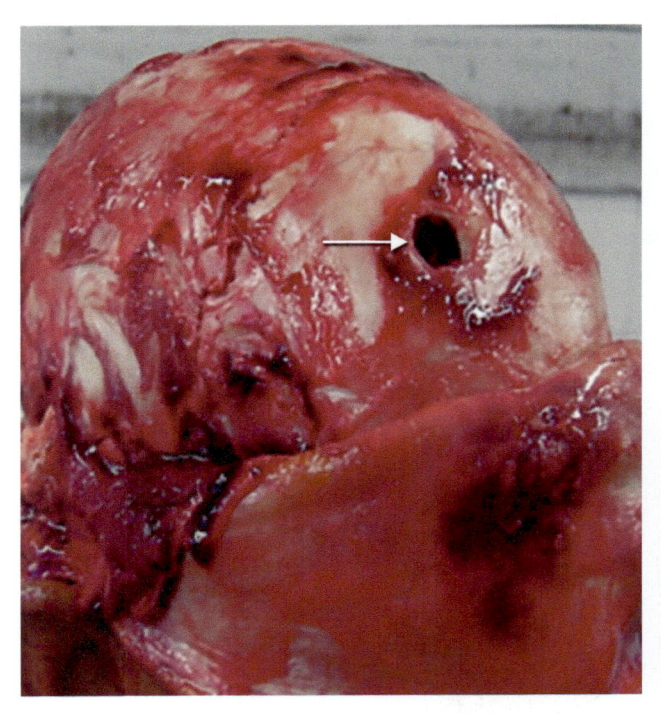 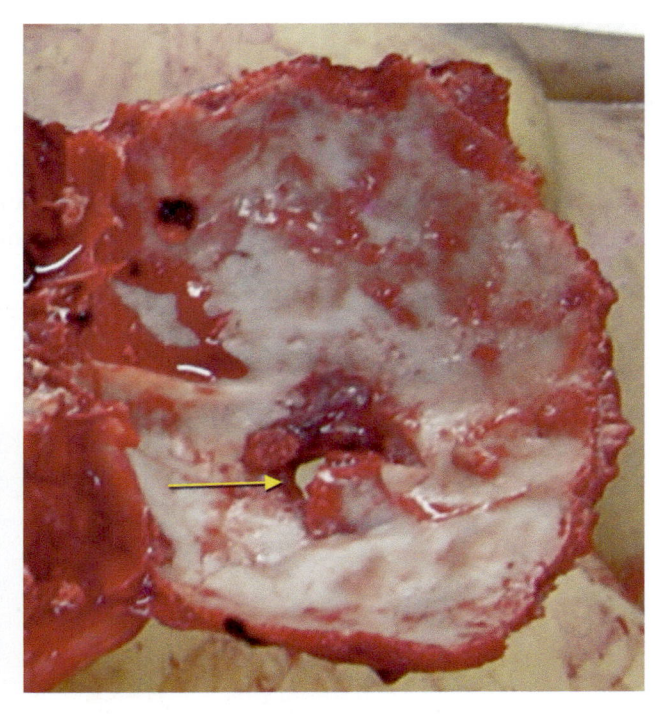

Figura 4.147 ■ Sinal de funil de Bonnet, observado no osso frontal de vítima de homicídio. A seta branca indica a região onde o projetil tocou primeiro a lâmina externa do osso, com aspecto mais arredondado, à semelhança do "ápice de um cone". A seta amarela indica a última região do osso atravessada pelo projétil, sua lâmina interna, com aspecto irregular, em formato de "base de cone". Estas lesões foram causadas por projetil de pistola calibre .380 Auto.

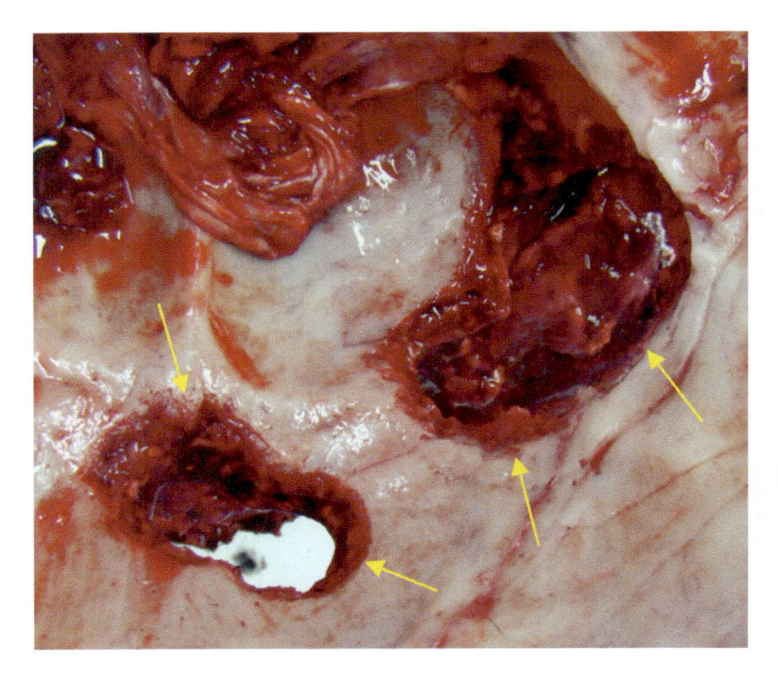

Figura 4.148 ■ As setas indicam sinais de funil de Bonnet, observados na região interna da fossa posterior do crânio de vítima de homicídio. Estas lesões demarcam a última região do osso atravessada pelo projetil, sua lâmina interna, com aspecto irregular, no formato de "base de cone". As lesões foram causadas por projetil de pistola calibre 7,65 mm Browning.

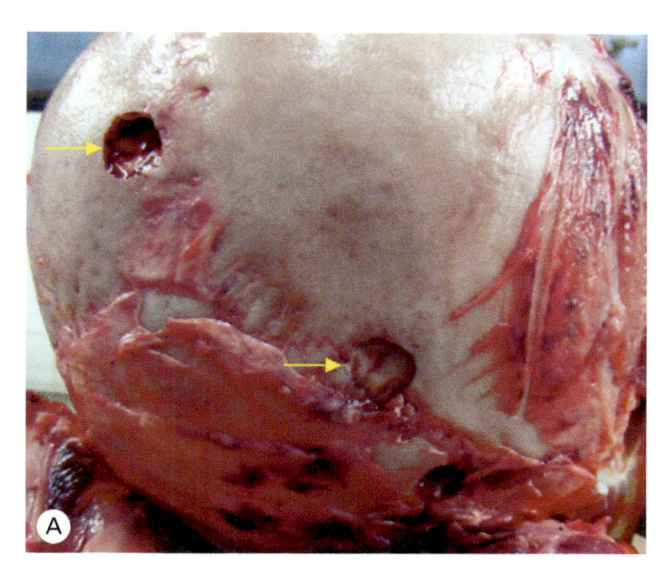
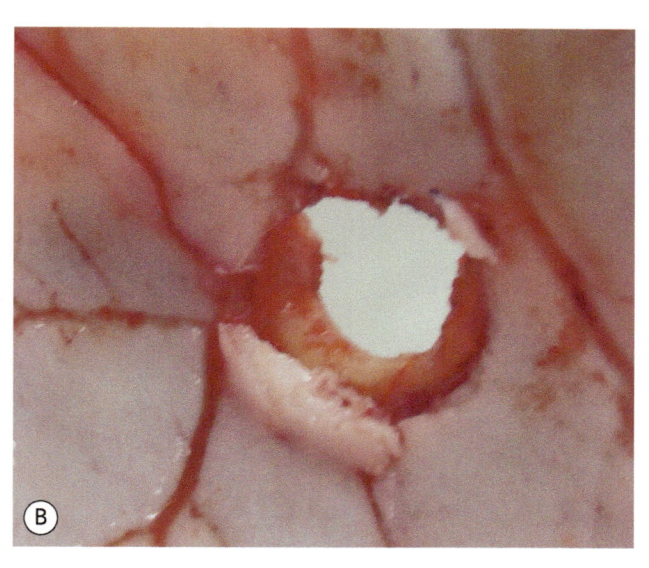

Figura 4.149 ■ As setas indicam sinais de funil de Bonnet, observados na face externa da calota (**A**) e seus correspondentes na face interna (**B**) da região posterior do crânio de vítima de homicídio. Note o aspecto mais arredondado, semelhante ao "ápice de um cone", nas três lesões da imagem superior e o aspecto irregular, no formato de "base de cone", nas lesões da imagem inferior.

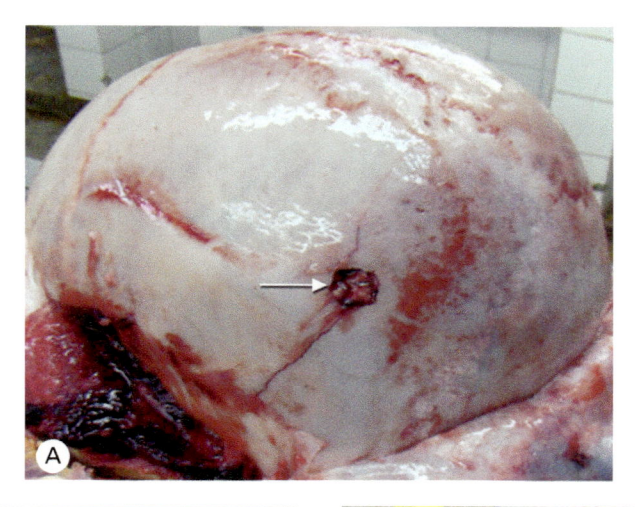

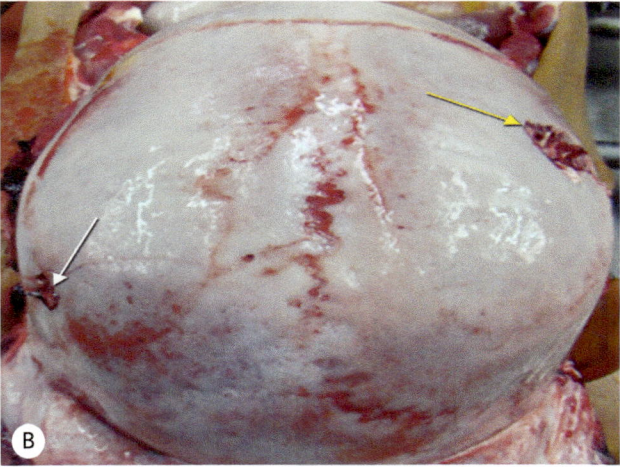
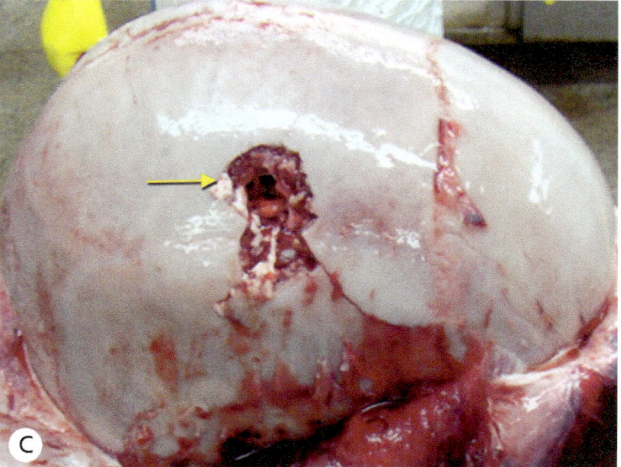

Figura 4.150 ■ Diferentes vistas do crânio de vítima de homicídio. Um mesmo projetil penetrou a região posterior do osso parietal esquerdo, na região indicada pela seta branca (**A**), atravessou o crânio e saiu pelo osso parietal direito, na região indicada pela seta amarela (**B**). Note o aspecto mais arredondado, à semelhança do "ápice de um cone", na lesão de entrada (**A**) e o aspecto irregular, no formato de "base de cone", na lesão de saída (**C**).

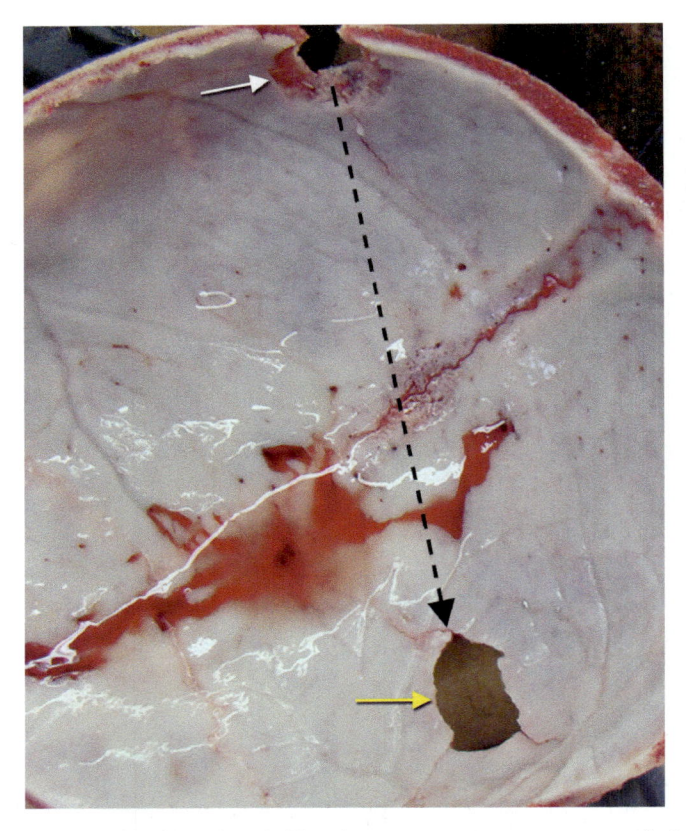

Figura 4.151 ■ Vista interna da abóbada craniana do indivíduo da Figura 4.150. Um mesmo projetil penetrou a região indicada pela seta branca, atravessou o crânio e saiu pela região indicada pela seta amarela (trajeto indicado pela seta negra tracejada). A lesão de entrada, vista internamente, apresenta aspecto irregular, em formato de "base de cone", e a lesão de saída, vista internamente, apresenta aspecto regular.

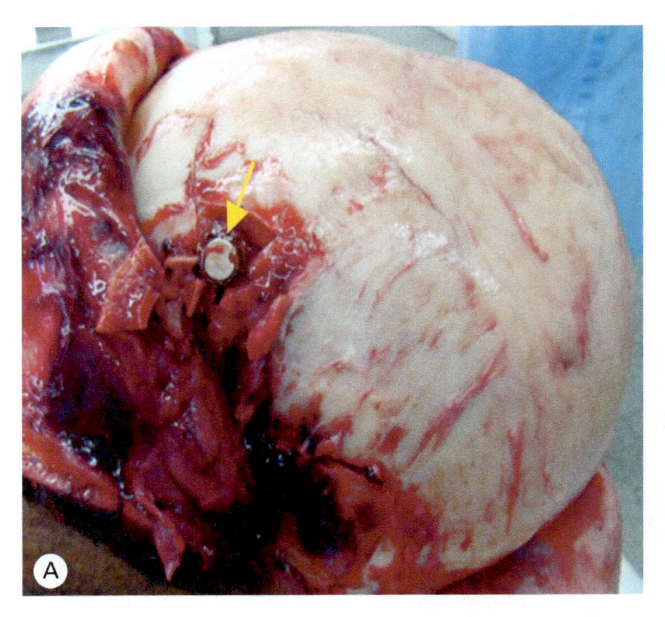
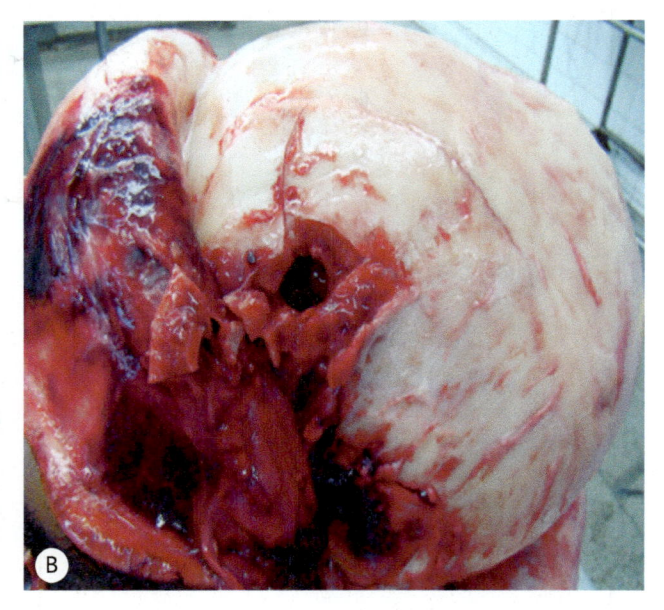

Figura 4.152 ■ Duas vistas laterais esquerdas do crânio de uma vítima de homicídio. Um mesmo projetil penetrou a região posterior do osso parietal esquerdo, na região indicada pela seta branca, atravessou o crânio e saiu pelo osso parietal direito, na região indicada pela seta amarela. Um projetil de arma de fogo, que entrou na região direita do crânio, permaneceu encravado na região esquerda do osso frontal, em sua lesão de saída do crânio (seta amarela em **A**). Note o aspecto irregular, no formato de "base de cone", nesta lesão de saída (**B**). Tratava-se de um projetil de pistola calibre .380 Auto.

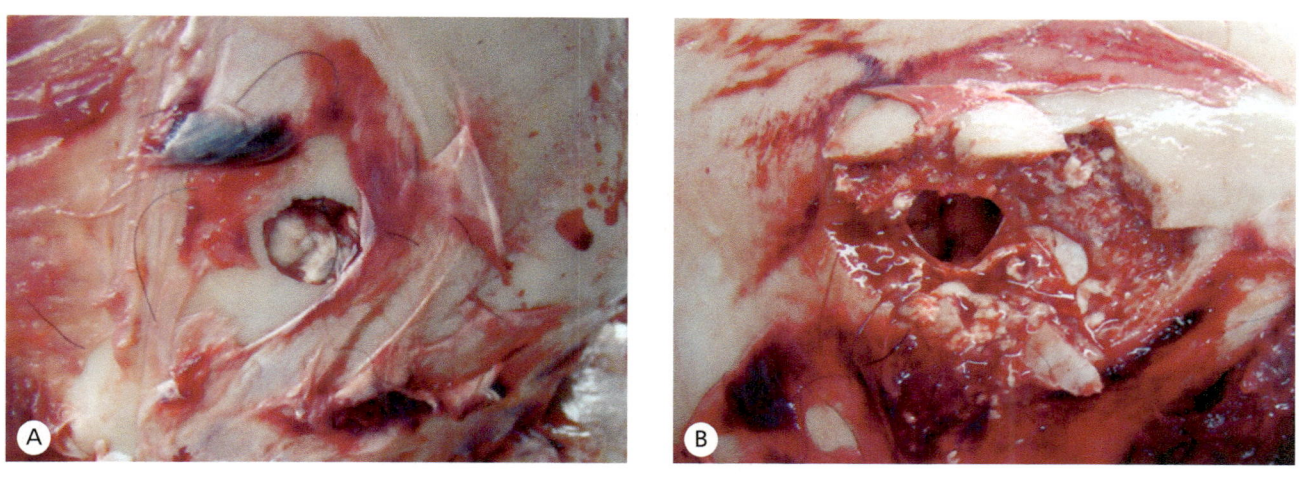

Figura 4.153 ■ Duas lesões causadas pelo mesmo projetil de arma de fogo ao atravessar o crânio de vítima de homicídio. Em (**A**), a lesão é de entrada, localizada no osso parietal esquerdo e em (**B**), a lesão é de saída, localizada no osso parietal direito. Note o aspecto irregular da lesão de saída.

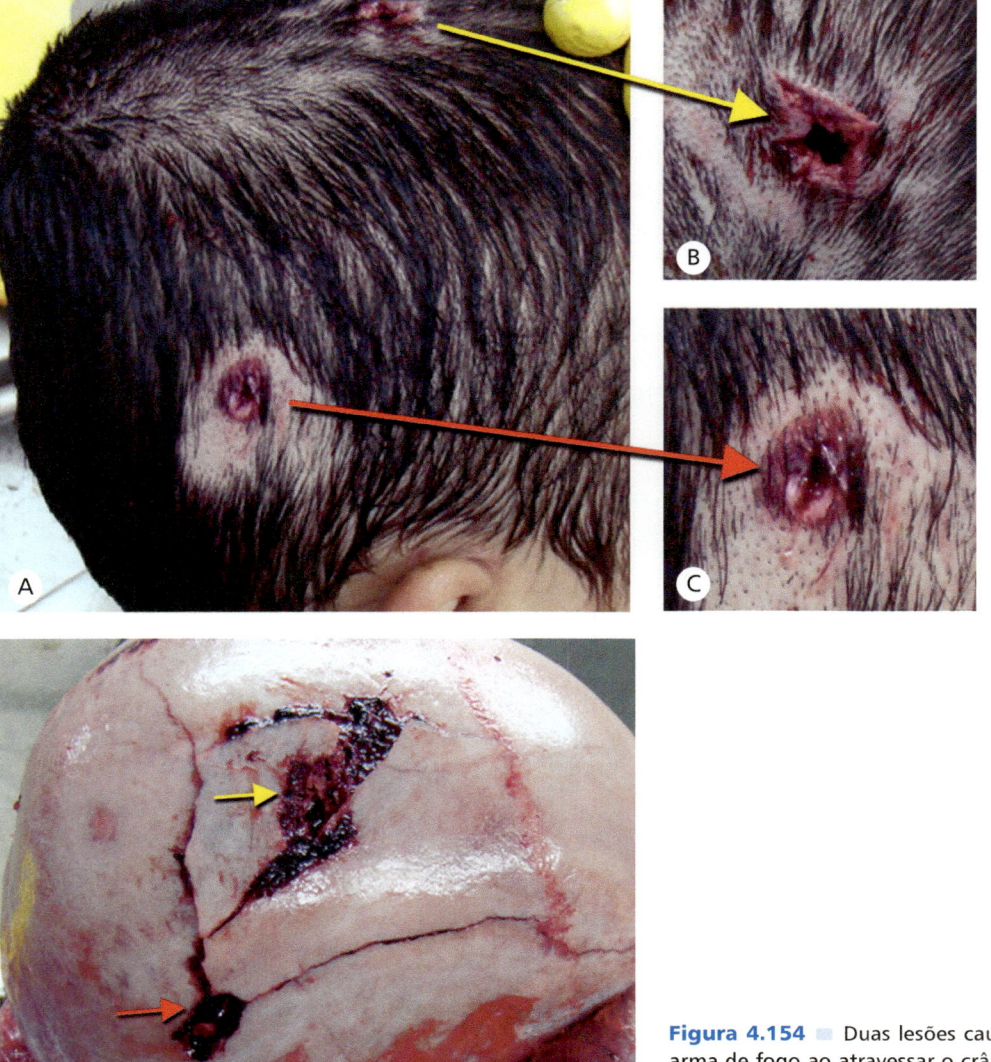

Figura 4.154 ■ Duas lesões causadas pelo mesmo projetil de arma de fogo ao atravessar o crânio de vítima de homicídio. (**A** a **C**) Detalhes das lesões de entrada e saída na pele. (**D**) Lesões ósseas com o aspecto clássico dos funis de Bonnet.

Câmara de mina de Hoffmann

Lesão típica produzida por tiros encostados na presença de um plano ósseo imediatamente inferior. No entorno haverá crepitação gasosa, decorrente da infiltração dos gases. Como todos os elementos da boca do cano entram no orifício de entrada, estarão ausentes as zonas de esfumaçamento e queimadura. O calor e a energia ocasionarão enegrecimento com desgarramento e eversão do tecido (Figuras 4.155 a 157).

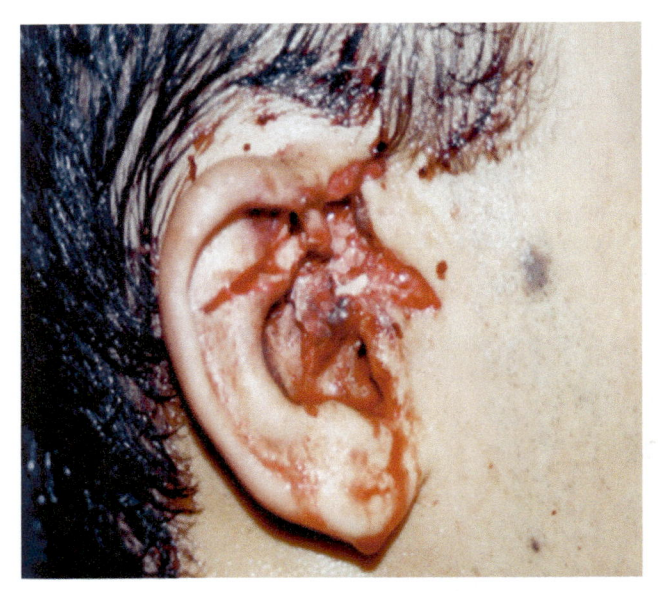

Figura 4.155 ◼ Câmara de mina de Hoffmann. Disparo com a arma encostada em caso de suicídio. (Imagem gentilmente cedida pelo Dr. João Batista Rodrigues Júnior.)

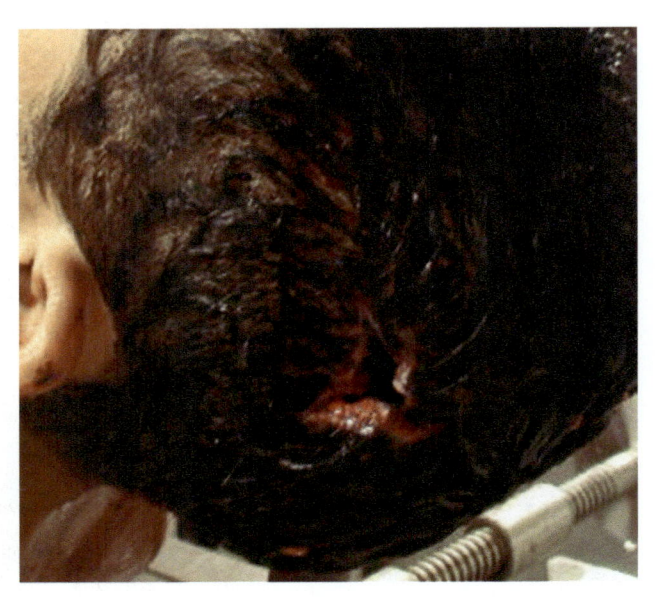

Figura 4.156 ◼ Câmara de mina de Hoffmann. Disparo com a arma encostada em caso de homicídio. (Imagem gentilmente cedida pelo Dr. João Batista Rodrigues Júnior.)

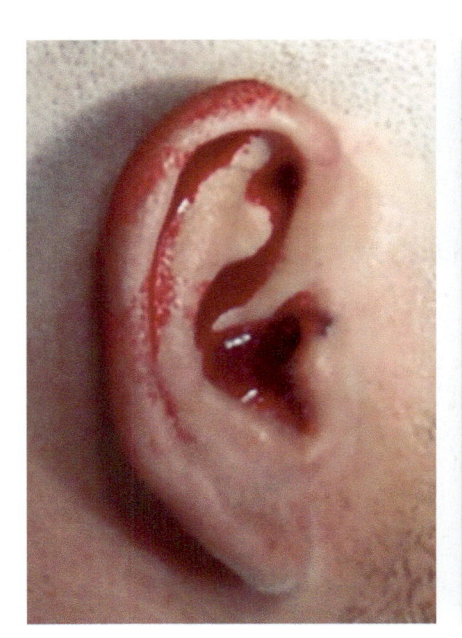 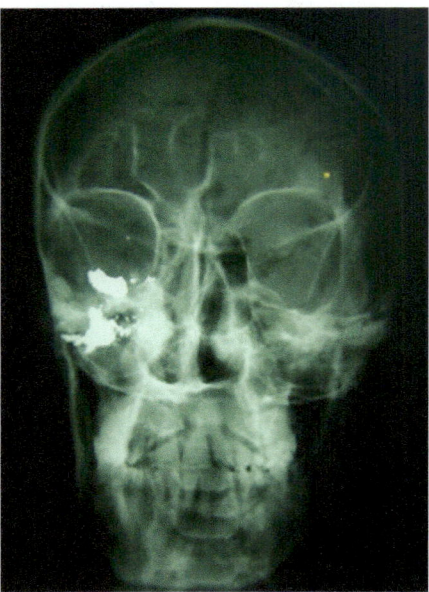 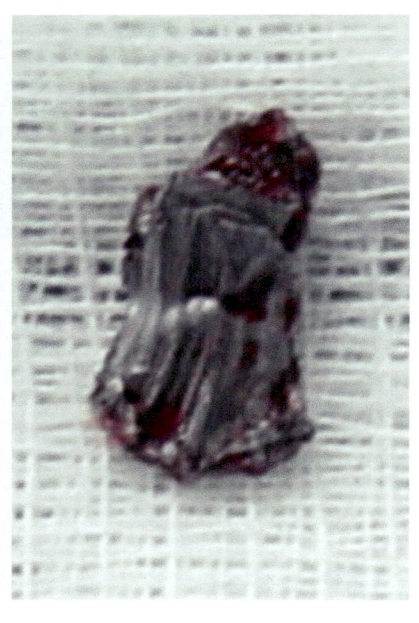

Figura 4.157 ◼ As imagens pertencem a um mesmo caso de tentativa de suicídio com disparo de arma de fogo (revólver calibre .38 Special) encostado no meato acústico externo direito. As fotos foram tiradas durante o atendimento médico ao periciado. Não há câmara de mina de Hoffmann neste caso, pois não havia gás suficiente da combustão da pólvora do cartucho para produzir esta lesão. Como consequência, o projetil não teve energia cinética suficiente para atravessar o cérebro, fragmentando-se no osso temporal direito. A utilização de munição "vencida" ou inadequadamente armazenada é causa comum da diminuição da energia cinética do projetil ao ser disparado.

Sinal de Werkgaertner

Trata-se da impressão do cano ou de outras partes da arma na pele de vítimas de tiros encostados (Figura 4.158).

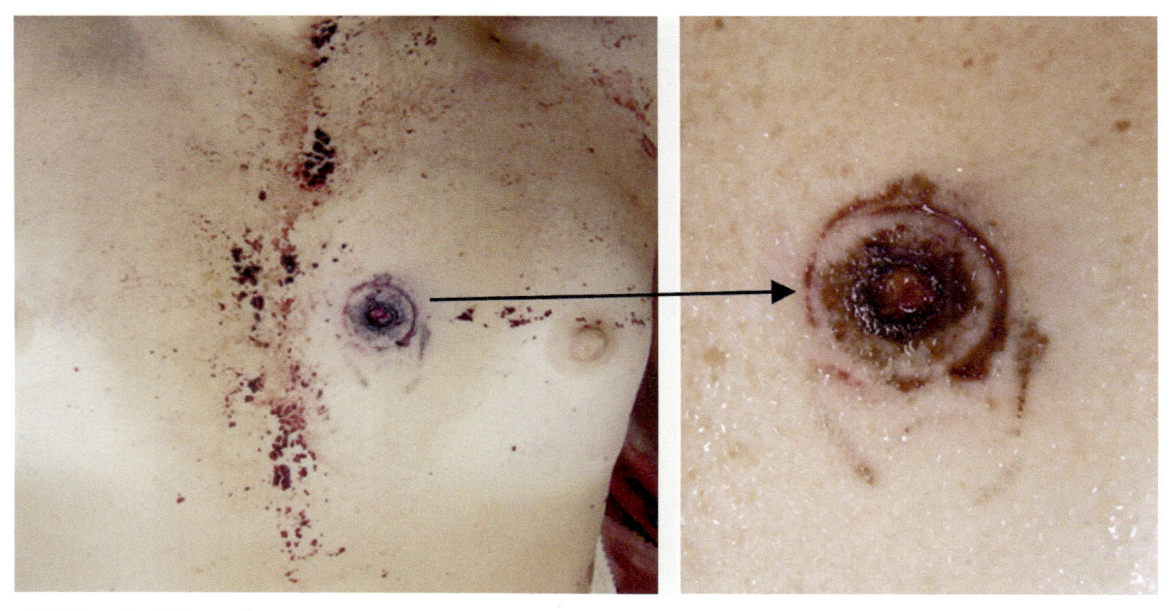

Figura 4.158 ■ Sinal de Werkgaertner. Disparo com a arma encostada em caso de suicídio. Note a impressão da extremidade da arma, uma pistola calibre .380 Auto, na pele.

Projetis "antigos" (Figuras 4.159 a 4.163)

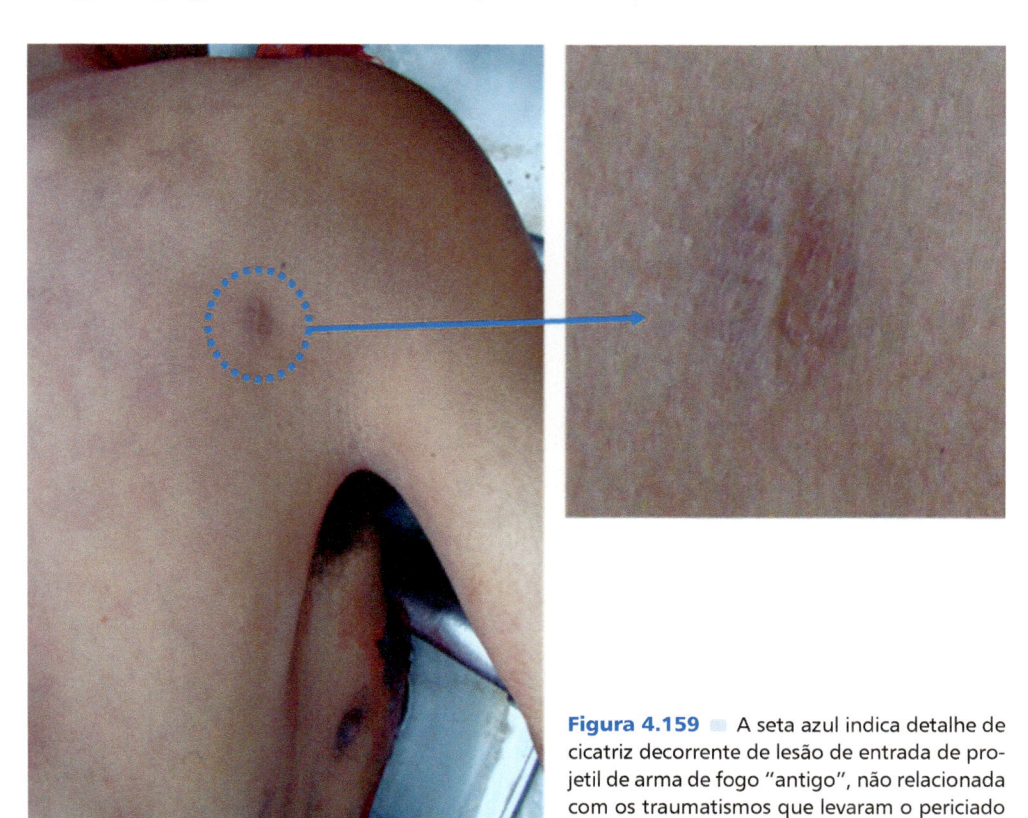

Figura 4.159 ■ A seta azul indica detalhe de cicatriz decorrente de lesão de entrada de projetil de arma de fogo "antigo", não relacionada com os traumatismos que levaram o periciado ao óbito (veja as Figuras 4.160 e 4.161).

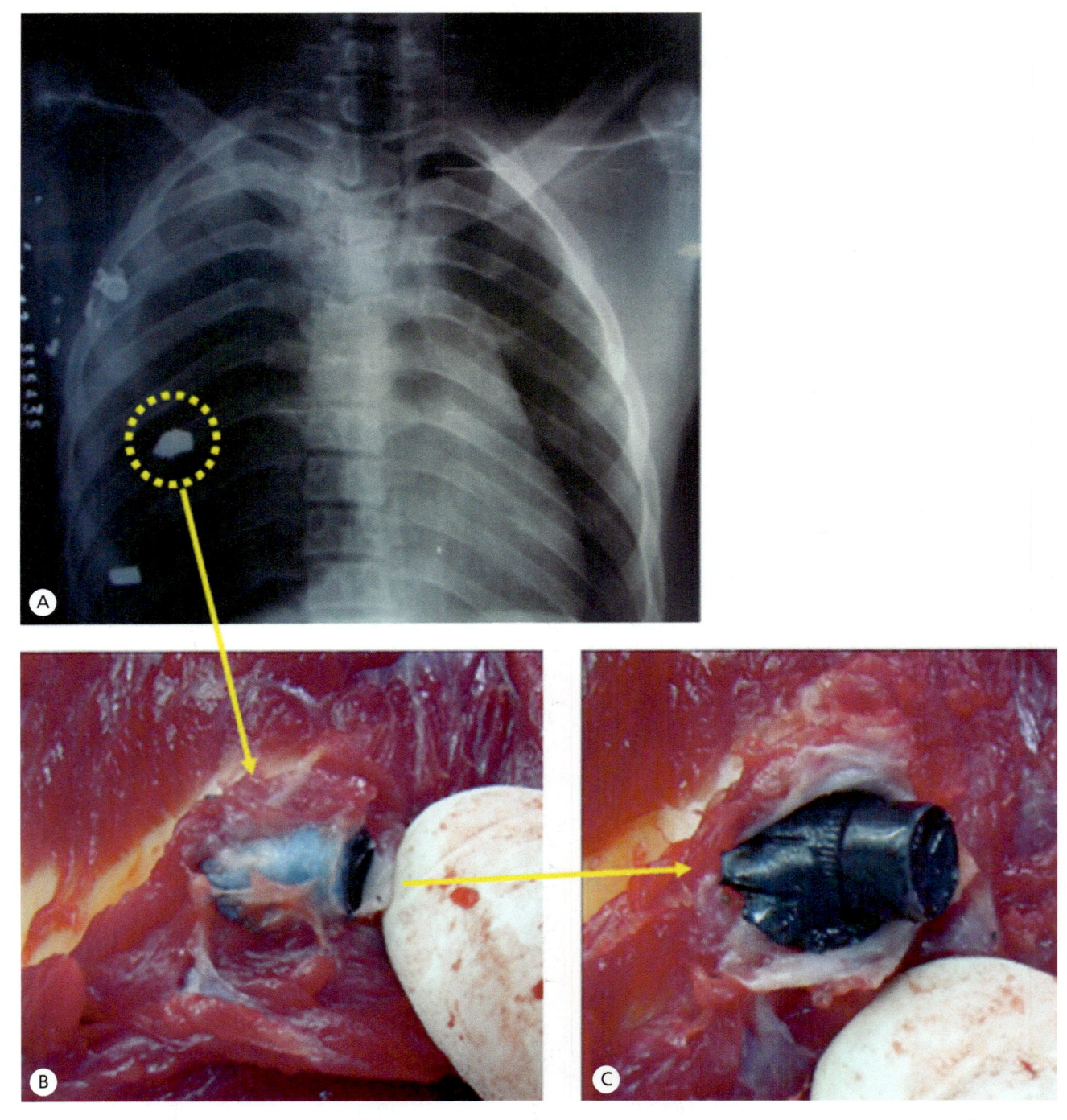

Figura 4.160 ■ O círculo amarelo em (**A**) indica um projetil de arma de fogo observado em radiografia de tórax em incidência anteroposterior do mesmo periciado da Figura 4.159. Ao redor deste projetil, localizado na parede torácica direita, havia um capuz fibroso – resposta inflamatória crônica (**B** e **C**), indicando tratar-se de "tiro antigo".

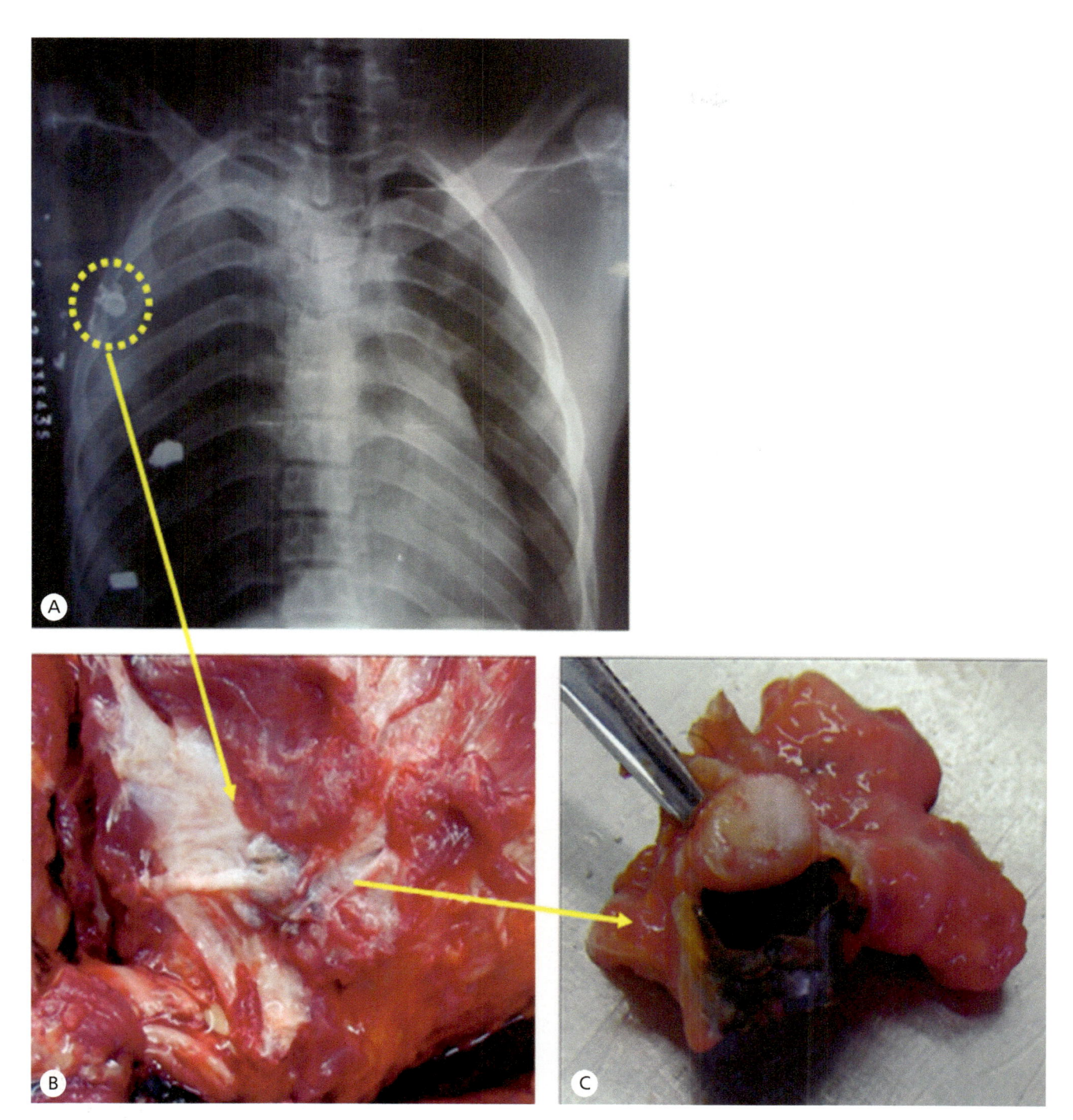

Figura 4.161 ■ O círculo amarelo na imagem superior esquerda indica uma jaqueta de projetil de arma de fogo observada em radiografia de tórax em incidência anteroposterior do mesmo periciado da Figura 4.159. Ao redor desta jaqueta, localizada na parede torácica direita, havia um capuz fibroso – resposta inflamatória crônica (**B** e **C**), indicando tratar-se de "tiro antigo".

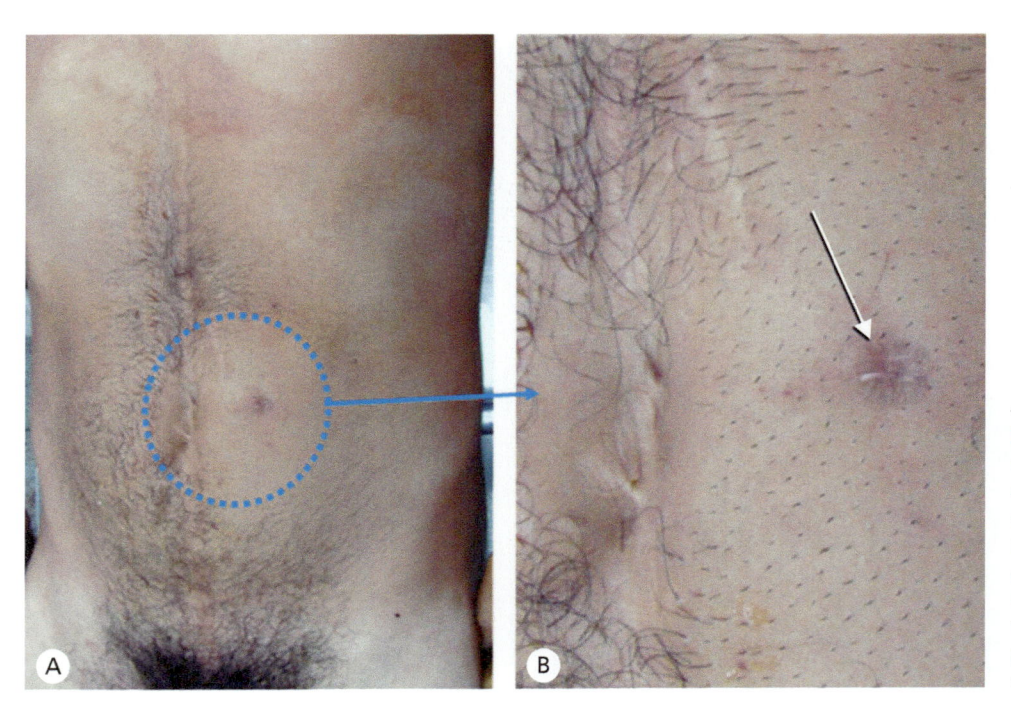

Figura 4.162 ▪ (**A**) Vista panorâmica da região anterior do abdome de vítima de homicídio. Há uma cicatriz no plano mediano decorrente de cirurgia abdominal prévia. A seta branca indica cicatriz compatível com entrada "antiga" de projétil de arma de fogo (**B**). (veja a Figura 4.163).

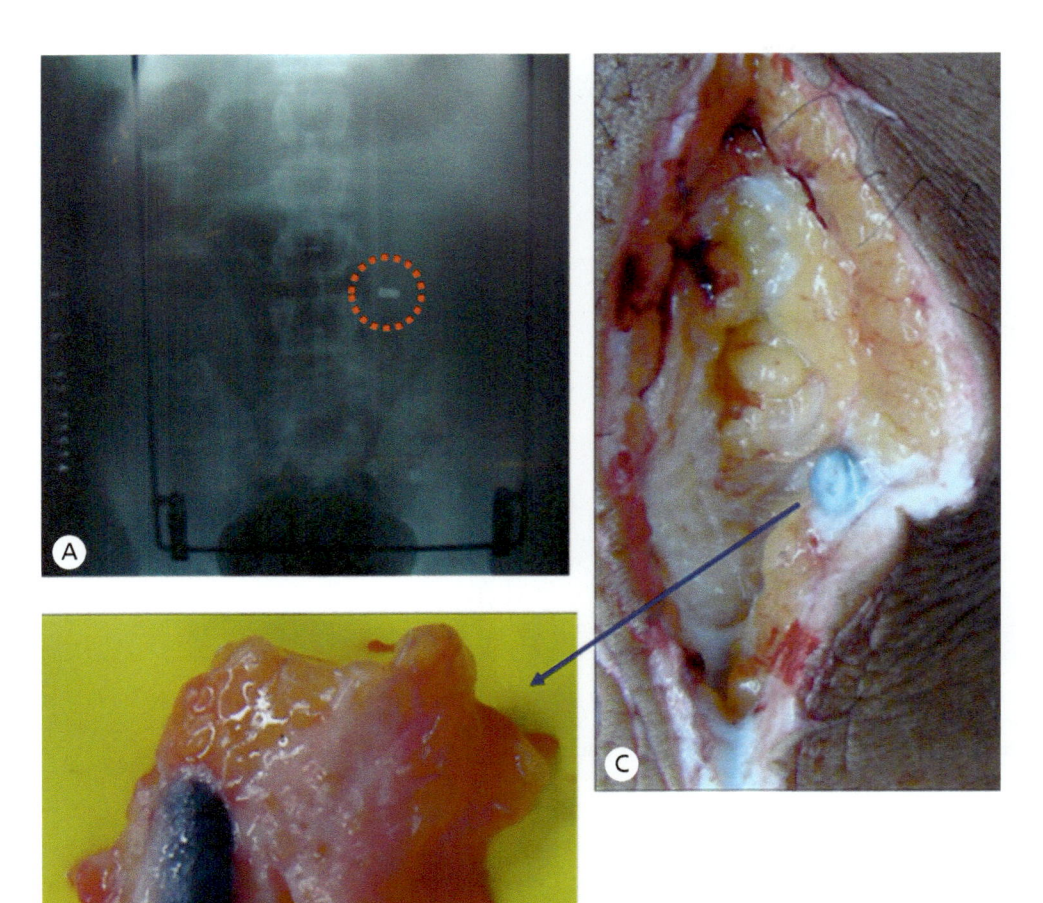

Figura 4.163 ▪ (**A**) A elipse vermelha indica um projetil de arma de fogo observado em radiografia de abdome em incidência anteroposterior de vítima de homicídio. Ao redor deste projetil, localizado no subcutâneo da região lombar esquerda, havia um capuz fibroso, indicando tratar-se de "tiro antigo" (**B** e **C**). Trata-se do mesmo periciado da Figura 4.162.

Bibliografia

Catanese CA (ed.). Color atlas of forensic medicine and pathology. Nova York, EUA: Editora CRC Press, 2010:283-352.

Hercules HC. Medicina legal – texto e atlas. São Paulo: Editora Atheneu, 2008:229-78.

Spitz WU (ed.). Spitz and Fisher's medicolegal investigation of death – Guidelines for the application of pathology to crime investigation. Springfield, Illinouis, EUA: Charles C. Thomas Publisher, Ltd, 2006:607-746.

CAPÍTULO 5

Lesões Provocadas por Asfixia

INTRODUÇÃO

Toda e qualquer morte em que haja supressão do fenômeno da respiração, independente do mecanismo que se oponha à troca gasosa, será denominada asfixia. Neste capítulo, os sinais de asfixia serão divididos em sinais gerais (ilustrados nas Figuras 5.1 a 5.18) e sinais específicos.

Cada um dos tipos de asfixia será estudado especificamente.

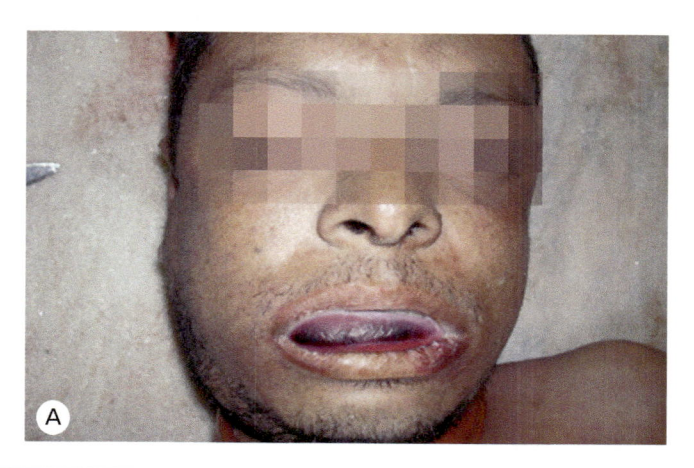

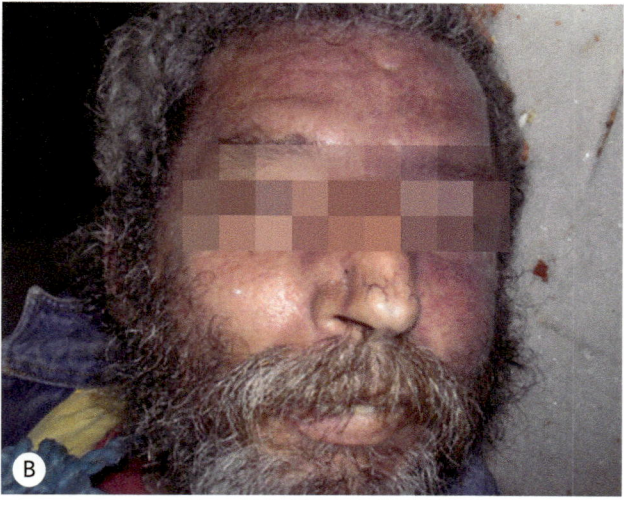

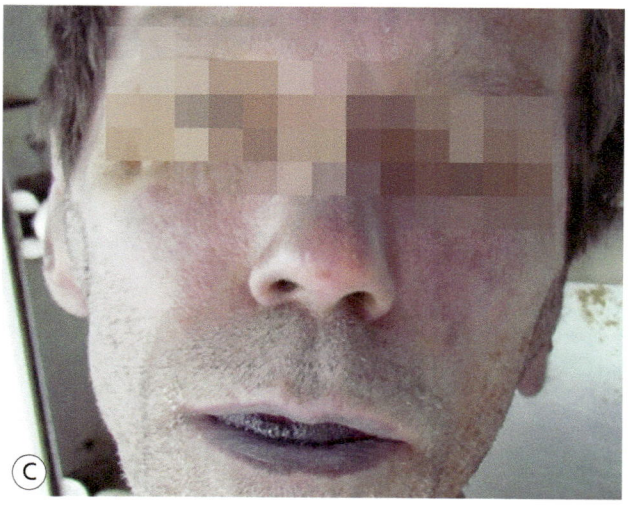

Figura 5.1 ■ (**A** a **C**) Cianose da face. De coloração azulada, devido à alta concentração de carboemoglobina, acometendo pele e mucosa, a cianose de face ocorre nos casos em que há compressão torácica e/ou cervical. Os casos apresentados são de vítimas de enforcamento.

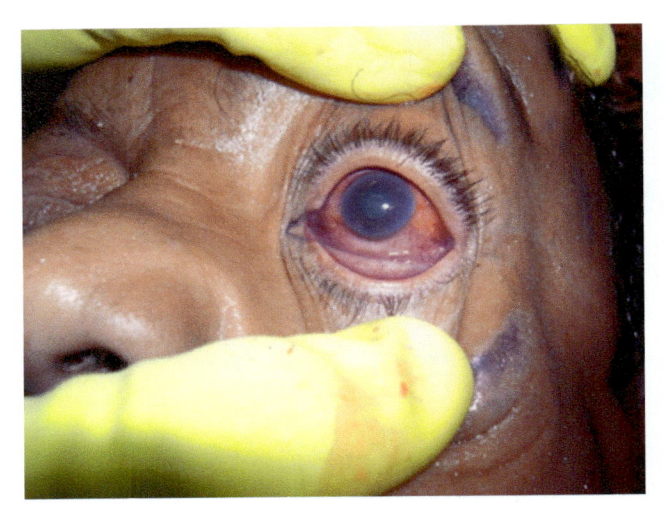

Figura 5.2 ▪ Assim como na congestão facial, as conjuntivas podem ficar congestas, provocando intensa hiperemia passiva local. No caso específico, a congestão foi provocada por constrição extrínseca do pescoço (esganadura).

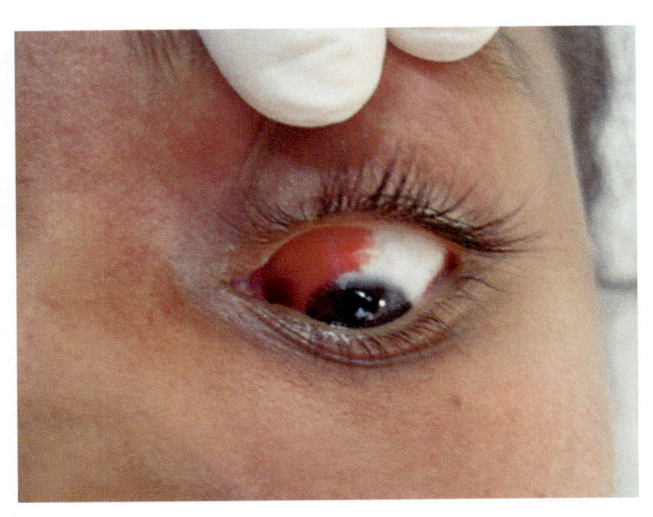

Figura 5.3 ▪ Quando muito intensa, a congestão pode provocar derrame hemorrágico conjuntival, como neste caso, em que a periciada foi vítima de violência sexual e esganadura.

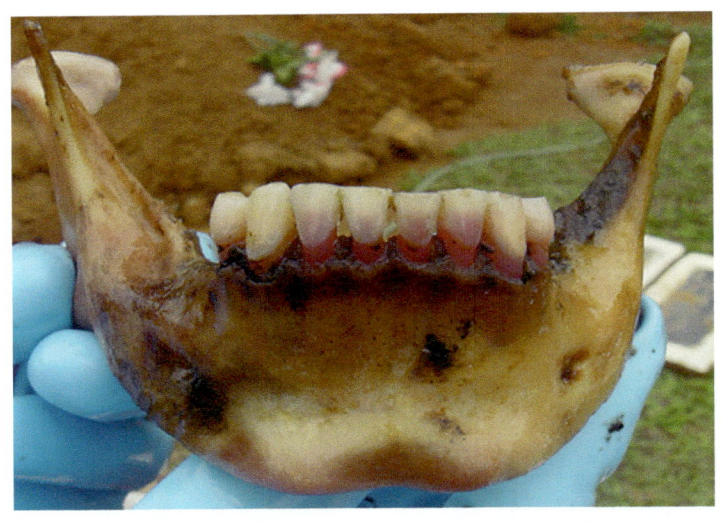

Figura 5.4 ▪ Verificação, em exumação, da presença de congestão vascular (dentes rosados) em suposta vítima de estrangulamento.

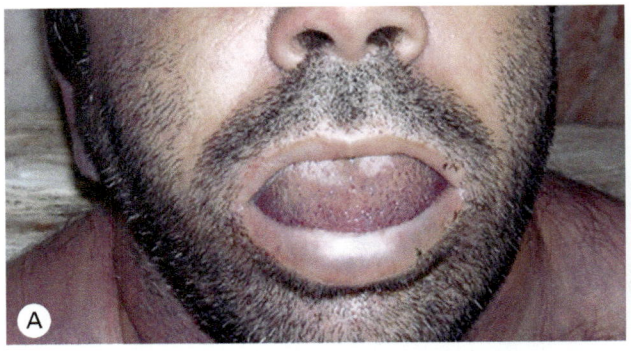

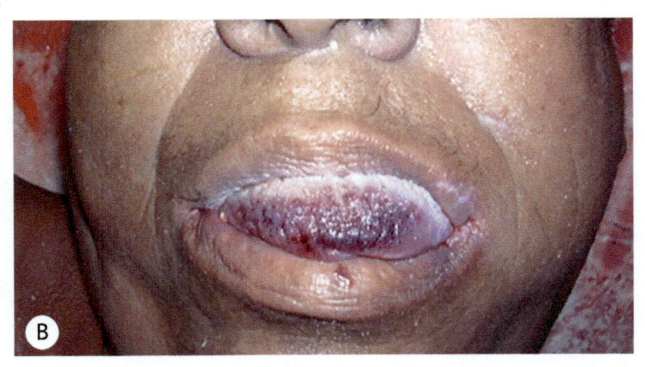

Figura 5.5 ▪ Projeção da língua. Acompanha, geralmente, os casos de enforcamento e estrangulamento. Ocorre procidência da língua de coloração escurecida para além da arcada dentária. Em ambos os casos, observa-se também a cianose de face. (**A**) Caso de enforcamento. (**B**) Esganadura.

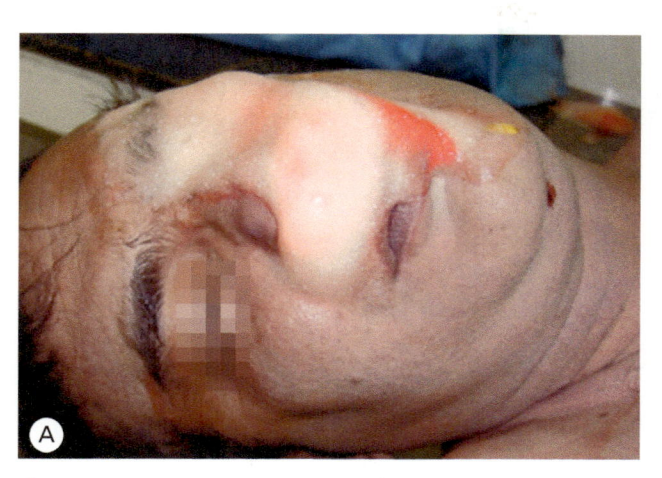
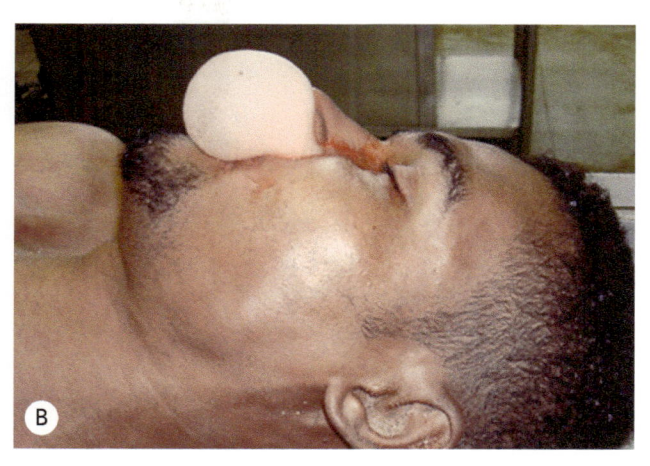

Figura 5.6 ■ (**A** e **B**) Espuma. Formada por muco e ar, assemelha-se a um cogumelo, que se exterioriza pela boca e/ou nariz. Pode ser de coloração clara ou sanguinolenta, em cadáveres de casos de imersão.

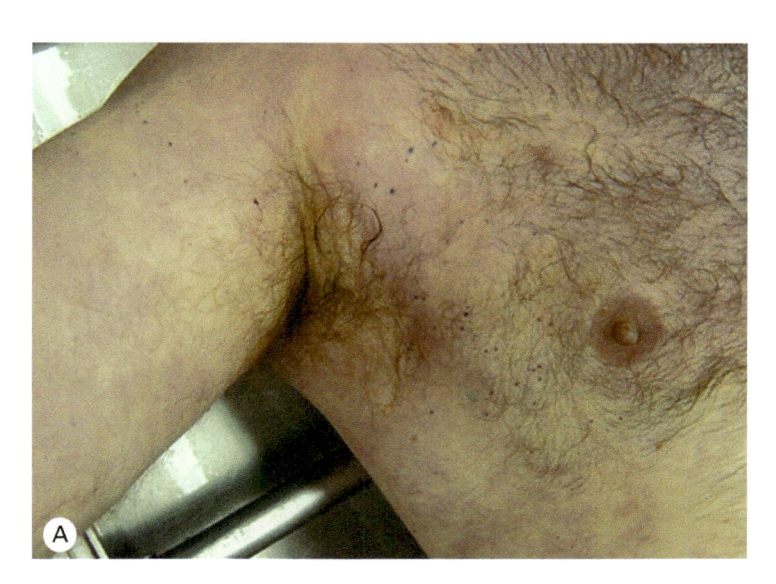

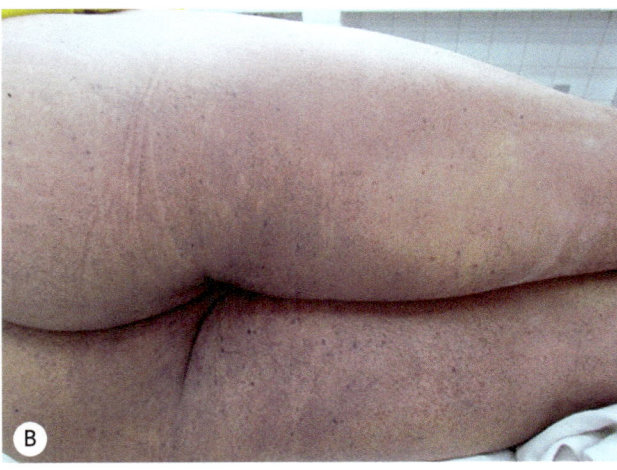
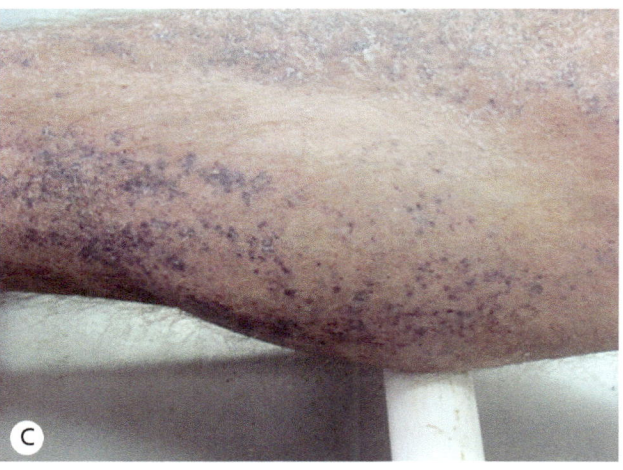

Figura 5.7 ■ Presença de petéquias cutâneas *post-mortem* em diferentes partes do corpo: tórax e membros superiores (**A**); glúteas e em coxa (**B**); e panturrilhas (área de maior declive do corpo) (**C**).

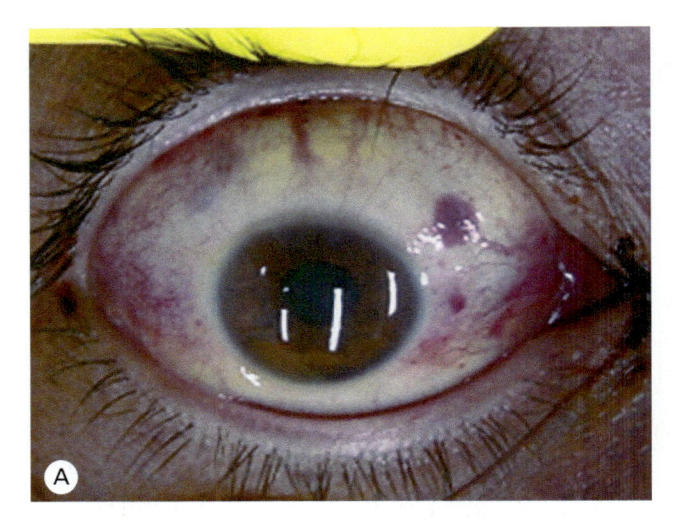

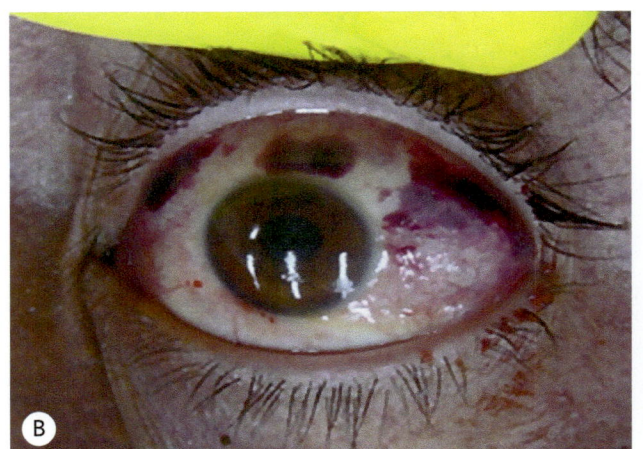

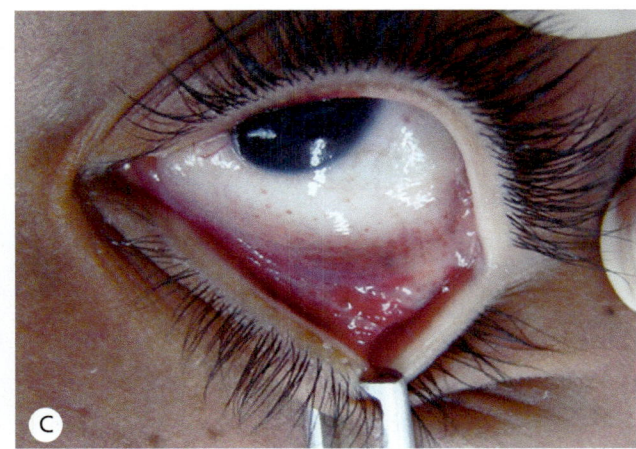

Figura 5.8 ■ Formação de petéquias e sufusões em enforcado (**A** e **B**) e em estrangulado (**C**).

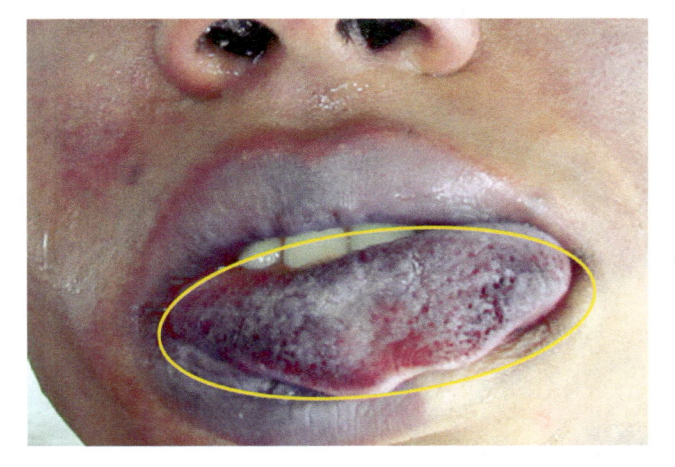

Figura 5.9 ■ A presença de petéquias pode se dar em qualquer parte do corpo – neste caso, na região anterior da língua em vítima de enforcamento.

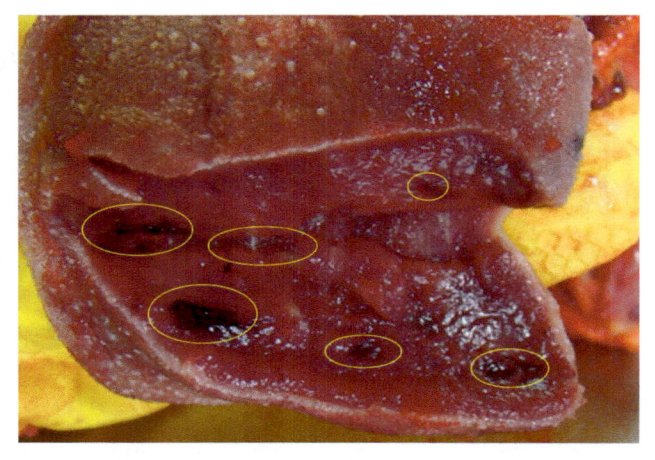

Figura 5.10 ■ Cortes transversais da língua podem revelar sufusões (indicadas nas elipses), provocadas pelo aumento da pressão na circulação venosa da face.

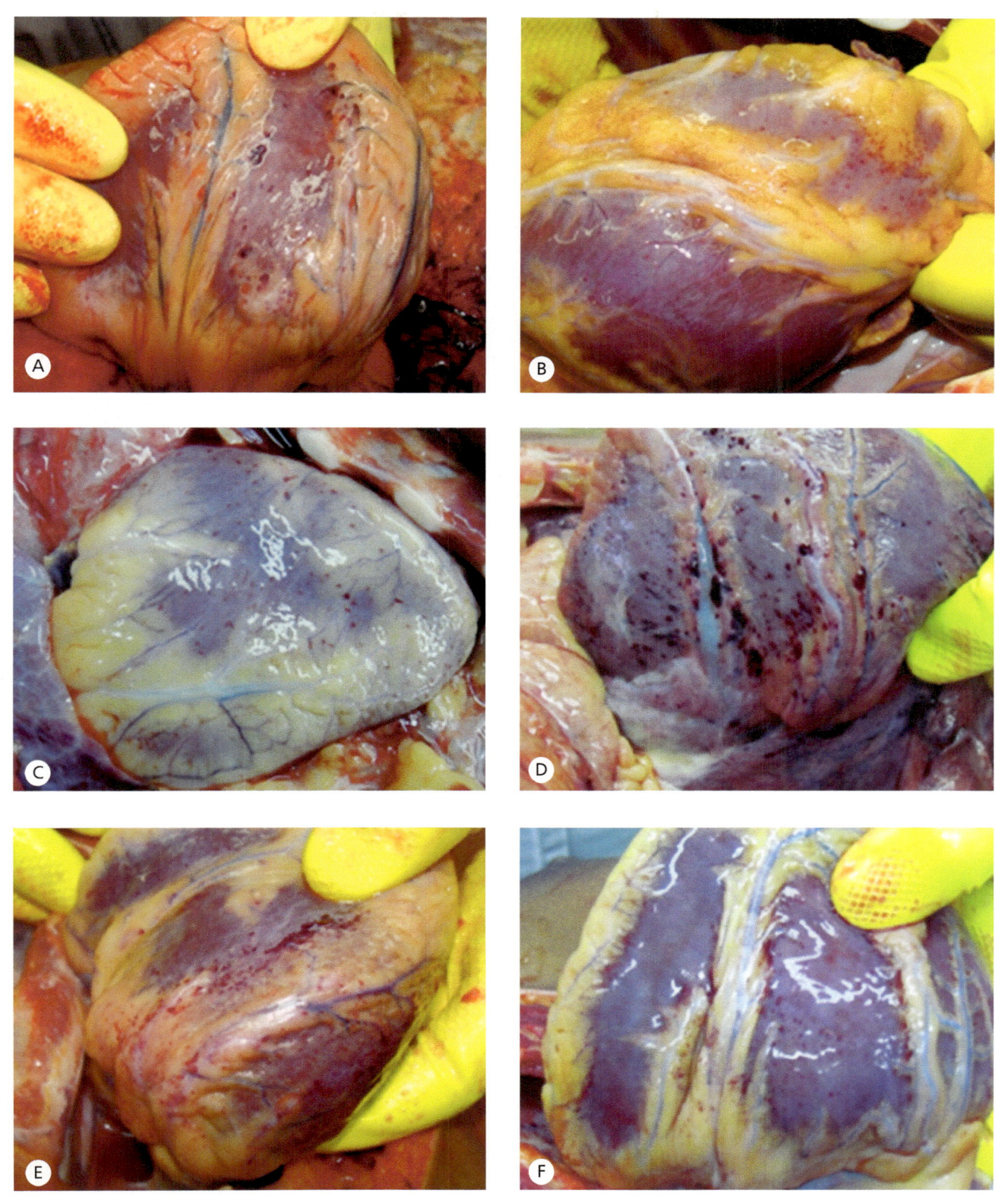

Figura 5.11 ▪ (**A** a **F**) Diversas formas de petéquias cardíacas subepicárdicas.

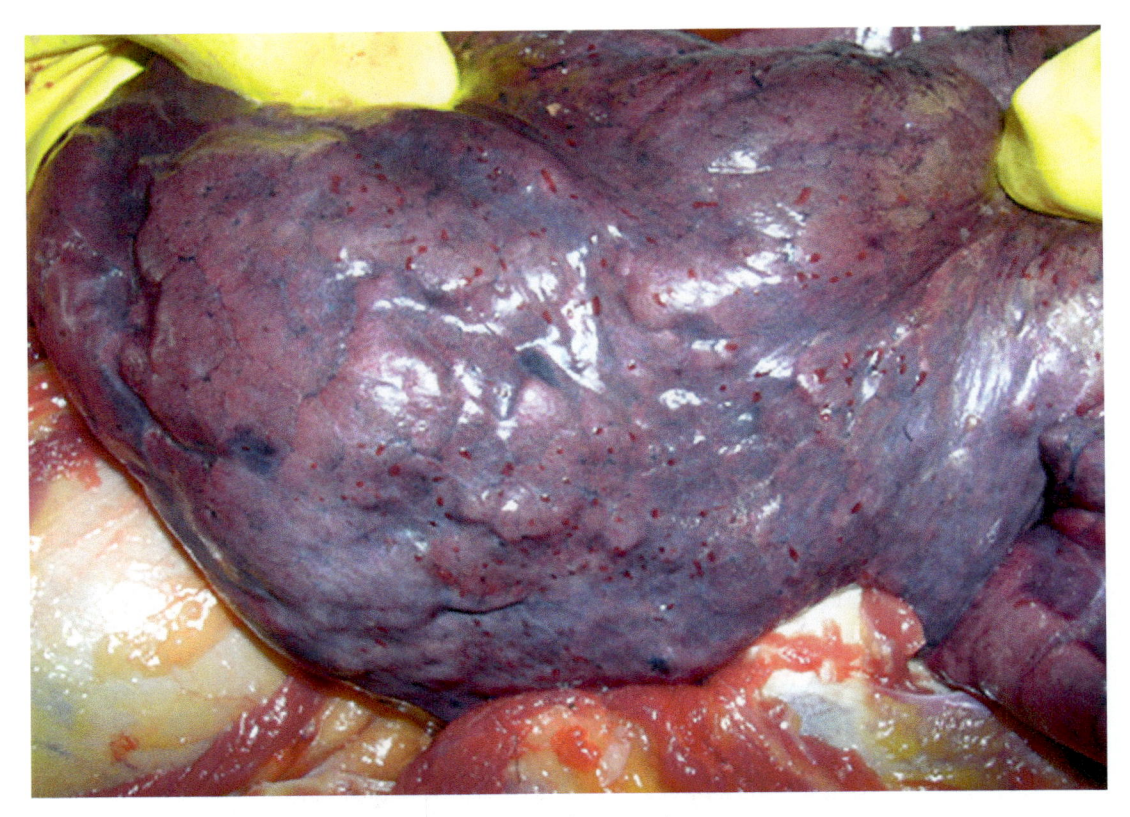

Figura 5.12 ■ Petéquias pulmonares.

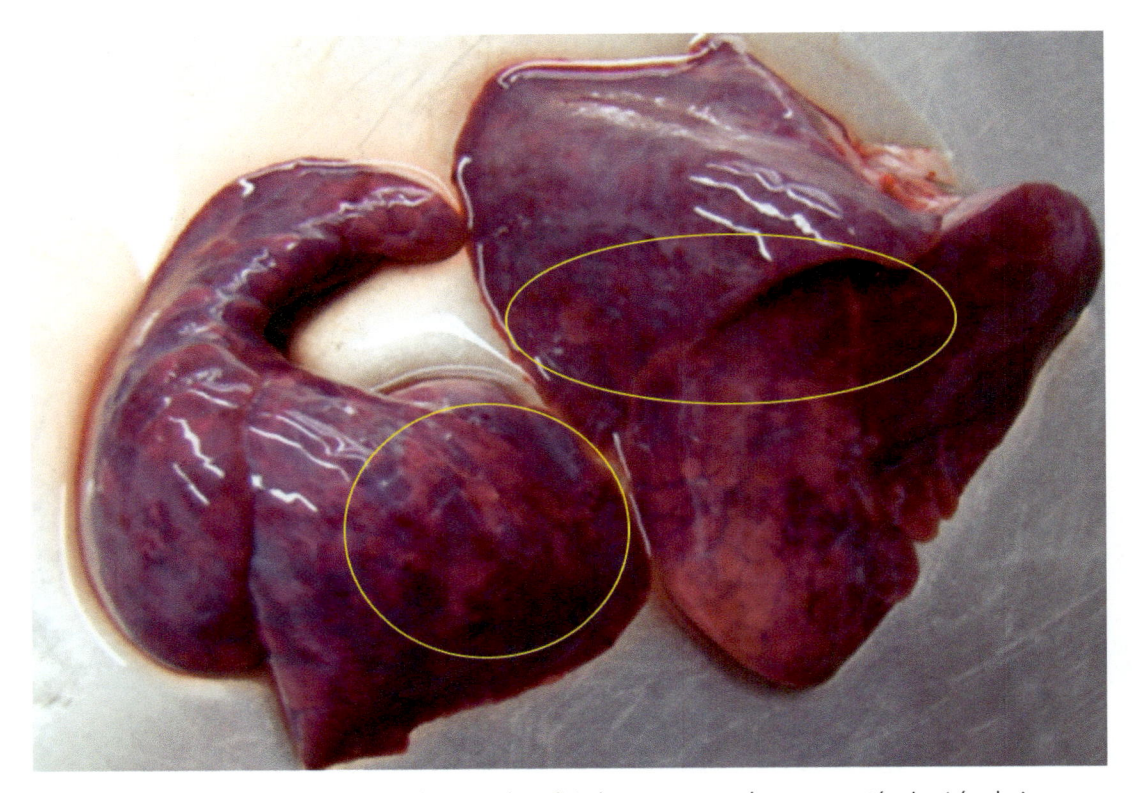

Figura 5.13 ■ Pulmões de recém-nascido asfixiado ao nascer – observe as petéquias (círculos).

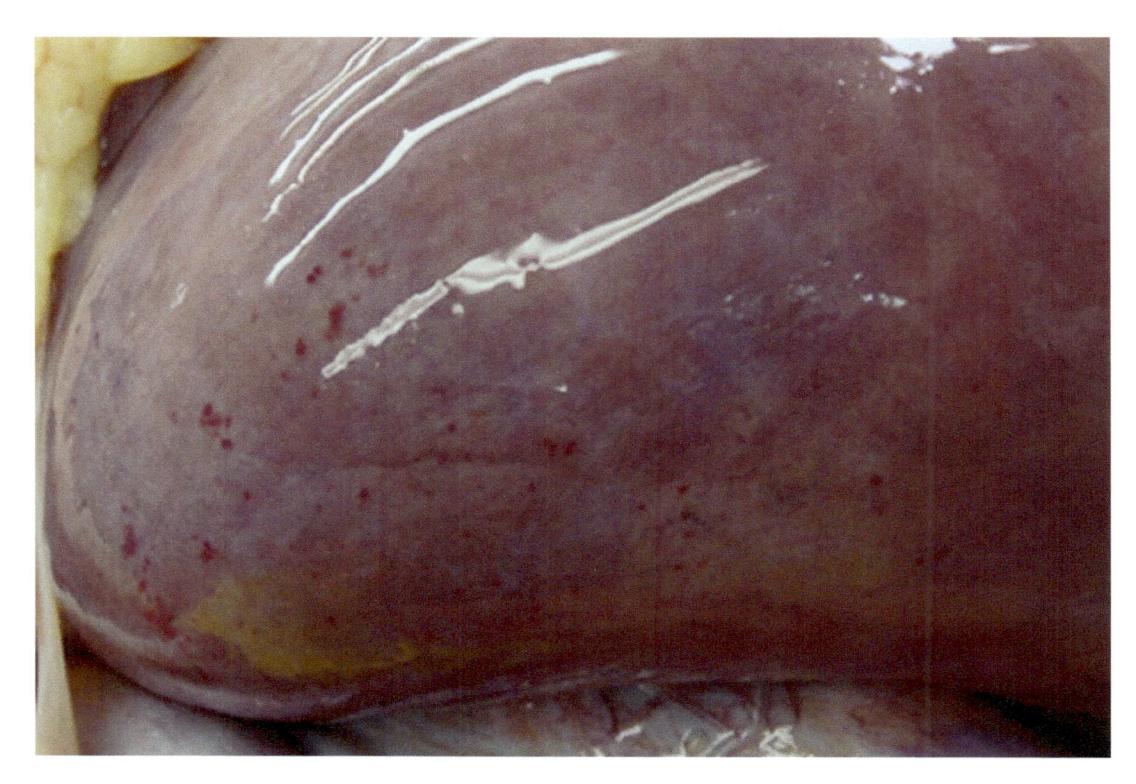

Figura 5.14 ■ Petéquias hepáticas (enforcado).

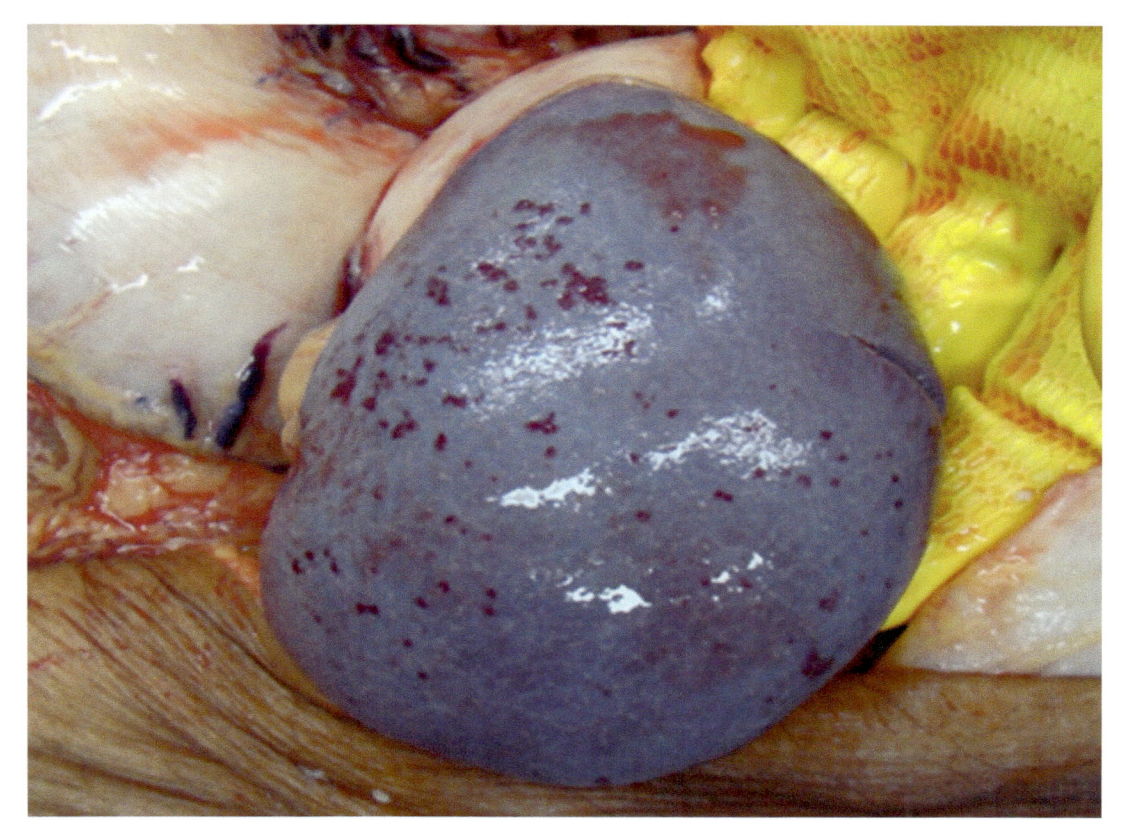

Figura 5.15 ■ Petéquias em baço de vítima de sufocação direta.

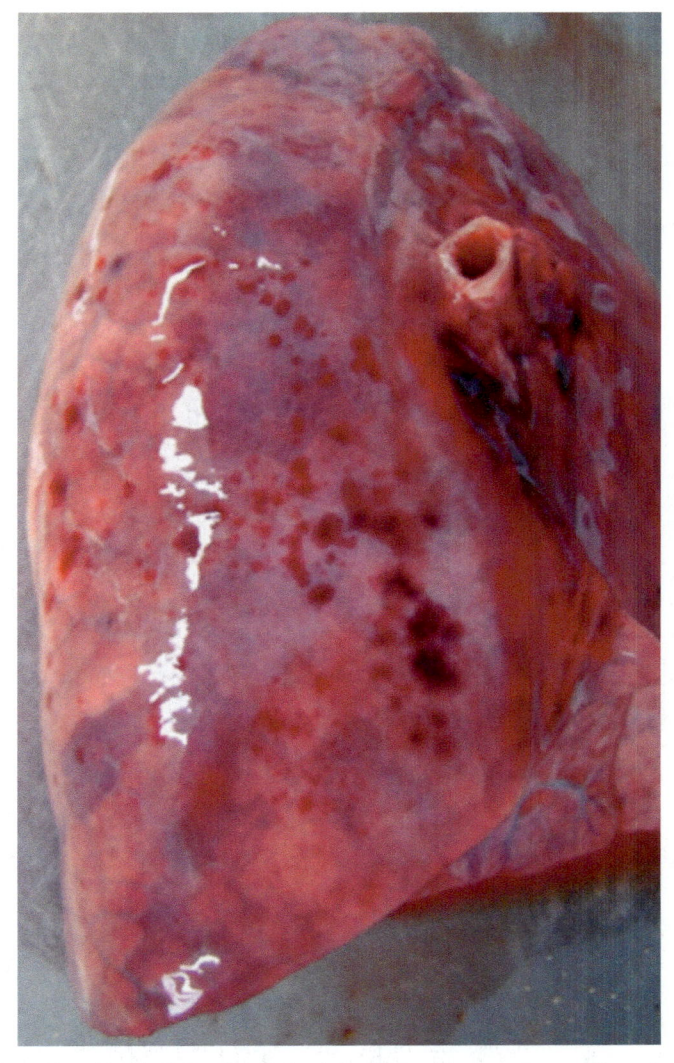

Figura 5.16 ▪ Manchas de Paltauf e petéquias subpleurais em criança vítima de afogamento.

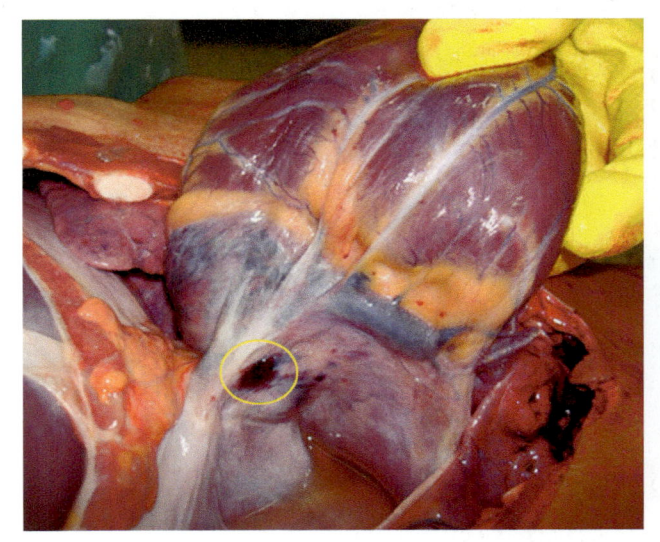

Figura 5.17 ▪ Coração de um periciado asfixiado apresentando algumas petéquias subepicárdicas e uma equimose visceral (círculo).

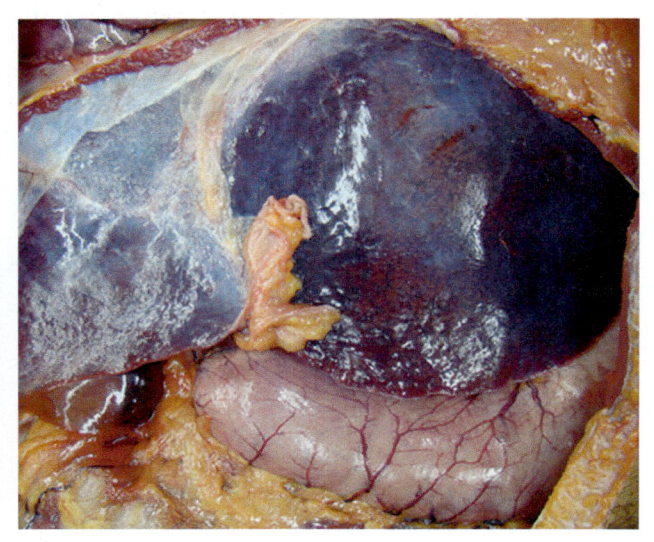

Figura 5.18 ▪ Congestão poliviscéral. Com exceção do baço, que geralmente se contrai nos afogados, todos os outros órgãos são suscetíveis de congestão nas variadas formas de asfixia.

ENFORCAMENTO

Consiste na asfixia mecânica por constrição do pescoço feita por um laço, que se encontra fixo em um ponto e é acionado pelo próprio peso do corpo da vítima.

Dos sinais apresentados pelo cadáver, talvez o sulco seja o que mereça maior atenção. Os demais sinais são dependentes do mecanismo e das forças aplicadas sobre os órgãos. São alguns deles: equimoses no tecido celular subcutâneo e músculos, fratura do osso hioide ou da cartilagem tireoide, lesões de cordas vocais, fratura de anéis cartilaginosos da traqueia, equimoses retrofaríngeas, lesões nas paredes das carótidas e/ou jugulares e lesões de coluna vertebral (Figuras 5.19 a 5.37).

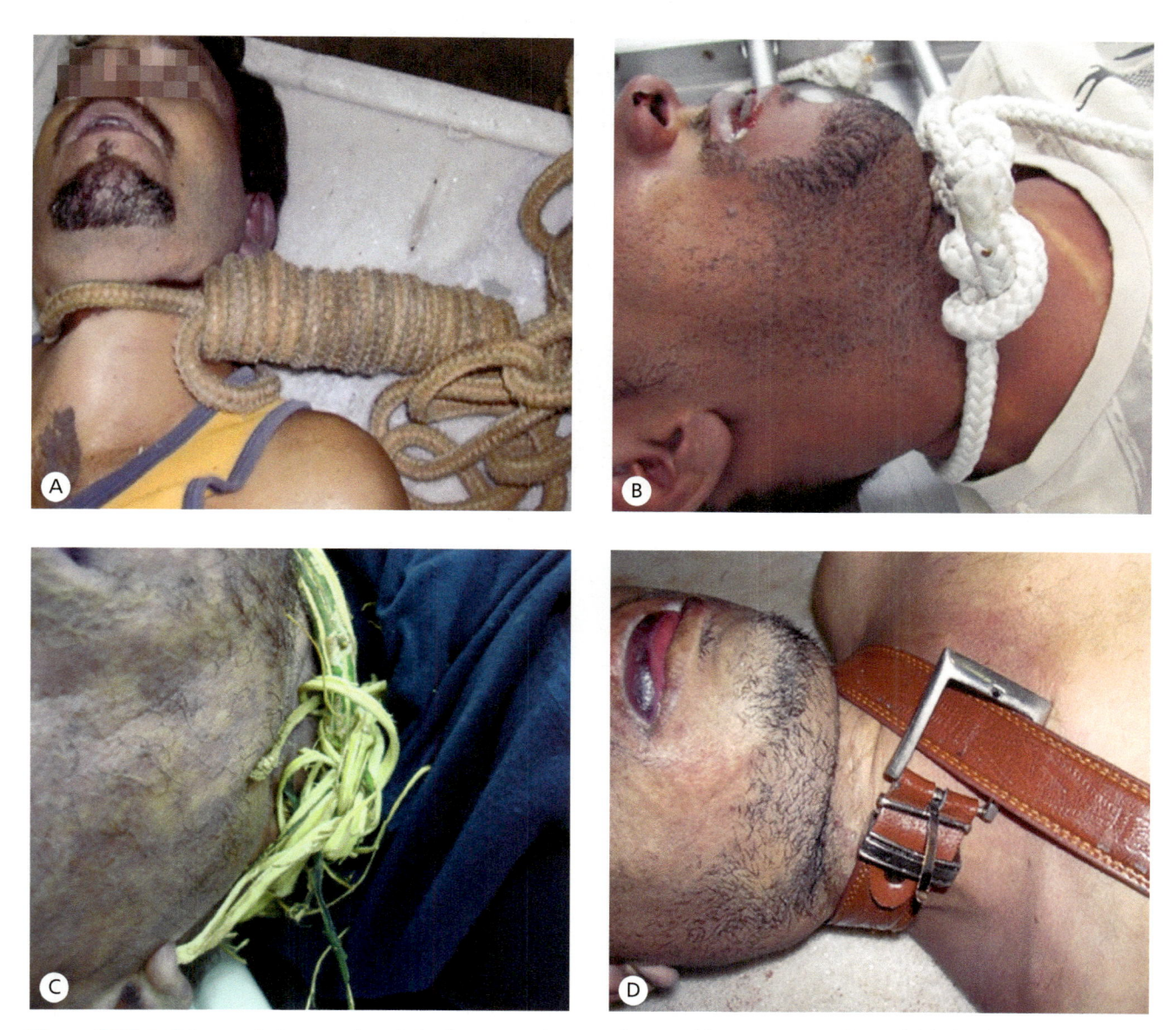

Figura 5.19 ■ O laço pode ter as mais variadas formas e origens e são resumidos em apenas três modalidades: *laços duros*, produzidos por cordões, correntes, fios elétricos, arames, cordas, ramos de árvore (**A** a **C**); *moles*, como lençol, cortina e gravatas; e *semirrígidos*, como cinto de couro (**D**).

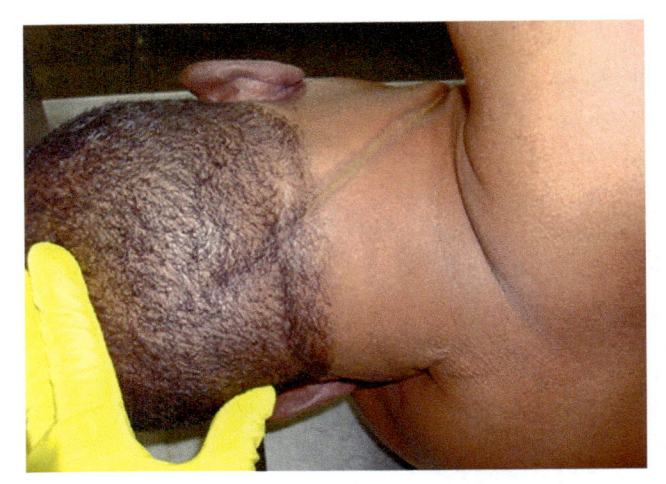

Figura 5.20 ■ Sulco característico, geralmente apresentando direção oblíqua, ascendente, bilateral e anteroposterior, interrompido no ponto correspondente ao nó. Sua profundidade e largura merecem considerações, pois dependerão do material utilizado, do tempo de exposição e da força aplicada.

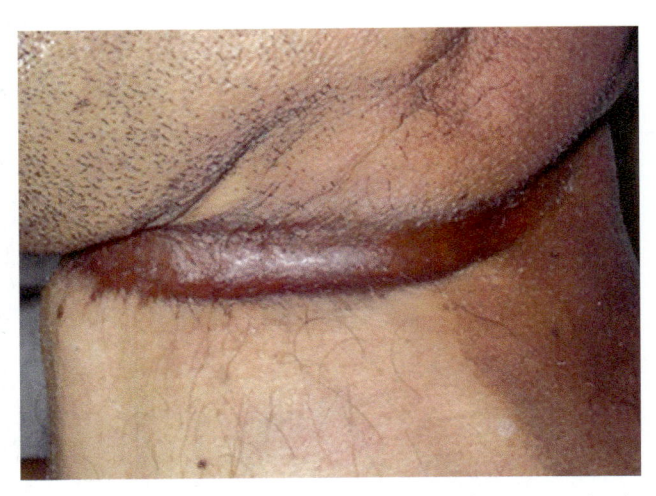

Figura 5.21 ■ Sulco cervical único, supra-hióideo, com fundo apergaminhado e escoriações das bordas.

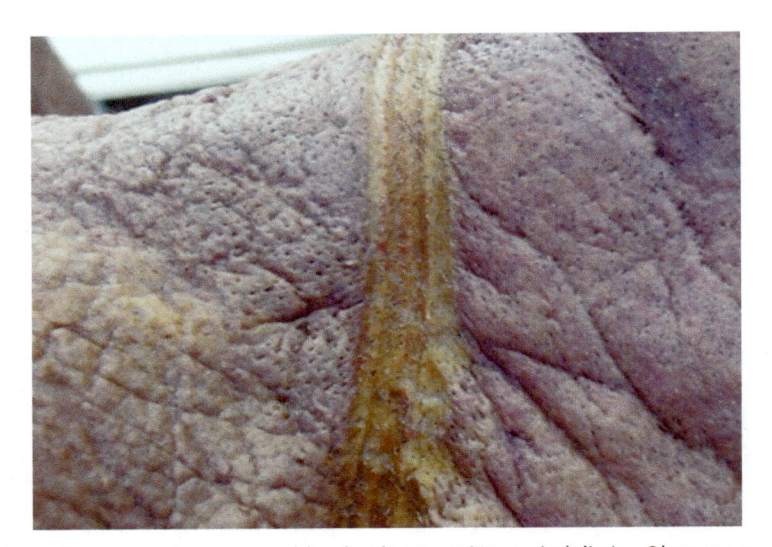

Figura 5.22 ■ Sulco duplo, oblíquo, ascendente, com nó localizado em região cervical direita. Observe a congestão em torno do sulco.

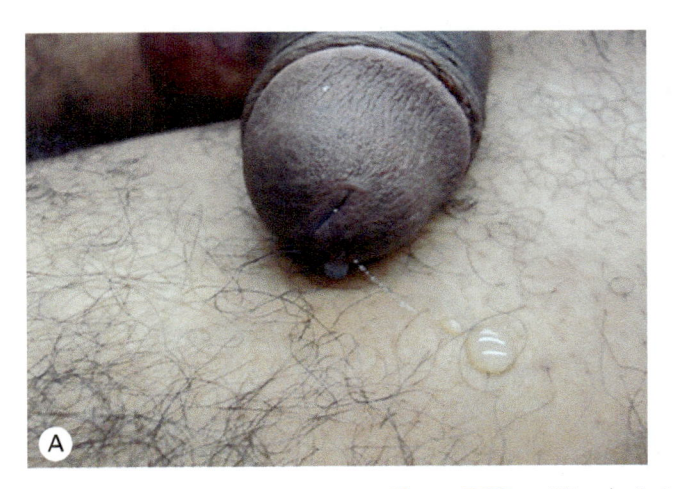

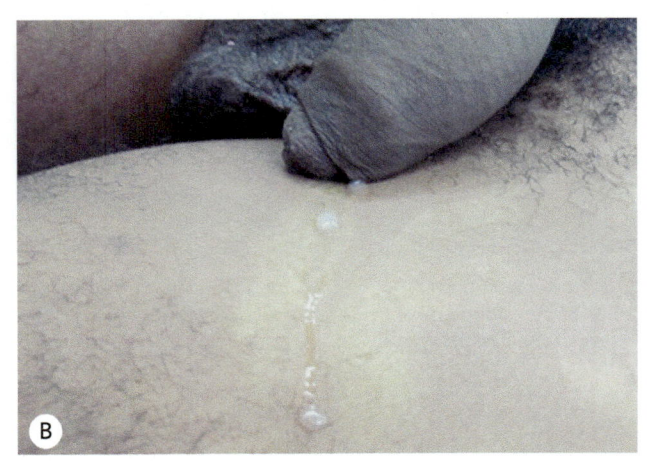

Figura 5.23 ■ "Ejaculação" *post-mortem* em enforcados.

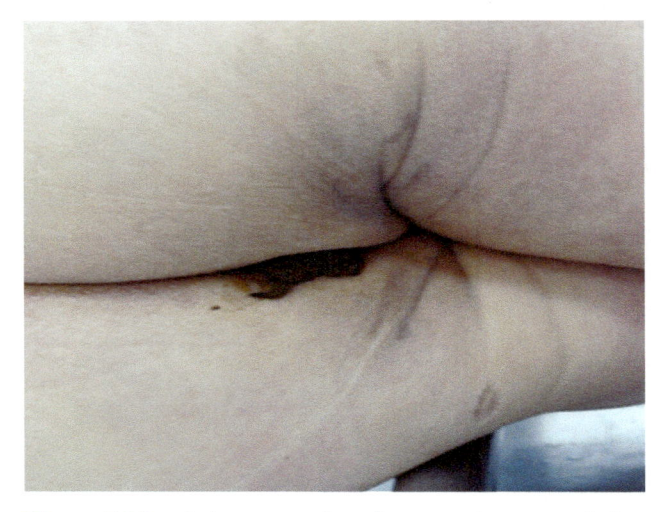

Figura 5.24 ■ Relaxamento do esfíncter anal com exteriorização de massa fecal.

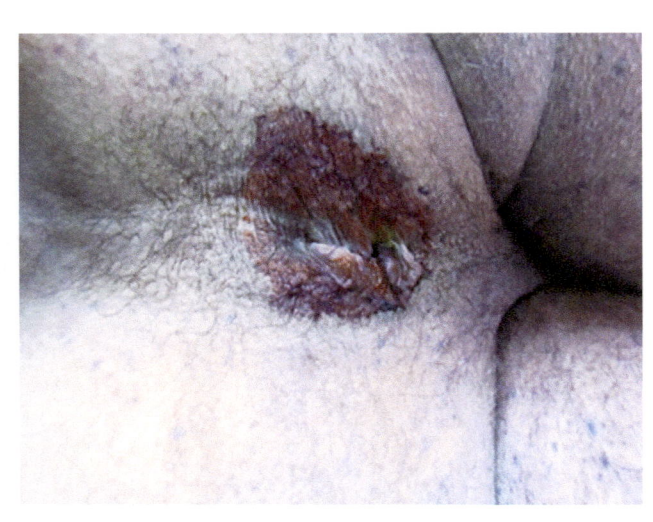

Figura 5.25 ■ Sangramento anal em vítima de enforcamento. A posição em que a vítima foi encontrada, com o apoio das pernas sobre uma bancada e o ponto de maior declive na região glútea (modo de suspensão atípico ou incompleto), pode ter provocado, pela congestão, o sangramento anal.

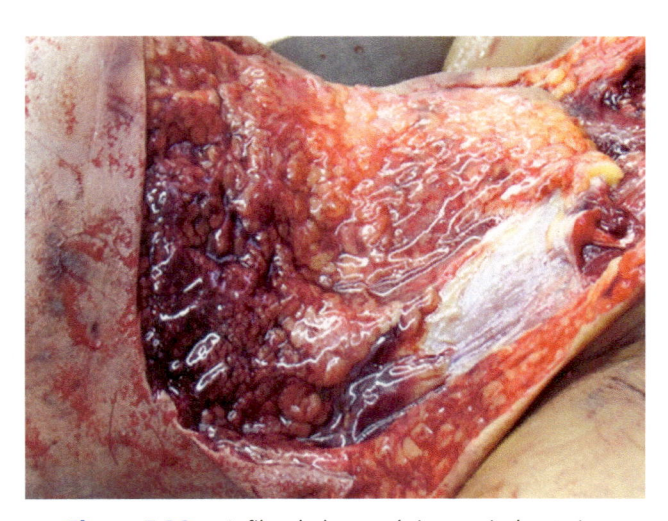

Figura 5.26 ■ Infiltrado hemorrágico cervical anterior.

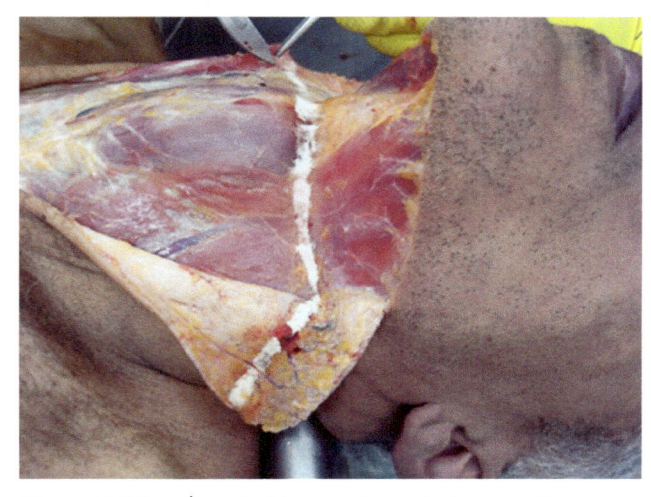

Figura 5.27 ■ Área de hipocromia cervical em região correspondente ao sulco.

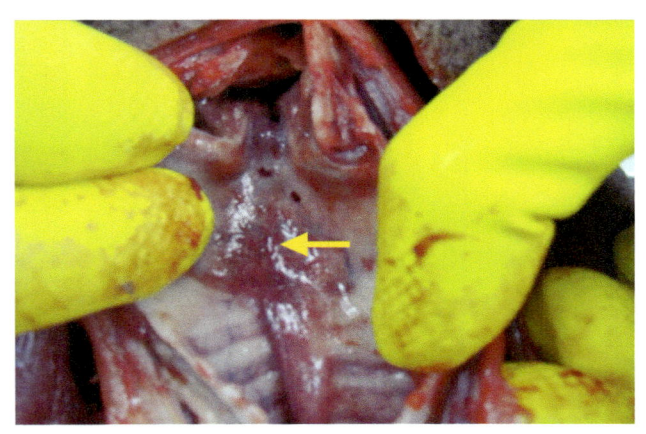

Figura 5.28 ■ Hiperemia endotraqueal em região topográfica correspondente ao sulco cervical (seta). Note também a presença de petéquias locais.

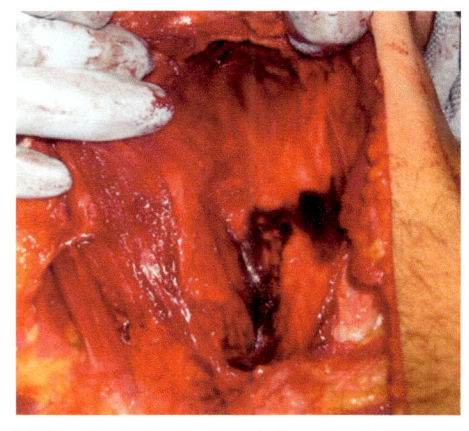

Figura 5.29 ■ Sufusão hemorrágica retrofaríngea em tecido subcutâneo.

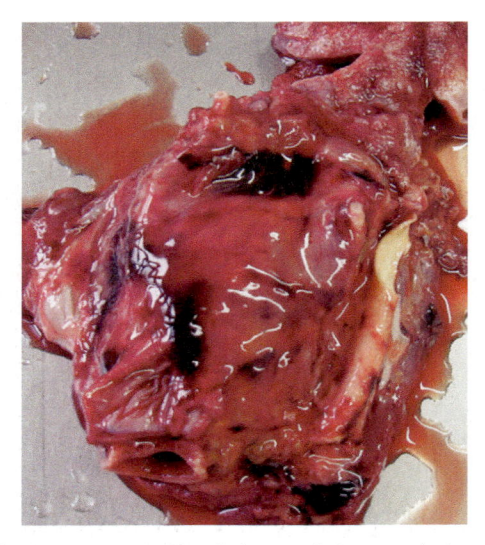

Figura 5.30 ■ Infiltrado hemorrágico retrofaríngeo.

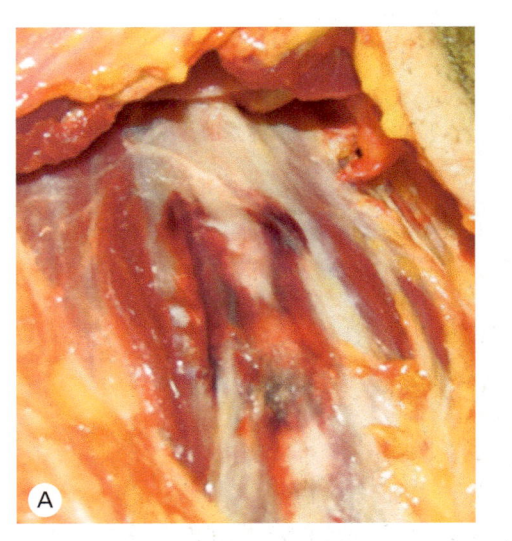
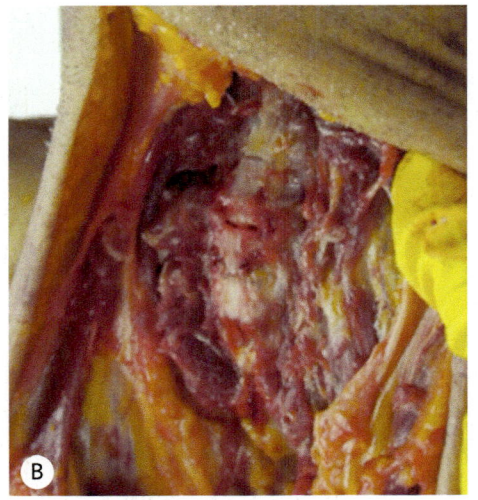

Figura 5.31 ■ Vítima de autoextermínio por enforcamento com laço mole, apresentando sufusão hemorrágica retrofaríngea (**A**) e que, após dissecada, evidenciou fratura de vértebra cervical (**B**).

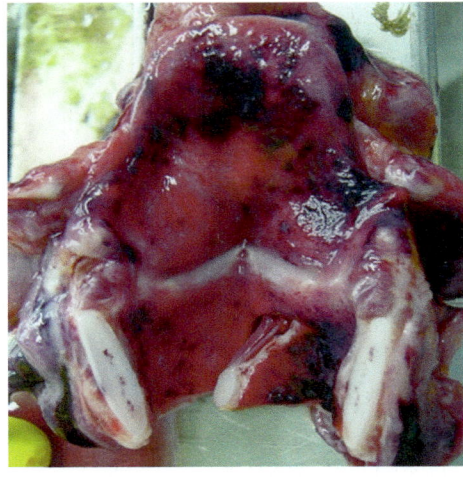

Figura 5.32 ■ Petéquias na laringe em vítima de asfixia por constrição cervical, pós-enforcamento.

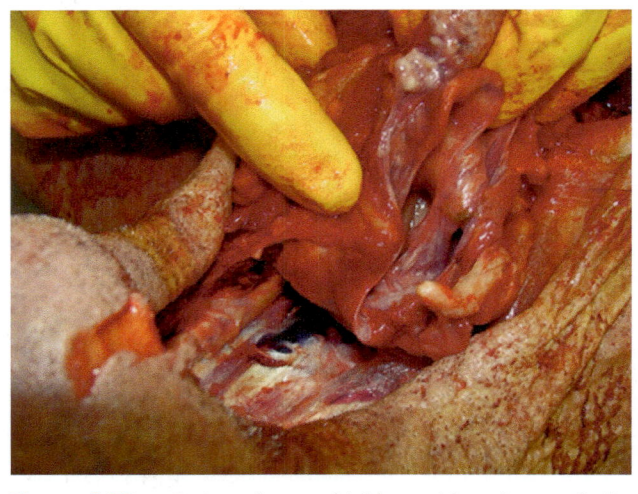

Figura 5.33 ■ Fratura do osso hioide em idoso (corno direito exposto e fixo e o esquerdo, pressionado pelo dedo, fraturado).

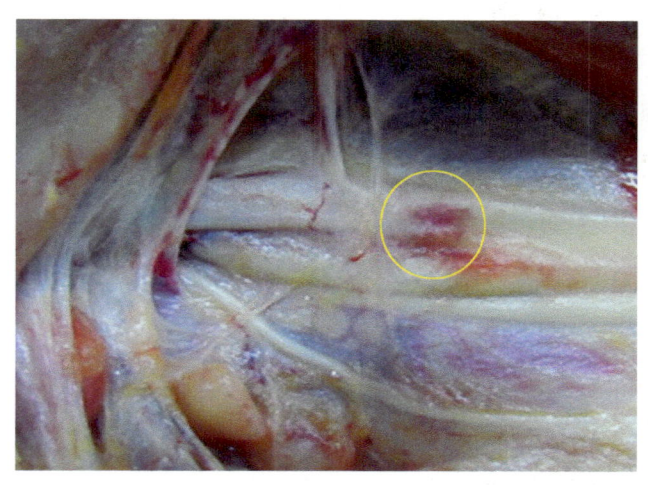

Figura 5.34 ■ Lesão em carótida em área subjacente ao sulco cervical (círculo).

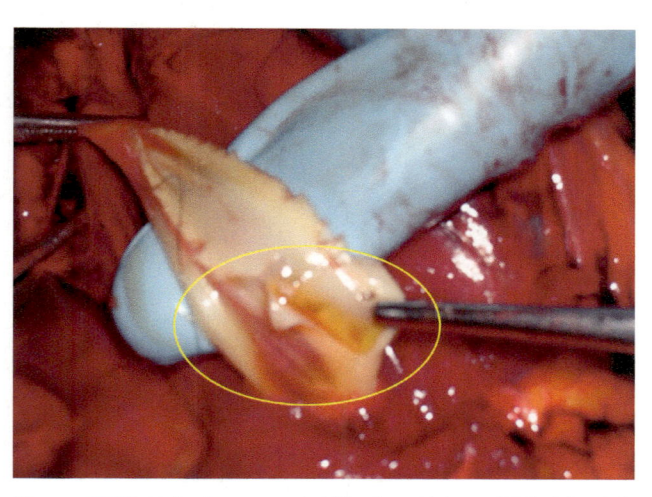

Figura 5.35 ■ Lesão em endotélio da artéria carótida (círculo).

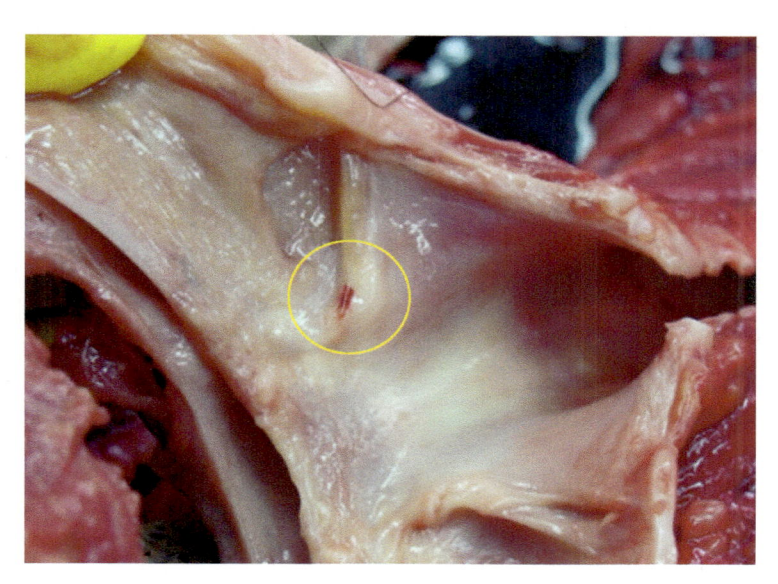

Figura 5.36 ■ Lesão de corda vocal à esquerda, indicada no centro da elipse.

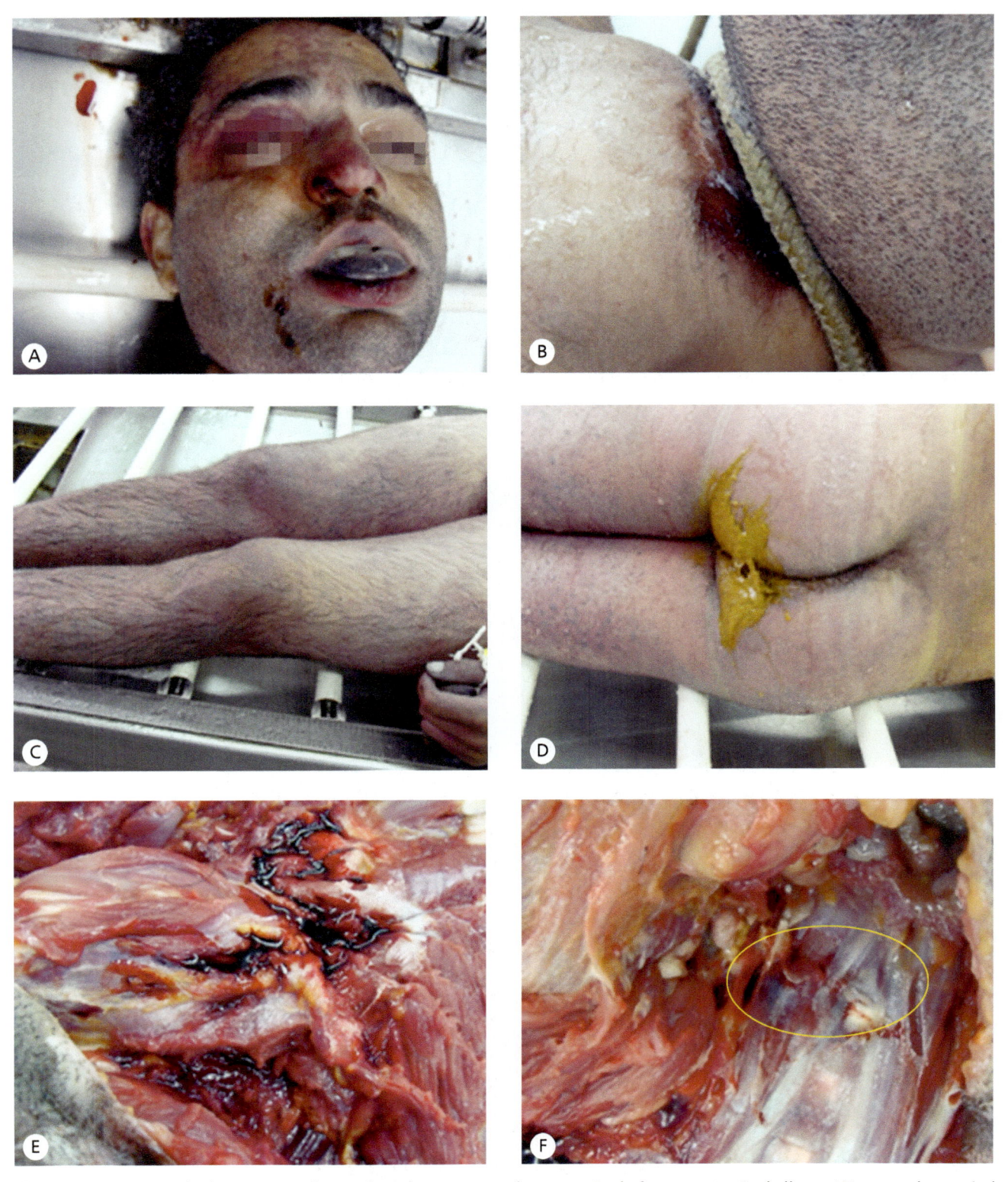

Figura 5.37 ■ Periciado do sexo masculino, enforcado, apresentando congestão de face e protrusão de língua (**A**); com sulco cervical único, oblíquo, ascendente, supra-hióideo e com escoriação em placa mais inferior (**B**); hipóstases mais intensas de membros inferiores (**C**); relaxamento do esfíncter anal com extravasamento de massa fecal (**D**); hemorragia subcutânea e muscular anterior em área correspondente ao sulco (**E**); e sufusão hemorrágica retrofaríngea (círculo – **F**).

ESTRANGULAMENTO

O estrangulamento caracteriza-se como a asfixia mecânica por constrição do pescoço acionada por um laço tracionado por qualquer força que não seja o peso da própria vítima. Serão também considerados estrangulamentos os casos de asfixia mecânica gerada por golpes que se utilizam dos próprios braços do agressor como mecanismo causador, conhecidos como "gravata" ou "chave de braço".

Podem ser de origem homicida, acidental e, excepcionalmente, suicida (Figuras 5.38 a 5.40).

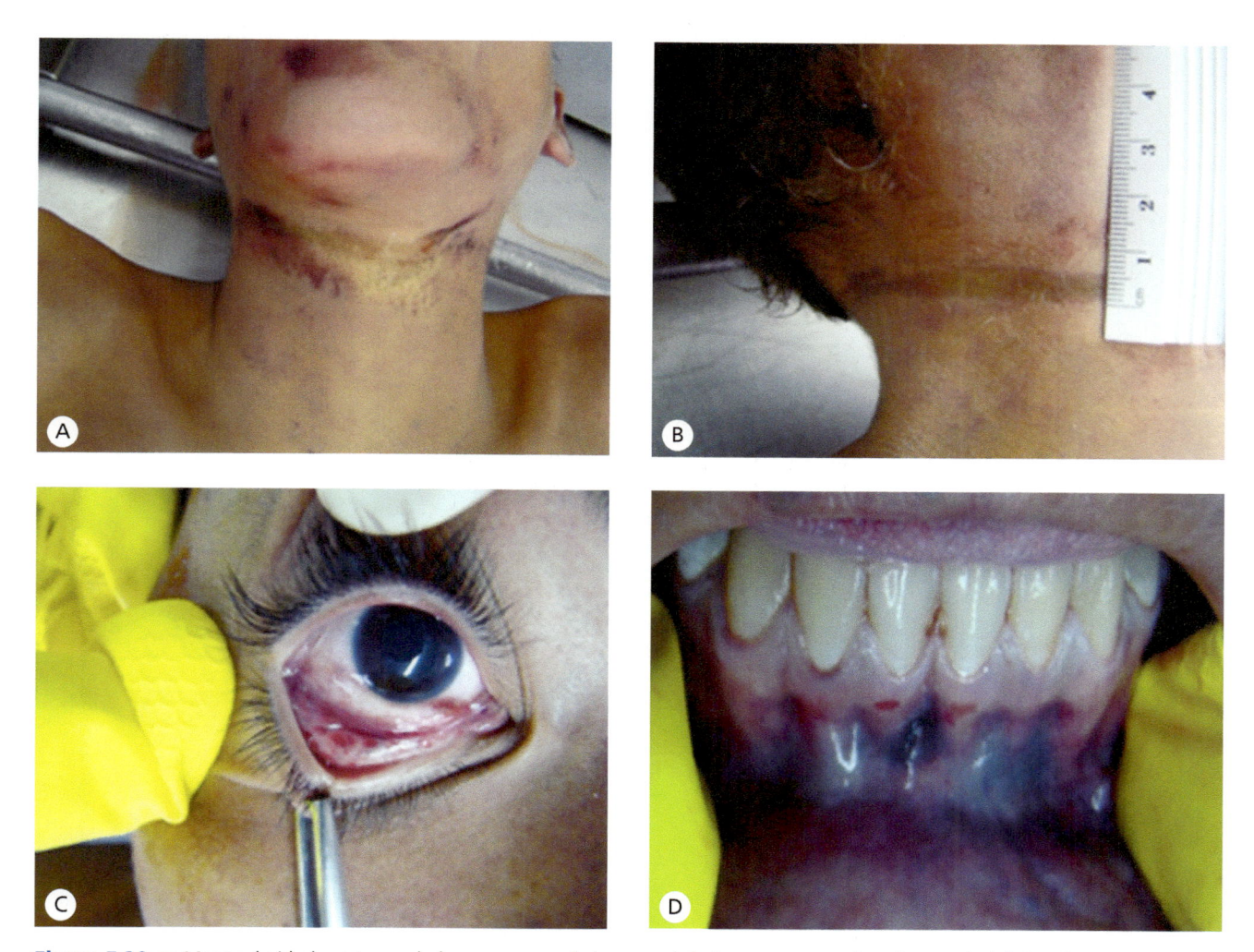

Figura 5.38 ◼ Menor de idade, estrangulado por companheiros acautelados, apresentando sulco cervical único, horizontal, supra--hióideo, contendo grande área de escoriação anterior, correspondente ao deslocamento do instrumento no pescoço da vítima (**A**), medindo aproximadamente 0,5 cm de largura (**B**), e apresentando petéquias conjuntivais (**C**) e congestão de face com equimoses da mucosa oral (**D**) (*continua*).

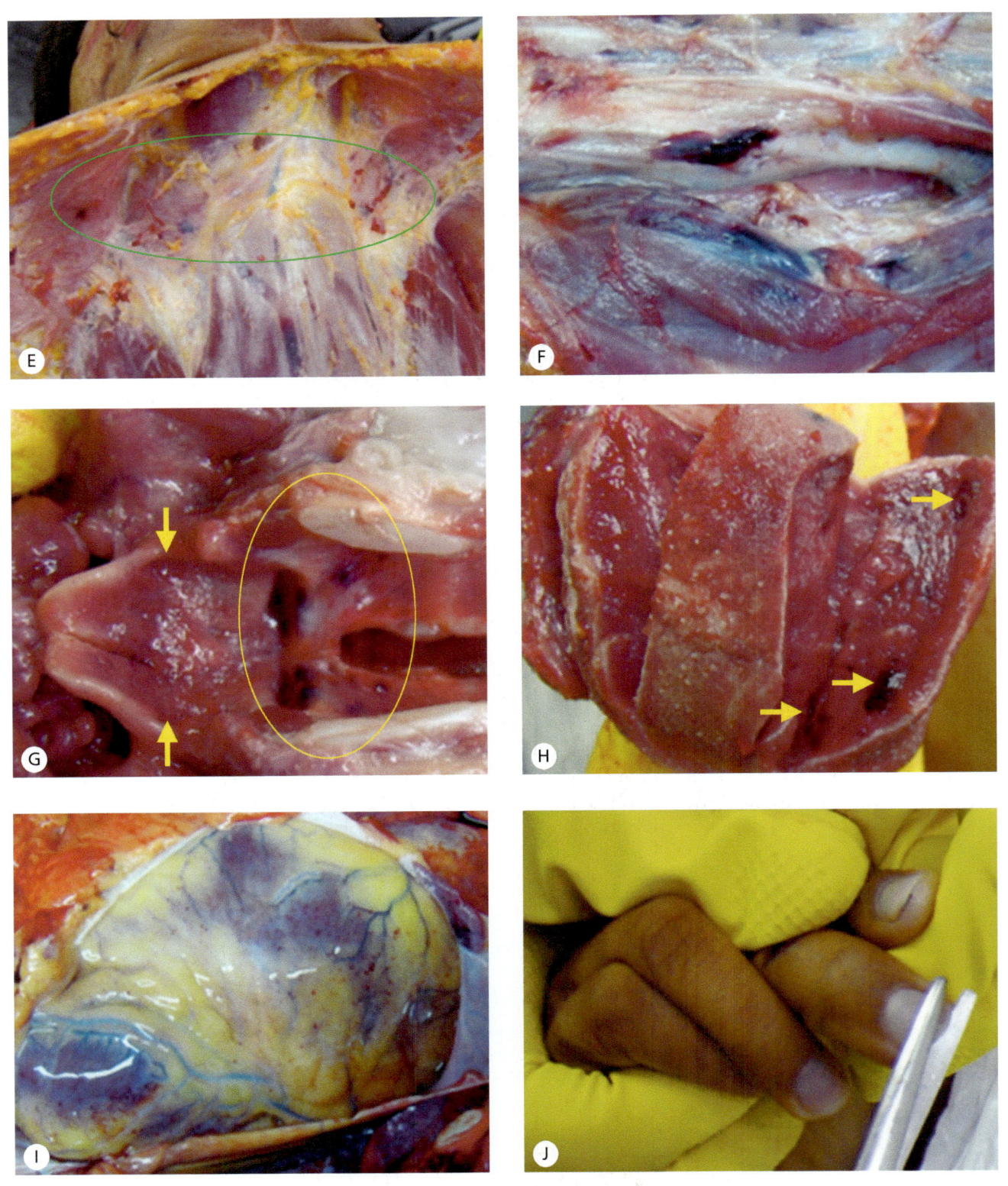

Figura 5.38 ■ (*Continuação*) À dissecção da região cervical, verifica-se infiltrado hemorrágico cervical transverso, ao longo da região subjacente ao sulco (círculo em **E**), sufusão sobre a carótida (**F**) e congestão da faringe, próximo à glote (setas em **G**) com áreas de equimose local (círculo em **G**). Cortes transversais da língua expõem áreas de sufusões musculares (setas em **H**) consequentes ao aumento da pressão na face. Petéquias epicárdicas são visualizadas (**I**). A coleta de material subungueal (**J**), incluindo *swab* e cortes da unha, pode revelar um DNA diferente do da vítima e ajudar na investigação policial.

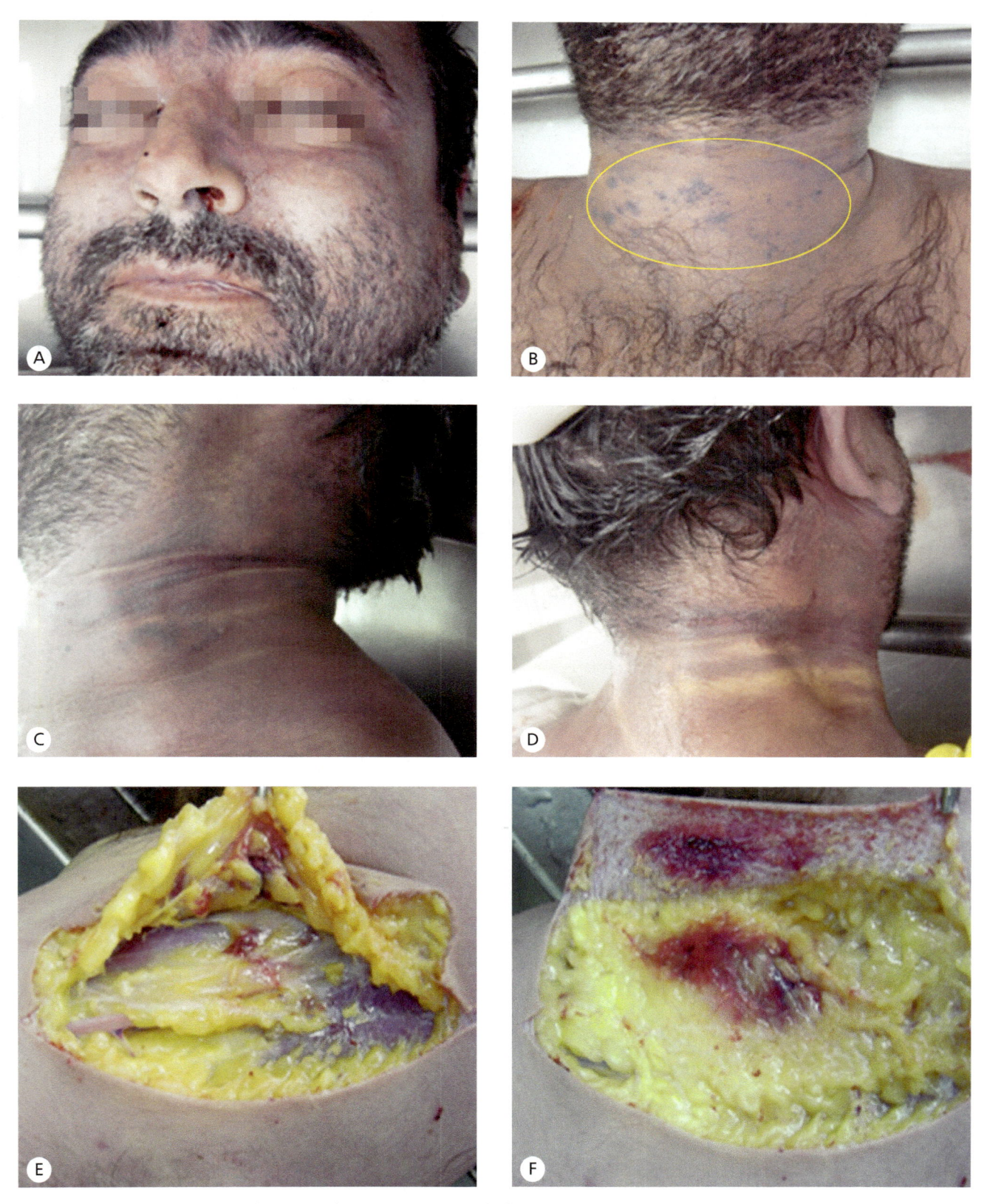

Figura 5.39 ■ Periciado vítima de estrangulamento, apresentando face congesta (**A**), presença de petéquias cutâneas cervicais (elipse em **B**), sulco cervical horizontal, contínuo e completo (**B** a **D**), com infiltrado hemorrágico em área subjacente ao sulco (**E** e **F**).

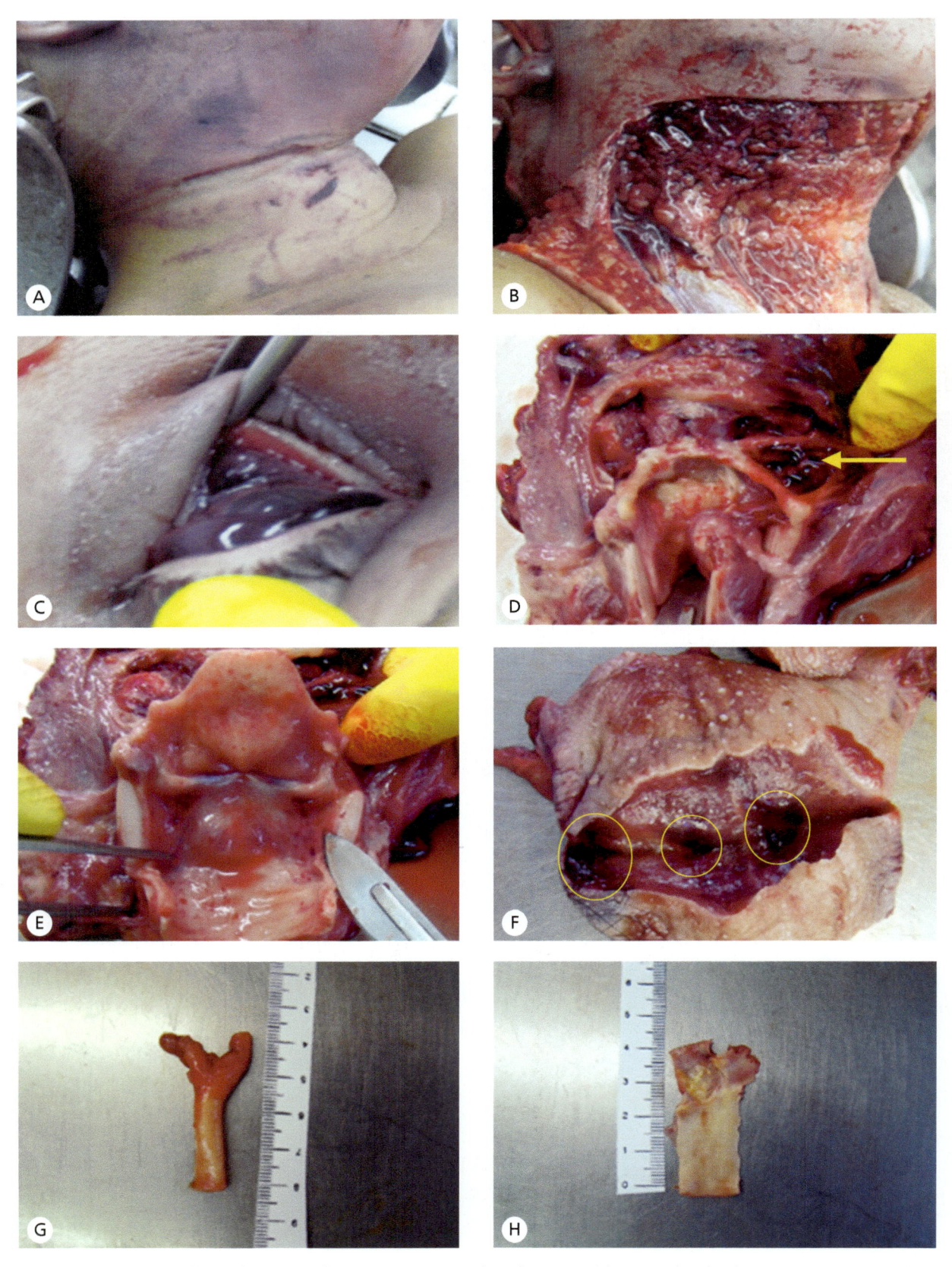

Figura 5.40 ■ Periciada vítima de estrangulamento, apresentando sulco cervical horizontalizado, único, contínuo, supra-hióideo, com escoriações em placa no pescoço e intensa cianose de face (**A**), hemorragia cervical anterior (**B**), infiltrados hemorrágicos conjuntival (**C**) e faríngeo (seta em **D**), petéquias intraluminais (**E**), sufusões intramusculares da língua (círculos em **F**) e congestão na carótida externa (**G**) e internamente (**H**), próximo a sua bifurcação.

ESGANADURA

Trata-se da asfixia mecânica por constrição do pescoço, em sentido anterolateral, ocasionada pelas mãos ou por qualquer outro segmento dos membros do agente (cotovelo, perna, pé).

Modalidade de asfixia mecânica exclusivamente homicida, apesar de alguns autores descreverem a modalidade acidental, sua fisiopatologia está mais relacionada com a inibição nervosa a quaisquer outros mecanismos (Figuras 5.41 a 5.44).

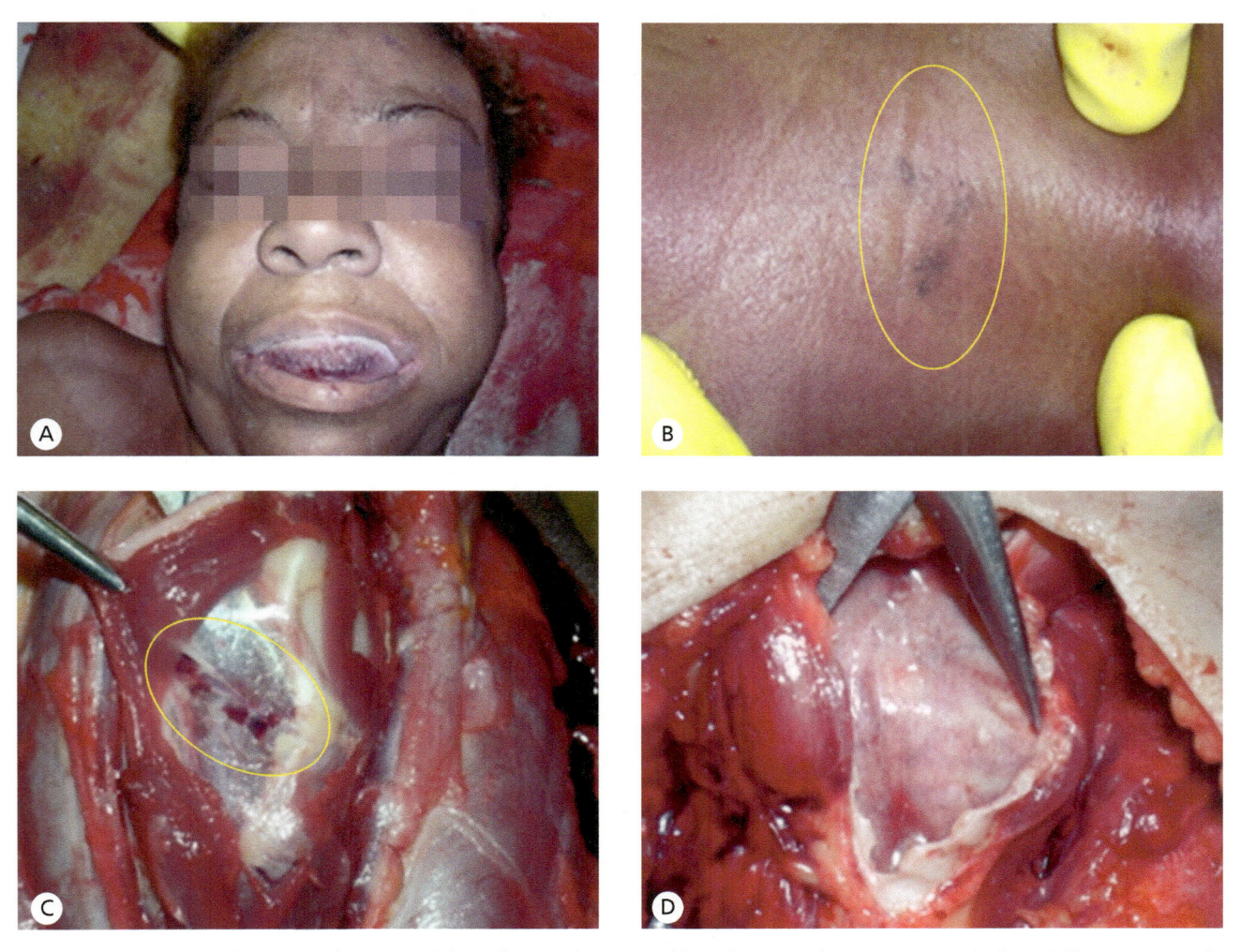

Figura 5.41 ▬ Periciada do sexo feminino, violentada sexualmente e vítima de esganadura, apresentando face violácea e protrusão de língua (**A**), equimose por compressão digital em pescoço (**B**); com infiltrado hemorrágico em área subjacente (**C**), e hiperemia de mucosa traqueal (**D**).

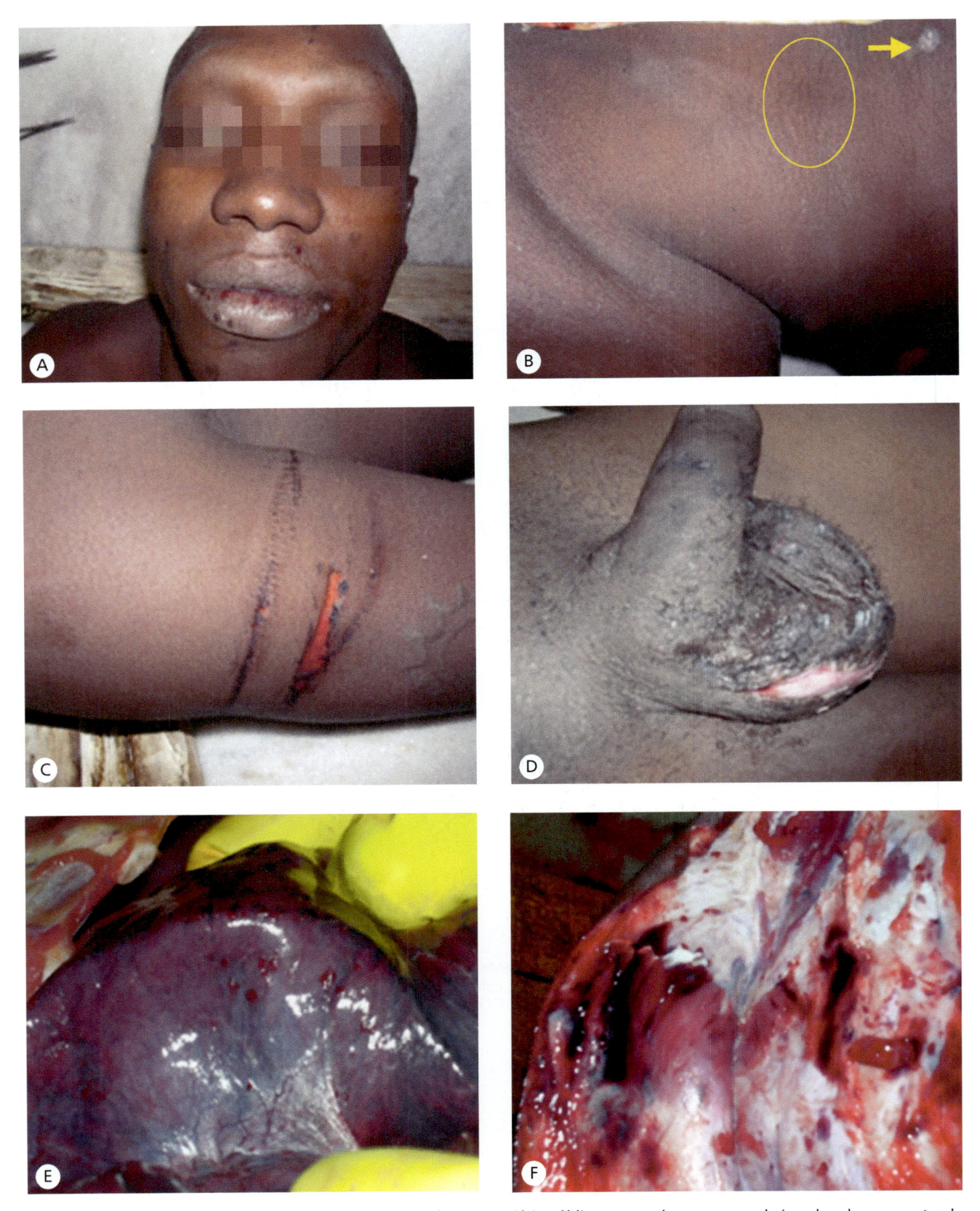

Figura 5.42 ■ (**A**) Periciado do sexo masculino, detento de penitenciária pública, esganado por companheiros de cela, apresentando escoriação (seta em **B**) e impressões digitais cervicais (círculo em **B**), vítima de crueldade, com sinais de traumatismo em braços e bolsa escrotal (**C** e **D**), cuja necropsia mostrou petéquias pulmonares (**E**) e infiltrado hemorrágico cervical (**F**).

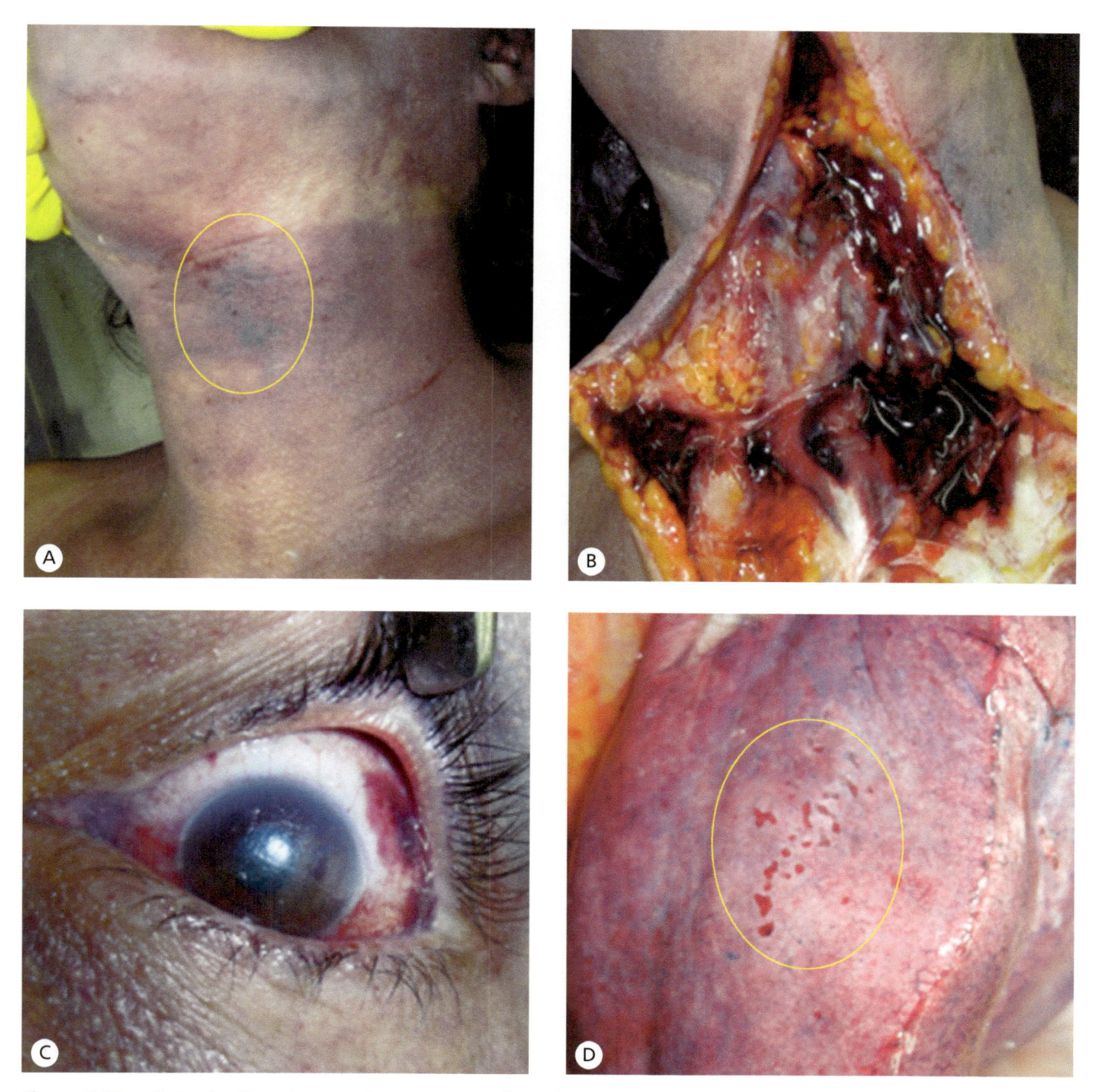

Figura 5.43 ▪ Periciada vítima de esganadura, apresentando equimoses e escoriações cervicais anteriores (círculo em **A**), infiltrado subcutâneo (**B**), conjuntiva congesta (**C**) e petéquias pulmonares (elipse em **D**).

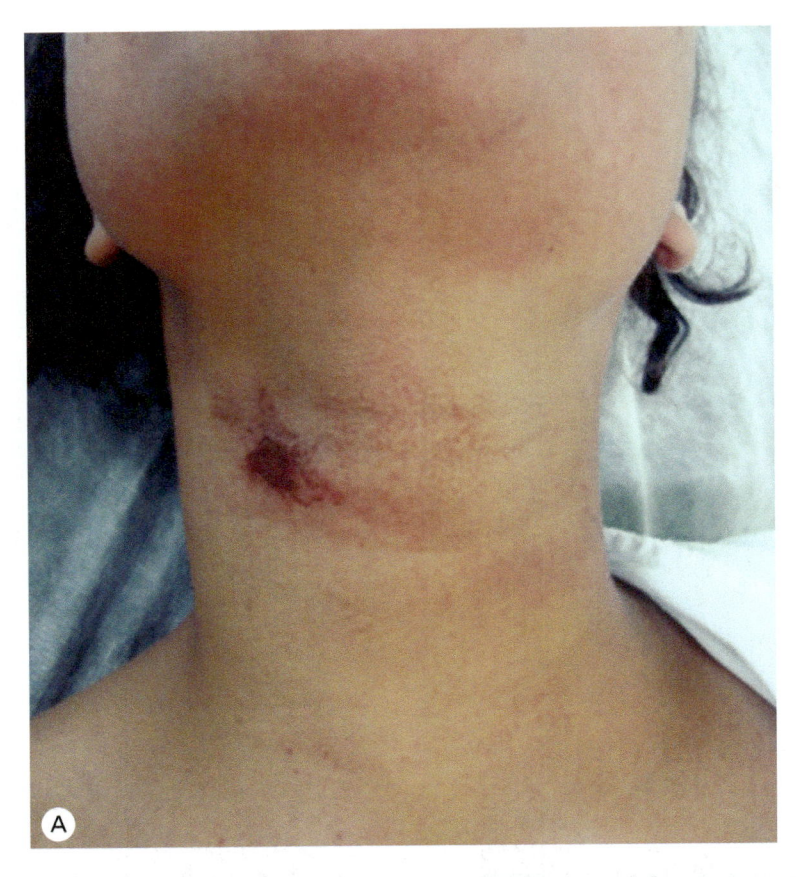

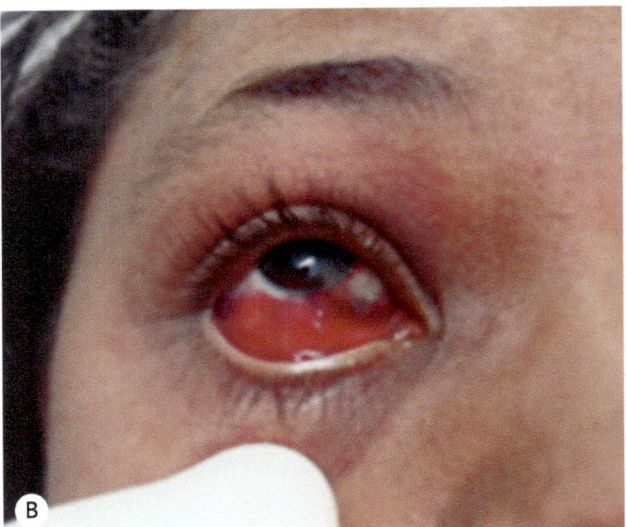

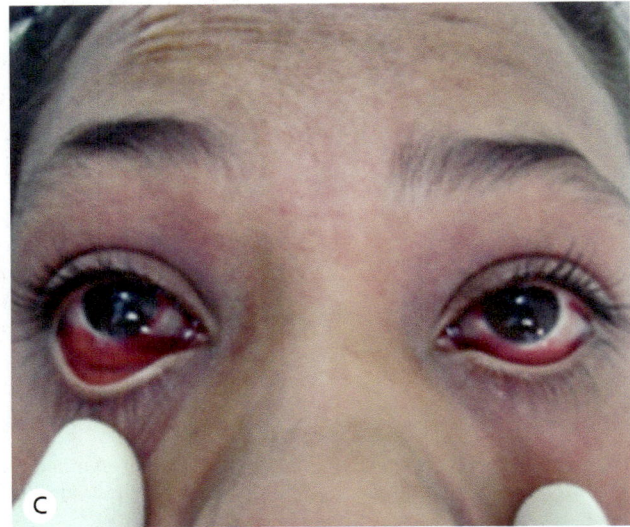

Figura 5.44 ■ Vítima de violência sexual e tentativa de esganadura, apresentando escoriação cervical direita (**A**), com equimose conjuntival (**B**), além de hiperemia de face (**C**).

SUFOCAÇÃO

A sufocação consiste na asfixia mecânica ocasionada pelo impedimento respiratório de maneira direta ou indireta. No primeiro caso por oclusão dos orifícios respiratórios, soterramento e confinamento; no segundo, por impedimento aos movimentos respiratórios da caixa torácica. Sua natureza pode ser de origem tanto acidental como homicida (criminosa) (Figuras 5.45 a 5.49).

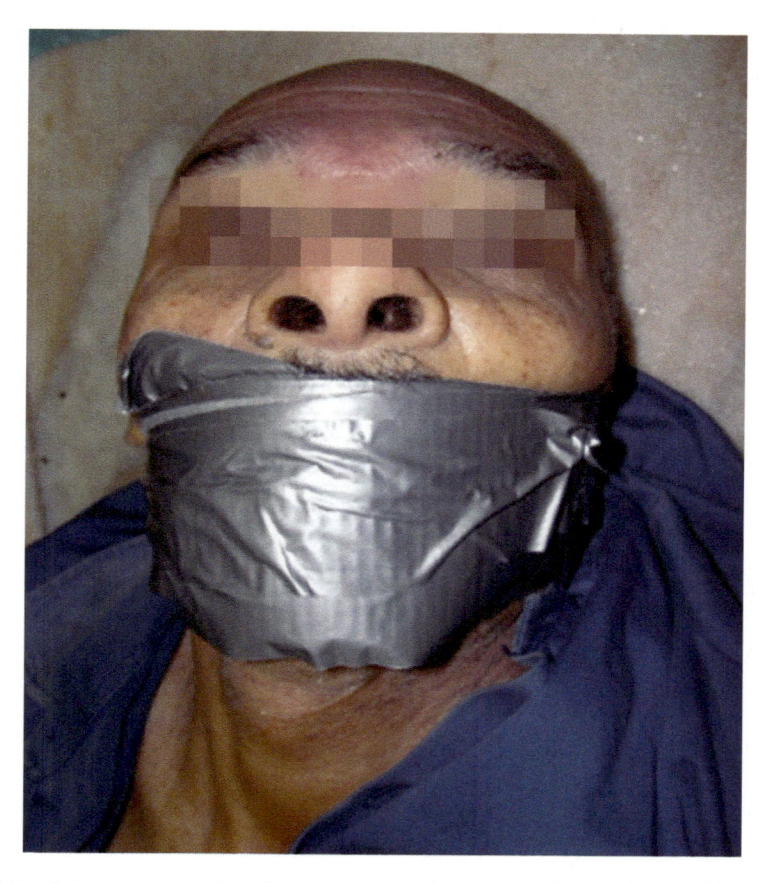

Figura 5.45 ■ Vítima de latrocínio com quadro de sufocação, apresentando a cavidade oral obstruída e a cabeça dentro de um saco plástico fechado.

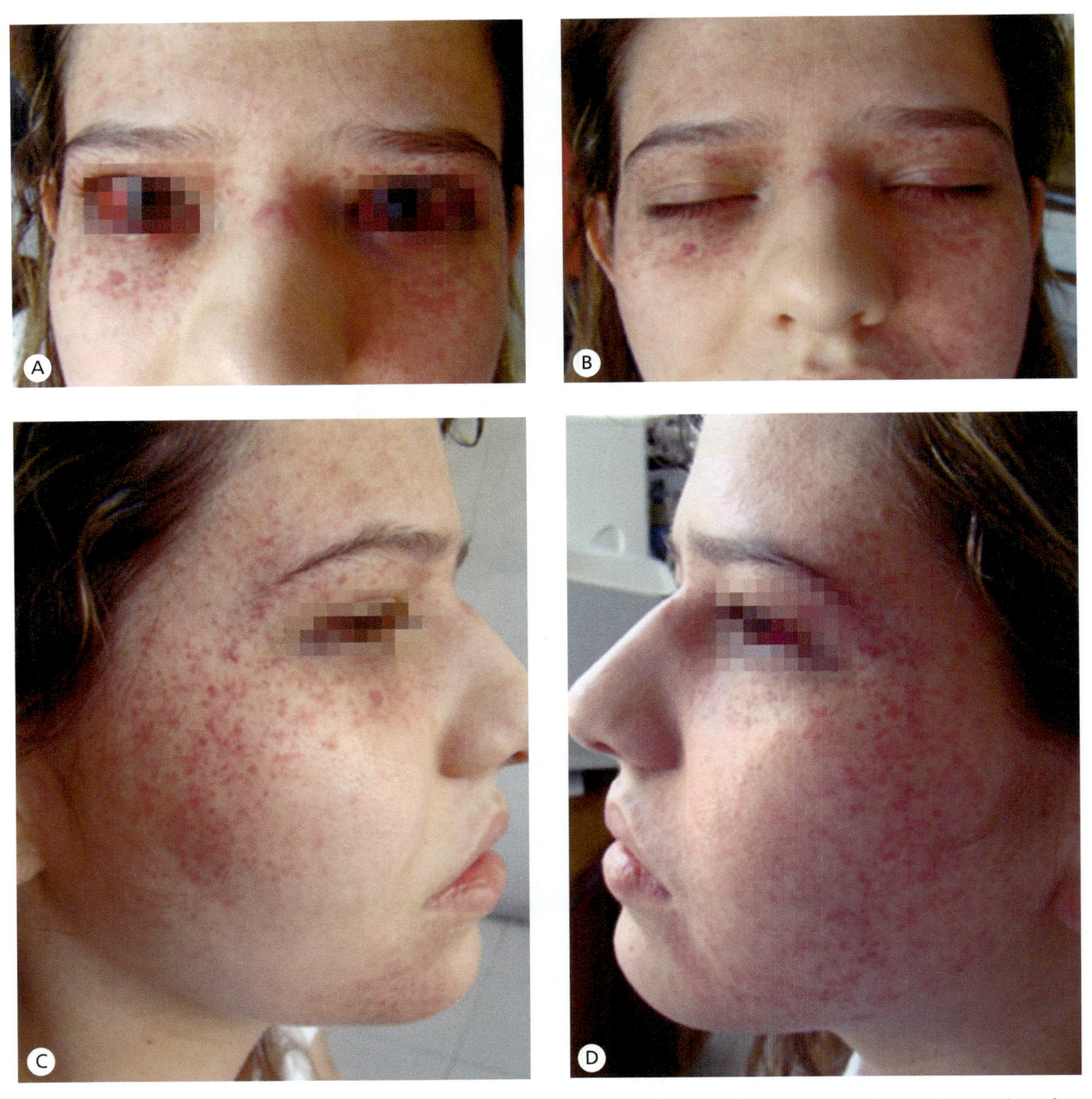

Figura 5.46 ■ (**A** a **D**) Periciada, vítima de tentativa de homicídio por sufocação direta, mediante a compressão da mão por sobre a face e a região nasal. Observe em (**C**) a delimitação exata entre a área comprimida e a não comprimida, em função da importante presença de petéquias.

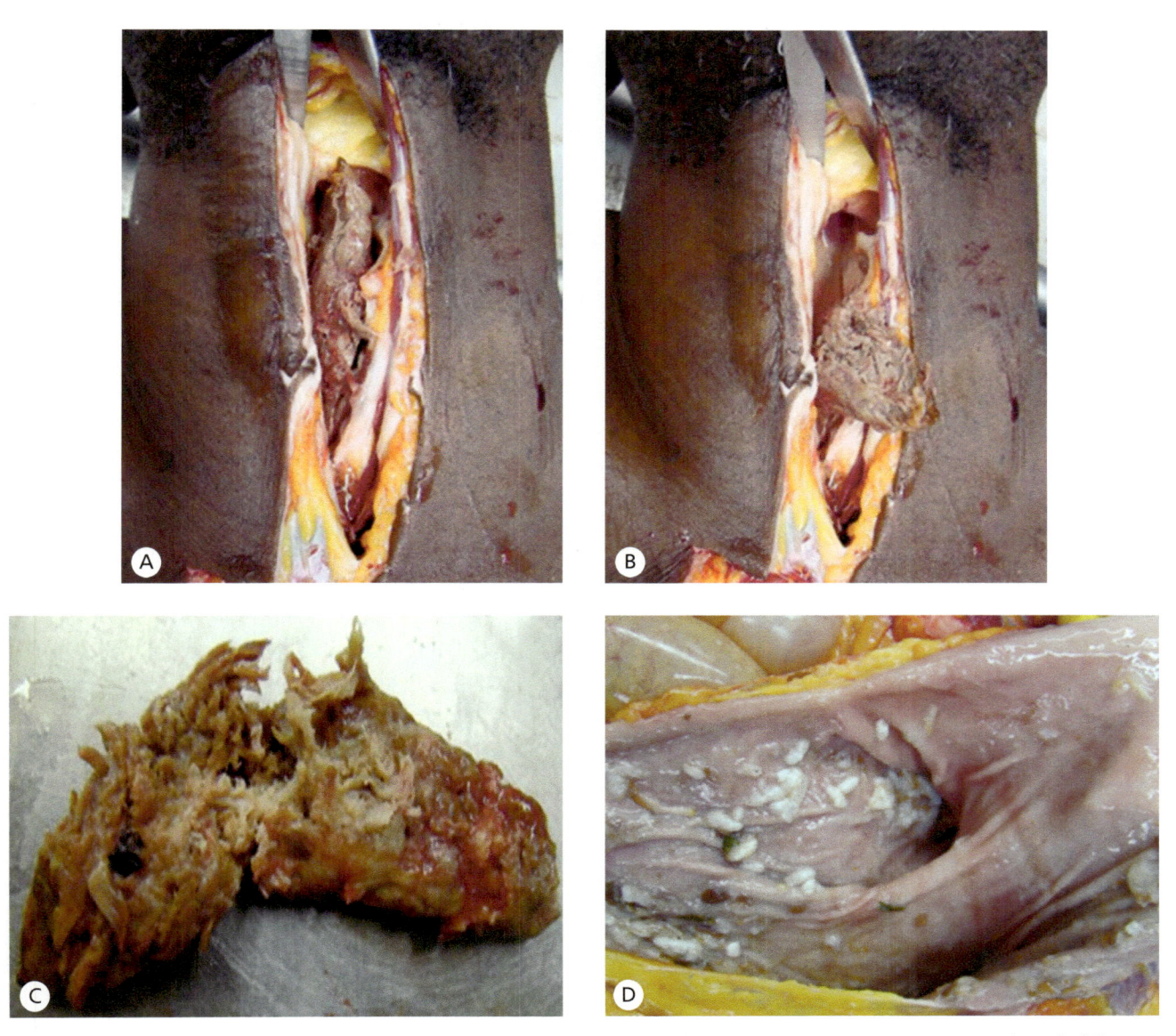

Figura 5.47 ▪ (**A** a **D**) Periciado vítima de sufocação direta por obstrução das vias aéreas superiores, por um pedaço de bife (que pesava 45 g) enquanto almoçava. Observe em (**D**) que havia sido apenas o primeiro pedaço ingerido, uma vez que o conteúdo gástrico continha apenas restos de outros alimentos.

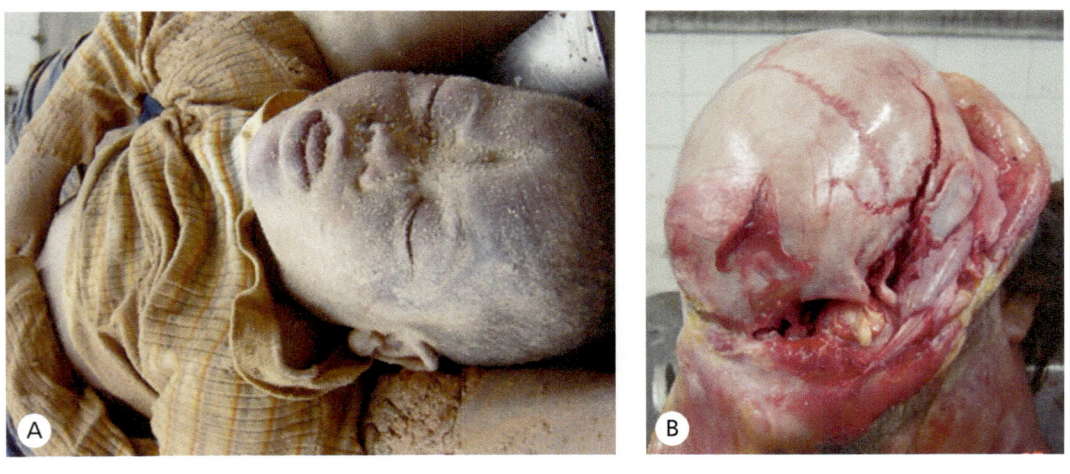

Figura 5.48 ▪ Criança vítima de soterramento apresentando, além da asfixia, fratura importante de crânio.

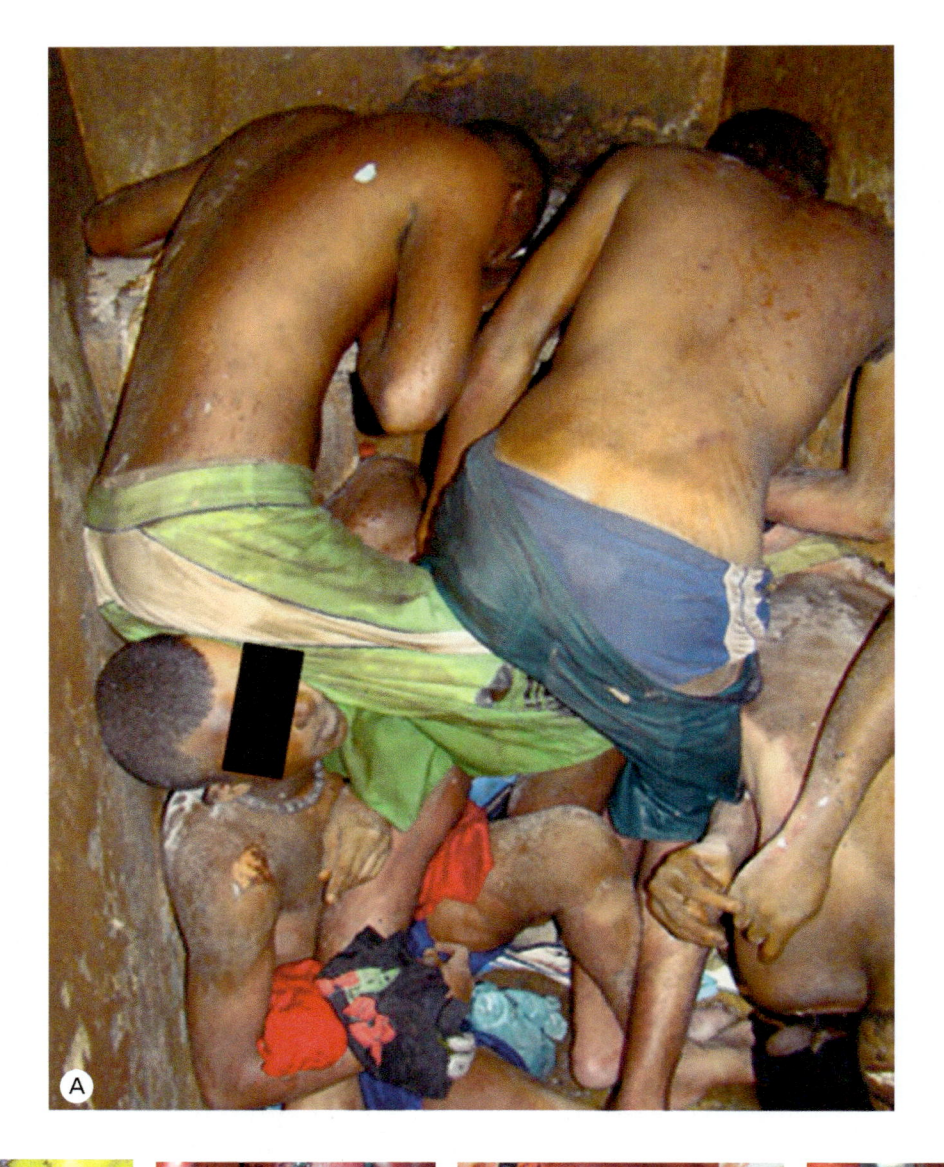

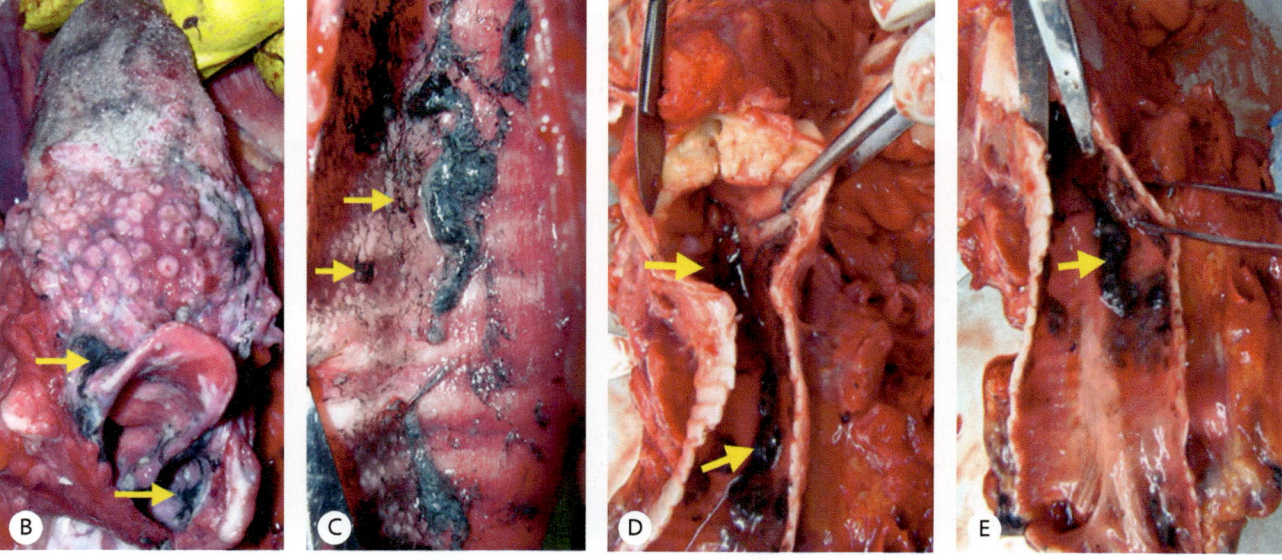

Figura 5.49 ■ (A a E) Vítimas de sufocação por inalação de gases irrespiráveis (detentos de cadeia pública), cuja necropsia revelou a presença de fuligem (setas) em vias aéreas.

AFOGAMENTO

Trata-se da asfixia mecânica produzida pela penetração de um meio líquido nas vias respiratórias, ocasionada pela imersão total ou parcial da vítima, impedindo assim a passagem de ar aos pulmões. Sua causa jurídica poderá ser acidental, suicida e homicida (Figuras 5.50 a 5.63).

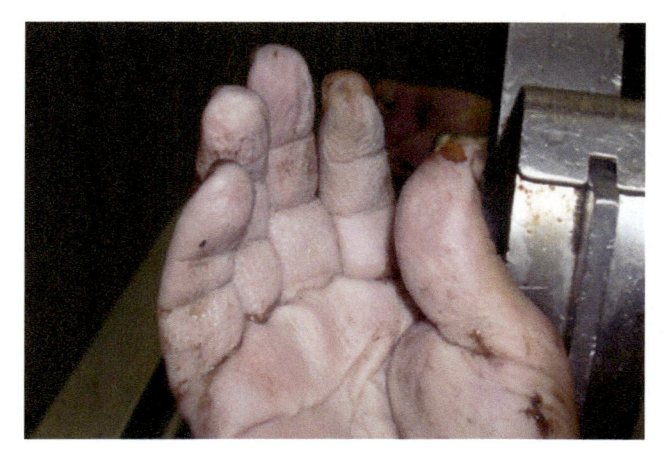

Figura 5.50 ■ Pele anserina.

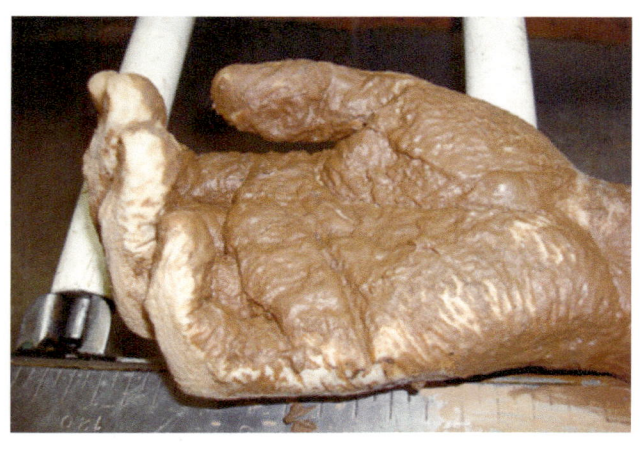

Figura 5.51 ■ Pele anserina recoberta de material lamacento.

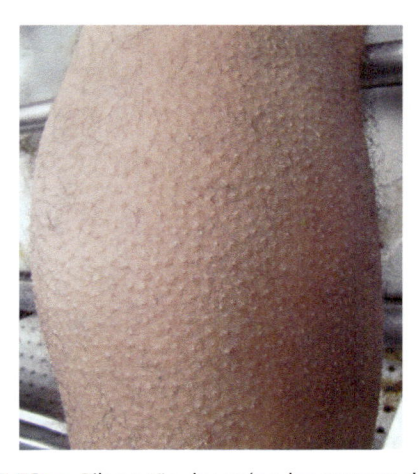

Figura 5.52 ■ Piloereção dos músculos eretores dos pelos.

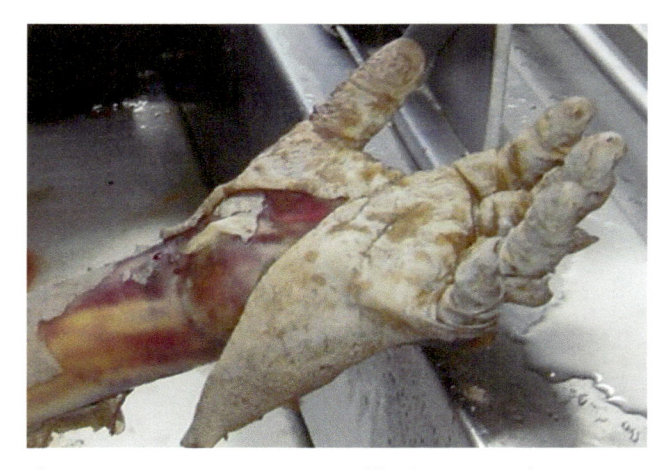

Figura 5.53 ■ Destacamento epidérmico provocado por maceração cutânea ("dedo de luva") em razão da completa embebição da epiderme, onde verdadeiros retalhos de extremidade se formam e se destacam acompanhados dos fâneros.

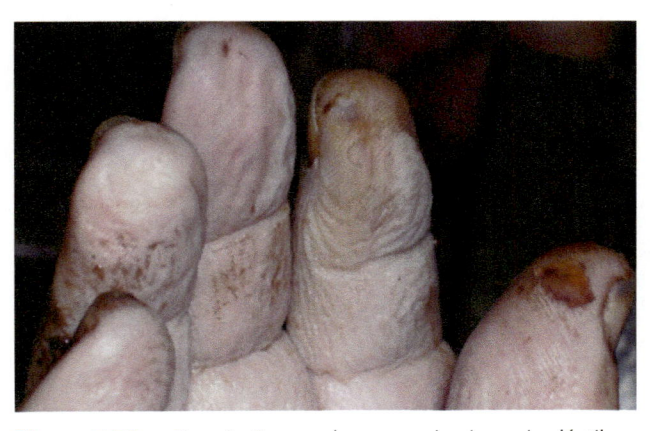

Figura 5.54 ■ Escoriação em placa em primeiro quirodáctilo e presença de material arenoso no leito ungueal (arrastamento).

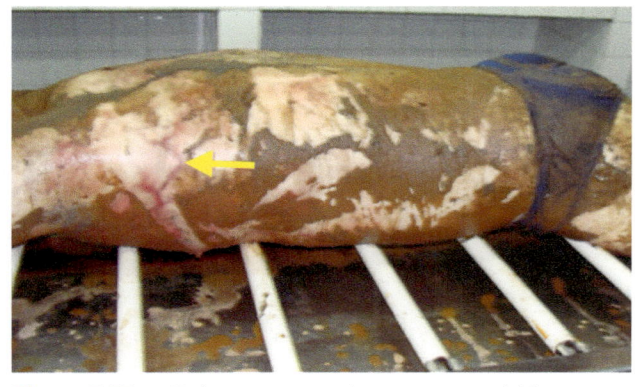

Figura 5.55 ■ Todo o corpo recoberto por material lamacento e putrefação mais acelerada (observe a circulação póstuma em tórax superior – seta).

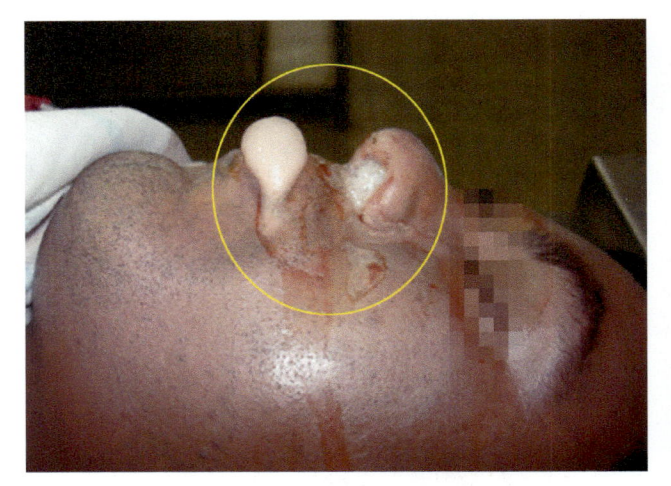

Figura 5.56 ■ Cogumelo de espuma.

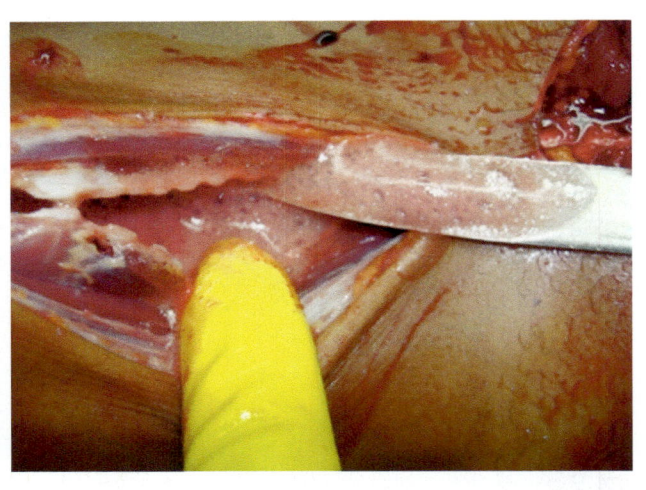

Figura 5.57 ■ Espuma no interior das vias aéreas superiores.

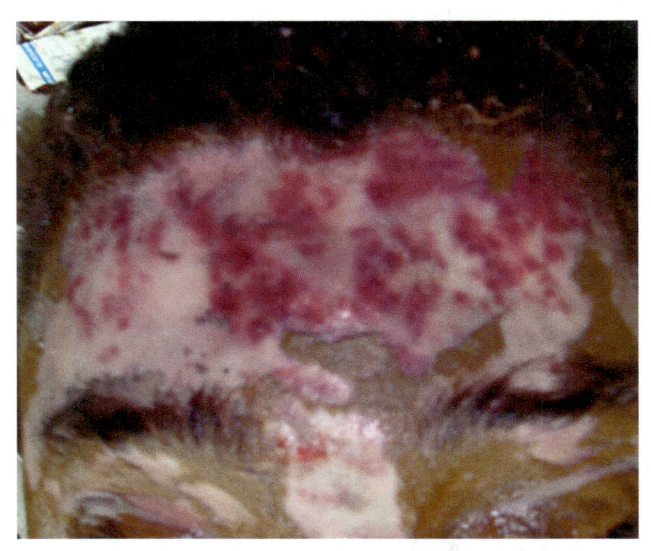

Figura 5.58 ■ Início da formação conhecida como "cabeça de negro".

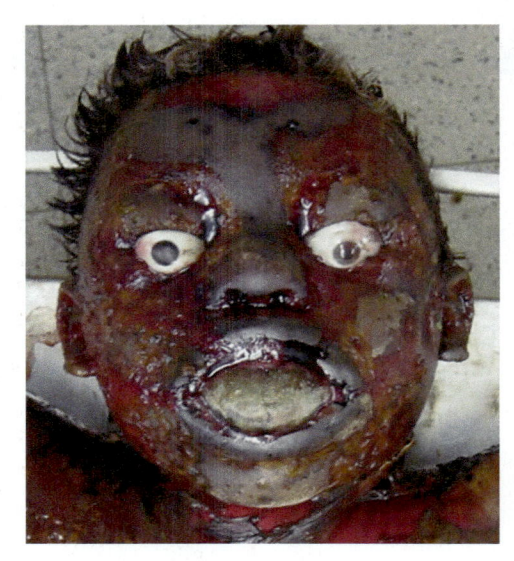

Figura 5.59 ■ Sinal caracterizado como "cabeça de negro".

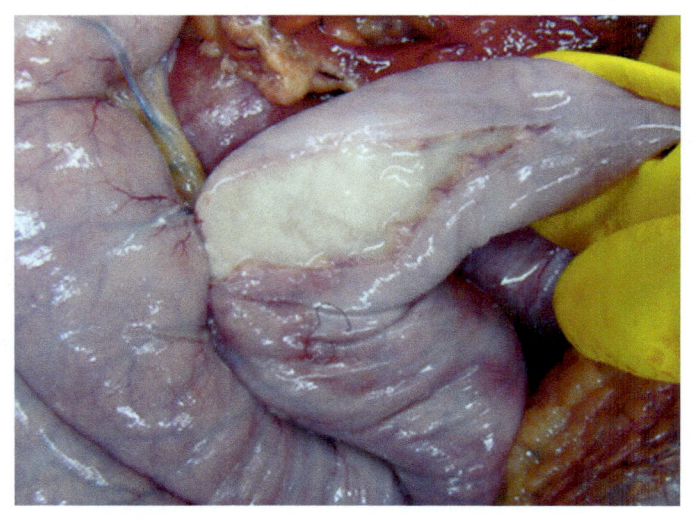

Figura 5.60 ■ Conteúdo líquido em alça jejunal.

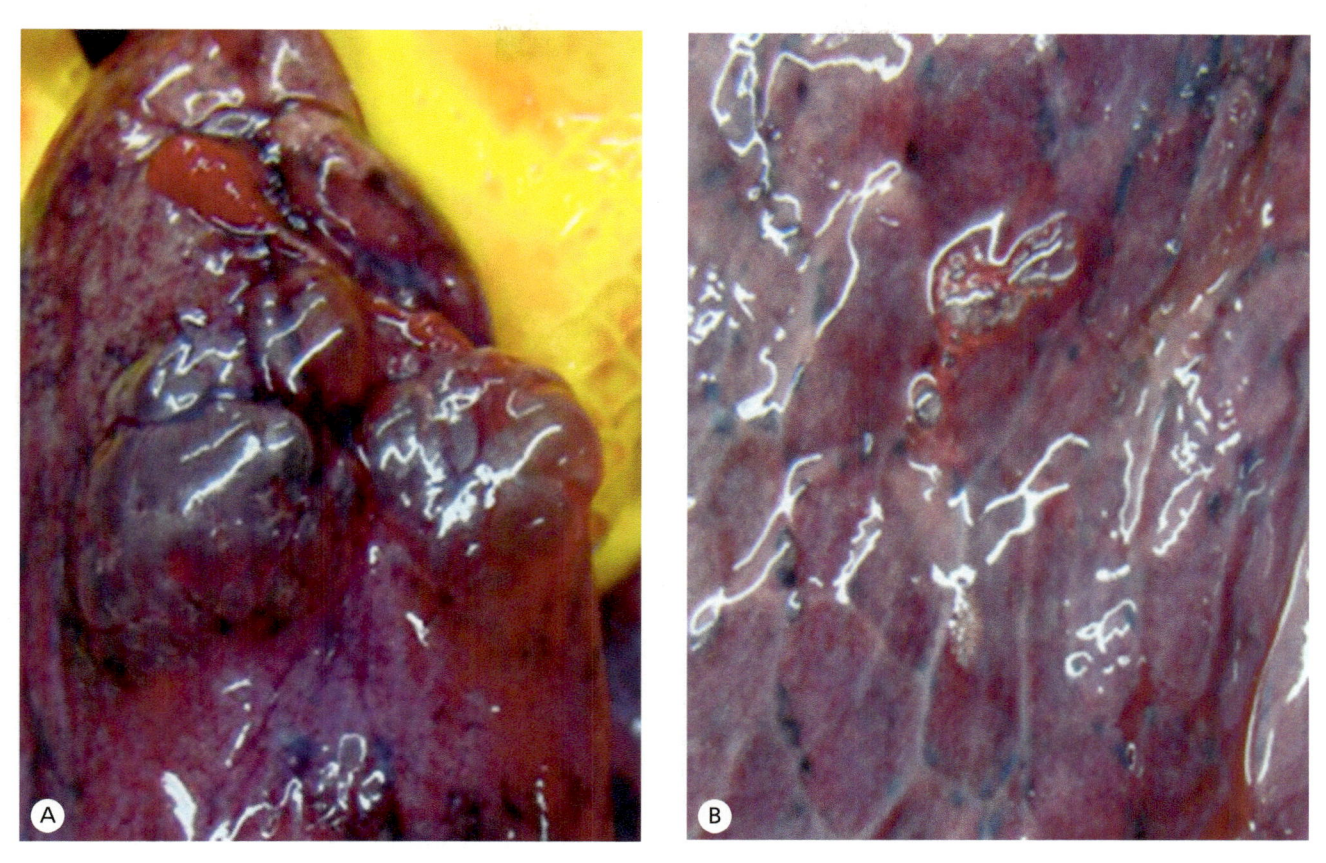

Figura 5.61 ■ (**A** e **B**) Enfisema pulmonar aquoso em afogado.

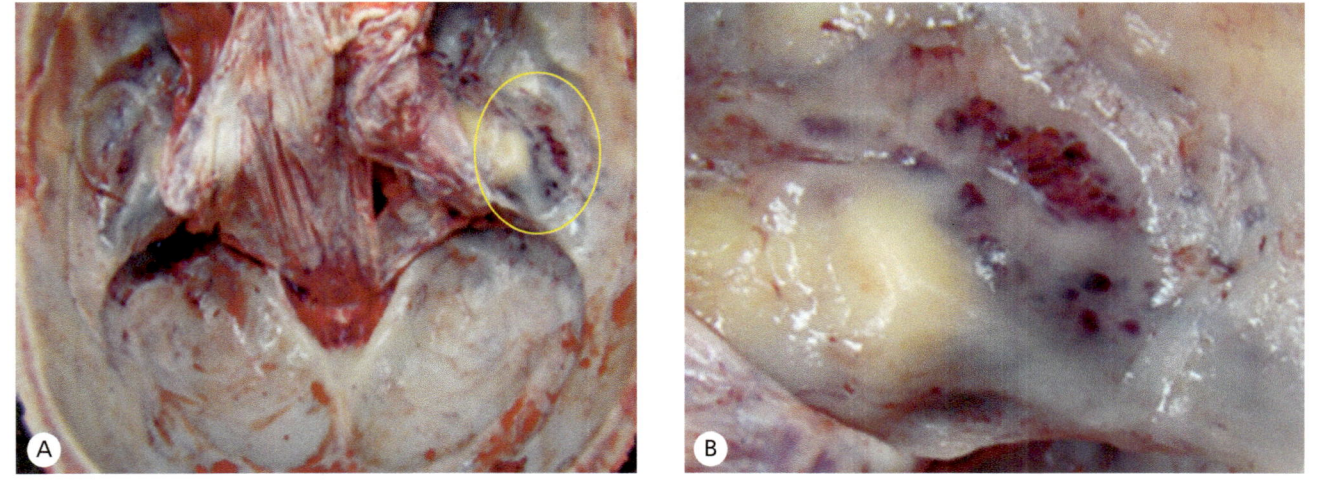

Figura 5.62 ■ (**A** e **B**) Hemorragia dos ossos da base do crânio – círculo.

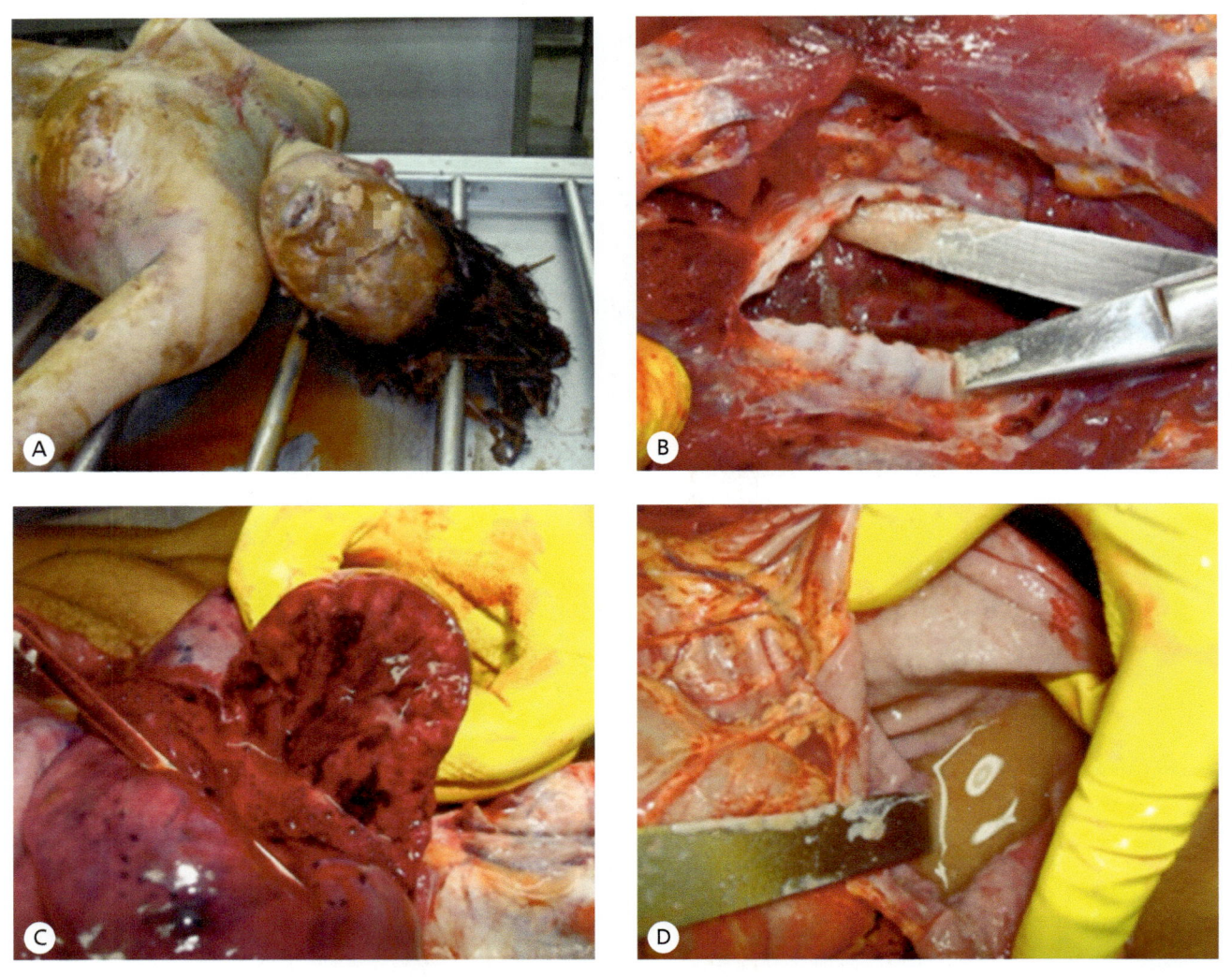

Figura 5.63 ■ Vítima do sexo feminino, com face cianótica e em putrefação (**A**); presença de material arenoso no interior das vias aéreas (**B**); muito líquido nos pulmões (**C**); e presença de líquido no interior do estômago (**D**).

Bibliografia

Alcântara, HR. Perícia médica judicial. Rio de Janeiro: Guanabara Koogan, 1982.

Almeida Jr A, Costa Jr JBO. Lições de medicina legal. 18. ed. São Paulo: Cia Editora Nacional, 1985.

Alvarado EV. Medicina legal. Puerto Rico: Trillas, 1996.

Backer RD. Técnicas de necrópsia. 1. ed. Chicago: Editora Interamericana S.A., 1969.

Campobasso CP et al. Postmortem artifacts made by ants and the effect of ant activity on decomposital rates. Am J Forensic Med Pathol, 2009.

Carvalho HV, Bruno AML, Segre M. Lições de medicina legal. 3. ed. São Paulo: Editora Saraiva, 1965.

Carvalho HV. Manual de técnica tanatológica. São Paulo: Tipografia Rossolillo, 1950.

Couto RC. Perícias em medicina e odontologia legal, Rio de Janeiro: Medbook, 2011.

Croce D, Croce Jr D. Manual de medicina legal. 4. ed. São Paulo: Editora Saraiva, 1998.

Di Maio DJ, Di Maio VJM. Forensic pathology – Practical aspects of criminal and forensic investigation. 2. ed. Boca Raton, Flórida: CRC Press, 2001.

Dix J, Calaluce R. Guide to forensic pathology. Columbia, Mo: CRC Press, 1998.

Eisele RL, Campos MLB. Manual de medicina forense e odontologia legal. Curitiba: Editora Juruá, 2006.

Fávero F. Classificação médico-legal da causalidade do dano. Belo Horizonte: Editora Vila Rica, 2001.

Fávero F. Medicina legal: introdução ao estudo da medicina legal, identidade, traumatologia, infortunística, tanatologia. 12. ed., Belo Horizonte-Rio de Janeiro: Vila Rica Editora Reunidas Limitada, 1991.

França GV. Traumatologia médico-legal. Medicina legal. 8. ed. Rio de Janeiro: Guanabara Koogan, 1998.

Gomes H. Medicina Legal. Revista e atualizada por Hygino de Carvalho Hércules. 33. ed. São Paulo: Livraria Freitas Bastos, 2004.

Prestes Jr LCL, Ancillotti, R. Manual de técnicas em necropsia médico-legal. Rio de Janeiro: Editora Rubio, 2009.

Vanrell JP. Manual de medicina legal. São Paulo: Editora de Direito, 1996.

CAPÍTULO 6

Lesões Provocadas por Meio Físico

Um meio físico produz lesões em virtude da modificação no estado físico dos tecidos. As queimaduras representam as principais lesões provocadas por um meio físico. Podem ser provocadas pela transferência de calor para o corpo (o que é mais comum), mas também podem ser produzidas pela perda de calor do corpo para o meio (situação genericamente denominada geladura).

As queimaduras podem ser classificadas em quatro graus, de acordo com a profundidade da lesão cutânea. Queimaduras de primeiro grau apresentam lesão restrita à epiderme. As de segundo grau apresentam lesão epidérmica e lesão parcial da derme. As de terceiro grau são caracterizadas por lesão epidérmica e lesão total da derme, com frequente acometimento da tela subcutânea e de outras estruturas profundas, como vasos sanguíneos, nervos e músculos. As de quarto grau representam a carbonização da região afetada.

As lesões causadas pelo contato com corrente elétrica também se incluem entre as provocadas por meio físico. Há diferentes nomenclaturas para as situações que envolvem o contato com energia elétrica e uma das mais detalhadas é a seguinte:

- **Eletroplessão:** contato com energia elétrica industrial, sem morte.
- **Eletrocussão:** contato com energia elétrica industrial, com morte.
- **Fulguração:** contato com energia elétrica natural, sem morte.
- **Fulminação:** contato com energia elétrica natural, com morte.

O contato com energia elétrica, seja ela natural ou industrial, pode provocar queimaduras de grande profundidade, que frequentemente causam lesões internas de área maior do que as lesões cutâneas. Além disso, a passagem da corrente elétrica pelo coração e pelo sistema nervoso central pode provocar disritmias cardíacas e alterações de função encefálica, levando à morte mesmo na ausência de lesões cutâneas evidentes. A necropsia nos casos de suposta morte por contato com energia elétrica industrial de baixa voltagem trata-se, na realidade, de uma das situações tecnicamente mais difíceis da Medicina Legal, em função da potencial ausência de achados necroscópicos característicos. Nas regiões cutâneas de contato com energia elétrica industrial, pelo efeito Joule, pode ser produzida uma queimadura de terceiro grau, denominada sinal de Jellinek. Nas regiões cutâneas de contato com energia elétrica natural pode ser produzida uma lesão arboriforme, denominada sinal de Lichenstein.

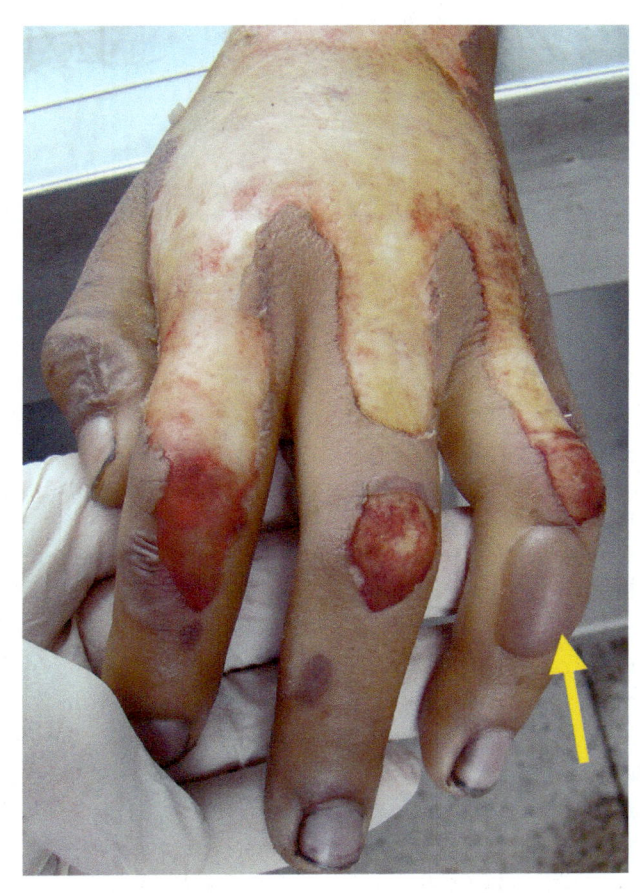

Figura 6.1 ▪ Observam-se, na imagem, queimaduras de segundo grau no dorso da mão esquerda, causadas acidentalmente por contato com álcool etílico em combustão. Queimaduras de segundo grau apresentam, além de lesão epidérmica, lesão dérmica parcial, podendo demonstrar bolhas com conteúdo seroso. Na imagem nota-se uma bolha íntegra, indicada pela seta branca, e outras regiões, desbridadas, onde o "teto" das bolhas já foi removido. Estas lesões apresentam 9 dias de evolução.

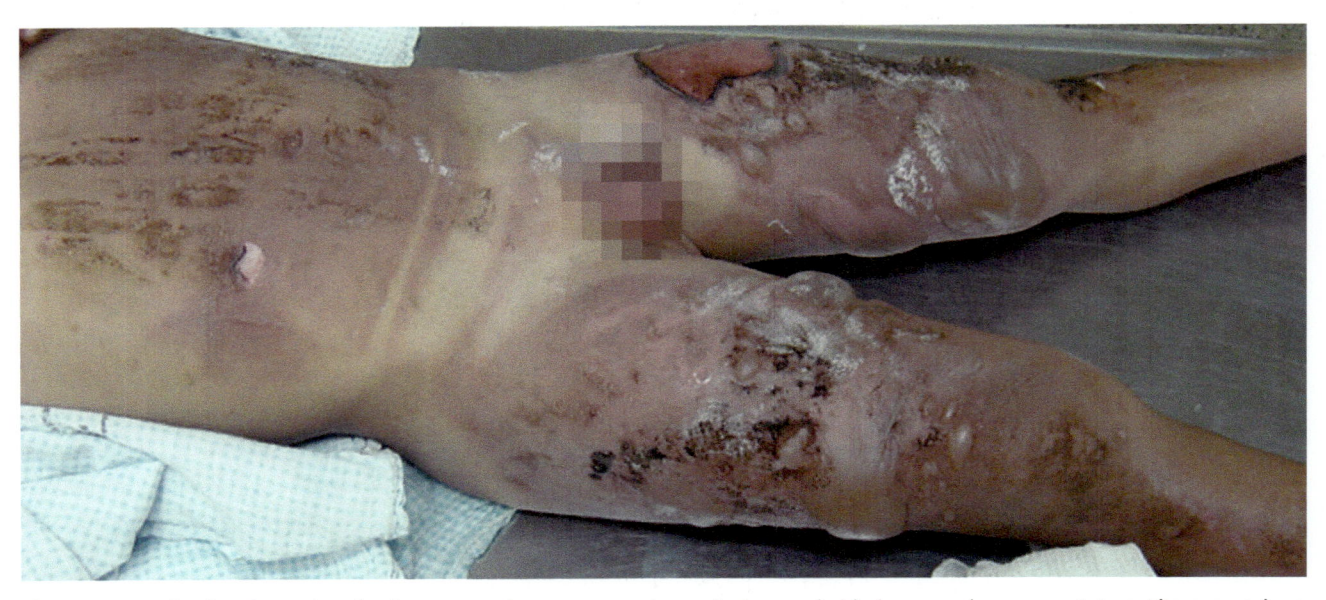

Figura 6.2 ▪ Queimaduras de primeiro e segundo graus em criança de 4 anos de idade, causadas por contato cutâneo com água quente. Queimaduras de primeiro grau na pele apresentam lesões restritas à epiderme, sendo representadas por áreas eritematosas e dolorosas. Queimaduras de segundo grau apresentam, além de lesão epidérmica, lesão dérmica parcial, revelando bolhas com conteúdo seroso. As regiões escurecidas e de cor clara representam áreas onde foram aplicados "borra de café" e "pasta d'água" com o intuito equivocado de tratar caseiramente as lesões. Estas lesões apresentam cerca de 6 horas de evolução.

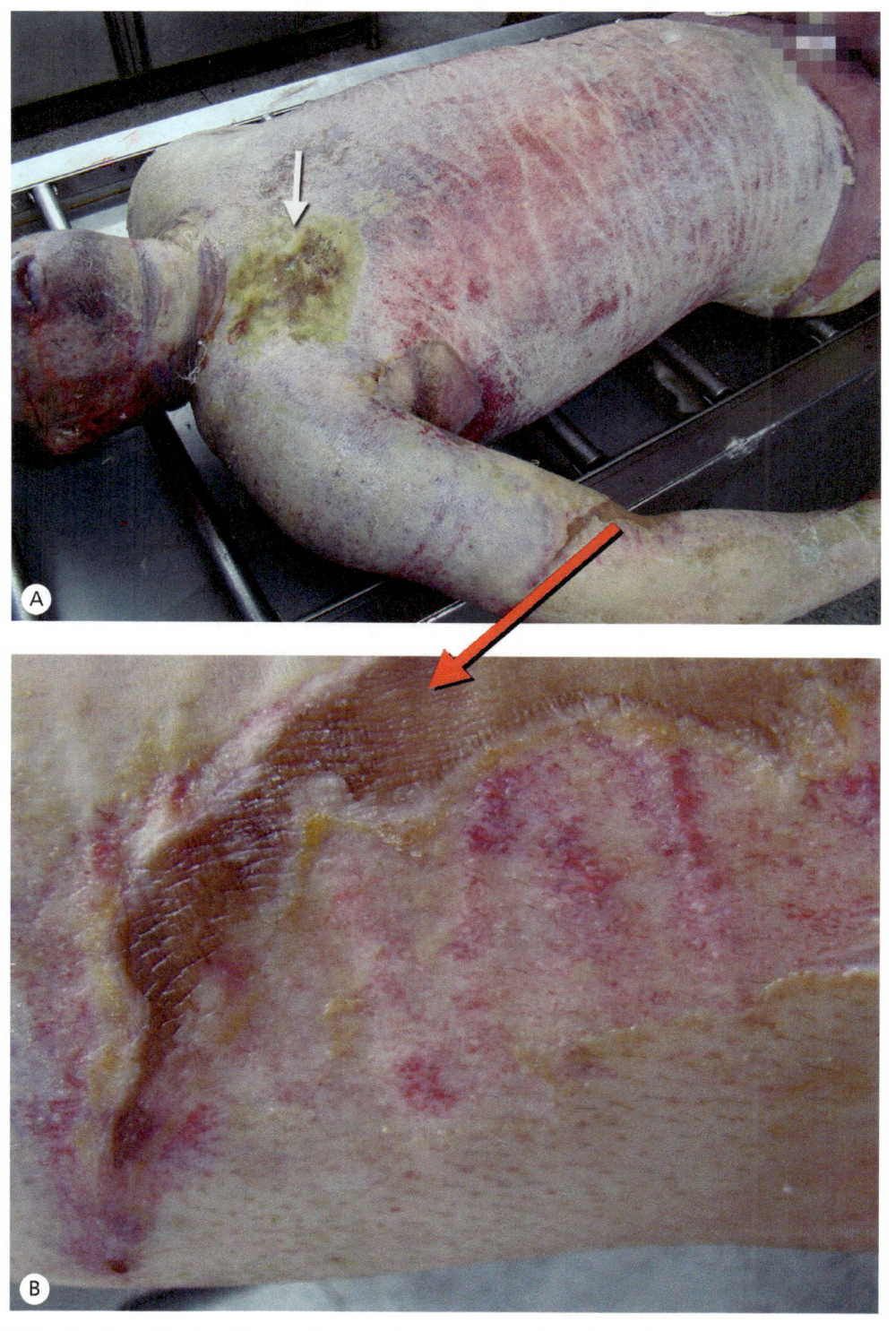

Figura 6.3 ■ (**A**) Queimaduras térmicas de segundo e terceiro graus, causadas pela combustão de álcool etílico, difusamente distribuídas na face, na região cervical, no tronco e no membro superior direito, em caso de queimadura acidental. (**B**) Detalhe da região
cubital direita, com queimaduras de segundo grau nesta topografia (seta vermelha). Note área de destruição epidérmica com lesão
dérmica parcial, intercalada com área de preservação cutânea. A seta branca em (**A**) indica área de queimadura de terceiro grau, com
destruição total da epiderme e da derme na região afetada. Estas lesões apresentam 10 dias de evolução.

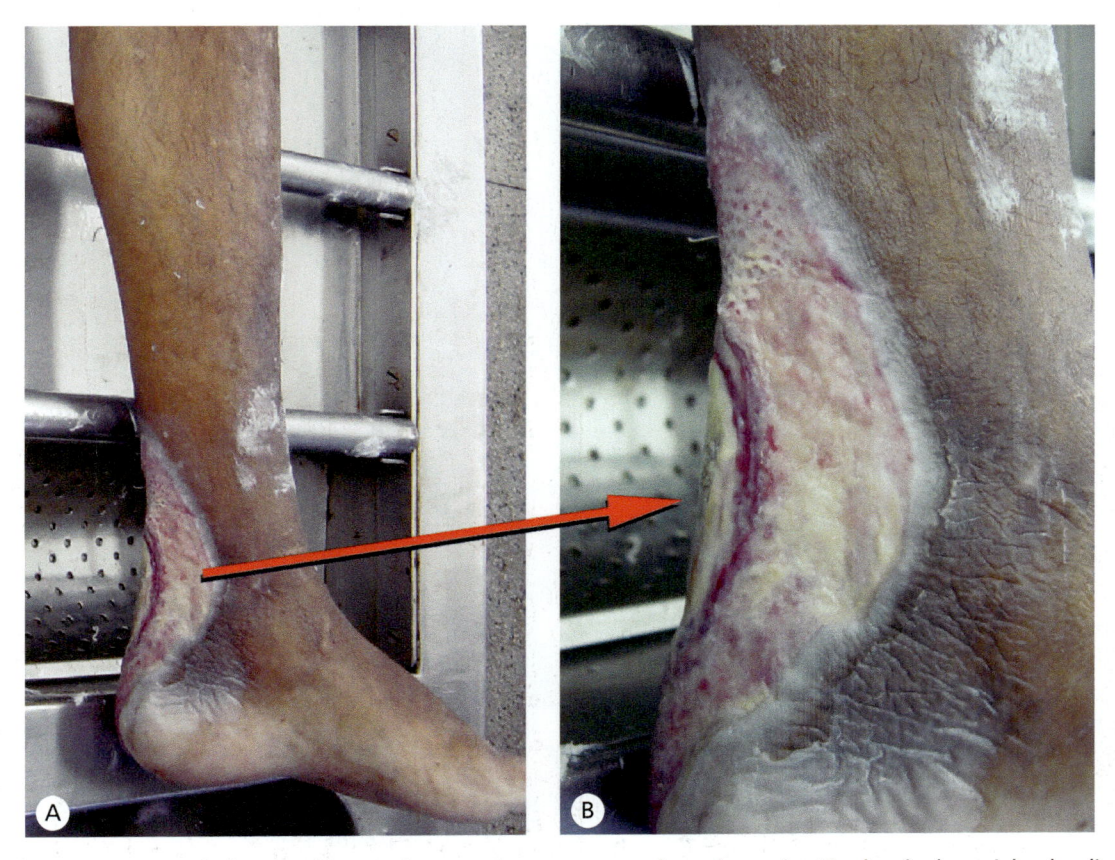

Figura 6.4 ■ (A) Queimaduras térmicas de segundo e terceiro graus, causadas pela combustão de gás de cozinha, localizadas na região posterior da perna e pé esquerdos. (B) Detalhe da lesão (seta vermelha). Note a área de destruição do tendão do músculo tríceps sural, localizada no centro da lesão. Margeando a lesão tendínea, há acometimento cutâneo em diferentes profundidades, parcialmente recoberto por fibrina e contendo tecido desvitalizado.

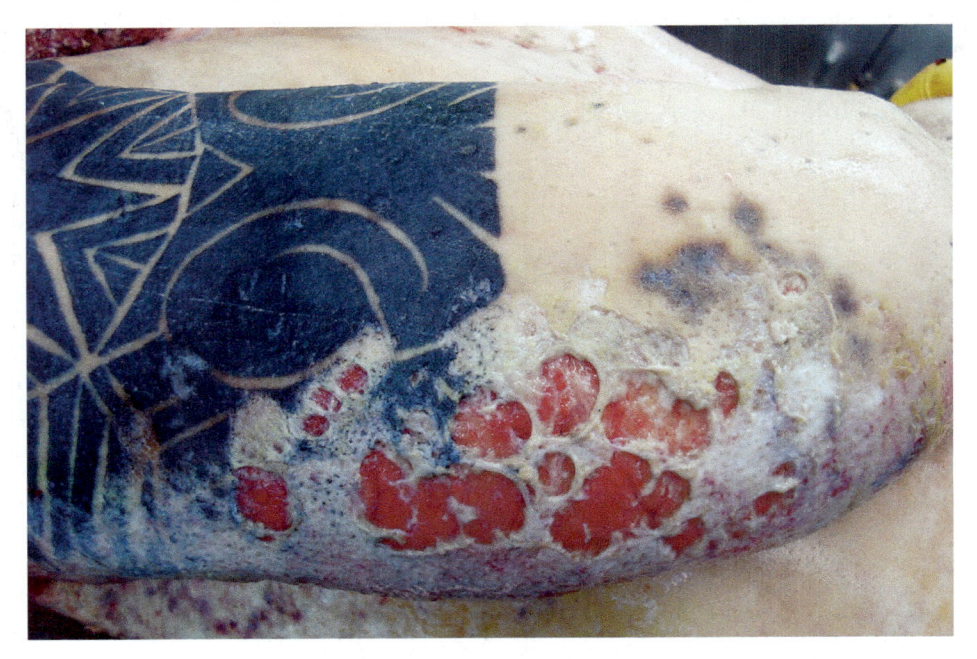

Figura 6.5 ■ Detalhe de queimaduras térmicas de segundo e terceiro graus, localizadas na região posterior do braço direito, em caso de acidente motociclístico. Note as diversas áreas de exposição da tela subcutânea, caracterizando a destruição total da epiderme e da derme nestas regiões (queimaduras de terceiro grau). A tatuagem de cor escura, cujo pigmento localiza-se predominantemente na derme, serve, neste caso, como ponto de referência da profundidade da lesão.

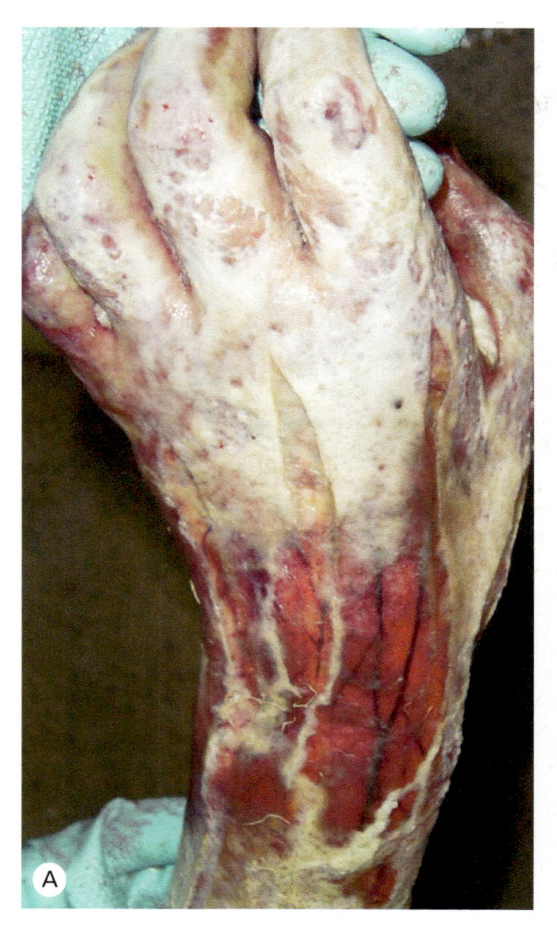 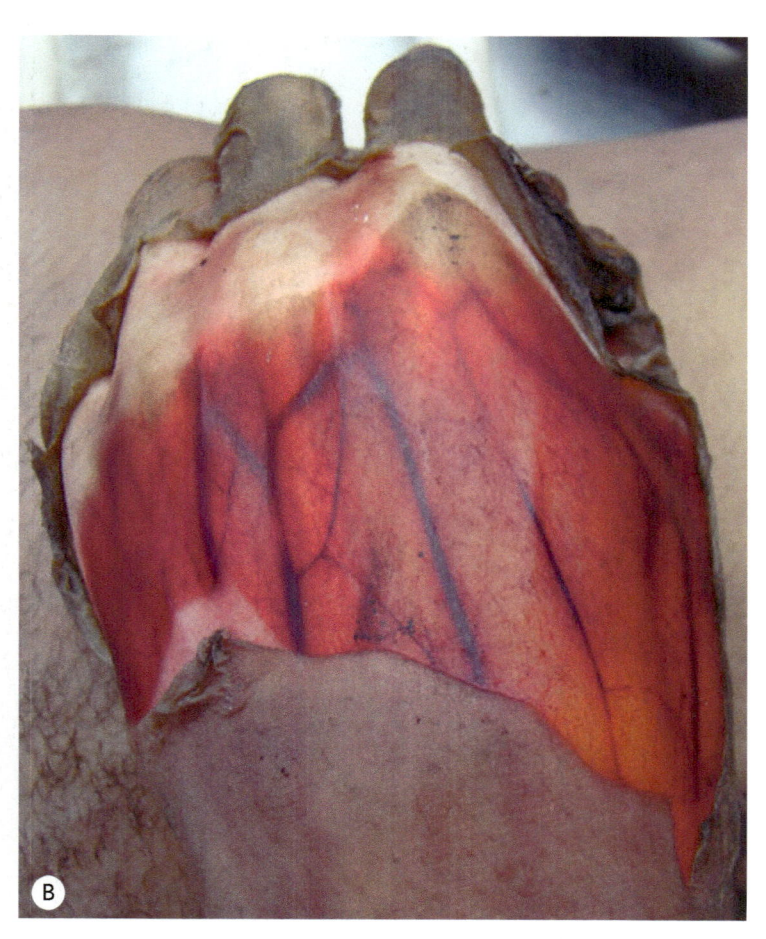

Figura 6.6 ■ Queimaduras térmicas de terceiro grau, localizadas na região dorsal da mão. Nota-se, nas duas imagens, a lesão térmica de vasos subcutâneos, representada por trombose destes vasos. Trata-se de lesão característica de queimaduras de terceiro grau, uma vez que estes vasos se localizam na hipoderme. Em (**A**), em lesão com 14 dias de evolução, há sinais de reação vital evidentes e feridas incisas de procedimentos cirúrgicos de escarotomia. Em (**B**) não há sinais macroscópicos de lesão vital (lesão *post-mortem*).

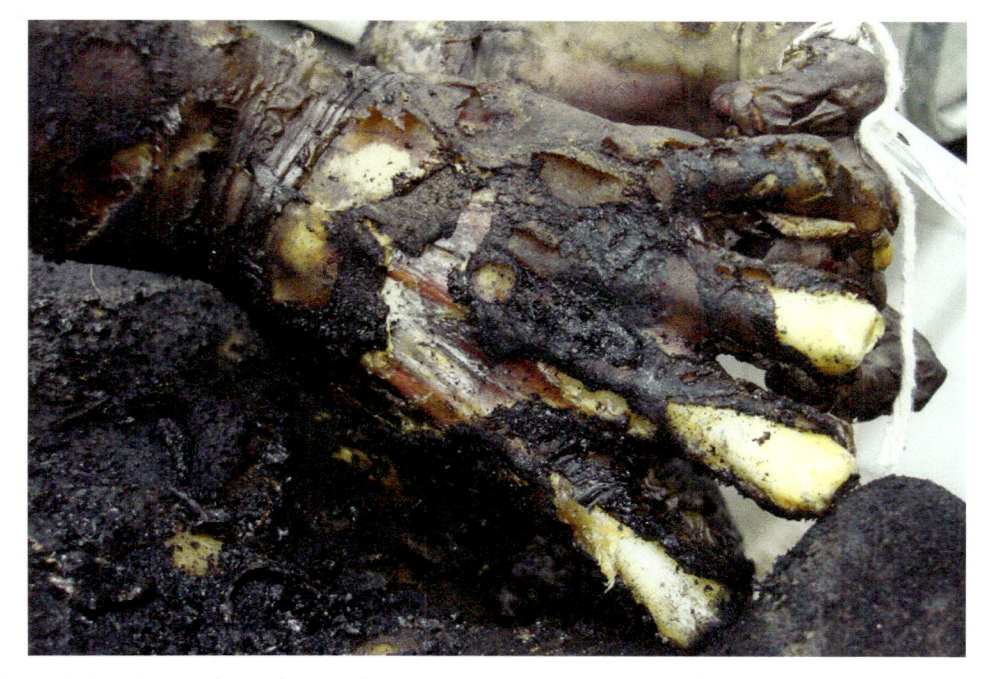

Figura 6.7 ■ Queimaduras térmicas de quarto grau (carbonização), localizadas na região dorsal da mão.

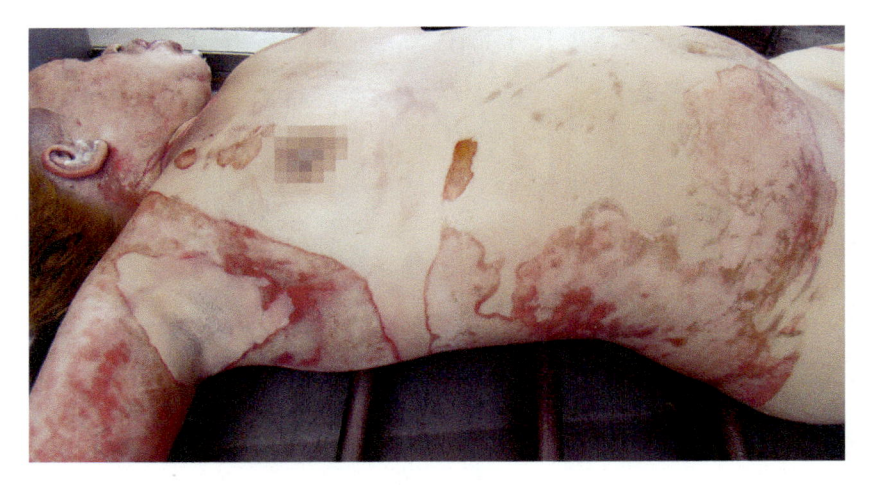

Figura 6.8 ▪ Queimaduras térmicas de segundo grau, localizadas na face, no membro superior direito e no tronco, em caso de suicídio por imolação. Note a pele preservada na axila direita e na maior parte da região anterior do tronco. Estas lesões têm 4 dias de evolução.

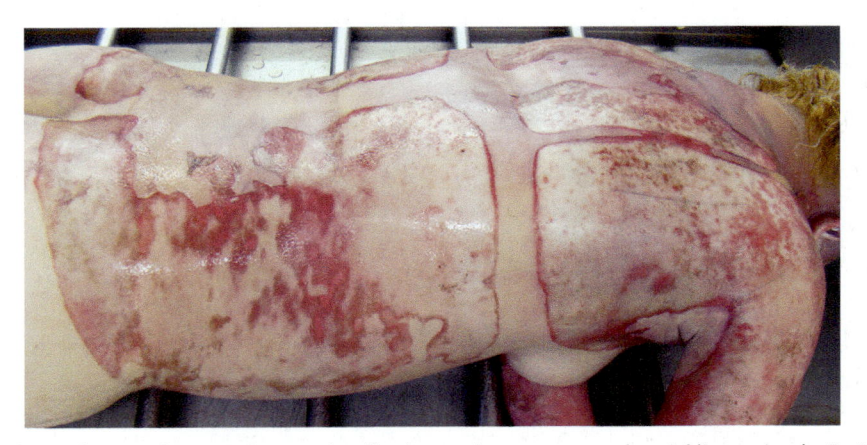

Figura 6.9 ▪ Queimaduras térmicas de segundo grau, localizadas no dorso, em caso de suicídio por imolação (mesmo caso da Figura 6.8). Note a pele preservada em regiões de contato com peças do vestuário (sutiã). Estas lesões têm 4 dias de evolução.

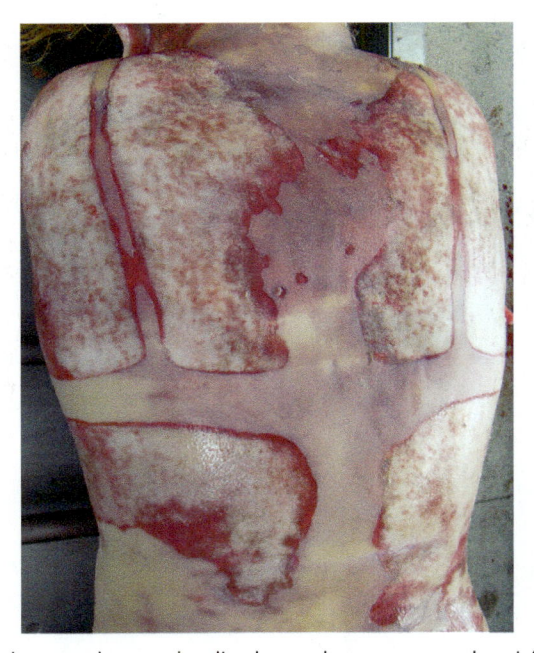

Figura 6.10 ▪ Queimaduras térmicas de segundo grau, localizadas no dorso, em caso de suicídio por imolação (mesmo caso da Figura 6.8). Note a pele preservada em regiões de contato com peças do vestuário (sutiã). Estas lesões têm 4 dias de evolução.

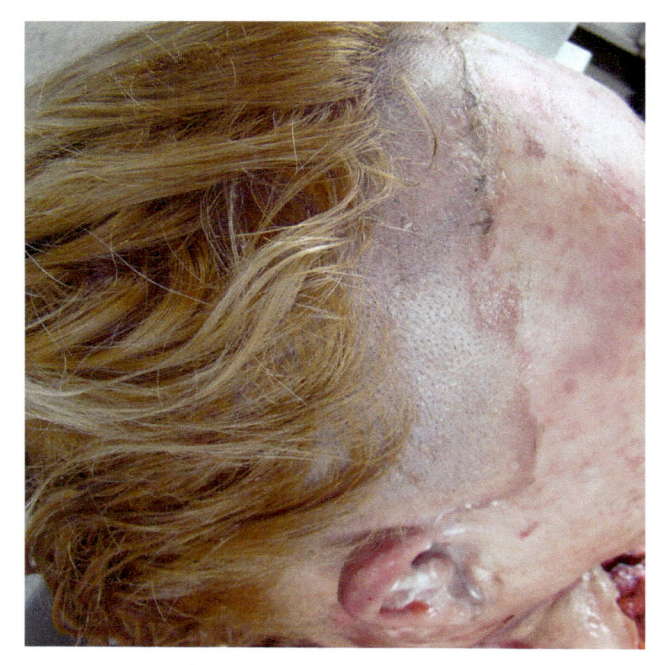

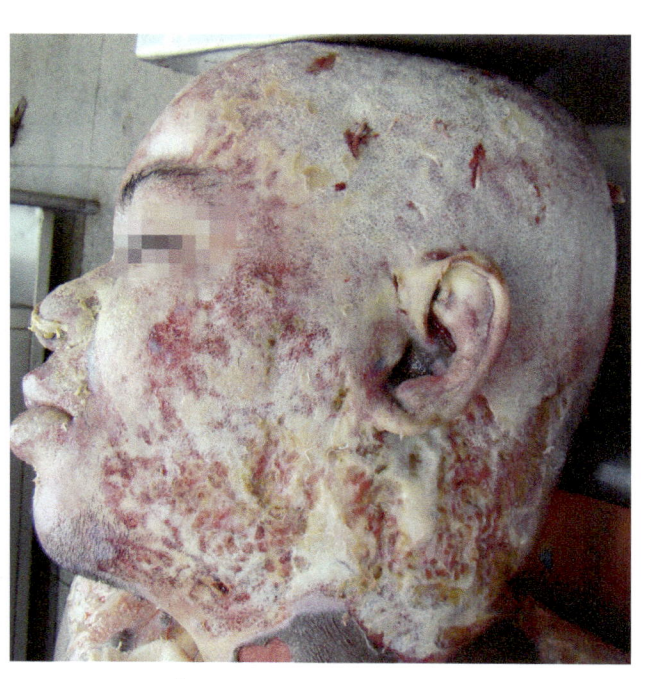

Figura 6.11 ■ Áreas de queimaduras de segundo grau localizadas na região anterior da face e no pavilhão auricular direito do mesmo indivíduo da Figura 6.8. Note a preservação dos cabelos da ação térmica.

Figura 6.12 ■ Áreas de queimaduras de segundo grau localizadas na região esquerda da face em vítima de homicídio. Estas lesões têm 10 dias de evolução.

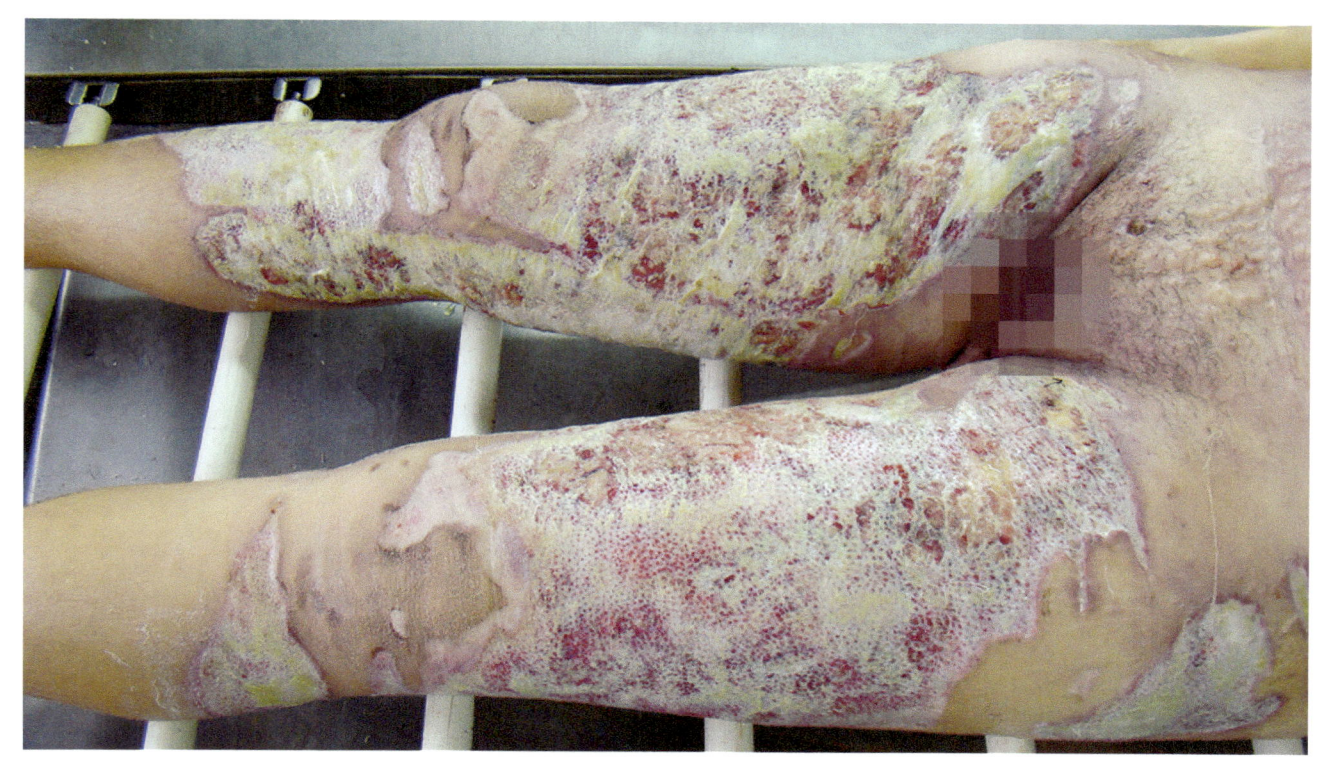

Figura 6.13 ■ Queimaduras térmicas de segundo e terceiro graus, causadas pela combustão de álcool etílico, difusamente distribuídas nos membros superiores, em caso de suicídio por imolação. Note as diversas áreas de exposição da tela subcutânea nas coxas (mais concentradas na coxa direita), caracterizando a destruição total da epiderme e da derme nestas regiões (queimaduras de terceiro grau). A pele da região distal das pernas está preservada da ação térmica. Estas lesões apresentam 13 dias de evolução.

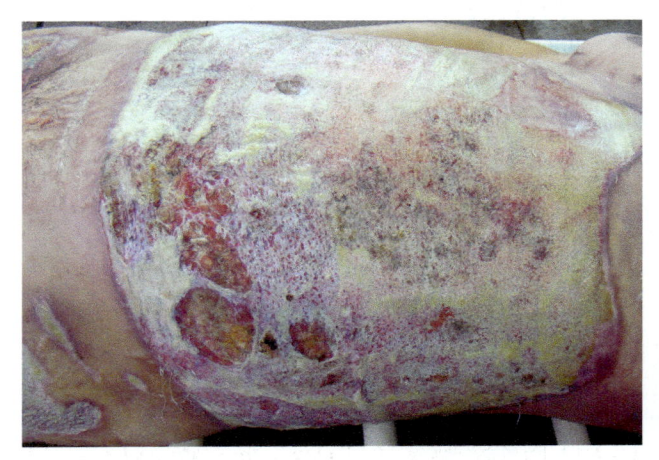

Figura 6.14 ▪ Queimaduras térmicas de segundo e terceiro graus, causadas pela combustão de álcool etílico, difusamente distribuídas nos membros superiores, em caso de suicídio por imolação (mesmo caso da Figura 6.13). Note as diversas áreas de exposição da tela subcutânea no quadrante inferior esquerdo do abdome, caracterizando a destruição total da epiderme e da derme nestas regiões (queimaduras de terceiro grau). Estas lesões apresentam 13 dias de evolução.

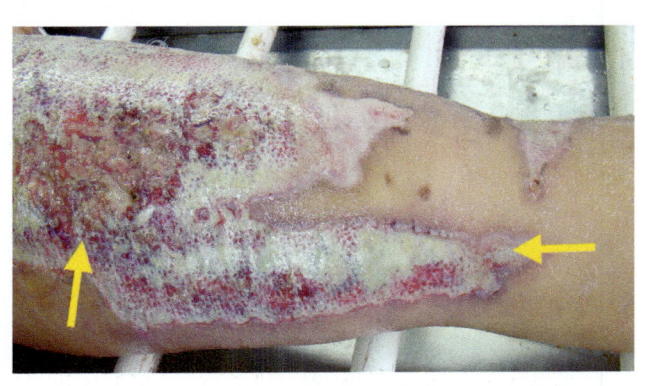

Figura 6.15 ▪ Vista em detalhe da região medial da coxa e do joelho esquerdos do mesmo indivíduo da Figura 6.13). A seta branca indica área de queimadura de segundo grau e a seta amarela, área de queimadura de terceiro grau. Estas lesões apresentam 13 dias de evolução.

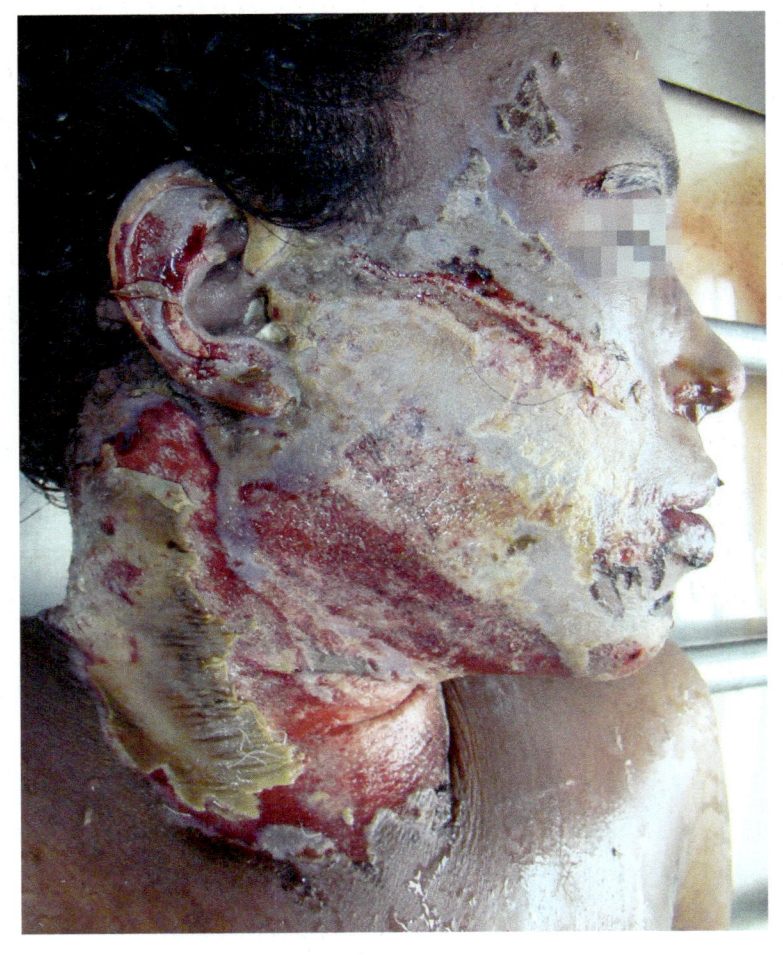

Figura 6.16 ▪ Queimaduras térmicas de segundo e terceiro graus, causadas pela combustão de álcool etílico, difusamente distribuídas na região direita da face, em caso de morte acidental. Note a lesão de cartilagem do pavilhão auricular direito. Estas lesões apresentam 9 dias de evolução.

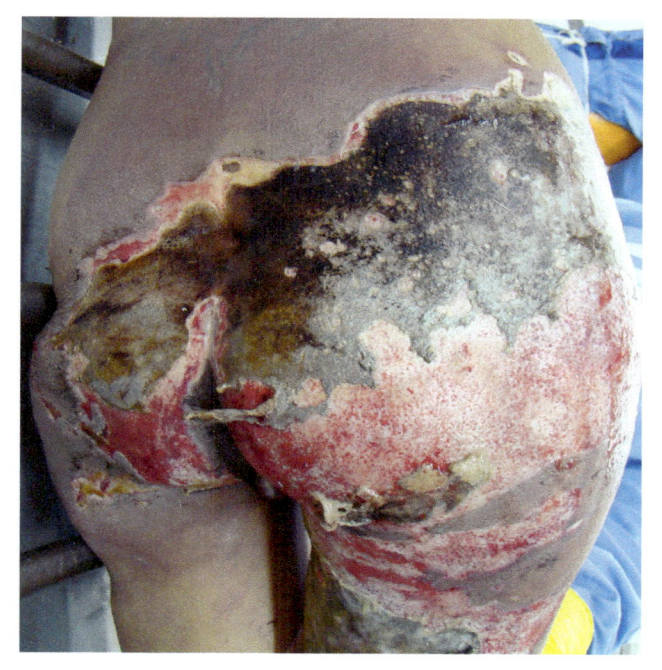

Figura 6.17 ■ Queimaduras térmicas de terceiro e quarto graus, causadas pela combustão de álcool etílico, difusamente distribuídas na região glútea e na coxa direita, em caso de morte acidental. Note o aspecto enegrecido da pele nas áreas de carbonização.

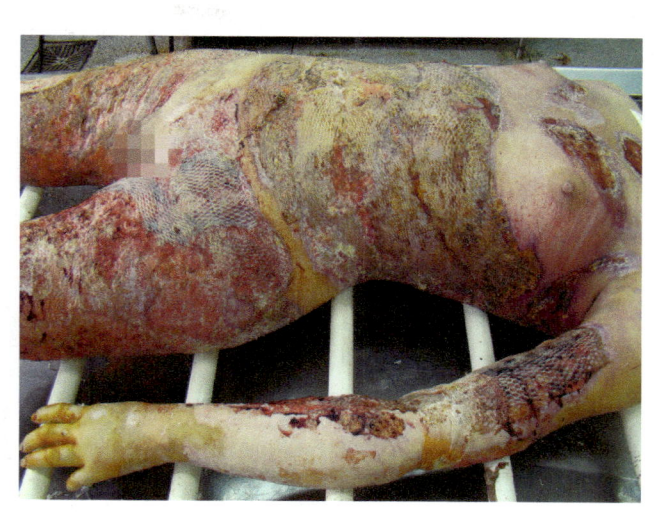

Figura 6.18 ■ Queimaduras térmicas de segundo e terceiro graus, causadas pela combustão de álcool etílico, difusamente distribuídas nos membros superiores, em caso de morte acidental. Além das áreas de exposição da derme e da tela subcutânea, há a aplicação de telas de enxerto cutâneo, do tipo *Mash Graft*, em diversas das áreas lesadas. Estas lesões apresentam 20 dias de evolução.

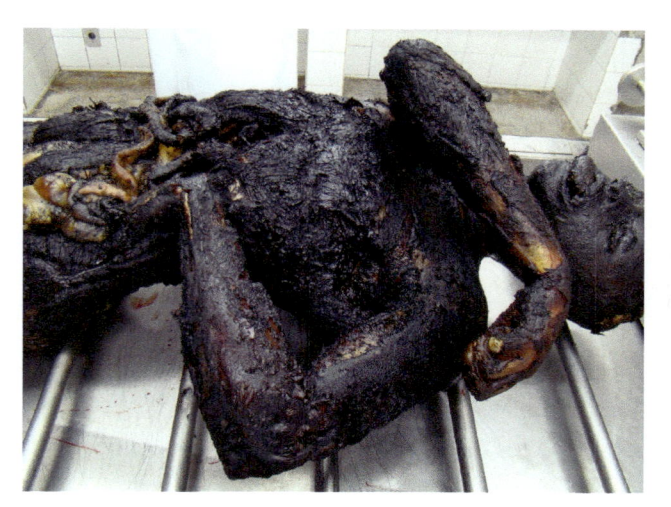

Figura 6.19 ■ Vista panorâmica de cadáver com carbonização na maior parte da superfície cutânea corporal. Há exposição de vísceras abdominais em razão da destruição da parede abdominal e postura característica de flexão dos membros superiores. Também se observa projeção da língua em virtude da fase gasosa da putrefação.

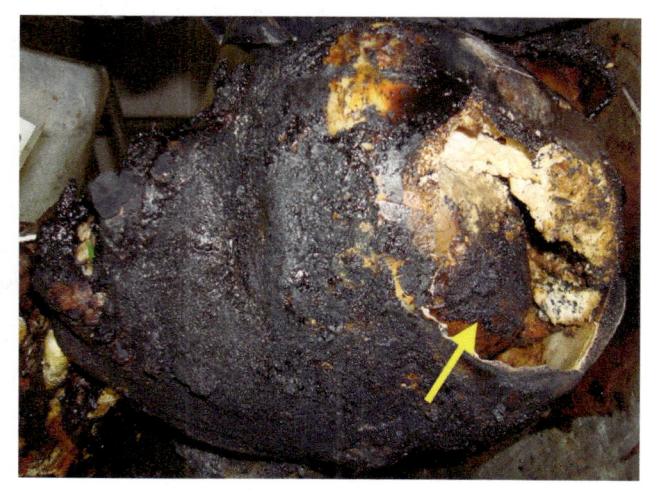

Figura 6.20 ■ Vista panorâmica da cabeça de cadáver carbonizado. Há fratura craniana causada em parte pela carbonização e em parte pela manipulação do corpo (lesão *post-mortem*), que expôs a intensa retração do encéfalo e da dura-máter (indicada pela seta branca), provocada pela ação térmica.

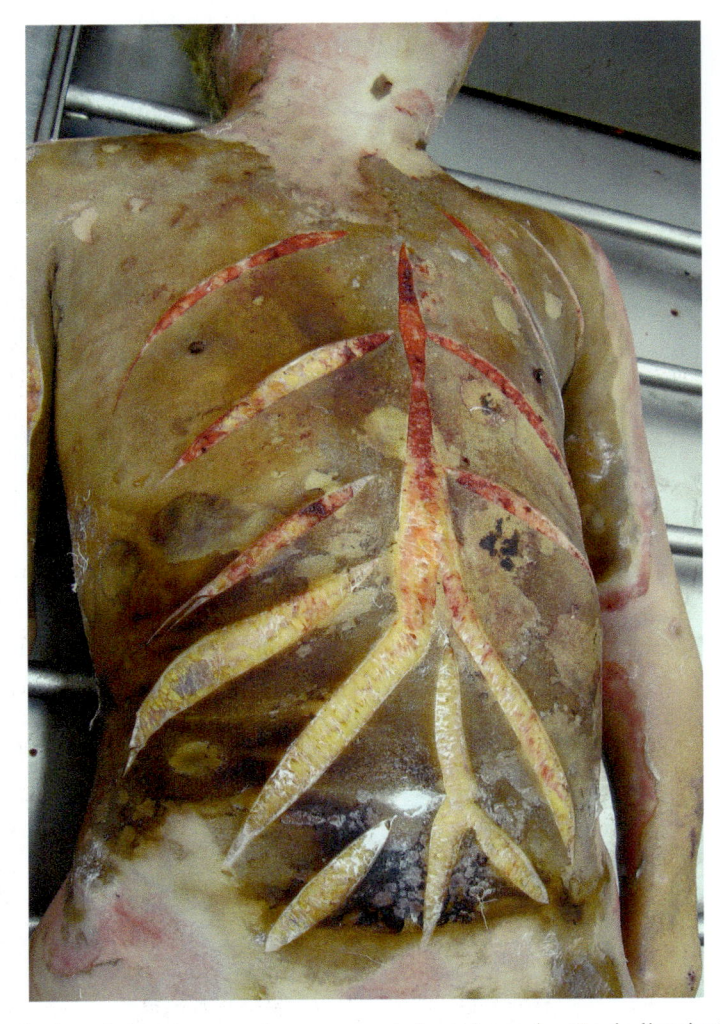

Figura 6.21 ▪ Queimaduras térmicas de terceiro e quarto graus, causadas pela combustão de álcool etílico, difusamente distribuídas no tronco, em caso de homicídio. As feridas incisas representam áreas de procedimento cirúrgico (escarotomia). As lesões térmicas apresentam 12 dias de evolução.

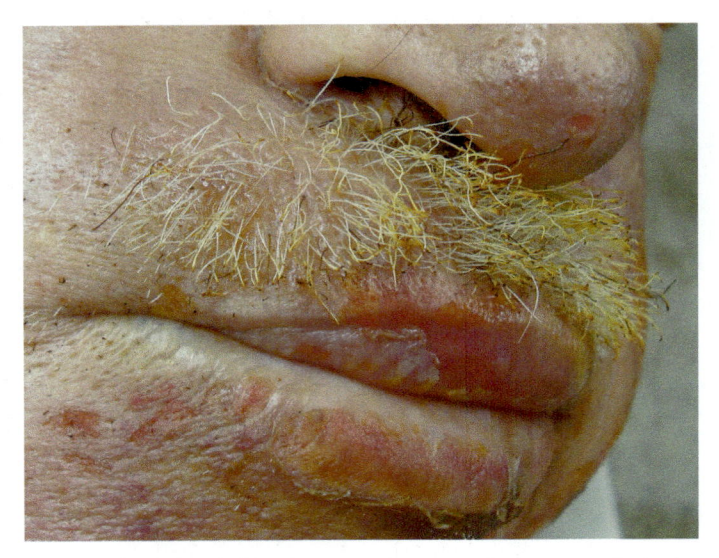

Figura 6.22 ▪ Área de chamuscamento dos pelos do bigode por contato com chama proveniente da combustão de álcool etílico, em caso de homicídio (mesmo indivíduo da Figura 6.21). Também se observam, na imagem, queimaduras de segundo grau na mucosa dos lábios e na pele da face. Queimaduras nesta topografia associam-se frequentemente a queimaduras das vias aéreas.

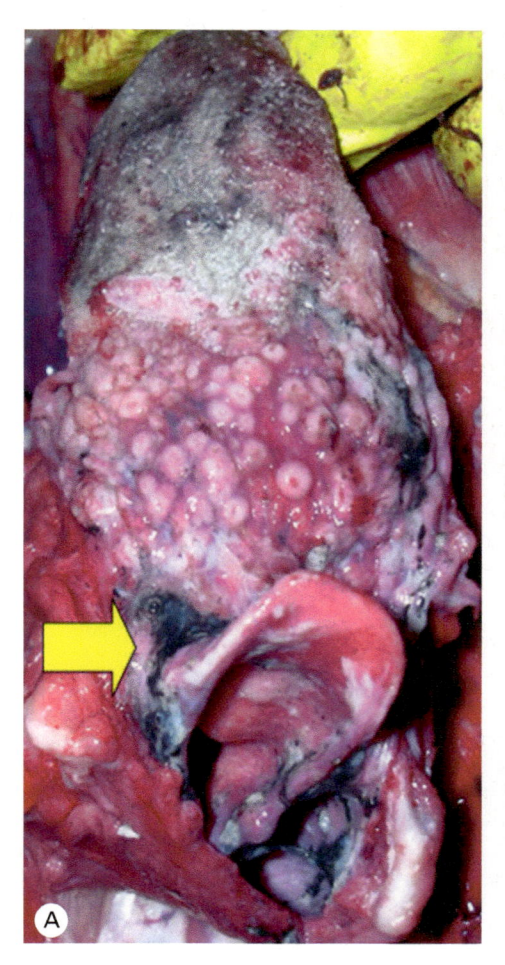 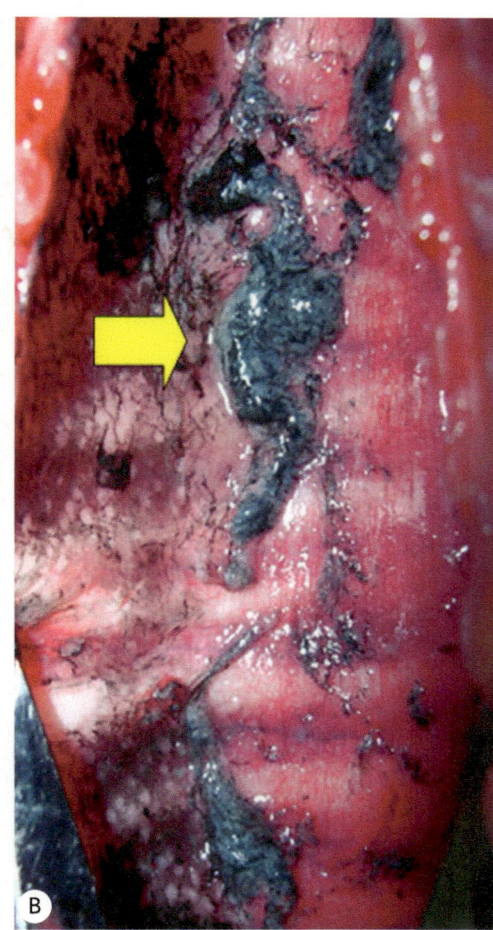

Figura 6.23 ◼ (**A** e **B**) Diferentes vistas da abertura das vias aéreas de um indivíduo que morreu em decorrência de queimaduras térmicas por contato com chamas em incêndio provocado intencionalmente. As setas amarelas indicam fuligem nas vias aéreas (sinal de Montalti), elemento sugestivo de respiração no ambiente onde a fuligem estava sendo produzida. Este é um dos elementos a serem considerados na investigação necroscópica de que o indivíduo encontrava-se vivo quando da exposição à fonte de calor. A presença de fuligem nas vias aéreas se associa com frequência a queimaduras nesta topografia, as quais podem levar ao óbito mesmo na ausência de lesões cutâneas extensas.

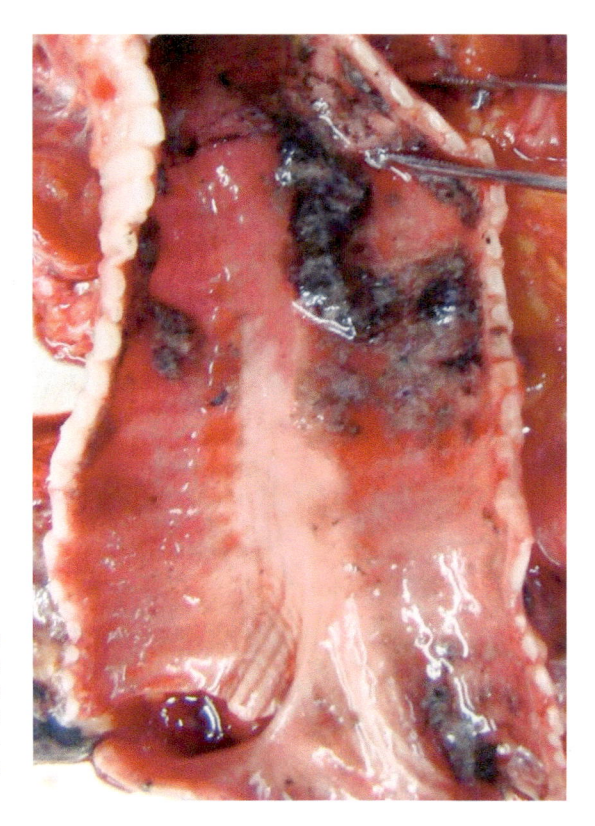

Figura 6.24 ◼ Vista panorâmica de um corte longitudinal da traqueia e dos brônquios principais de um indivíduo que morreu em decorrência de queimaduras térmicas por contato com chamas em incêndio provocado intencionalmente. Há fuligem nas vias aéreas (sinal de Montalti), elemento sugestivo de respiração no ambiente onde a fuligem estava sendo produzida. Quanto mais distal na via aérea for encontrada, maior é o indicativo de ventilação no ambiente onde a fuligem estava presente.

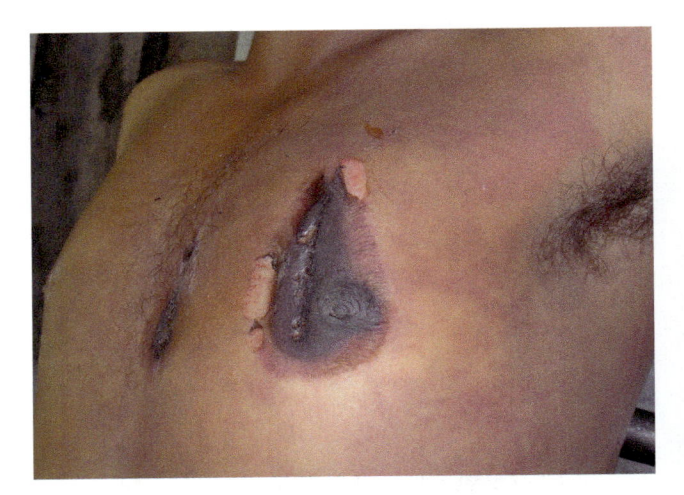

Figura 6.25 ▪ Lesão por contato com energia elétrica de alta voltagem que levou ao óbito (eletrocussão), de modo acidental. Há áreas de carbonização e também de queimaduras de terceiro grau na lesão.

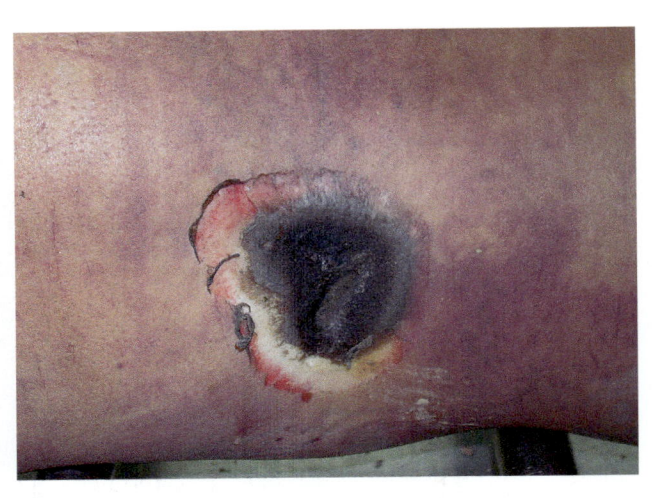

Figura 6.26 ▪ Lesão por contato com energia elétrica de alta voltagem, localizada na região lateral direita do tronco, que levou ao óbito (eletrocussão), de modo acidental (mesmo caso da Figura 6.25). Há áreas de carbonização e também de queimaduras de terceiro grau na lesão.

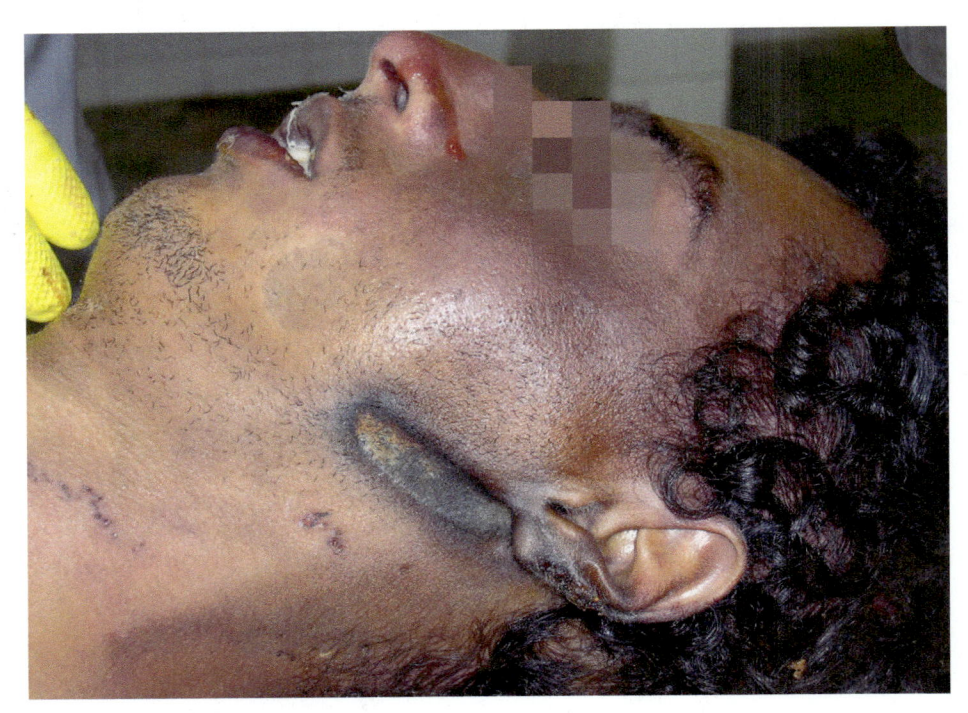

Figura 6.27 ▪ Lesão por contato com energia elétrica de alta voltagem, localizada na região esquerda da face, que levou ao óbito (eletrocussão), de modo acidental (mesmo caso da Figura 6.25). Há áreas de carbonização e também de queimaduras de terceiro grau na lesão.

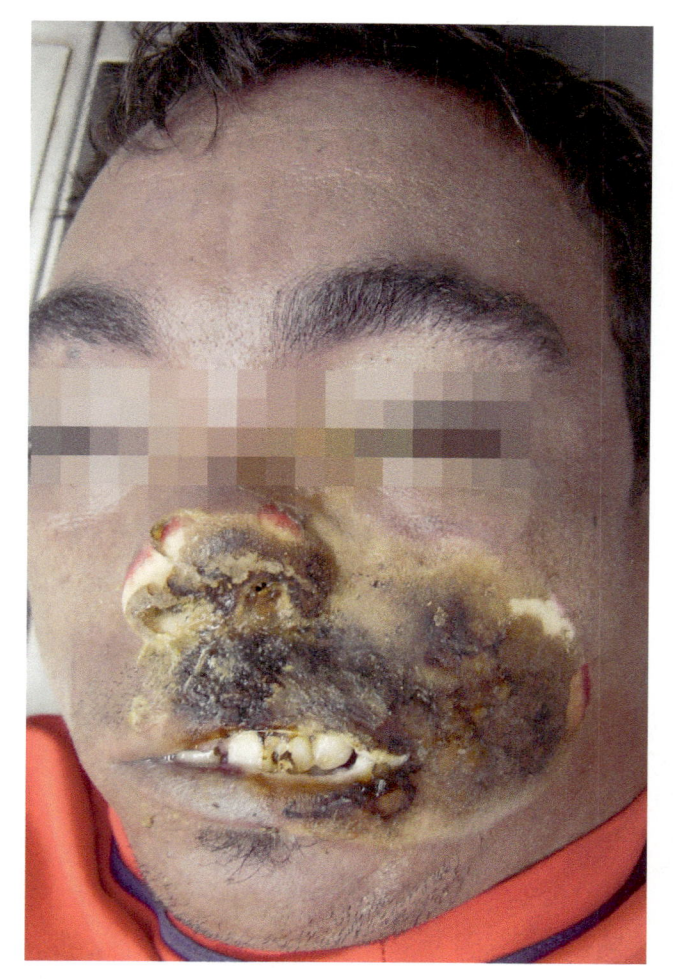

Figura 6.28 ■ Lesão por contato com energia elétrica de alta voltagem, localizada na região esquerda da face, que levou ao óbito (eletrocussão), de modo acidental. Há áreas de carbonização e também de queimaduras de terceiro grau na lesão.

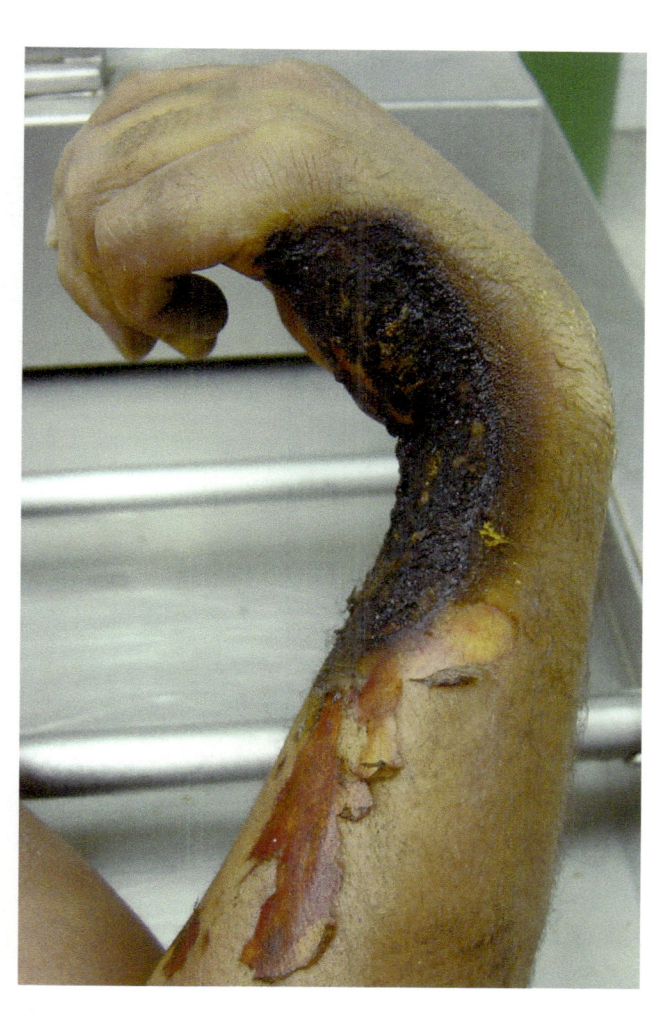

Figura 6.29 ■ Lesão por contato com energia elétrica de alta voltagem, localizada no membro superior esquerdo, que levou ao óbito (eletrocussão), de modo acidental (mesmo caso da Figura 6.28). Há áreas de carbonização e também de queimaduras de terceiro grau na lesão.

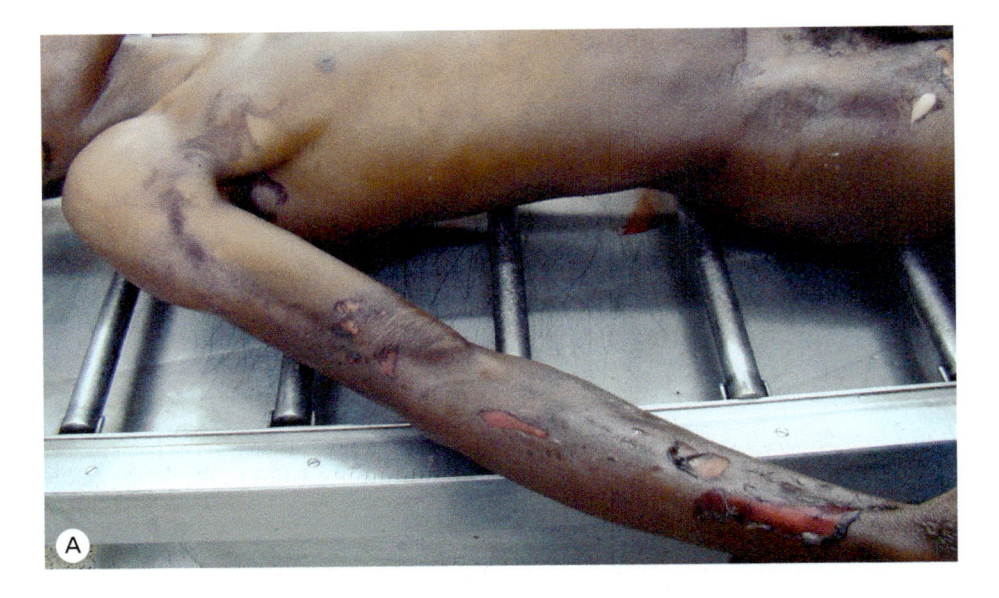

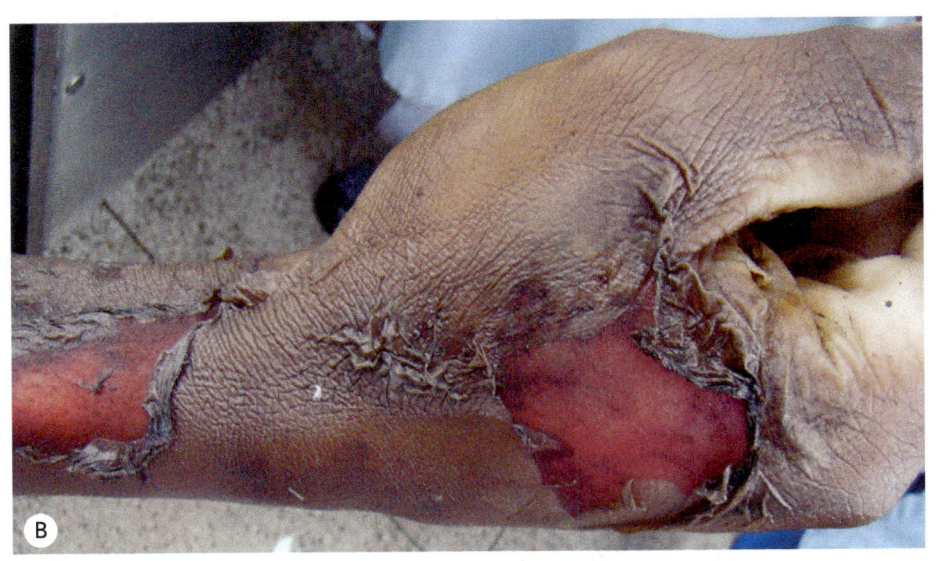

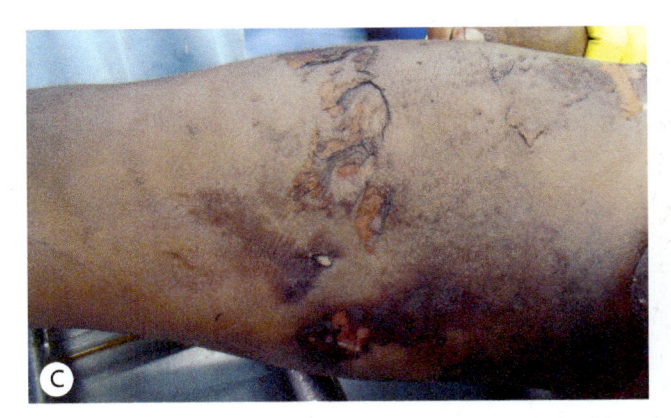 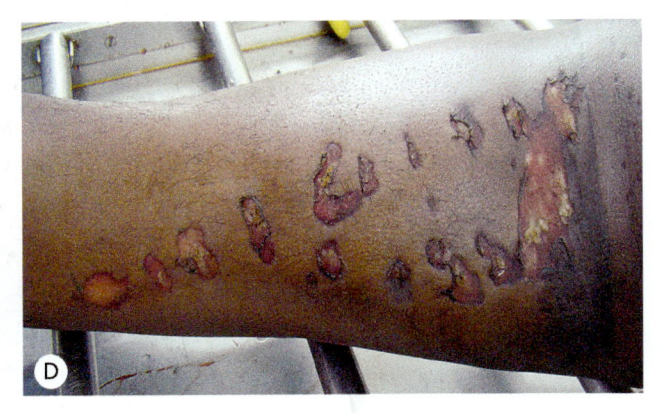

Figura 6.30 ■ Vistas de diferentes regiões corporais de vítima de eletrocussão por contato acidental com corrente de alta voltagem. (**A**) Vista panorâmica do membro superior direito e da região direita do tronco. (**B**) Detalhe de parte das queimaduras elétricas observadas na região lateral do antebraço e da mão do periciado. (**C** e **D**) Outras queimaduras elétricas localizadas na região medial da coxa direita (**C**) e na região posterior da coxa esquerda (**D**). Há áreas de carbonização e também de queimaduras de terceiro grau nestas lesões. Note que há áreas de lesão se alternando com áreas de pele preservada, característica comumente encontrada em queimaduras elétricas. Neste caso, somando-se os achados necroscópicos à reconstrução da dinâmica do ocorrido, a corrente elétrica penetrou pela mão direita, foi conduzida pelo membro superior direito, cruzou o tronco e alcançou os dois membros inferiores.

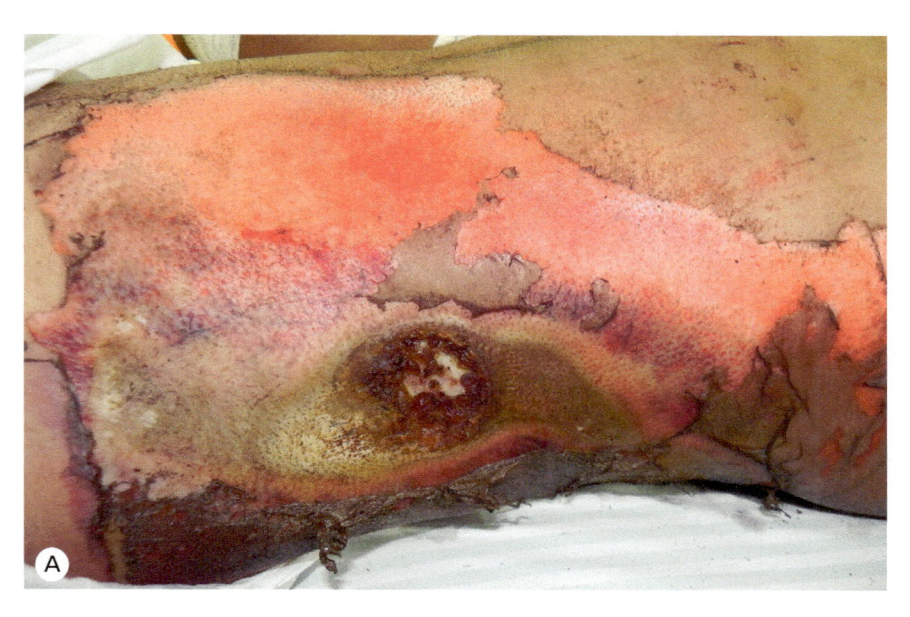

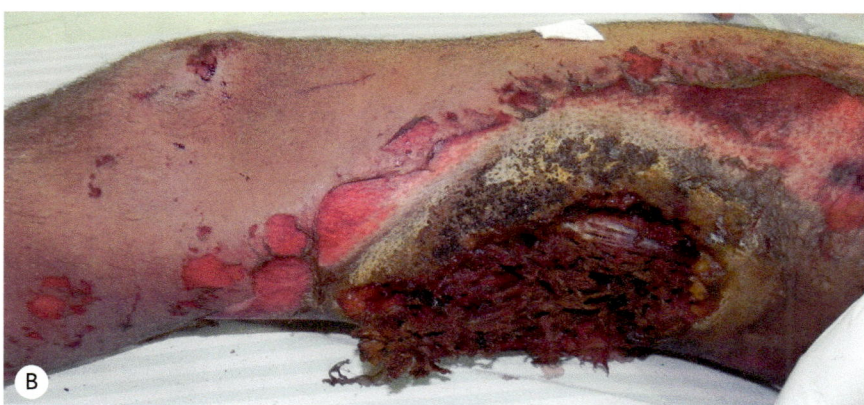

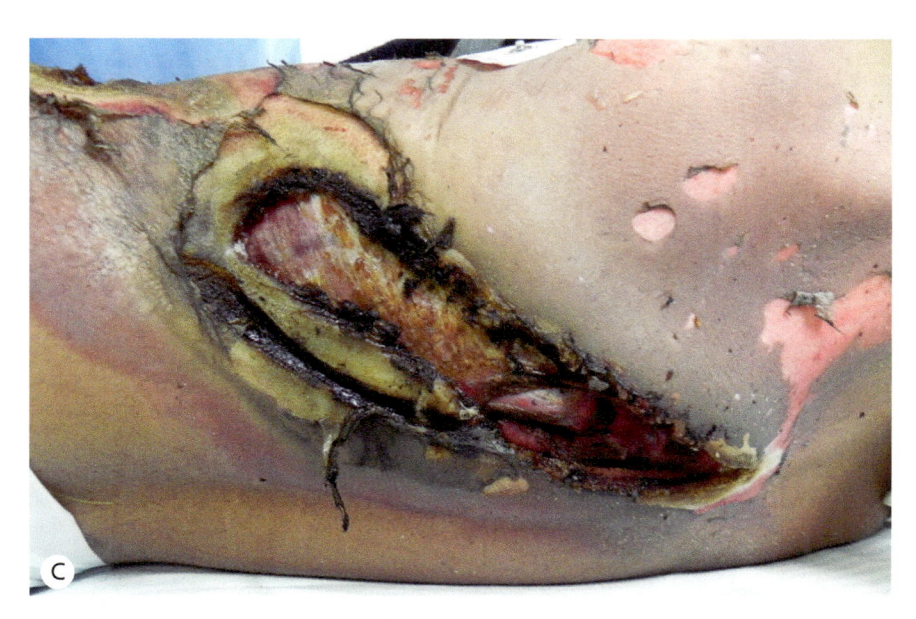

Figura 6.31 ▪ Vistas de diferentes regiões corporais de vítima de eletrocussão por contato acidental com corrente de alta voltagem, momentos depois do ocorrido. Estas imagens foram obtidas durante o atendimento hospitalar, antes do óbito. (**A**) Vista panorâmica da região esquerda do tronco. (**B**) Vista panorâmica da região medial da coxa direita. (**C**) Vista panorâmica da região lombar esquerda. Há áreas de carbonização e também de queimaduras de segundo e terceiro graus em todas estas lesões. Há extensa destruição muscular dos músculos da coxa direita. (Imagens gentilmente cedidas pela Drª Adriana Zatti Lima.)

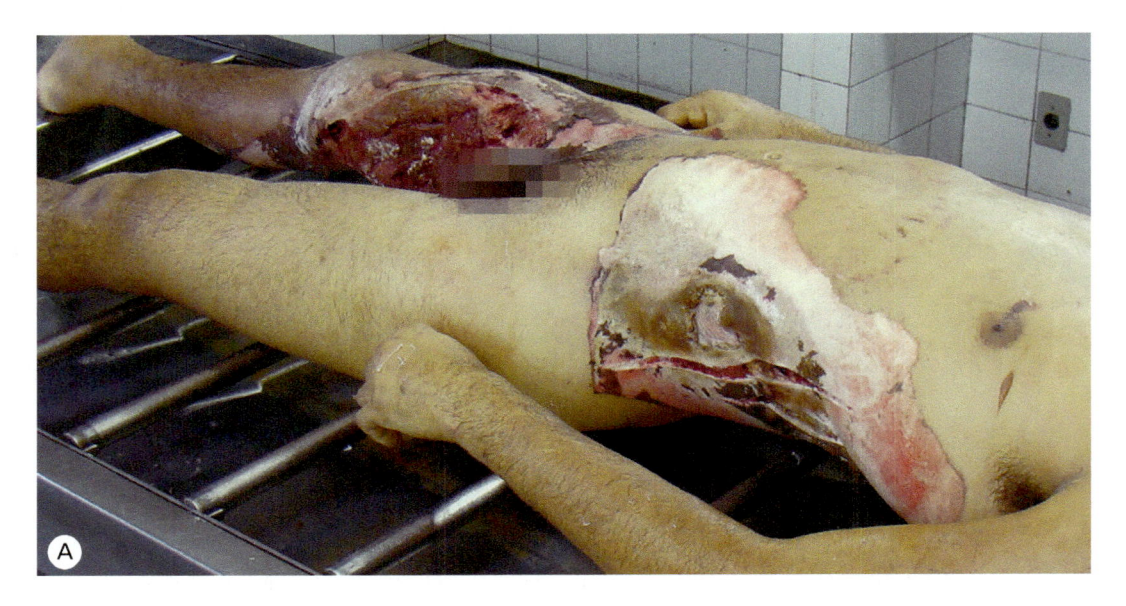

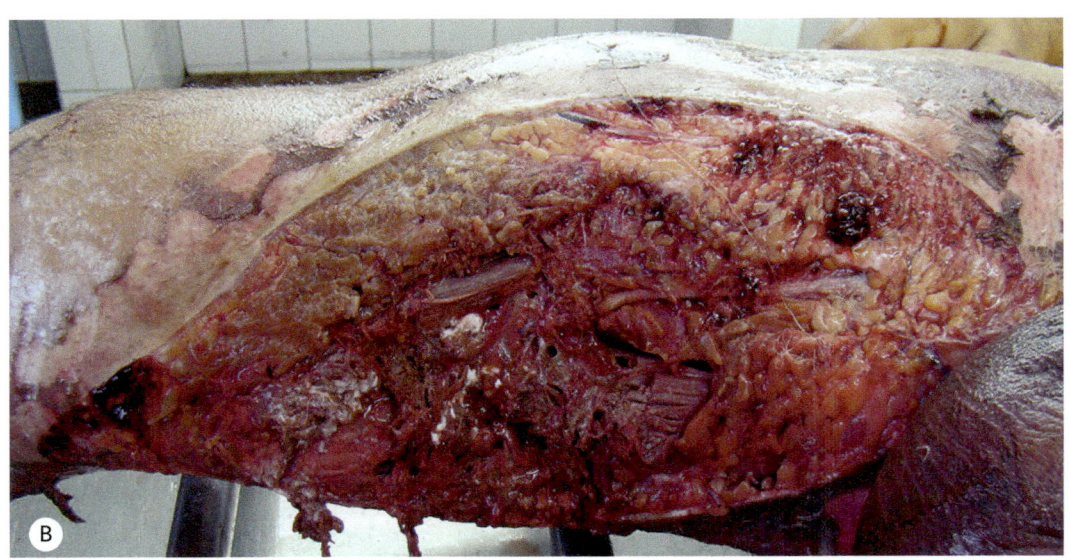

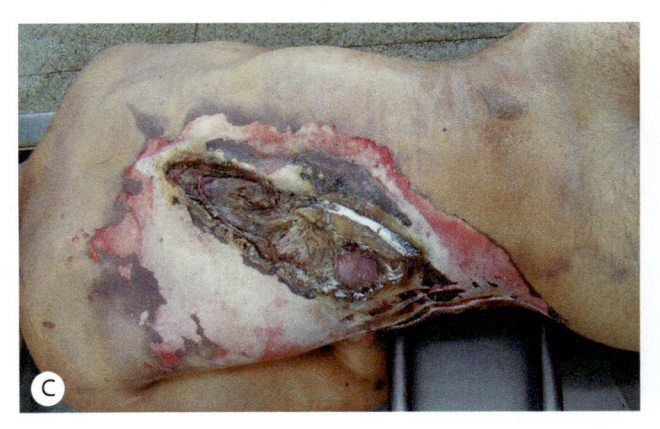

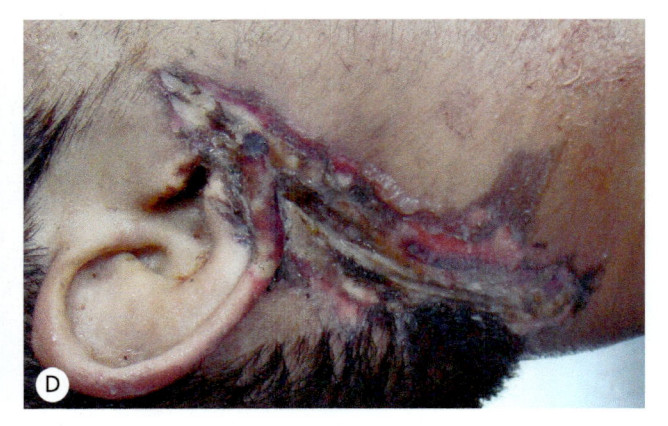

Figura 6.32 ■ Vistas de diferentes regiões corporais da mesma vítima de eletrocussão por contato com corrente de alta voltagem representada na Figura 6.31. Estas imagens foram obtidas durante a necropsia, feita 2 dias após o trauma. (**A**) Vista panorâmica do periciado. (**B**) Vista panorâmica da região medial da coxa direita. (**C**) Vista panorâmica da região dorsal. O rim esquerdo está aparente. (**D**) Vista em detalhe de parte da região direita da cabeça do periciado. Note o extenso desbridamento cirúrgico realizado nas lesões da coxa direita e da região lombar. Nas queimaduras elétricas, a real área de lesão tecidual tende a ser bastante superior à aparentemente observada na pele.

Bibliografia

Alcântara HR. Perícia médica judicial. Rio de Janeiro: Guanabara Koogan, 1982.

Almeida Jr A, Costa Jr JBO. Lições de medicina legal. 18. ed. São Paulo: Cia Editora Nacional, 1985.

Alvarado EV. Medicina legal. Puerto Rico: Trillas, 1996.

Backer RD. Técnicas de necrópsia. 1. ed. Chicago: Editora Interamericana S.A., 1969.

Campobasso CP et al. Postmortem artifacts made by ants and the effect of ant activity on decomposital rates. Am J Forensic Med Pathol, 2009.

Carvalho HV, Bruno AML, Segre M. Lições de medicina legal. 3. ed. São Paulo: Editora Saraiva, 1965.

Carvalho HV. Manual de técnica tanatológica. São Paulo: Tipografia Rossolillo, 1950.

Couto RC. Perícias em medicina e odontologia legal. Rio de Janeiro: Medbook, 2011.

Croce D, Croce Jr D. Manual de medicina legal. 4. ed. São Paulo: Editora Saraiva, 1998.

Di Maio DJ, Di Maio VJM. Forensic pathology – Practical aspects of criminal and forensic investigation. 2. ed. Boca Raton, Flórida: CRC Press, 2001.

Dix J, Calaluce R. Guide to forensic pathology. Columbia, Mo: CRC Press, 1998.

Eisele RL, Campos MLB. Manual de medicina forense e odontologia legal. Curitiba: Editora Juruá, 2006.

Fávero F. Classificação médico-legal da causalidade do dano. Belo Horizonte: Editora Vila Rica, 2001.

Fávero F. Medicina legal: introdução ao estudo da medicina legal, identidade, traumatologia, infortunística, tanatologia. 12. ed., Belo Horizonte-Rio de Janeiro: Vila Rica Editora Reunidas Limitada, 1991.

França GV. Traumatologia médico-legal. Medicina legal. 8. ed. Rio de Janeiro: Guanabara Koogan, 1998.

Gomes H. Medicina legal. Revista e atualizada por Hygino de Carvalho Hércules. 33. ed. São Paulo: Livraria Freitas Bastos, 2004.

Prestes Jr LCL, Ancillotti, R. Manual de técnicas em necropsia médico-legal. Rio de Janeiro: Editora Rubio, 2009.

Vanrell JP. Manual de medicina legal. São Paulo: Editora de Direito, 1996.

CAPÍTULO 7

Traumatologia Forense na Odontologia

INTRODUÇÃO

Para realização do exame de lesão corporal é imprescindível o conhecimento em traumatologia, a qual é definida como a parte da traumatologia forense que estuda as lesões, feridas localizadas na região da face, tanto do ponto de vista Cível e do Trabalho, como também da Odontologia Criminal.

De acordo com o tipo de lesão produzida na cavidade bucal de determinada pessoa, caberá a imputabilidade ao agressor. A lesão pode ser de origem mecânica, física, química etc. Ao agressor caberá responder pelo dano integral que tenha provocado. Tal dano se evidencia através dos sintomas, enfermidades e lesões com implicações em qualquer parte do organismo humano.

LESÕES DENTÁRIAS TRAUMÁTICAS

Para uma avaliação correta, as lesões devem ser minuciosamente descritas quanto a localização, aspecto, extensão e profundidade, relacionando os tecidos e órgãos envolvidos, assim como suas repercussões funcionais.

LESÕES POR LUXAÇÃO

Ocorre o comprometimento do ligamento periodontal e do feixe vasculonervoso periapical. Segundo a classificação de Andreasen & Pedersen (1985), existem as seguintes categorias:

1. **Concussão:** lesão das estruturas de suporte sem mobilidade anormal nem deslocamento do dente, mas evidente reação à *percussão*. É produzida como consequência a um traumatismo pequeno no dente. O dente permanece firme em seu alvéolo e não há hemorragia do sulco gengival. Radiograficamente, não há sinais patológicos. Diagnóstico realizado por meio de critérios clínicos.
2. **Subluxação:** produzida por impacto de maior intensidade. Lesão das estruturas de suporte com mobilidade anormal, mas sem deslocamento do dente. Ocorrem o rompimento de fibras do ligamento periodontal e hemorragia do sulco gengival (Figura 7.1).
3. **Luxação extrusiva:** quando o impacto é mais agudo, ocorre o deslocamento parcial do dente para fora do alvéolo, no sentido incisal. As fibras do ligamento periodontal impedem a avulsão total. Há secção do ligamento periodontal ou do feixe vasculonervoso. Existe risco considerável de necrose pulpar, principalmente nos dentes com raízes completamente formadas (Figura 7.2).
4. **Luxação lateral:** o impacto horizontal desloca o dente em sentido diferente de seu longo eixo (Figuras 7.3 e 7.4).
5. **Luxação intrusiva:** há deslocamento do dente para o interior do alvéolo. Esse tipo de lesão produz o máximo de dano à polpa e a todas as estruturas de suporte dental. Trata-se de lesão acompanhada de cominuição ou fratura do alvéolo. Na dentição permanente, o diagnóstico depende, principalmente, da diferença da altura incisal do dente em relação a seus adjacentes não afetados.
6. **Avulsão:** deslocamento completo do dente para fora do alvéolo (Figuras 7.5 e 7.6).

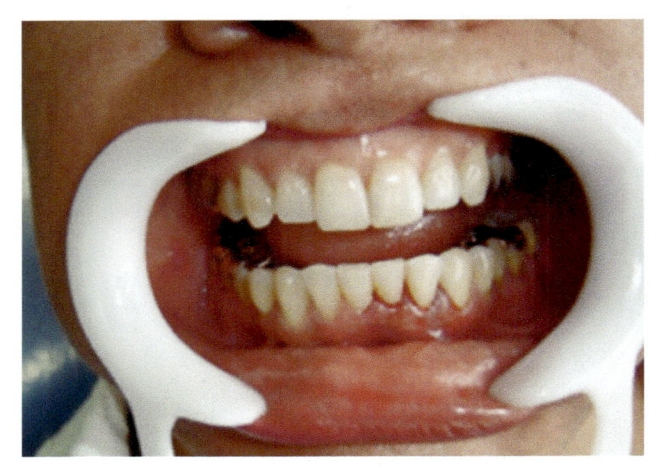

Figura 7.1 ■ Hemorragia dos sulcos gengivais dos elementos dentais 31, 32 e 33, incisivos e canino, inferiores do lado esquerdo.

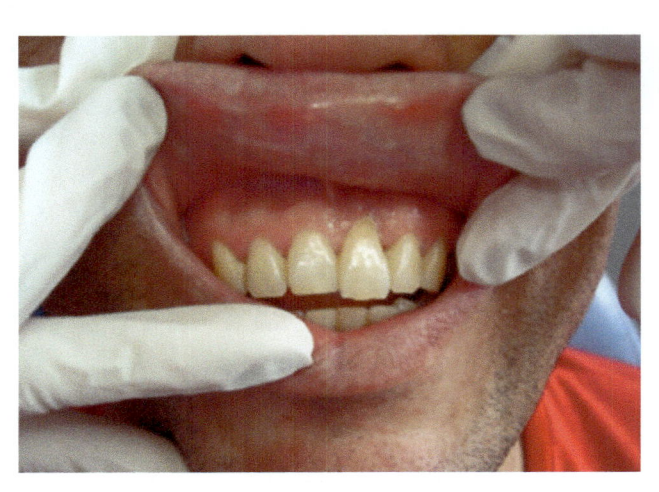

Figura 7.2 ■ Extrusão do elemento dental 21, incisivo central superior esquerdo, com mobilidade moderada, grau 2.

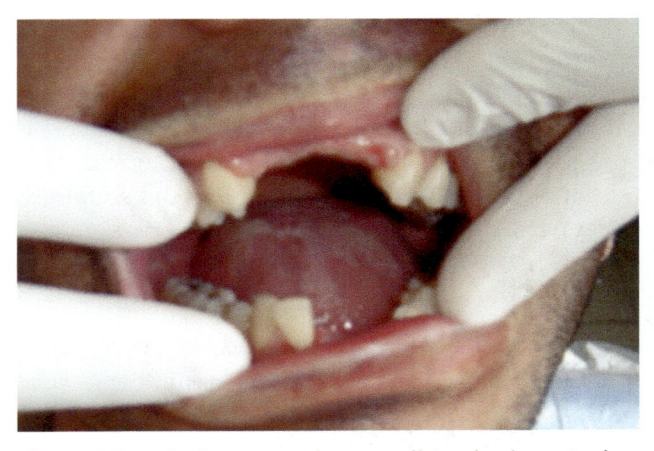

Figura 7.3 ■ Deslocamento da coroa clínica do elemento dental 42, incisivo lateral inferior direito, para vestibular. Presença de sangramento do sulco gengival do respectivo dente.

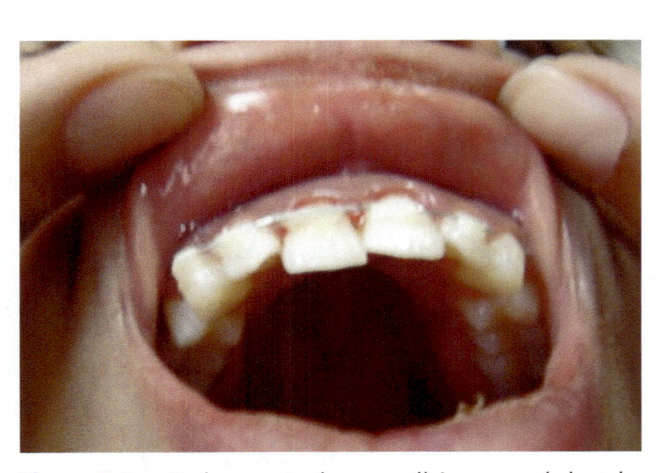

Figura 7.4 ■ Deslocamento da coroa clínica para o lado palatino do incisivo central superior direito (11), presença de sangramento dos sulcos gengivais dos incisivos centrais superiores. Fio metálico retorcido, amarria, de canino superior direito (13) ao incisivo lateral superior esquerdo (22), fixado nas faces vestibulares dos dentes por material restaurador estético.

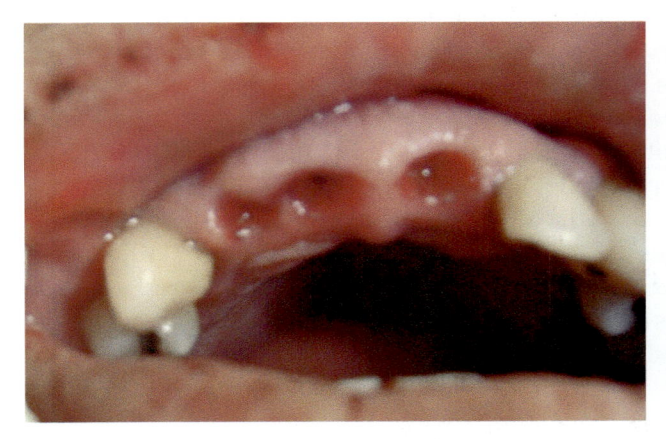

Figura 7.5 ■ Ausência dos elementos dentais superiores 12, 11 e 21, incisivos lateral e central (lado direito) e incisivo central (lado esquerdo). Os respectivos alvéolos encontram-se abertos, com presença de sangramento, evidenciando o deslocamento completo dos dentes.

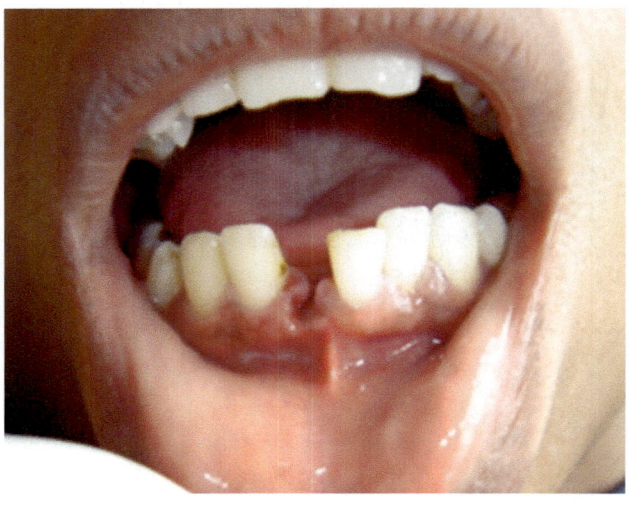

Figura 7.6 ■ Ausência do incisivo central inferior direito (41), com alvéolo parcialmente fechado.

FRATURAS CORONÁRIAS

Constituem as lesões traumáticas mais frequentes na dentição permanente. A causa mais comum de fratura coronária é um impacto frontal, cuja energia excede a resistência do esmalte e da dentina:

1. **Trinca do esmalte:** fratura incompleta da coroa, restrita ao esmalte, sem perda de substância macroscópica da estrutura dental.
2. **Fratura de esmalte:** fratura não complicada. Há perda de estrutura dental da coroa restrita ao esmalte. Proporciona risco mínimo de comprometimento pulpar e periapical (Figuras 7.7 e 7.8).
3. **Fratura de esmalte e dentina:** fratura não complicada. Caracteriza-se pela perda de estrutura coronária restrita à dentina e ao esmalte, não envolvendo a polpa (Figuras 7.9 a 7.13).
4. **Fratura de esmalte e dentina com exposição pulpar:** trata-se de fratura complicada da coroa, pois envolve esmalte-dentina-polpa. Além da perda da estrutura dentária, ocorre dilaceração do tecido pulpar e sua exposição direta ao meio bucal (Figura 7.14).

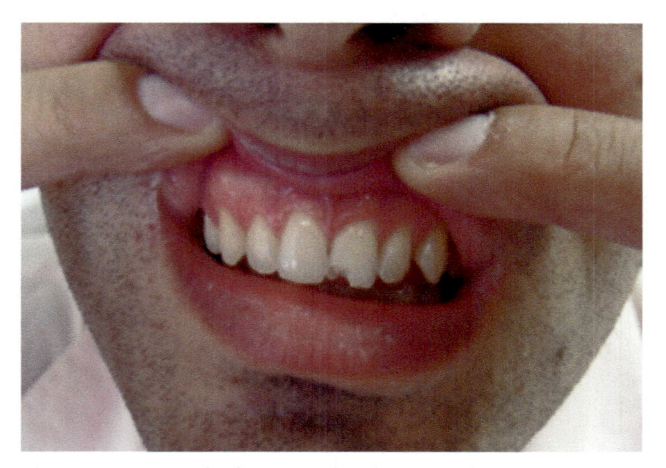

Figura 7.7 ■ Perda de tecido dentário, esmalte, da face incisal do elemento dental 21, incisivo central superior esquerdo.

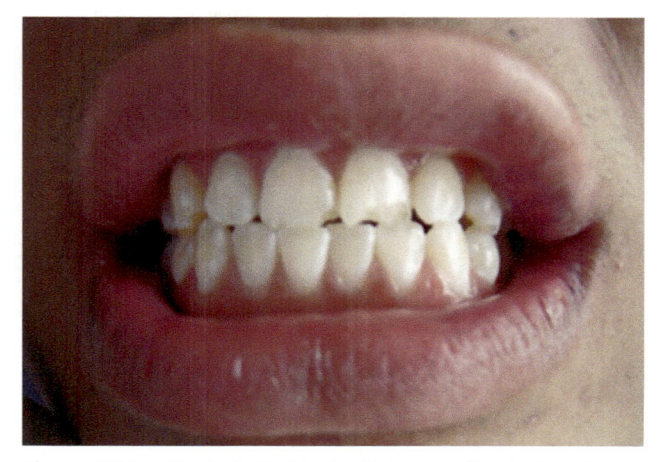

Figura 7.8 ■ Perda de tecido dentário, esmalte, do ângulo mesial do incisivo central superior direito (11) e da face inciso vestibular do elemento dental 21, incisivo central superior esquerdo.

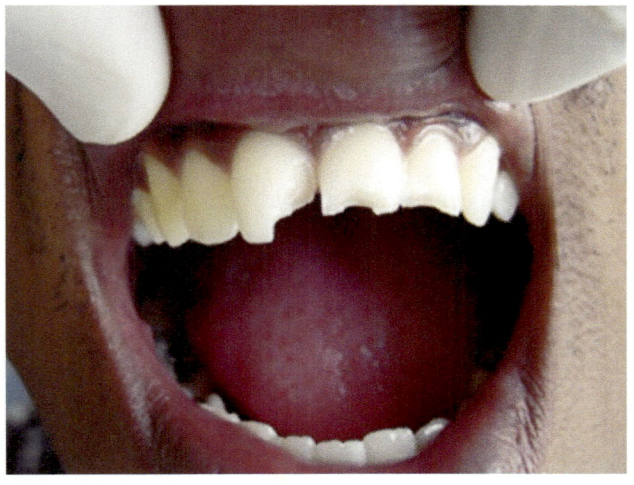

Figura 7.9 ■ Fratura coronária de esmalte e dentina da face vestibulomesial e do ângulo mesial do elemento dental 11, incisivo central superior direito. Fratura coronária de esmalte das faces incisais dos incisivos central e lateral superiores (lado esquerdo).

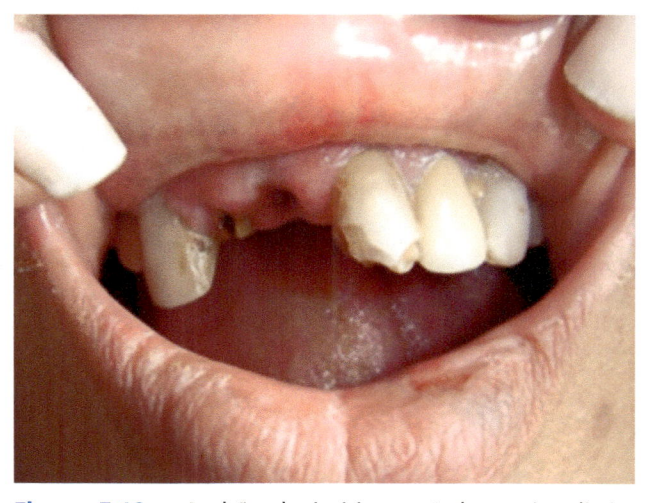

Figura 7.10 ■ Avulsão do incisivo central superior direito (11), perda de estruturas dentárias, esmalte e dentina da face vestíbulo, mesioincisal e do ângulo distal do incisivo central superior esquerdo (21).

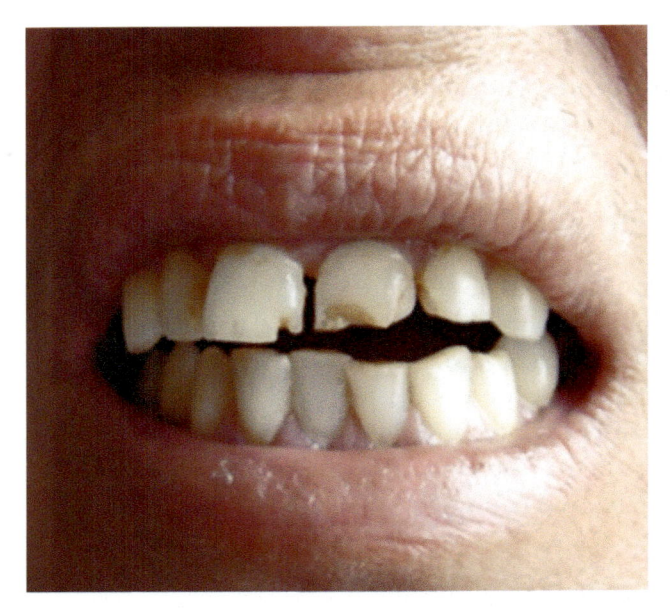

Figura 7.11 ■ Fratura coronária de esmalte do ângulo mesial do incisivo central superior direito (11) e fratura coronária de esmalte e dentina da face vestibuloincisal do incisivo central superior esquerdo (21).

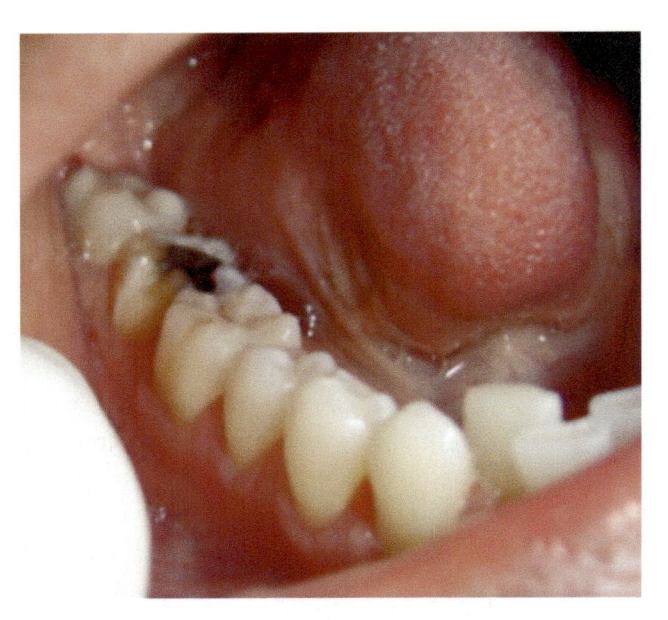

Figura 7.12 ■ Fratura coronária de esmalte e dentina da face mésio-oclusal do elemento dental 47, segundo molar inferior direito. Presença de restauração plástica em amálgama na face oclusal.

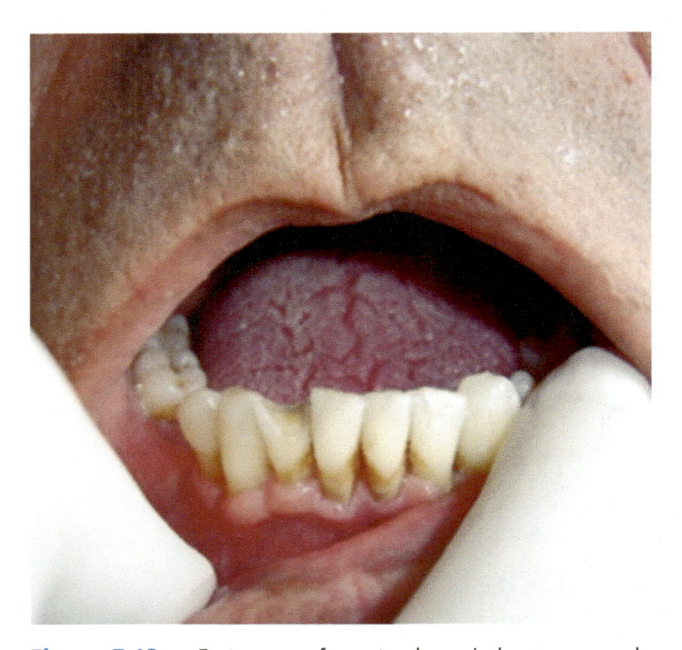

Figura 7.13 ■ Fratura em formato de meia-lua, com perda dos tecidos dentais, esmalte e dentina, comprometendo aproximadamente um terço da coroa clínica do incisivo lateral inferior direito (42).

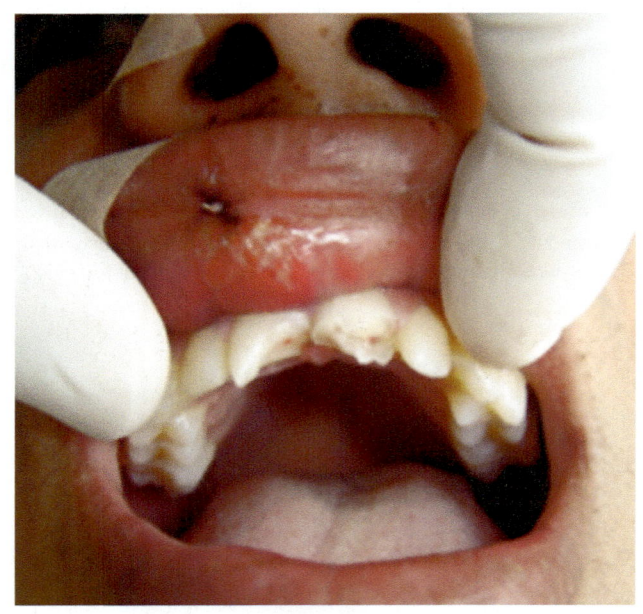

Figura 7.14 ■ Fratura coronária oblíqua das faces vestibular, mesial e incisal com perda de estruturas dentárias, esmalte e dentina e exposição pulpar do incisivo central superior direito (11) e fratura horizontal, envolvendo aproximadamente metade da coroa clínica e exposição pulpar do incisivo central superior esquerdo (21).

FRATURAS CORONORRADICULARES

Comprometem os tecidos da coroa, raiz e ligamento periodontal. Caracterizam-se pela invasão do espaço biológico. O fragmento coronário geralmente permanece mantido pelas fibras do ligamento periodontal, apresentando deslocamento e mobilidade:

1. **Fratura envolvendo esmalte, dentina e cemento sem exposição pulpar:** fratura não complicada.
2. **Fratura envolvendo esmalte, dentina e cemento com exposição pulpar:** fratura complicada (Figuras 7.15 e 7.16).

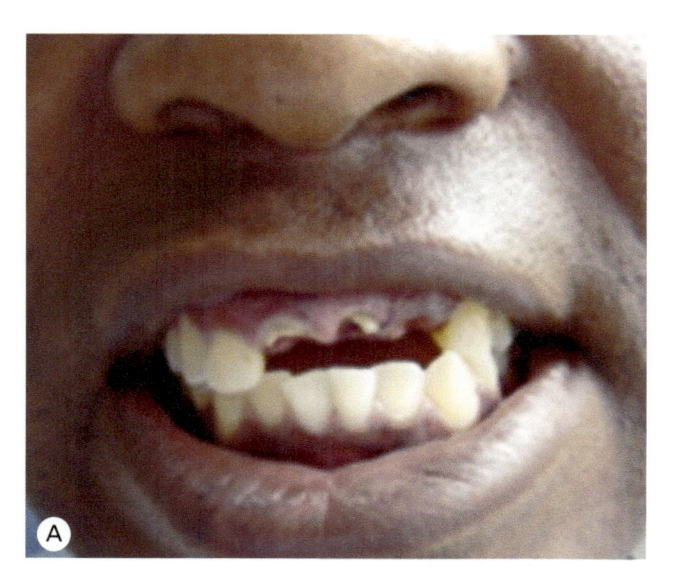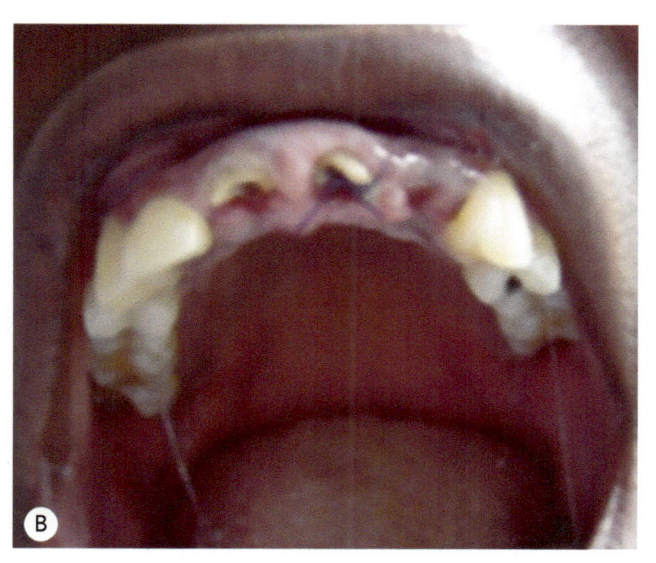

Figura 7.15 ▪ Vista anterior (**A**) e em abertura bucal (**B**) evidenciando a fratura coronorradicular com exposição pulpar dos incisivos centrais superiores (11 e 21), com invasão do espaço biológico.

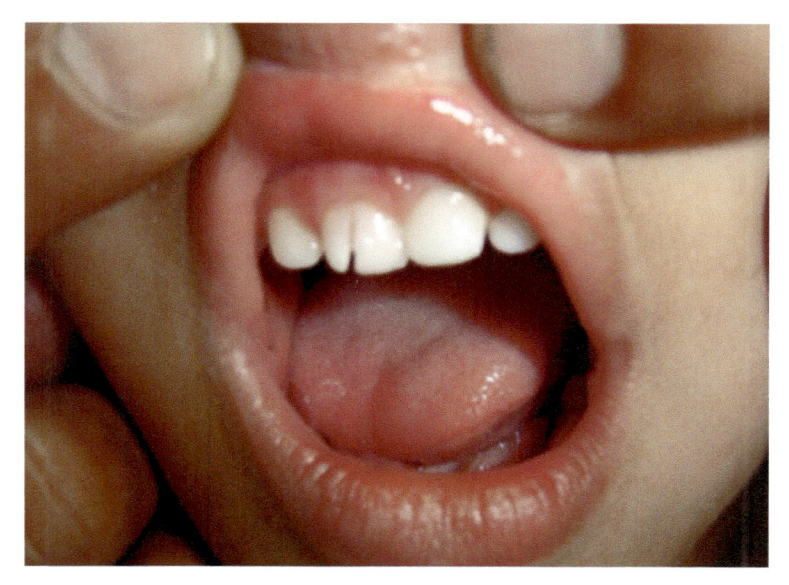

Figura 7.16 ▪ Fratura vertical coronorradicular, localizada na porção vestibular do incisivo central superior direito decíduo (51).

FRATURAS RADICULARES

São fraturas que envolvem dentina, cemento e polpa. Causam lesão ao tecidos mineralizados (dentina e cemento), às fibras do ligamento periodontal e às estruturas pulpares. O diagnóstico é essencialmente radiográfico (Figura 7.17).

Classificação

1. **Quanto à direção:** horizontais, verticais e oblíquas.
2. **Quanto ao número:** simples ou múltiplas.
3. **Quanto à localização:** terços apical, médio e cervical.

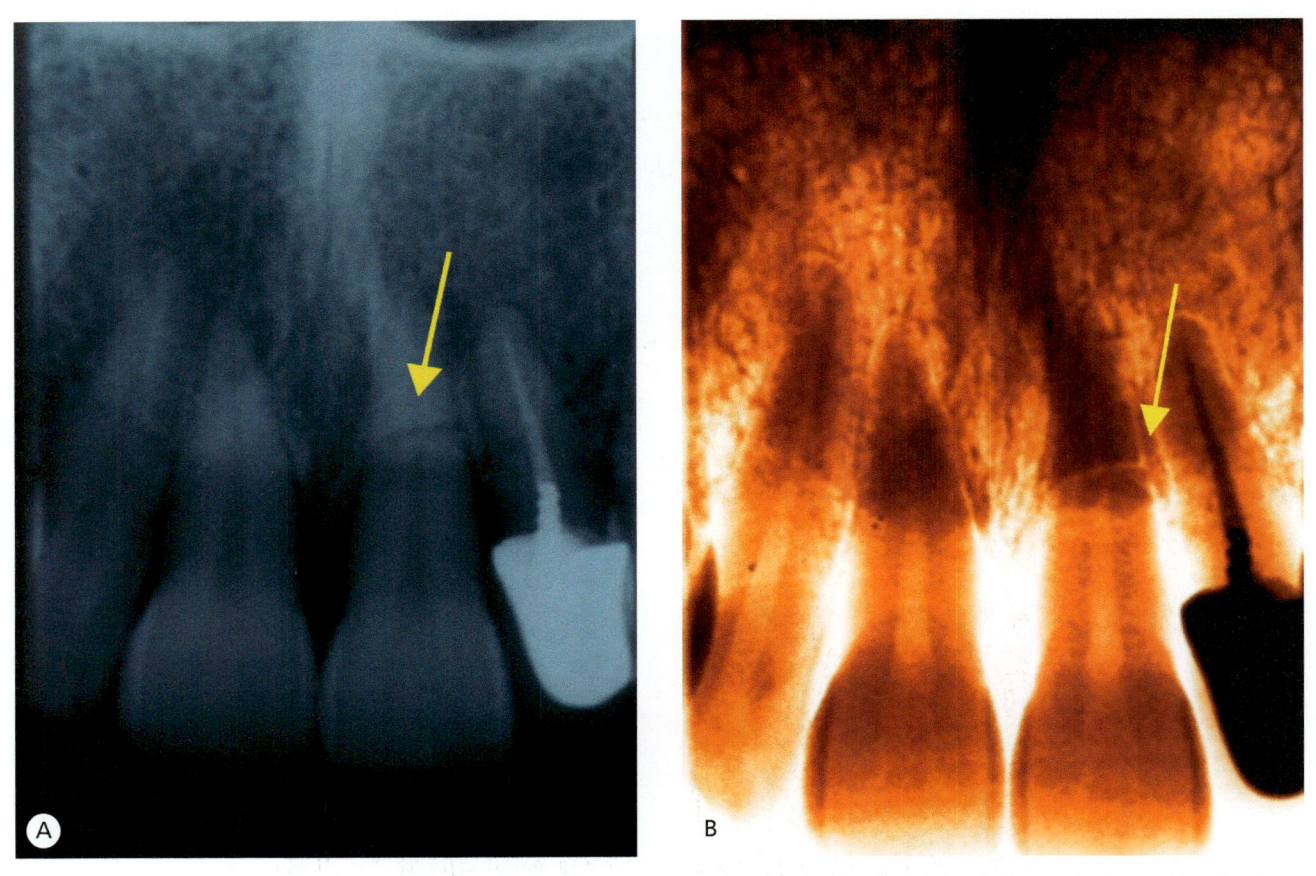

Figura 7.17 ▬ Radiografia periapical, evidenciando presença de estreita faixa radiolúcida na linha de fratura horizontal localizada no terço apical, separando os segmentos do incisivo central superior esquerdo (21). (**A**) Modo *slide*. (**B**) Teste negativo.

FRATURAS DOS OSSOS DA FACE

Em geral, são decorrentes de acidentes ou de violência.

Tipos

1. **Fraturas das paredes do alvéolo:** representam um achado frequente relacionado com avulsões e luxações com deslocamento. Diagnóstico realizado pelo exame de palpação associado ao teste de mobilidade dos dentes envolvidos (Figuras 7.18 e 7.19).
2. **Fraturas do processo alveolar:** localizam-se, geralmente, além do ápice radicular. Diagnóstico realizado por exame clínico, em função da movimentação de um grupo de dentes quando é realizado o teste de mobilidade.
3. **Fraturas da maxila e mandíbula:** estão associadas a um conjunto de sinais e sintomas que podem ocorrer em conjunto ou isoladamente, como presença de edema, hematoma e assimetria facial, alterações na oclusão, dor e crepitação à palpação e manipulação dos fragmentos e dor ocasionada pela movimentação durante a fala ou a mastigação.

Para a conclusão do diagnóstico final são indispensáveis tomadas radiográficas extras e intraorais (Figuras 7.20 e 7.21).

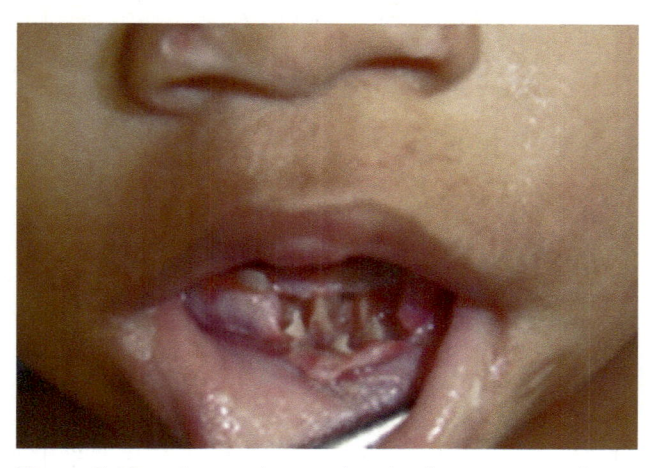

Figura 7.18 ■ Fratura das paredes alveolares correspondentes aos seguintes elementos dentais decíduos inferiores: 81, 71 e 72 (respectivamente, incisivo central direito, incisivo central e lateral, lado esquerdo).

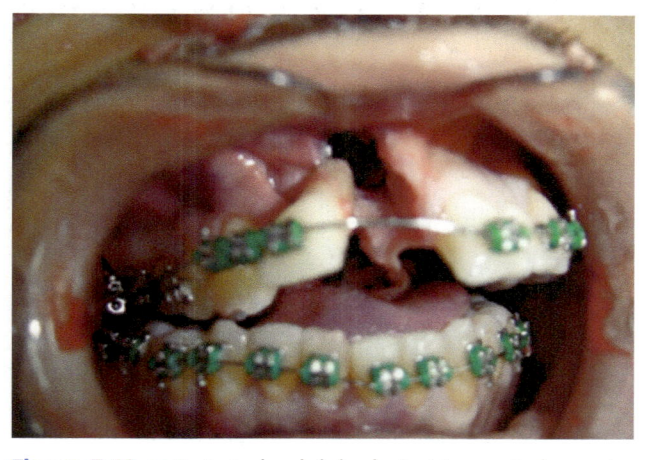

Figura 7.19 ■ Fratura do alvéolo do incisivo central superior direito (11) com consequente avulsão deste elemento dental.

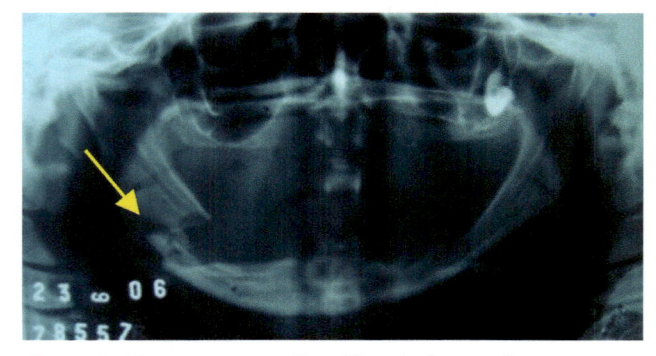

Figura 7.20 ■ Aspecto radiográfico da fratura do corpo mandibular direito.

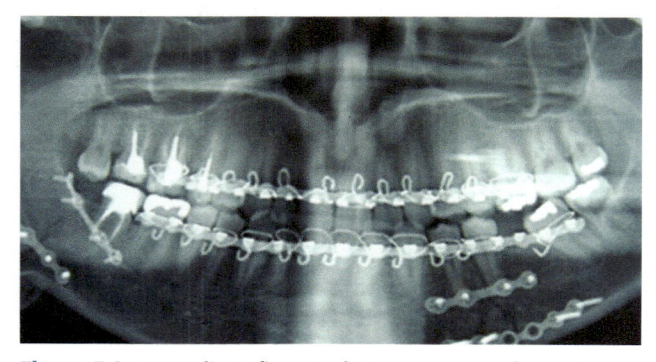

Figura 7.21 ■ Radiografia panorâmica em que se observa fratura bilateral de mandíbula. Uma linha radiolúcida no ramo ascendente, se estendendo da borda externa à borda interna, localizada na região posterior ao segundo molar direito. Duas linhas de fraturas localizadas entre o primeiro e o segundo pré-molar (lado esquerdo). Imagem radiopaca do bloqueio maxilomandibular (BMM) e das miniplacas e pinos utilizados para redução das respectivas fraturas.

LESÕES DE MUCOSA

Lesões contusas

1. **Rubefação:** a lesão mais simples produzida por ação contundente. É constituída por uma hiperemia observada no local de impacto.
2. **Tumefação:** produzida por traumatismo um pouco mais intenso. O edema traumático apresenta bordas definidas e hiperemia no ponto de impacto, que se estende para pequena área ao redor, seguida por palidez da zona central causada por edema (Figura 7.22).
3. **Equimose:** infiltração de sangue nas malhas dos tecidos (Figuras 7.23 a 7.25).
4. **Escoriação:** pode ser encontrada isolada ou associada a outras modalidades de lesões contusas mais graves. Por definição, consiste no arrancamento traumático da epiderme e no desnudamento da derme (Figuras 7.26 e 7.27).

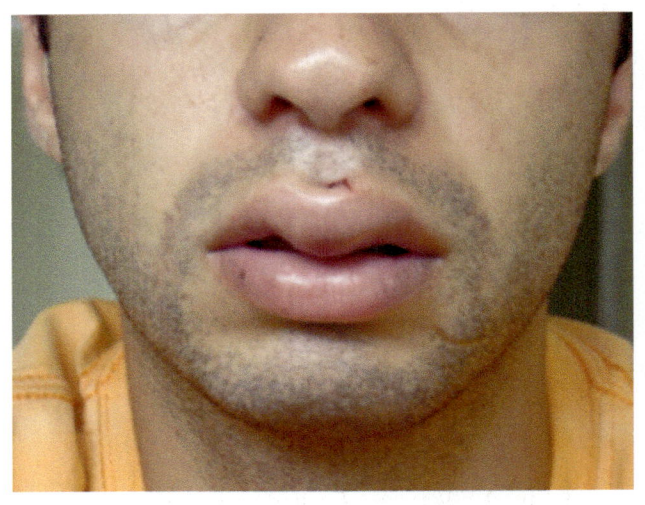

Figura 7.22 ▪ Exame extraoral: edema de lábio superior, região anterior, acompanhado de escoriação, medindo aproximadamente 0,3 cm, na borda superior do lábio.

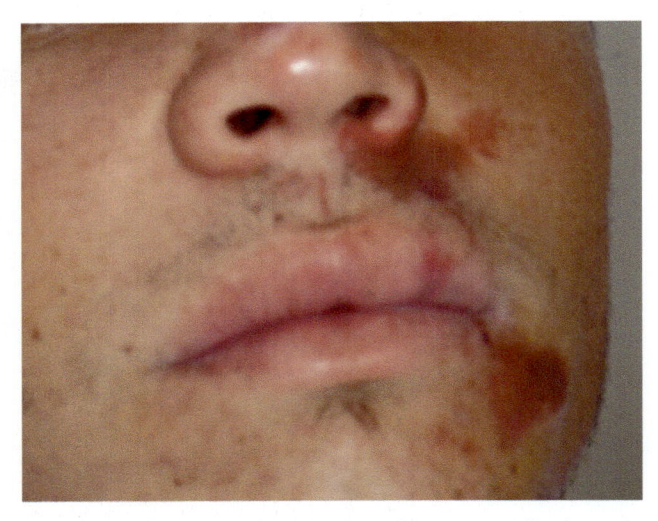

Figura 7.23 ▪ Duas manchas equimóticas avermelhadas, sendo uma localizada da asa do nariz à borda do lábio superior (lado esquerdo), medindo aproximadamente 2 cm, e outra de mesmo tamanho, localizada abaixo do lábio inferior (lado esquerdo).

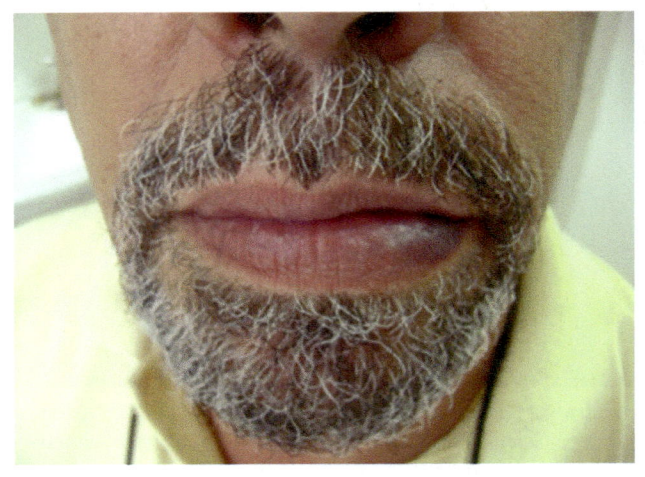

Figura 7.24 ▪ Exame extraoral: edema e equimose violácea no lábio inferior (lado esquerdo).

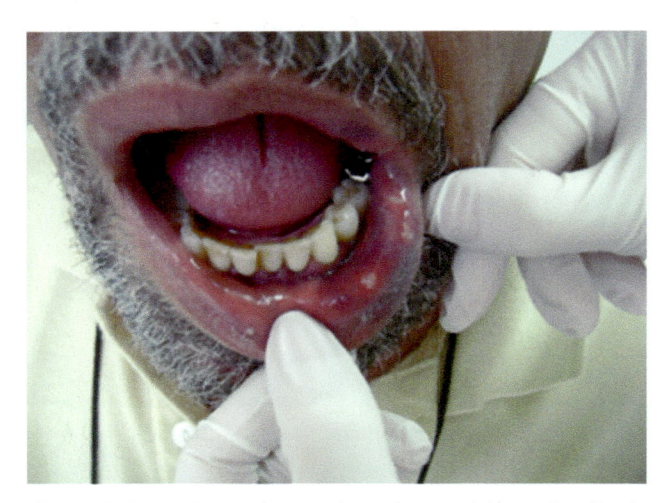

Figura 7.25 ▪ Exame intraoral: equimose violácea, localizada no lábio superior, região anteroesquerda; equimose violácea no nível da linha seco/úmida e escoriação no lábio inferior (lado esquerdo), em sua borda externa.

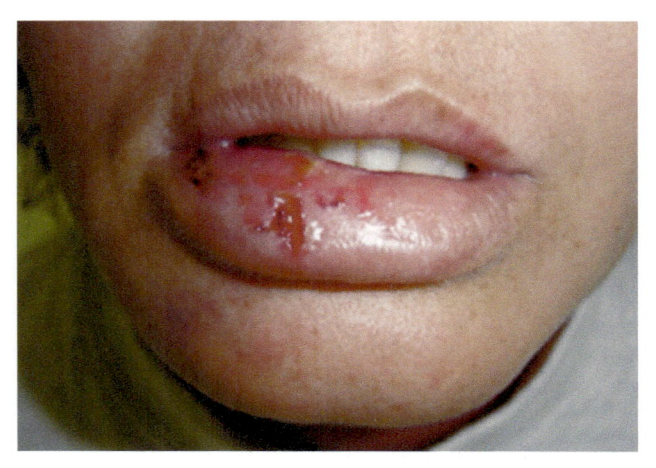

Figura 7.26 ■ Edema do lábio inferior e escoriação na mucosa do mesmo lábio, em sua porção anteroesquerda.

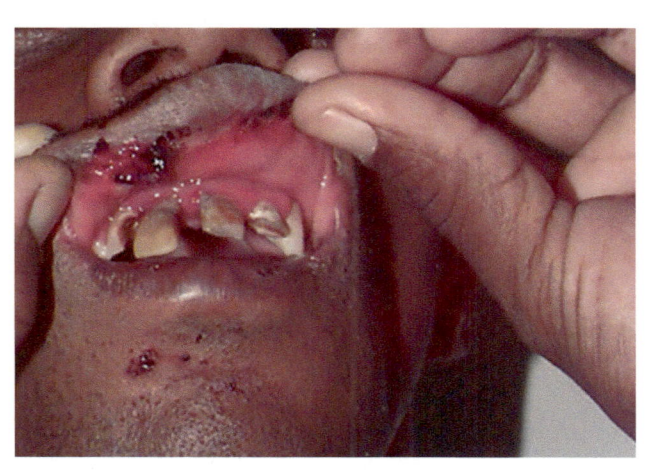

Figura 7.27 ■ Exame intraoral: escoriação em crosta na mucosa do lábio superior, na região anterodireita.

Lesões mistas (Figuras 7.28 e 7.29)

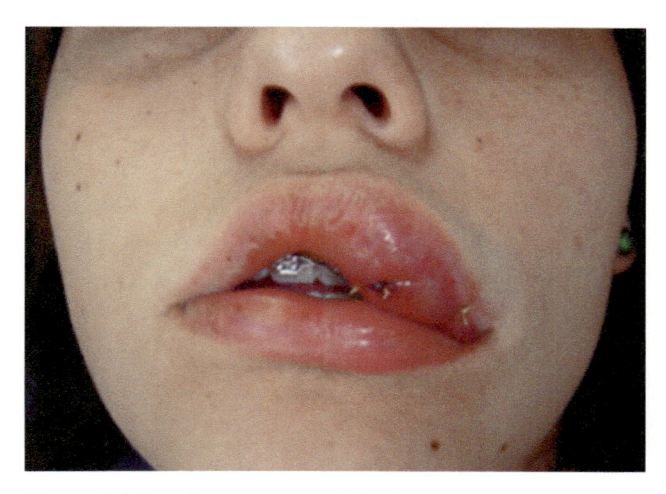

Figura 7.28 ■ Exame extraoral: ferida cortocontusa com edema traumático, e presença de suturas, localizada na mucosa do lábio superior esquerdo.

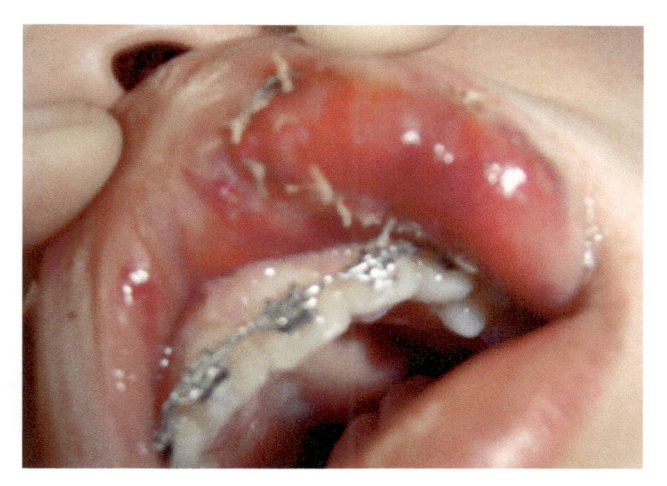

Figura 7.29 ■ Exame intraoral: ferida suturada, medindo aproximadamente 3 cm, na mucosa do lábio superior, que se estende da linha média à região posterior, correspondente ao primeiro molar (lado esquerdo), com equimose vermelho-violácea.

EXEMPLOS DE EXAME COMPLEMENTAR ODONTOLEGAL

Caso 1

Exame extraoral (Figuras 7.30 a 7.34)

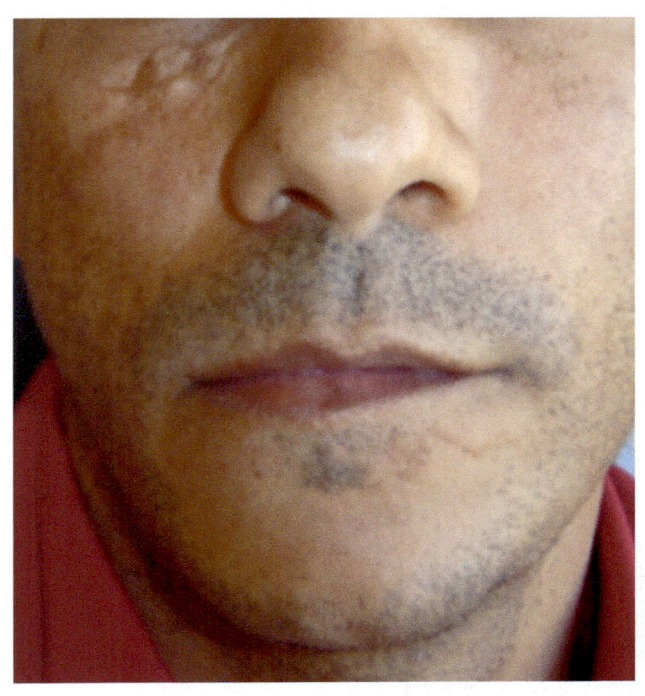

Figura 7.30 ▪ Evidência da assimetria do terço inferior da face.

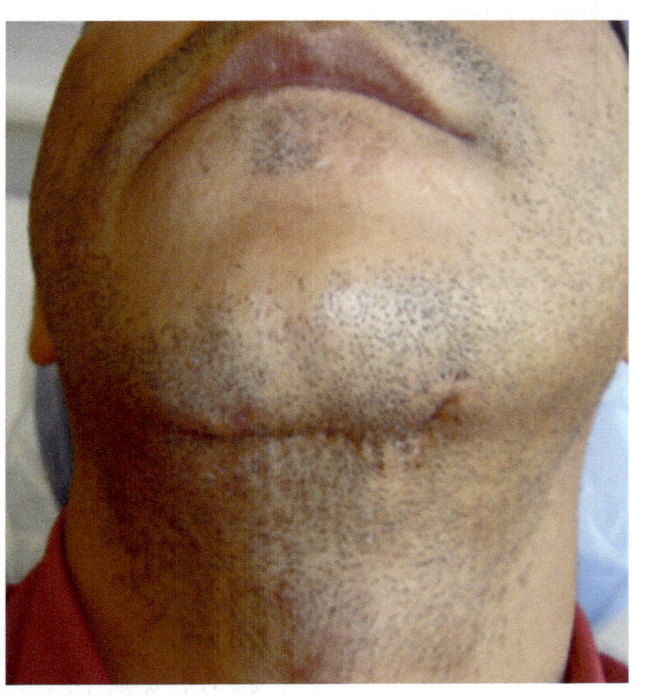

Figura 7.31 ▪ Cicatriz submentual hipercrômica, hipotrófica, medindo aproximadamente 10 cm.

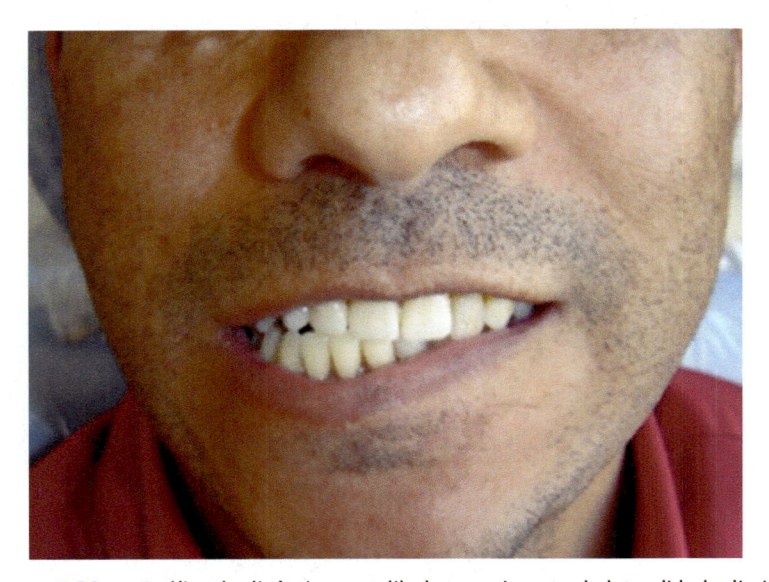

Figura 7.32 ▪ Análise da dinâmica mandibular: movimento de lateralidade direita.

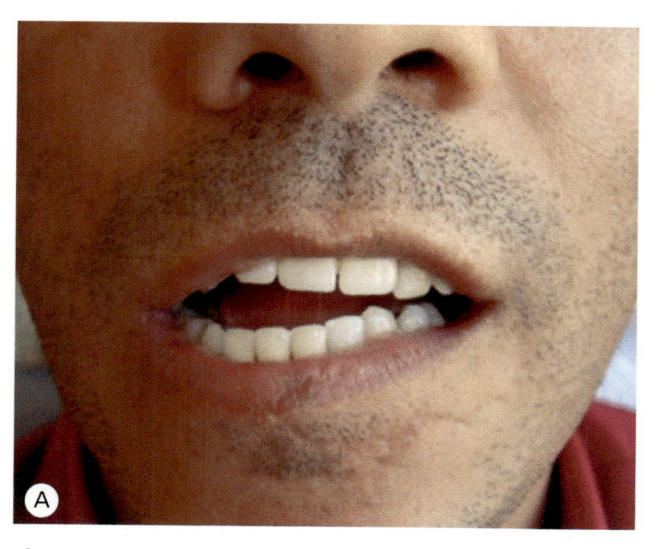
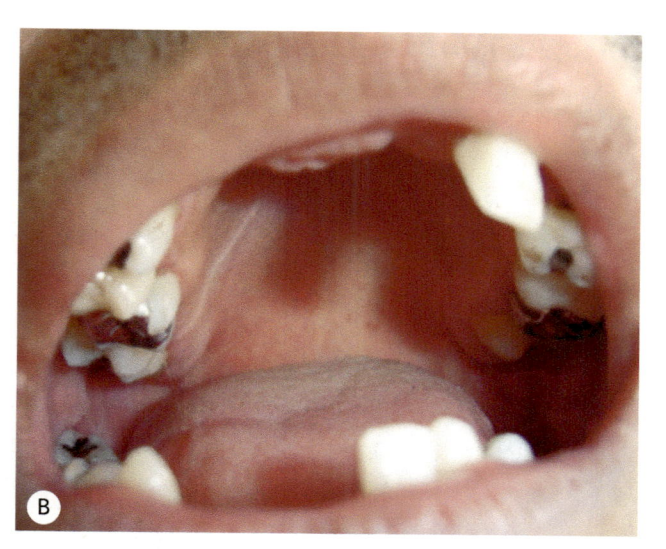

Figura 7.33 ■ (**A**) Abertura bucal com desvio para a direita, evidenciando hipomobilidade do côndilo mandibular direito e translação apenas do lado esquerdo, com a prótese em posição. (**B**) Sem a prótese posicionada.

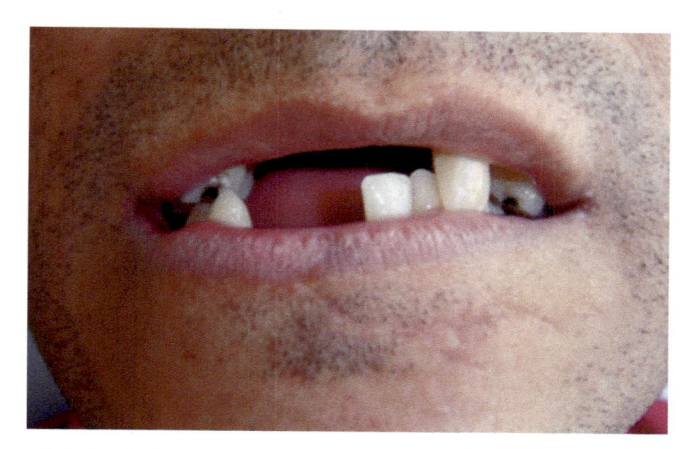

Figura 7.34 ■ Assimetria do terço inferior da face com a boca em oclusão dentária, presença de queilite angular, evidenciando acúmulo de saliva além da linha seco-úmida da comissura labial esquerda, demonstrando incontinência salivar, fruto de parestesia labial inferior.

Exame das próteses (Figura 7.35)

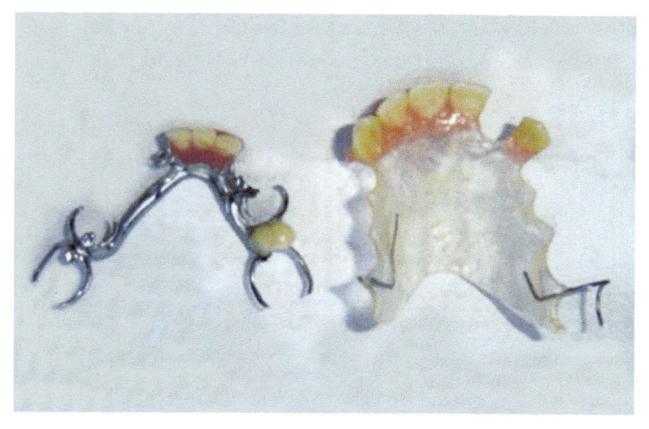

Figura 7.35 ■ Próteses parciais removíveis que repõem as ausências dentárias pós-trauma.

Exame radiográfico (Figura 7.36)

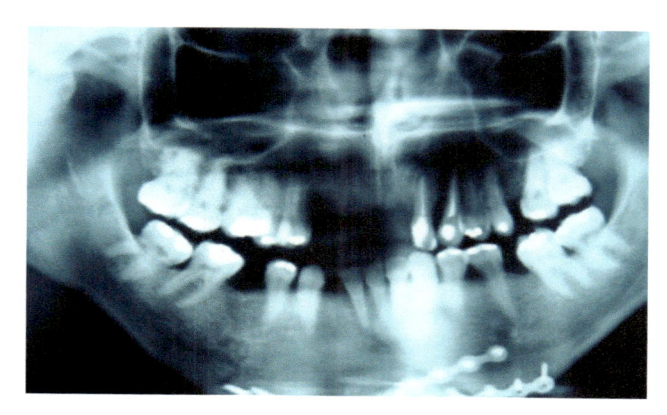

Figura 7.36 ■ Radiografia panorâmica, 30 dias após o trauma, evidenciando as perdas ósseas e dentárias e a consolidação parcial da fratura da mandíbula com miniplacas, fio e parafusos metálicos.

Caso 2 (Figuras 7.37 a 7.39)

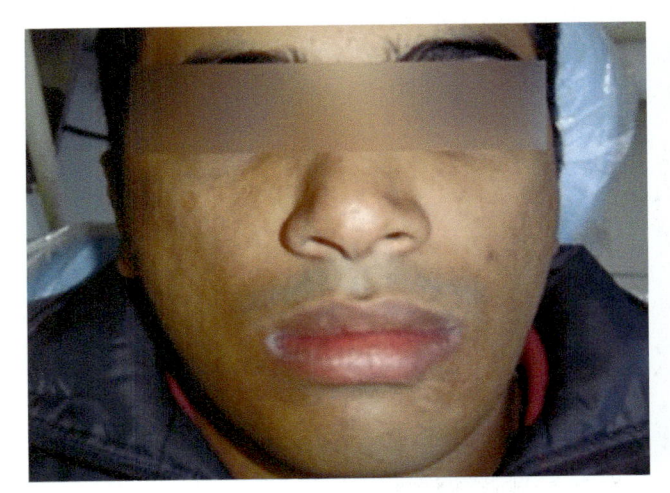

Figura 7.37 ▪ Exame da face.

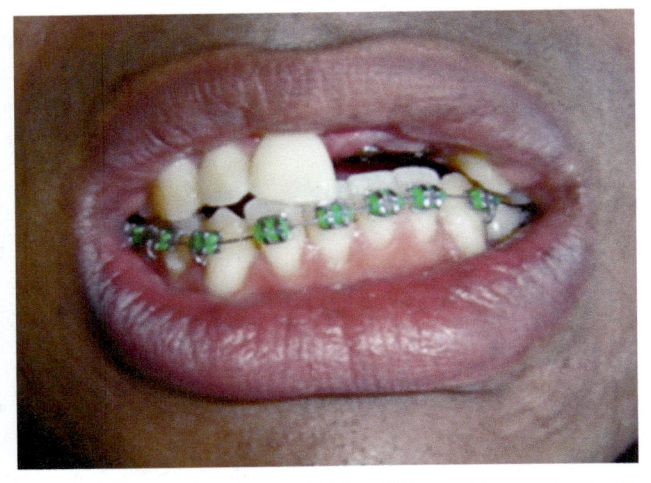

Figura 7.38 ▪ Abertura parcial dos lábios, evidenciando desalinhamento e extrusão dos dentes anteriores inferiores, invadindo o plano oclusal e alterando a curva de Spee e a de Wilson. Reposição de tecido ósseo por enxerto e instalação de implantes osteointegrados, fazendo a reposição de tecidos adjacentes e dos dentes 21 e 22. Imobilização dentária por meio de fios metálicos e *brackets*.

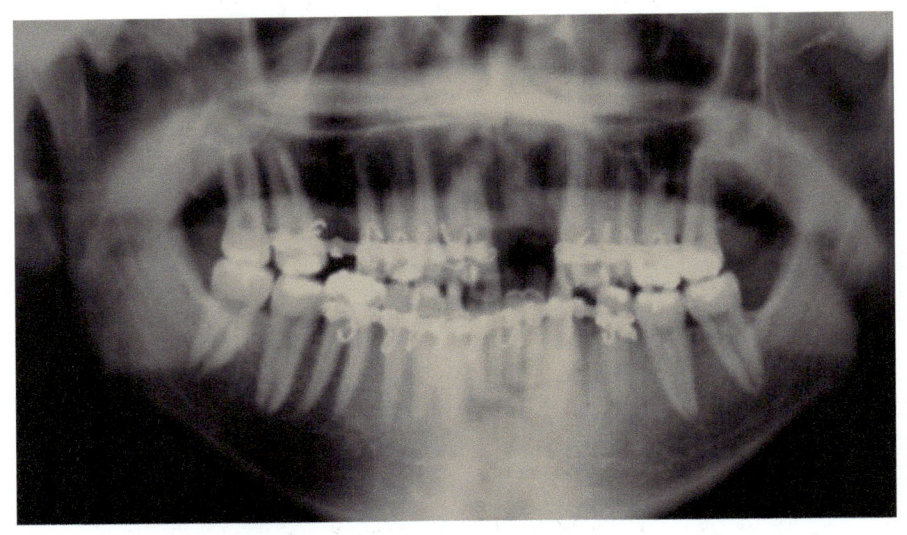

Figura 7.39 ▪ Radiografia panorâmica, evidenciando amarrias utilizadas para consolidação das fraturas osteoalveolares.

EXAME PARA AVALIAÇÃO DE RESPONSABILIDADE PROFISSIONAL
(Figuras 7.40 a 7.46)

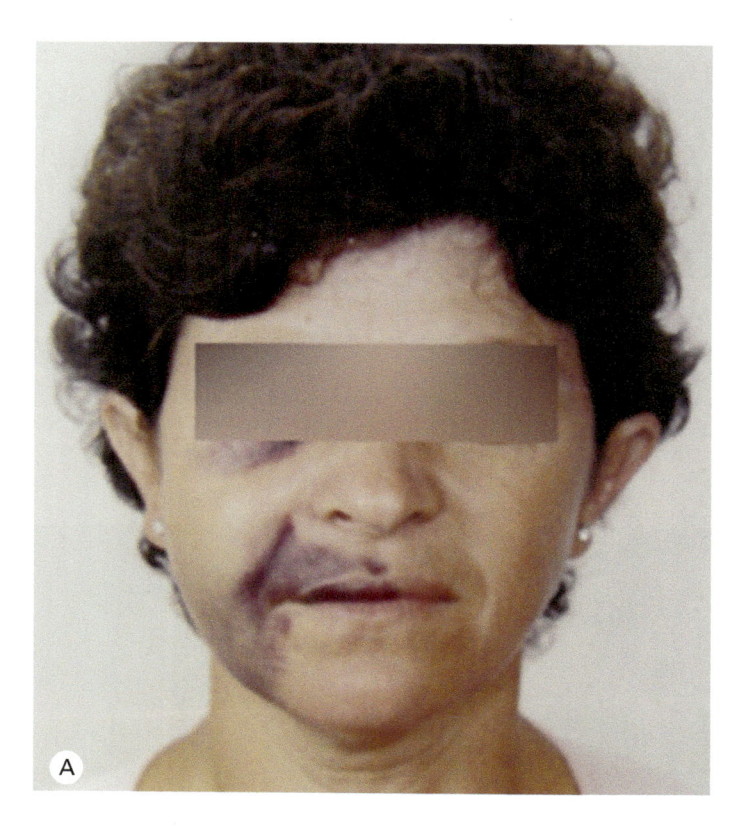

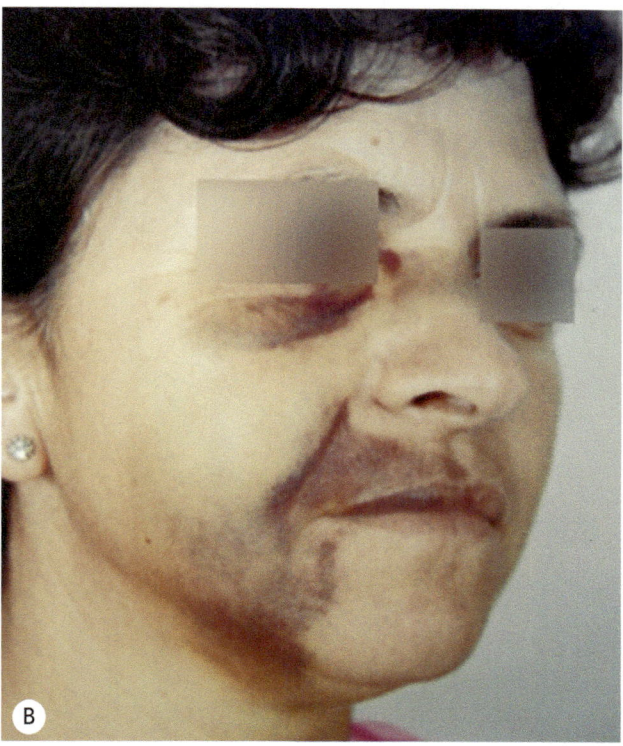

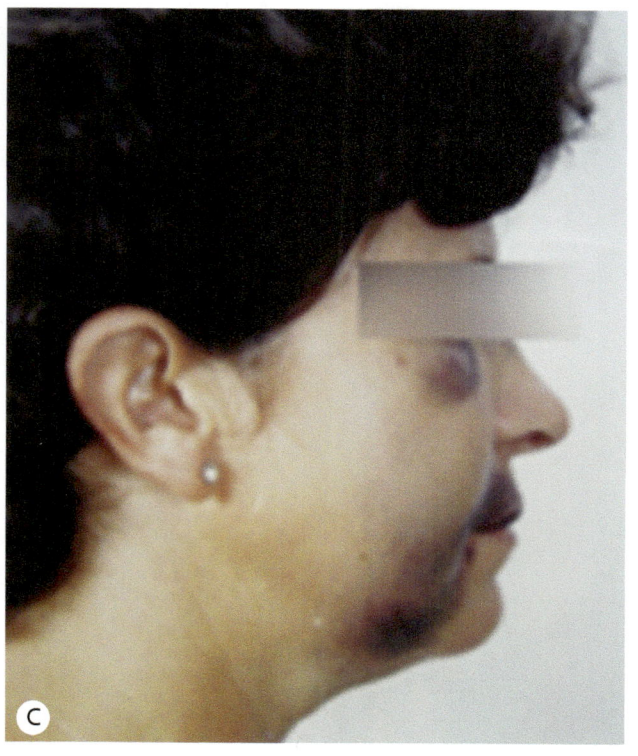

Figura 7.40 ■ (**A**) Visão frontal da face, evidenciando efeito de lesão por produtos injetados sob pressão em fase do tratamento endodôntico (irrigação) de elemento dental superior direito (16), caracterizando equimose. (**B**) Visão frontolateral direita. (**C**) Visão lateral direita.

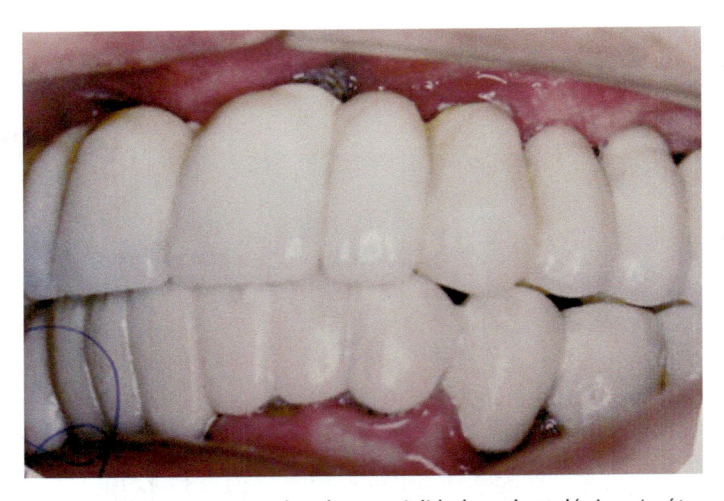

Figura 7.41 ■ Caso clínico complexo por envolver mais de três especialidades odontológicas (prótese, implantodontia, periodontia, endodontia), evidenciando diversas falhas de procedimento: falta de estruturas de suporte mínimas para instalação de implantes, como gengiva inserida insuficientemente na área periprotética e falta de osso alveolar de suporte.

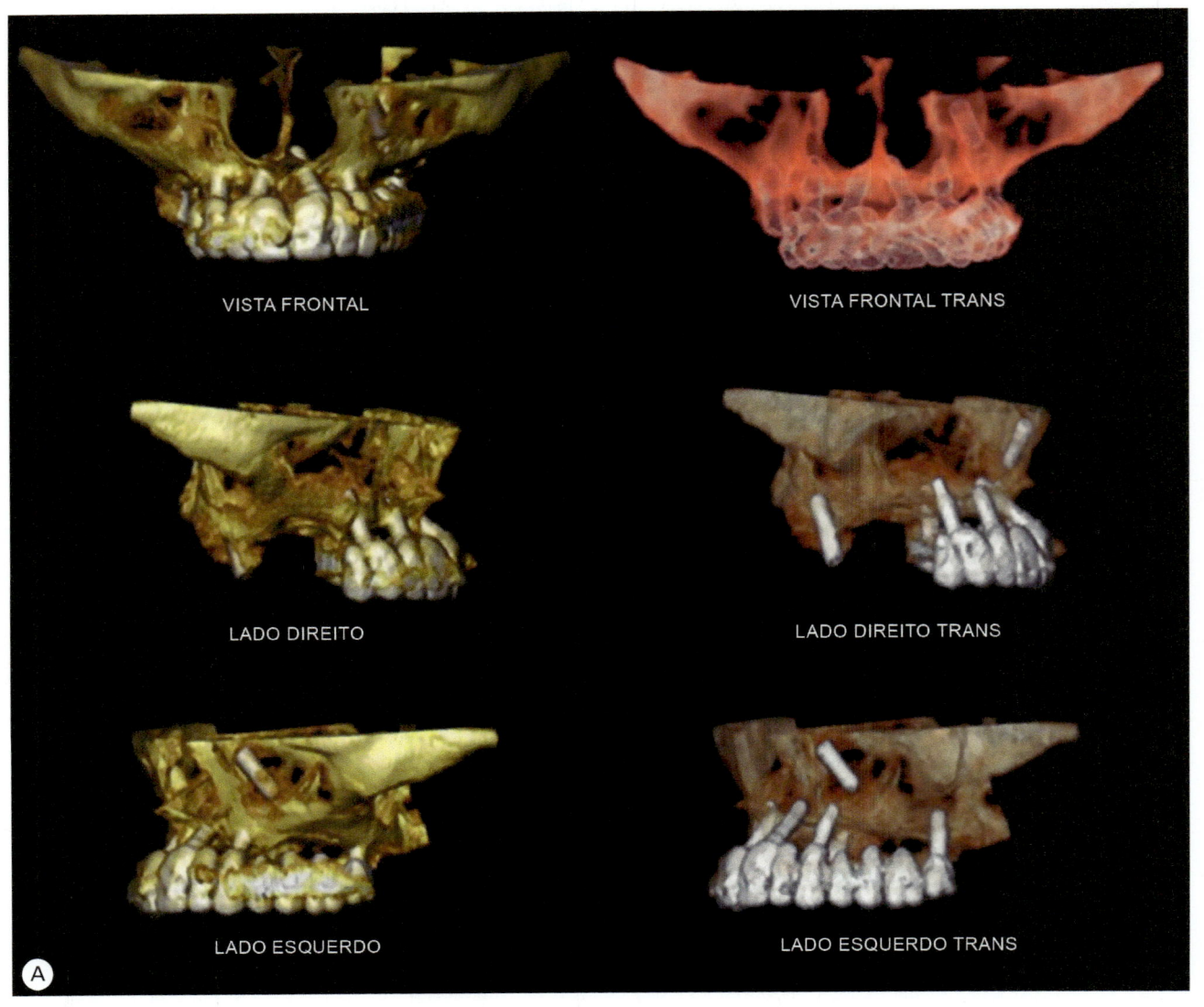

Figura 7.42 ■ (**A**) Presença de implantes invadindo estruturas anatômicas inadequadamente (dentro da cavidade nasal, do seio maxilar e dos canais mandibulares direito e esquerdo) (*continua*).

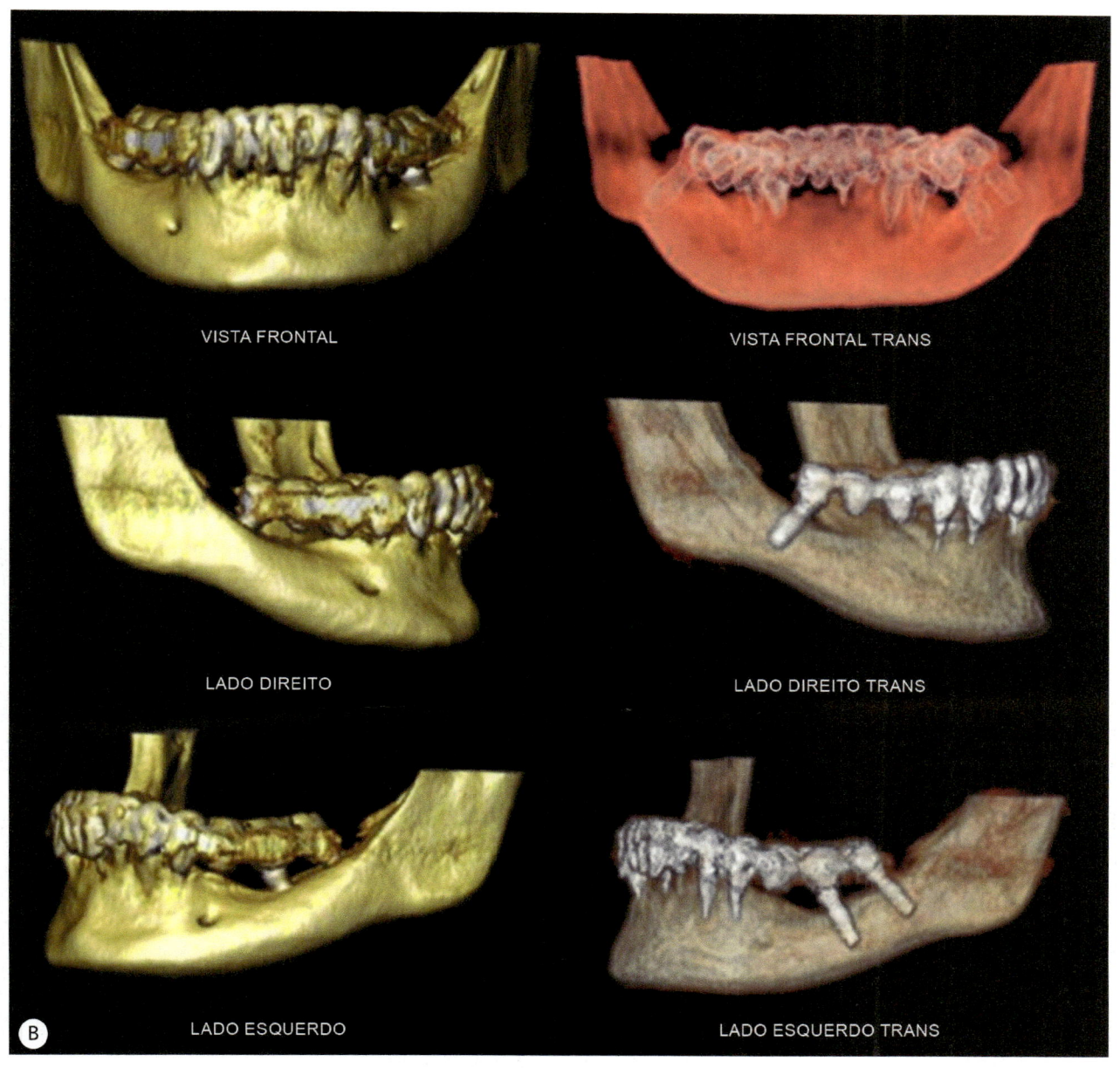

Figura 7.42 ■ *(Continuação)* (**B**).

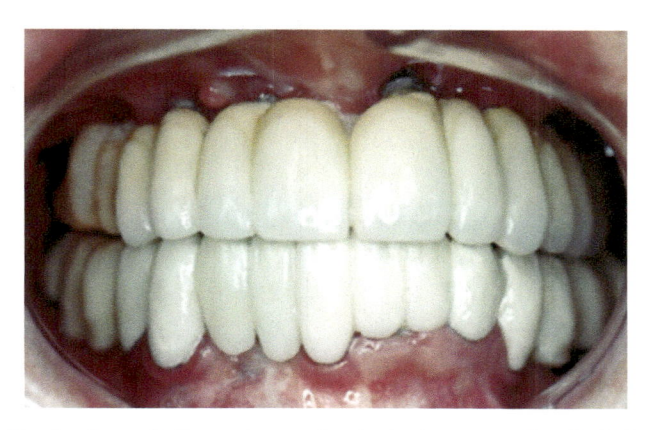

Figura 7.43 ■ Estrutura protética inadequada (tamanho, anatomia, textura e cor dos dentes) e mau dimensionamento dos arcos dentários.

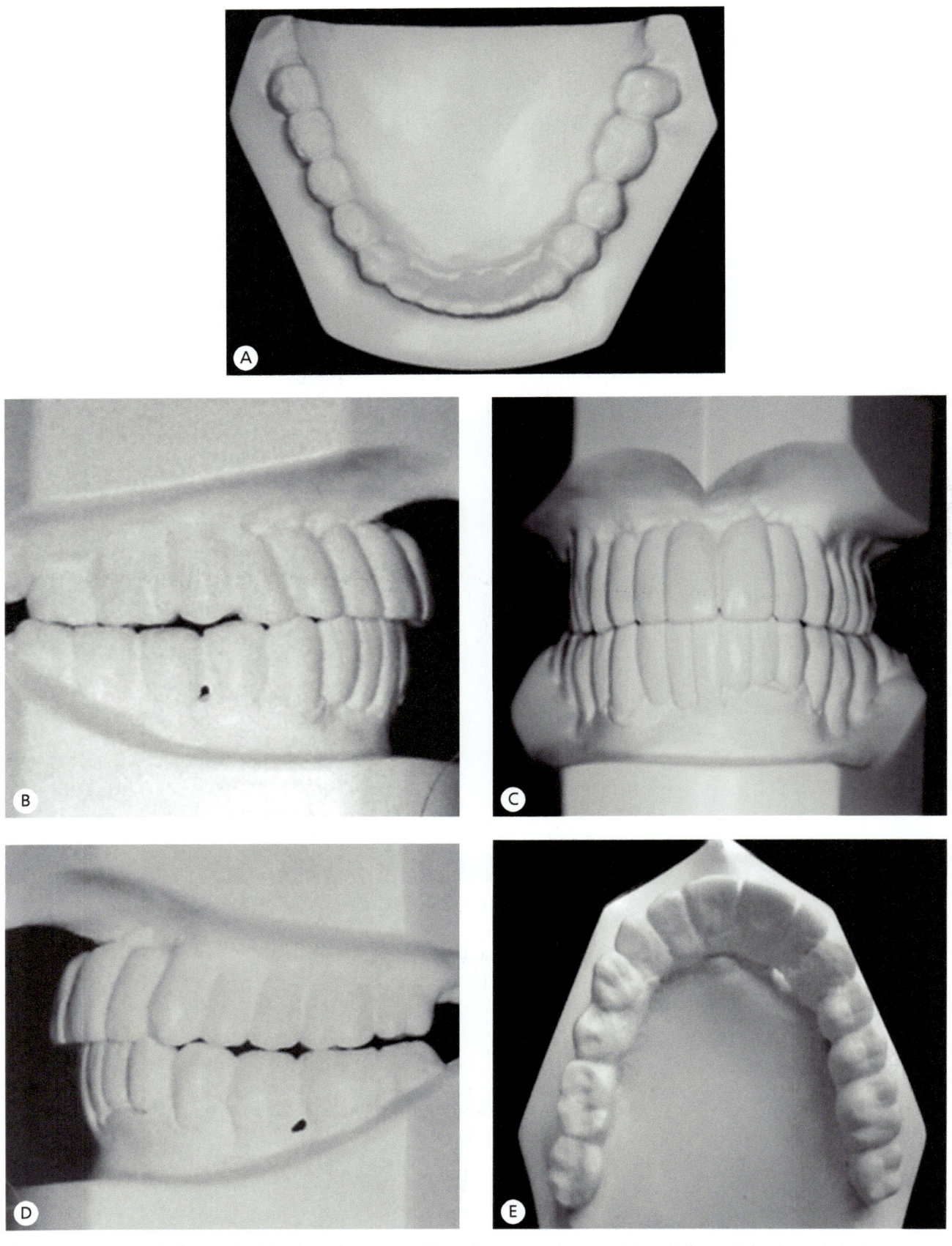

Figura 7.44 ■ (**A** a **E**) Plano oclusal inadequado por mau dimensionamento de curvas (Spee, Wilson e linha de sorriso). Espaços mal-realizados: interoclusal livre, dimensão vertical, corredor bucal.

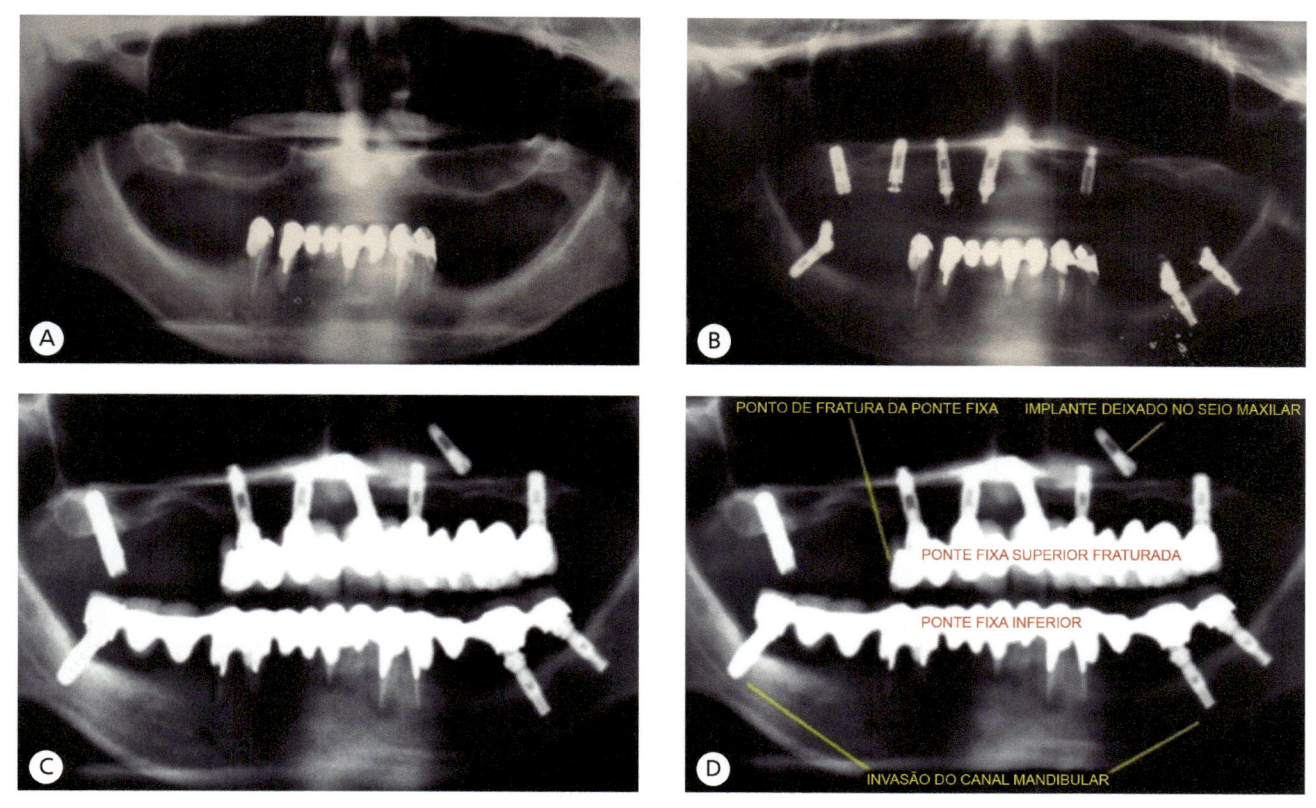

Figura 7.45 ■ Imagens radiográficas ilustrando as fases pré-tratamento (**A**), transtratamento (**B**) e pós-tratamento (**C** e **D**).

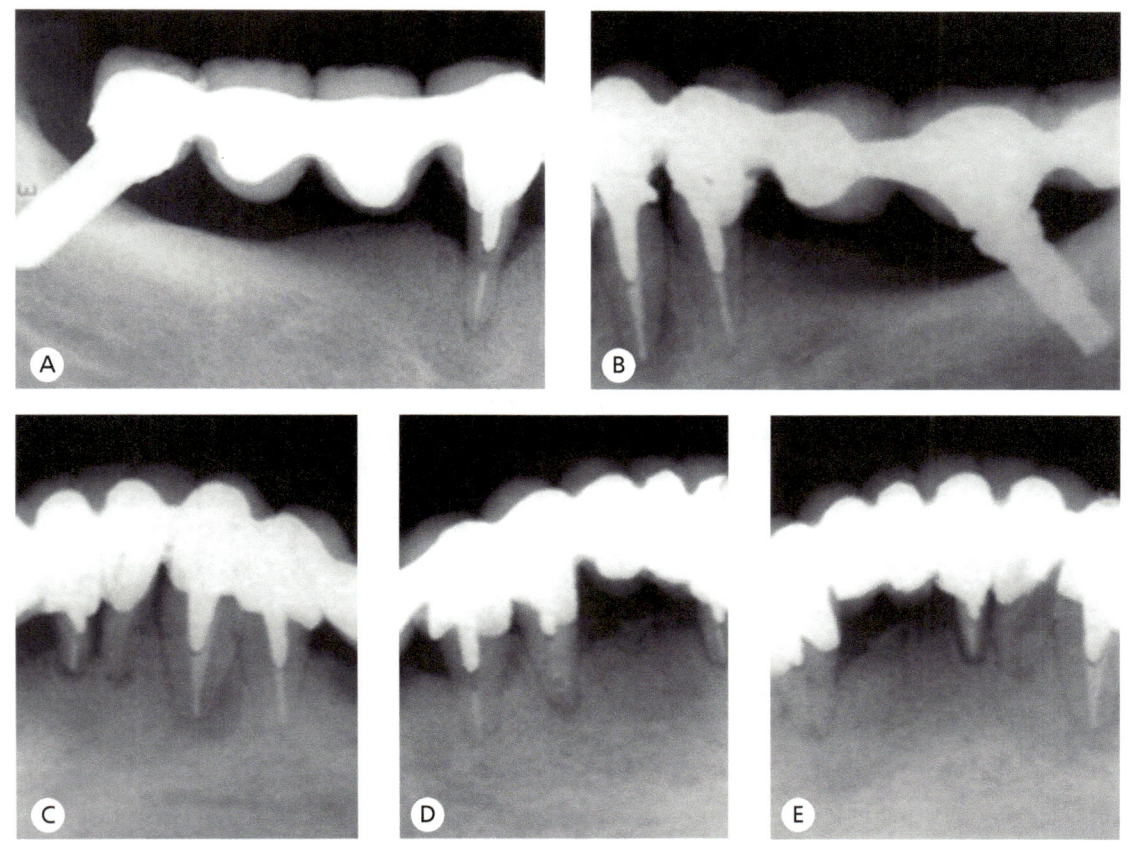

Figura 7.46 ■ (**A** a **E**) Tratamentos endodônticos inadequados – presença de lesões periapicais.

IDENTIFICAÇÃO HUMANA
Método comparativo odontológico (Figuras 7.47 a 7.51).

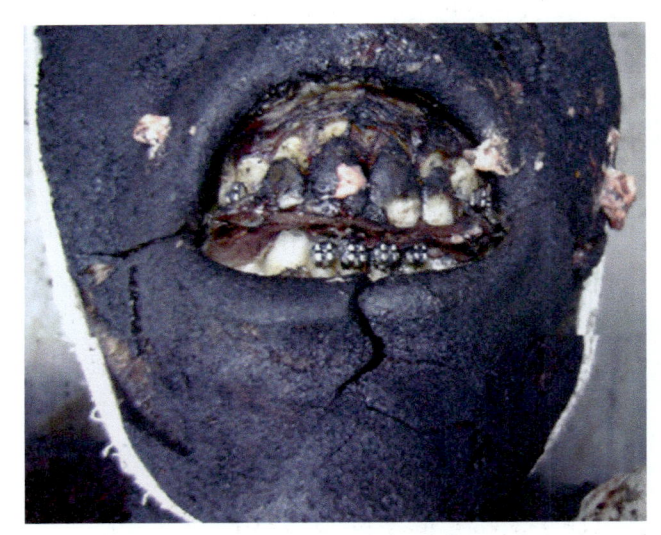

Figura 7.47 ▪ Vista frontal do terço inferior da face do cadáver parcialmente carbonizado, evidenciando os elementos odontológicos disponíveis para análise comparativa, visando à identificação.

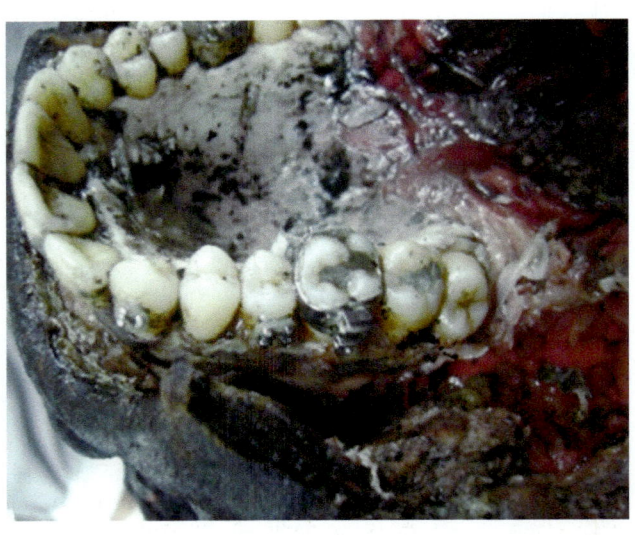

Figura 7.48 ▪ Vista latero-oclusal da maxila após desbridamento dos tecidos moles periorais.

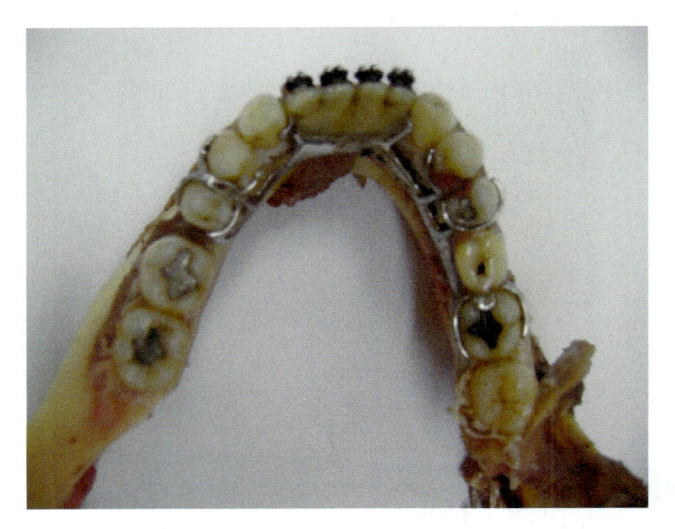

Figura 7.49 ▪ Vista oclusal da mandíbula removida do cadáver, evidenciando diversos elementos odontológicos passíveis de identificação por exame comparativo.

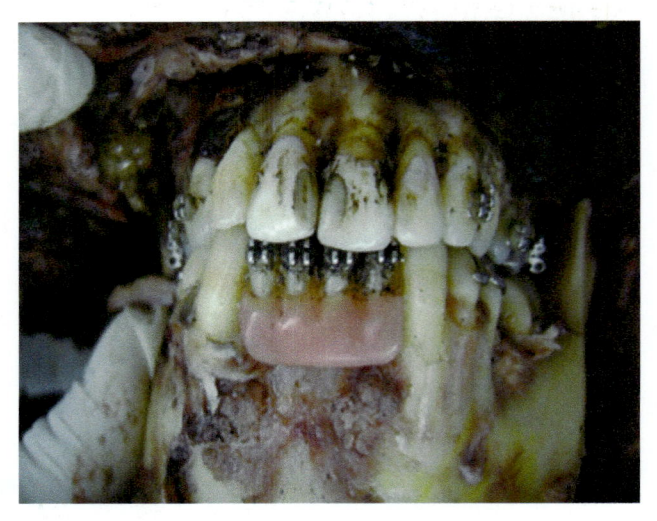

Figura 7.50 ▪ Vista frontal dos arcos em oclusão dentária após afastamento dos tecidos moles. Note-se a presença de diversos elementos *post-mortem* presentes no exame odontológico do cadáver, úteis para comparação com dados *antemortem* da suposta vítima.

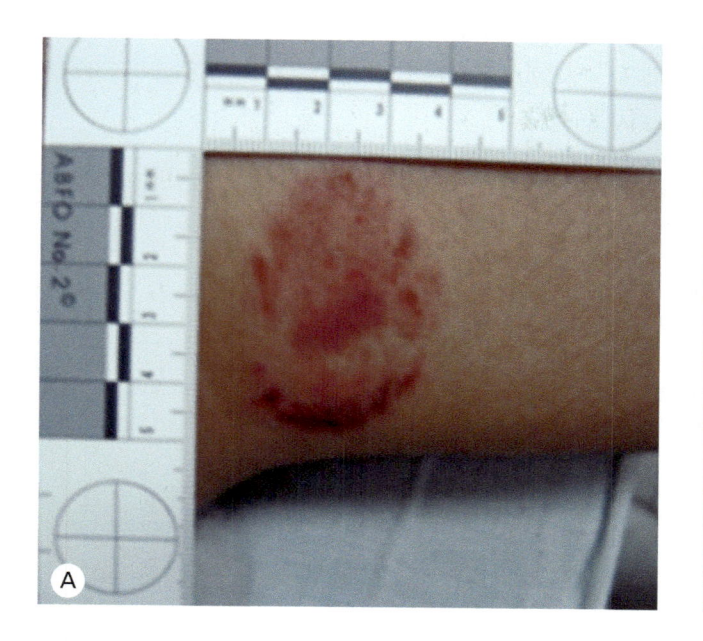

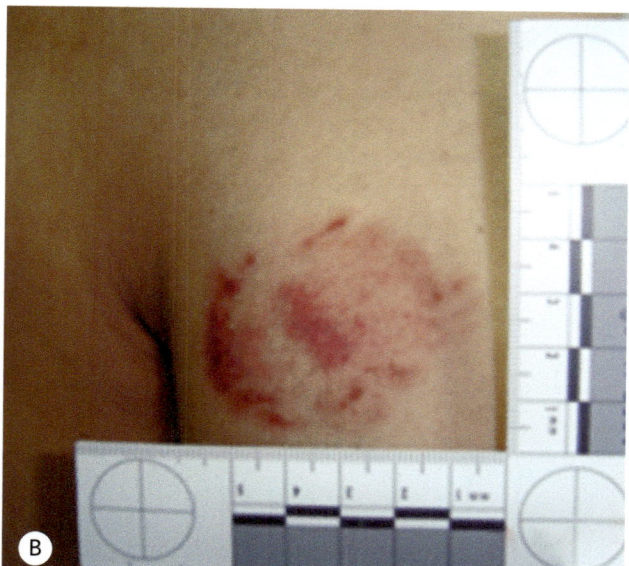

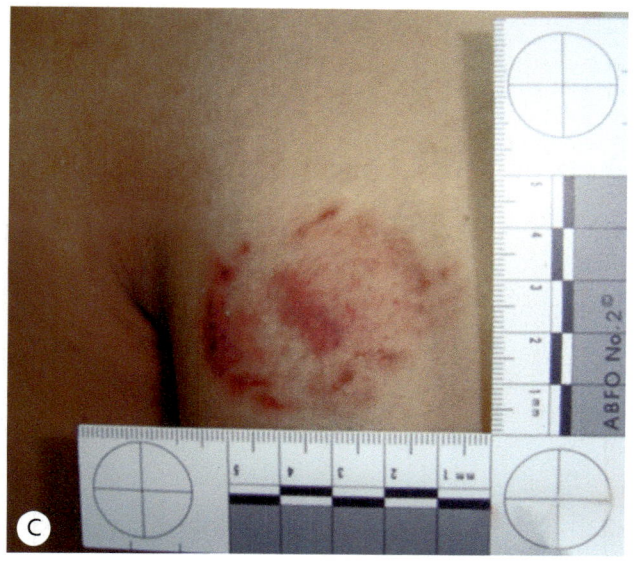

Figura 7.51 ■ (**A** a **C**) Características típicas de marca de mordida: escoriações ao redor da mordida, representando a apreensão inicial pelos dentes, convergindo em arrasto para o centro da marca; marcas lineares ou puntiformes com características de equimoses, evidenciando lesões contusas geradas pela compressão das bordas incisais dos dentes, em sequência, formando dois arcos elípticos ou semilunares, duplos, com as concavidades voltadas para o interior da marca e equimose central. As fotografias são realizadas com réguas (ABFO) com escala e duas dimensões (altura e largura), para exame comparativo.

Bibliografia

American Board of Forensic Odontology, Inc. Guidelines for JADA, 1986.

Andreasen J. Challenges in clinical dental traumatology. Endodo Dent Traumatol 1985 Apr; 1(2):45-55.

Arbenz GOA. Medicina legal e antropologia forense. Rio de Janeiro/São Paulo: Editora Atheneu, 1988.

Cornejo HC. Odontología legal y forense. Lima, Peru: Centro de Produccion Editorial e Imprenta, 2010.

Côrtes AIS, Bastos JV. Traumatismo dentário. In: Estrela C. Ciência endodôntica. Vol. 2: Artes Médicas.

Couto RC. Perícias em medicina e odontologia legal. Rio de Janeiro: MedBook, 2011.

França GV. Traumatologia médico-legal. In: Medicina legal. 8. ed. Rio de Janeiro: Guanabara Koogan, 1998.

Hercules HC. Medicina legal. São Paulo: Editora Atheneu, 2008.

Marques JAM, Galvão LCC. Estudo pericial de marcas de mordidas. In: Galvão LC. Medicina legal. Ed. Santos, 2008.

Silva M. Compêndio de odontologia legal. Rio de Janeiro: Guanabara Koogan, 2009.

CAPÍTULO 8

Achados Necroscópicos

INTRODUÇÃO

Durante a realização de exames periciais necroscópicos, muitas vezes deparamos com achados anatômicos atípicos ou afecções clínicas patológicas importantes e dignas de nota. Este capítulo tem como objetivo ilustrar alguns desses achados e enriquecer o já vasto conhecimento pericial.

Dividiremos, o capítulo, para fins didáticos, por achados macroscópicos gerais e posteriormente por unidades anatômicas específicas.

ACHADOS MACROSCÓPICOS GERAIS (FIGURAS 8.1 A 8.5)

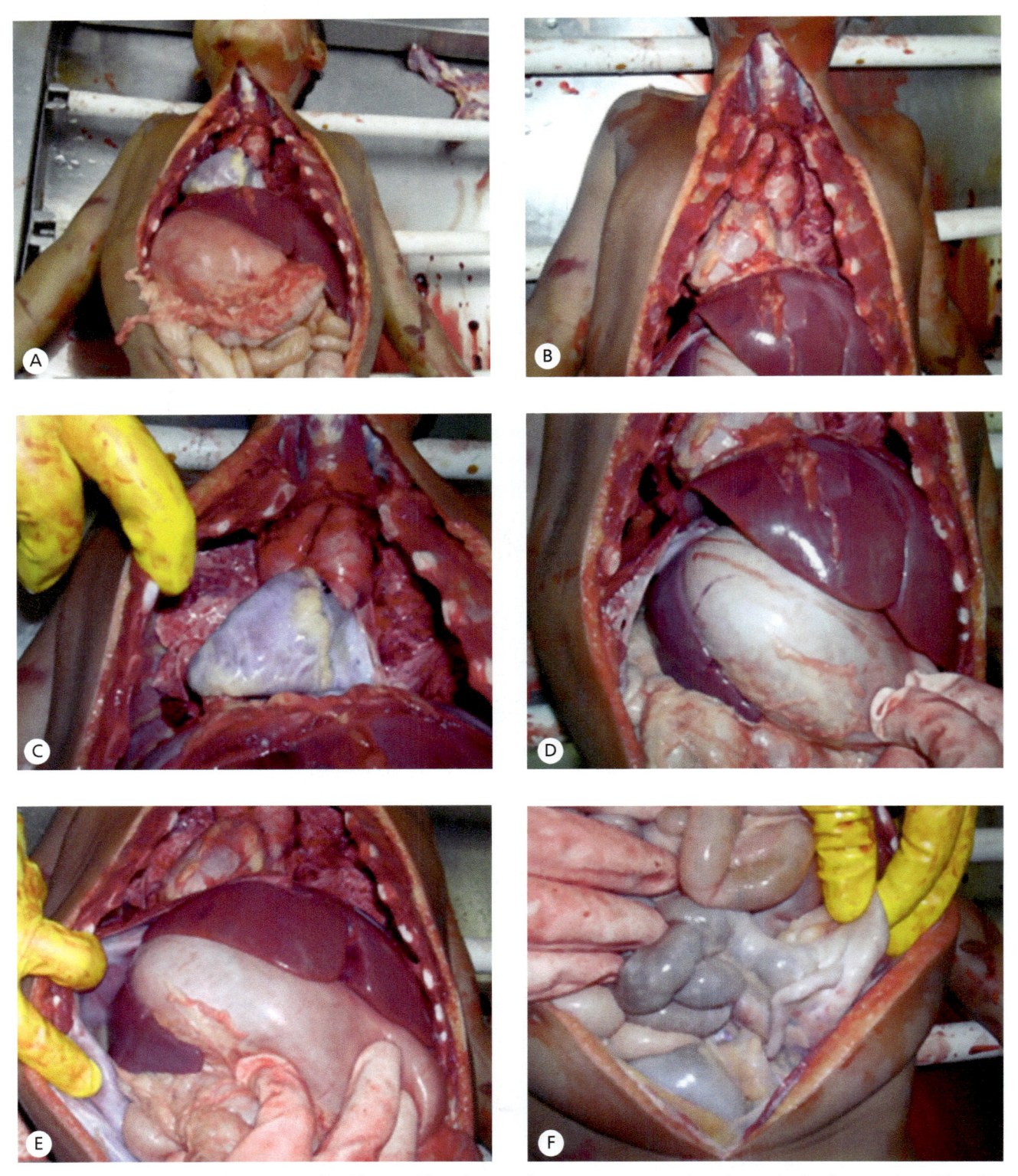

Figura 8.1 ■ *(A a F) Situs inversus totalis.* Criança, vítima de atropelamento, apresentando todos os órgãos internos invertidos. Observe o coração e o baço à direita e o fígado e o apêndice vermiforme à esquerda.

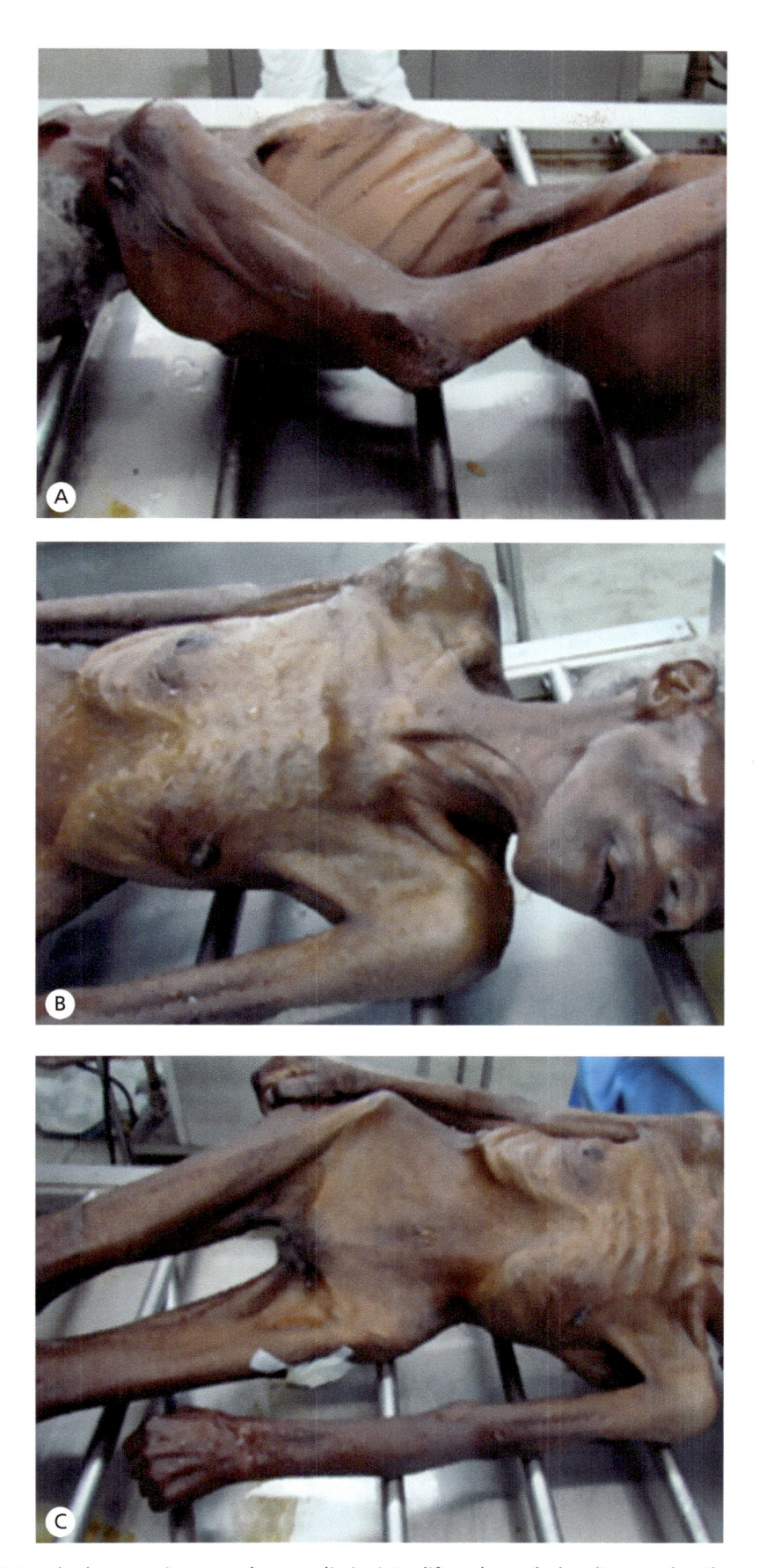

Figura 8.2 ■ (**A** a **C**) Estado de caquexia avançado, com diminuição difusa do panículo adiposo subcutâneo e da massa muscular.

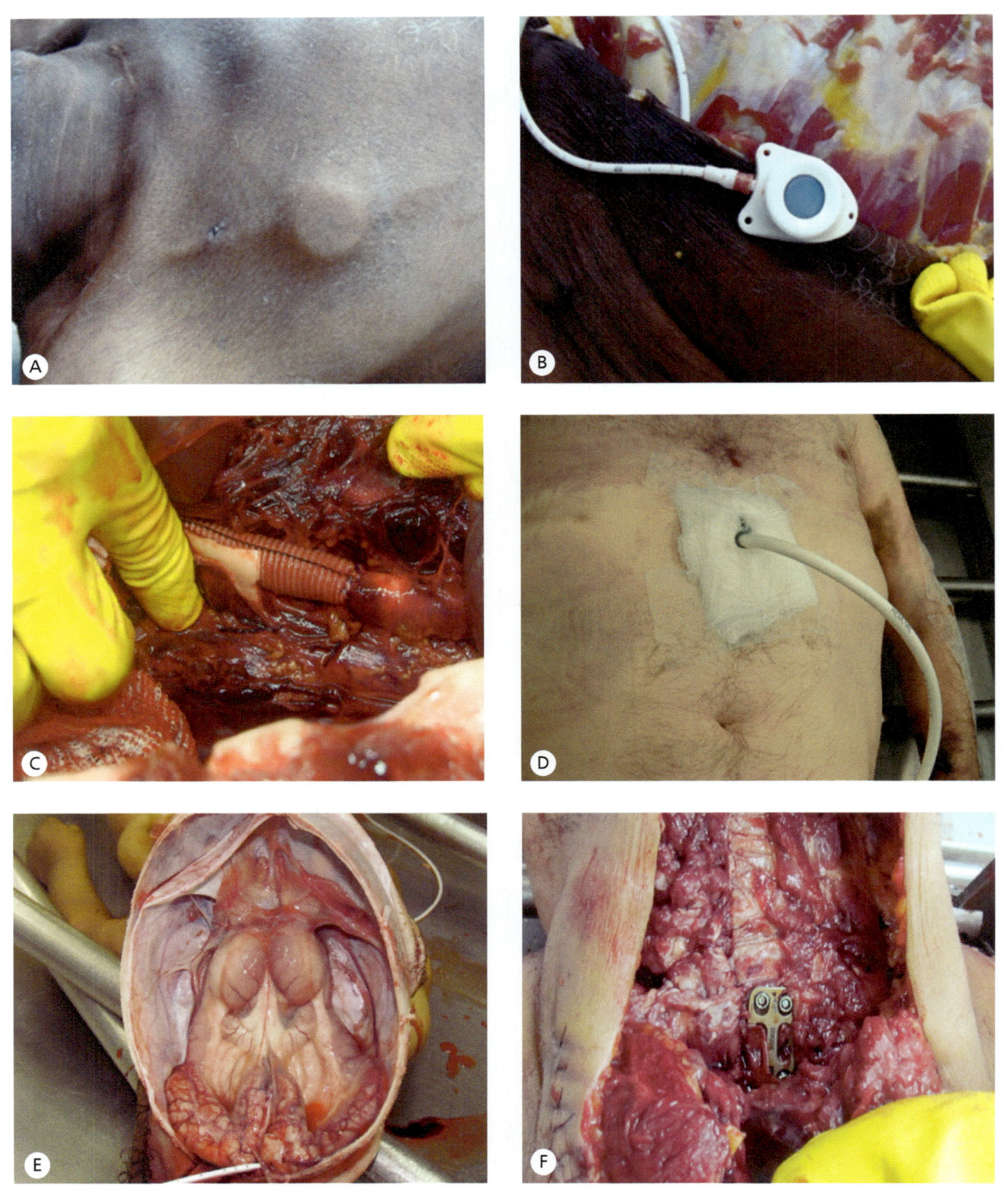

Figura 8.3 ■ Corpos estranhos decorrentes de procedimentos médicos. (**A** e **B**) Cateter de quimioterapia. (**C**) *Bypass* arterial. (**D**) Sonda de gastrostomia. (**E**) Sonda de derivação ventriculoperitoneal. (**F**) Placa de fixação óssea (*continua*).

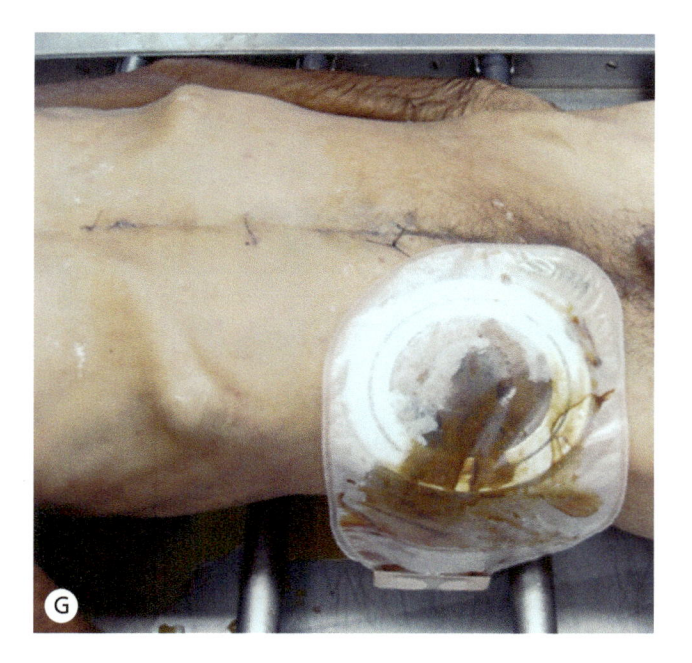

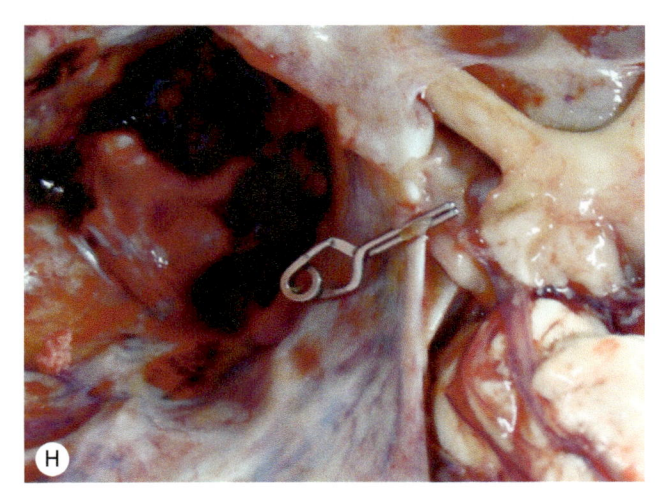

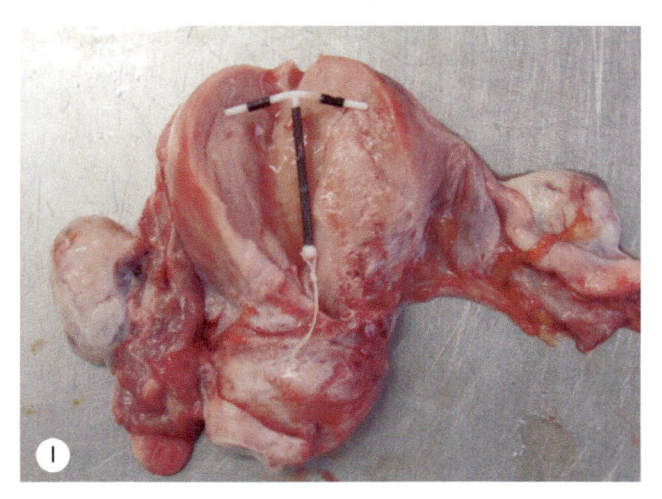

Figura 8.3 ■ (*Continuação*) (**G**) Bolsa de colostomia. (**H**) Clampe em artéria cerebral. (**I**) Dispositivo intrauterino (DIU).

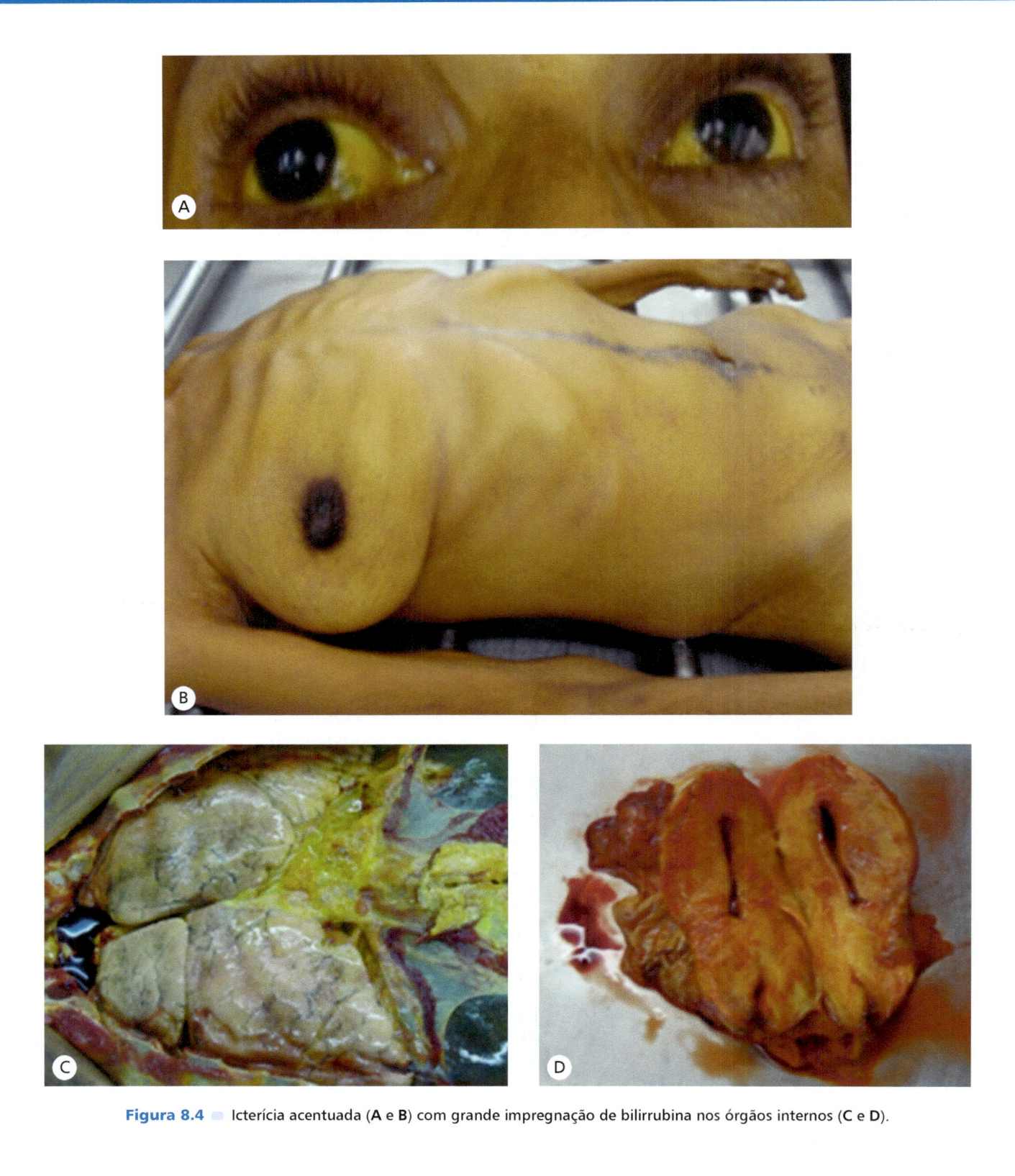

Figura 8.4 ■ Icterícia acentuada (**A** e **B**) com grande impregnação de bilirrubina nos órgãos internos (**C** e **D**).

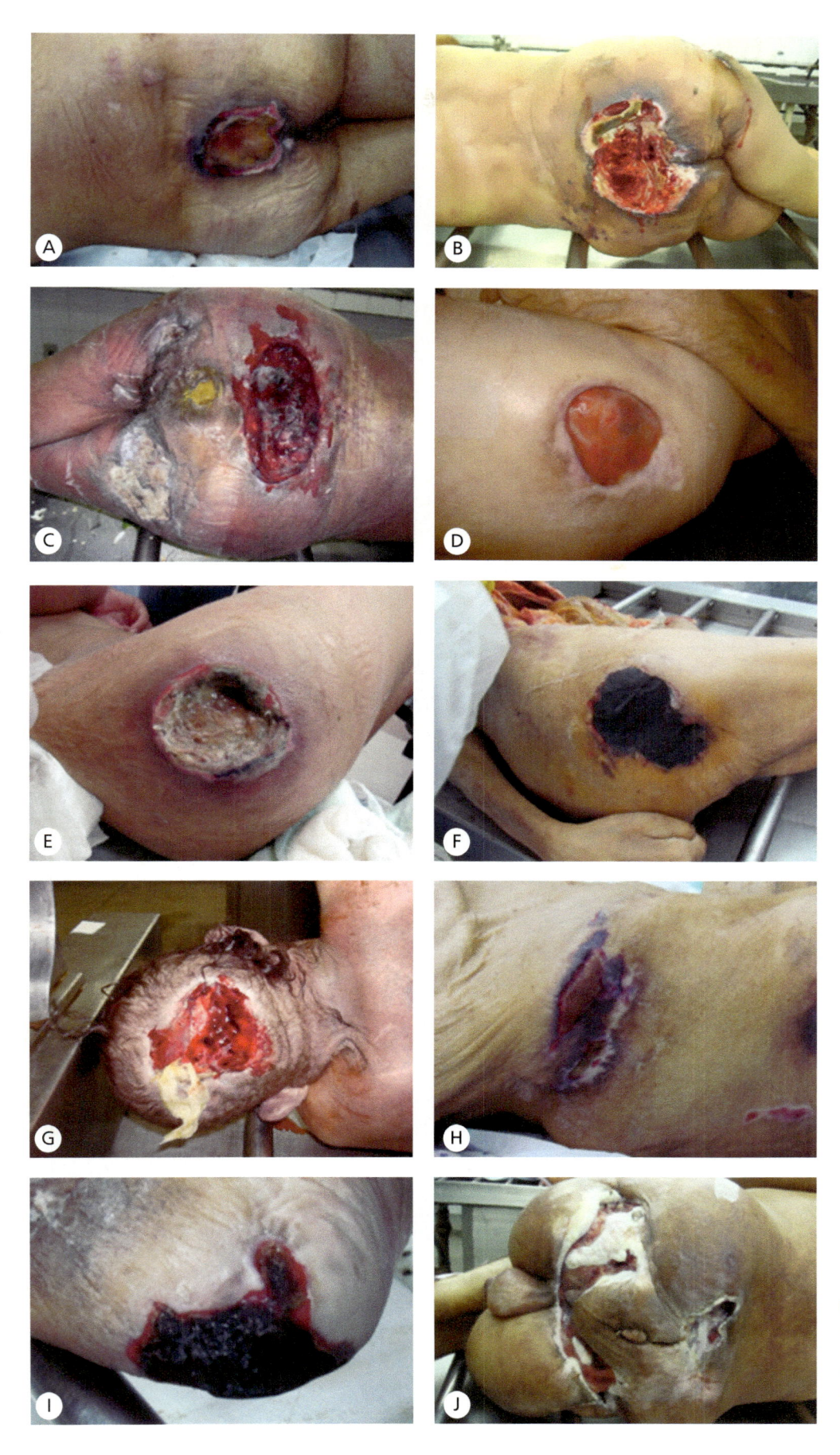

Figura 8.5 ◼ Vários tipos de escaras de decúbito: sacrais (**A** a **C**), isquiáticas (**C**), trocantéricas (**D** a **F**), occipital (**G**), em crista ilíaca direita (**H**), calcânea (**I**) e atípica (**J**).

ACHADOS ESPECÍFICOS POR UNIDADE ANATÔMICA
Pele e anexos (Figuras 8.6 a 8.9)

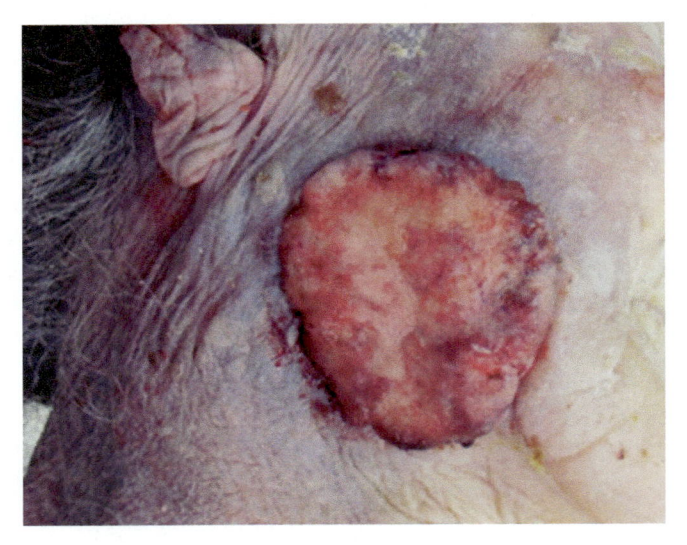

Figura 8.6 ■ Tumoração de pele, do tipo espinocelular, em periciada de 87 anos de idade.

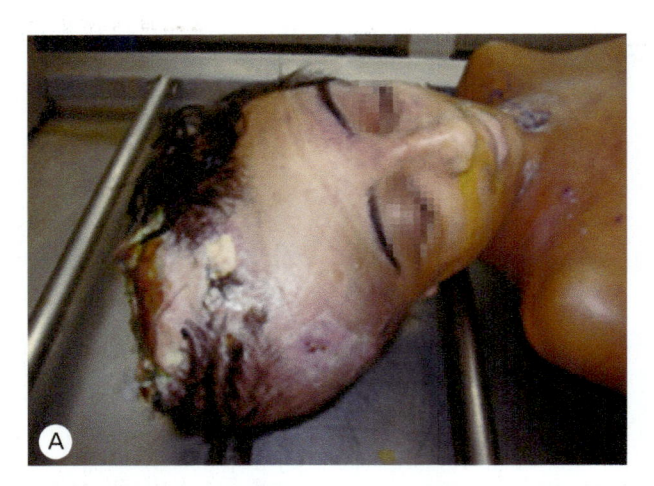

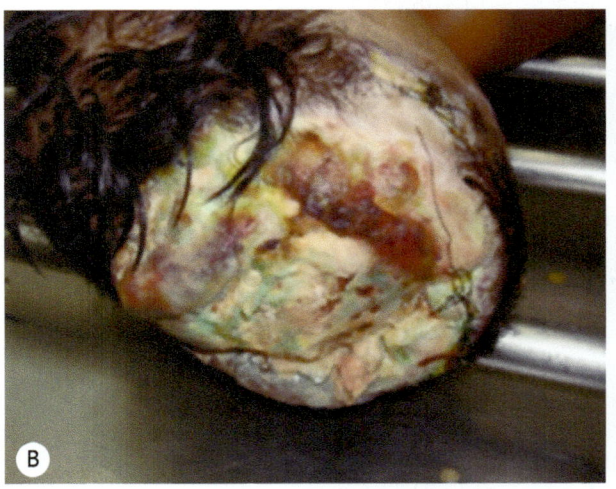

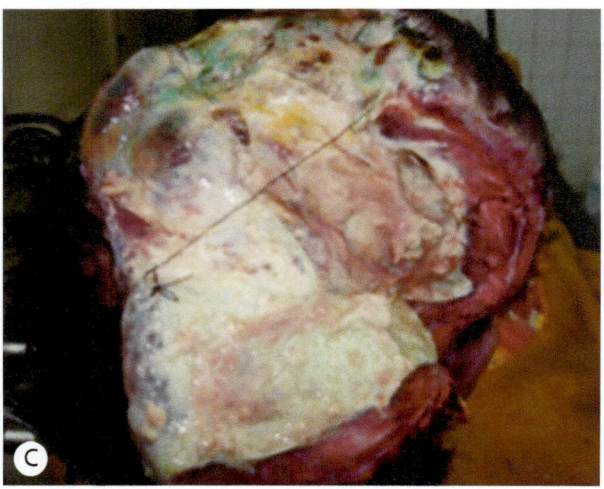

Figura 8.7 ■ (**A** a **C**) Extensa tumoração de musculatura e subcutâneo de couro cabeludo.

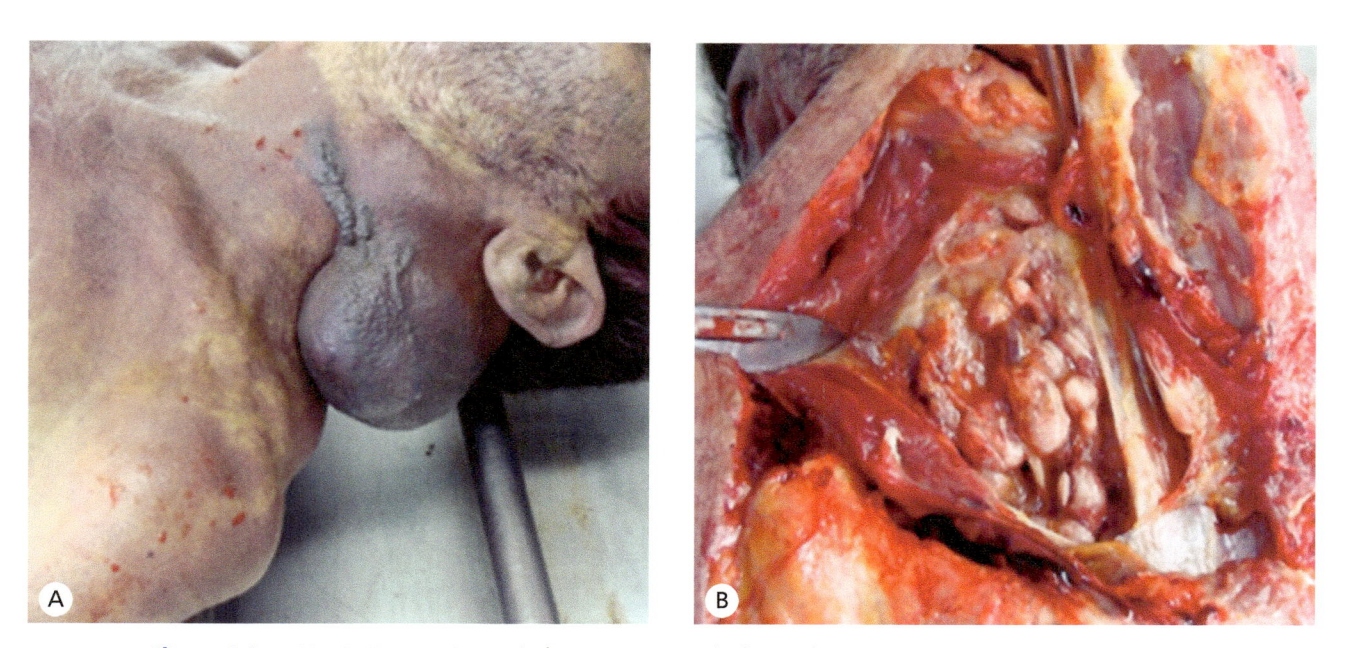

Figura 8.8 ⬛ (**A** e **B**) Tumoração cervical extensa que, após dissecada, mostrou tratar-se de tecido linfático.

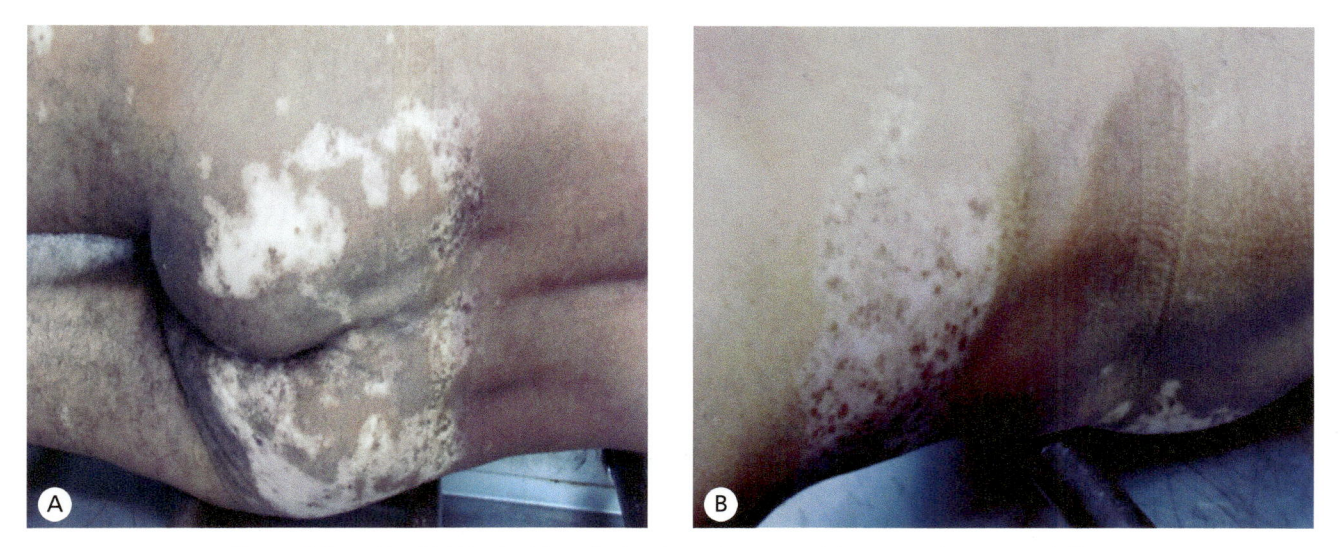

Figura 8.9 ⬛ (**A** e **B**) Máculas hipocrômicas irregulares em várias partes do corpo – vitiligo.

Cérebro (Figuras 8.10 a 8.15)

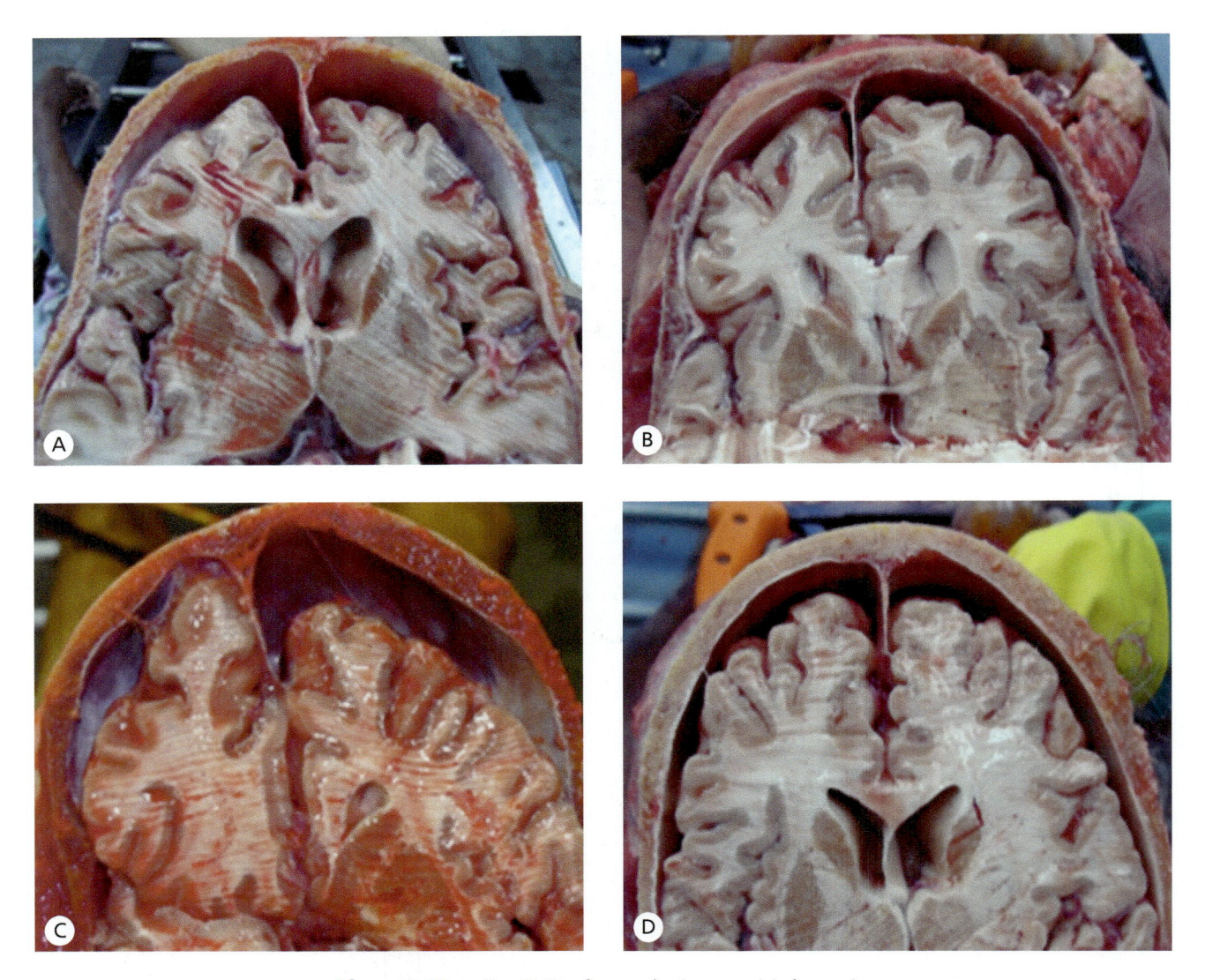

Figura 8.10 ■ (**A** a **D**) Atrofias cerebrais em periciados senis.

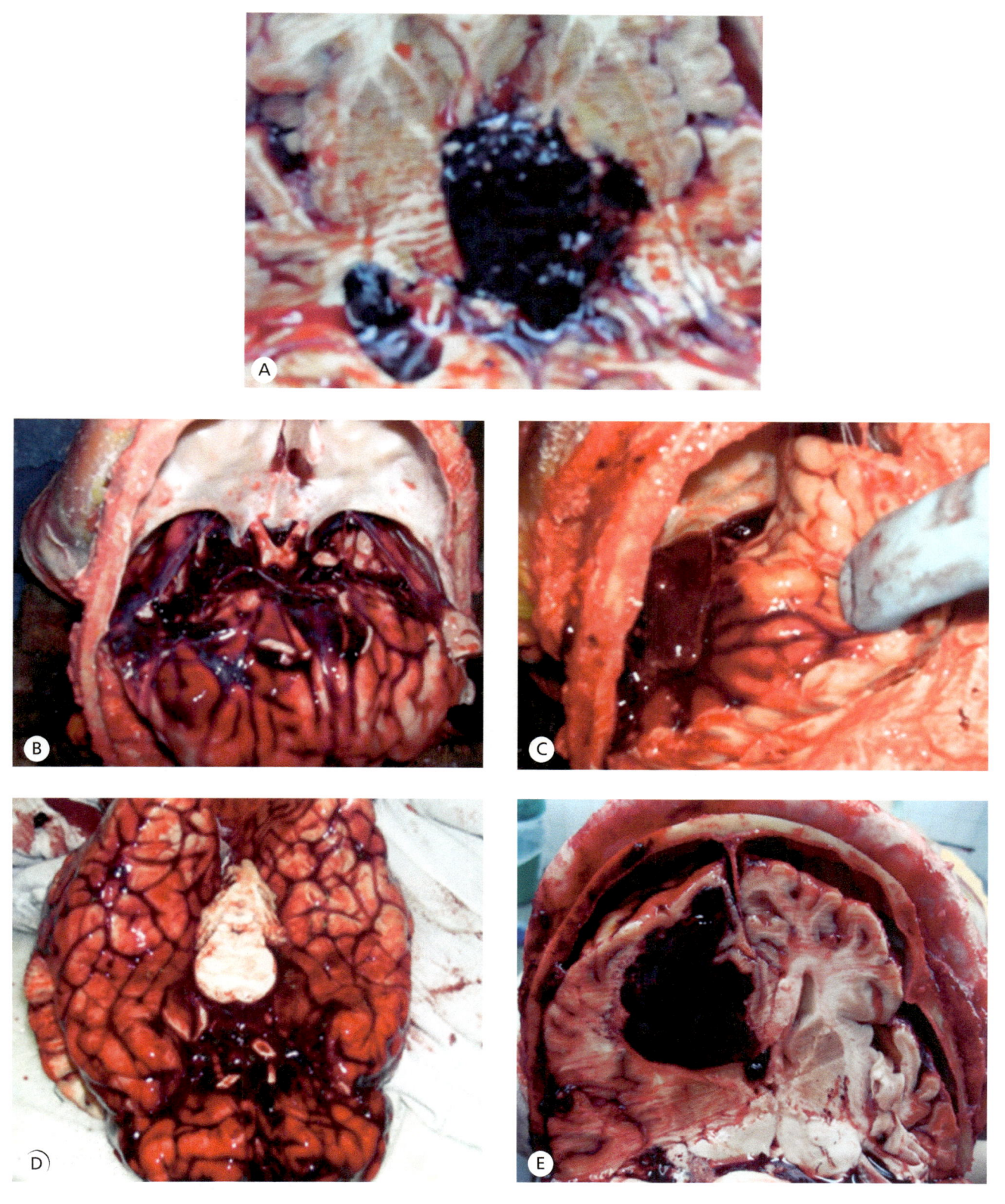

Figura 8.11 ■ (**A** a **E**) Acidentes vasculares cerebrais hemorrágicos.

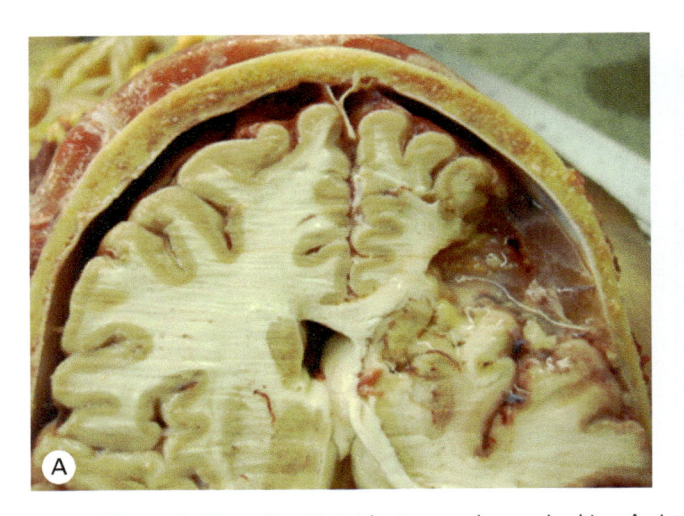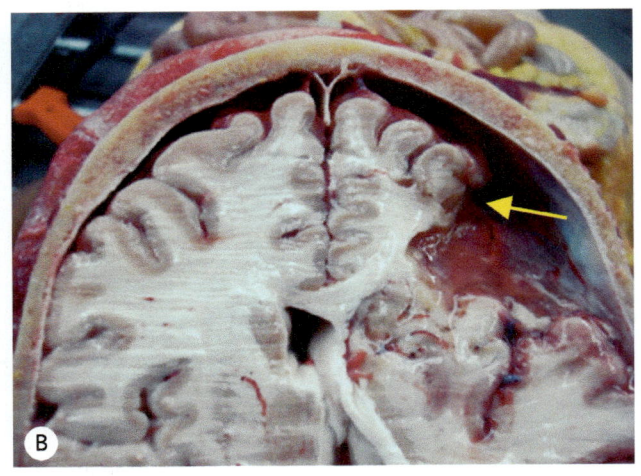

Figura 8.12 ■ (**A** e **B**) Acidente vascular cerebral isquêmico, em fase coliquativa, em lobo frontoparietal direito (seta).

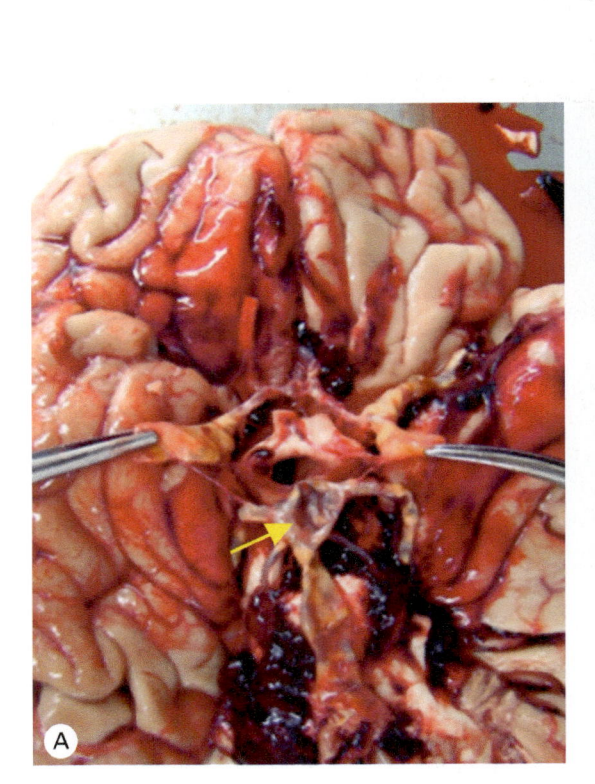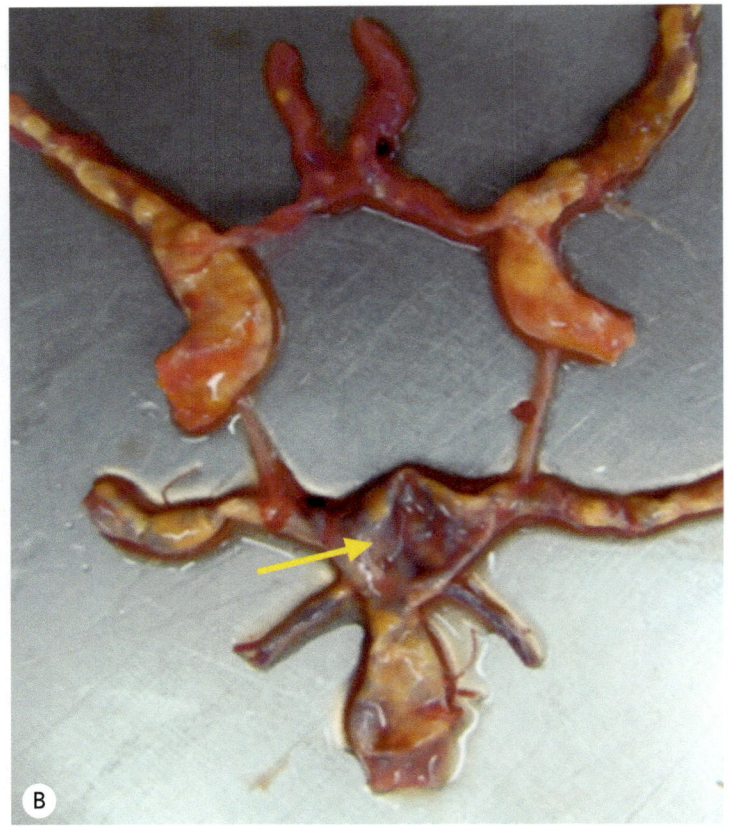

Figura 8.13 ■ Hemorragias subaracnóideas espontâneas por ruptura de aneurisma (**A**). A seta amarela aponta para o aneurisma roto localizado na bifurcação terminal da artéria basilar (**A** e **B**).

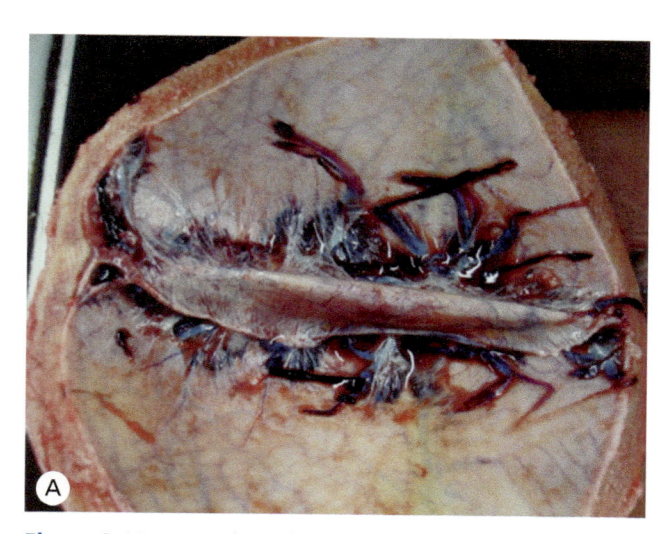
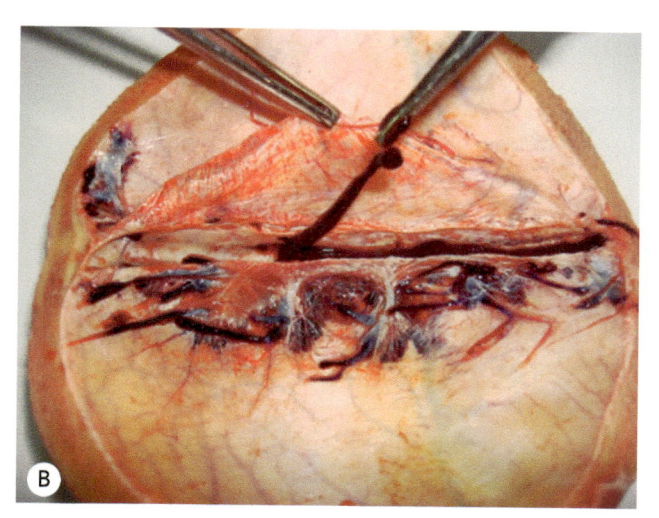

Figura 8.14 ▬ Trombose do seio sagital. Vista interna da calota, ainda com a meninge. Congestão dos vasos da meninge (**A**). Incisão do seio sagital com retirada de coágulo de seu interior (**B**).

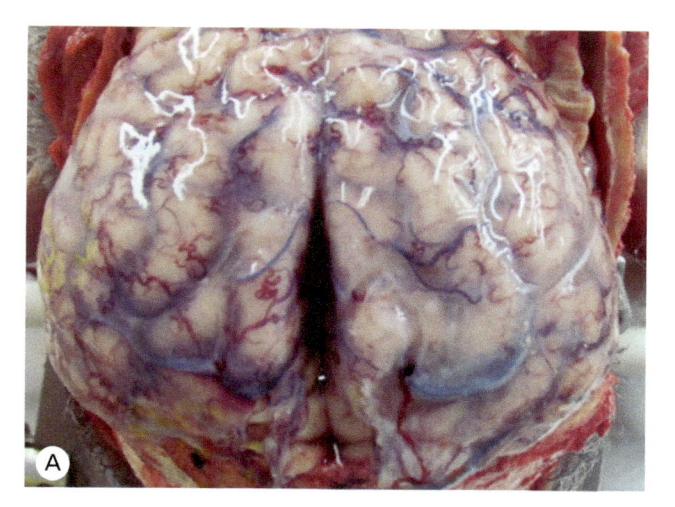
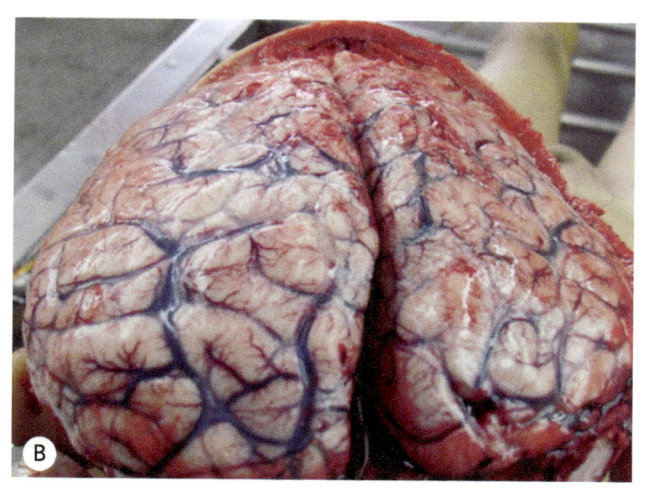

Figura 8.15 ▬ (**A** e **B**) Edema cerebral importante. Note a congestão vascular, a superficialização dos sulcos e o achatamento das cúpulas dos giros.

Cavidade pleural (Figuras 8.16 a 8.19)

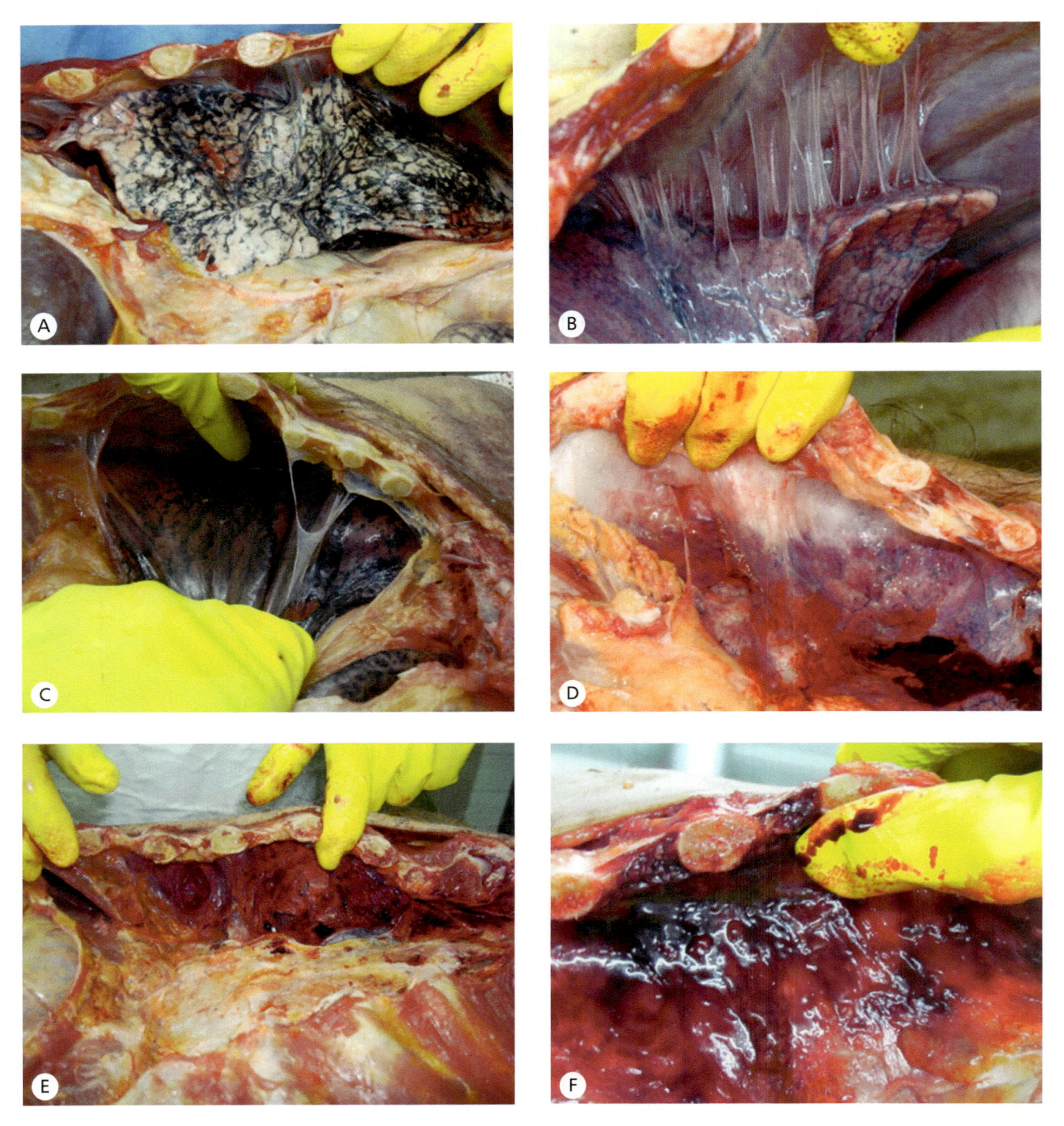

Figura 8.16 ▪ Aderências pleurais parciais (**A** a **C**) e totais (**D** a **F**).

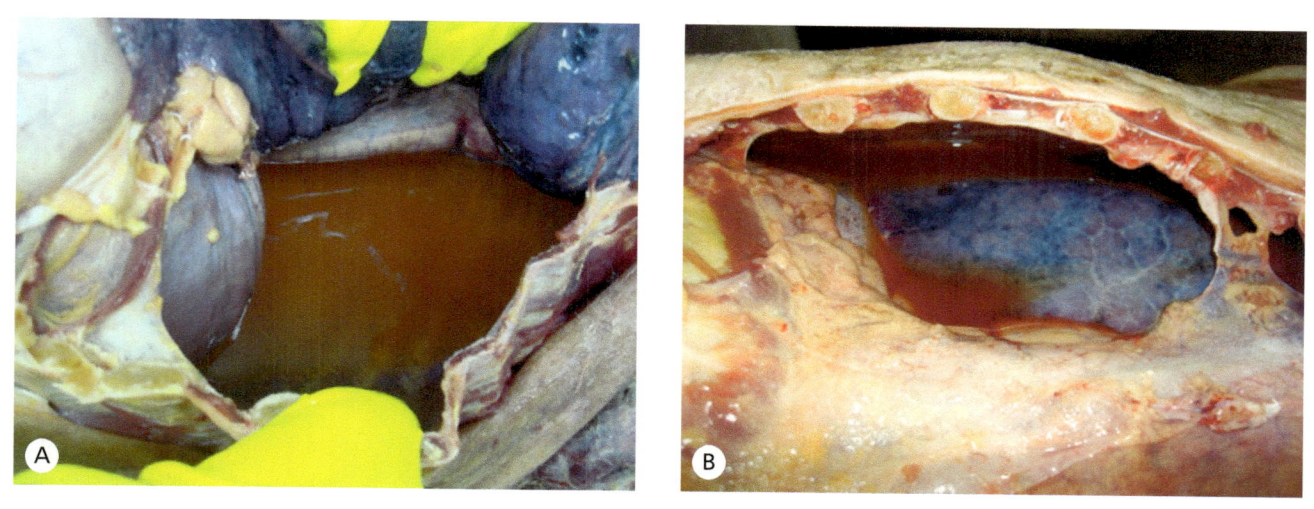

Figura 8.17 ■ Derrame pleural seroso em cavidade pleural esquerda (**A**) e sero-hemorrágico em cavidade pleural direita (**B**).

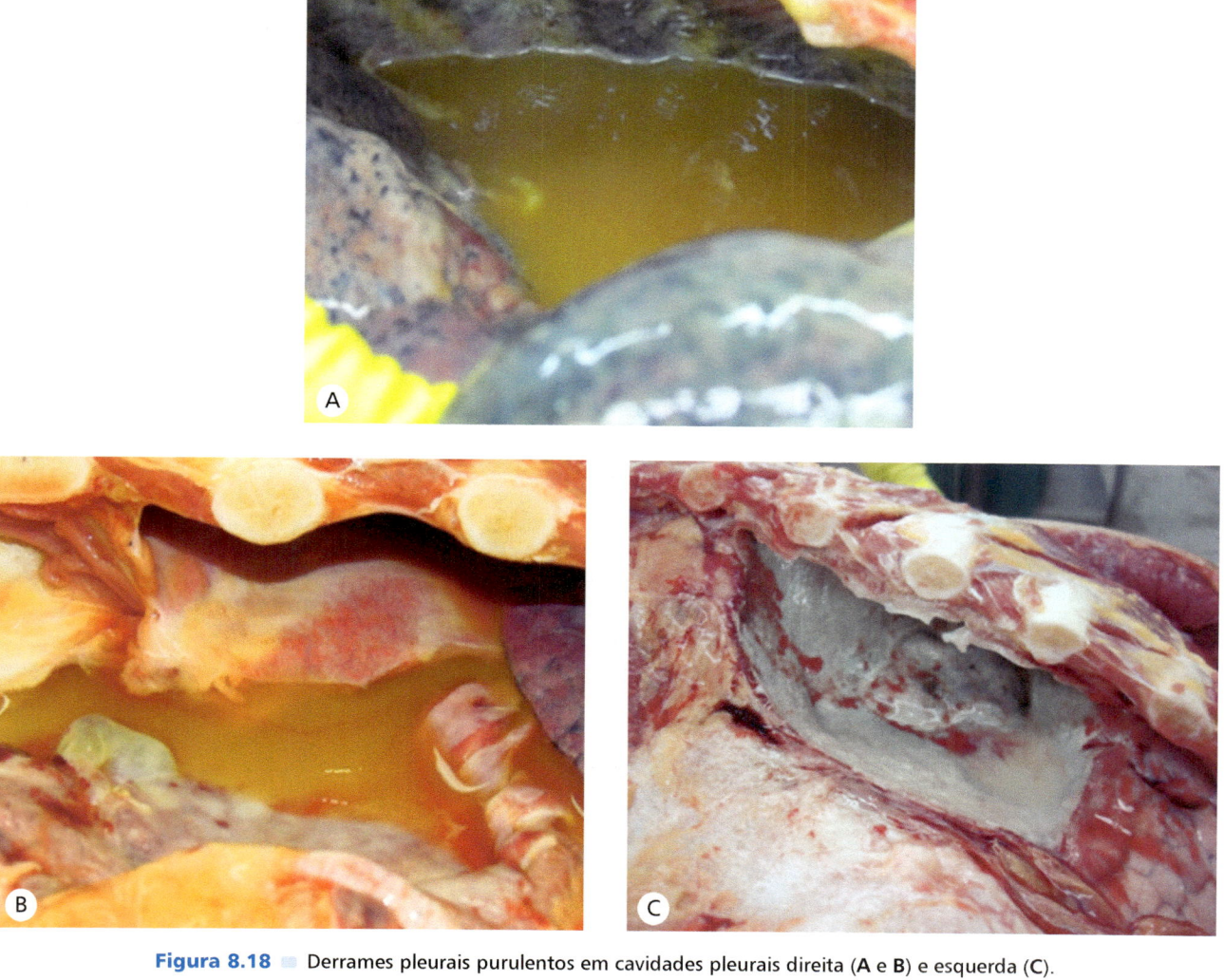

Figura 8.18 ■ Derrames pleurais purulentos em cavidades pleurais direita (**A** e **B**) e esquerda (**C**).

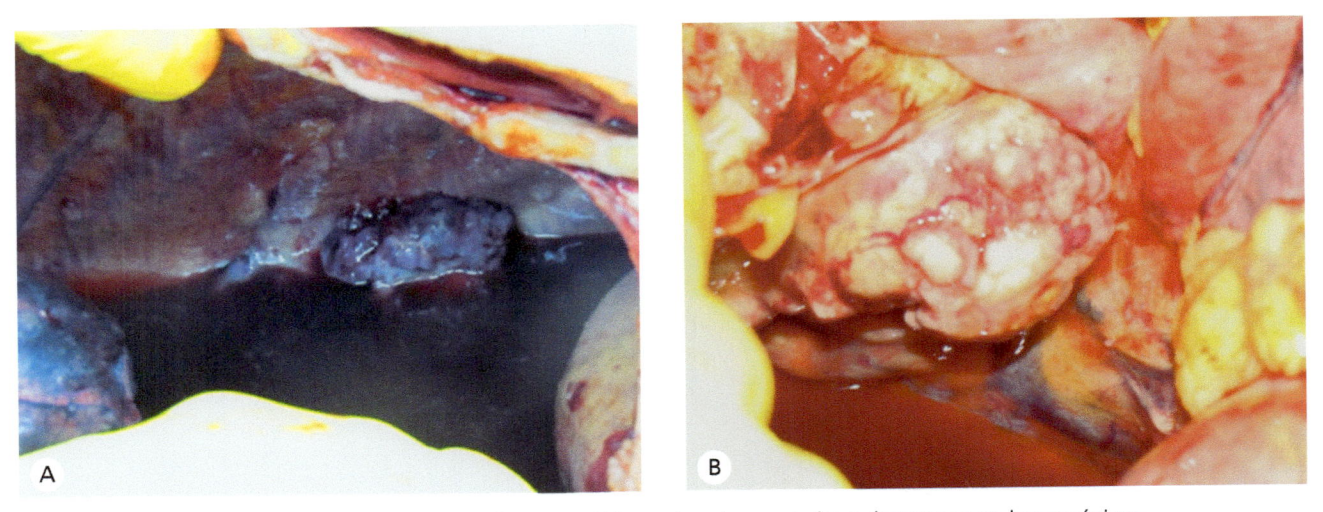

Figura 8.19 ■ (**A** e **B**) Tumorações metastáticas pleurais associadas a derrames sero-hemorrágicos.

Pulmões (Figuras 8.20 a 8.25)

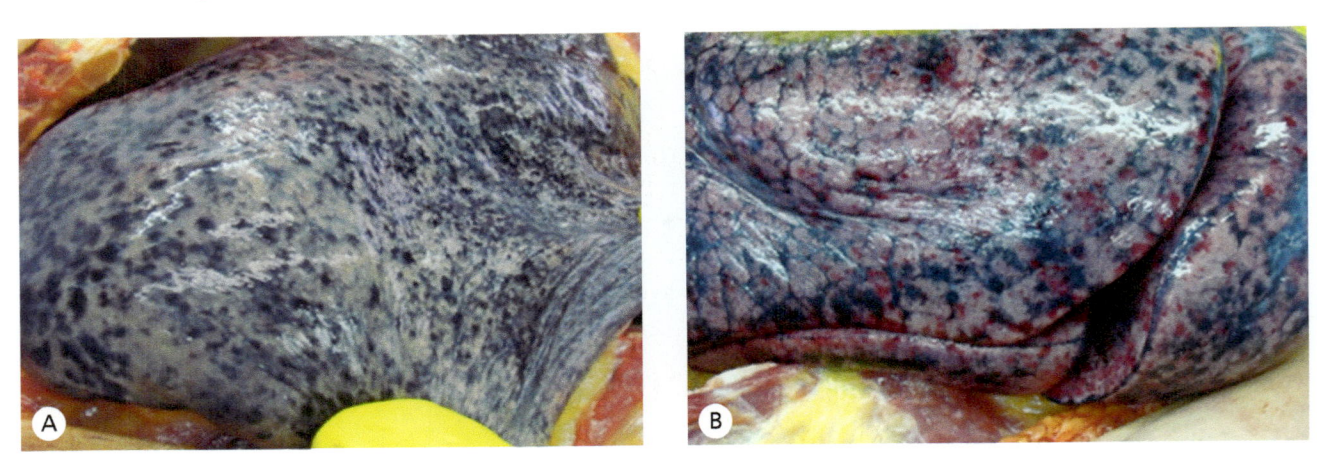

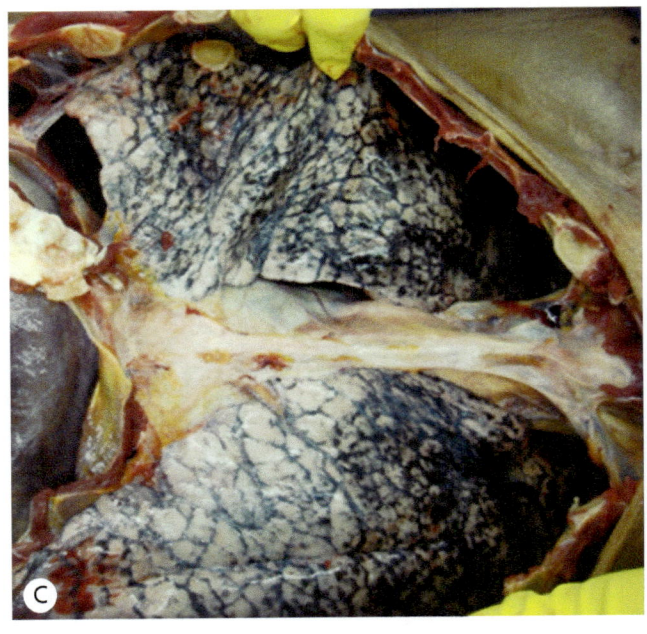

Figura 8.20 ■ (**A** a **C**) Antracoses pulmonares.

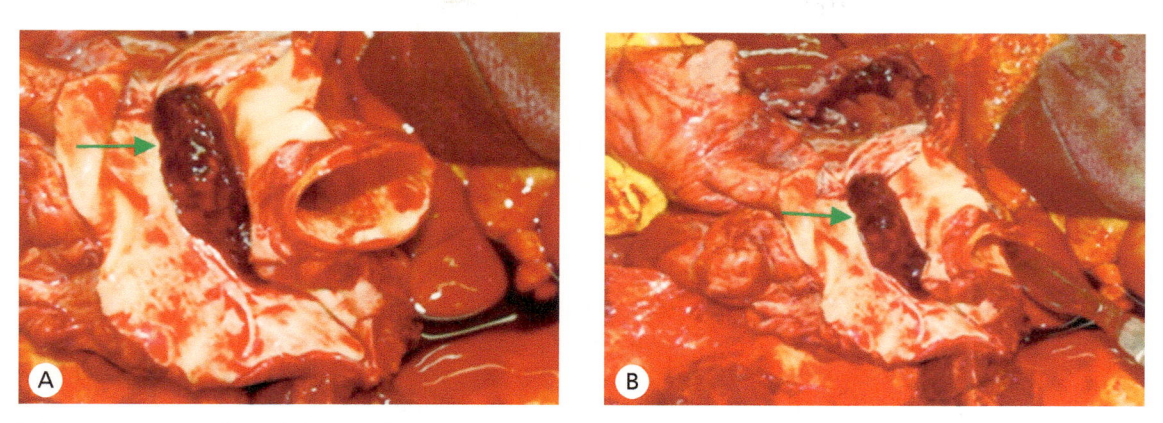

Figura 8.21 ⬛ (**A** e **B**) Tromboembolismo pulmonar. Note coágulo preenchendo a luz do tronco da artéria pulmonar, indicado pela seta verde.

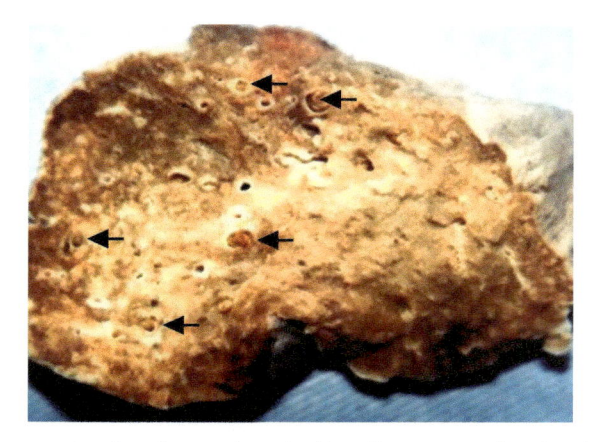

Figura 8.22 ⬛ Embolia gordurosa maciça. As setas mostram tecido adiposo preenchendo a luz de ramos arteriais pulmonares.

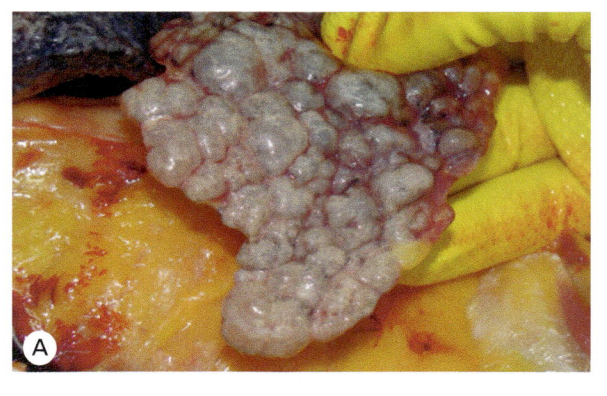

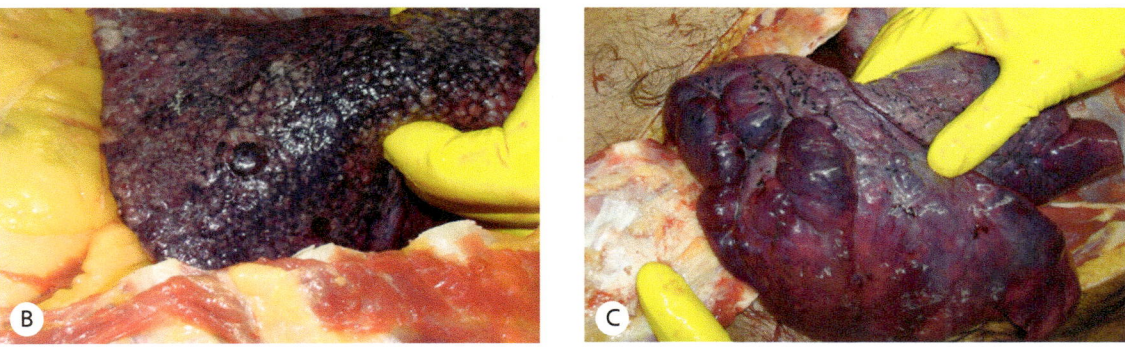

Figura 8.23 ⬛ (**A** a **C**) Enfisemas pulmonares de graus variados.

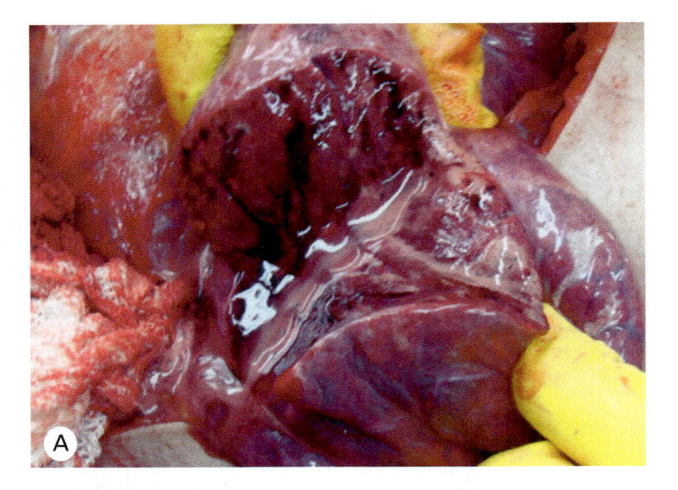

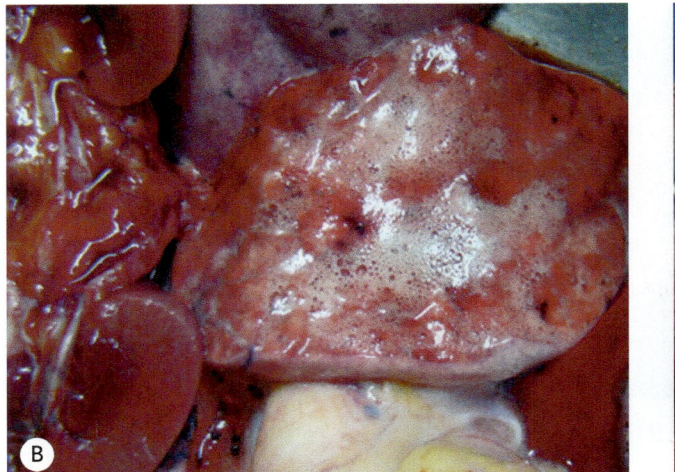

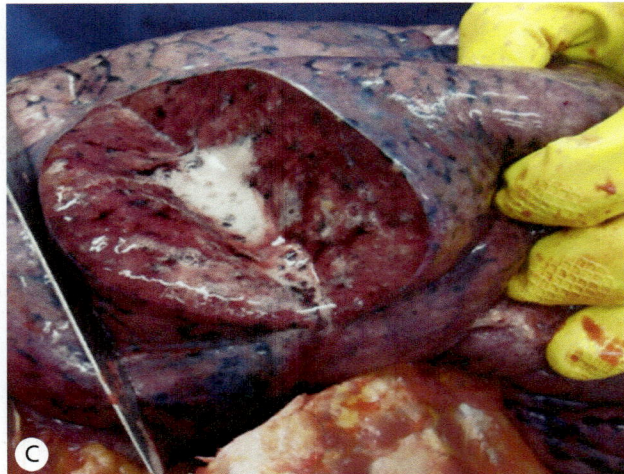

Figura 8.24 ■ (**A a C**) Edemas pulmonares. Os edemas pulmonares foram identificados após corte e espremedura dos parênquimas pulmonares.

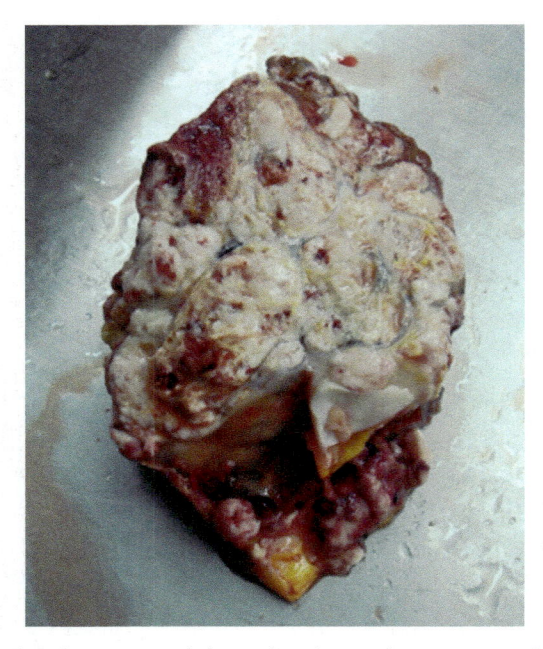

Figura 8.25 ■ Tumoração pulmonar. Secção transversal do parênquima pulmonar esquerdo com desestruturação anatômica por comprometimento de tumor primário.

Coração (Figuras 8.26 a 8.35)

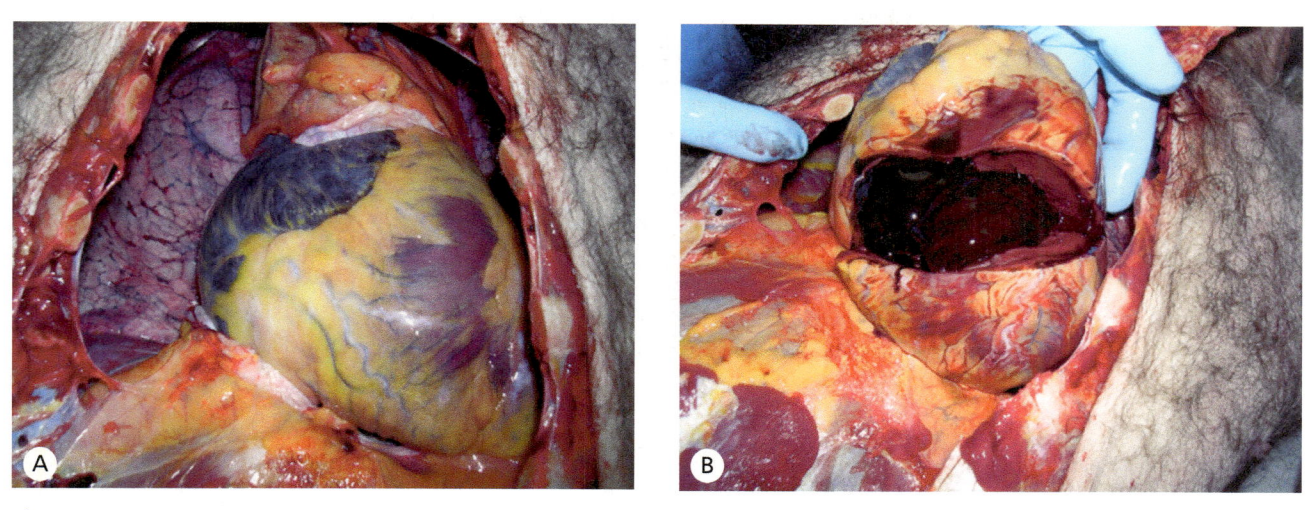

Figura 8.26 ■ (**A** e **B**) Cardiomegalia acentuada, medindo mais da metade do diâmetro torácico, e que, após incisão, evidenciou volumoso trombo em suas câmaras.

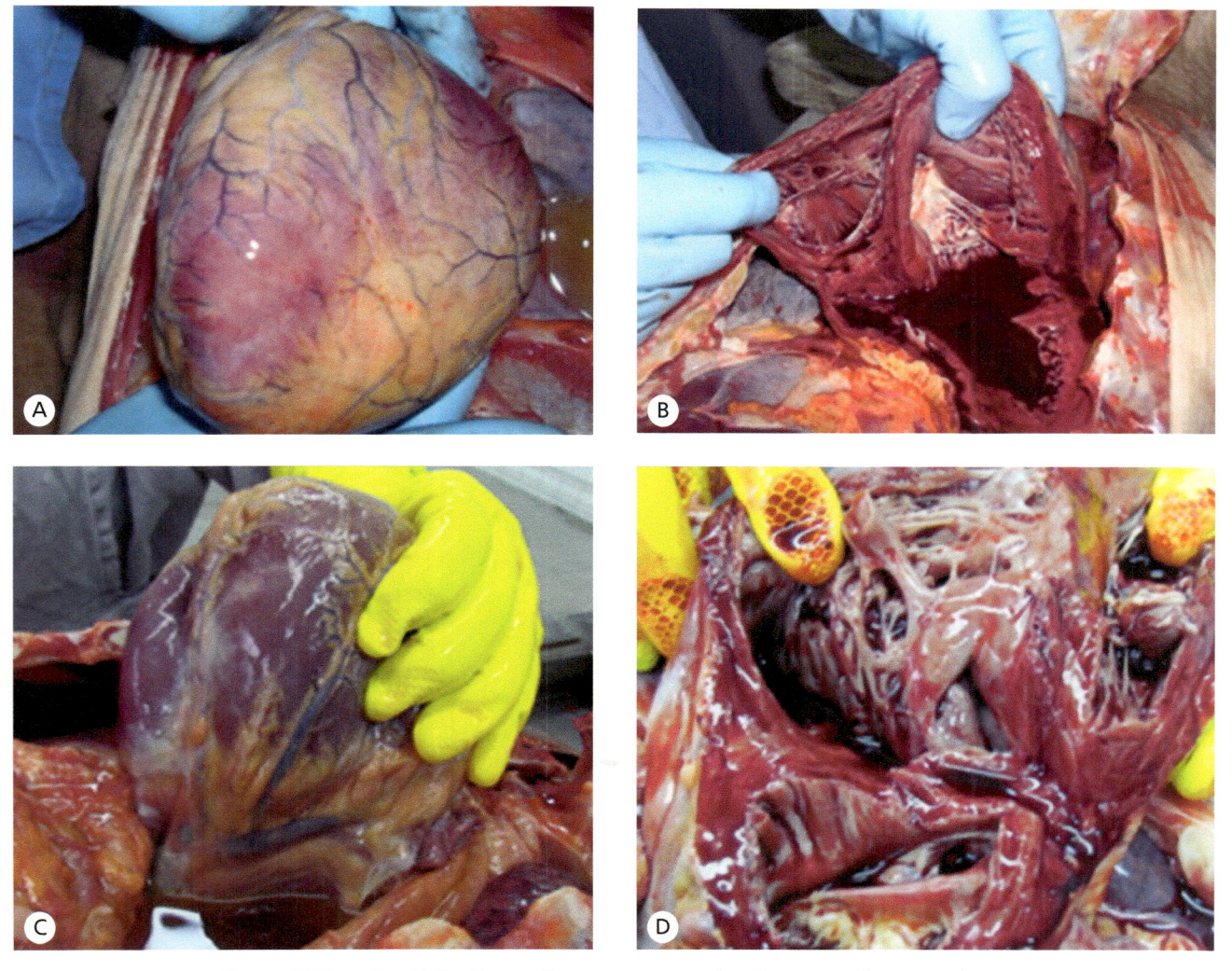

Figura 8.27 ■ (**A** a **D**) Cardiomegalias com aumento das câmaras cardíacas (*continua*).

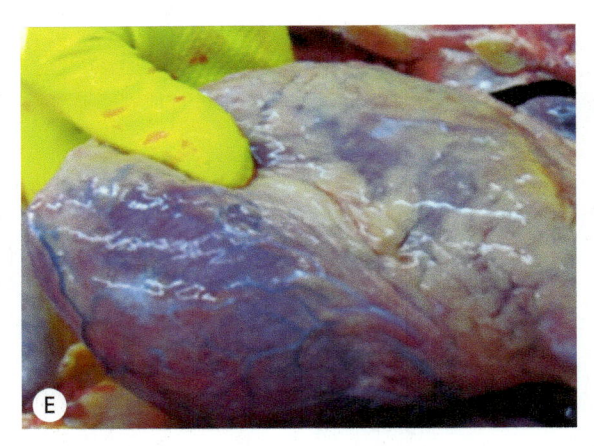

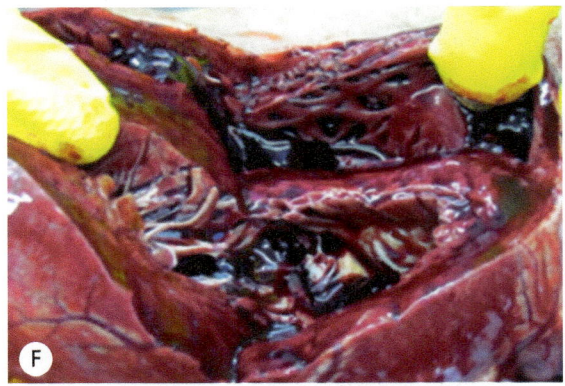

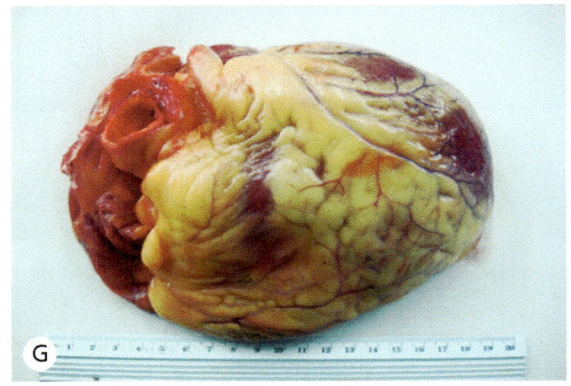

Figura 8.27 ■ (*Continuação*) (**E** a **G**) Cardiomegalias com aumento das câmaras cardíacas.

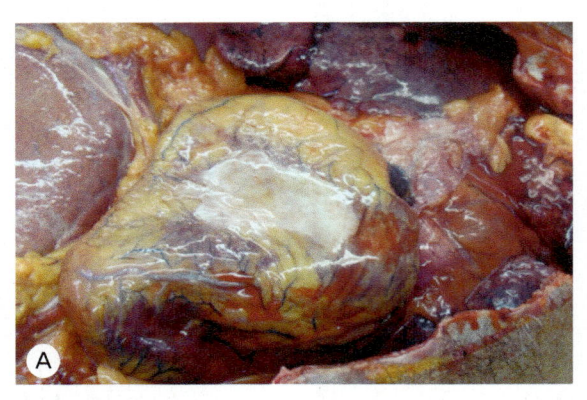

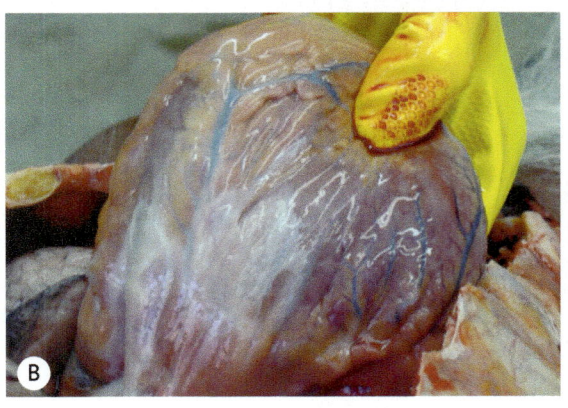

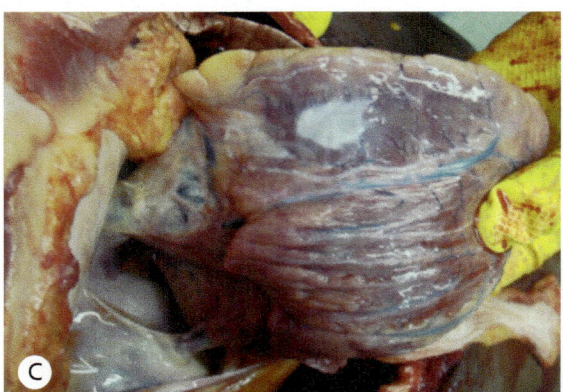

Figura 8.28 ■ (**A** a **C**) Corações com áreas de fibrose epicárdica.

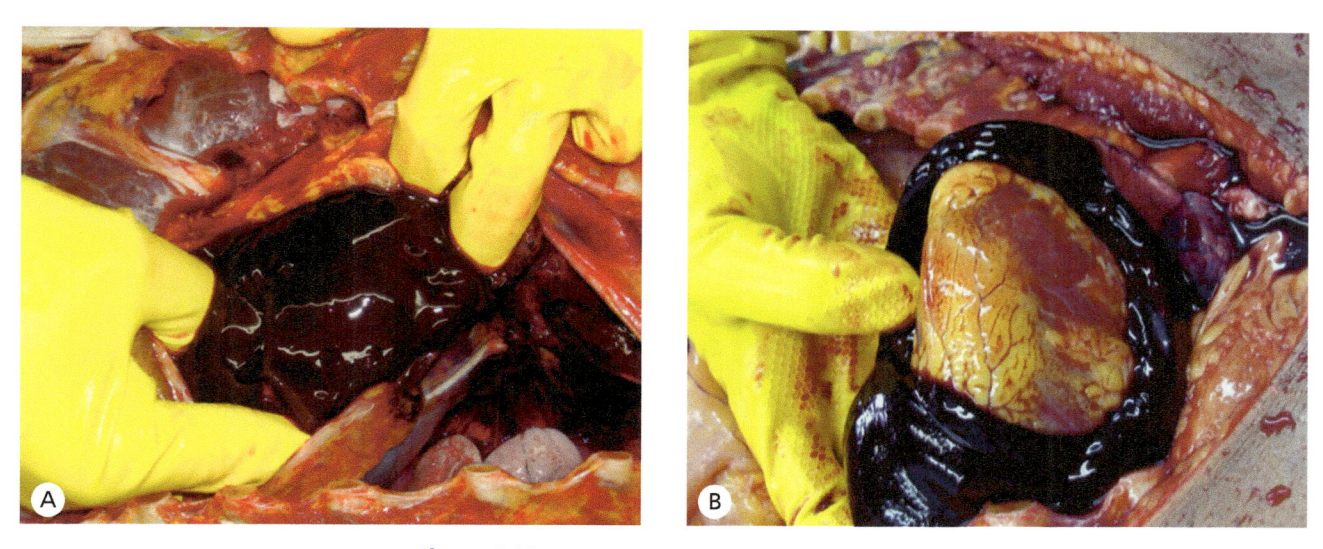

Figura 8.29 ◼ (**A** e **B**) Tamponamentos cardíacos.

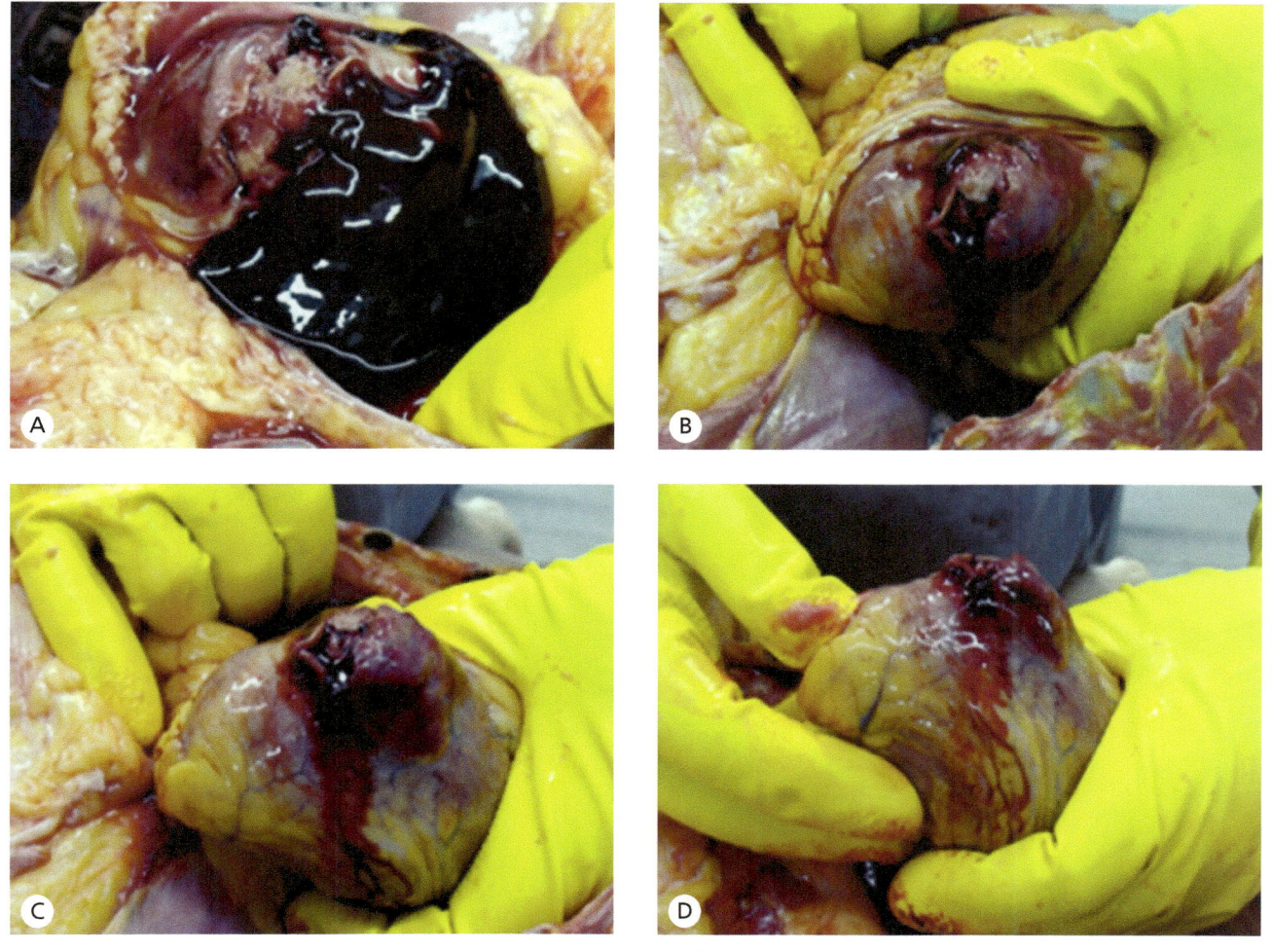

Figura 8.30 ◼ (**A** a **D**) Aneurisma roto de ponta cardíaca.

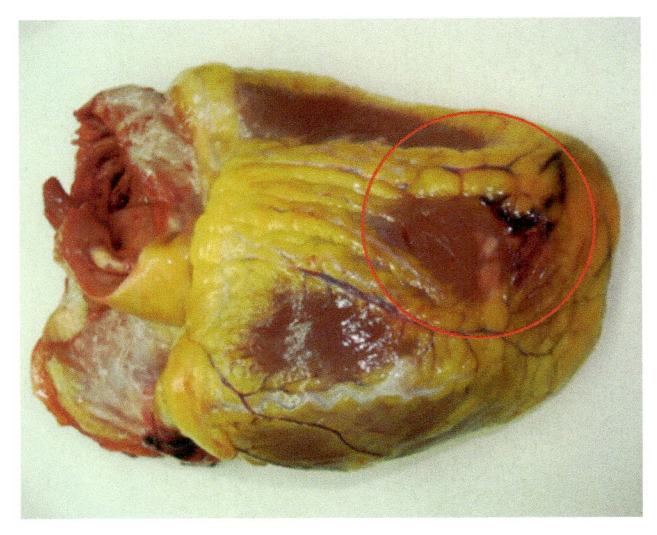

Figura 8.31 ■ Aneurisma roto de ventrículo esquerdo, indicado pelo círculo vermelho. Órgão fotografado após dissecção, retirada de seu sítio anatômico e lavagem mecânica com água.

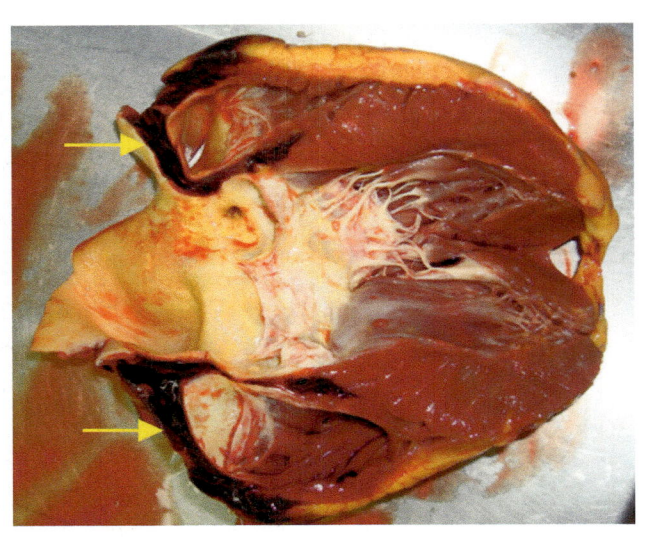

Figura 8.32 ■ Aneurisma cardíaco roto.

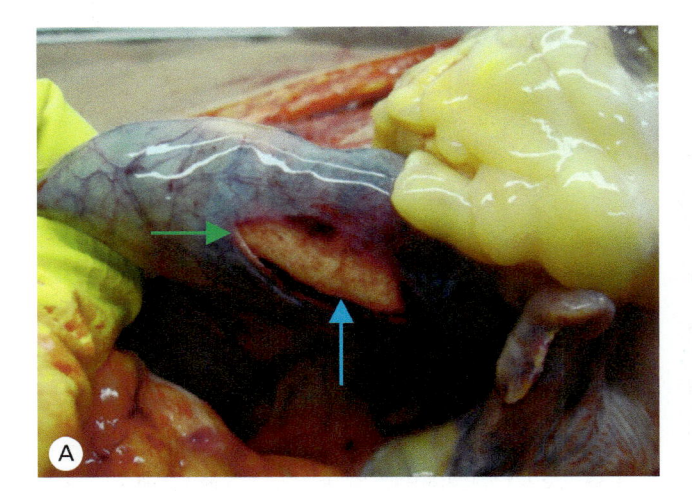

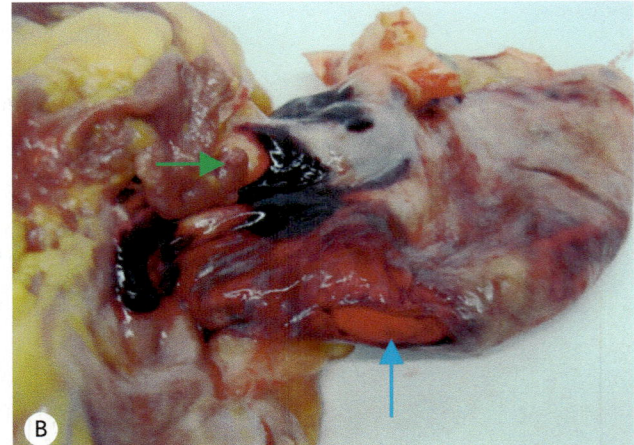

Figura 8.33 ■ Aneurisma dissecante de aorta ascendente (arco aórtico). Note a presença de hematoma em parede arterial, indicado pela seta verde, e ruptura, pela seta azul (**A** e **B**), e o segmento dissecado fora de seu sítio anatômico (**B**) para melhor visualização.

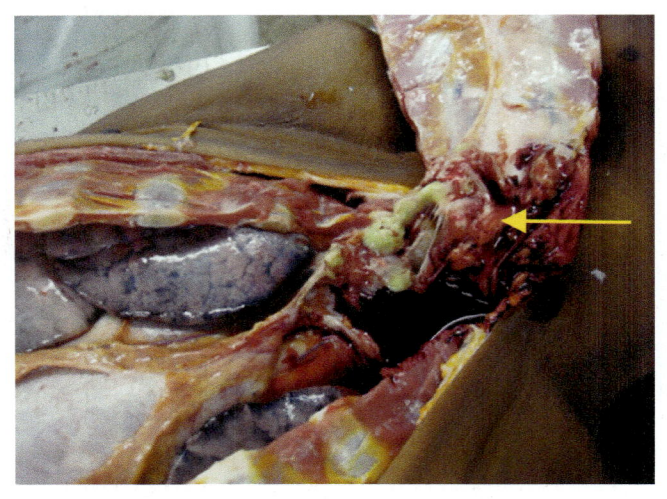

Figura 8.34 ■ Mediastinite. Note a presença de secreção purulenta em região de mediastino, indicada pela seta amarela.

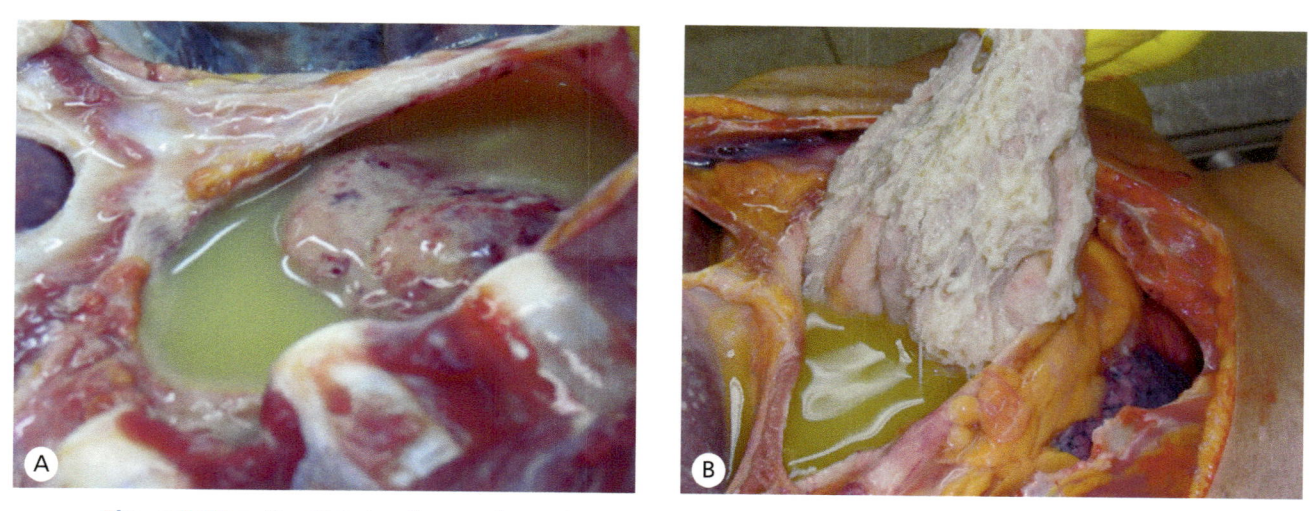

Figura 8.35 ■ (**A** e **B**) Pericardites purulentas. Note a presença de grande quantidade de fibrina em epicárdio (**B**).

Vasos sanguíneos (Figuras 8.36 a 8.43)

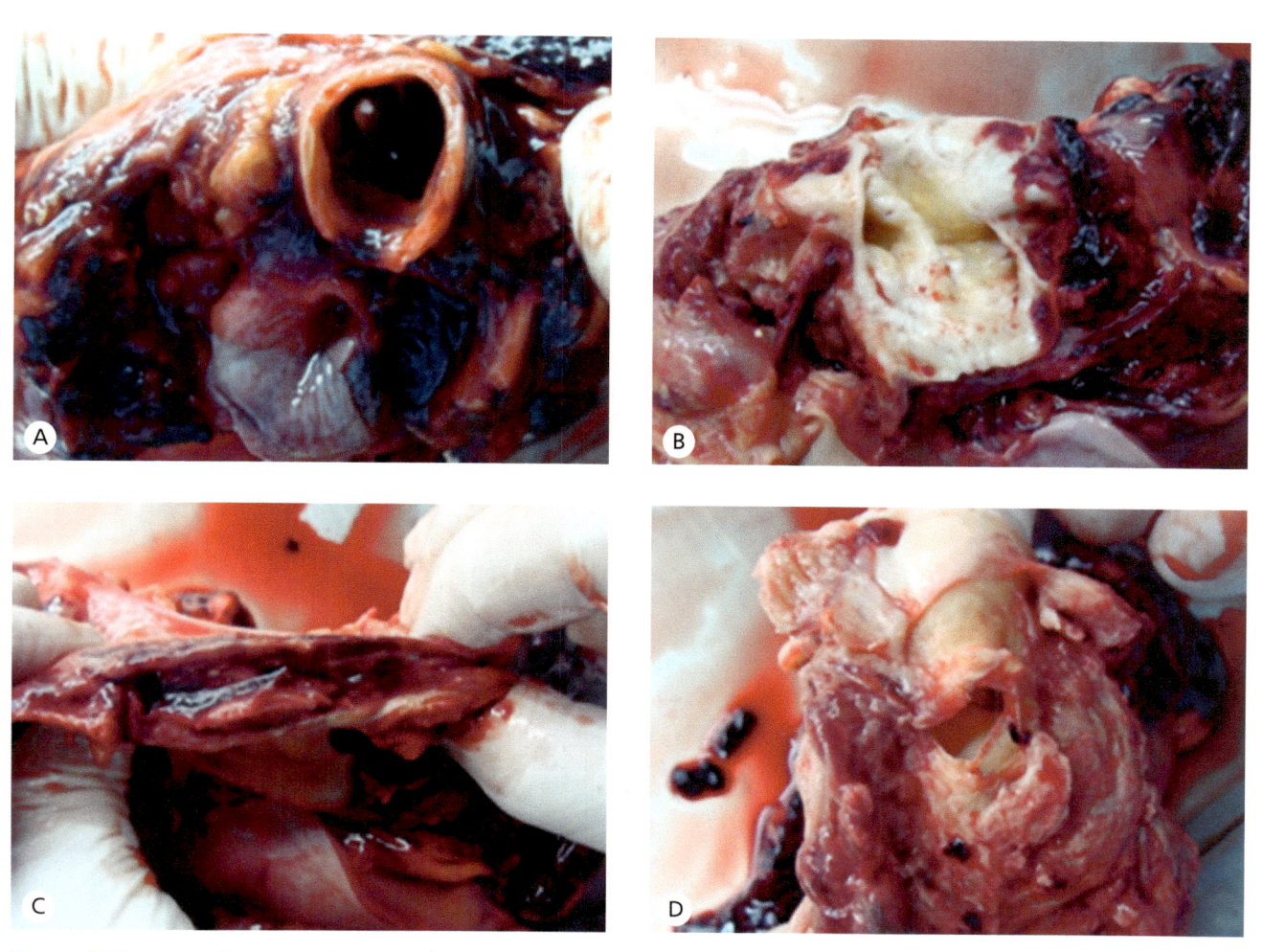

Figura 8.36 ■ Aneurisma roto dissecante de aorta torácica. Observe as luzes do esôfago e da aorta com grande extravasamento sanguíneo entre elas (**A**), a aorta aberta, circundada pela sufusão hemorrágica (**B**), as paredes da aorta dissecada pelo aneurisma (**C**) e o local exato da ruptura do aneurisma (**D**).

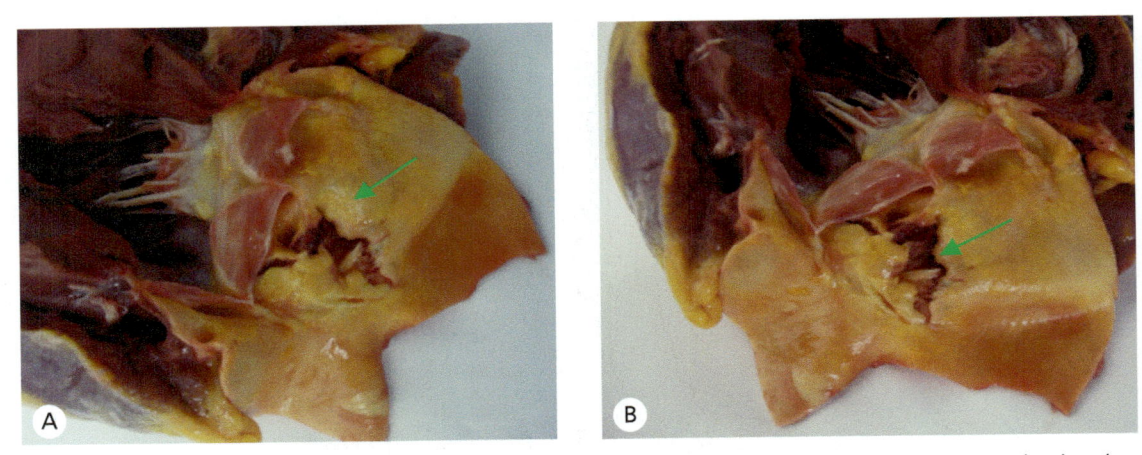

Figura 8.37 ■ (**A** e **B**) Aneurisma roto dissecante de aorta torácica. Note o cisalhamento da parede interna do vaso, indicado pela seta verde.

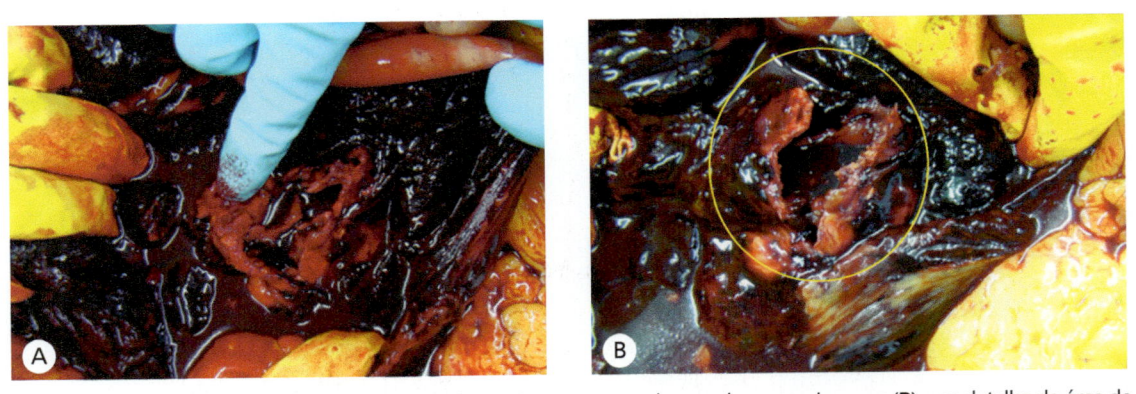

Figura 8.38 ■ Ruptura de aneurisma de aorta abdominal. Em (**A**), nota-se a volumosa hemorragia, e em (**B**), um detalhe da área da ruptura.

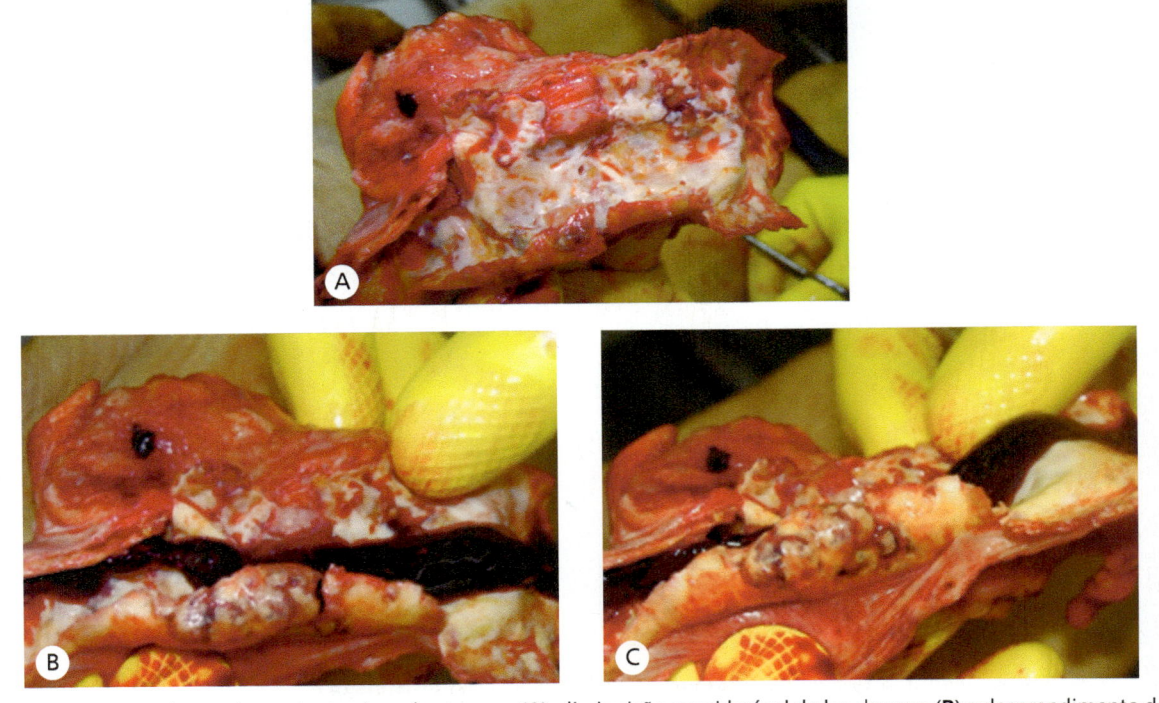

Figura 8.39 ■ Aterosclerose. Importante placa de ateroma (**A**), diminuição considerável da luz do vaso (**B**) e desprendimento da placa de ateroma da adventícia (**C**).

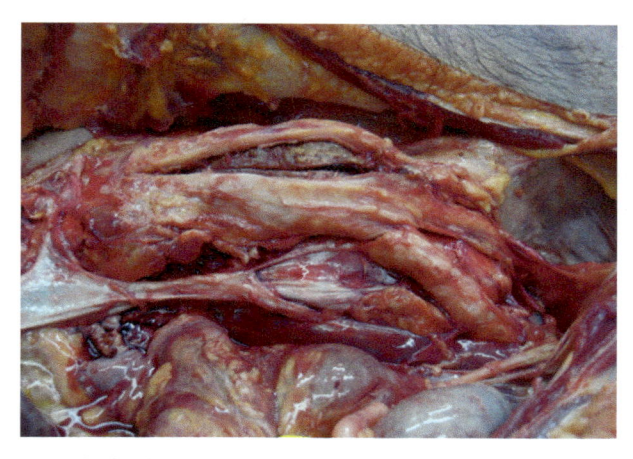

Figura 8.40 ■ Ateromatose. Grande depósito ateromatoso na aorta abdominal e na bifurcação das ilíacas (calcificadas).

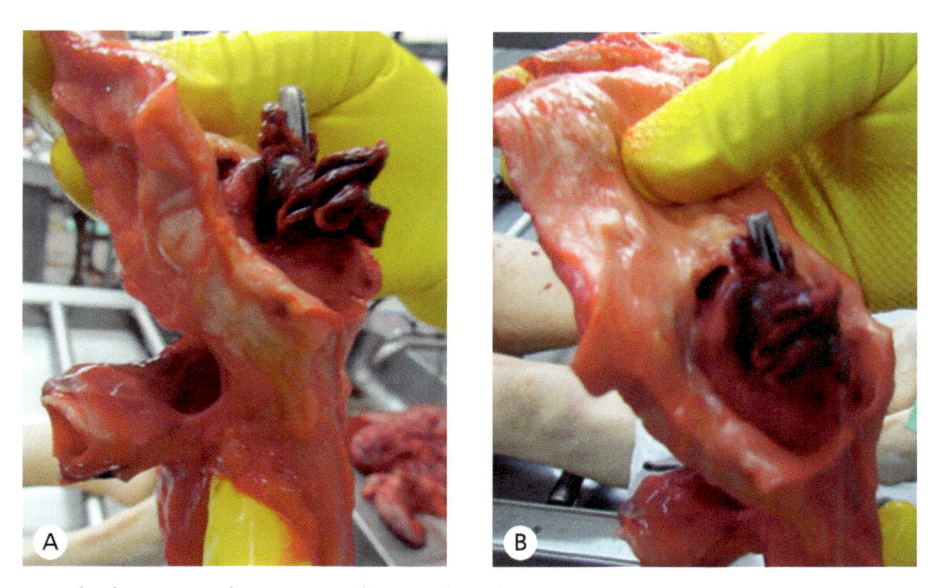

Figura 8.41 ■ (**A** e **B**) Fístula traqueoaórtica. Periciada portadora de CA mediastinal, desenvolveu fístula entre traqueia e aorta e faleceu por aspiração de sangue.

Diafragma

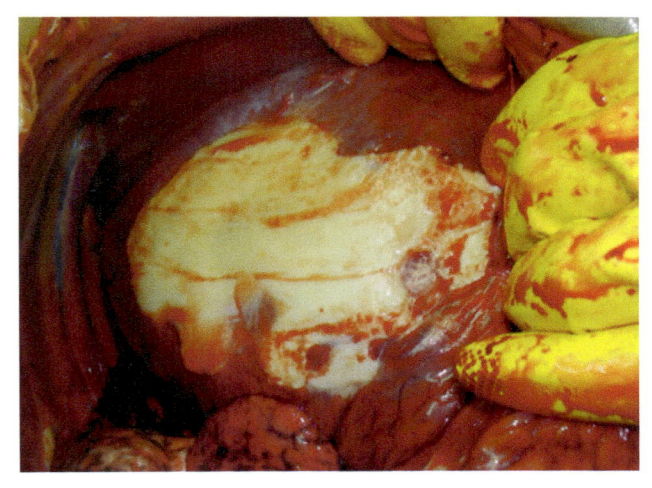 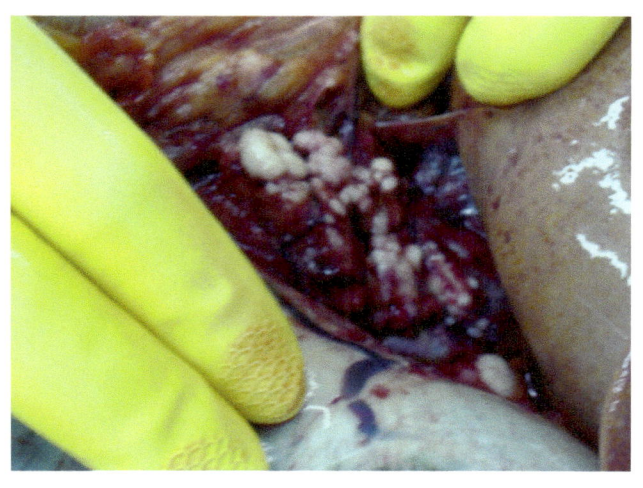

Figura 8.42 ■ Calcificação diafragmática.   **Figura 8.43** ■ Metástase diafragmática.

Cavidade abdominal (Figuras 8.44 a 8.47)

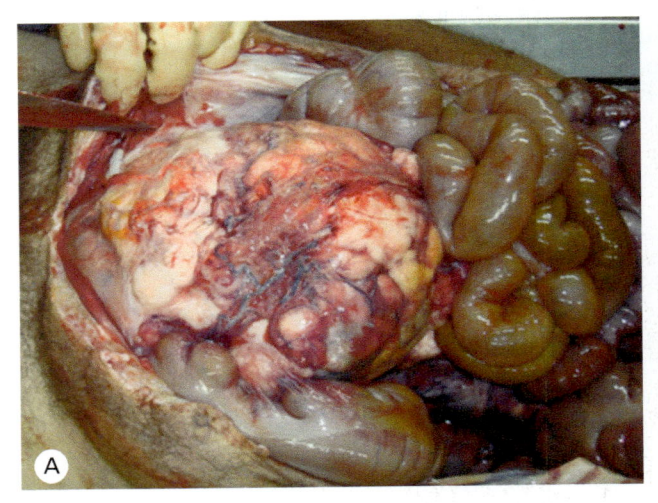 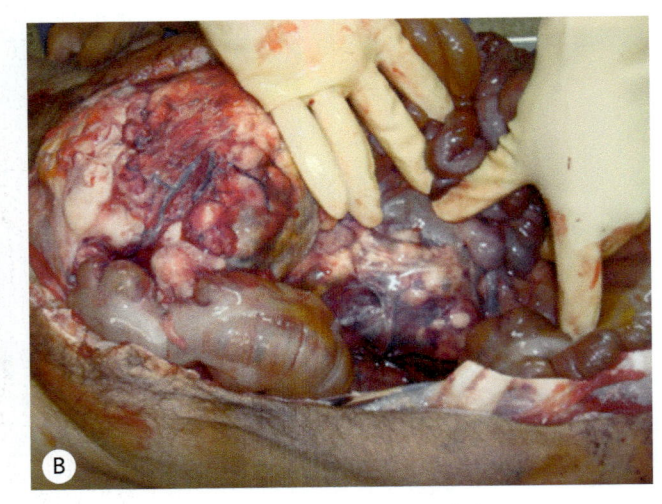

Figura 8.44 ■ Tumoração em hipogástrio (**A**). Note a presença de infiltrado tumoral em retroperitônio (**B**).

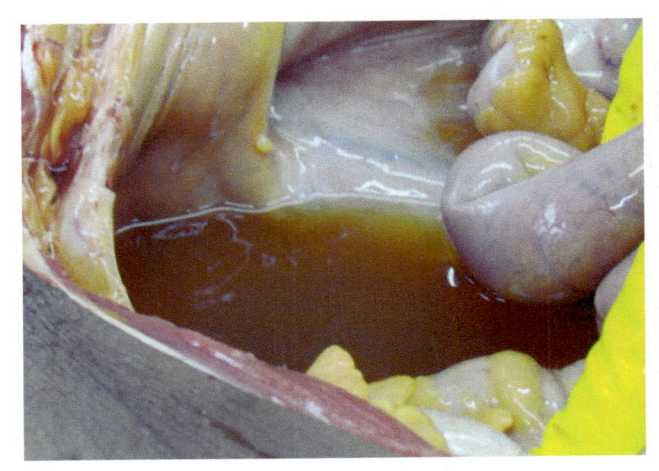

Figura 8.45 ■ Ascite.

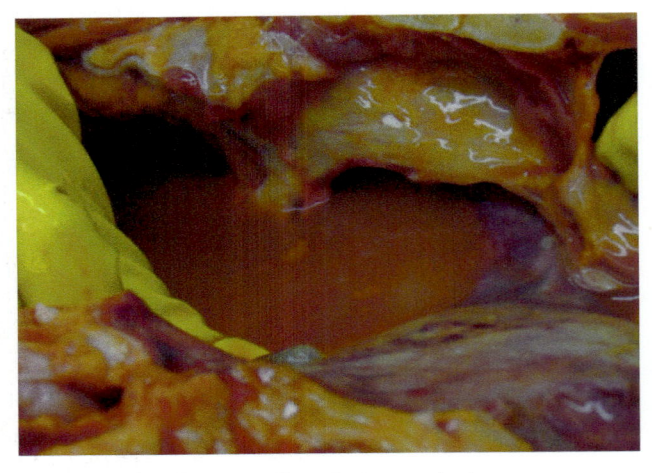

Figura 8.46 ■ Ascite purulenta.

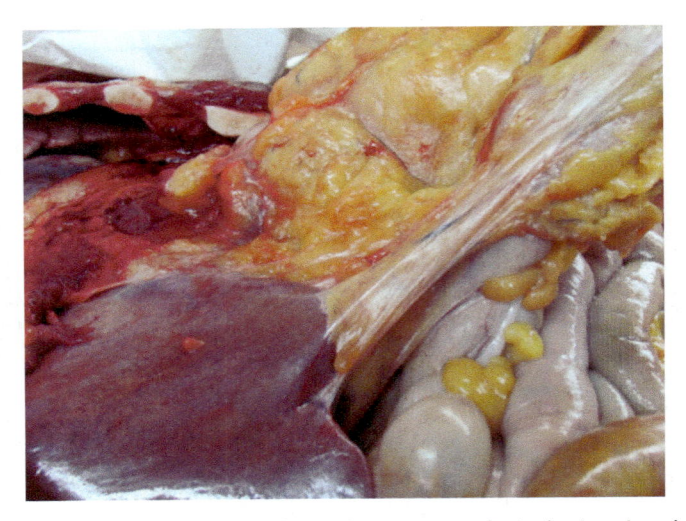

Figura 8.47 ■ Aderências abdominais em consequência de cirurgia prévia.

Estômago (Figuras 8.48 e 8.49)

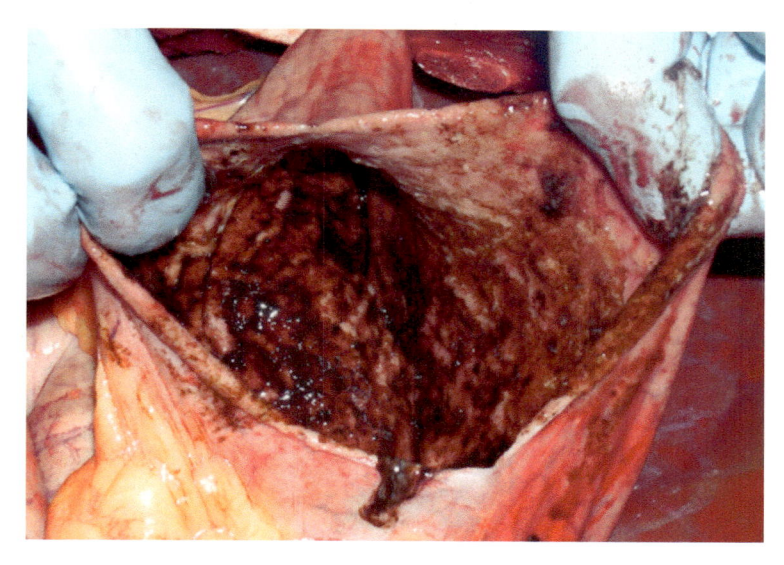

Figura 8.48 ■ Hemorragia digestiva.

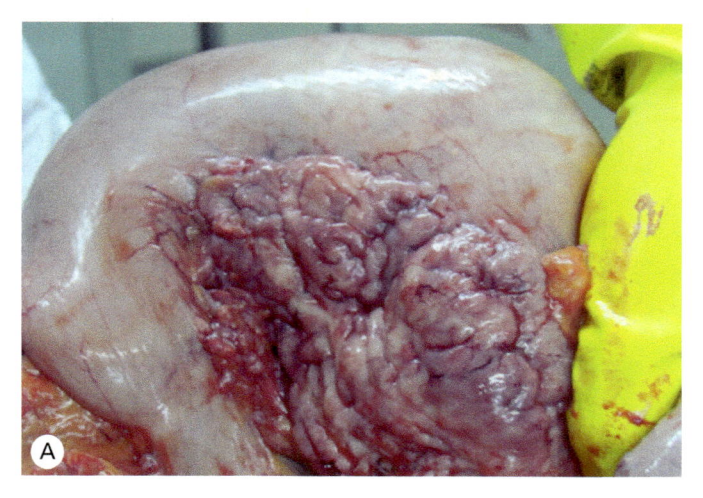

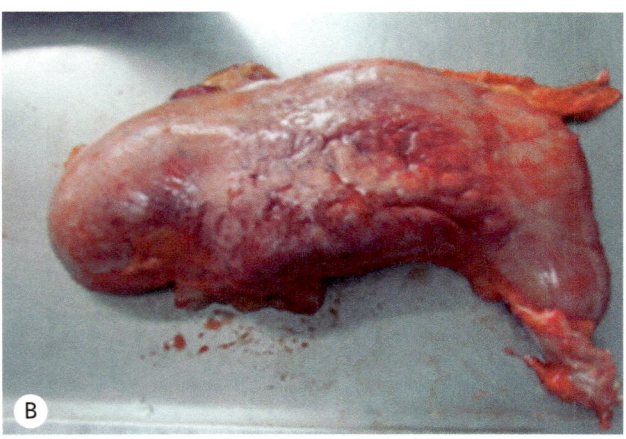

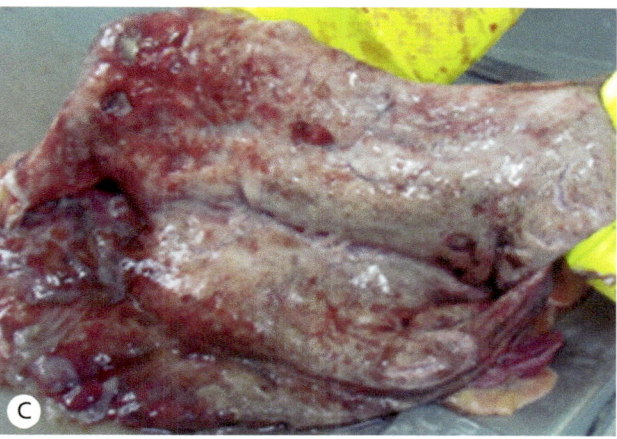

Figura 8.49 ■ Extensa tumoração gástrica (**A**) acometendo toda a pequena curvatura externamente (**B**) e, de forma infiltrativa, toda a mucosa do estômago (**C**).

Pâncreas (Figuras 8.50 e 8.51)

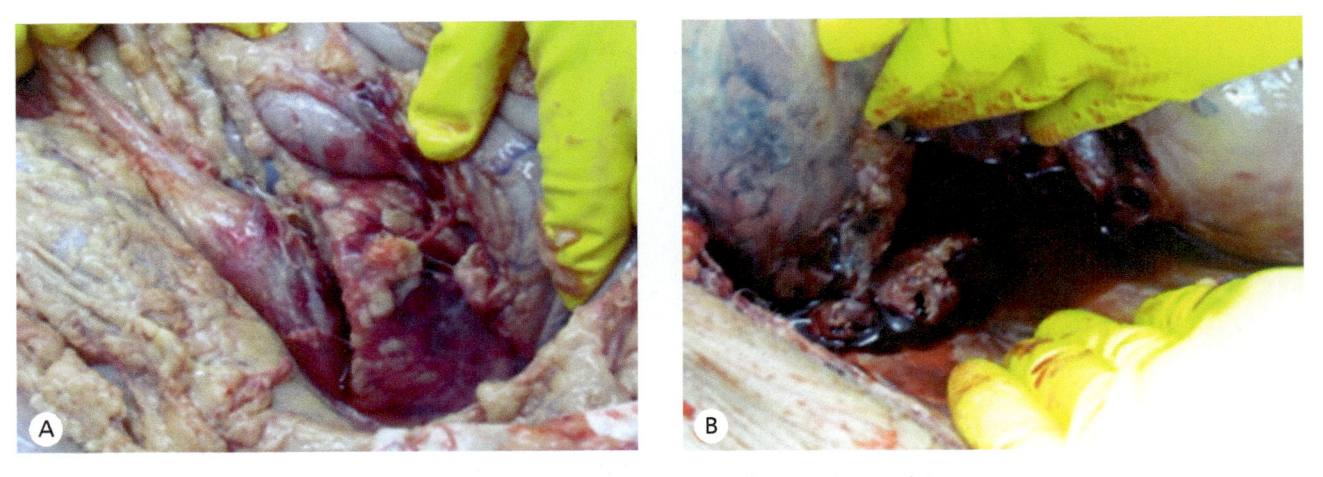

Figura 8.50 ▬ (**A** e **B**) Pancreatite aguda necro-hemorrágica.

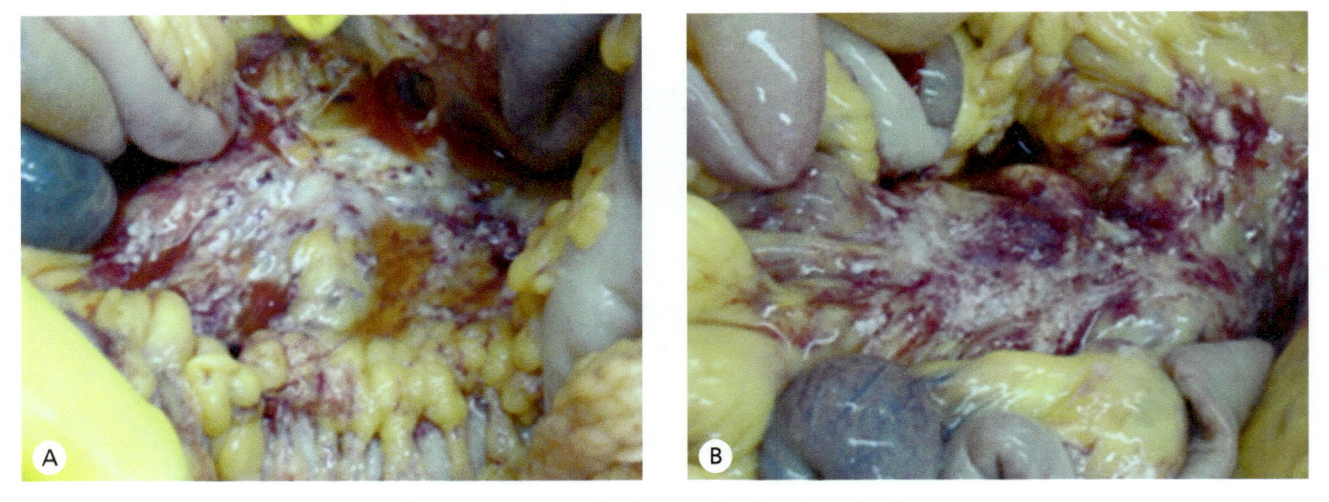

Figura 8.51 ▬ (**A** e **B**) Tumorações de cabeça de pâncreas.

Fígado (Figuras 8.52 a 8.56)

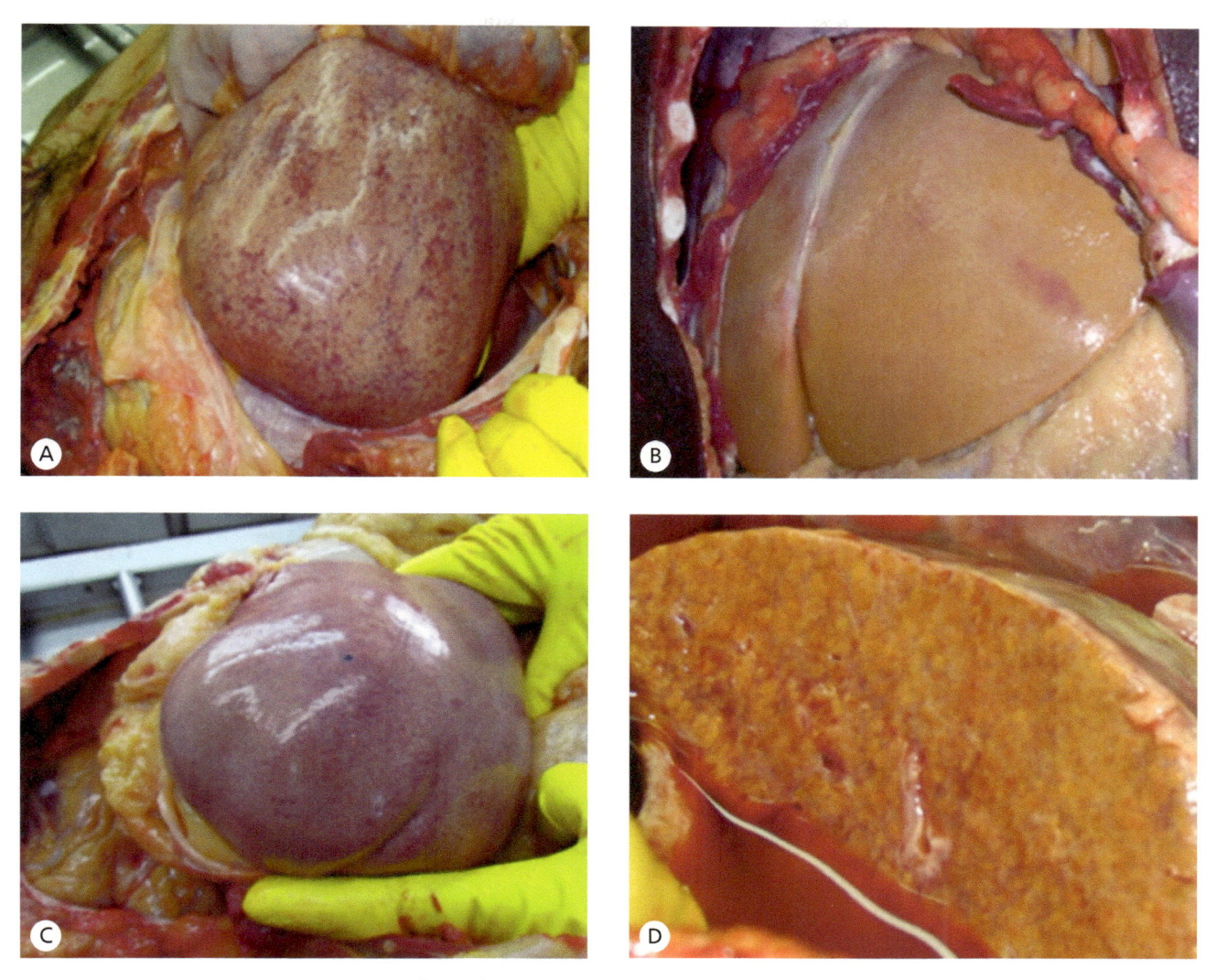

Figura 8.52 ⬛ (**A** a **D**) Esteatoses hepáticas.

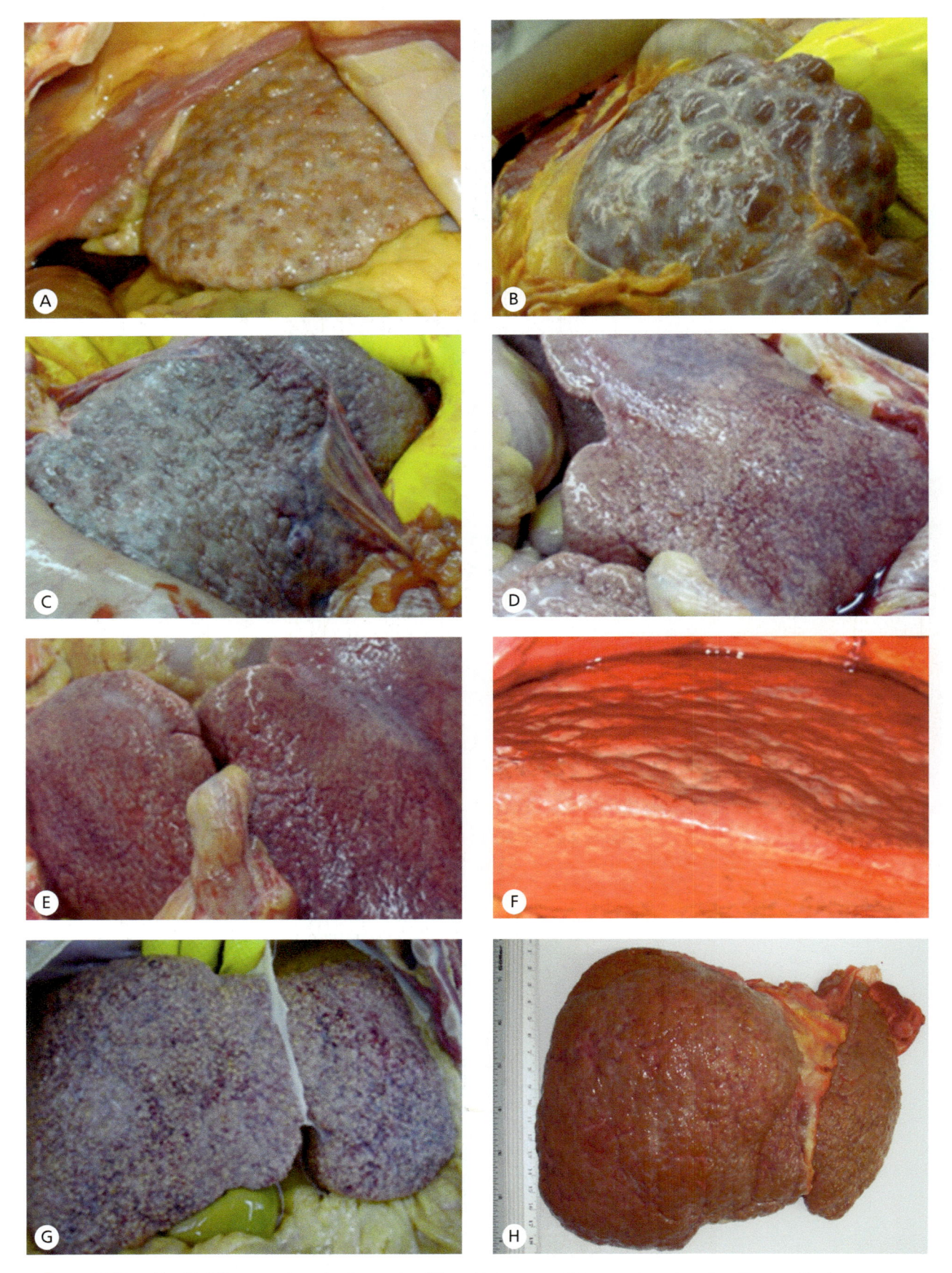

Figura 8.53 ■ (**A a H**) Diferentes tipos de cirroses hepáticas. Note a superfície granulomatosa dos diversos fígados expostos.

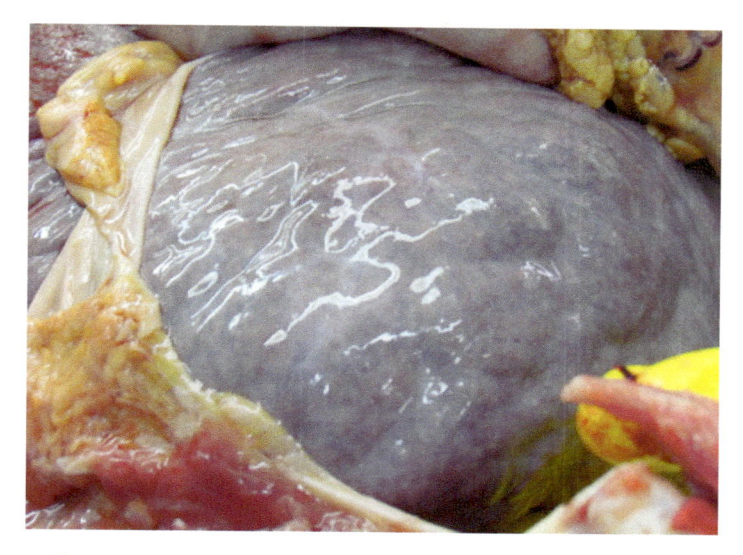

Figura 8.54 ■ Tumoração primária do fígado – hepatocarcinoma.

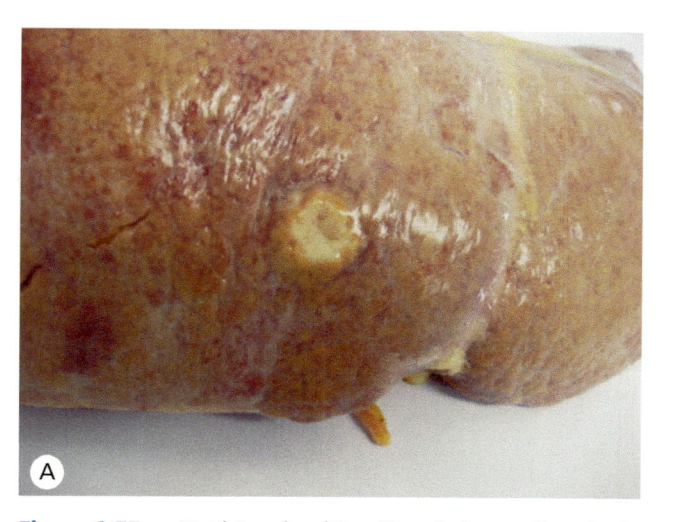

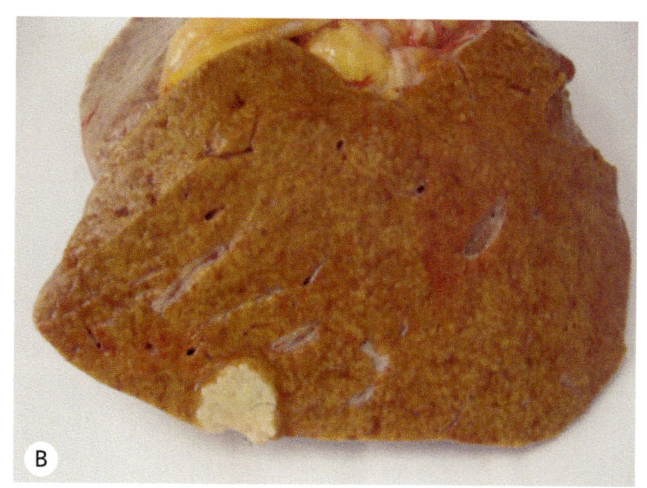

Figura 8.55 ■ Metástase hepática. Diagnóstico confirmado de metástase hepática após resultado anatomopatológico. Vista da face diafragmática (**A**) com presença de nódulo pálido e secção transversal do órgão (**B**), onde se visualiza a infiltração nodular.

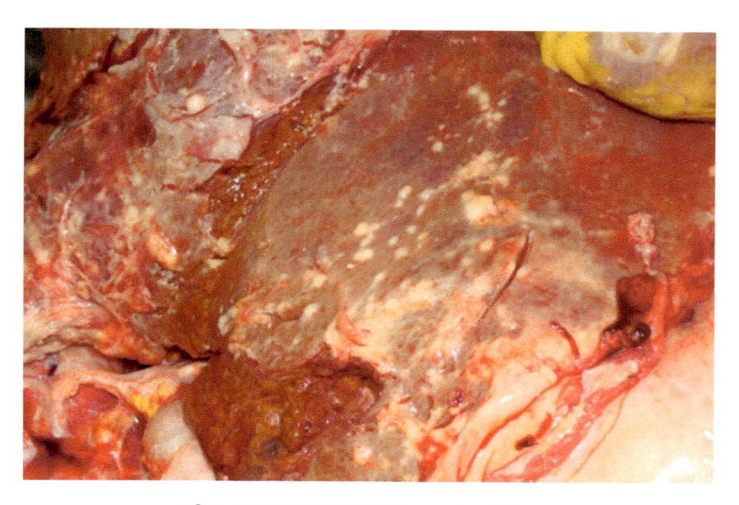

Figura 8.56 ■ Metástases hepáticas.

Vesícula biliar (Figura 8.57)

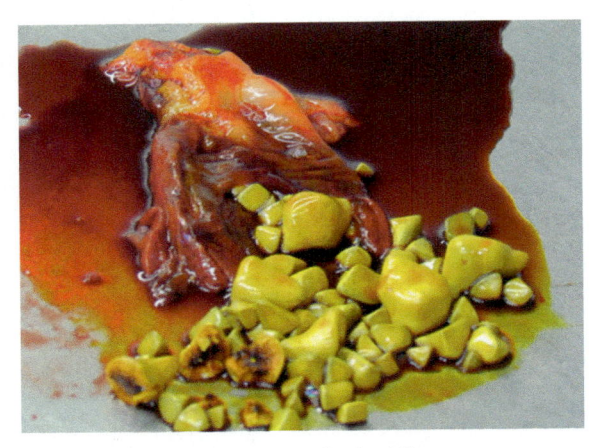

Figura 8.57 ■ Cálculos biliares.

Baço (Figura 8.58)

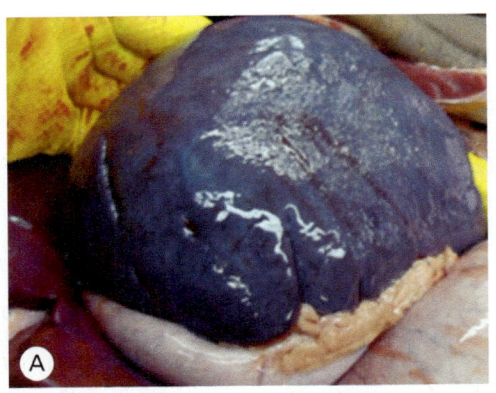

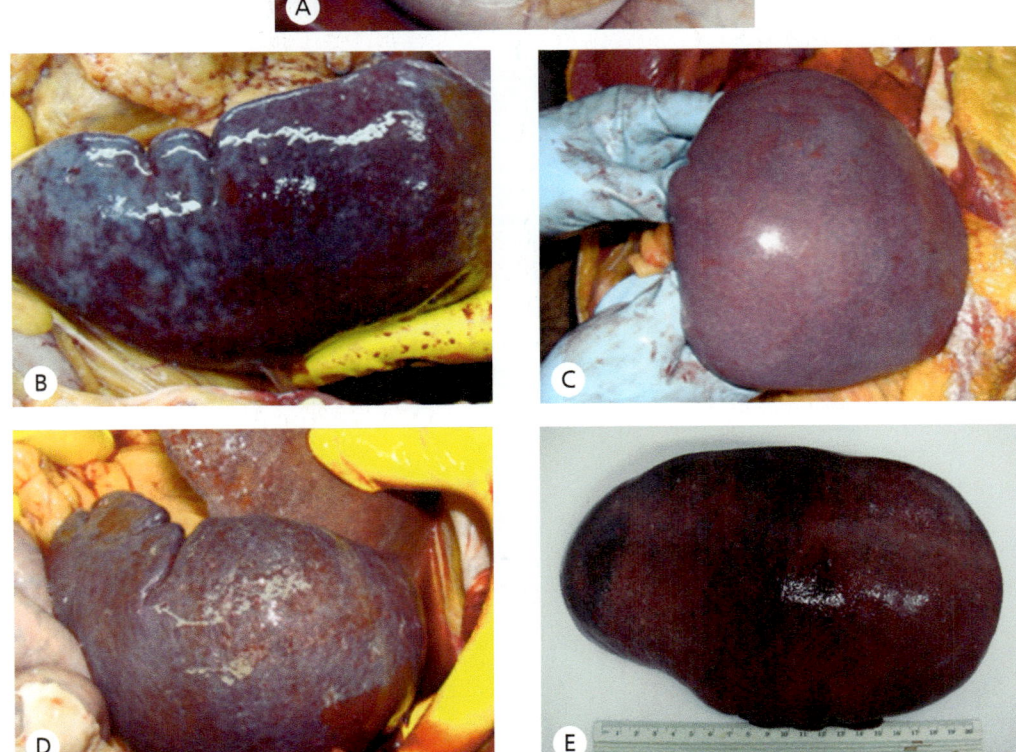

Figura 8.58 ■ (**A** a **E**) Esplenomegalias.

Rins (Figura 8.59)

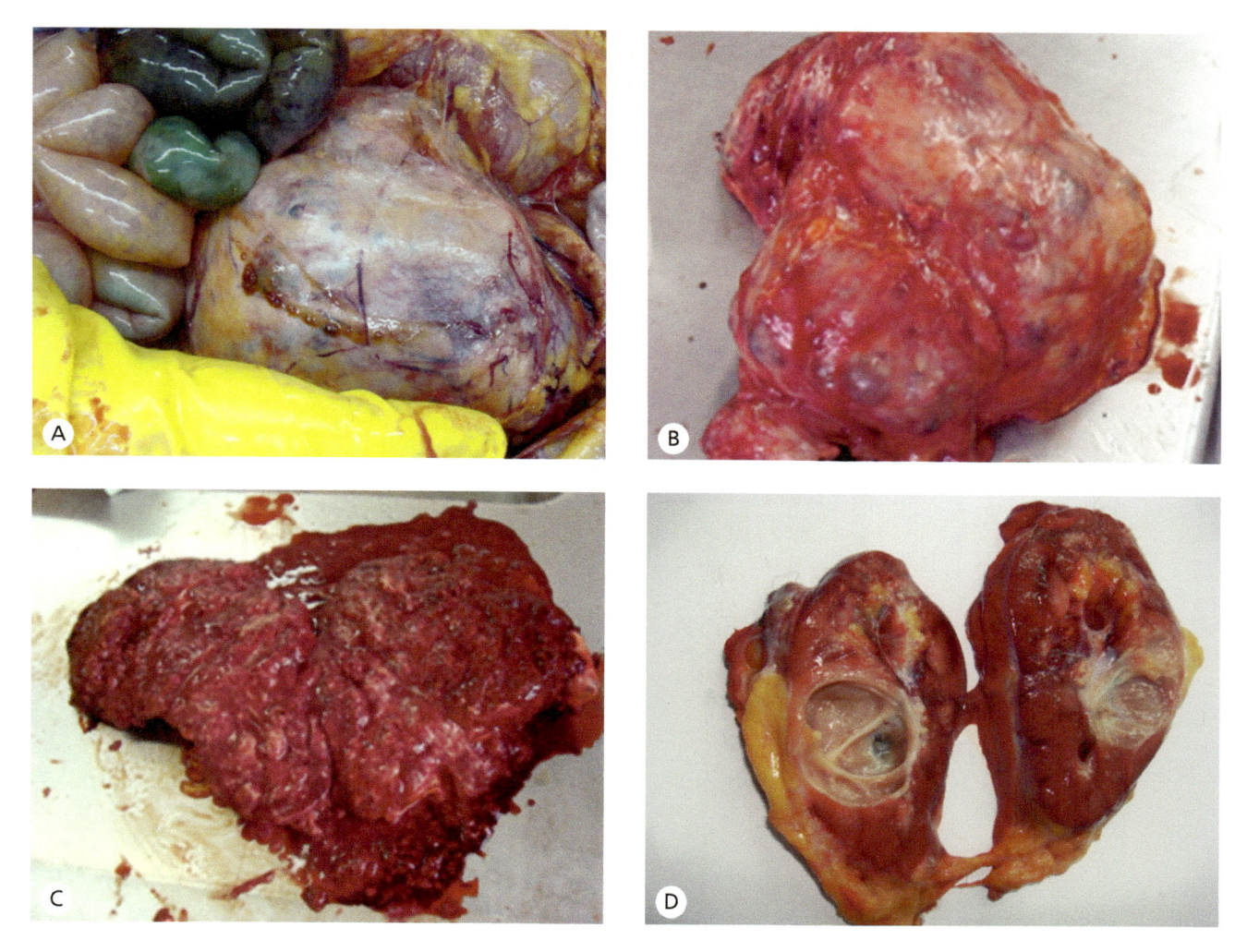

Figura 8.59 ■ (**A** a **D**) Cistos renais.

Apêndice cecal (Figuras 8.60 e 8.61)

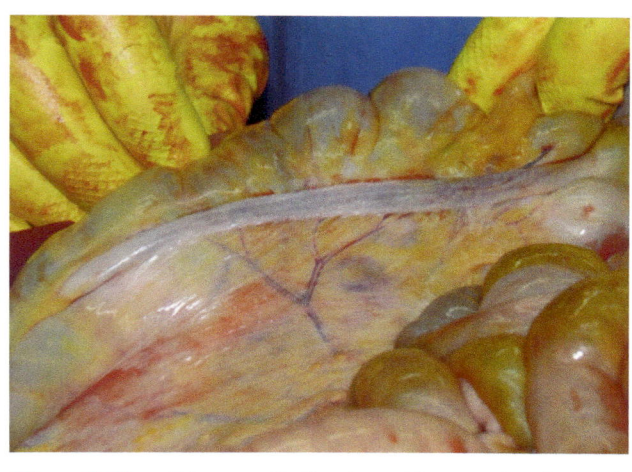

Figura 8.60 ■ Extenso apêndice de posicionamento retrocecal.

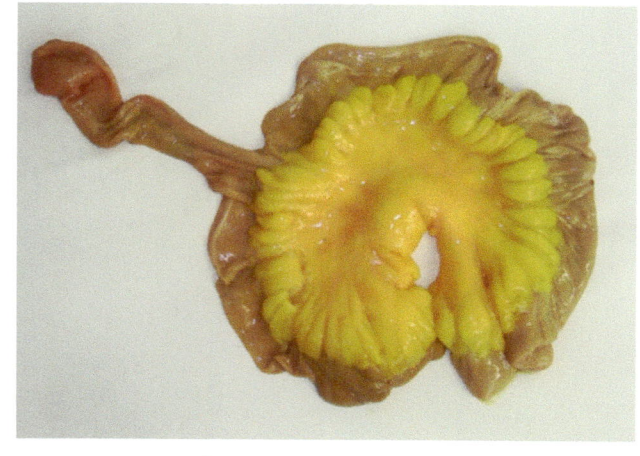

Figura 8.61 ■ Divertículo.

Bexiga (Figura 8.62)

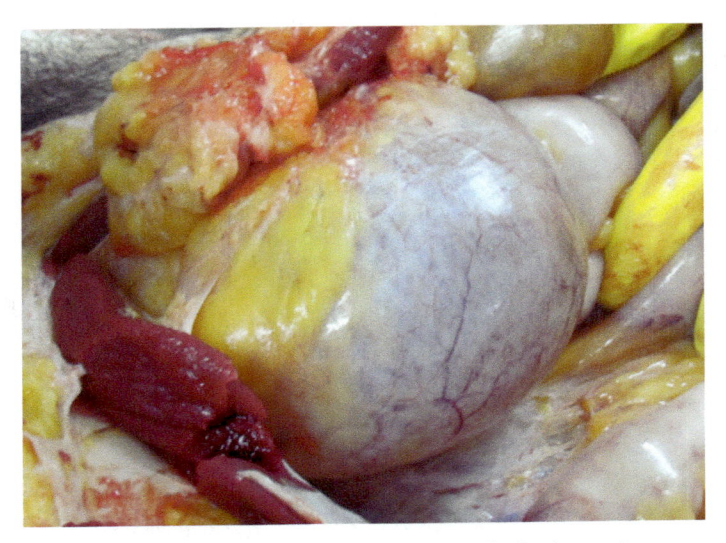

Figura 8.62 ■ Distensão vesical acentuada (bexigomas).

Útero (Figura 8.63)

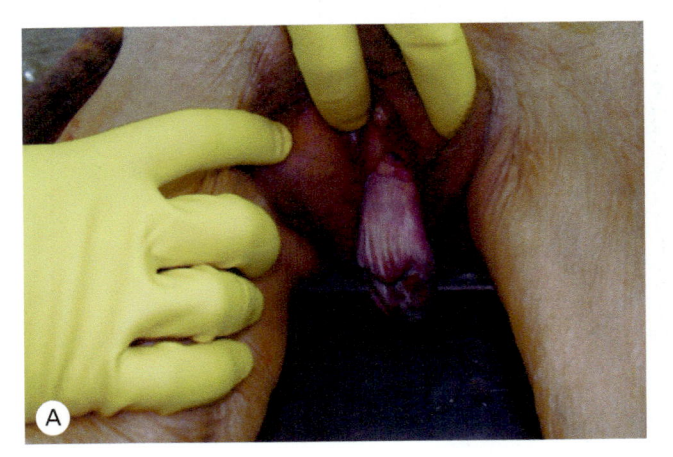 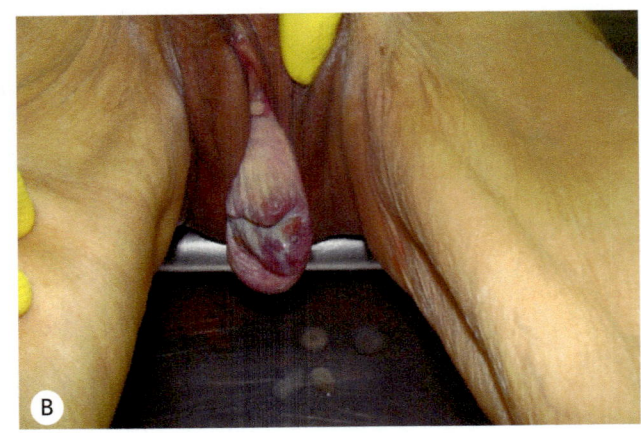

Figura 8.63 ■ (**A** e **B**) Prolapso uterino.

Bibliografia

Calabuig G. Medicina legal y toxocología. 6. ed. Barcelona: Masson, 2004.

Croce D, Croce Júnior D. Manual de medicina legal. 7. ed. rev. São Paulo: Editora Saraiva, 2010.

França GV. Medicina legal. 7. ed. Rio de Janeiro: Guanabara Koogan, 2004.

Hércules HC. Medicina legal – Texto e atlas. São Paulo: Editora Atheneu, 2005.

Moore KL, Dalley AF, Agur AM. Anatomia orientada para a clínica. 6. ed. Rio de Janeiro: Guanabara Koogan, 2010.

Patitó JA. Tratado de medicina legal y elementos de patología forense. Buenos Aires: Quorum, 2003.

CAPÍTULO 9

Tanatologia Forense

TANATOGNOSE

Denomina-se Tanatognose a parte da tanatologia responsável pelo diagnóstico da morte. Imediatamente após o óbito, torna-se difícil seu diagnóstico, e só depois de algum tempo o corpo mostra sinais característicos da morte, período em que se observam fenômenos transformativos do cadáver. O diagnóstico de morte passa então por duas fases: a primeira, avital ou abiótica; e uma posterior, transformativa, que pode ser destrutiva ou conservadora.

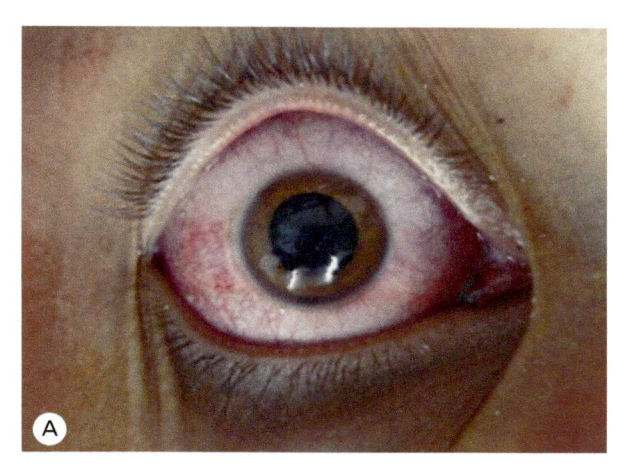

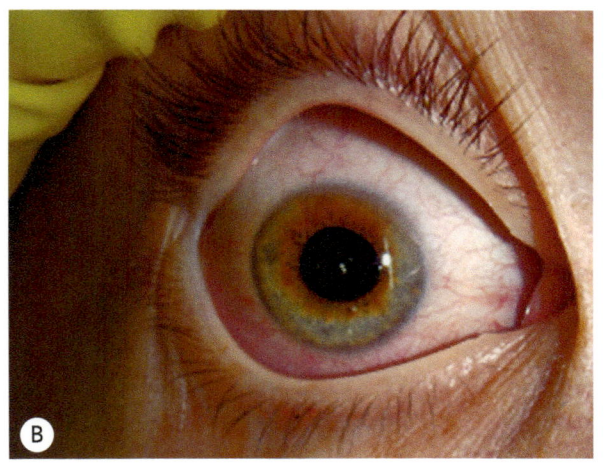

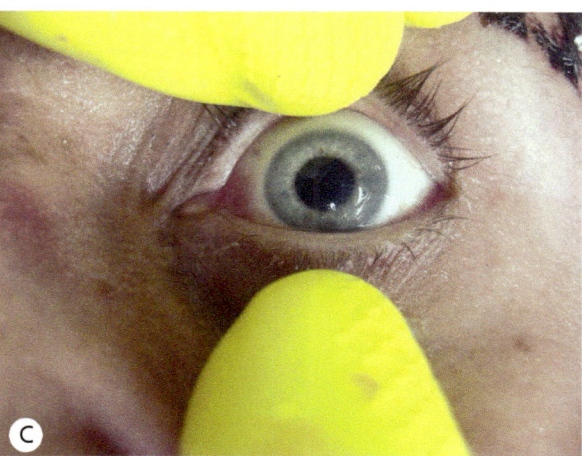

Figura 9.1 ■ (**A** a **C**) Midríase. Provocada pela ausência de tônus parassimpático na musculatura lisa iridiana.

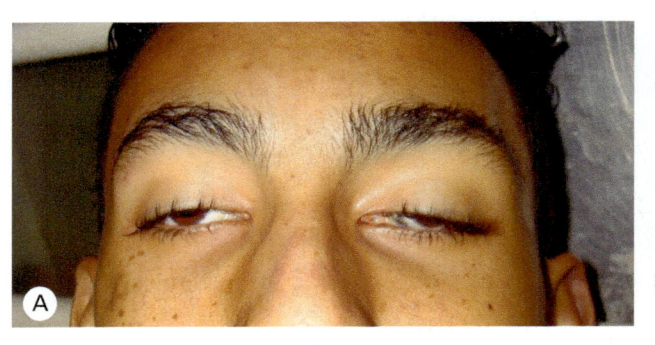
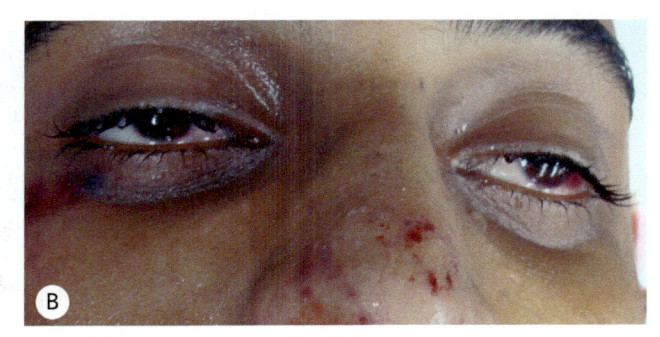

Figura 9.2 ■ (**A** e **B**) Abertura parcial (posição neutra) da rima palpebral.

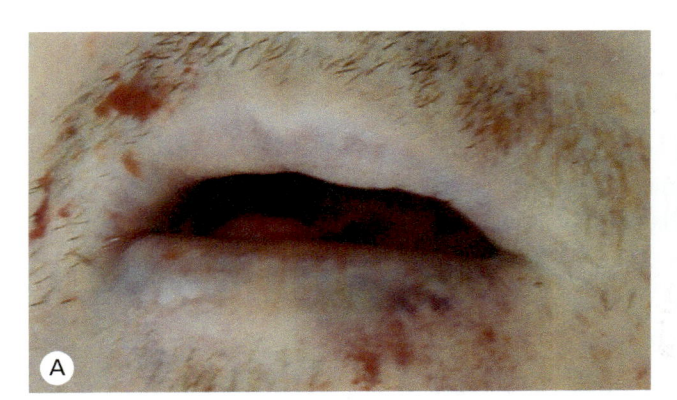
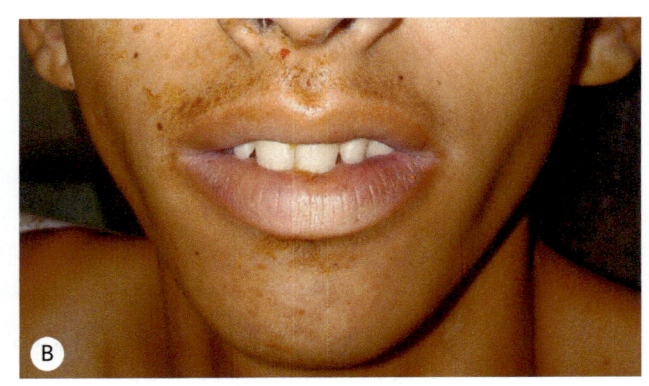

Figura 9.3 ■ (**A** e **B**) Abertura parcial da rima bucal.

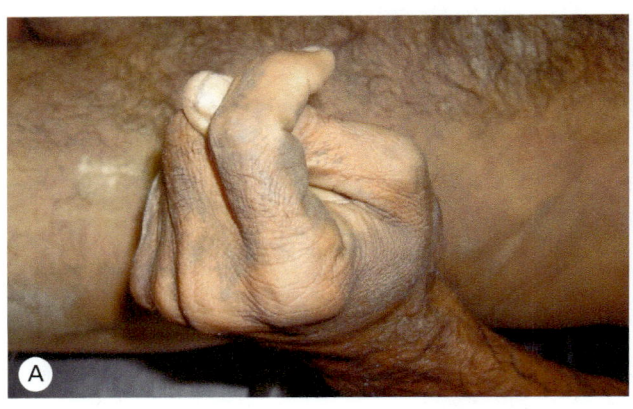
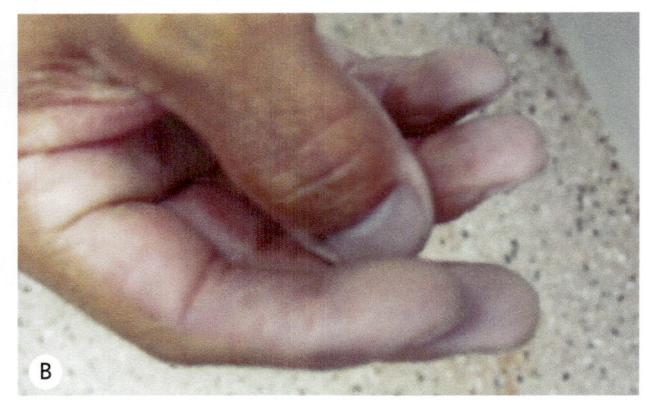

Figura 9.4 ■ (**A** e **B**) Dedos semifletidos em direção à palma da mão e recobrindo parcialmente o polegar.

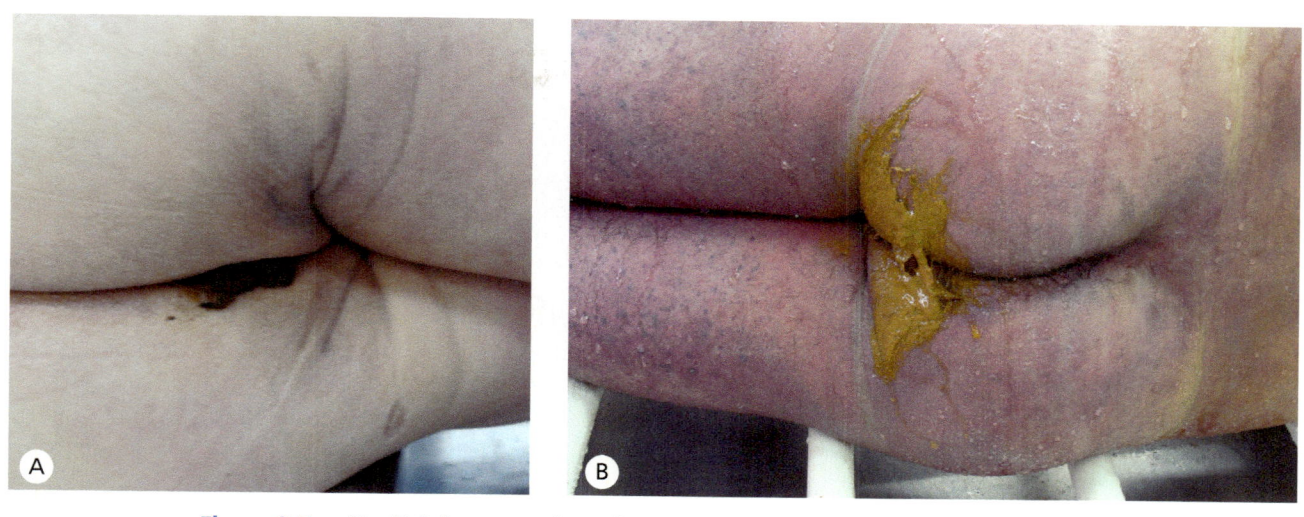

Figura 9.5 ■ (**A** e **B**) Relaxamento dos esfíncteres anais com extravasamento de massa fecal.

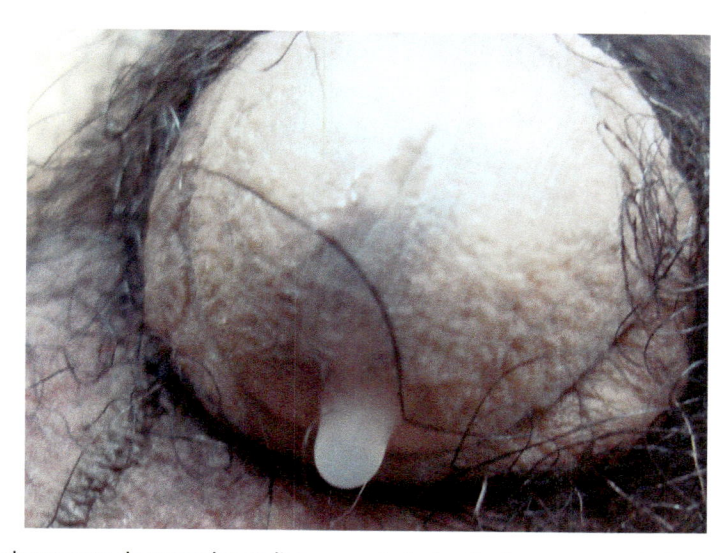

Figura 9.6 ■ Relaxamento da musculatura lisa com exteriorização de esperma pelo óstio externo da uretra.

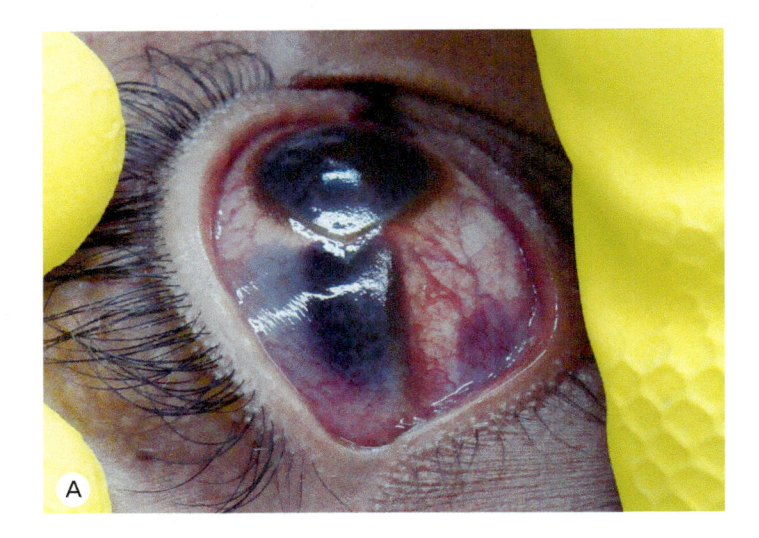

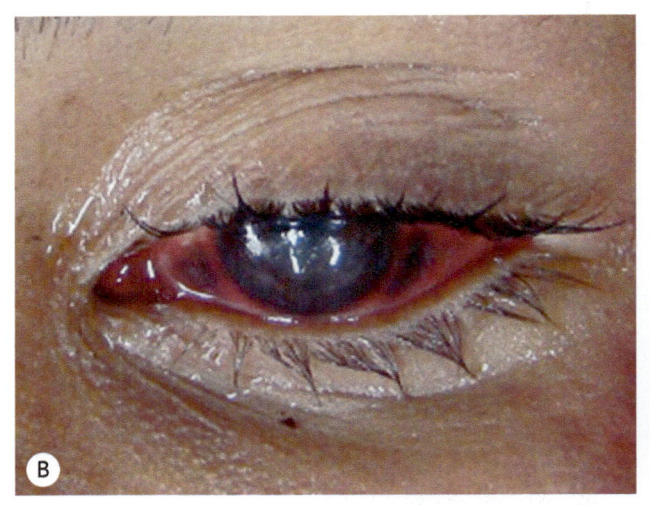

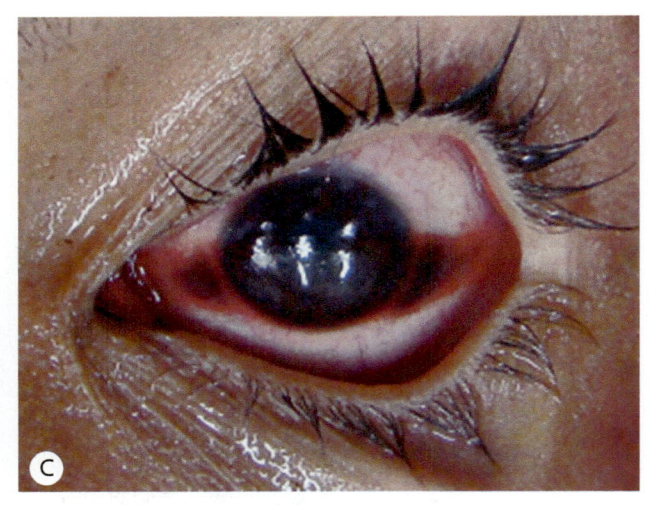

Figura 9.7 ■ (**A** a **C**) Sinal de Sommer e Larcher: tem formato ovalar ou triangular (com a base voltada para a íris), coloração enegrecida e normalmente está localizado nas extremidades medial (nasal) ou lateral (temporal) dos olhos. Note que está presente nas áreas oculares mais expostas ao meio externo.

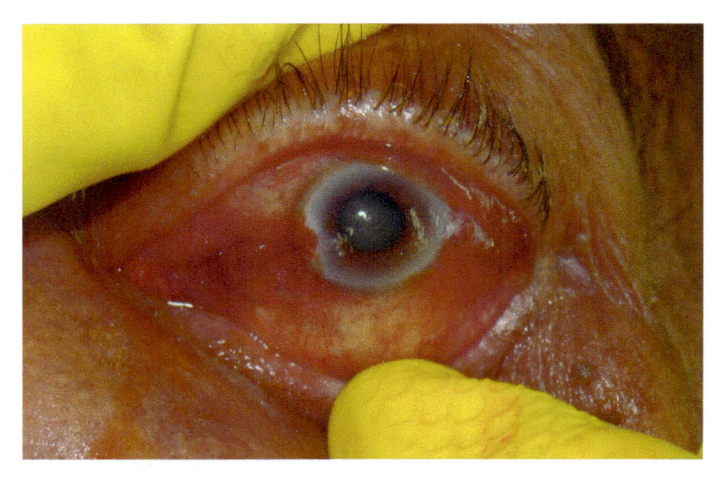

Figura 9.8 ■ Evaporação dos olhos com a formação do sinal de Sommer e Larcher. Também se nota, nesta imagem, o halo senil ao redor da íris, alteração mais comumente observada em indivíduos com idade superior a 60 anos.

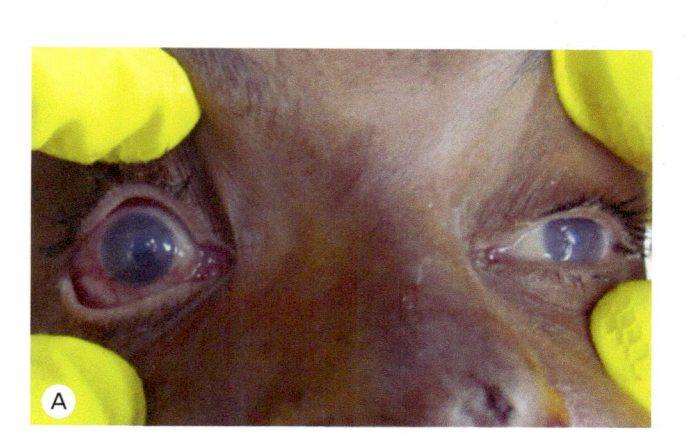
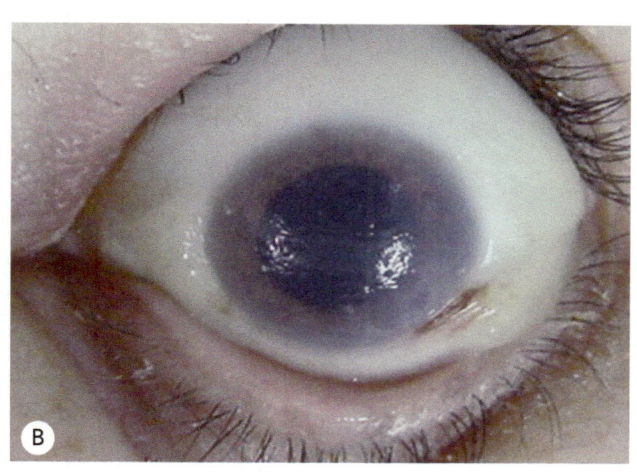

Figura 9.9 ■ (**A**) Ressecamento do olho (evaporação por mais de 8 horas do óbito, em média). Em (**B**), observa-se, também, midríase fixa.

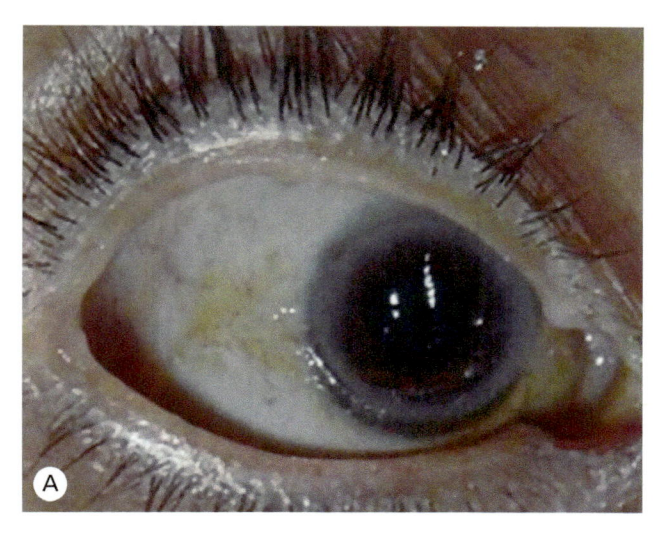
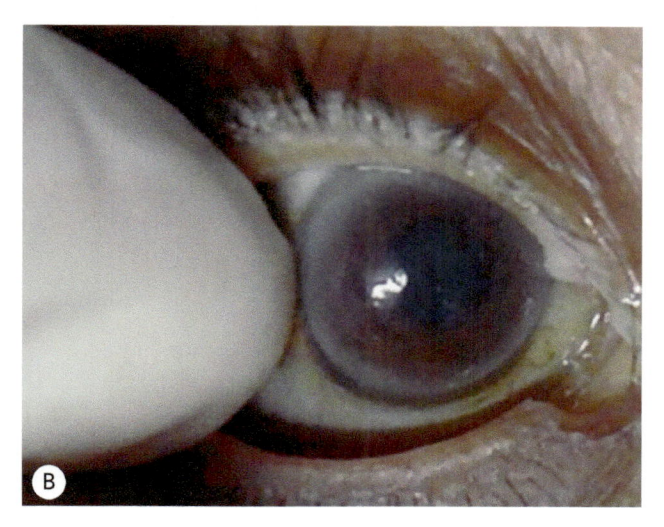

Figura 9.10 ■ Diminuição evidente do turgor do bulbo ocular com enrugamento da córnea (tempo de morte estimado em mais de 8 horas). (**A**) Por meio de compressão digital, observa-se a restauração parcial da pressão ocular. Em (**B**), observa-se que a pupila não se encontra midriática.

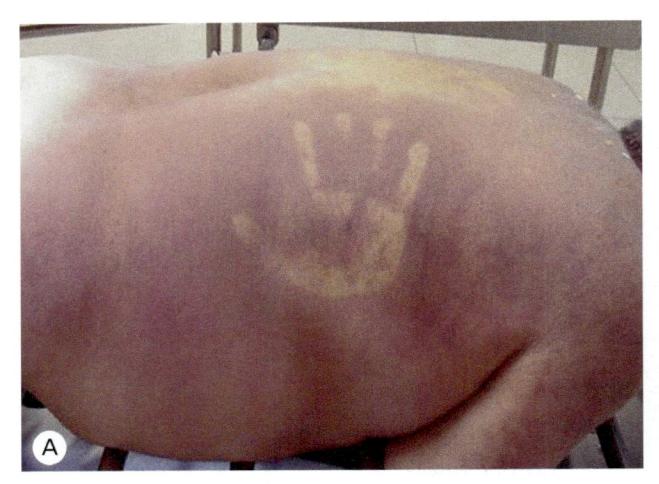
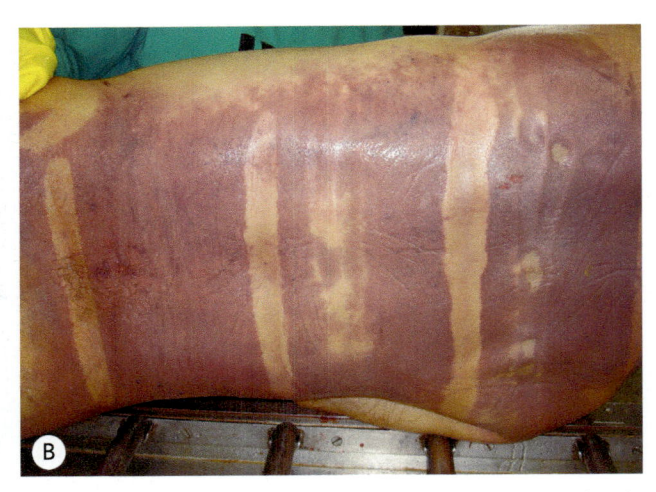

Figura 9.11 ▪ **(A e B)** Manchas de hipostase não fixas. Começam a ser percebidas, em geral, 2 a 3 horas após a morte. O fim da circulação proporciona uma pressão intravascular nula, e a posição de declive em que se encontra o cadáver leva à sua formação. As regiões mais claras denotam áreas onde o sangue não pôde se acumular, em função da compressão dos vasos nestas topografias.

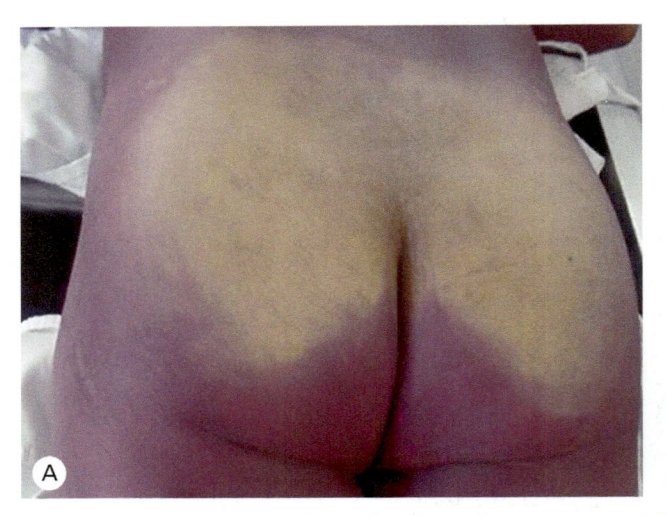
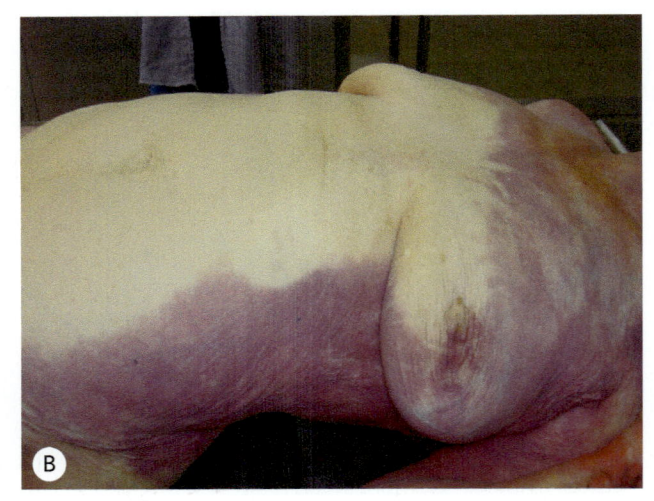

Figura 9.12 ▪ **(A e B)** Manchas de hipostases fixas: tornam-se definitivas na pele e em órgãos internos, geralmente, após 12 horas de cessadas as funções vitais. Sua interpretação é de suma importância, pois pode definir se o corpo foi mudado de posição ou não após sua morte.

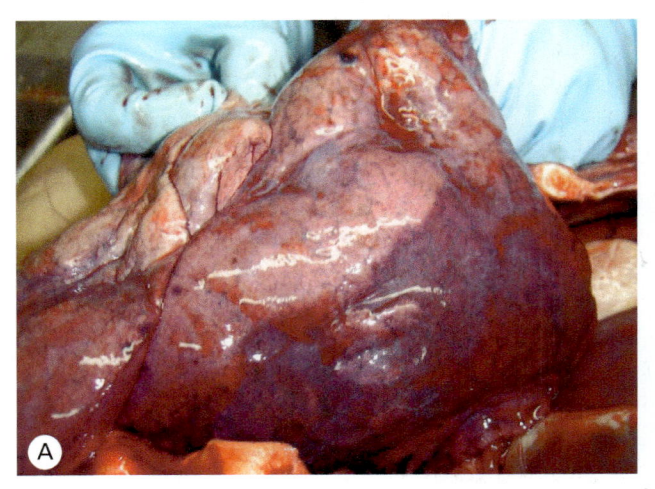
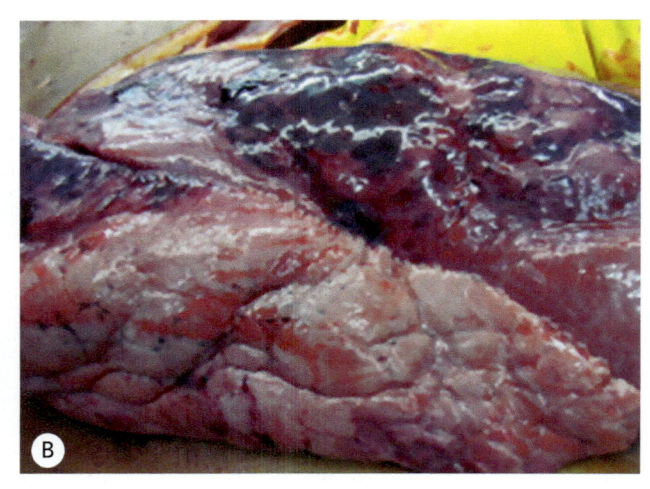

Figura 9.13 ▪ **(A e B)** Áreas de hipostases pulmonares.

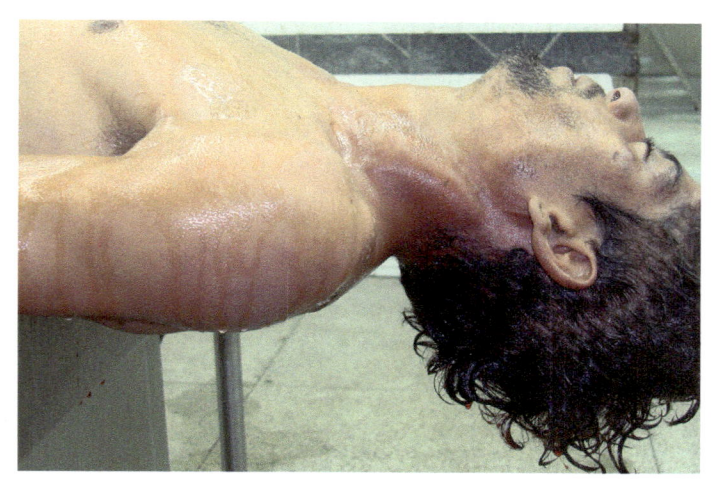

Figura 9.14 ◼ Rigidez de cabeça e pescoço. Tempo de óbito aproximado superior a 2 horas. A rigidez se forma por fenômenos físico-químicos, devido à ação de produtos catabólicos, em virtude do impedimento da formação de ATP.

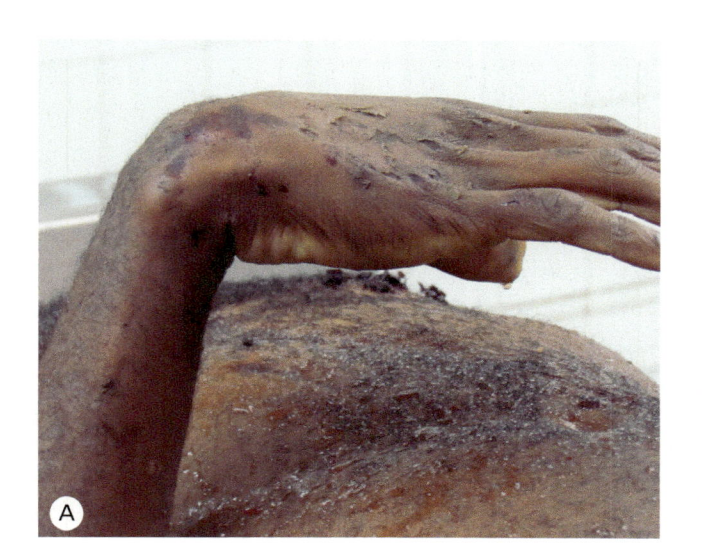
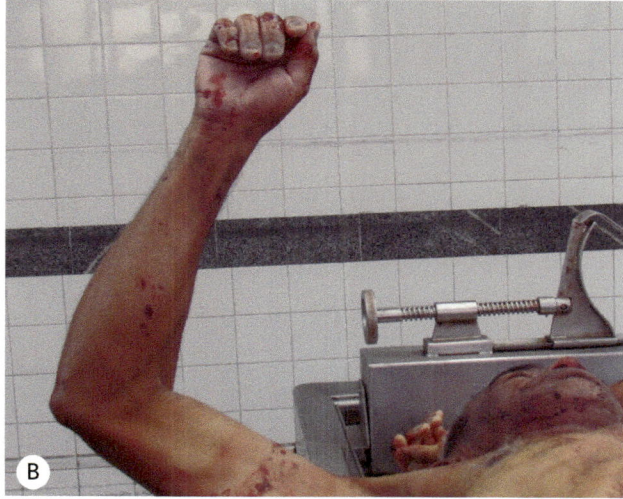

Figura 9.15 ◼ (**A** e **B**) Rigidez de membros superiores. Estimativa de tempo de morte superior a 4 horas.

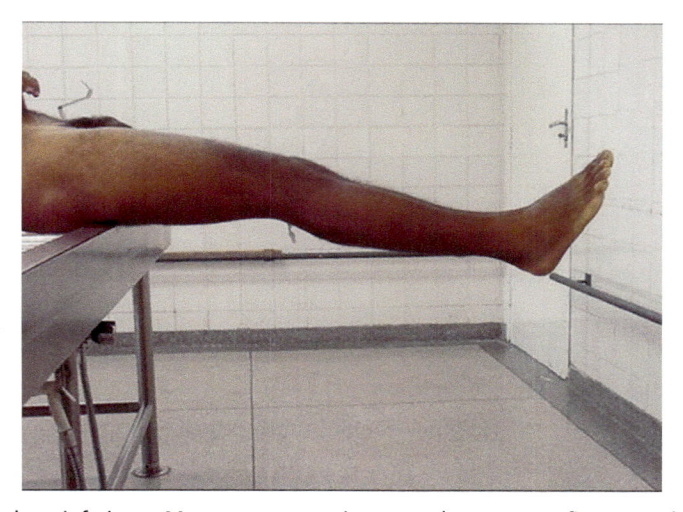

Figura 9.16 ◼ Rigidez de membros inferiores. Mesmo sem o apoio, o membro torna-se firme e endurecido. Tempo de óbito aproximado maior do que 8 horas.

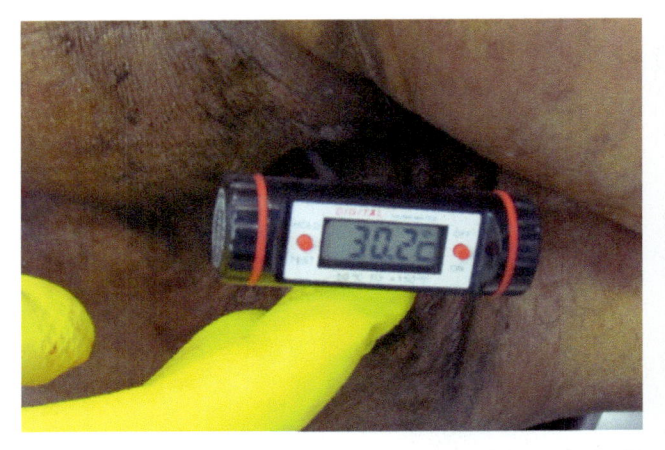

Figura 9.17 ■ Resfriamento do cadáver medido através da temperatura retal. De maneira muito genérica, admite-se um resfriamento de aproximadamente 0,5 grau nas primeiras 3 horas e depois, gradativamente, de 1 grau por hora, até alcançar o equilíbrio térmico em torno de 20 horas (crianças) e 24 horas (adultos).

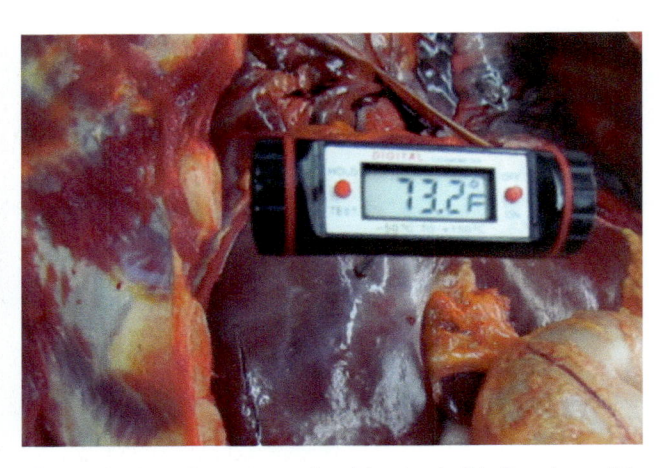

Figura 9.18 ■ Temperatura hepática (mais fidedigna), medida em graus Farenheint.

FENÔMENOS TRANSFORMATIVOS

Ao contrário dos fenômenos abióticos, os transformativos são patognomônicos de morte. Apresentam transformações tão intensas que são incompatíveis com a vida. Podem ser destrutivos (como a autólise, a putrefação e a maceração) ou conservadores (saponificação e mumificação, entre outras).

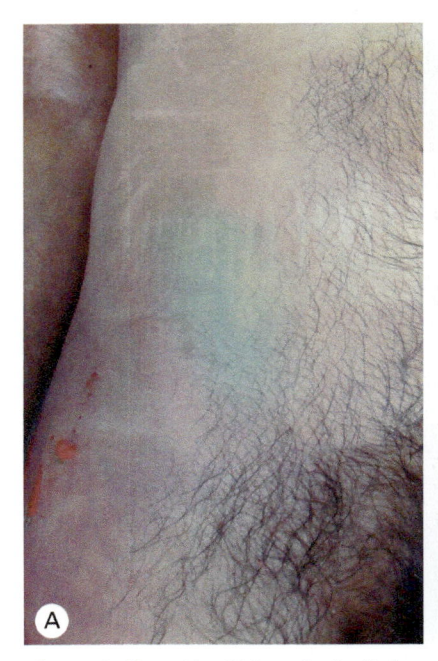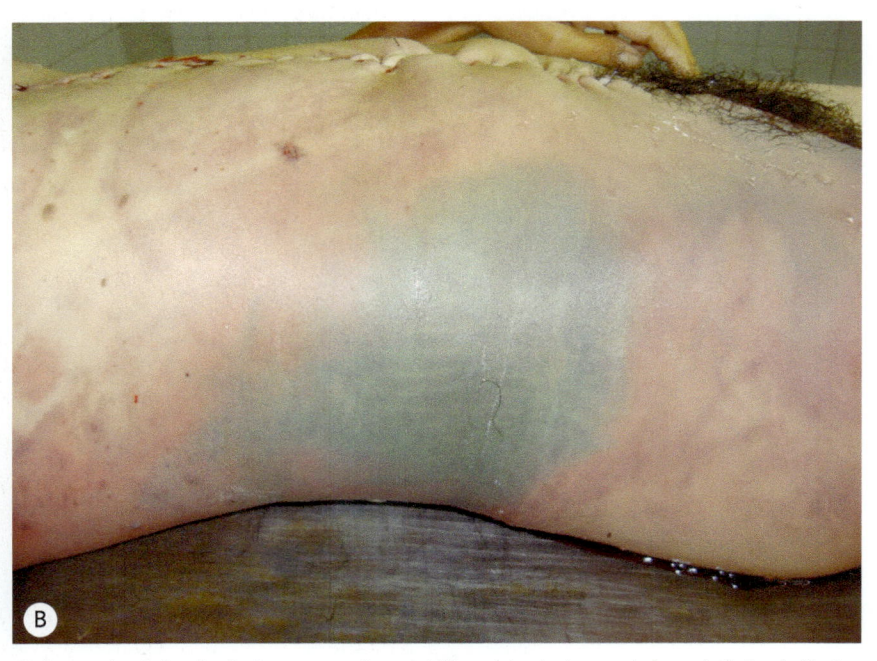

Figura 9.19 ■ (**A** e **B**) Putrefação (1ª fase: mancha verde abdominal). Aparece após a autólise, sobretudo no abdome inferior à direita, no ceco, pois apresenta elevada quantidade de gases e bactérias (principalmente *Clostridium welchii*), normalmente a partir da 18ª hora do óbito.

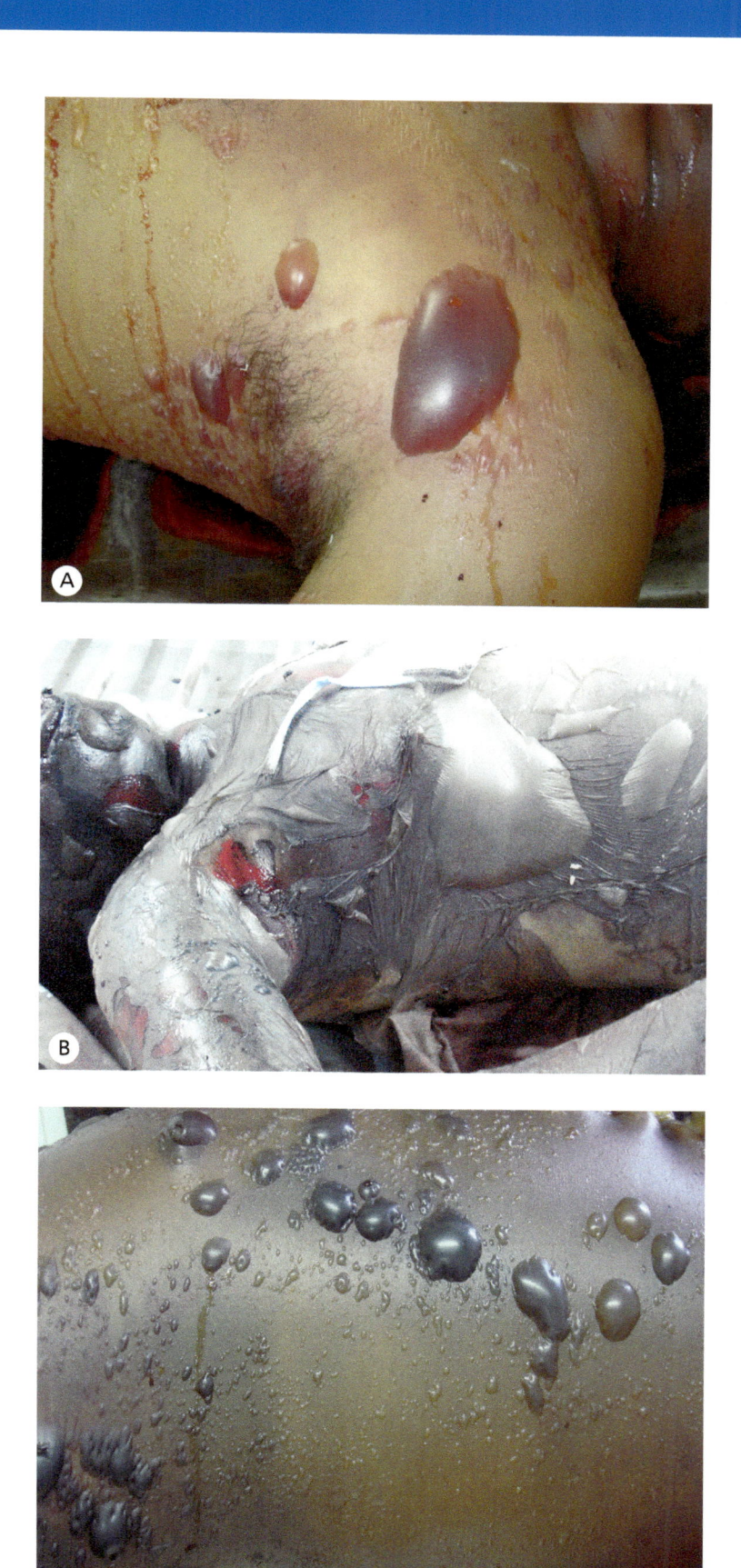

Figura 9.20 ■ (**A a C**) Putrefação (2ª fase: período gasoso). A formação de gases no interior do corpo se superficializa, provocando o aparecimento de *flictenas* contendo líquido hemoglobínico de escasso teor proteico (diferente dos flictenas de origem inflamatória).

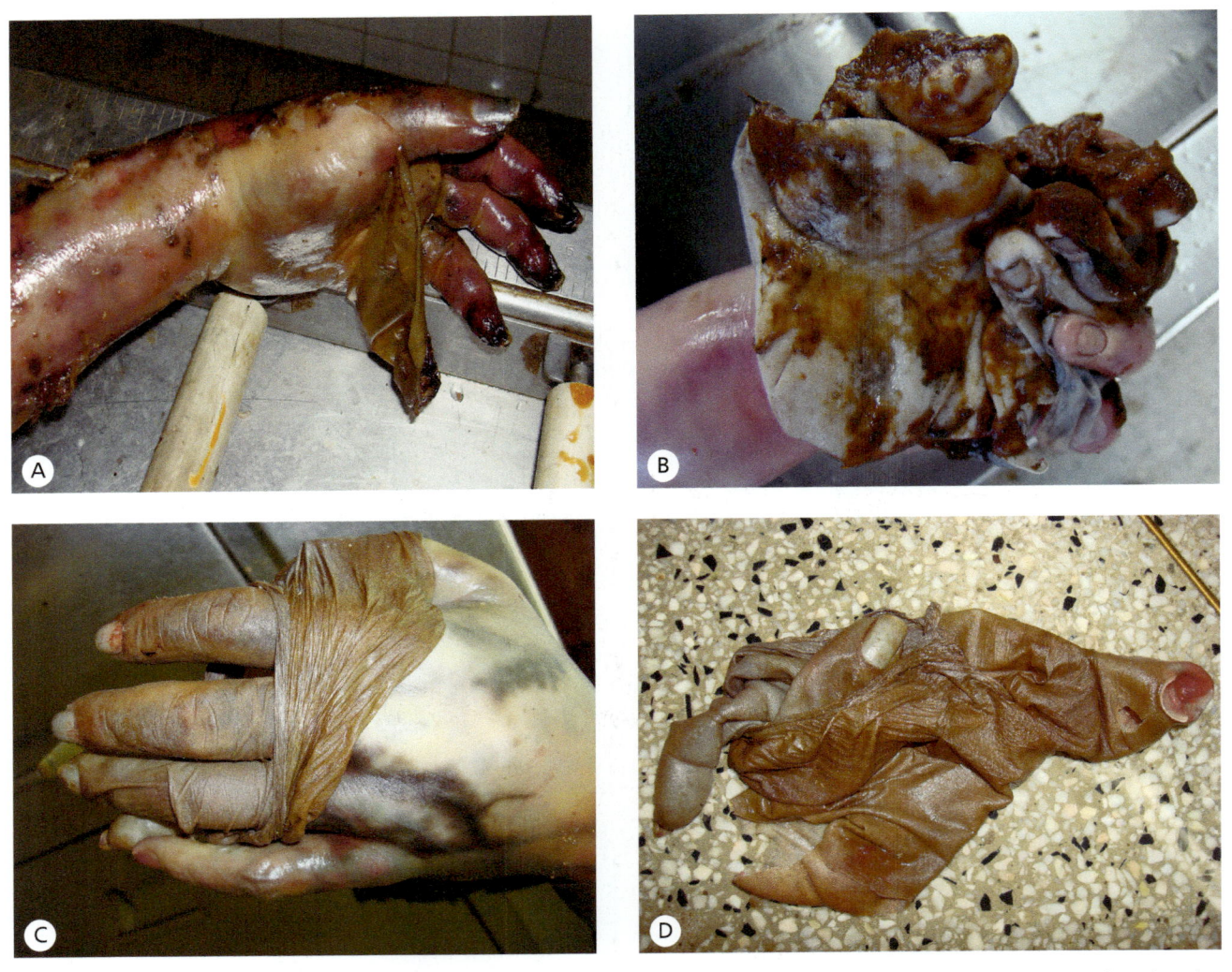

Figura 9.21 ■ (**A a D**) Putrefação (2ª fase: período gasoso). O enfisema cutâneo provoca verdadeiros destacamentos da pele e dos fâneros das mãos.

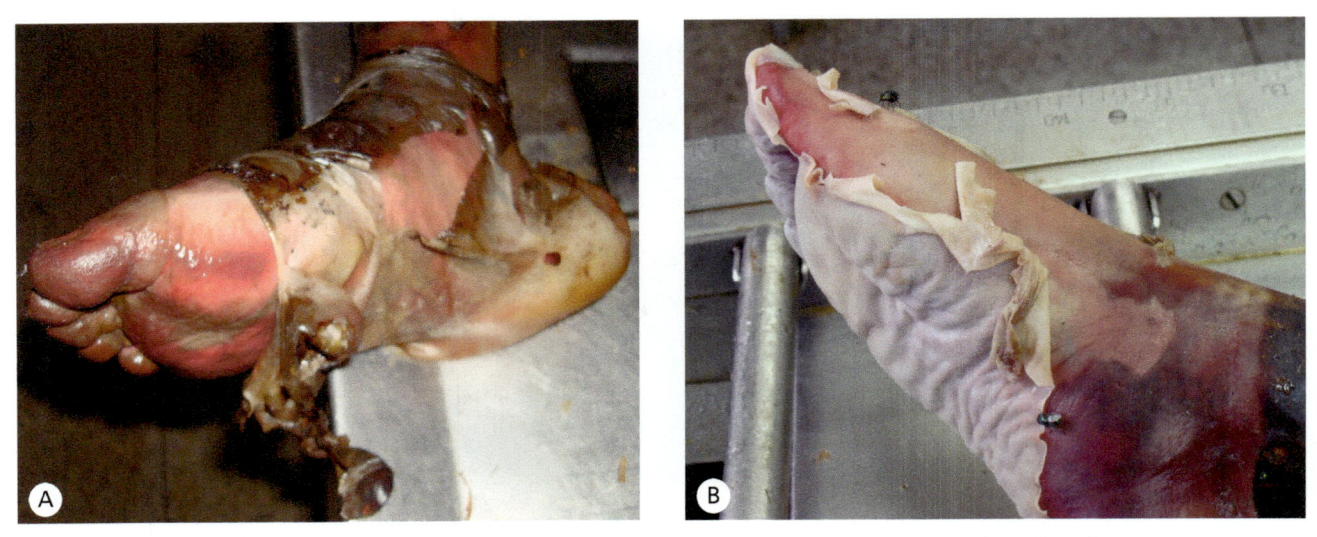

Figura 9.22 ■ (**A e B**) Putrefação (2ª fase: período gasoso). Destacamento cutâneo dos pés.

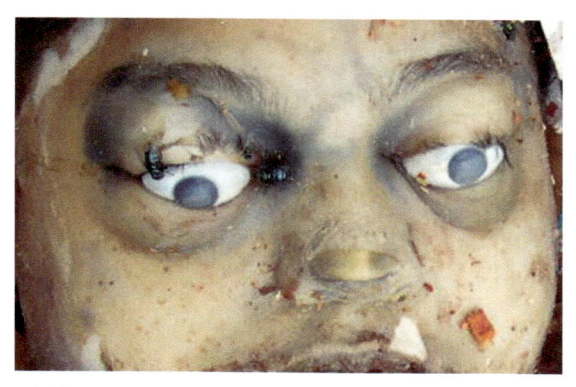

Figura 9.23 ■ Putrefação (2ª fase: período gasoso). A ação interna dos gases provoca verdadeira expansão com consequente protrusão dos olhos.

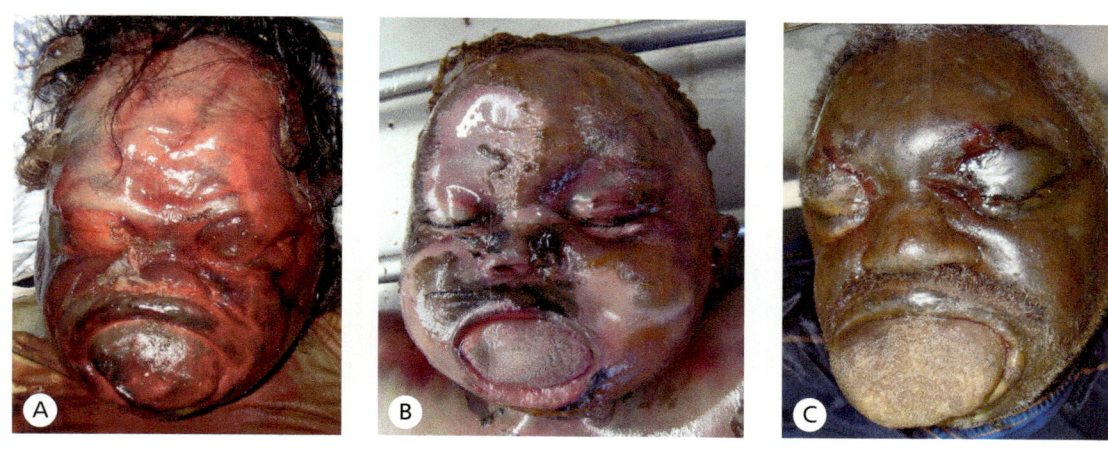

Figura 9.24 ■ Putrefação (2ª fase: período gasoso). A formação do enfisema subcutâneo leva à formação de estruturas gigantescas ao corpo, como em (**A** a **C**) – protrusões da língua.

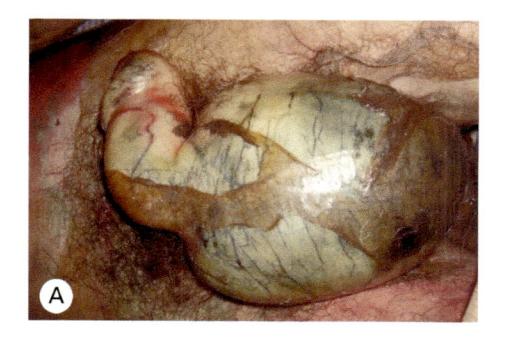

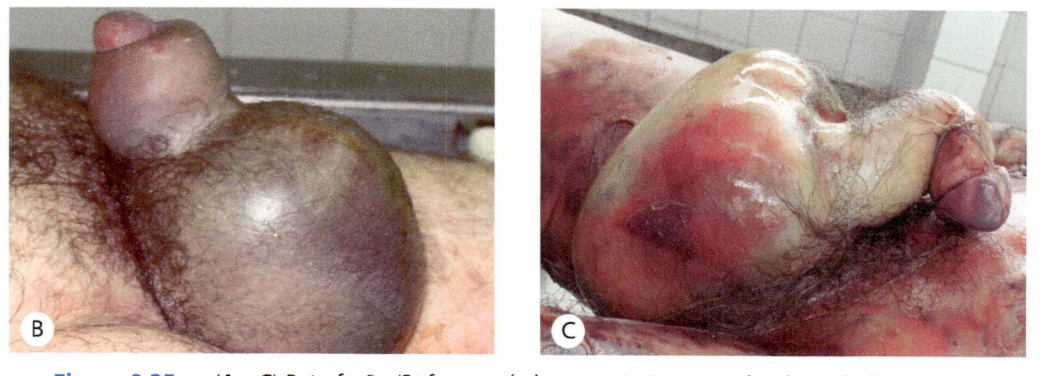

Figura 9.25 ■ (**A** a **C**) Putrefação (2ª fase: período gasoso). Aumento de pênis e bolsa escrotal.

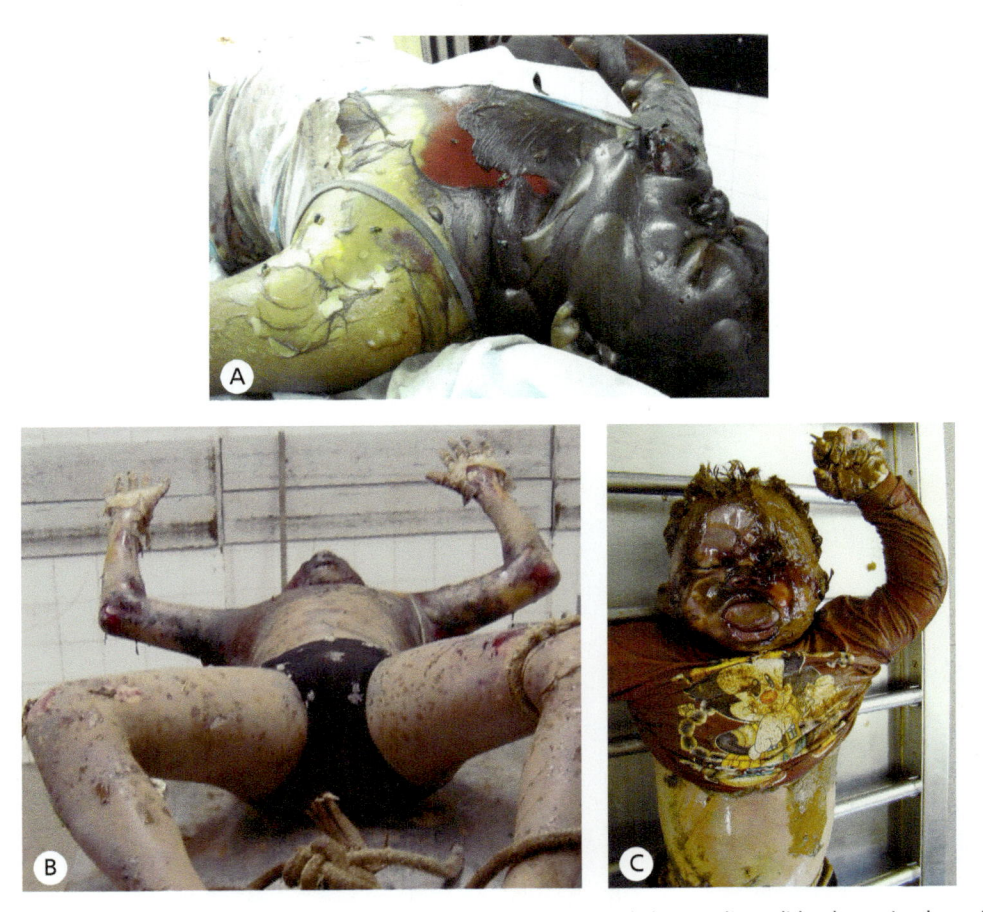

Figura 9.26 ■ (**A** e **B**) Putrefação (2ª fase: período gasoso). Confere uma posição de braços distendida, denominada posição de lutador.

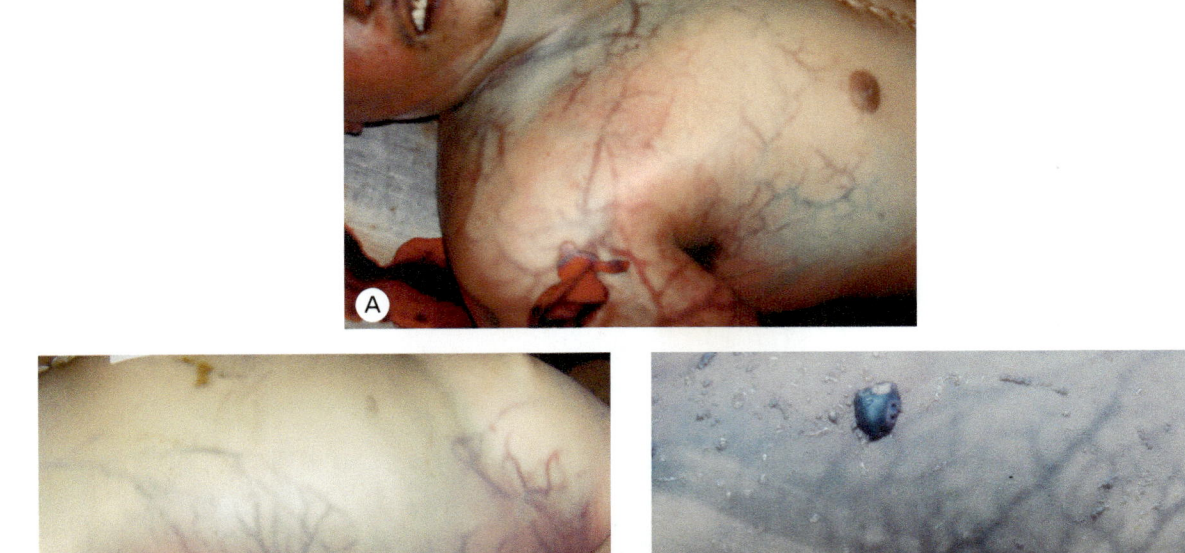

Figura 9.27 ■ Putrefação (2ª fase: período gasoso). A falta de circulação intravascular e a distensão gasosa que "pressiona" o sangue para a superfície acarretam a formação de um desenho cutaneovascular (denominada circulação póstuma de Brouardel – [**A** e **B**]). Em (**C**), além da circulação de Brouardel, verifica-se a presença de flictena.

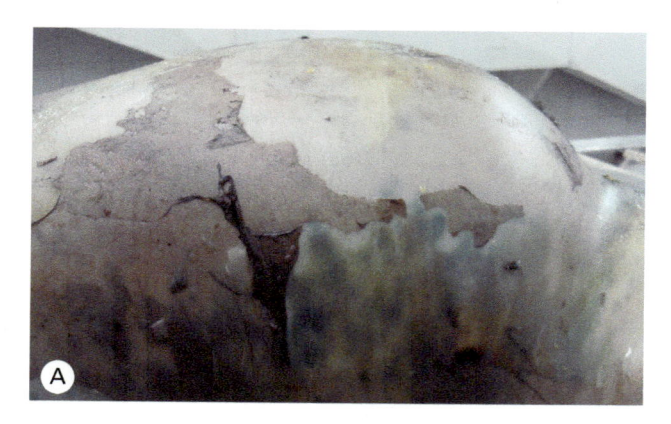

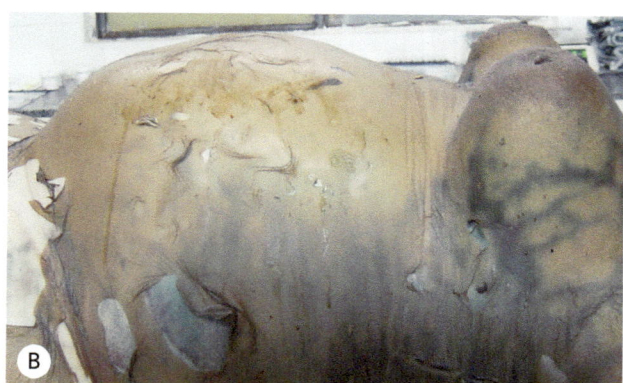

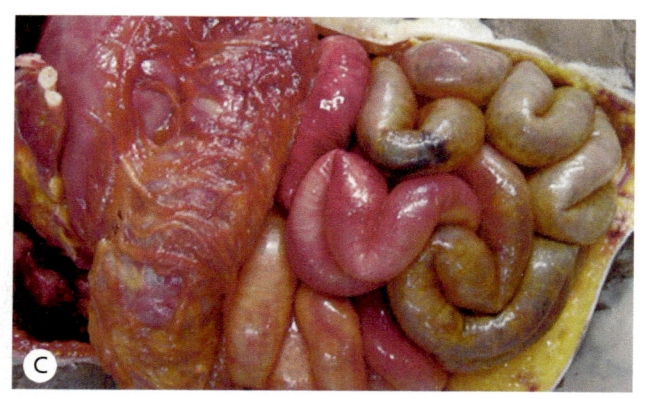

Figura 9.28 ◼ Putrefação (2ª fase: período gasoso). A formação de gases abdominais provoca uma distensão acentuada. Em (**A**), notam-se a distensão e o destacamento cutâneo. (**B**) Distensão, destacamento, circulação póstuma e protrusão das mamas. (**C**) Distensão intestinal.

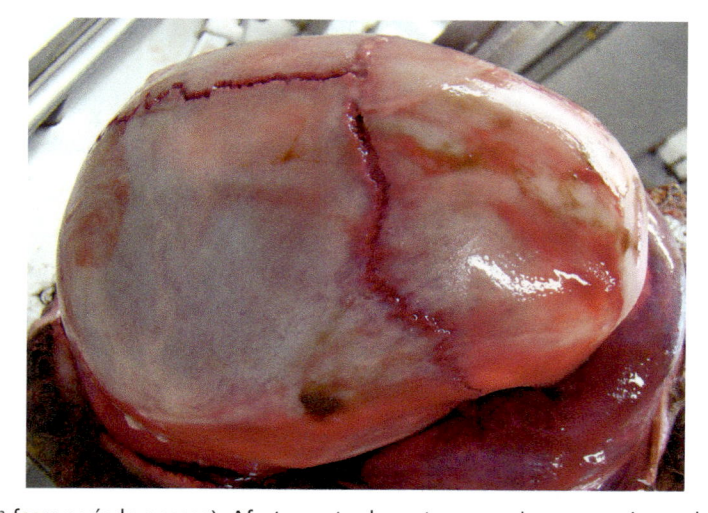

Figura 9.29 ◼ Putrefação (2ª fase: período gasoso). Afastamento das suturas cranianas em criança de 4 anos de idade, encontrada nesta fase putrefativa.

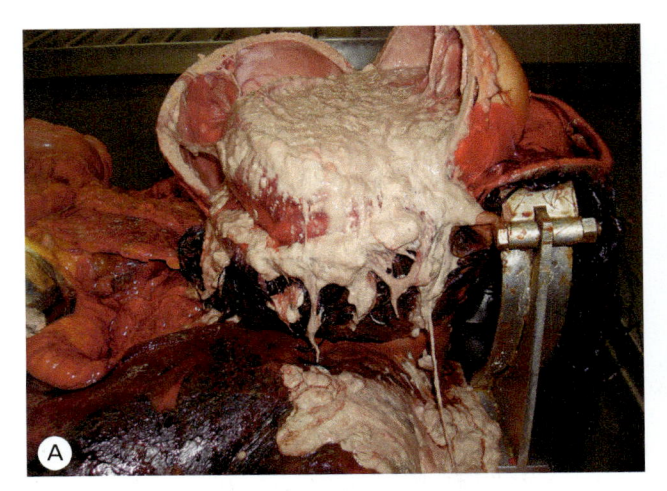
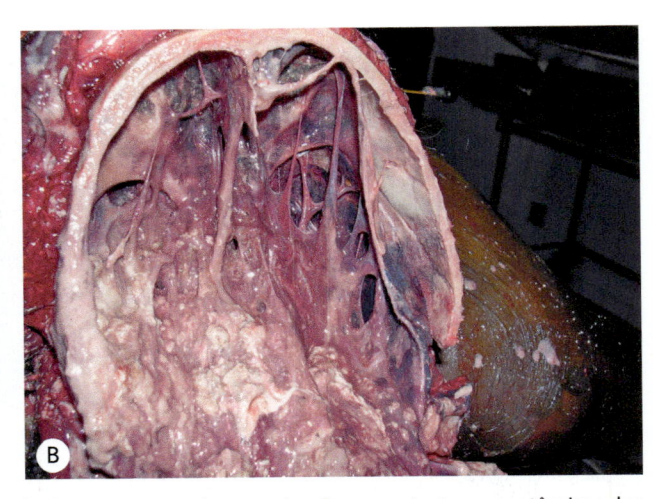

Figura 9.30 ■ (**A** e **B**) Putrefação (2ª fase: período gasoso). A putrefação exerce uma desorganização nas estruturas anatômicas dos órgãos internos, de modo intenso. O cérebro transforma-se em uma massa acinzentada, que escorre da cavidade craniana assim que esta é aberta.

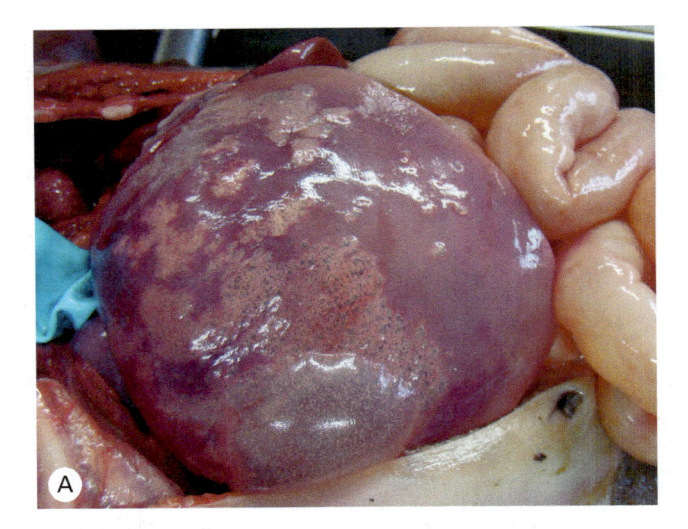

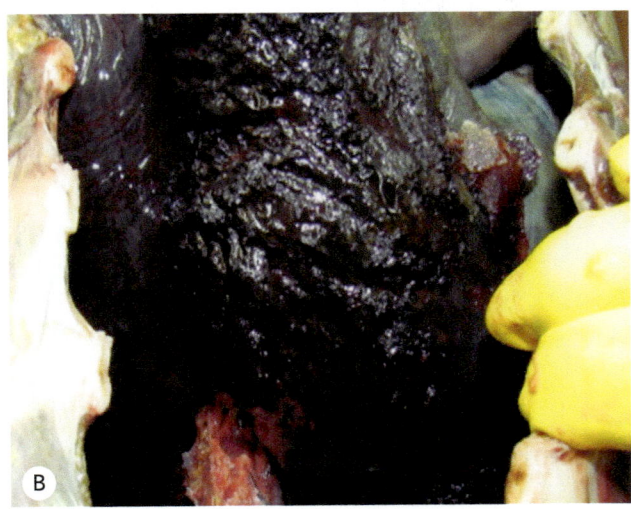
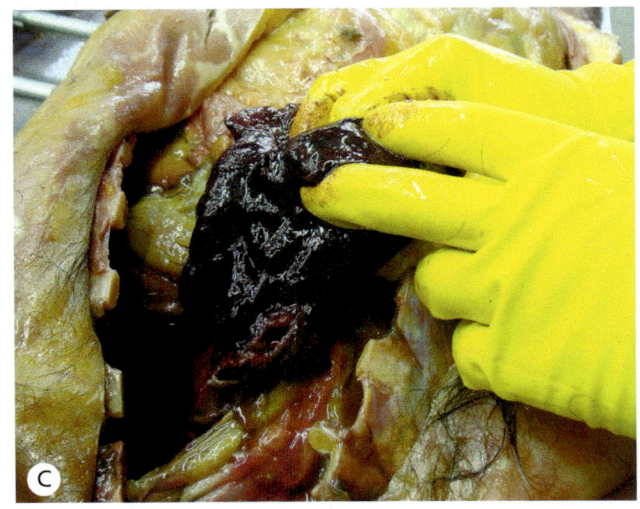

Figura 9.31 ■ Putrefação (2ª fase: período gasoso). Presença de gás putrefativo na superfície hepática (**A**) e pulmões colapsados e apresentando arquitetura deformada (**B** e **C**).

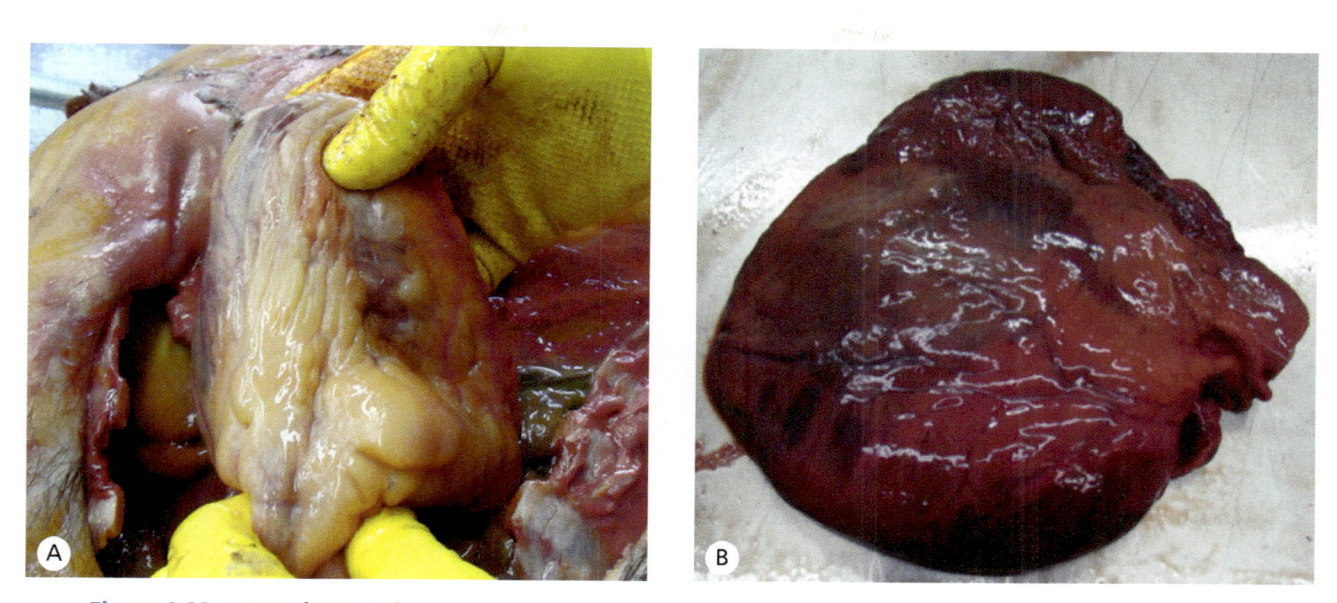

Figura 9.32 ▪ Putrefação (2ª fase: período gasoso). O coração torna-se amolecido (**A**) e de coloração pardo-escura (**B**).

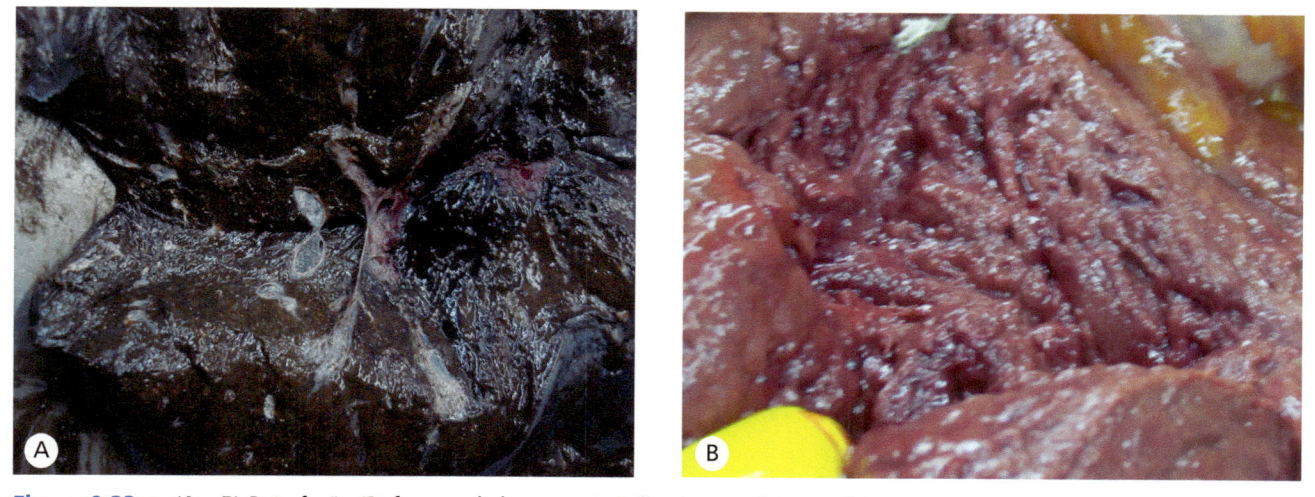

Figura 9.33 ▪ (**A** e **B**) Putrefação (2ª fase: período gasoso). O fígado putrefeito também se torna amolecido e contendo cavidades que se assemelham a um queijo suíço.

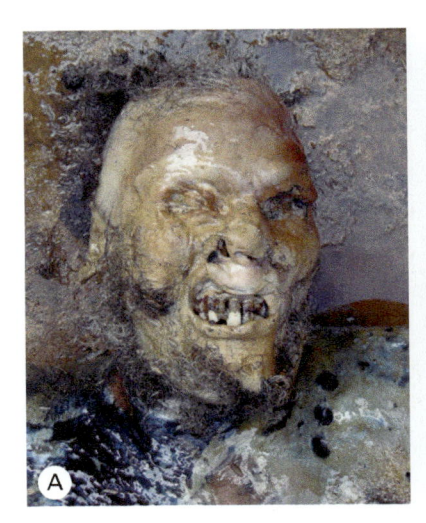 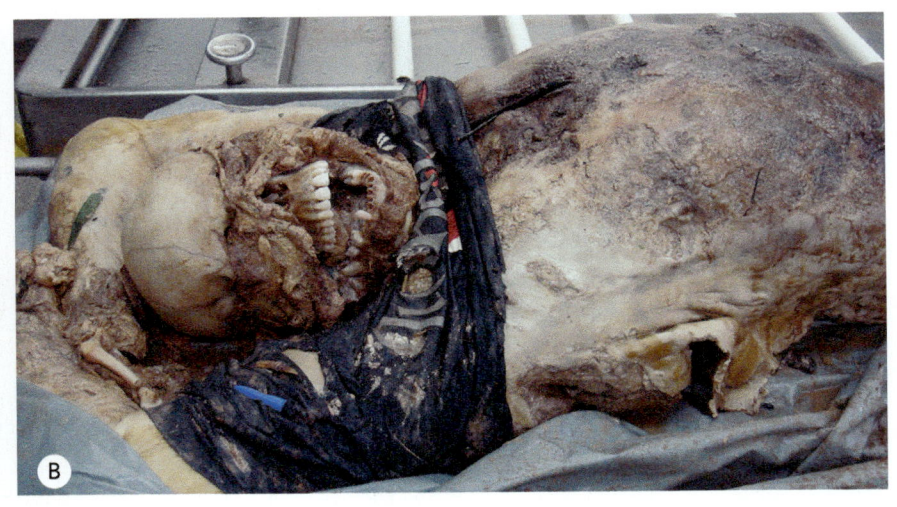

Figura 9.34 ■ (**A** e **B**) Putrefação (3ª fase: coliquativa). Manifesta-se pela decomposição putrefeita dos tecidos corporais que, com o tempo, perdem sua forma.

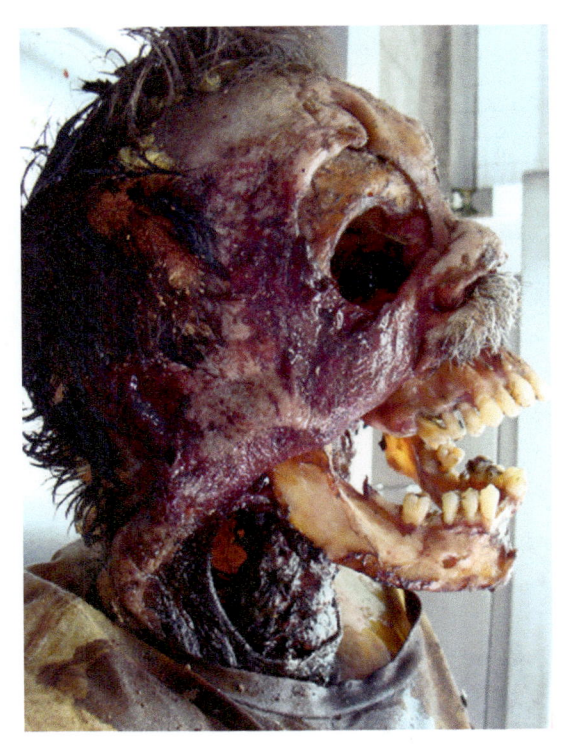

Figura 9.35 ■ Putrefação (3ª fase: coliquativa). Esqueletização maxilomandibular ainda com cabelo e resquícios de pele.

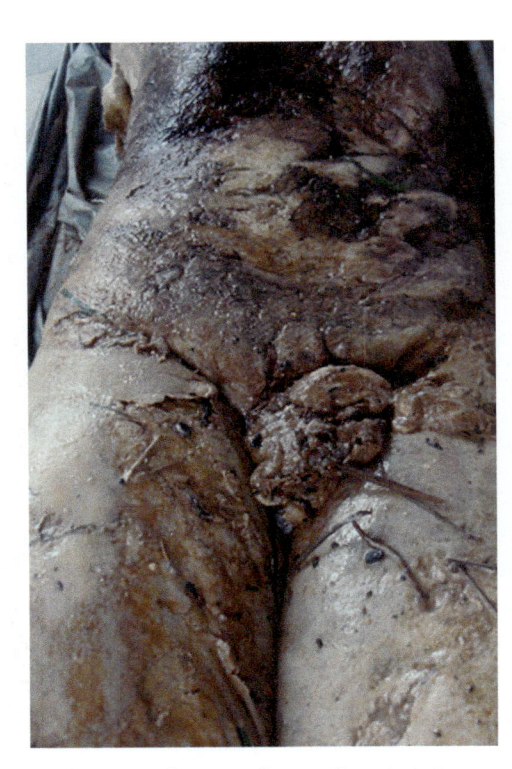

Figura 9.36 ■ Putrefação (3ª fase: coliquativa). Decomposição putrefeita dos tecidos com alteração estrutural destes. Note a má identificação da região genital.

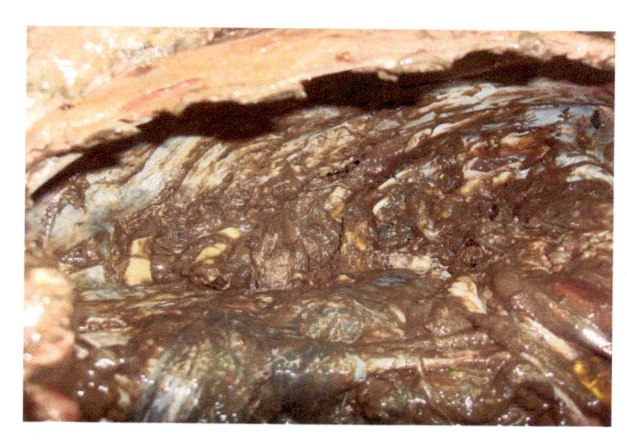

Figura 9.37 ■ Putrefação (3ª fase: coliquativa). Perda das estruturas anatômicas dos órgãos torácicos.

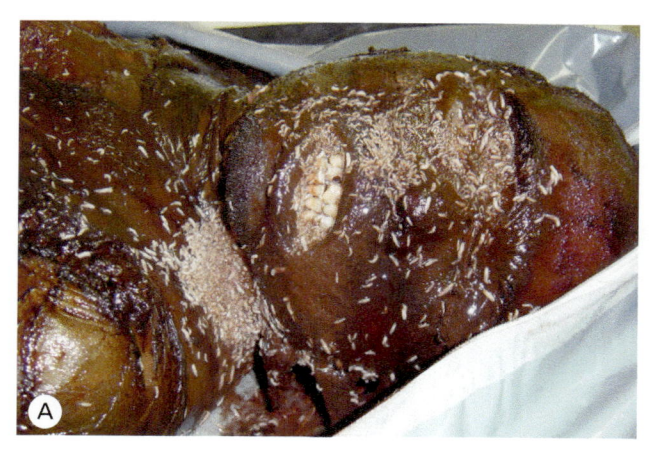
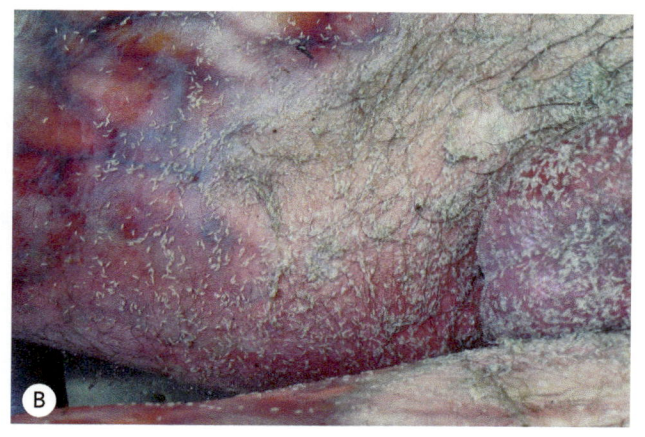

Figura 9.38 ■ (**A** e **B**) Putrefação (3ª fase: coliquativa). Além do odor forte característico, a presença de fauna cadavérica é frequente. Nas figuras, larvas de dípteros recobrindo o cadáver.

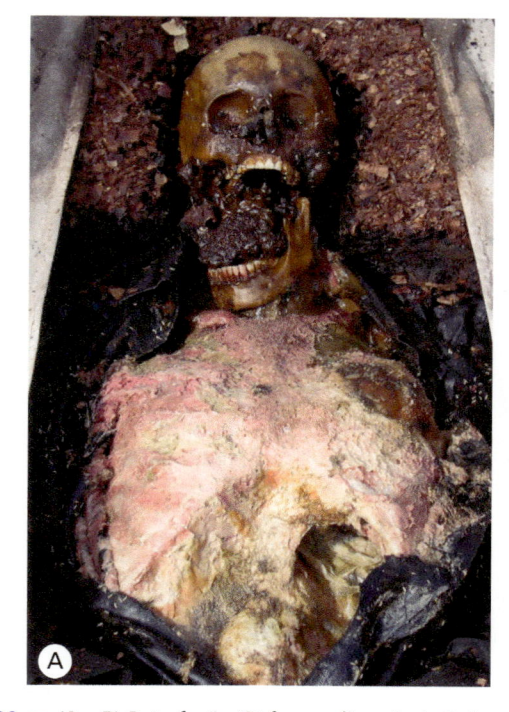
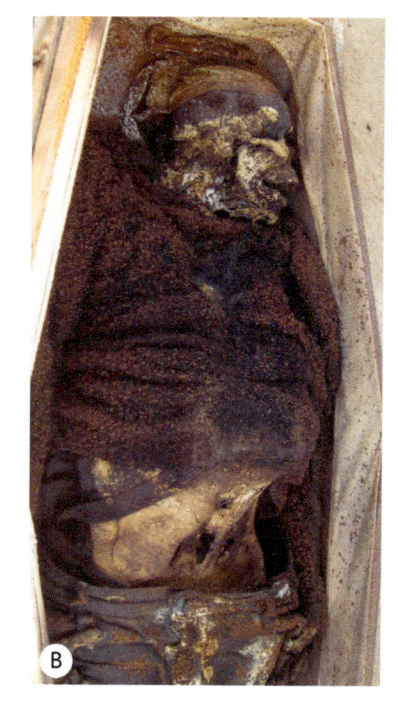

Figura 9.39 ■ (**A** e **B**) Putrefação (3ª fase: coliquativa). Dois cadáveres exumados na fase coliquativa da putrefação.

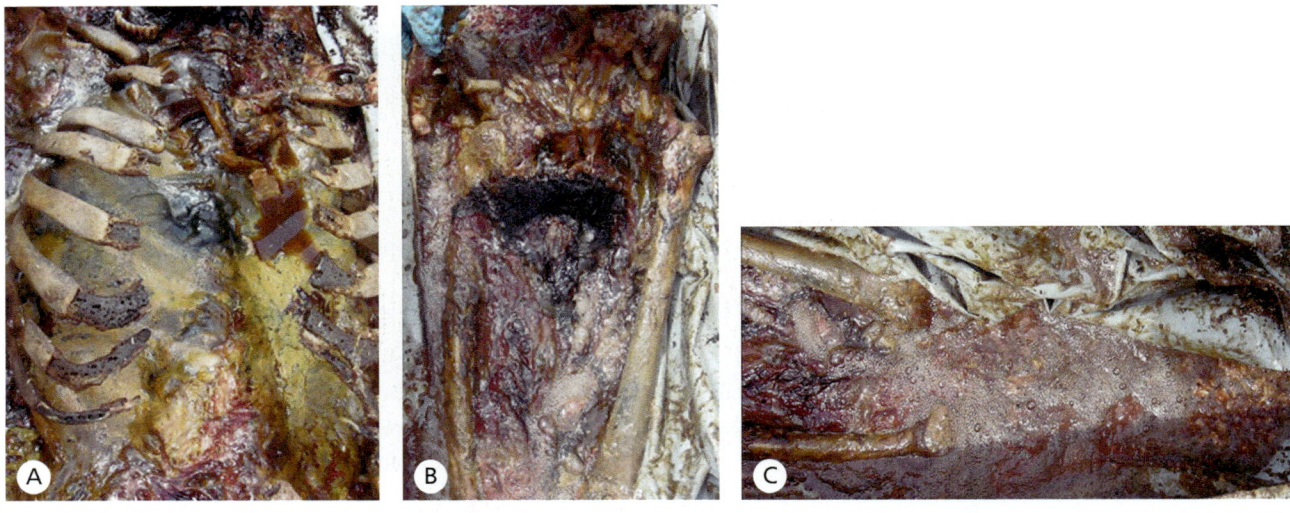

Figura 9.40 ■ Putrefação (3ª fase: coliquativa). Caso de exumação em cadáver necropsiado previamente. (**A**) Vista panorâmica do tórax. Note que os órgãos torácicos encontram-se reduzidos a líquido putrefeito. (**B**) Vista panorâmica da região pélvica e das coxas do cadáver. Note que os músculos e a pele encontram-se reduzidos a líquido putrefeito, mas os pelos da região genital permanecem morfologicamente íntegros. (**C**) Vista panorâmica do líquido putrefeito gerado nesta fase da putrefação, genericamente denominado putrilagem. (Esta necropsia foi realizada em conjunto com o Dr. João Batista Rodrigues Júnior.)

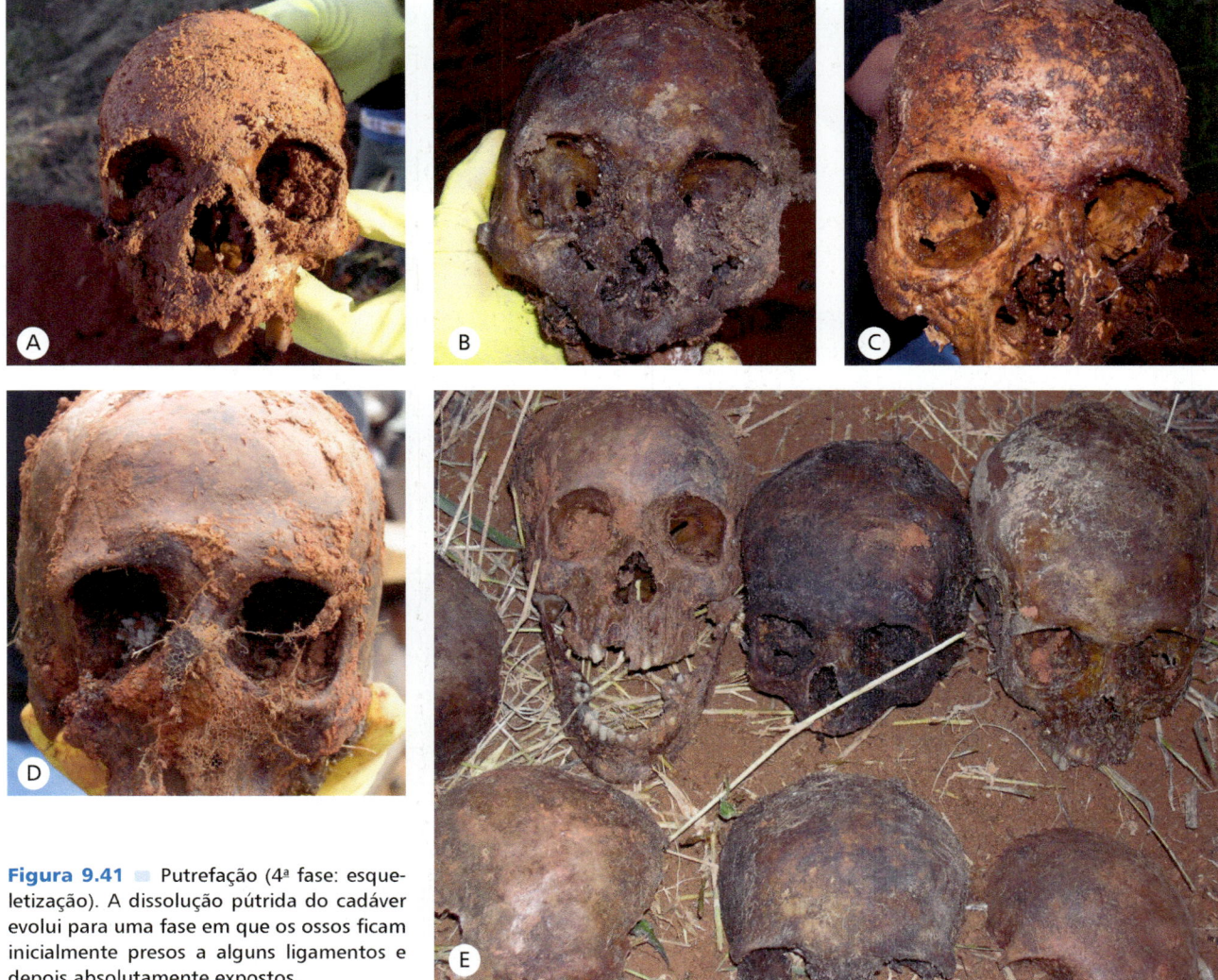

Figura 9.41 ■ Putrefação (4ª fase: esque-letização). A dissolução pútrida do cadáver evolui para uma fase em que os ossos ficam inicialmente presos a alguns ligamentos e depois absolutamente expostos.

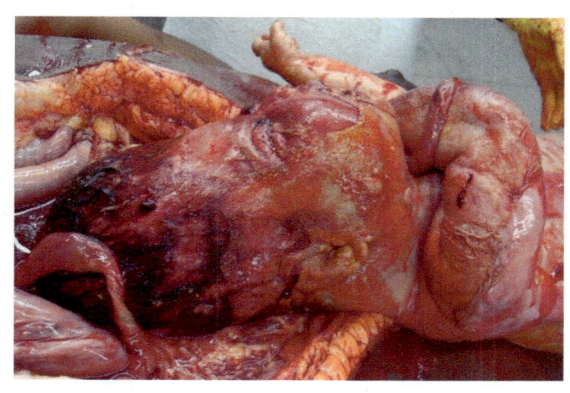

Figura 9.42 ■ Maceração. Trata-se de um fenômeno de transformação destrutiva do corpo, podendo ser séptica ou asséptica. É *séptica* quando em corpos submersos em meio líquido contaminado ou, como na figura, no caso de feto morto retido contaminado pelo tempo prolongado de permanência intrauterina.

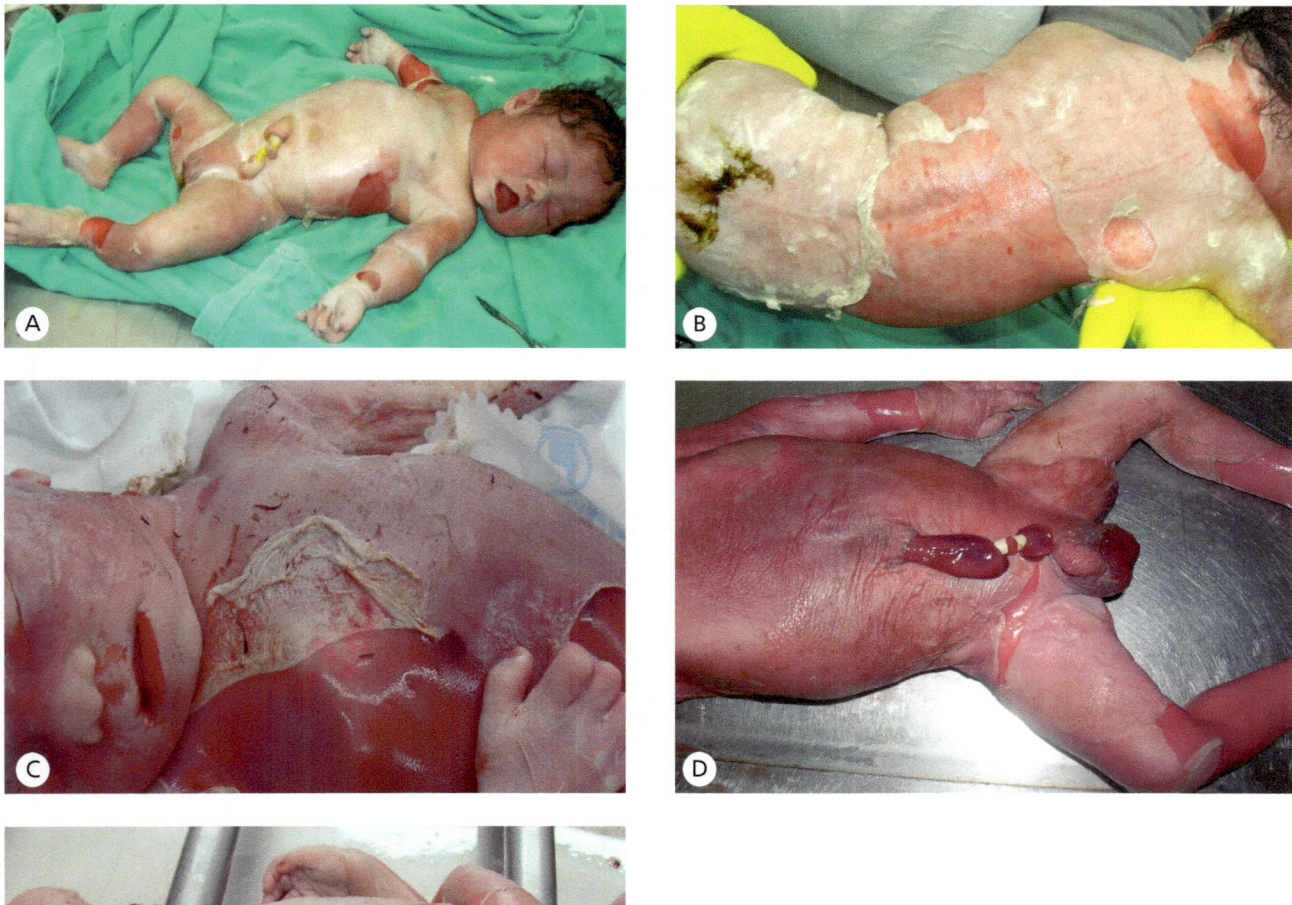

Figura 9.43 ■ Maceração asséptica. Deve-se à presença de feto morto retido. (**A**) Feto do sexo feminino. (**B**) Maceração com a presença de mecônio. (**C**) Grande destacamento cutâneo torácico. (**D**) Feto masculino. (**E**) Presença de grande flictena abdominal.

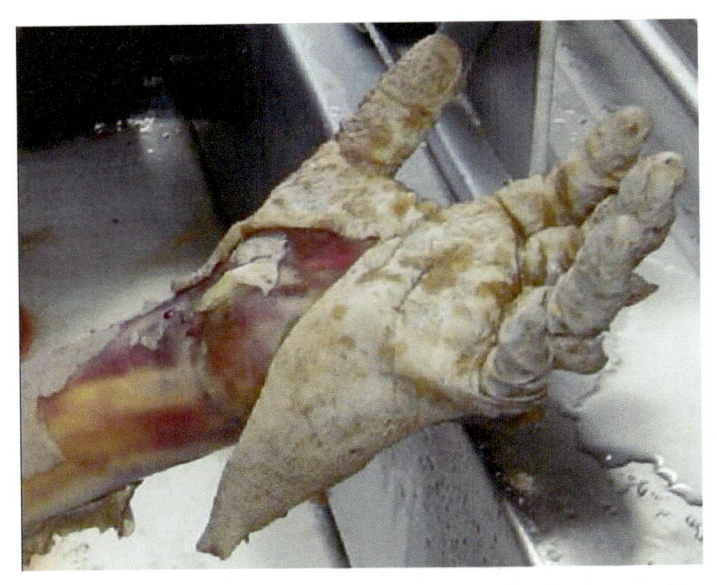

Figura 9.44 ■ Maceração séptica. Cadáver que permaneceu submerso em meio líquido (rio) por vários dias, antes de ser encontrado.

CONSERVADORES

Os agentes conservadores podem ser tanto naturais como por meio artificial.

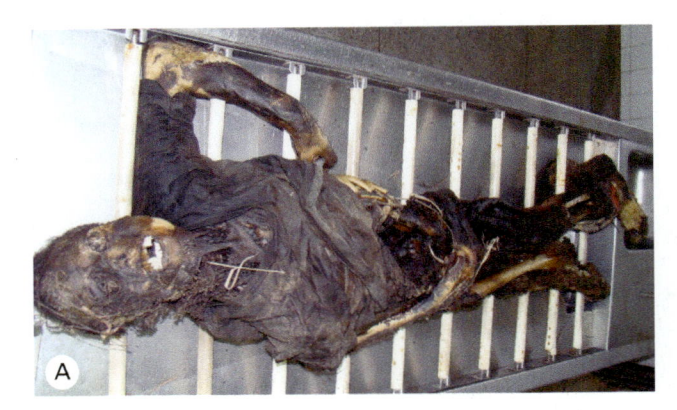
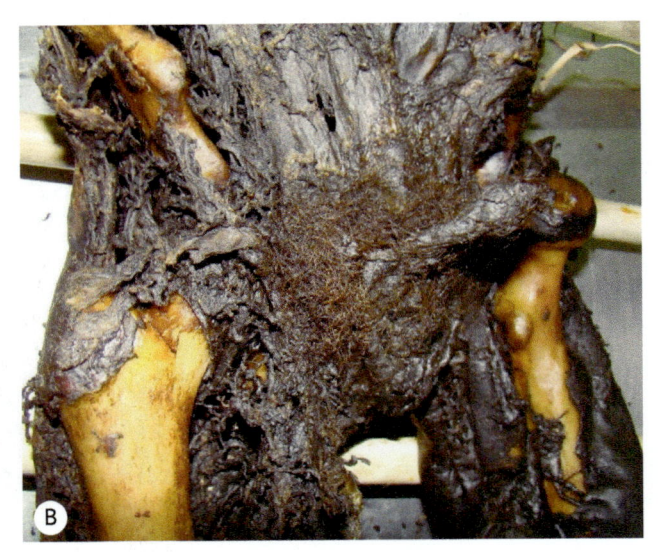

Figura 9.45 ■ Fenômeno transformativo conservador: mumificação. (**A**) Vista panorâmica de cadáver com áreas de mumificação na face, nos antebraços, nas mãos e na região genital. (**B**) Detalhe da região genital deste cadáver. O escroto e o pênis encontram-se com sua morfologia preservada. (Esta necropsia foi realizada em conjunto com o Dr. Rodrigo Gomes de Freitas.)

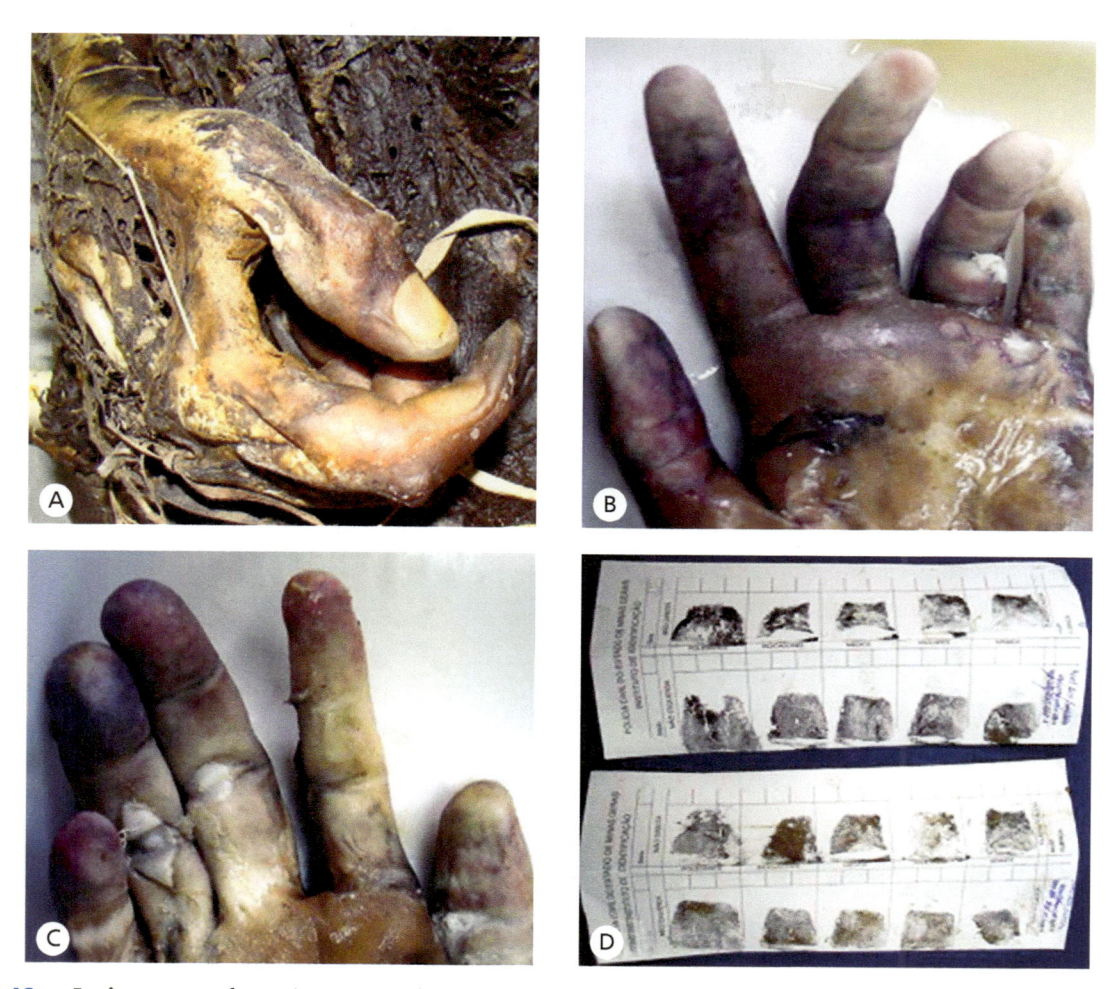

Figura 9.46 ▣ Fenômeno transformativo conservador: mumificação e sua aplicação na identificação. (**A**) Vista de parte da mão direita. No dorso desta mão observa-se exposição óssea, mas na região palmar há preservação da pele pela mumificação. (**B** e **C**) Vistas das palmas dos dedos das mãos deste cadáver após hidratação em água corrente. Como se tratava de fenômeno cadavérico conservador, a maior parte dos desenhos dermopapilares encontrava-se preservada. (**D**) Vista das fichas dactiloscópicas obtidas após a hidratação da pele mumificada. O cadáver foi identificado pelo método dactiloscópico. (Esta necropsia foi realizada em conjunto com o Dr. Rodrigo Gomes de Freitas.)

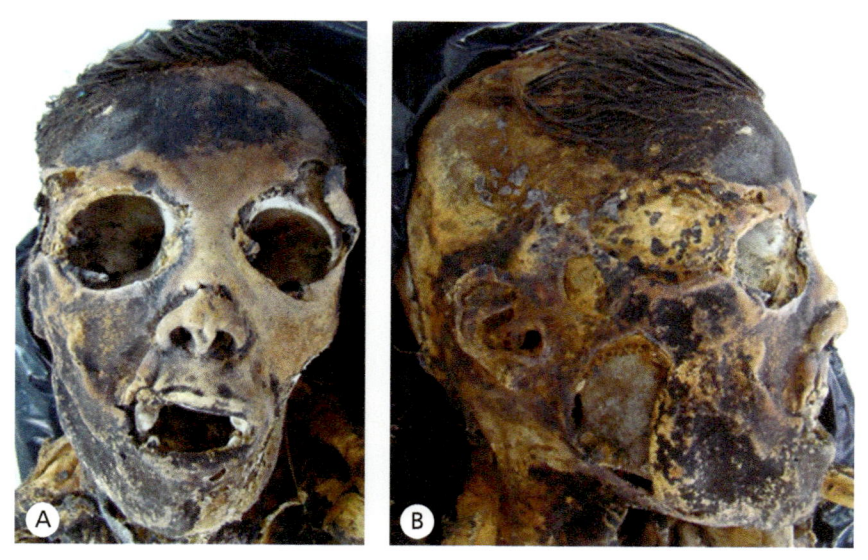

Figura 9.47 ▣ (**A** e **B**) Fenômeno transformativo conservador: mumificação. Vistas panorâmicas da face de um cadáver com áreas irregulares de mumificação na pele facial.

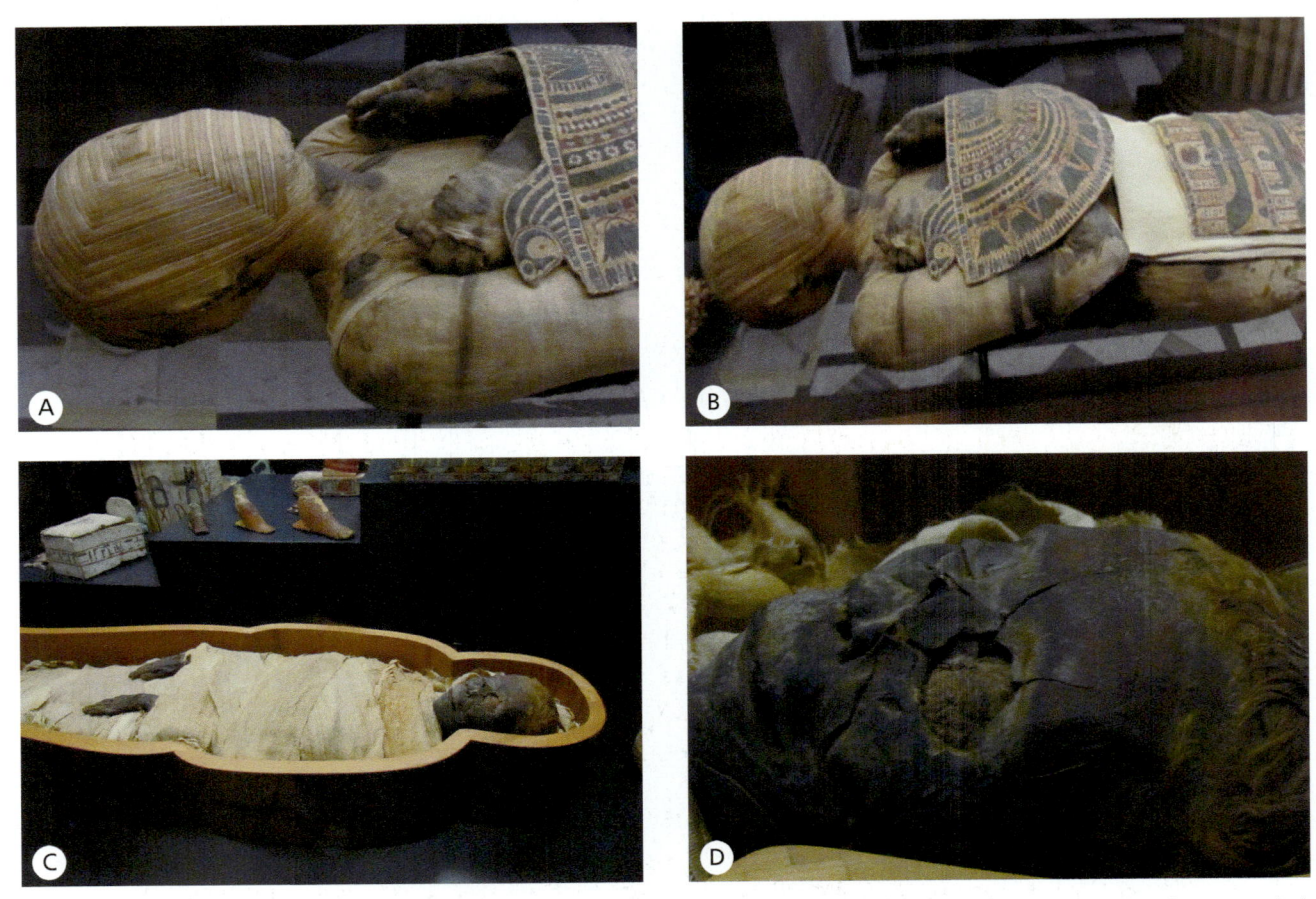

Figura 9.48 ■ Mumificação artificial. Utiliza-se de recursos técnicos para a conservação do cadáver, sendo também conhecida como embalsamamento. Consiste na introdução de líquidos conservadores no interior dos vasos com a finalidade de impedir os fenômenos cadavéricos transformadores destrutivos. Cadáveres embalsamados, mantidos em ambientes que favoreçam a evaporação de água, provavelmente se transformarão em múmias. (**A** e **B**) Múmia exposta no Museu do Louvre, em Paris. (**C** e **D**) Múmia exposta no Museu do Vaticano.

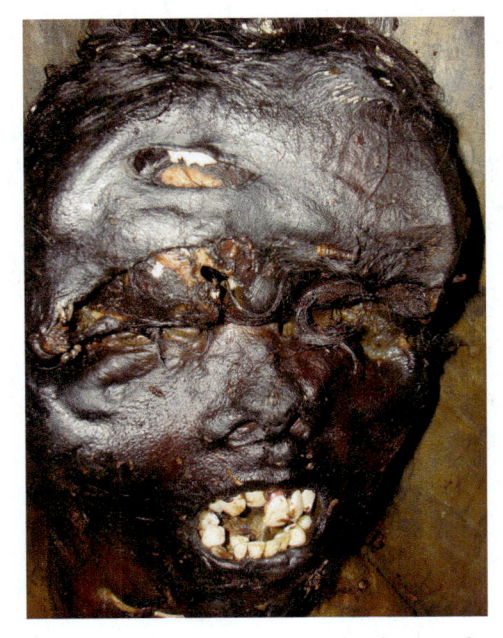

Figura 9.49 ■ Mumificação natural. A mumificação é natural quando existe desidratação forte e acentuada do corpo antes mesmo do início da fase putrefativa, sendo capaz de impedir a ação microbiana. Desse modo, climas de temperatura elevada, de pouca umidade do ar e muito bem arejados, como em solos arenosos de regiões com pouca precipitação pluviométrica, predispõem à mumificação.

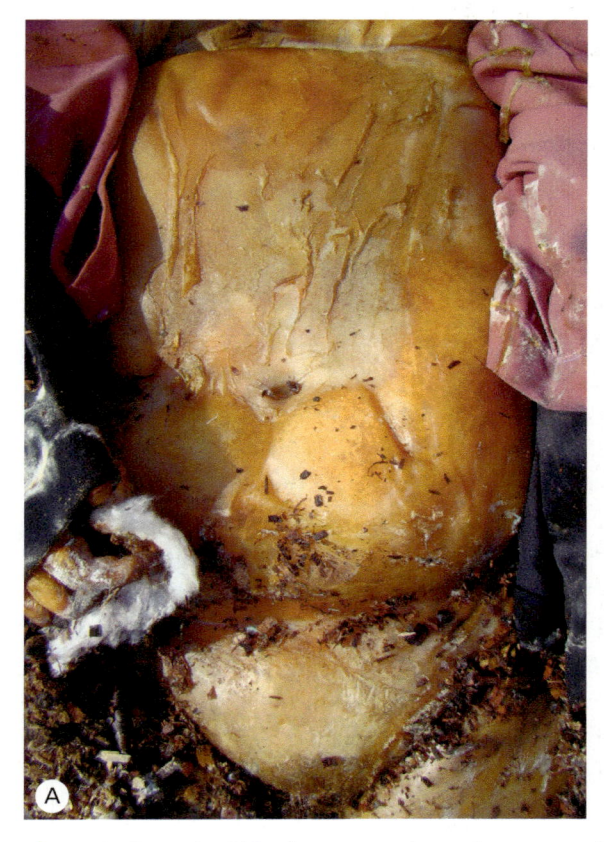
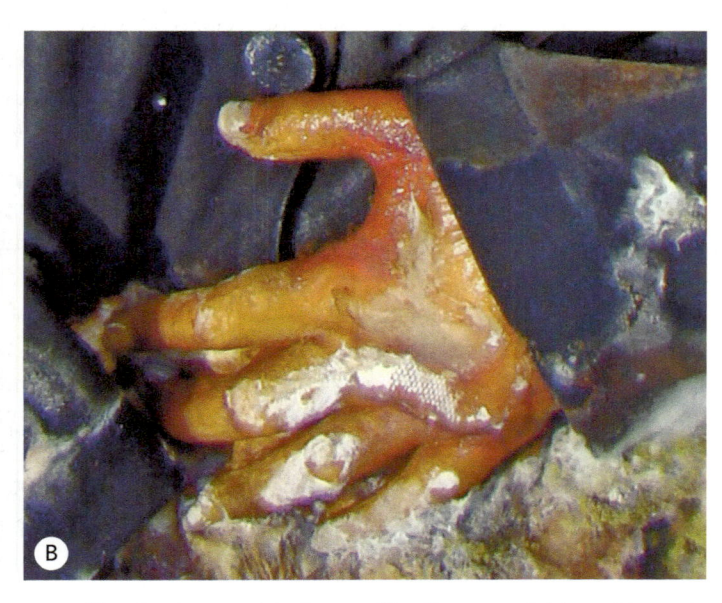

Figura 9.50 ■ (**A** e **B**) Fenômeno transformativo conservador: saponificação. Ao contrário da mumificação, que se inicia rapidamente antes da putrefação, a saponificação, também conhecida como adipocera, é um processo gradativo durante a putrefação. O corpo torna-se mole e untoso, de tonalidade amarelo-escura, produzindo uma aparência de cera ou sabão.

Corpos saponificados formam-se quando algumas enzimas bacterianas hidrolisam as gorduras neutras, permitindo a formação de ácidos graxos que, quando em contato com a argila, transformam-se em ésteres. É, portanto, mais comum em regiões de solo argiloso, úmido e malventilado. Ambientes com água parada e cadáveres de obesos são os mais comumente encontrados.

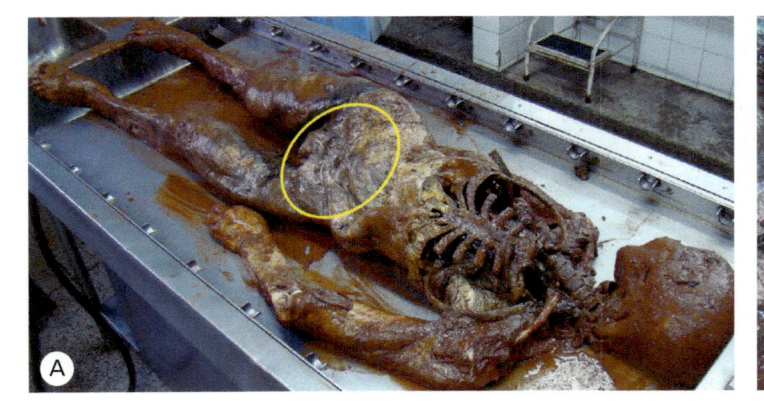
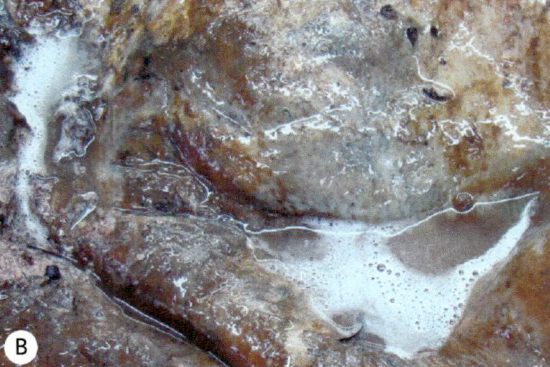

Figura 9.51 ■ Fenômeno transformativo conservador: saponificação. (**A**) Vista panorâmica de cadáver que apresenta áreas de liquefação putrefativa e áreas de saponificação no abdome, pelve e membros. (**B**) Detalhe da região abdominal, após contato com água. Note a formação de espuma, resultado da reação da água com sabões formados no cadáver.

EXUMAÇÃO

A exumação consiste no desenterramento do cadáver. Por se tratar de perícia árdua e de difícil execução, deve ser cogitada somente em casos extremos, como nos casos em que há dúvida sobre a *causa-mortis,* divergências diagnósticas e identificações, ou para esclarecimento de algum outro dado de suma importância. Somente deve ser realizada mediante solicitação de autoridade competente. Sua realização sem prévia observância dos dispositivos legais constitui infração penal.

Uma vez que o Instituto Médico-Legal tenha sido solicitado, as autoridades policiais e a administração do cemitério deverão ser comunicadas quanto ao dia e horário da realização da perícia de exumação. Os familiares e as testemunhas podem ser convidados para facilitar a identificação da cova, desde que não interfiram na execução do exame.

O perito, apesar de todo o envolvimento criado pela própria exumação, não pode se deixar influenciar pela situação e deve estar sempre atento aos sinais que o corpo possa apresentar. Muitos sinais de violência tendem a desaparecer com o tempo, enquanto outros, da decomposição, simulam lesões que não existiram.

Toda a diligência pericial deve ser documentada e fotografada, devendo ser criteriosamente realizada, de maneira sequencial, desde a entrada no cemitério. Após a descrição da sepultura, do registro das pessoas presentes e dos nomes dos auxiliares e coveiros, o perito deve fazer constar as condições do ataúde, dos tecidos que o forram e o grau de putrefação, além da avaliação minuciosa das cavidades, se ainda existentes.

A coleta de órgãos deve ser realizada quando necessária. Na suspeita de envenenamento, fragmentos das vestes e terra sob o caixão devem ser recolhidos. Na fase de esqueletização, os ossos devem ser coletados e enviados para estudo antropométrico, se necessário, com o objetivo de identificação.

Ao término da exumação, o cadáver e seus restos devem ser novamente inumados na presença de todas as testemunhas.

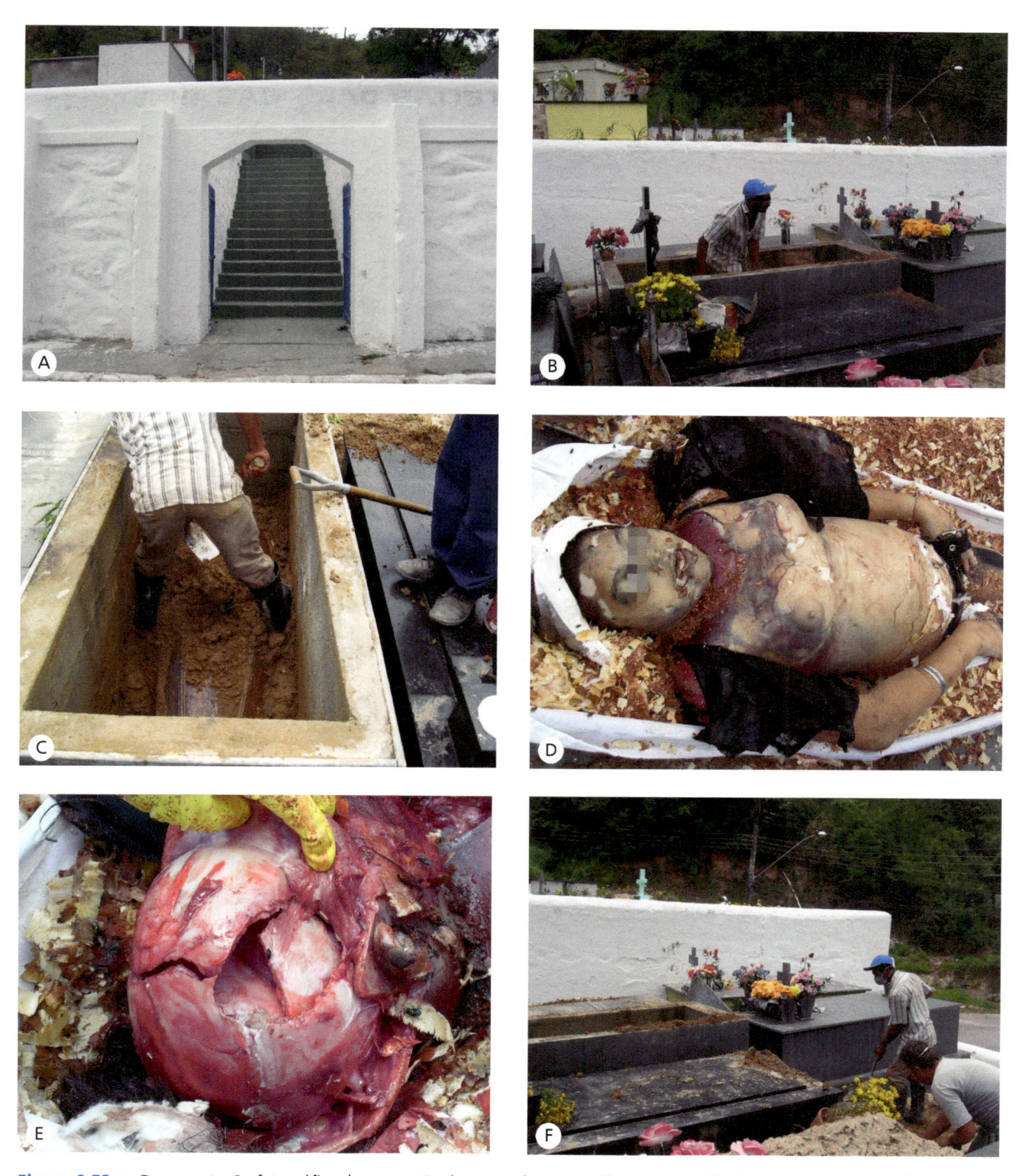

Figura 9.52 ■ Documentação fotográfica de exumação do corpo de uma mulher enterrado 3 dias antes, por causa indeterminada. Testemunhas suspeitaram de homicídio após terem ouvido discussão prévia. (**A**) Registro do cemitério. (**B**) Identificação da cova. (**C**) Início da exumação. (**D**) Registro da urna, vestes e forma em que se encontrava o corpo. (**E**) Determinação da *causa-mortis*. (**F**) Ao fim do exame pericial, inumação novamente do corpo.

Bibliografia

Alcântara HR. Perícia médica judicial. Rio de Janeiro: Guanabara Koogan, 1982.

Almeida Jr A, Costa Jr JBO. Lições de medicina legal. 18. ed. São Paulo: Cia Editora Nacional, 1985.

Alvarado EV. Medicina legal. Puerto Rico: Trillas, 1996.

Backer RD. Técnicas de necrópsia. 1. ed. Chicago: Editora Interamericana S.A., 1969.

Campobasso CP et al. Postmortem artifacts made by ants and the effect of ant activity on decomposital rates. Am J Forensic Med Pathol 2009; 30(1):84-7.

Carvalho HV. Manual de técnica tanatológica. São Paulo: Tipografia Rossolillo, 1950.

Carvalho HV, Bruno AML, Segre M. Lições de medicina legal. 3. ed. São Paulo: Editora Saraiva, 1965.

Chakravarthy M et al. Rigor motis in a live patient. Am J Forensic Med Pathol 2010; 31:87-8.

Croce D, Croce Jr D. Manual de medicina legal. 4. ed. São Paulo: Editora Saraiva, 1998.

Demierre N et al. Elevated body core temperature in medico-legal investigation of violent death. Am J Forensic Med Pathol 2009; 30(2):155-8.

Di Maio DJ, Di Maio VJM. Forensic pathology – Practical aspects of criminal and forensic investigation. 2. ed. Boca Raton, Flórida: CRC Press, 2001.

Dix J, Calaluce R. Guide to forensic pathology. Columbia, Mo: CRC Press, 1998.

Dix J, Graham M. Time of death, decomposition and identification: an atlas. Columbia, Mo: CRC Press, 1999.

Eisele RL, Campos MLB. Manual de medicina forense e odontologia legal. Curitiba: Editora Juruá, 2006.

Fávero F. Classificação médico-legal da causalidade do dano. Belo Horizonte: Editora Vila Rica, 2001.

Fávero F. Medicina legal: introdução ao estudo da medicina legal, identidade, traumatologia, infortunística, tanatologia. 12. ed., Belo Horizonte-Rio de Janeiro: Vila Rica Editora Reunidas Limitada, 1991.

França GV. Traumatologia médico-legal. Medicina legal. 8. ed. Rio de Janeiro: Guanabara Koogan,1998.

Gomes H. Medicina legal. Revista e atualizada por Hygino de Carvalho Hércules. 33. ed. São Paulo: Livraria Freitas Bastos, 2004.

Knight B. The estimation of the time since death in the early postmortem period. Londres: Edward Arnold, 1995.

Levy AD et al. Postmortem imaging. Am J Forensic Med Pathol 2010; 31(Issue 1):12-7.

Marshall TK. Changes after death. Grandwohl's Legal Medicine. Baltimore: The Williams & Wilkins Company, 1968.

McGrath KK, Jenkins AJ. Detection of drugs of forensic importance in postmortem bone. Am J Forensic Med Pathol, março 2009; 30(1).

Olano AS et al. Saponificación cadavérica parcial. Cuad Med Forense Julho-Outubro 2006; 12:45-46.

Prestes Jr LCL, Ancillotti, R. Manual de técnicas em necropsia médico-legal. Rio de Janeiro: Editora Rubio, 2009.

Vanrell JP. Manual de medicina legal. São Paulo: Editora de Direito, 1996. 251 p.

CAPÍTULO 10

Sexologia Forense

GRAVIDEZ

Gravidez (do latim *gravidus*, de *gravis*, prenhe) é o período iniciado a partir da fecundação (de um ou mais óvulos) até a expulsão, espontânea, proposital ou acidental, do concepto. Sua duração varia, em média, de 270 a 280 dias.

Na esfera jurídica, sua confirmação tem inúmeras finalidades, como: resguardar os direitos do nascituro; investigação de paternidade; comprovação de adultério; confirmação de conjunção carnal; comprovação de infanticídio; diagnóstico de abortamento; dissimulação, sonegação e substituição do próprio parto; anulação de casamento; atestados para funcionários registrados, entre outros.

Diagnóstico

Baseia-se na anamnese (de pouca valia para o perito-investigador), no exame físico (que se divide em sinais de probabilidade e de certeza) e nos exames complementares.

Sinais de probabilidade

1. Amenorreia
2. Êmese
3. Modificação das mamas
4. Galactorreia
5. Cloasma ou máscara gravídica
6. Estrias abdominais
7. Hipertricose (aumento dos pelos)
8. Aumento piriforme ou globoso do ventre
9. Coloração arroxeada da vulva (sinal de Klüge)
10. Cianose da vagina (sinal de Jacquemien)
11. Amolecimento do fundo de saco (sinal de Budin)
12. Pulsação vaginal (sinal de Oseander)
13. Balanço uterino ao toque bimanual (sinal de Puzos)
14. Amolecimento entre o colo e o corpo uterino (sinal de Reil-Hegar)
15. Pigmentação longitudinal na linha mediana do abdome (*linea nigra*)
16. Hiperlordose em coluna lombar
17. Deficiência mecânica diafragmática

Exame físico – Avaliação pericial macroscópica

Sinais de probabilidade

■ *Linea nigra*

Consiste na pigmentação longitudinal na linha mediana do abdome, desde a região púbica ao epigástrio (*linea nigra*). Trata-se de um distúrbio de pigmentação que ocorre muito frequentemente na gravidez e por isso é considerado um sinal de probabilidade importante em sua avaliação. Em geral, ocorre após a oitava semana de amenorreia, persistindo até o puerpério, quando desaparece gradativamente (Figura 10.1).

■ *Estrias abdominais*

Outra alteração considerada provável consiste nas estrias gravídicas (Figura 10.2), que são "fraturas" da derme provocadas pela tensão (estiramento) ocasionada pelo aumento uterino, levando à separação das fibras de colágeno e elastina.

Estrias recentes apresentam coloração rósea clara (Figura 10.3) ou azulada, tornando-se esbranquiçadas com o tempo. Estrias pós-parto apresentam aspecto argêntico, brilhante, de tecido cicatricial.

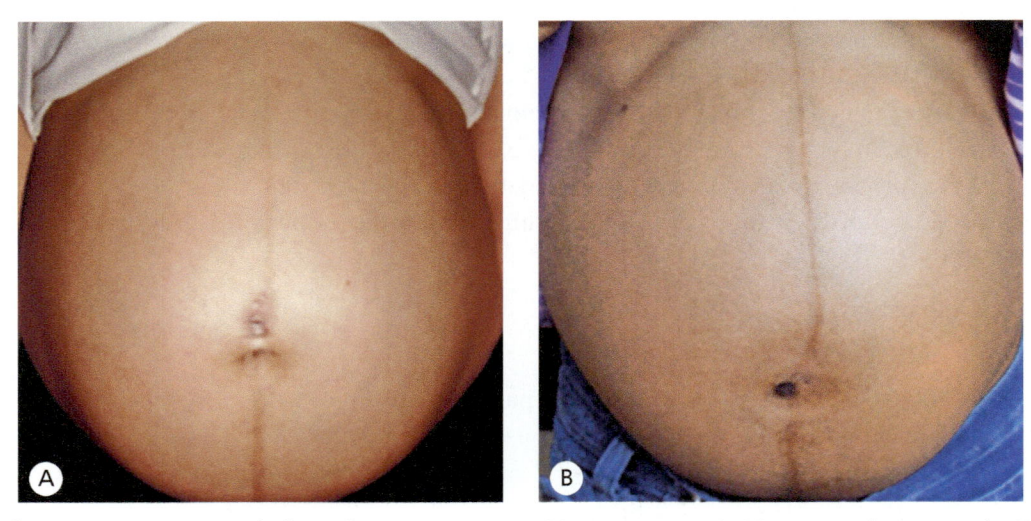

Figura 10.1 ■ Presença de *linea nigra* em gestante na 20ª semana (**A**) e de 28 semanas de amenorreia (**B**).

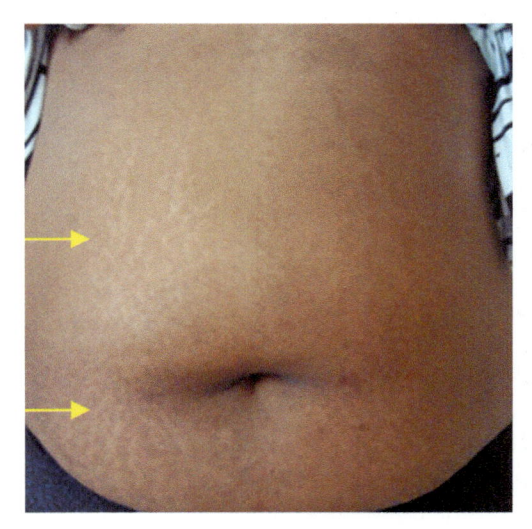

Figura 10.2 ■ Presença de estrias gravídicas (argênticas) em gestante multípara, na 22ª semana de amenorreia. Note a presença de estrias mais expressivas à direita do abdome (seta amarela).

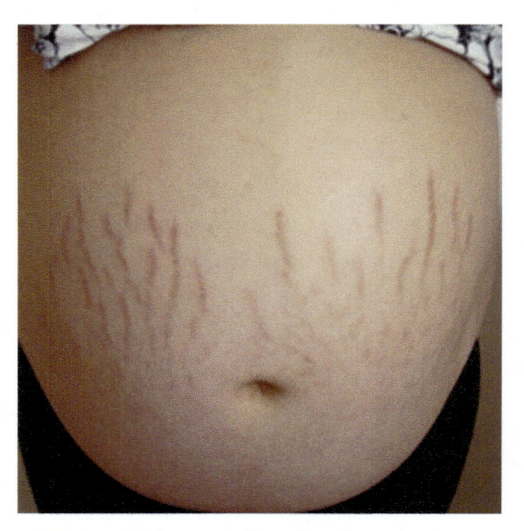

Figura 10.3 ■ Estrias gravídicas de coloração rósea acometendo região supraumbilical, em gestante de 24 semanas de amenorreia, provenientes da gestação atual.

■ *Hipertricose*

Em virtude das alterações hormonais na gravidez, ocorre aumento dos pelos ao redor dos mamilos (Figura 10.4).

■ *Produção e saída de colostro*

Passados alguns meses do início da gravidez, uma secreção amarelo-translúcida pode sair do mamilo, quando se efetua a expressão manual (Figura 10.5). A partir do segundo dia pós-parto, uma quantidade modesta dessa secreção é secretada pela mama (Figura 10.6). A produção de colostro persiste por mais ou menos 5 dias e gradualmente se converte em leite maduro (Figura 10.7).

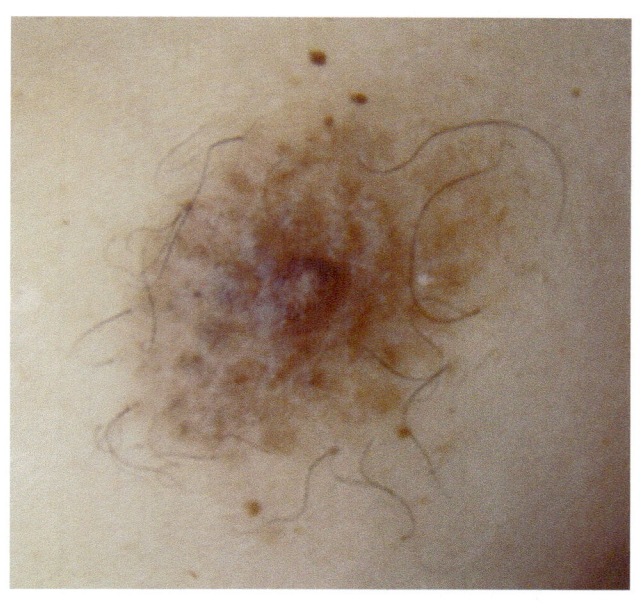

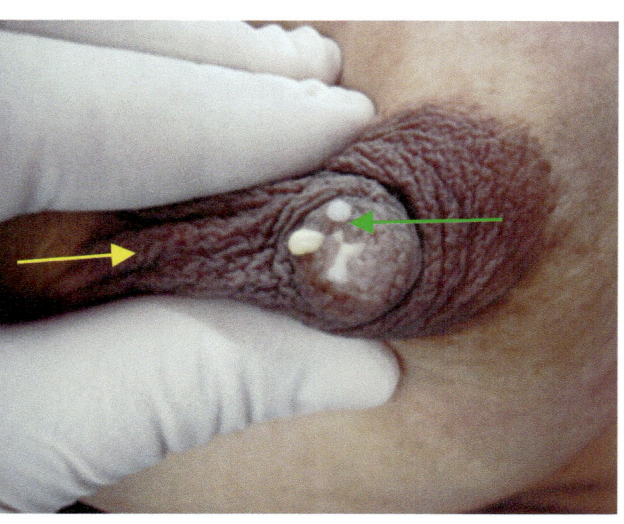

Figura 10.5 ■ Note o escurecimento e a alteração na textura do tecido do mamilo, indicada pela seta amarela, e a presença de secreção translúcida pelo mamilo (colostro), indicada pela seta verde, em gestante de 30 semanas de amenorreia, após expressão manual.

Figura 10.4 ■ Presença de pelos circundando a região mamilar em gestante de 21 semanas de amenorreia.

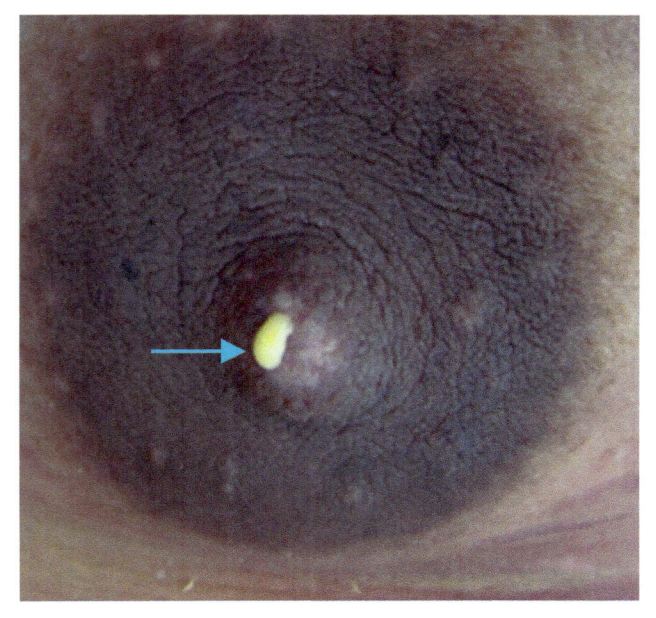

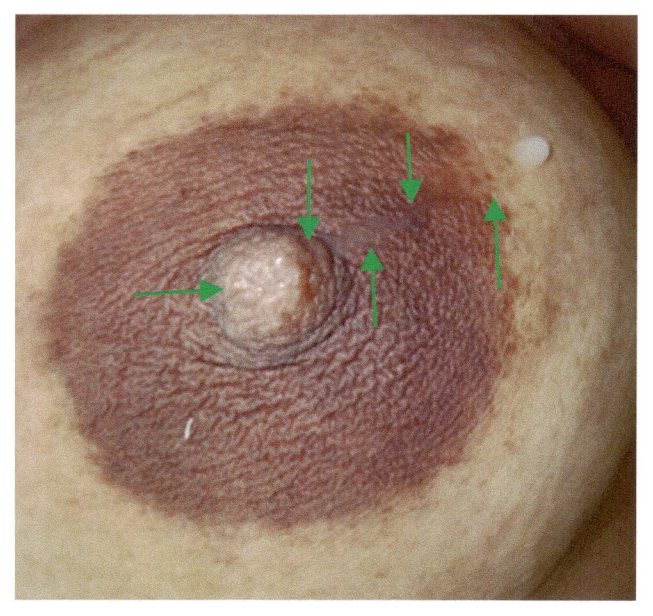

Figura 10.6 ■ Presença de secreção viscosa, de coloração amarelada, no mamilo de puérpera (pós-parto imediato), ao centro da figura.

Figura 10.7 ■ Presença de secreção líquida, translúcida, em mama de puérpera tardia. Note que a saída da secreção é espontânea, sem necessidade de expressão manual.

■ *Modificação das mamas*

Durante a gravidez, as mamas apresentam escurecimento da aréola às vezes progressiva (Figura 10.8A a C).

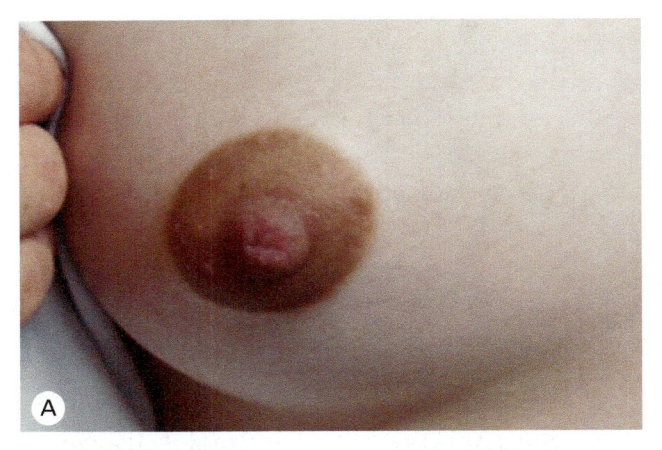

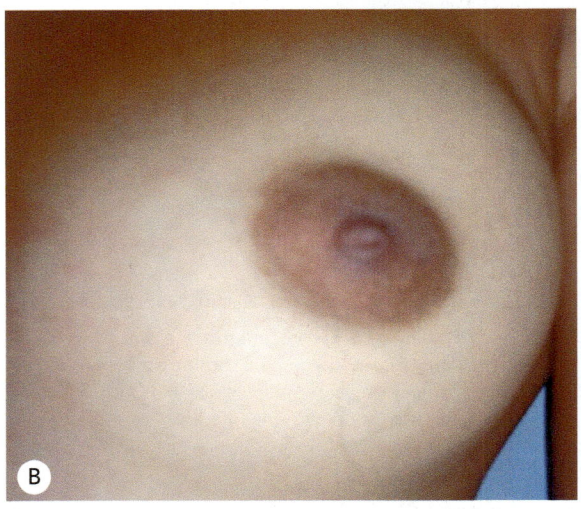

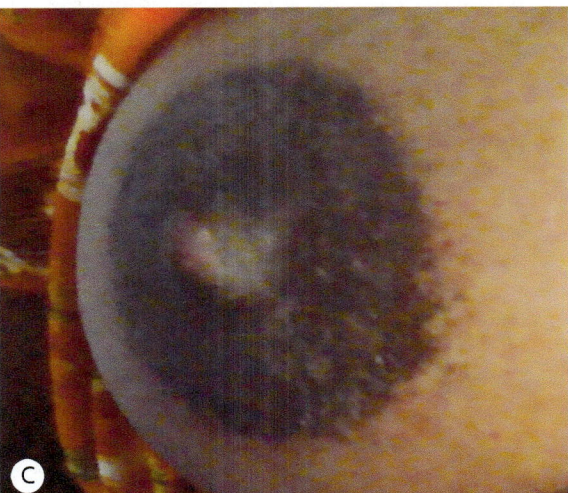

Figura 10.8 ■ Escurecimento da aréola em gestantes leucodermas de 16 semanas (**A**) e 30 semanas (**B**) de amenorreia e outra, faioderma, de 37 semanas (**C**).

■ *Aumento piriforme do ventre (Figura 10.9)*

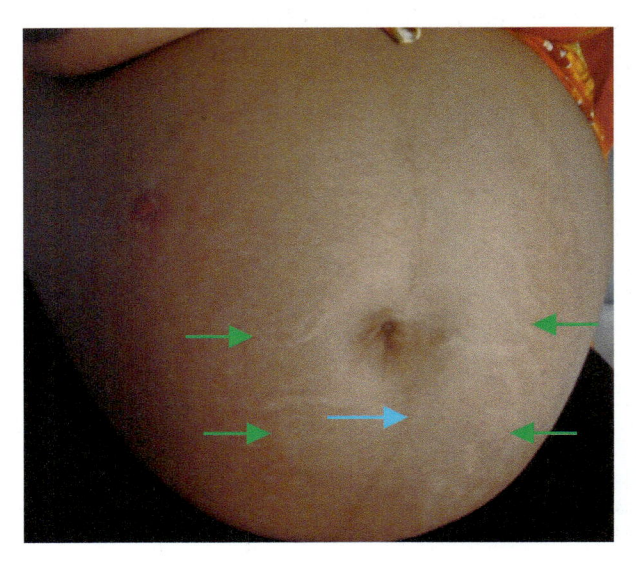

Figura 10.9 ■ Aumento globoso do abdome em gestante de 30 semanas de amenorreia. Note a presença de estrias gravídicas distribuídas uniformemente pelo abdome, além de *linea nigra*, indicadas pelas setas verdes e azul, respectivamente.

Sinais de certeza

- ■ *Batimentos cardiofetais (Figura 10.10)*
- ■ *Crescimento uterino (Figura 10.11)*

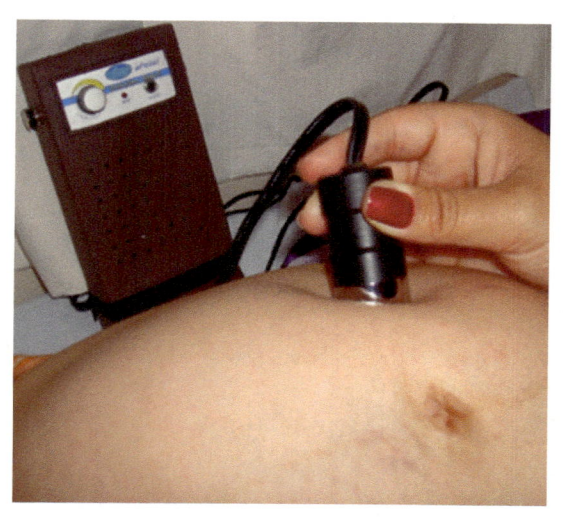

Figura 10.10 ■ Avaliação do batimento cardiofetal por meio de um sonar portátil.

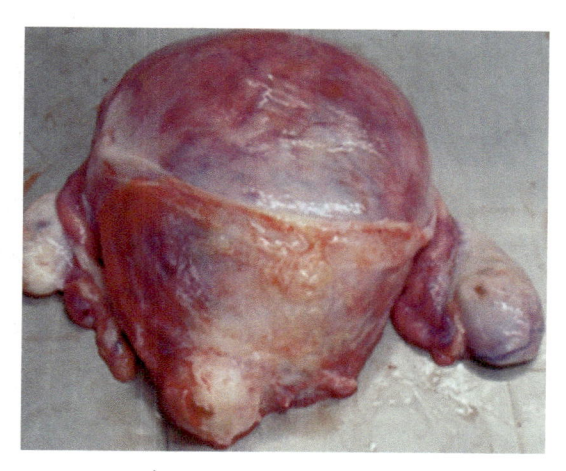

Figura 10.11 ■ Útero de periciada gestante, vítima de homicídio por arma branca, apresentando-se globoso, aumentado de tamanho e que, após aberto, mostrou concepto com sinais sugestivos de idade gestacional entre 16 e 20 semanas.

PARTO

O parto é definido como um conjunto de fenômenos fisiológicos e mecânicos com objetivo único de expulsão do concepto e seus anexos.

Os sinais que comprovam a existência prévia do parto variam entre a mulher viva e a mulher morta, e podem ser ainda recentes ou antigos.

Sinais de parto na mulher viva

Sinais recentes

Lesões perineais e do canal do parto

1. A passagem do concepto pelo canal do parto poderá produzir lacerações de graus diversos de relaxamento do assoalho pélvico, cistocele, retocele e algum grau de prolapso uterino, se uma episiotomia não tiver sido realizada (Figuras 10.12 a 10.14).

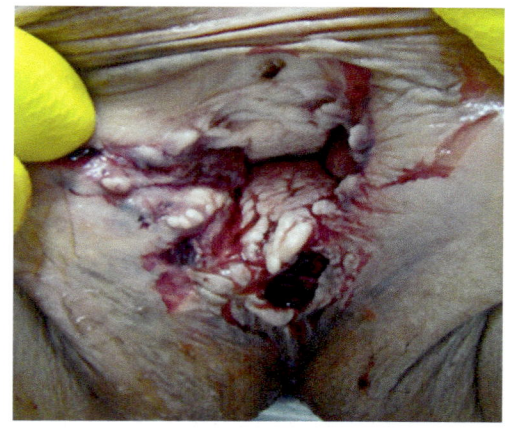

Figura 10.12 ■ Presença de laceração perineal, ao centro, com sangramento ainda presente, sugerindo lesão recente, provocada pela passagem do concepto pelo canal do parto.

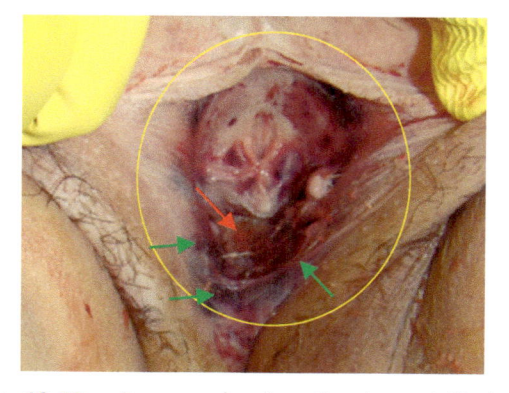

Figura 10.13 ■ Presença de alterações da genitália interna, ao centro do círculo. Note os hematomas em fúrcula vaginal e perineal, indicados pelas setas. Presença de sinais de sutura em parede lateral esquerda e períneo (seta inferior). Sinais de certeza de lesão recente e em periciada viva.

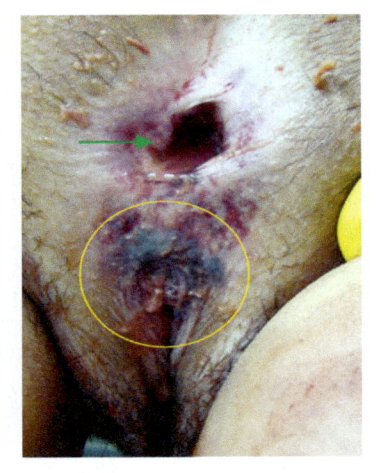

Figura 10.14 ▪ Presença de equimoses arroxeadas, escoriações perineal (círculo amarelo) e dilatação do esfíncter anal (seta verde). Alterações em periciada de 43 anos de idade que evoluiu para óbito em pós-parto imediato.

Fluxos genitais (Figura 10.15)

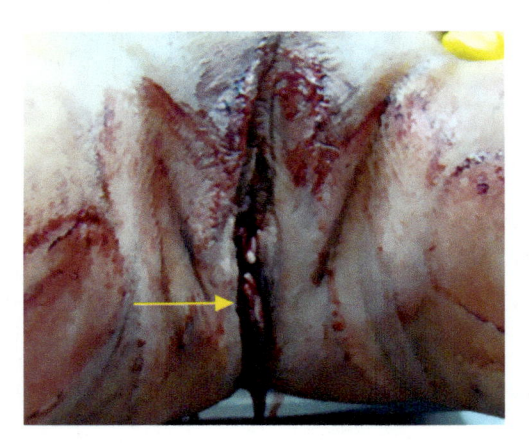

Figura 10.15 ▪ Os fluxos genitais são inicialmente sanguinolentos (seta amarela), podendo chegar até o terceiro dia, evoluindo para serolactescente até o oitavo dia, quando normalmente desaparecem, podendo ou não ser seguidos de lóquios.

Mamas

Alguns meses após o início da gravidez, uma secreção amarelo-translúcida pode sair do mamilo, quando realizada expressão manual. A partir do segundo dia pós-parto, uma quantidade modesta dessa secreção é ainda secretada pela mama (Figura 10.16).

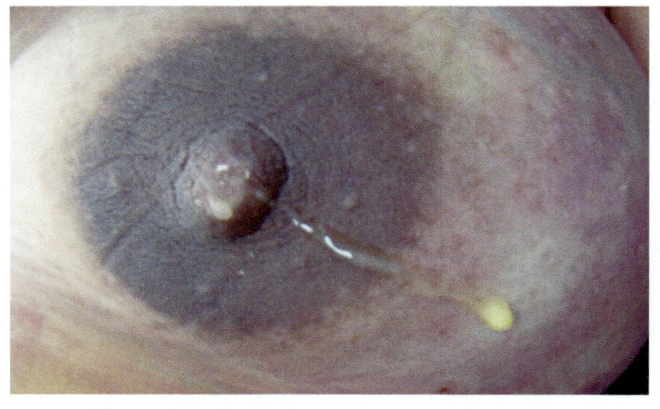

Figura 10.16 ▪ Saída de colostro pelo mamilo.

Abdome e útero

A velocidade de involução uterina varia entre 0,7 e 1,5 cm/dia, podendo ser ainda mais rápida nas mulheres que sofrem ação da ocitocina durante a amamentação (Figura 10.17).

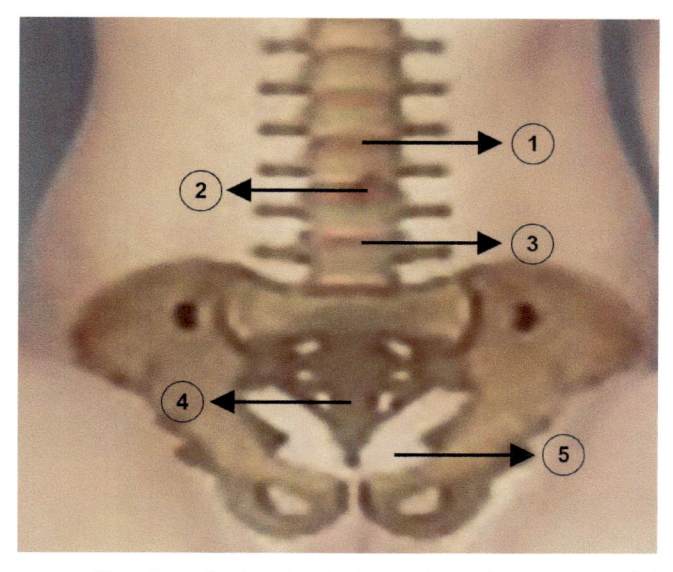

Figura 10.17 ■ Representação esquemática da evolução e involução uterina. Há autores que defendem a avaliação mediante palpação abdominal, tendo como referência a cicatriz umbilical. No primeiro dia está a 2 cm, cranialmente, da cicatriz umbilical; no segundo dia, sobre ela; entre o quinto e o sexto, a 4 cm, inferiormente; no nono dia, a 2 cm do púbis, voltando à quase normalidade após o 12º dia (no púbis). Esquematicamente representado: 1. (1º dia) 2 cm da cicatriz umbilical; 2. (2º dia) sobre a cicatriz umbilical; 3. (4º e 5º dia) 4 cm da cicatriz umbilical; 4. (9º dia) 2 cm do púbis; 5. (12º dia) volta à normalidade.

Sinais de parto na mulher morta

A avaliação histopatológica é de fundamental importância para avaliação da gravidez recente ou tardia na mulher morta.

Parto recente

Além dos sinais estudados na pesquisa de gravidez na mulher viva, faz-se necessário o estudo uterino e dos ovários na mulher morta (Figura 10.18).

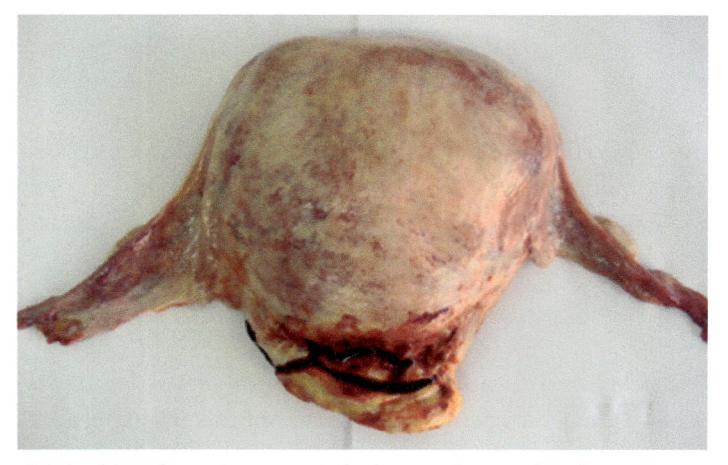

Figura 10.18 ■ O útero de periciada vítima de morte sem assistência, em pós-parto imediato, apresentando-se volumoso e com peso aproximado de 1 kg. Nesta fase, sua superfície apresenta aspecto aveludado, podendo estar coberta ou não por coágulos fibrinosos. Note a presença de coágulos em seu interior (comumente encontrados nos primeiros dias após o parto).

Parto post-mortem

Parto *post-mortem* em periciada gestante com 39 semanas de amenorreia (Figura 10.19).

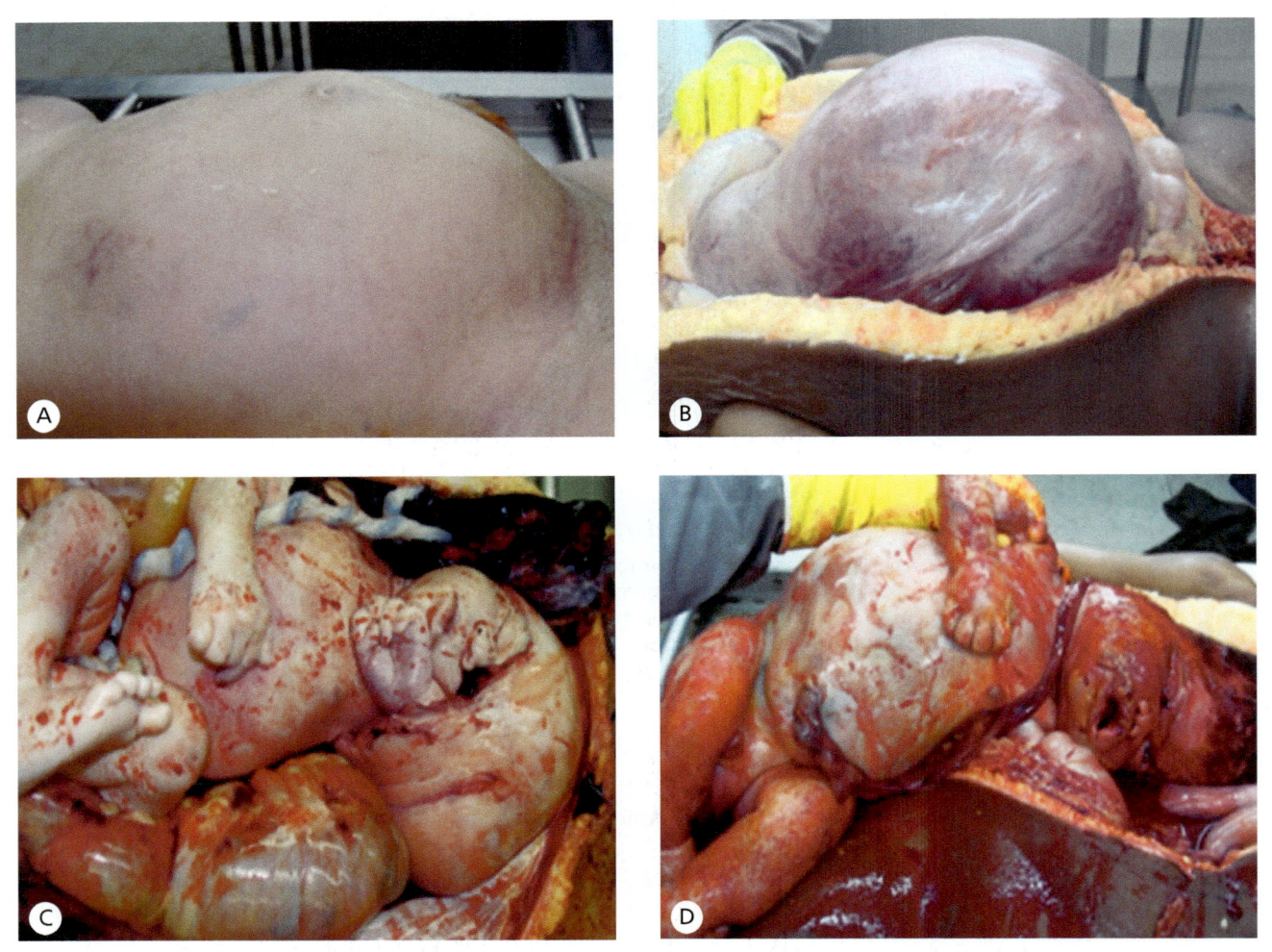

Figura 10.19 ▬ Sequência ilustrativa de parto em periciada com 39 semanas de gestação, encaminhada por "morte sem assistência". (**A**) Presença de abdome globoso (gravídico). (**B**) Realizada incisão xifopúbica com exposição de útero gravídico. (**C**) Incisão de parede uterina com exposição parcial do concepto. (**D**) Retirada do concepto a termo.

ABORTO

Aborto é o resultado de um conjunto de meios e manobras com a finalidade de interromper a gravidez. O concepto poderá ser expulso, retido, morto ou inviável.

À Medicina Legal interessam aqueles não amparados por lei (art. 14, II, do CP) ou criminosos.

Aborto criminoso

Caracteriza-se pela interrupção da vida intrauterina, em qualquer fase de sua evolução, com o resultado da morte do concepto, dentro ou fora do organismo materno, desde que, se nascido vivo, venha a sucumbir imediatamente após sua expulsão.

Vale lembrar que se admite tentativa caso não ocorra a morte do concepto após manobras de abortamento (Figuras 10.20 a 10.23).

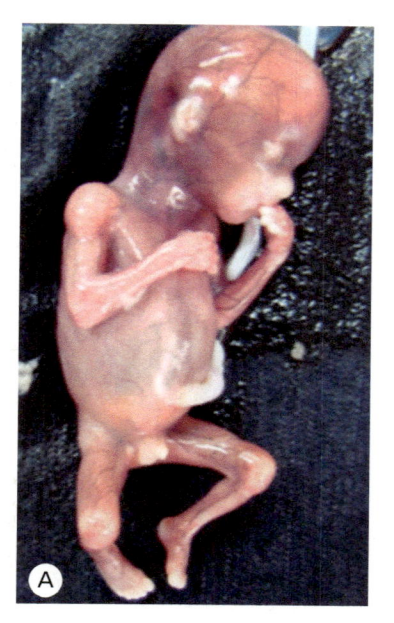
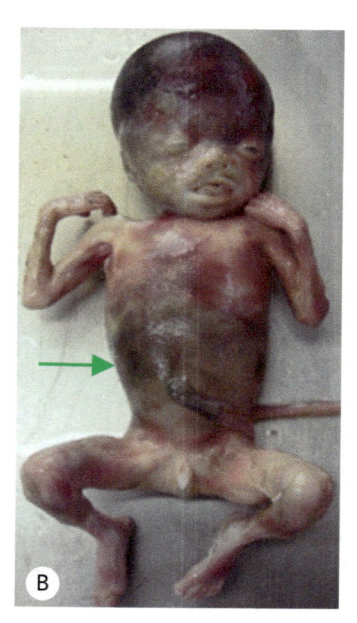

Figura 10.20 ◼ Ilustração de fetos sob suspeita de aborto criminoso. **A** Feto com idade gestacional entre 16 e 24 semanas. **B** Feto de aproximadamente 20 a 24 semanas de idade gestacional em estado de putrefação (presença de coloração esverdeada, indicada pela seta verde). Note a ausência de tratamento no cordão umbilical em ambos.

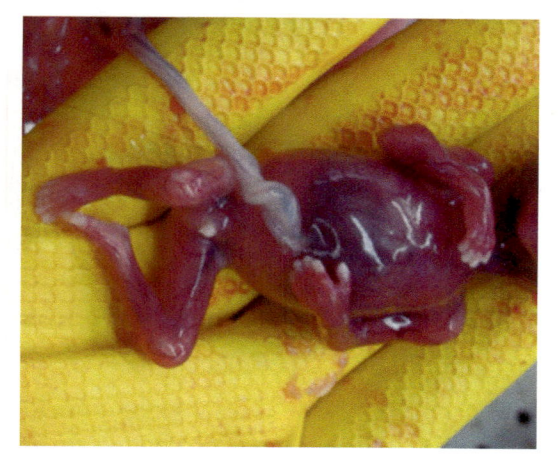

Figura 10.21 ◼ Concepto com idade gestacional entre 16 e 20 semanas. Note a ausência de tratamento no cordão umbilical.

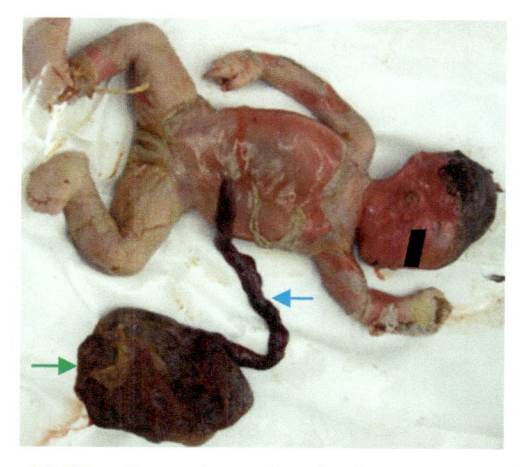

Figura 10.22 ◼ Concepto produto de aborto, encontrado em saco plástico em via pública. Note a presença de placenta ainda ligada ao cordão umbilical.

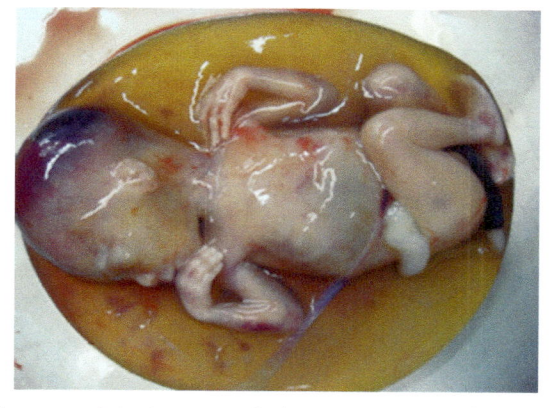

Figura 10.23 ◼ Perícia em produto de concepção humana (PCH) envolto em bolsa amniótica íntegra.

Perícia

Para confirmação da realidade de um aborto, cabe ao legisperito investigar: a real existência prévia da gravidez; se a prenhez foi resultante de estupro; sua causa (acidental, espontânea ou criminosa); a associação a lesões corporais sobre a gestante (art. 127 do CP); e se foi associado ou não à morte da gestante.

INFANTICÍDIO

Infanticídio é: "matar, sob influência do estado puerperal, o próprio filho, durante o parto ou logo após" (Art. 123 CP).

É importante ressaltar que não há, até o momento, elementos capazes de fornecer à perícia subsídios seguros que comprovem um "estado puerperal" (Figura 10.24).

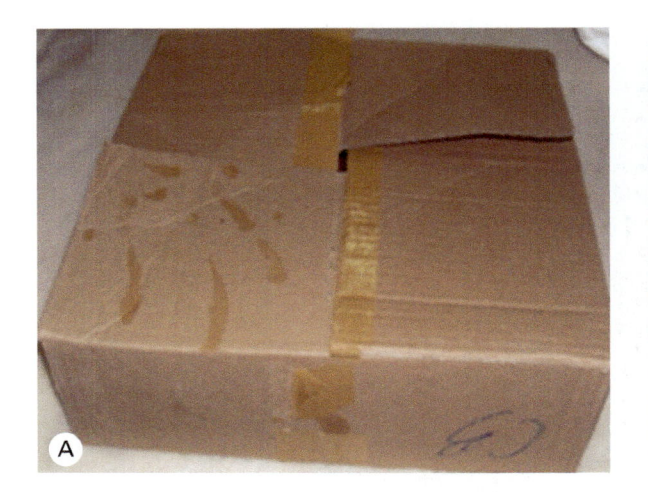 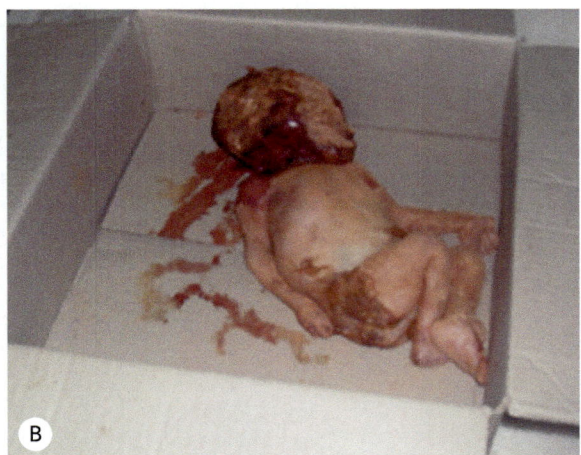

Figura 10.24 ■ Perícia realizada em infante (**B**) encontrado em caixa de papelão (**A**) em via pública.

PROVA DO INFANTE NASCIDO

Infante nascido é aquele que acabou de ser expulso, não tendo recebido ainda qualquer assistência, seja na higiene, seja no tratamento ao cordão. O corpo poderá apresentar-se coberto por sangue materno ou fetal, o que caracteriza a afirmação de "logo após o parto". A presença do tumor do parto, *vernix caseosum*, expulsão de mecônio e respiração autônoma são elementos relevantes na avaliação.

PROVA DO RECÉM-NASCIDO

Para a Medicina Legal, recém-nascido é aquele infante que recebeu cuidados iniciais, tendo sido higienizado e submetido a tratamento de seu cordão, período este que termina ao sétimo dia de nascimento, como explica o § 2º do art. 134 do CP.

Para auxiliar a confirmação dessa prova, o perito conta ainda com a possibilidade da presença dos seguintes elementos: bossa serossanguinolenta, que pode persistir até o terceiro dia pós-parto; induto sebáceo (dependendo da higienização prévia); mecônio (eliminado até o terceiro dia); coto do cordão umbilical (tem a característica de ser achatado no primeiro dia e coriáceo no terceiro dia, vindo a cair por volta do sétimo dia); descamação epidérmica (iniciando-se nas regiões torácica e abdominal no segundo dia, atingindo seu grau máximo por volta do décimo dia); mielinização do nervo óptico (inicia sua mielinização no primeiro dia, completando-se por volta do quarto ou quinto dia); obliteração dos vasos umbilicais (a partir do oitavo dia); e respiração autônoma.

PROVA DE VIDA EXTRAUTERINA AUTÔNOMA

Para comprovação de vida extrauterina, utiliza-se de provas denominadas docimásias e outras ocasionais.

Divididas em pulmonares e não pulmonares, as docimásias baseiam-se na presença de sinais de vida, manifestos nas funções respiratórias, digestivas e circulatórias.

ÉPOCA DA MORTE

A cronotanatognose do infante é idêntica à do adulto.

Nos casos de morte intraútero, a classificação baseia-se no estudo minucioso do processo de *maceração* e é determinada como:

- **Grau 0 – tempo inferior a 8 horas:** a pele apresenta-se de aspecto bolhoso (Figura 10.25).

- **Grau 1 – tempo oscila entre 8 e 24 horas:** o corpo apresenta descolamento da epiderme (Figura 10.26).

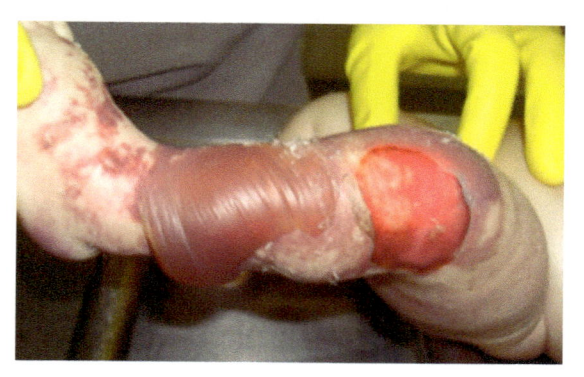

Figura 10.25

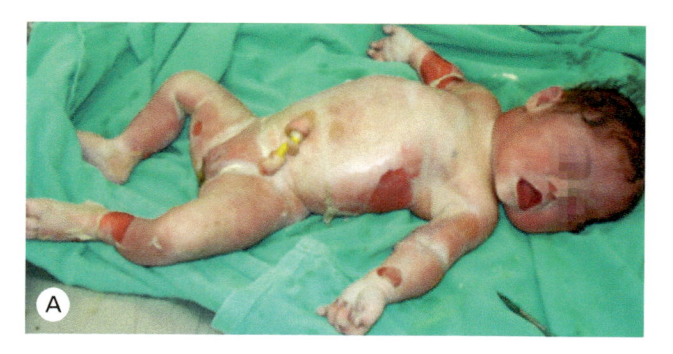

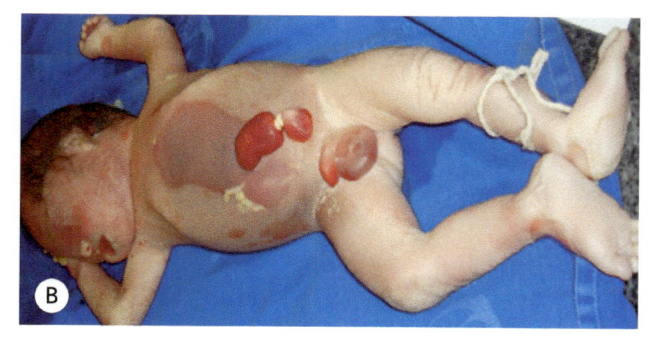

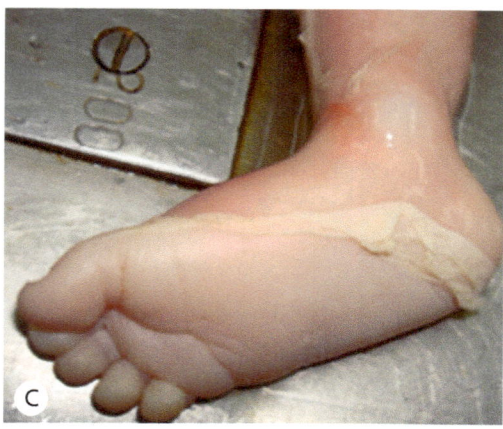

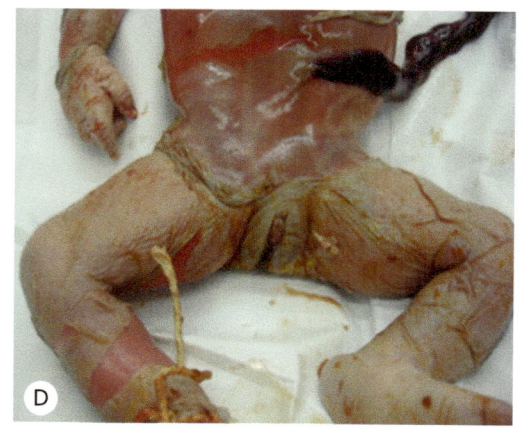

Figura 10.26 ■ **(A a D)** Epidermólise sugerindo maceração grau 1.

- **Grau 2 – tempo superior a 24 horas:** o corpo apresenta grande área de descolamento cutâneo e em suas cavidades serosas há a presença de derrame serossanguinolento (Figura 10.27).

- **Grau 3 – tempo superior a 48 horas:** ocorre mudança no aspecto dos derrames das cavidades serosas, passando do aspecto sanguinolento para o de líquido de aspecto turvo. Há ainda mudança na coloração do fígado, de castanho-avermelhada para amarelo-amarronzada.

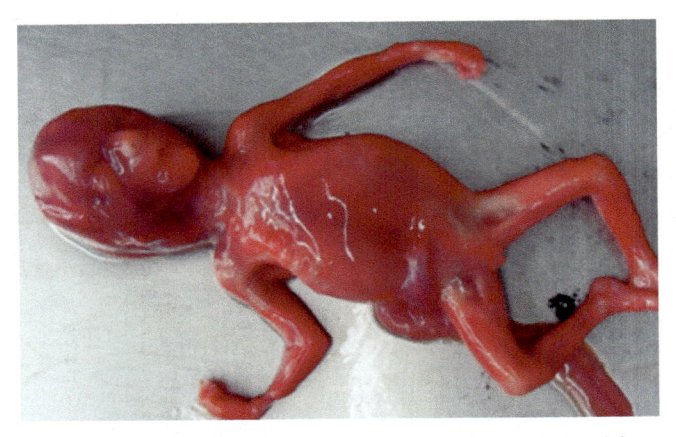

Figura 10.27 ■ Notam-se descolamento total da epiderme e um infiltrado hemorrágico difuso, sugerindo maceração grau 2.

HIMENOLOGIA

Hímen

Palavra de origem grega (*hymen* – membrana), hímen é a estrutura mucosa que separa a vulva da vagina. Localizado atrás dos pequenos lábios, tem duas faces e duas bordas, as faces vaginal e vestibular e as bordas aderente e livre.

Hímen íntegro (Figuras 10.28 a 10.33)

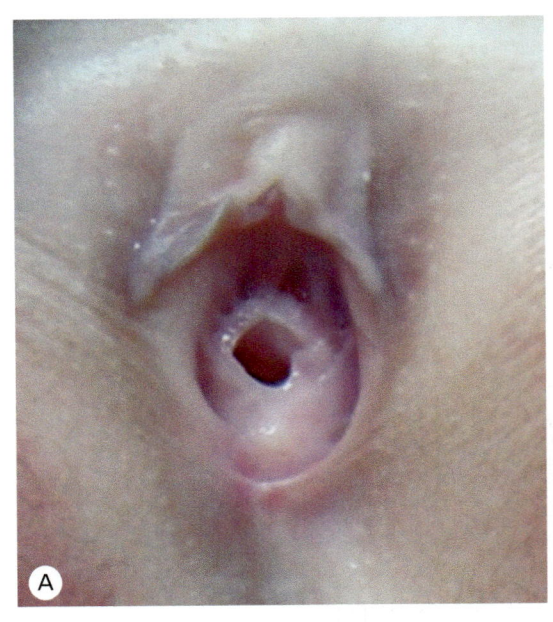
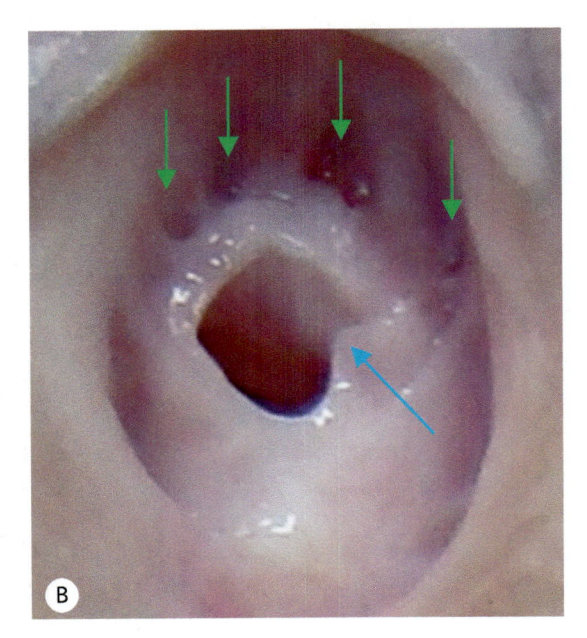

Figura 10.28 ■ Exame realizado em periciada viva de 10 meses de idade. **A** Panorâmica da genitália da periciada. Presença de hímen íntegro, fossetas vulvo-himenais e um entalhe às 2 horas em destaque em **B**. As fossetas são interrupções presentes no sulco vulvo--himenal (setas verdes) e o entalhe uma irregularidade na orla livre (seta azul).

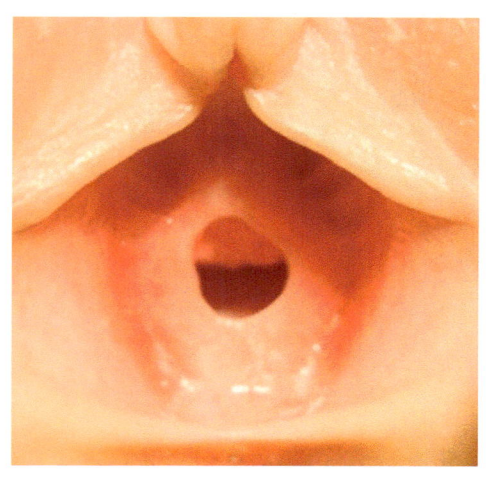

Figura 10.29 ■ Exame realizado em periciada viva de 11 meses de idade. Presença de hímen íntegro em formato circular, óstio médio e orla média. O óstio é um orifício que, quando presente, é representado pela abertura delimitada pela borda livre. Extremamente variável em suas dimensões entre as mulheres, depende diretamente da orla himenal. Pode ser puntiforme, único ou múltiplo, possuindo a propriedade elástica.

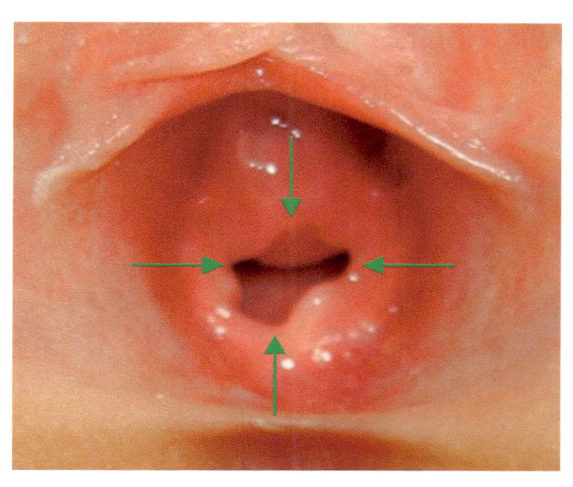

Figura 10.30 ■ Hímen íntegro em periciada viva de 12 anos de idade. Note a presença de mucosa íntegra, brilhante, com quatro entalhes distribuídos simetricamente em sua borda livre, representados pelas setas.

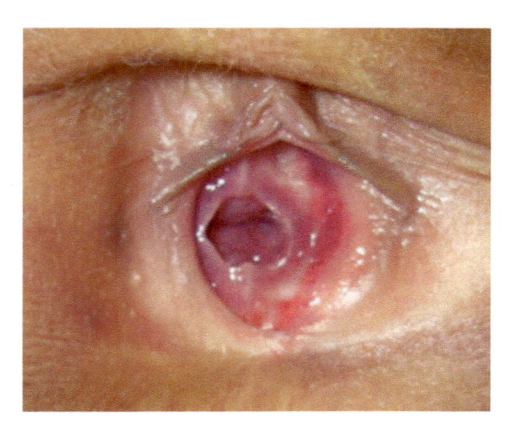

Figura 10.31 ■ Hímen íntegro em periciada morta, de 64 anos de idade, com guia de solicitação de exame necroscópico informando "morte sem assistência médica". Note a presença de uma orla simétrica, íntegra, além de um óstio e uma orla média.

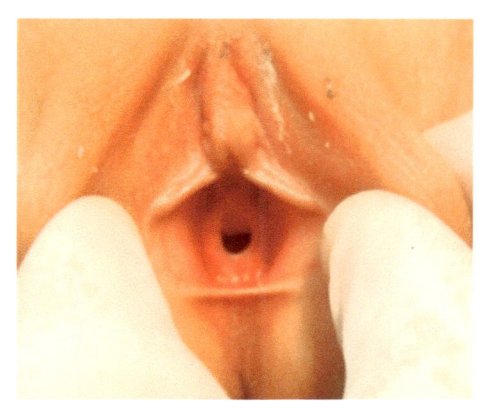

Figura 10.32 ■ Exame realizado em periciada viva, de 7 meses de idade, por suspeita de abuso sexual. Presença de hímen íntegro em formato circular, óstio médio e orla média.

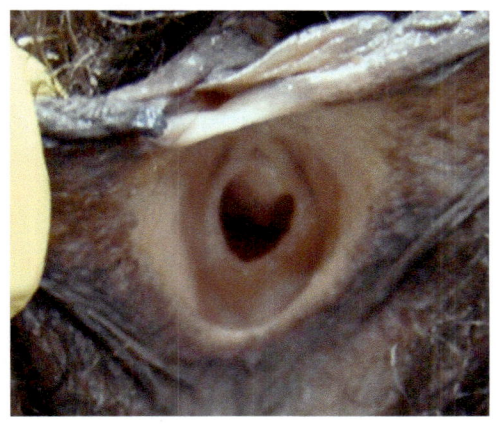

Figura 10.33 ■ Exame realizado em periciada morta de 52 anos de idade, com guia informando "morte sem assistência". Presença de hímen íntegro em formato anelar, óstio médio e orla média.

Entalhes (Figura 10.34)

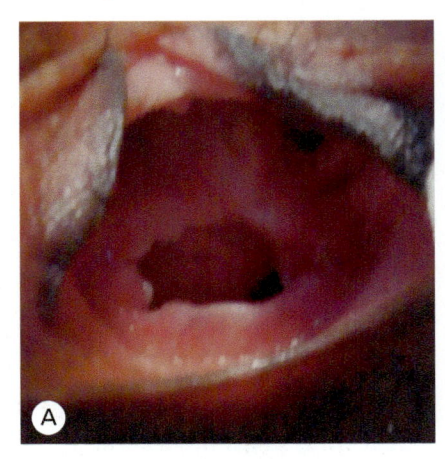 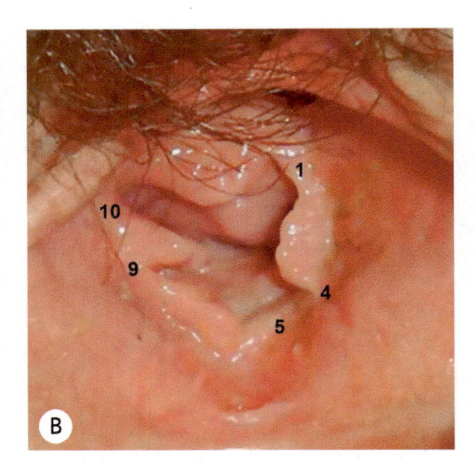

Figura 10.34 ▬ Exames realizados em periciadas de 32 e 34 anos de idade, Figuras **A** e **B** respectivamente. Em (**A**) nota-se rotura não recente às 2, 4 e 5 horas. Em (**B**), note a presença de entalhes às 4, 9 e às 10 horas. Além de rotura à 1hora. Os entalhes se diferenciam das roturas pela presença de um ângulo arredondado, além da interrupção antes da orla aderente.

Rupturas (Figuras 10.35 a 10.40)

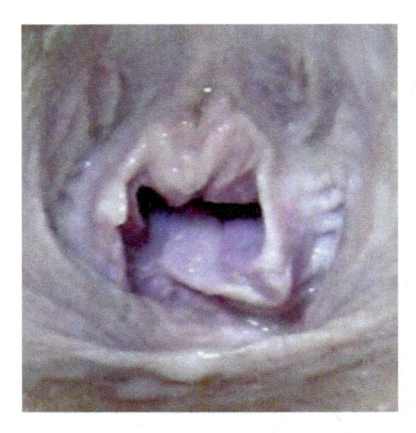 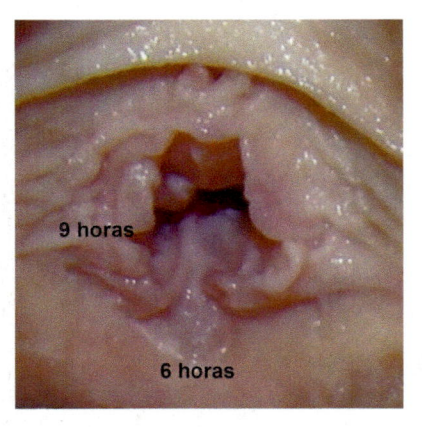

Figura 10.35 ▬ Exame realizado em periciada morta de 49 anos de idade, vítima de acidente de trânsito. Note a presença de ruptura himenal, não recente, às 8 horas.

Figura 10.36 ▬ Exame realizado em periciada viva de 38 anos de idade sob suspeita de ser vítima de abuso sexual (violência doméstica). Note a presença de ruptura himenal, não recente, às 6 horas e de entalhe às 9 horas.

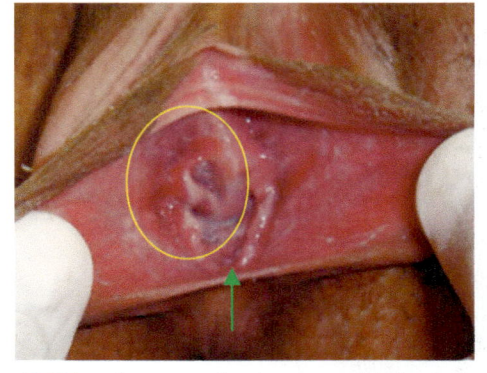 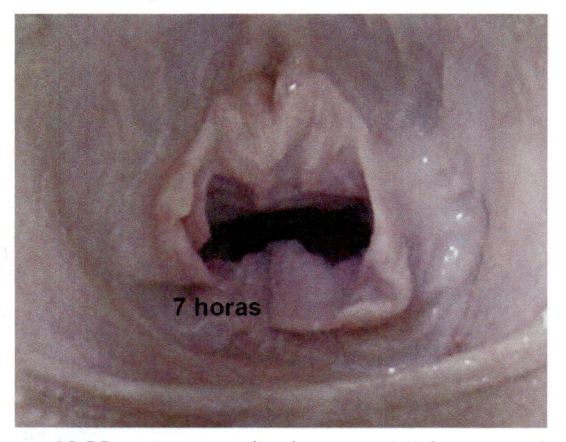

Figura 10.37 ▬ Exame realizado em periciada morta de 34 anos de idade, vítima de homicídio por arma branca e suspeita de violência sexual. Notar a presença de ruptura himenal, não recente, às 6 horas com fibrina em orla livre e equimose em todo o quadrante superior direito, indicadas pela seta verde e o círculo amarelo, respectivamente.

Figura 10.38 ▬ Exame realizado em periciada morta, de 52 anos de idade, por "morte a esclarecer". Notar a presença de ruptura himenal, não recente, às 7 horas, e fossetas himenais em todo o quadrante superior.

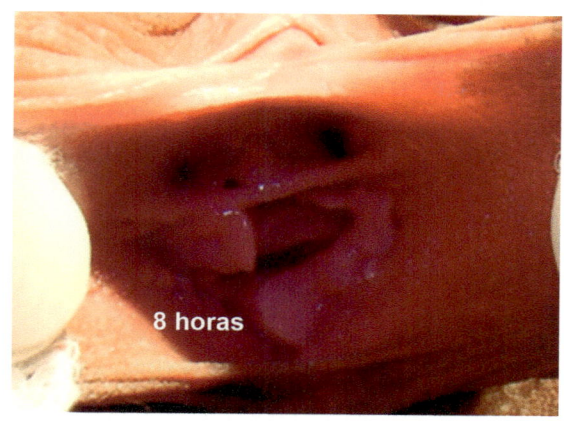

Figura 10.39 ■ Exame realizado em periciada viva, de 26 anos de idade, vítima de violência sexual há aproximadamente 3 meses (segundo história coletada). Notar a presença de ruptura himenal, não recente, às 8 horas e irregularidade do contorno do óstio sugerindo hímen franjado.

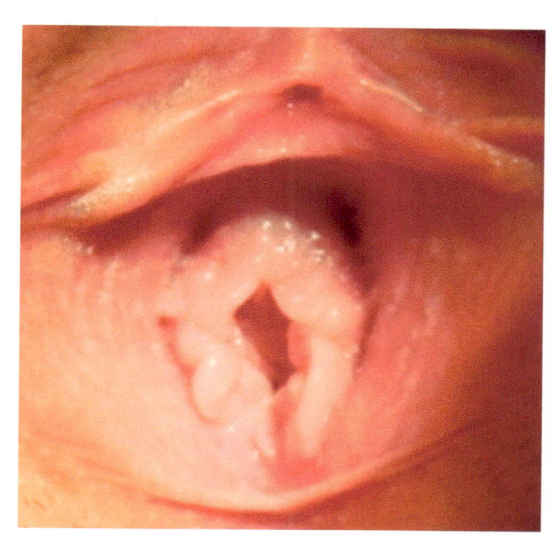

Figura 10.40 ■ Hímen íntegro franjado.

Alguns tipos himenais (Figuras 10.41 e 10.42)

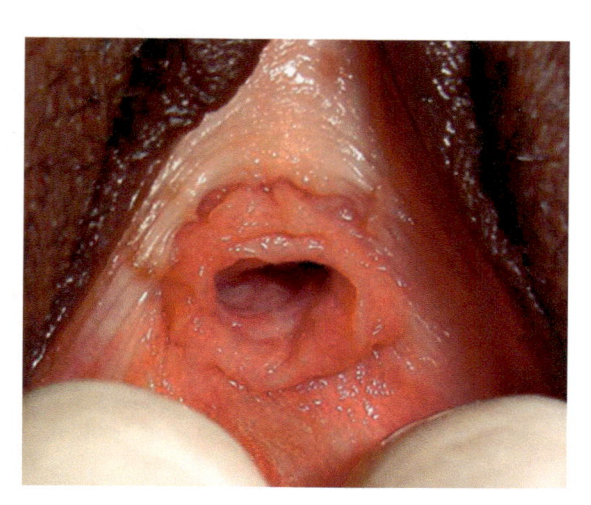

Figura 10.41 ■ Presença de hímen franjado elástico, com óstio e orla média.

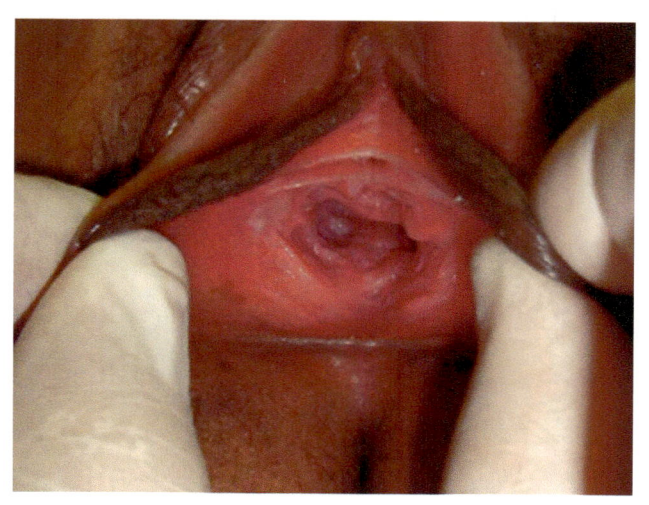

Figura 10.42 ■ Presença de carúnculas himenais.

CRIMES SEXUAIS

Estupro

A perícia de estupro exige a adoção de alguns cuidados fundamentais pelos legisperitos. Estes deverão estar atentos ao estado mental do agressor, assim como a sua condição física. Avaliarão também o estado mental, a idade e a presença de eventuais enfermidades limitantes da vítima.

Ato libidinoso

Ato impudico diverso da conjunção carnal, realizado "pela, com ou sobre a vítima coagida", desnuda ou mesmo sobre as vestes, exigindo portanto o contato corporal (Figuras 10.43 a 10.47).

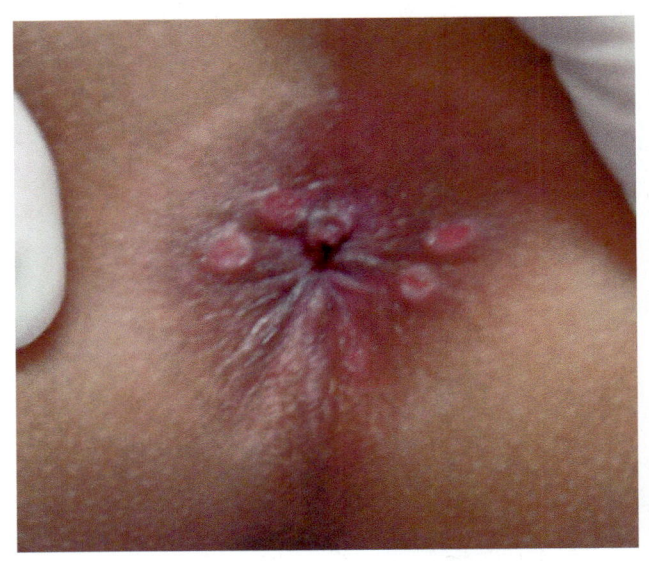

Figura 10.43 ■ Presença de lesões ulceradas em região perianal, sugestivas de doença sexualmente transmissível.

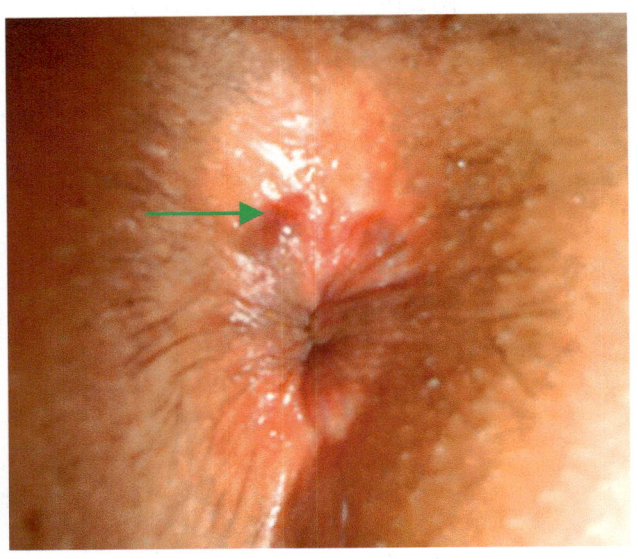

Figura 10.44 ■ Exame realizado em periciada viva de 19 anos de idade, vítima de ato libidinoso. Note a presença de fissura na borda anal às 12 horas, indicada pela seta verde.

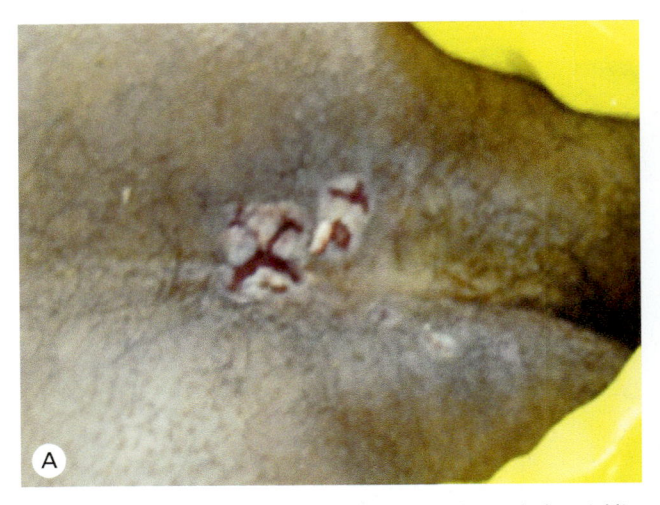

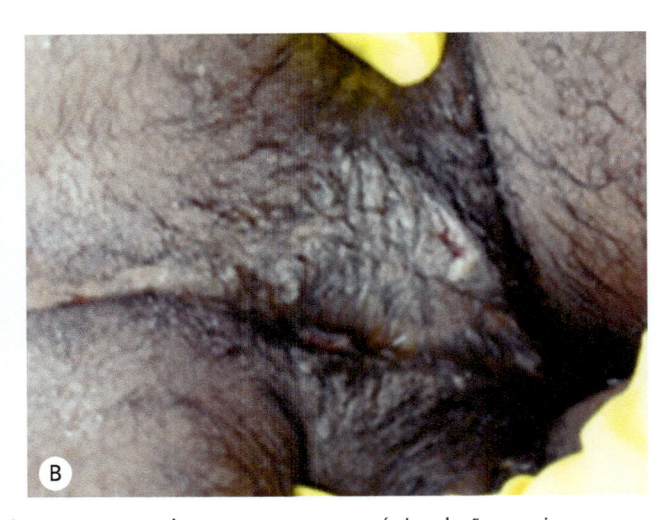

Figura 10.45 ■ Periciado travesti vítima de homicídio a tiros, apresentando, ao exame macroscópico, lesões anais.

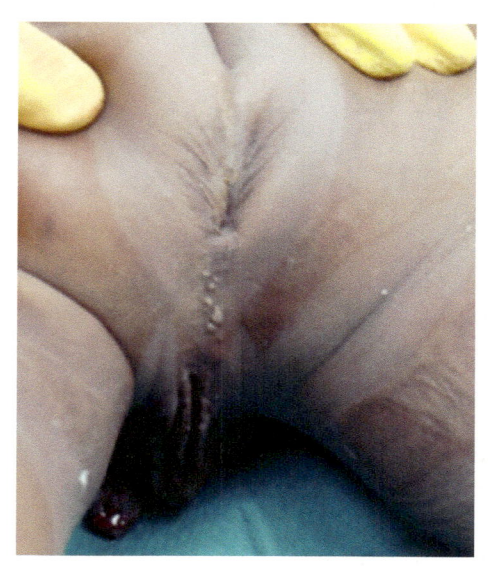

Figura 10.46 ■ Criança do sexo masculino, de 11 anos de idade, vítima de acidente automobilístico, mas na qual, durante a necropsia, foram diagnosticadas lesões verrucosas perianais.

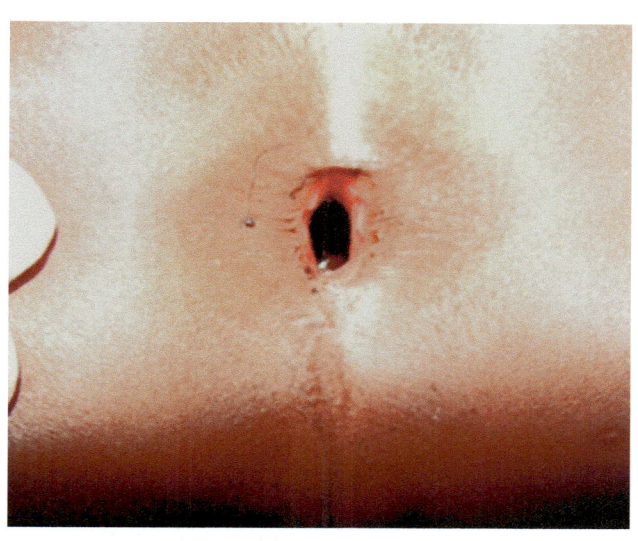

Figura 10.47 ■ Periciado de 10 anos de idade, trazido pela mãe com história de violência sexual (coito anal) pelo padrasto. Observe o relaxamento da musculatura anal e o apagamento das pregas raiadas do ânus.

Bibliografia

Bezerra Filho A. Crimes sexuais anotados e comentados. 2. ed. rev. Curitiba: Juruá, 2010.

Calabuig G. Medicina legal y toxocología. 6. ed. Barcelona: Masson, 2004.

Croce D, Croce Júnior D. Manual de medicina legal. 7. ed. rev. São Paulo: Editora Saraiva, 2010.

Hércules HC. Medicina legal – Texto e atlas. São Paulo: Atheneu, 2005.

Moore KL, Dalley AF, Agur AM. Anatomia orientada para a clínica. 6. ed. Rio de Janeiro: Guanabara Koogan, 2010.

Patitó JA. Tratado de medicina legal y elementos de patología forense. Buenos Aires: Quorum, 2003

Vade Mecum. 15ª ed. São Paulo: Saraiva, 2013.

Vanrell JP. Sexologia forense. 2. ed. São Paulo: Mizuno, 2008.

CAPÍTULO 11

Entomologia Forense

ENTOMOLOGIA

A entomologia é a ciência que estuda os insetos.

Por meio dos estudos de entomologia, é possível entender diversas áreas importantes da biologia, como comportamentos sociais, ecológicos, evolução, taxonomia, anatomia, fisiologia, bioquímica e genética entre outras.

IMPORTÂNCIA DOS INSETOS

O subfilo Hexapoda compreende artrópodes da classe Insecta, bem como outros três grupos de seres desprovidos de asas bem semelhantes a essa classe, denominados Collembola, Protura e Diplura.

Os insetos são responsáveis pela reciclagem de nutrientes. Alguns deles têm grande importância em saúde pública, enquanto outros servem como fonte de alimento para outros animais e, até mesmo, para o homem. Além de servirem como base para diversas pesquisas, atuam como polinizadores e dispersores de sementes, auxiliando a manutenção das comunidades de plantas.

Podem atuar como controladores biológicos ou ocasionar grandes prejuízos agrícolas.

ENTOMOLOGIA FORENSE

Trata-se da ciência que usa o estudo dos insetos para os diversos interesses da Justiça.

Aplicações

A entomologia forense vem sendo muito empregada atualmente em casos envolvendo sabotagens, ações cíveis, maus-tratos, estimativa de tempo de morte, extração de material genético para fins de identificação cadavérica, da movimentação do cadáver, da rota do tráfico de drogas e de traços de drogas ou medicamentos e produtos químicos presentes em larvas de insetos ou em suas partes, além de estabelecer parâmetros entre morte natural ou violenta.

Principais ordens de interesse em entomologia forense

Ordem Blattodea (baratas)

Insetos com corpo achatado dorsoventralmente e cabeça hipognata, as baratas são abundantes (Figura 11.1) e têm grande importância em saúde pública, pois são veiculadores mecânicos de diversos agentes patogênicos.

Encontradas em grande quantidade nas redes de esgoto e edificações, em alguns cemitérios podem ser vistas aos milhares, dentro de túmulos ou, até mesmo, em meio às ossadas.

Existem, também, espécies silvestres (Figuras 11.2 e 11.3).

Seus ovos são colocados em cápsulas, chamadas ootecas.

Em se tratando de interesse em entomologia forense, esses insetos podem utilizar o cadáver como abrigo ou alimentar-se de insetos presentes, podendo ser predadores.

As baratas podem ser vistas em qualquer uma das fases da putrefação cadavérica.

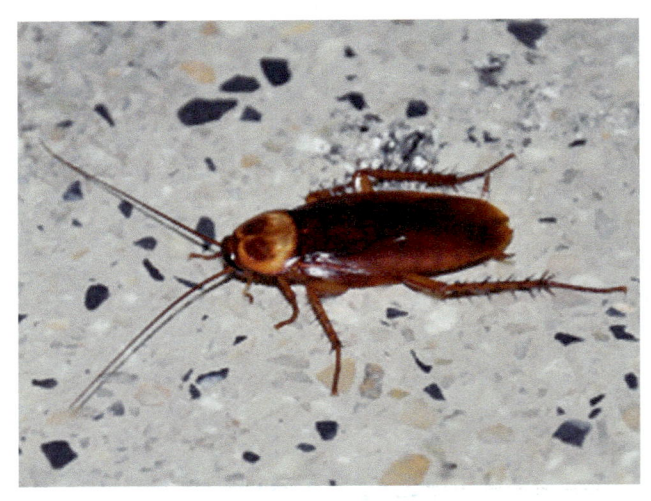

Figura 11.1 ■ *Periplaneta americana* (Linnaeus, 1758). Registro no piso do necrotério (IML-BH/MG).

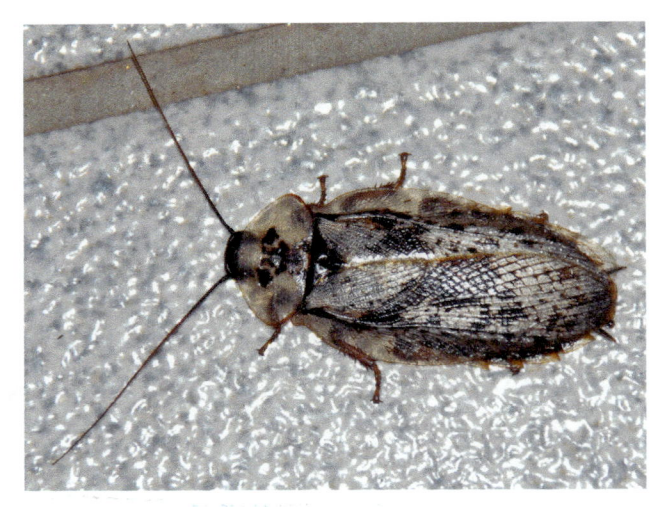

Figura 11.2 ■ Uma barata silvestre. (Registro na Estação de Tratamento de Esgotos do Ribeirão Arrudas, Sabará/MG.)

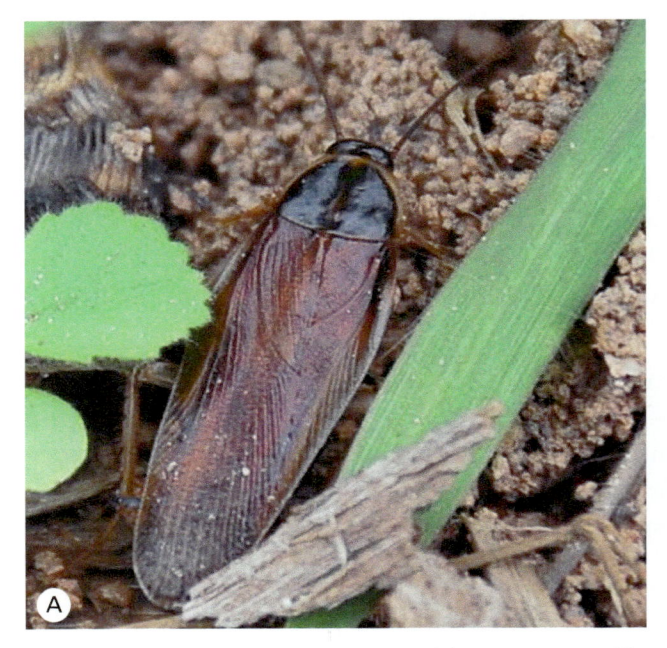

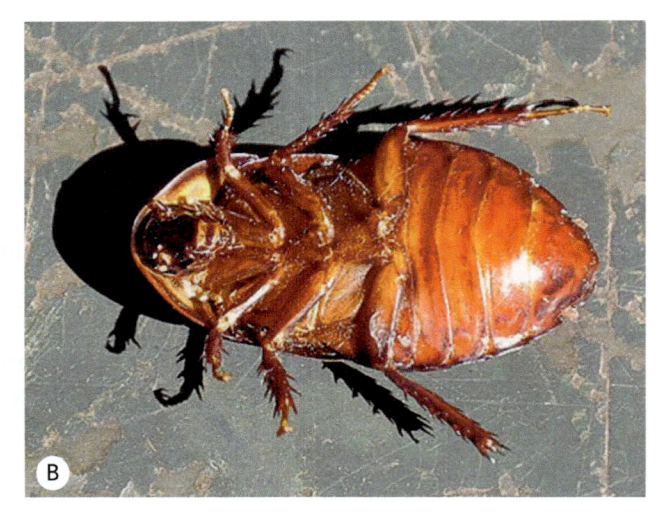

Figuras 11.3 ■ (**A** e **B**) Baratas também exercem papel importante na natureza, como recicladoras de matérias orgânicas.

Ordem Coleoptera (besouros)

Ordem com maior número de espécies existentes e a segunda de maior interesse em entomologia forense, tem como característica as duas asas anteriores, chamadas élitros, que em alguns casos podem ser espessas, resistentes, opacas ou apresentar brilho metálico. As duas asas posteriores são membranosas e adaptadas para o voo.

Apresentam o aparelho bucal do tipo mastigador, tanto em larvas como em adultos.

São encontrados, em geral, nos estágios mais tardios da putrefação cadavérica. Alguns são necrófagos e outros predadores.

Dentre as subordens existentes nos coleópteros, somente a Adephaga (Figuras 11.4 e 11.6) e a Polyphaga (Figura 11.5) têm interesse para a entomologia forense.

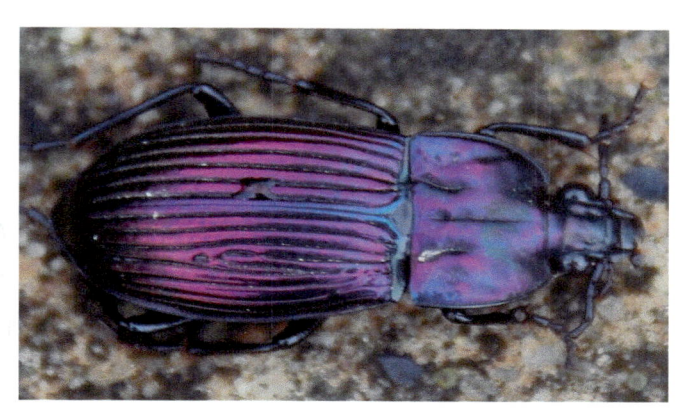

Figura 11.4 ■ Carabidae (Adephaga).

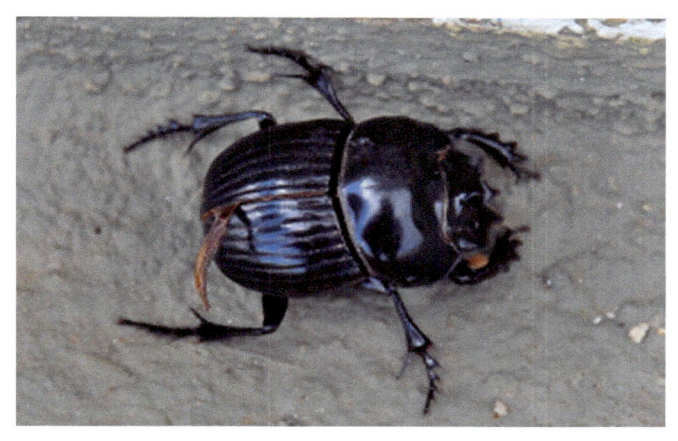

Figura 11.5 ■ Scarabaeidae (Polyphaga).

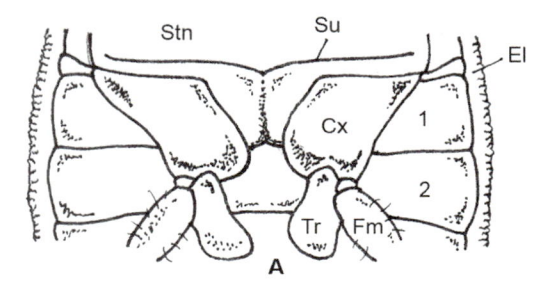 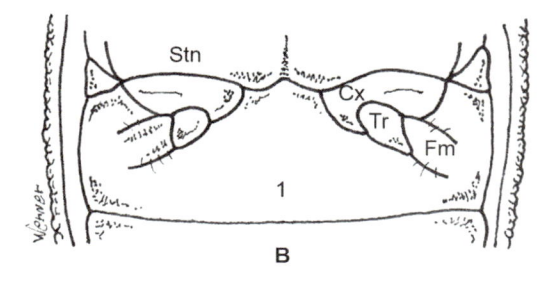

Figura 11.6 ■ (**A**) Vista ventral de um Adephaga, mostrando o primeiro esternito abdominal dividido pelas cavidades coxais posteriores. (**B**) Vista ventral de um Polyphaga, onde o primeiro esternito não é dividido pelas cavidades coxais posteriores. (**1**: 1º esternito abdominal; **2**: 2º esternito abdominal; **Cx**: coxa posterior; **El**: élitro; **Fm**: fêmur; **Stn**: metaesterno; **Su**: sutura metasternal transversal; **Tr**: trocanter posterior.)

Coleópteros de interesse forense encontrados em cadáveres humanos no instituto Médico-Legal de Belo Horizonte/MG

- *Família Histeridae*

Coleópteros de formato compacto e élitro truncado, a maioria apresenta cor negra brilhante e mandíbulas proeminentes, exercendo um papel importante na natureza. Algumas espécies são necrófagas, saprófagas ou onívoras. Embora sejam encontrados em todas as fases da putrefação, são mais abundantes nos estágios mais tardios (Figuras 11.7 a 11.10).

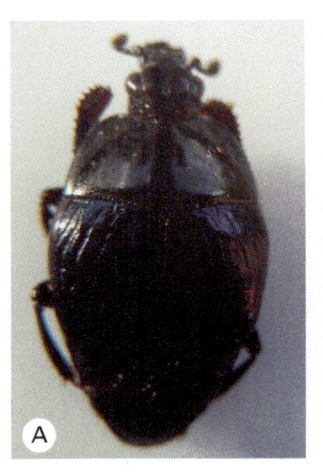
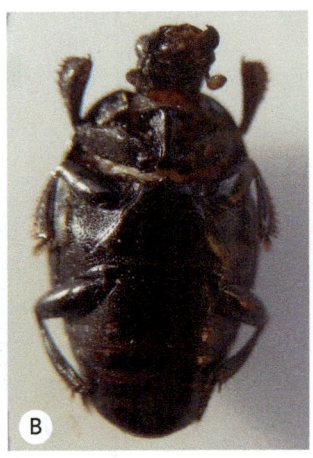

Figuras 11.7 ▪ (**A** e **B**) *Euspilotus sp.* Vistas dorsal e ventral. Coleóptero coletado durante necropsia em cadáver humano em fase coliquativa de putrefação (IML-BH/MG).

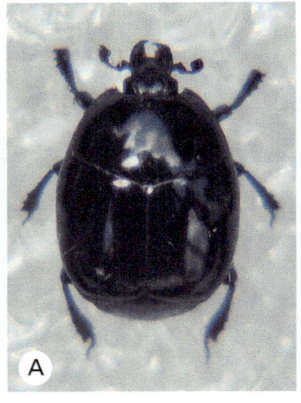
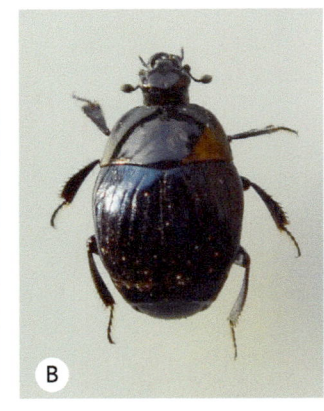

Figura 11.8 ▪ Coleópteros coletados durante necropsias em cadáveres humanos na fase coliquativa de putrefação (IML-BH/MG). (**A**) *Omalodes sp.* (**B**) Histeridae.

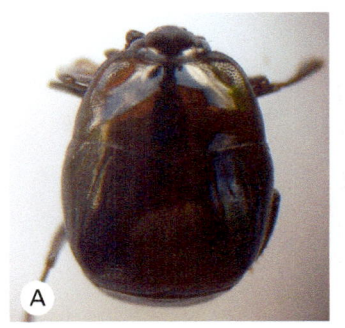
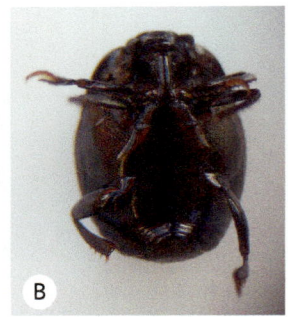

Figura 11.9 ▪ Coleópteros coletados durante necropsias em cadáveres humanos na fase coliquativa de putrefação (IML-BH/MG). (**A**) Histeridae – vista dorsal. (**B**) Histeridae – vista ventral.

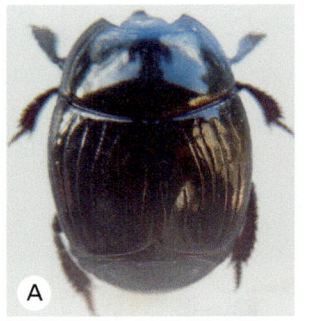
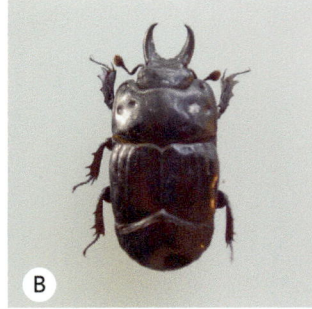

Figura 11.10 ▪ Coleópteros coletados durante necropsias em cadáveres humanos na fase coliquativa de putrefação (IML-BH/MG). (**A**) *Hister sp.* (**B**) *Hololepta sp.* O gênero Hololepta, embora não tenha sido considerado de interesse forense, foi observado diretamente em cadáver humano em fase coliquativa de putrefação. (Registro no IML de Belo Horizonte/MG, em 9 de novembro de 2005.)

■ *Família Silphidae*

Também chamados de besouros da carniça, são bastante conhecidos por colonizar cadáveres em diversas fases da putrefação. Em geral, são considerados insetos necrófagos, mas alguns pesquisadores também os definiram como predadores (Figura 11.11).

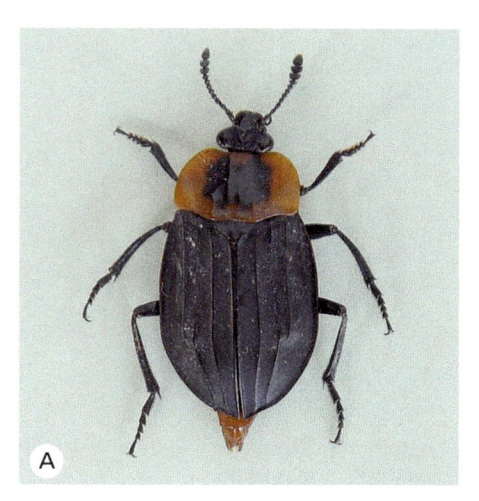
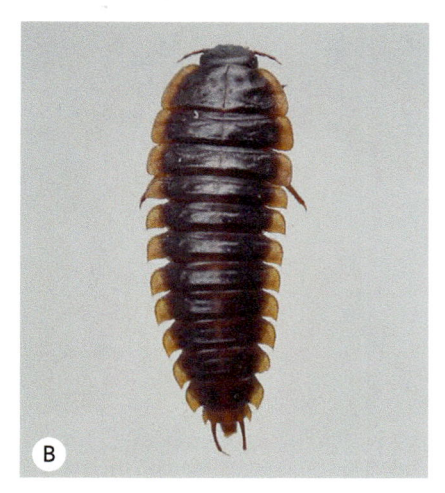

Figura 11.11 ■ Coleóptero adulto e larva coletados diretamente de cadáveres humanos em fases coliquativa e esqueletização (IML--BH/MG). (**A**) *Oxelytrum discicolle* (Brullé, 1840). (**B**) Larva de *Oxelytrum discicolle.*

■ *Família Staphylinidae*

Os coleópteros dessa família se caracterizam por apresentar um corpo alongado e élitros curtos. São encontrados nos corpos em diversas fases da putrefação, onde exercem o papel de predadores (Figura 11.12).

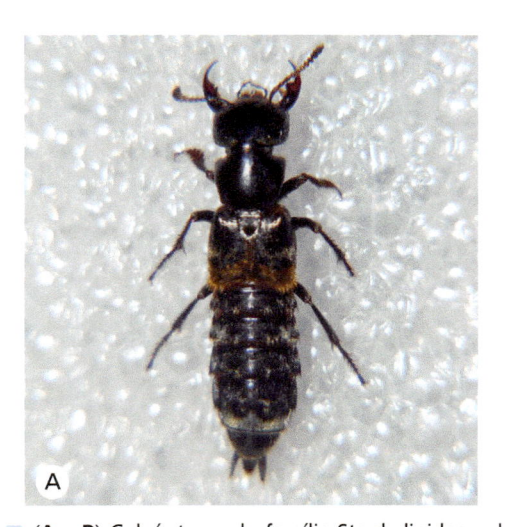
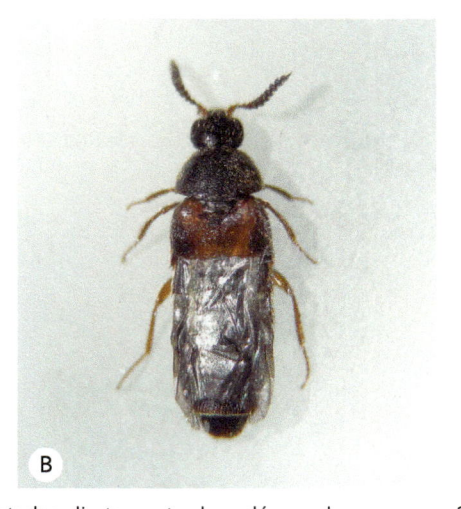

Figura 11.12 ■ (**A** e **B**) Coleópteros da família Staphylinidae coletados diretamente de cadáveres humanos na fase coliquativa de putrefação (IML-BH/MG).

■ *Família Trogidae*

Os coleópteros dessa família apresentam élitro com tubérculo ou cristas. Em geral, são encontrados nas fases finais da putrefação (Figuras 11.13 a 11.15).

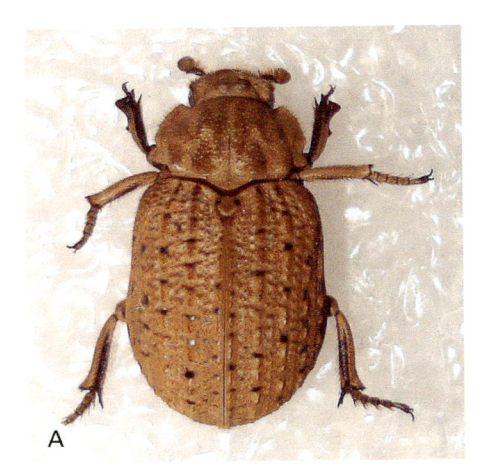
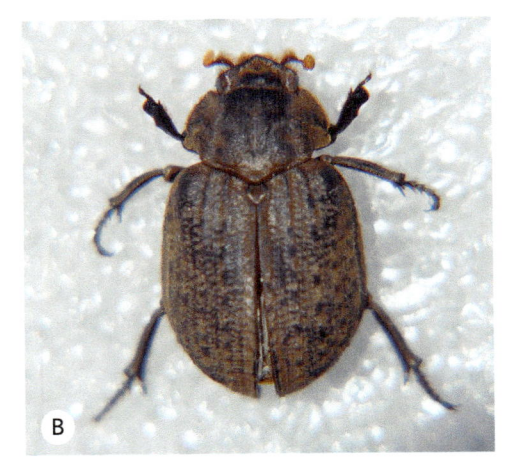

Figura 11.13 ■ Dois Trogidae – *Omorgus spp.* (**A**) Coleóptero de coloração mais clara, coletado durante a noite no estacionamento do IML de Belo Horizonte/MG. (**B**) Coleóptero mais escuro, coletado diretamente em ossada humana.

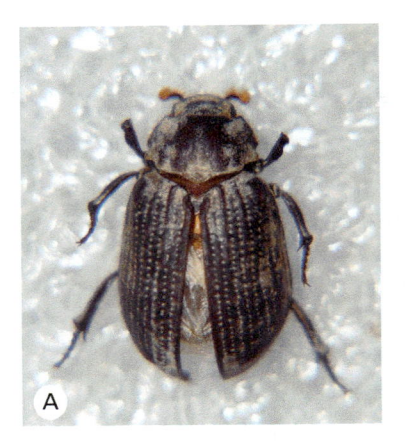
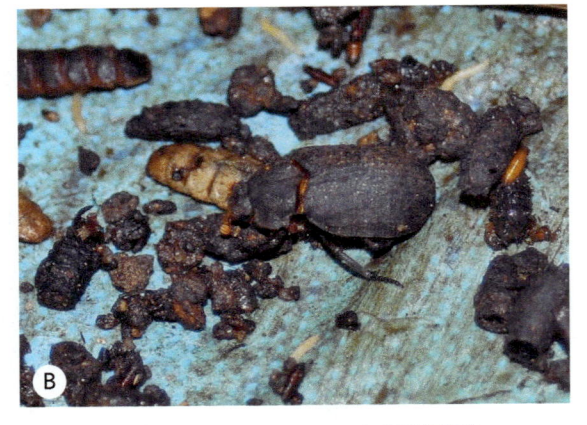

Figura 11.14 ■ (**A**) Trogidae (IML-BH/MG). (**B**) *Omorgus sp.* – na ossada 020/2009.

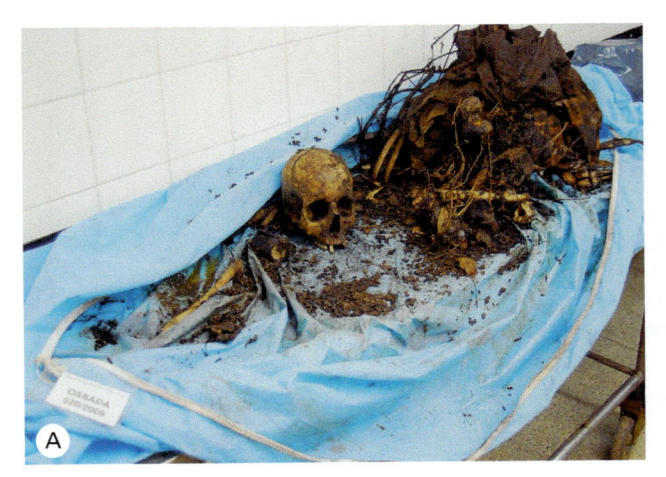
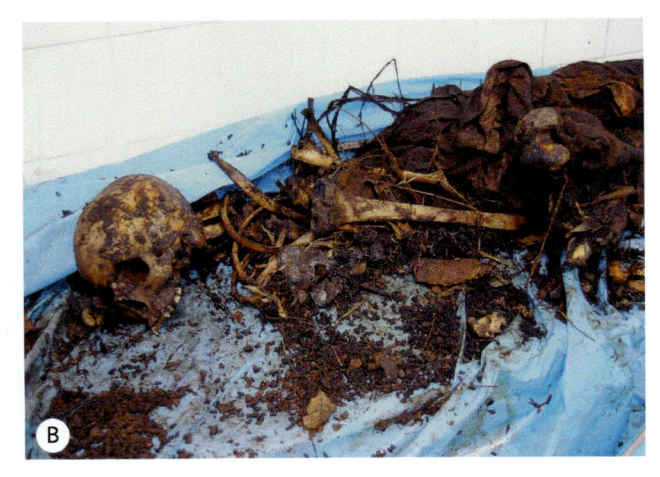

Figura 11.15 ■ (**A e B**) Ossada 020/2009. Diversas evidências entomológicas foram registradas nesta ossada humana recolhida ao necrotério do Instituto Médico-Legal de Belo Horizonte/MG.

■ *Família Scarabaeidae*

Coleópteros em sua maioria robustos, também conhecidos como "rola-bostas", são excelentes recicladores de matéria orgânica. Podem ser encontrados em todas as fases da putrefação, sendo mais abundantes nas fases coliquativa e de esqueletização (Figuras 11.16 a 11.18).

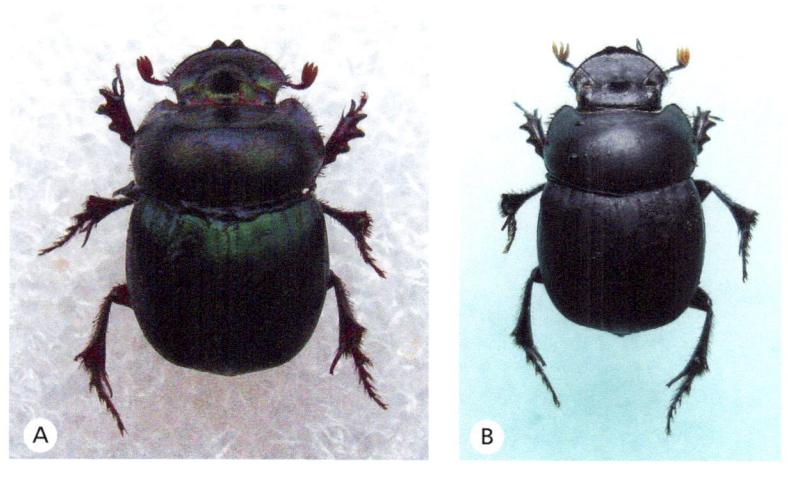

Figura 11.16 ■ (**A** e **B**) Coleópteros Scarabaeidae, coletados em 20 de novembro de 2005, diretamente de cadáver humano em fase de esqueletização, identificado como Desconhecido 968/2005, proveniente de área florestada (IML-BH/MG).

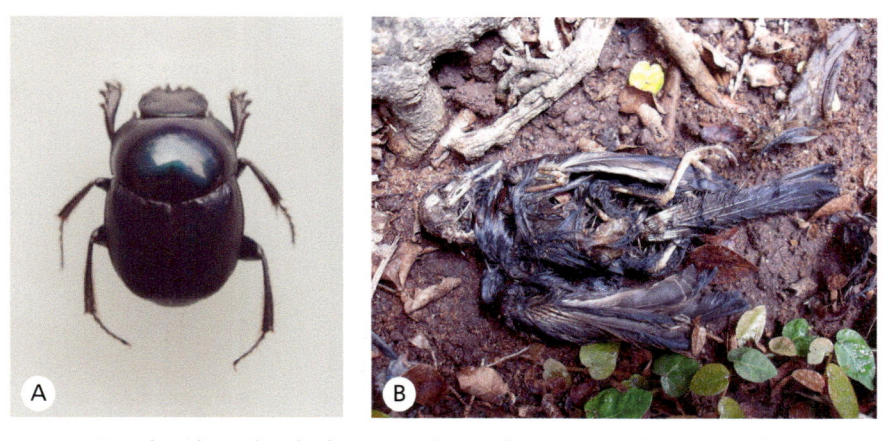

Figura 11.17 ■ (**A** e **B**) Scarabaeidae coletado de carcaça de ave. (**B**) A carcaça de ave onde foi encontrado o coleóptero.

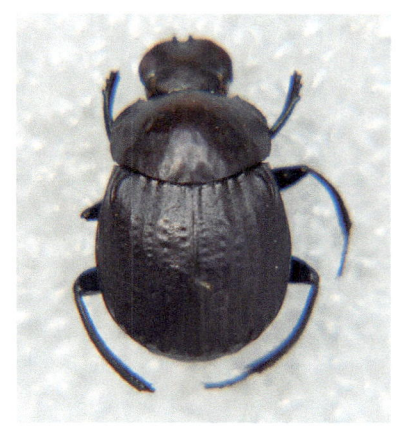

Figura 11.18 ■ *Deltochilum sp.* coletado diretamente de cadáver humano em fase coliquativa de putrefação (IML-BH/MG).

■ Família Dermestidae

Os besouros dessa família são bastante conhecidos em entomologia forense, uma vez que pertencem a uma das famílias mais predominantemente encontradas em cadáveres humanos nas fases coliquativa e de esqueletização, segundo observações feitas no IML de Belo Horizonte/MG (Figuras 11.19 a 11.22).

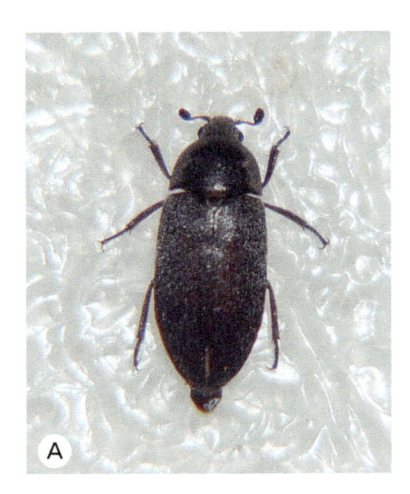 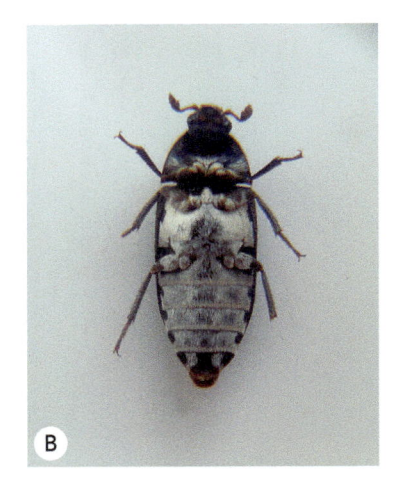

Figura 11.19 ■ **(A e B)** *Dermestes maculatus* (De Geer, 1774) – faces dorsal e ventral (IML-BH/MG).

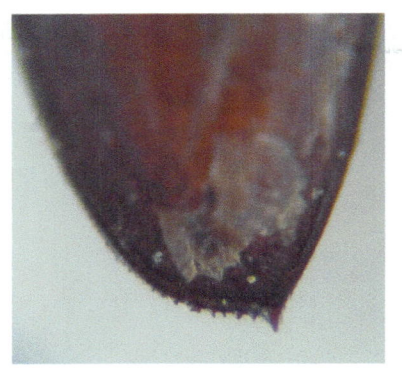

Figura 11.20 ■ Detalhe do espinho no ápice do élitro de *Dermestes maculatus*.

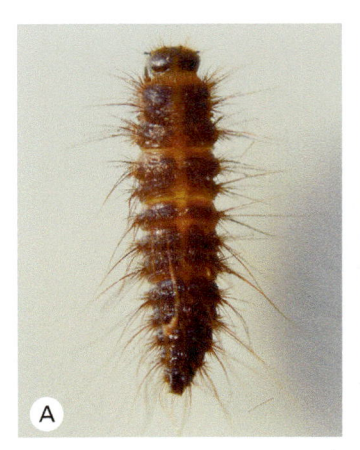 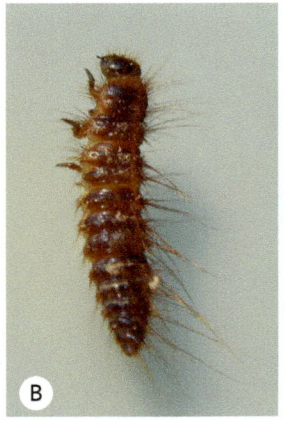 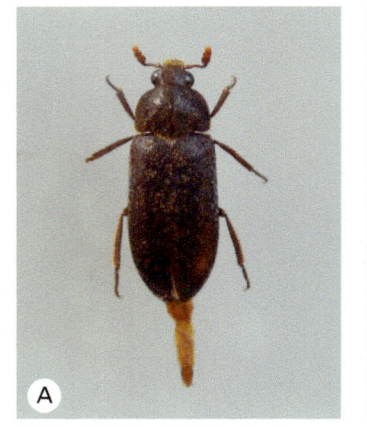 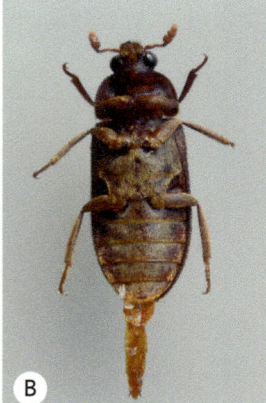

Figura 11.21 ■ **(A e B)** Larva de *Dermestes maculatus* – vistas dorsal e lateral. Larvas coletadas diretamente em cadáver na fase coliquativa de putrefação (IML-BH/MG).

Figura 11.22 ■ **(A e B)** *Dermestes spp.* coletado diretamente de cadáver humano na fase coliquativa de putrefação (IML-BH/MG).

■ *Família Cleridae*

Os coleópteros dessa família também são bastante conhecidos em entomologia forense e são necrófagos e predadores. Em observações realizadas no IML de Belo Horizonte/MG com cadáveres humanos em fases coliquativa e de esqueletização, foram sempre encontrados em associação aos dermestídeos (Figura 11.23).

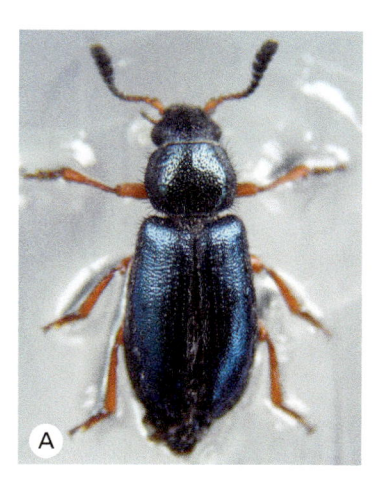
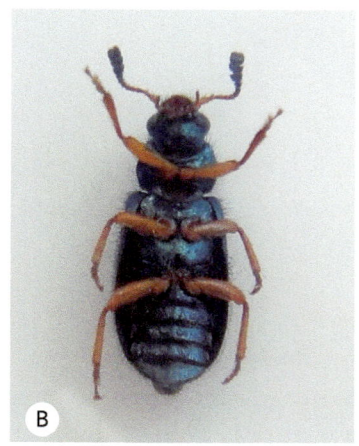

Figura 11.23 ■ (**A** e **B**) Faces dorsal e ventral de *Necrobia rufipes* (De Geer, 1775) (IML-BH/MG).

■ *Outras famílias de coleópteros de interesse forense*

Vale mencionar outras famílias de coleópteros de interesse forense: Carabidae, Hydrophilidae, Leiodidae, Ptiliidae, Cantharidae, Elateridae, Phengodidae, Bostrichidae, Trogositidae, Nitidulidae, Silvanidae, Tenebrionidae, Anthicidae, Cerambycidae, Chrysomelidae, Curculionidae, Coccinelidae, Cryptophagidae e Lathridiidae.

■ *Ordem dermaptera (tesourinhas, lacrainhas)*

Dermápteros são insetos que contêm, na porção final de seu abdome, cercos que se assemelham a ferrões em formato de pinça.

São terrestres e se locomovem com agilidade com seus cercos levantados em atitude ameaçadora, porém são animais totalmente inofensivos.

Sua estrutura serve de auxílio à arrumação das asas, bem como na cópula e para defesa ou ataque desses insetos, os quais não contêm nenhum tipo de toxina.

Alimentam-se de matéria orgânica vegetal ou animal, têm hábitos noturnos, e alguns deles são encontrados em carcaças, alimentando-se de outros artrópodes (Figuras 11.24 a 11.26).

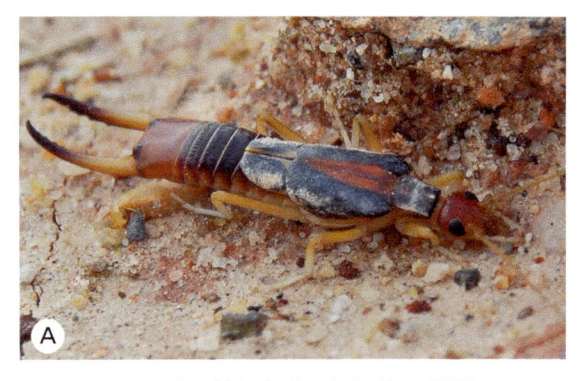
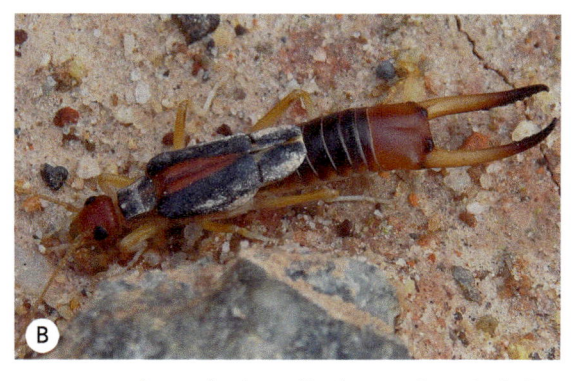

Figura 11.24 ■ (**A** e **B**) *Labiduria riparia* (Pallas, 1773), mostrando seu cerco em forma de pinça. (Registro na Estação de Tratamento de Esgotos do Ribeirão Arrudas, Sabará/MG.)

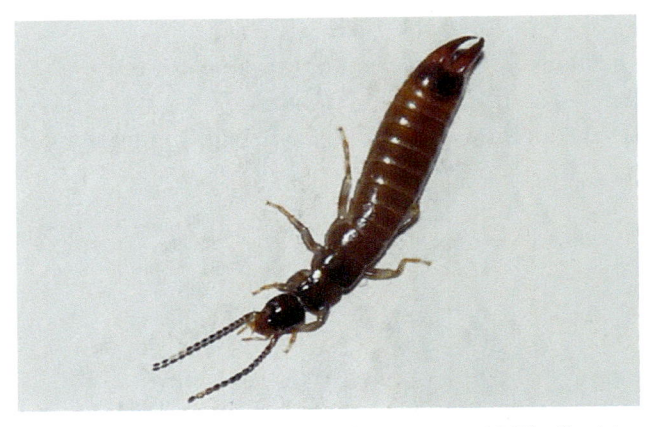

Figura 11.25 ▬ *Euborellia annulipes* (Lucas, 1847). (Registro em Sabará/MG.)

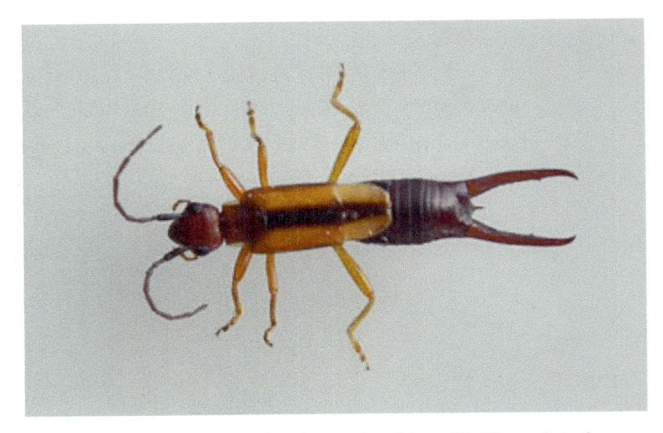

Figura 11.26 ▬ *Doru luteipes* (Scudder, 1876), coletado nas dependências do IML-BH/MG.

▪ Ordem Diptera (moscas e mosquitos)

Os dípteros são insetos de grande importância em saúde pública.

Mosquitos (Figura 11.27A) são amplamente estudados, sendo gastos milhões de dólares anualmente em pesquisas de combate e controle desses insetos, que são vetores de inúmeros agentes patogênicos.

Utilizadas em estudos genéticos, as moscas também são estudadas em várias outras pesquisas, sendo causadoras de miíases em animais e humanos.

Suas larvas também podem parasitar plantas, frutos ou outras partes dos vegetais, causando grandes prejuízos.

A ordem Díptera é a de maior interesse em entomologia forense, sendo a primeira a visitar a carcaça em busca de algum substrato para proliferação de sua espécie.

Dípteros têm o olfato apuradíssimo e são capazes de detectar o odor muito antes do surgimento dos primeiros sinais externos da putrefação no cadáver.

As espécies necrófagas são amplamente utilizadas em estudos para determinação do intervalo pós-morte.

Apresentam um par de asas mesotorácicas membranosas e outro par de asas metatorácicas em formato de clava ou balancins (Figura 11.27B).

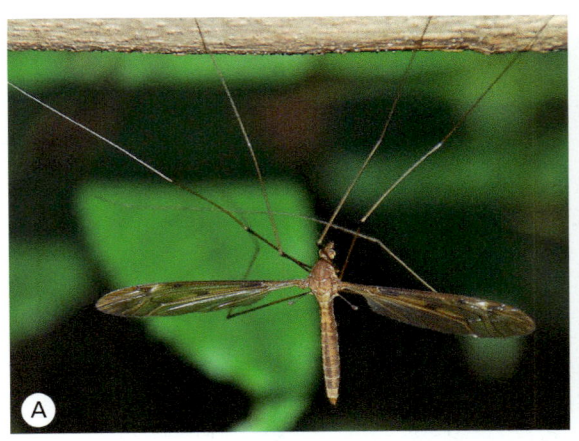

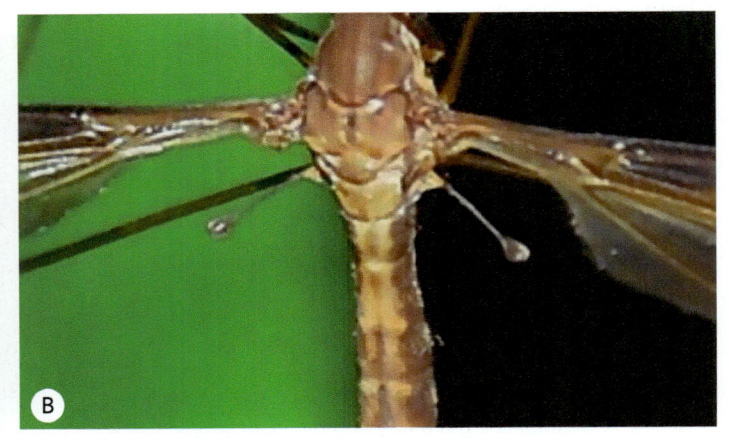

Figura 11.27 ▬ (**A**) Díptero (mosquito). (**B**) Detalhe das asas metatorácicas em formato de clava ou balancim.

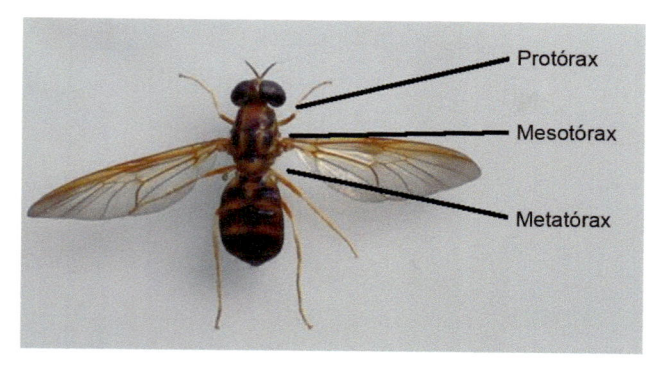

Figura 11.28 ■ Vista dorsal de díptero, mostrando as divisões do tórax.

Labels: Protórax, Mesotórax, Metatórax

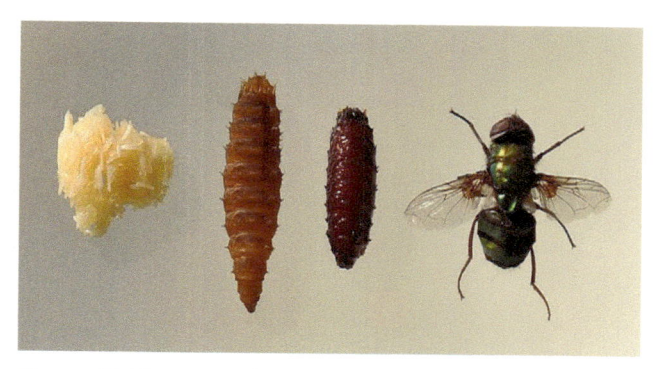

Figura 11.29 ■ Fases de desenvolvimento de um díptero Calliphoridae. O número de ínstares larvais é variável (quatro a nove), usualmente quatro nos dípteros inferiores e três nos dípteros superiores. (Amostras coletadas de cadáveres humanos no IML-BH/MG).

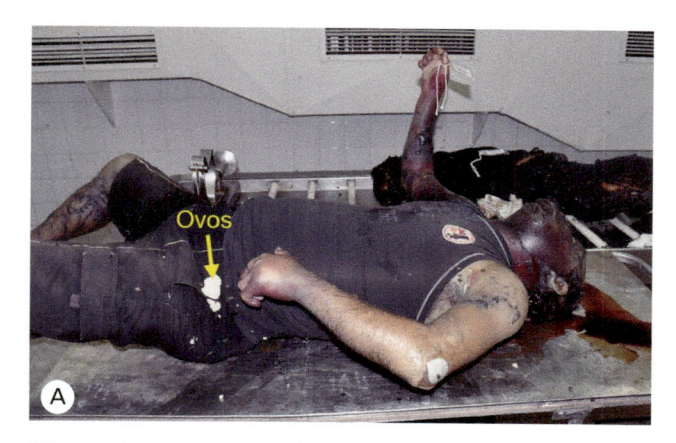

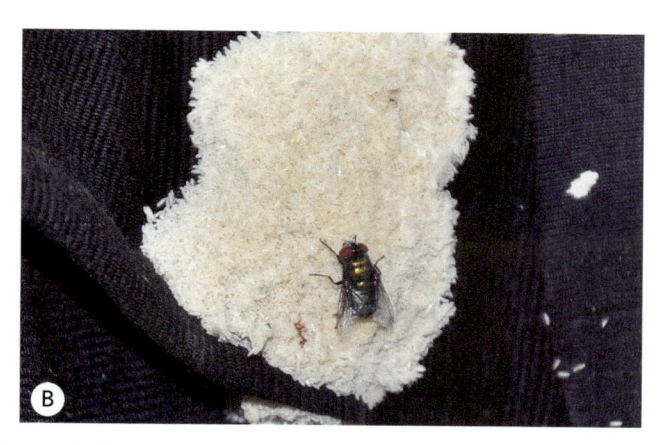

Figura 11.30 ■ (**A**) Ovos de dípteros em cadáver em fase gasosa de putrefação (IML-BH/MG). (**B**) Detalhe mostrando a massa de ovos no cadáver e um díptero de interesse forense fazendo a deposição de ovos. É muito importante saber identificar corretamente o inseto adulto para obtenção de dados de modo a auxiliar a estimativa de tempo de morte de acordo com a espécie encontrada.

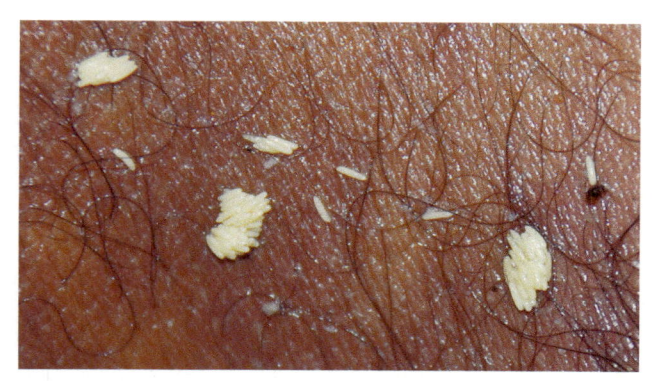

Figura 11.31 ■ Massa de ovos aderida à pele de cadáver (IML-BH/MG). Ovos de dípteros devem ser coletados com pincel e colocados em frascos contendo papel umedecido, para evitar desidratação. O substrato deve conter carne em início de putrefação. Os ovos são levados para o laboratório para criação até a obtenção dos adultos para identificação das espécies.

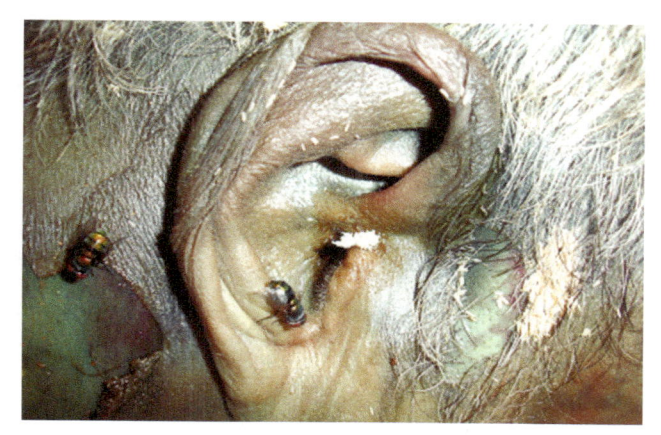

Figura 11.32 ■ Dípteros adultos da espécie *Crysomya albiceps* (Wiedemann, 1819) e ovos em cadáver em putrefação. Vestígios entomológicos são facilmente encontrados próximo de orifícios naturais do cadáver, neste caso próximo ao ouvido (IML-BH/MG).

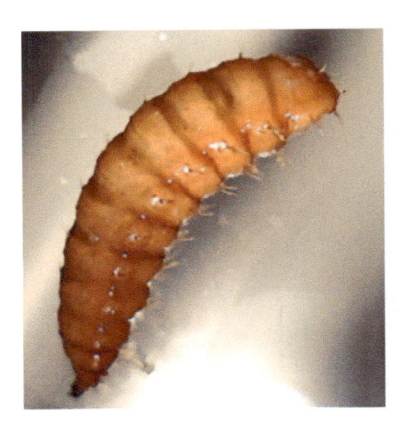

Figura 11.33 ▪ Larva do tipo vermiforme de *Hermetia illucens* (Linnaeus, 1758), díptero de interesse forense. A preparação de amostras de larvas de dípteros de interesse forense coletados no cadáver é extremamente útil para determinação do uso de drogas e químicos, podendo auxiliar a determinação da causa da morte. O estudo do desenvolvimento das larvas também é utilizado para determinação do tempo em que ocorreu a morte.

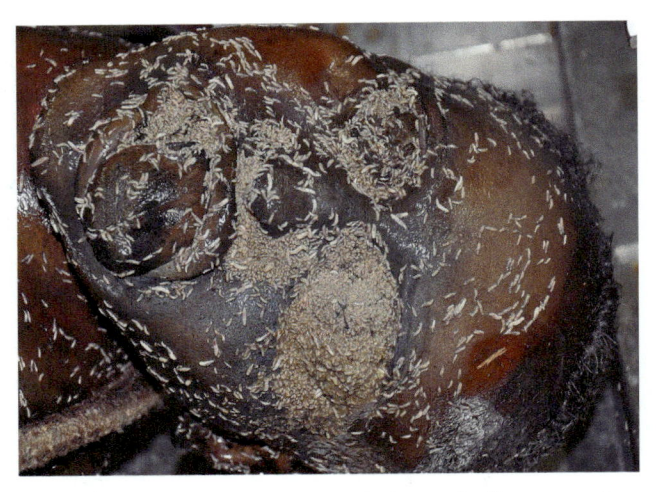

Figura 11.34 ▪ Presença maciça de larvas de dípteros na face de cadáver em fase coliquativa de putrefação (IML-BH/MG).

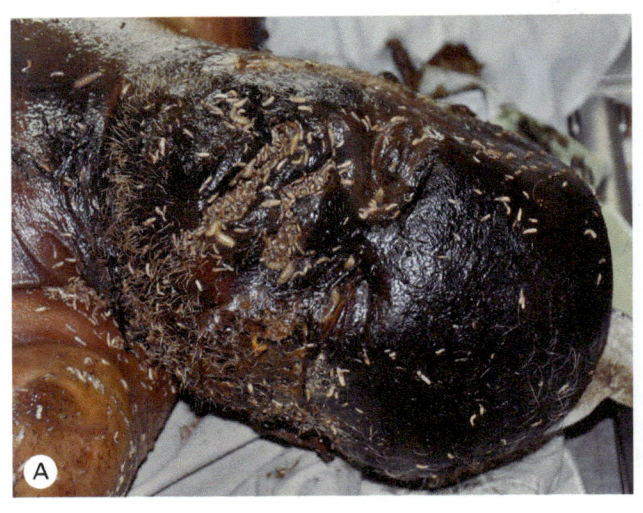

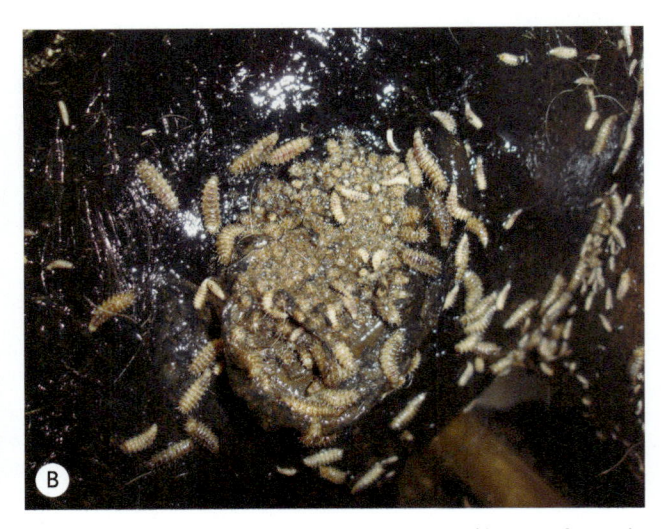

Figura 11.35 ▪ (**A** e **B**) Face negroide e presença maciça de larvas de dípteros na face e no pavilhão auricular de cadáver em fase coliquativa de putrefação. Larvas de dípteros de interesse forense podem ser analisadas através das estruturas do esqueleto cefalofaríngeo, bem como dos espiráculos, para auxiliar a identificação da espécie (IML-BH/MG).

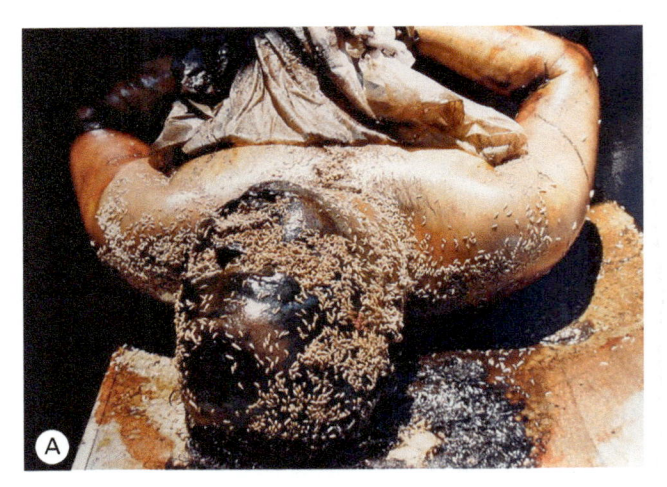

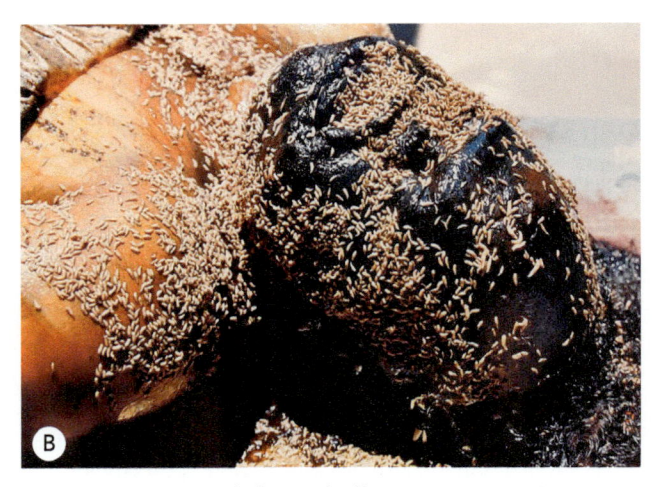

Figura 11.36 ▪ (**A** e **B**) Fase gasosa de putrefação cadavérica e presença maciça de larvas de dípteros (IML-BH/MG).

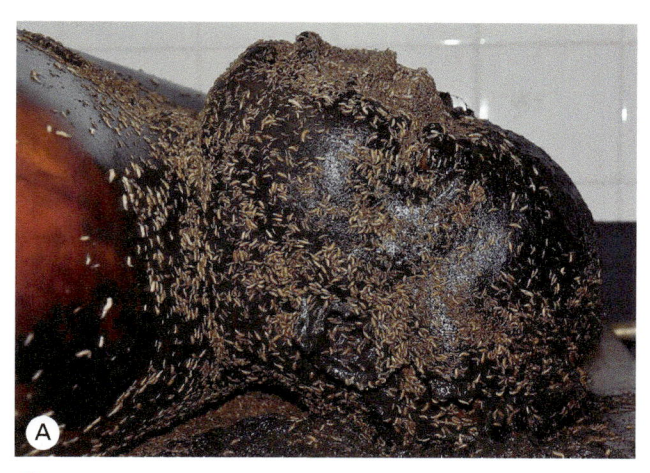 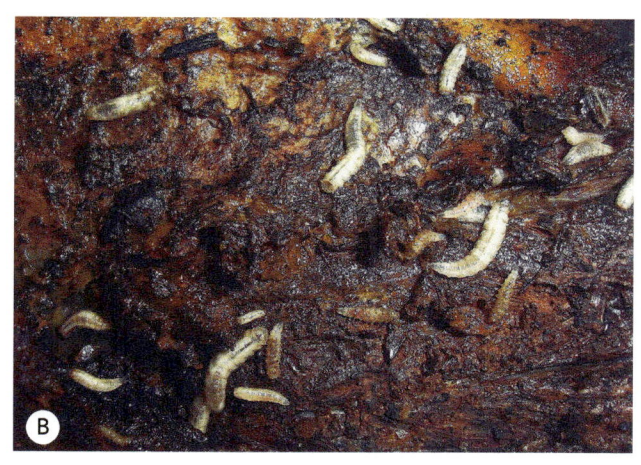

Figura 11.37 ■ (**A**) Face negroide e presença maciça de larvas. (**B**) Larvas consumindo os tecidos já em fase coliquativa de putrefação cadavérica (IML-BH/MG).

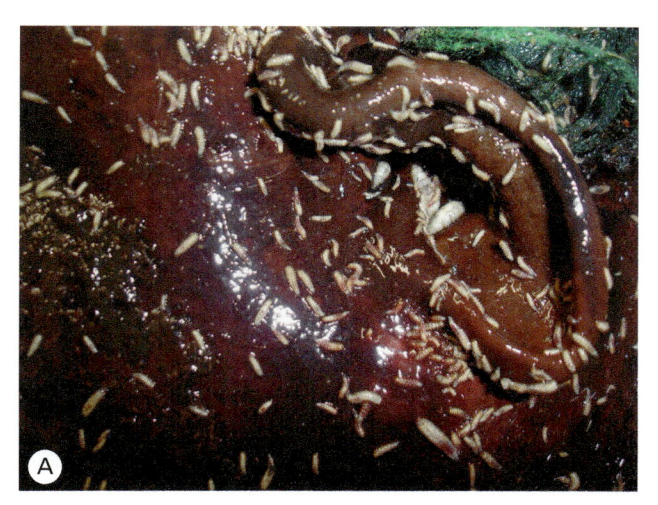 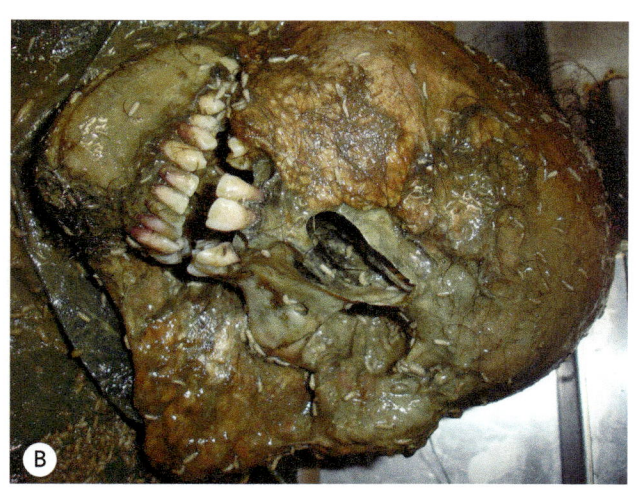

Figura 11.38 ■ (**A**) Larvas de dípteros em vários instares (IML-BH/MG). (**B**) Fase coliquativa de putrefação cadavérica e desintegração dos tecidos da face por ação intensa de larvas de dípteros (IML-BH/MG).

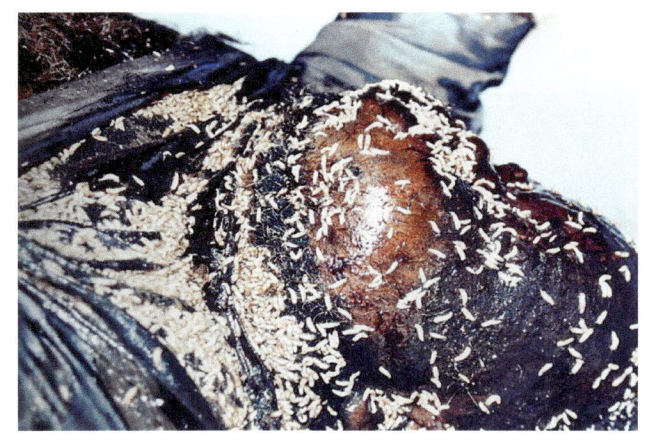 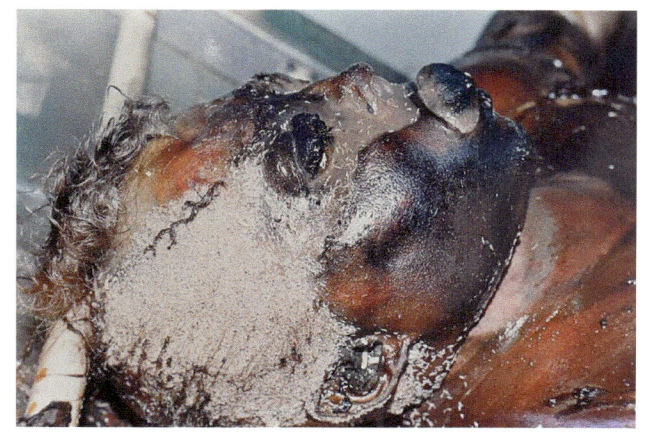

Figura 11.39 ■ Presença maciça de larvas de dípteros na face de cadáver em fase gasosa de putrefação. As larvas de dípteros podem apresentar hábitos alimentares dos tipos: fitófago, saprófito, predador ou endoparasita de mamíferos, até mesmo do ser humano, bem como de larvas e adultos de outros insetos (IML-BH/MG).

Figura 11.40 ■ Protrusão da língua em cadáver em fase gasosa de putrefação. Detalhe da extensa faixa esbranquiçada é caracterizado pela presença maciça de larvas de dípteros (IML-BH/MG).

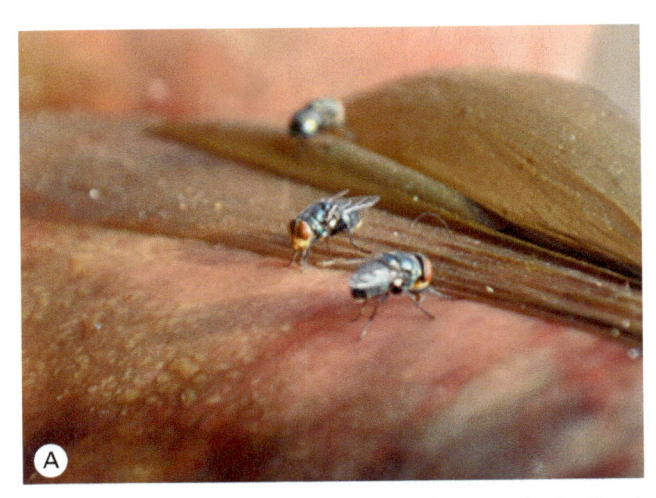

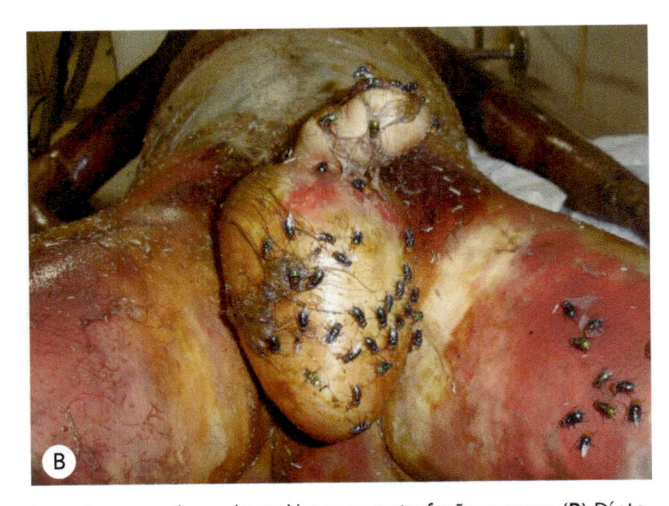

Figura 11.48 ▪ (**A**) Dípteros adultos se alimentando dos líquidos corporais emanados pelo cadáver em putrefação gasosa. (**B**) Dípteros adultos concentrados na genitália masculina de cadáver em estado gasoso de putrefação. Note-se o aumento da genitália devido aos gases putrefativos (IML-BH/MG).

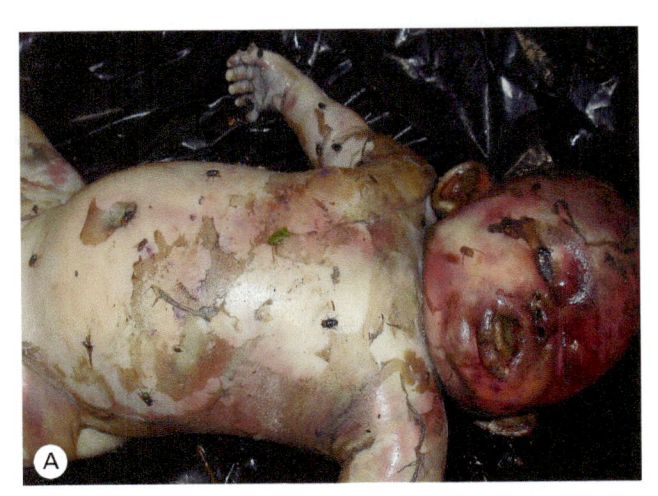

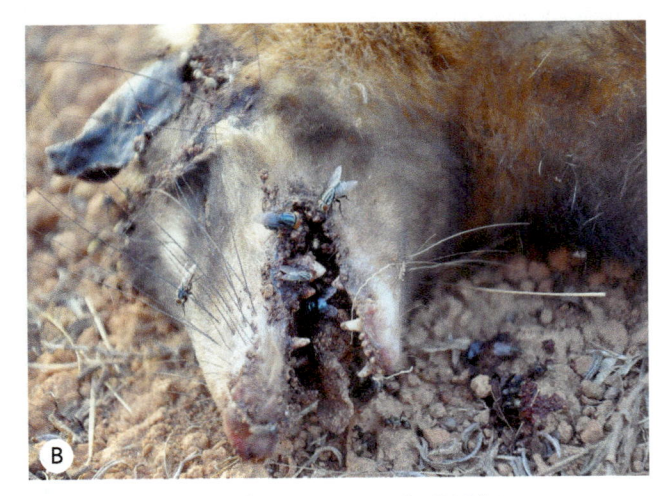

Figura 11.49 ▪ (**A**) Dípteros adultos no cadáver de recém-nascido em fase gasosa de putrefação (IML-BH/MG). (**B**) Dípteros na carcaça de *Didelphis albiventris* (Lund, 1841) – "gambá".

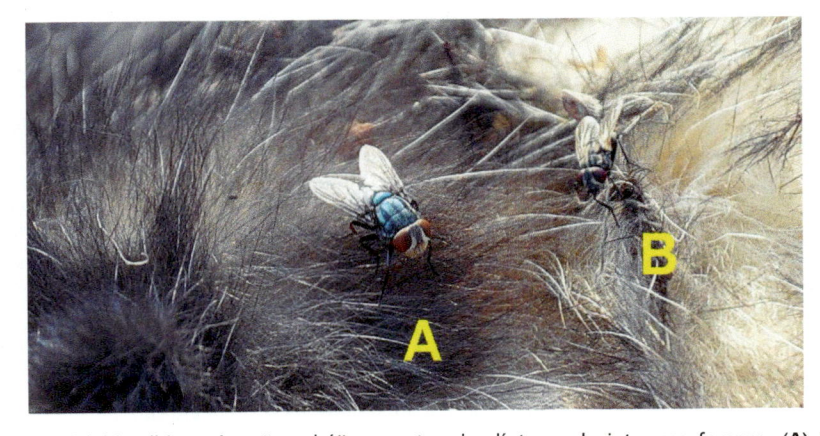

Figura 11.50 ▪ Carcaça de *Didelphis albiventris* – "gambá" – mostrando dípteros de interesse forense. (**A**) *Cochliomyia macellaria*. (**B**) *Musca domestica*.

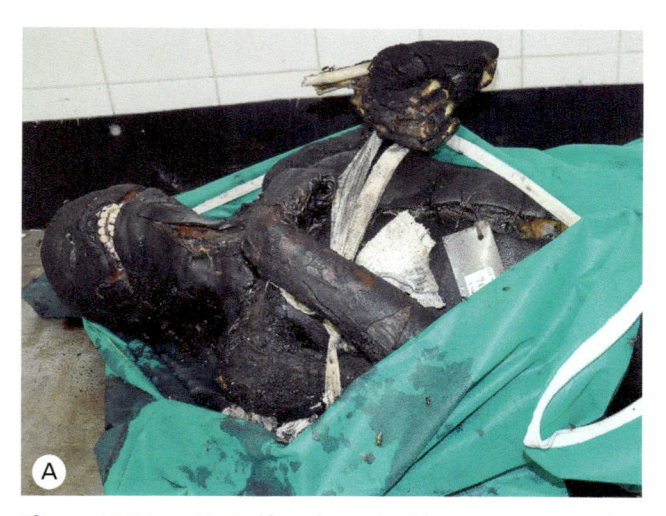 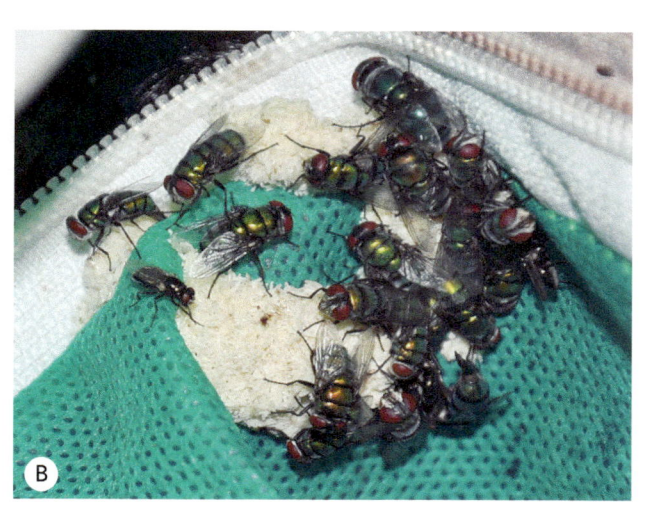

Figura 11.51 ■ (**A**) Cadáver desconhecido – 766/2011 – carbonizado. Após a necropsia, já emanava odores da putrefação e a presença de dípteros era intensa. (**B**) Detalhe pormenorizado da grande concentração de dípteros fazendo oviposição (IML-BH/MG).

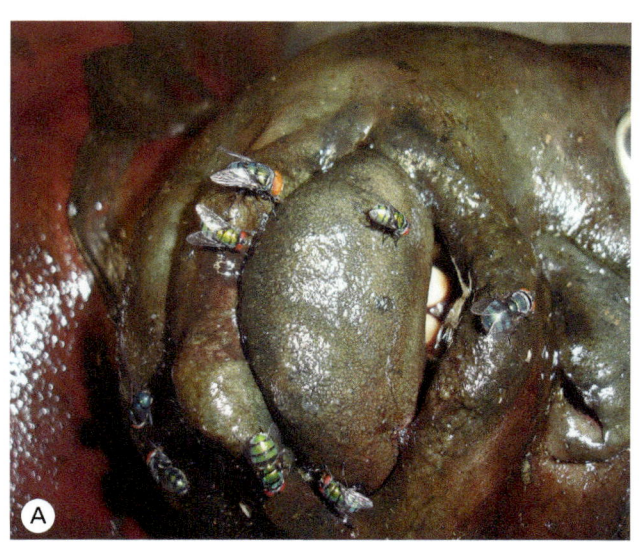 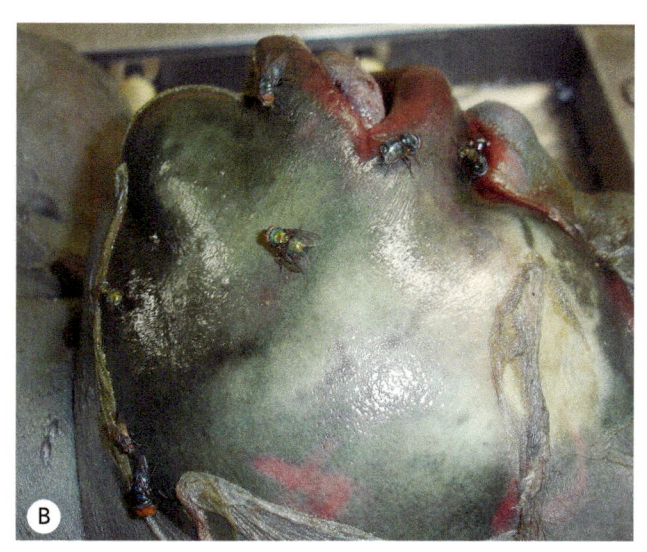

Figura 11.52 ■ (**A** e **B**) Dípteros adultos em cadáveres na fase gasosa de putrefação (IML-BH/MG).

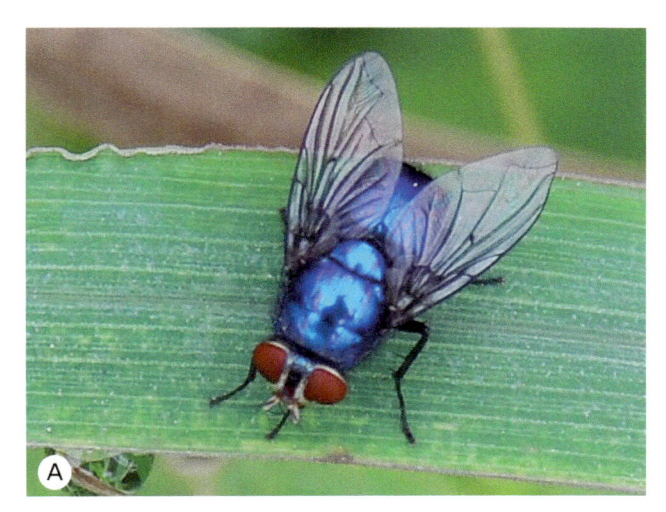 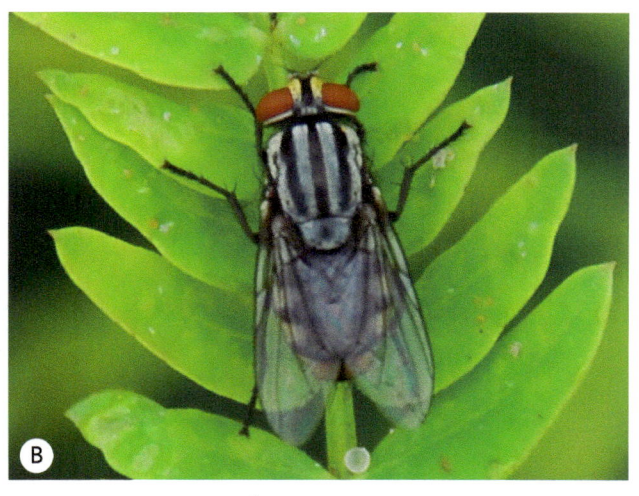

Figura 11.53 ■ (**A**) Díptero da família Calliphoridae. (**B**) Díptero da família Sarcophagidae. É muito importante a identificação das espécies encontradas no cadáver para que sejam estabelecidos os parâmetros de estudo em entomologia forense.

Dípteros de interesse forense encontrados no Instituto Médico-Legal de Belo Horizonte/MG

- *Brachycera*
- **Família Stratiomyidae:** os dípteros dessa família se caracterizam pela presença da célula discal na asa (Figuras 11.54 a 11.57).

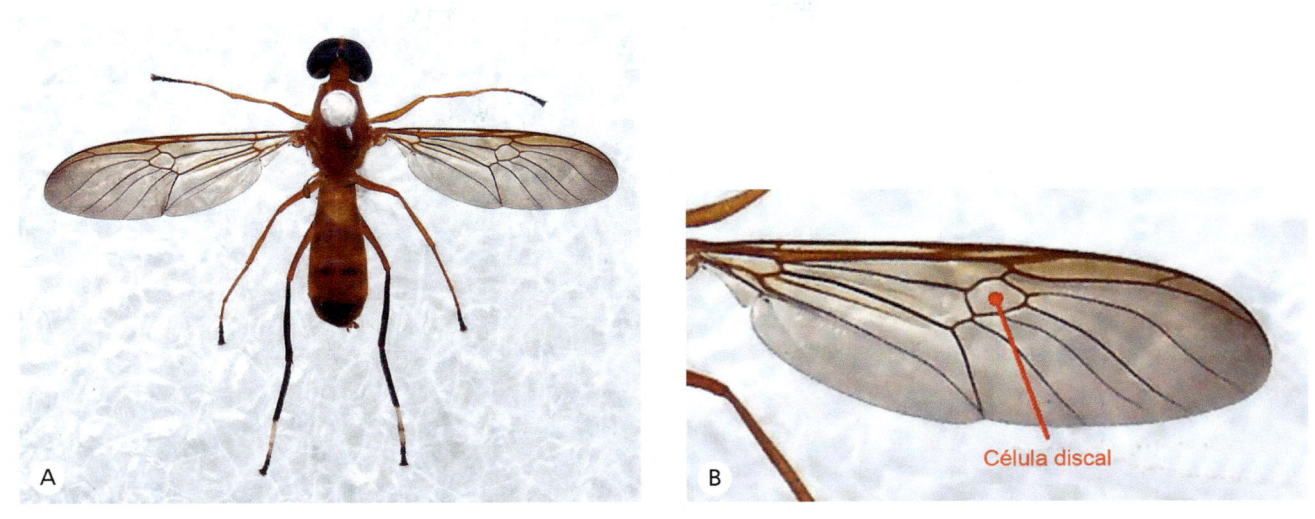

Figura 11.54 ■ (**A**) Stratiomyidae coletado no necrotério do IML de Belo Horizonte/MG. (**B**) Detalhe da asa, mostrando a célula discal.

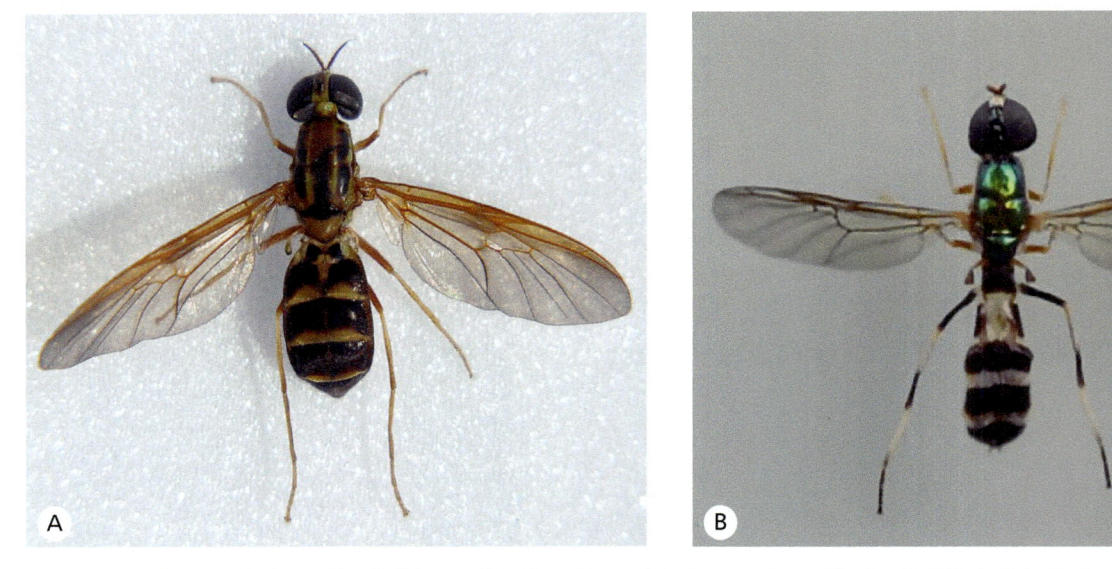

Figura 11.55 ■ (**A** e **B**) Dípteros Stratiomyidae coletados nas dependências do IML de Belo Horizonte/MG.

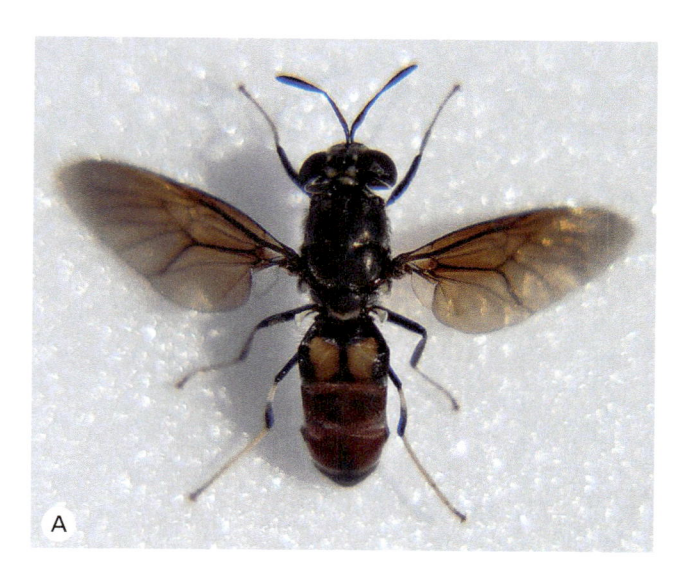
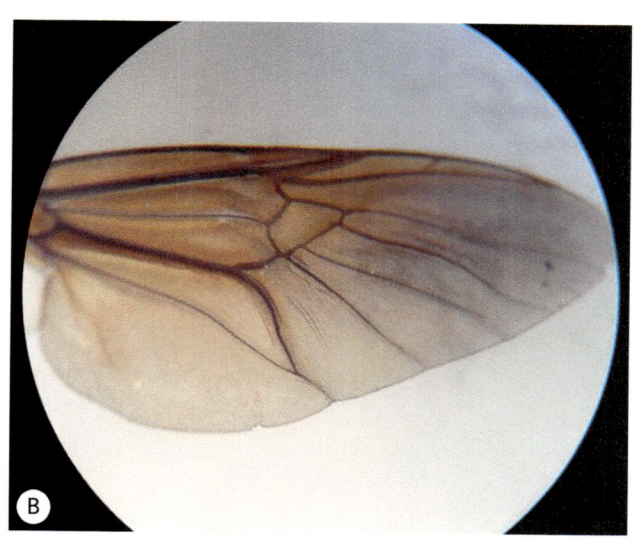

Figura 11.56 ■ (**A**) *Hermetia illucens* (Linnaeus, 1758). (**B**) Detalhe da venação alar de *Hermetia illucens*. O padrão de venação da asa é um dos fatores de maior relevância taxonômica para identificação das famílias e espécies de dípteros de interesse forense. Exemplar coletado no necrotério do IML de Belo Horizonte/MG.

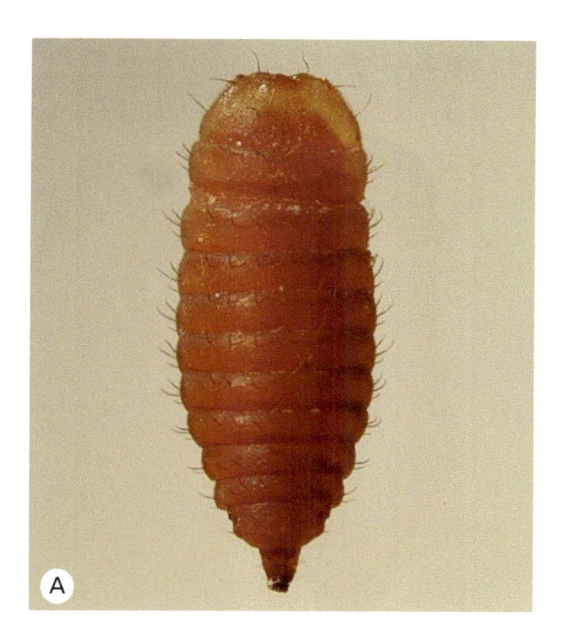
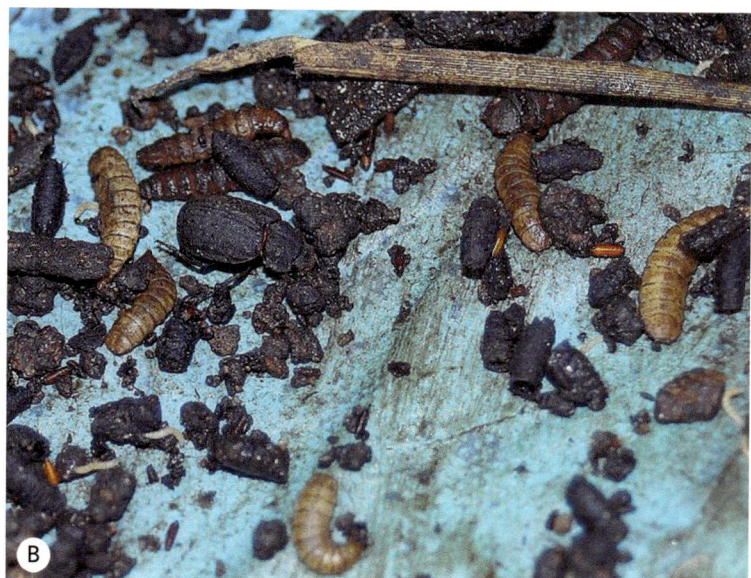

Figura 11.57 ■ (**A**) Larva de *Hermetia illucens*. (**B**) Larvas de *Hermetia illucens* na ossada 020/2009 (IML-BH/MG). O número de instares é de seis, os quais são determinados pelas medidas da cápsula cefálica.

- *Muscomorpha*
- **Família Phoridae:** dípteros de tamanho pequeno, em geral causadores de miíases em animais e no homem. Suas asas são destituídas de nervuras transversais e células basais. Apresentam achatamento dos fêmures e tórax corcunda. Em geral, aparecem nos estágios mais tardios da putrefação cadavérica. Seu tamanho lhes permite colonizar corpos confinados (Figuras 11.58 e 11.59).

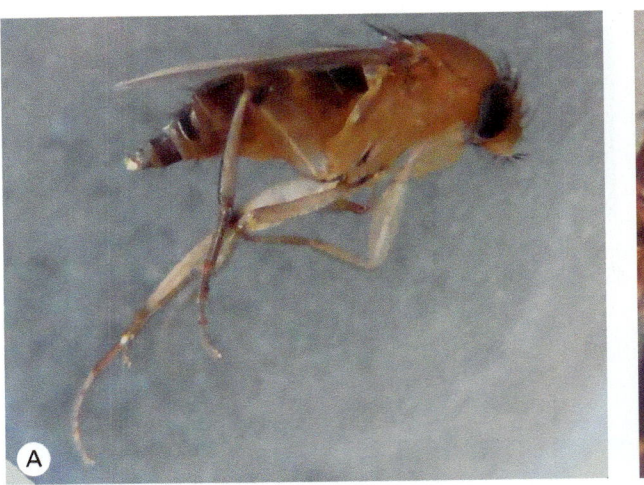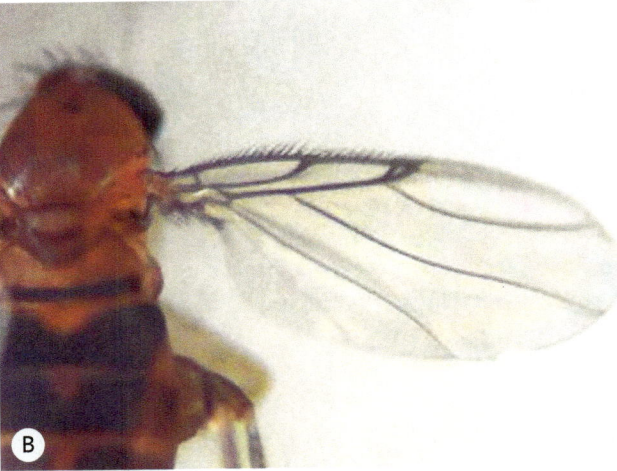

Figura 11.58 ■ (**A**) *Megaselia scalaris* (Loew, 1866). Díptero coletado em meio a uma massa pútrida disforme (IML/BH/MG). (**B**) Detalhe da venação alar de Phoridae, *Megaselia scalaris.*

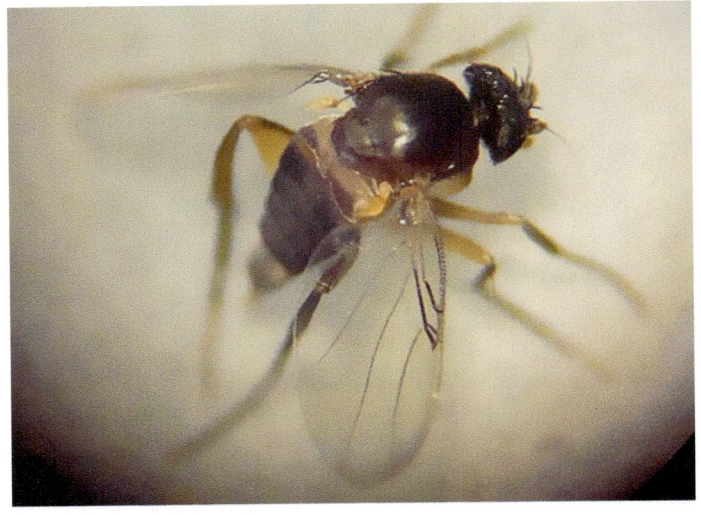

Figura 11.59 ■ Vista dorsal de um díptero Phoridae, coletado diretamente de cadáver durante necropsia (IML-BH/MG).

■ *Muscomorpha*

■ **Família Syrphidae:** os dípteros dessa família se caracterizam pela presença de uma veia longitudinal desconectada, denominada espúria (Figura 11.60B). Têm a capacidade de pairar em um mesmo lugar durante o voo (Figuras 11.60 a 11.64).

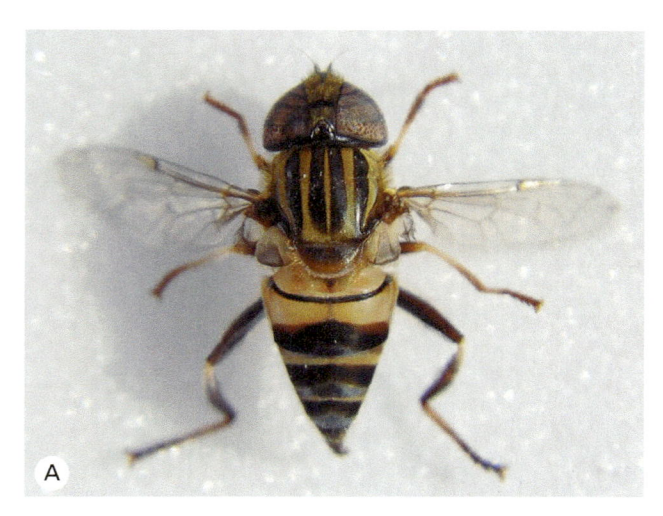

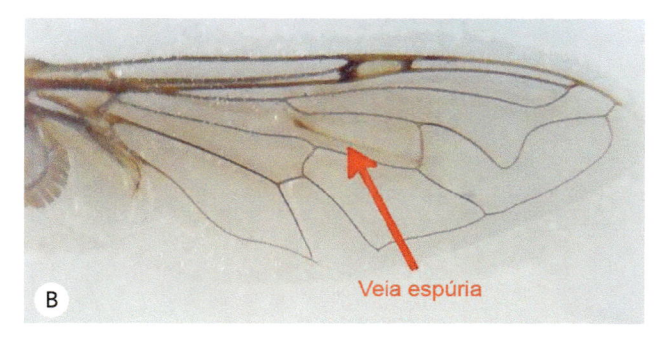

Figura 11.60 ■ (**A**) *Eristalinus sp.* – "mosca-tigre". Exemplar coletado no necrotério do IML de Belo Horizonte/MG. Mimetiza himenópteros, como abelhas e vespas, tanto na morfologia como na coloração. (**B**) Detalhe da venação alar do díptero, mostrando a veia espúria.

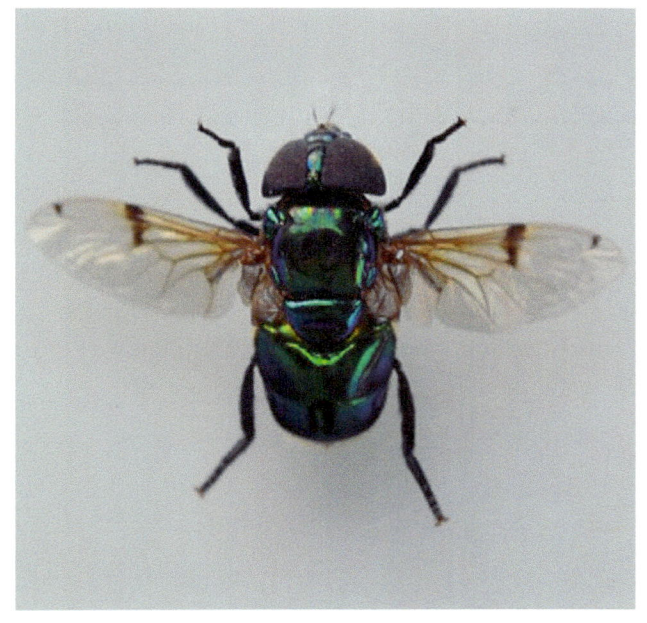

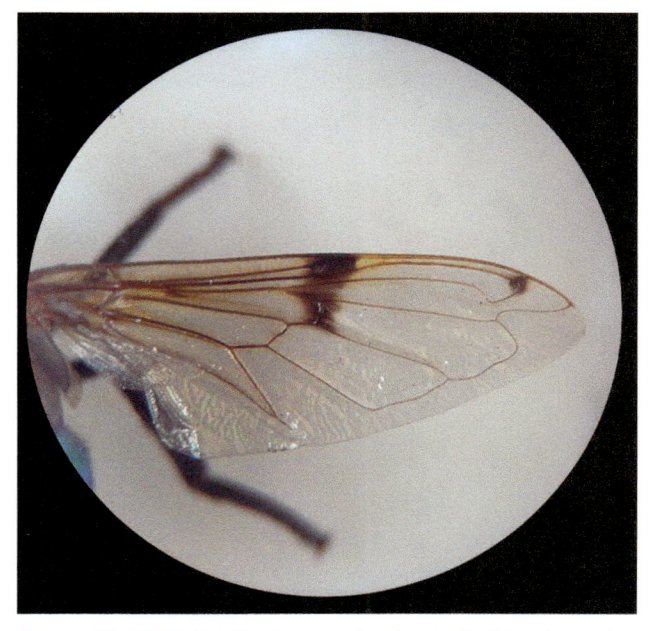

Figura 11.61 ■ *Ornidia obesa* (Fabricius, 1755), coletada no necrotério do IML de Belo Horizonte/MG.

Figura 11.62 ■ Detalhe da venação alar de *Ornidia obesa*. Embora sejam polinizadores, os imaturos desse gênero de díptero podem ser encontrados em matéria orgânica em decomposição. Larvas de *Ornidia obesa* já foram encontradas em fezes humanas.

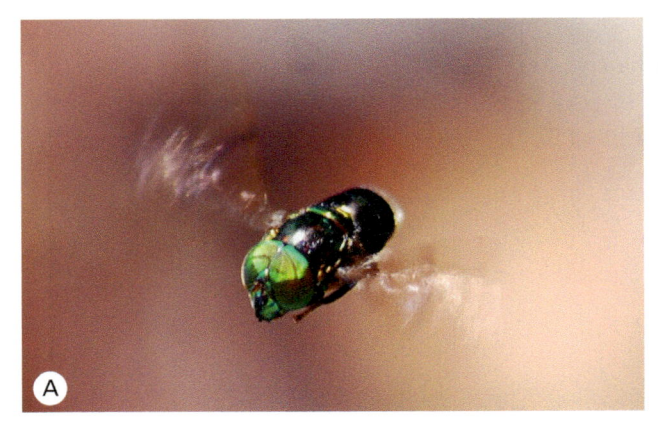
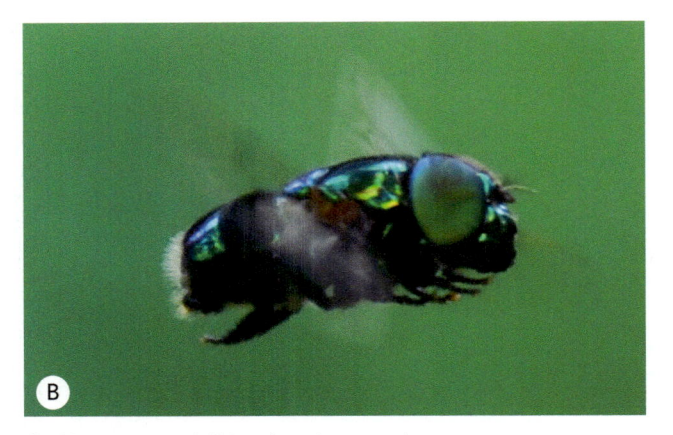

Figura 11.63 ▪ (**A e B**) *Ornidia obesa.* Esta espécie de díptero tem o hábito de pairar em pleno voo.

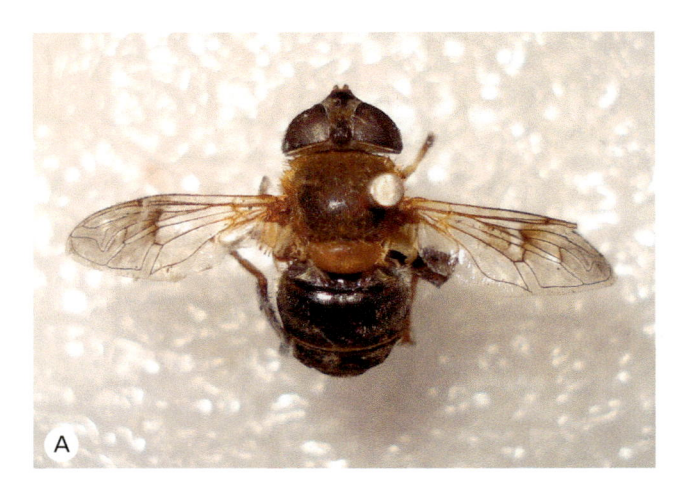
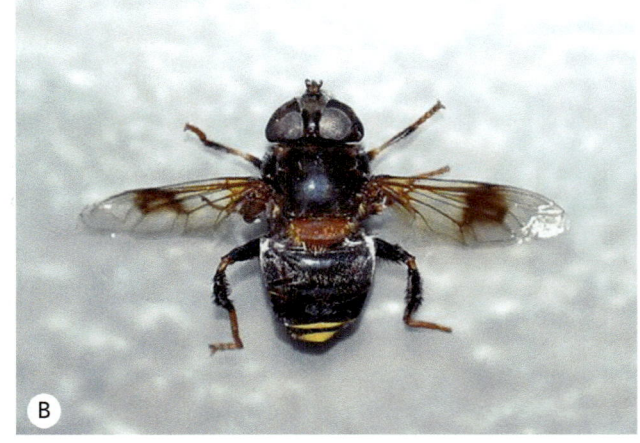

Figura 11.64 ▪ (**A e B**) Dípteros Syrphidae, coletados na base da isca luminosa no necrotério do IML de Belo Horizonte/MG.

▪ **Família Piophilidae:** dípteros de pequeno porte, popularmente conhecidos como "moscas do queijo". Em observação realizada no necrotério do IML de Belo Horizonte/MG, foram coletados dípteros dessa família, com destaque para a espécie *Piophila casei* (Linnaeus, 1758), diretamente em cadáver em fase coliquativa de putrefação, já com forte odor liberado pela amônia (Figura 11.65).

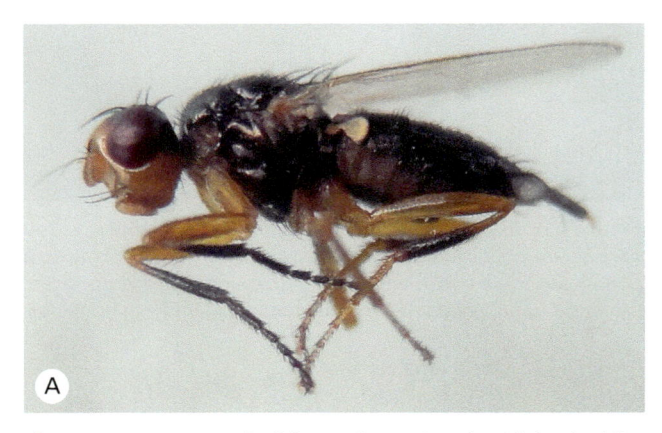
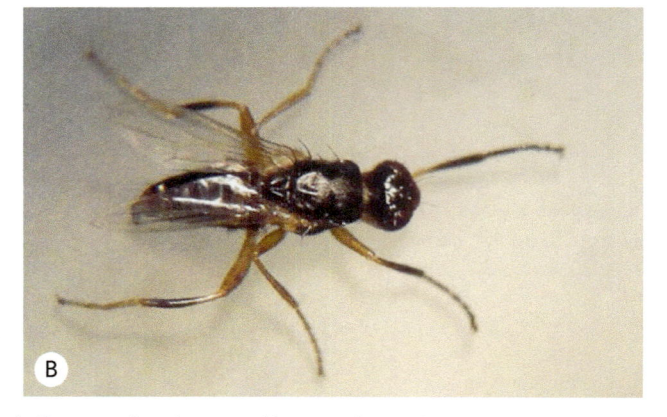

Figura 11.65 ▪ (**A**) *Piophila casei.* (**B**) Vista dorsal de *Piophila casei,* díptero coletado em cadáver em fase coliquativa de putrefação (IML-BH/MG).

■ **Família Ulidiidae (Otitidae ou Pterocalidae):** os dípteros dessa família se caracterizam pelas máculas nas asas. Algumas espécies se alimentam de matéria vegetal ou animal em decomposição, sendo encontradas por diversos pesquisadores associados a carcaças de animais e cadáveres humanos (Figura 11.66).

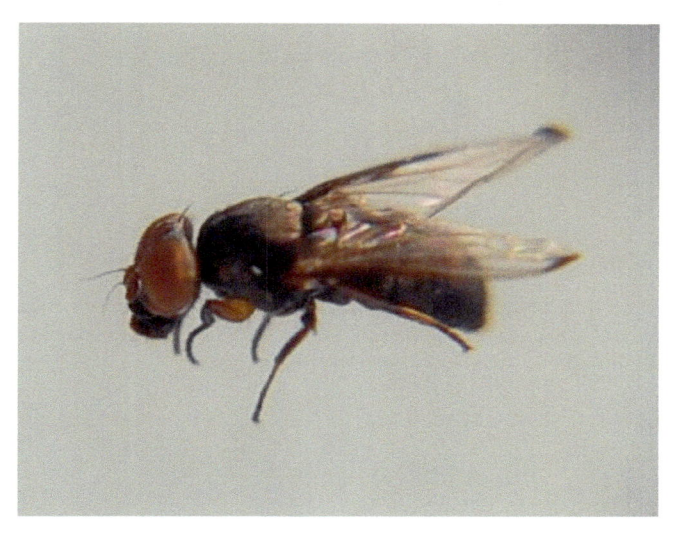

Figura 11.66 ■ *Acrosticta* sp. Díptero coletado no necrotério do IML de Belo Horizonte/MG.

■ **Família Calliphoridae:** uma das famílias de dípteros de maior importância em entomologia forense, é bastante empregada nos estudos envolvendo intervalo pós-morte (IPM), em especial nas pesquisas com cadáveres humanos. Os dípteros dessa família apresentam cores metálicas, podendo variar do verde ao cobre e do azul ao violeta. Também são conhecidos como "moscas varejeiras", os dípteros dessa família tem grande importância em saúde pública (Figuras 11.67 a 11.76).

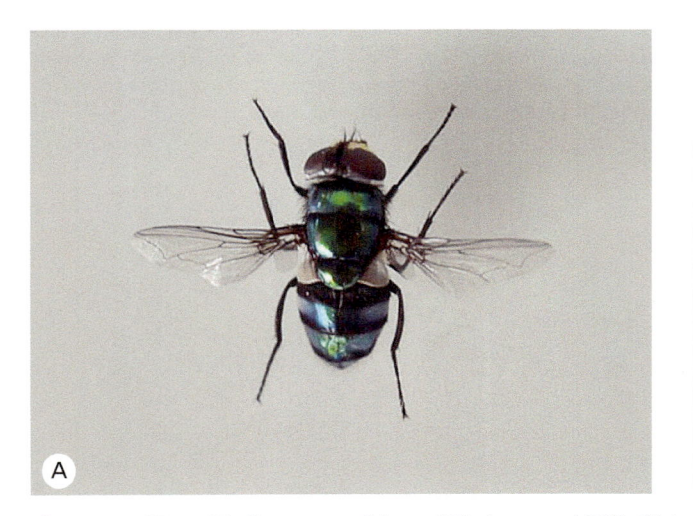
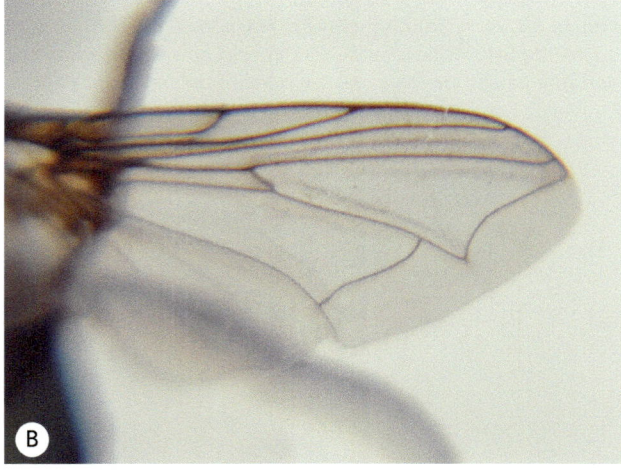

Figura 11.67 ■ (**A**) *Chrysomya albiceps* (Wiedemann, 1819). Díptero de grande importância forense é um dos mais encontrados no necrotério do IML de Belo Horizonte/MG. (**B**) Detalhe da venação alar de *Chrysomya albiceps.*

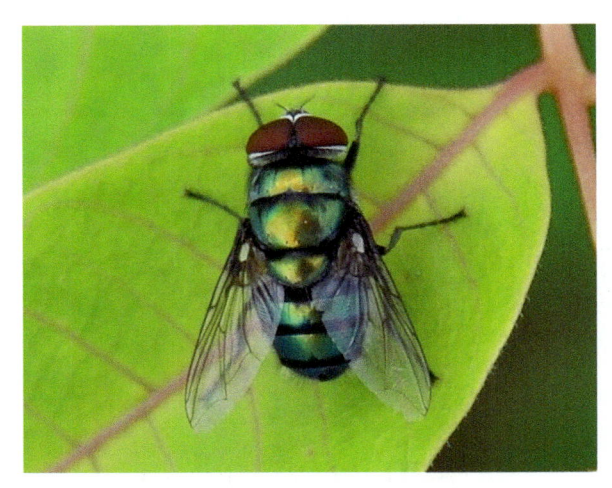

Figura 11.68 ■ *Chrysomya albiceps.* Este díptero tem sido encontrado com frequência em divesos experimentos em entomologia forense realizados no Brasil, em especial com cadáveres humanos, sendo bons indicadores forenses para cálculos de estimativa do IPM. (Registro na Estação de Tratamento de Esgotos do Ribeirão Arrudas, Sabará/MG).

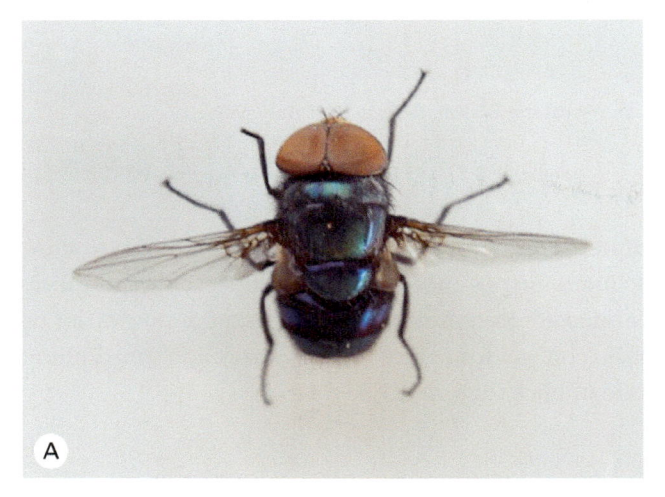
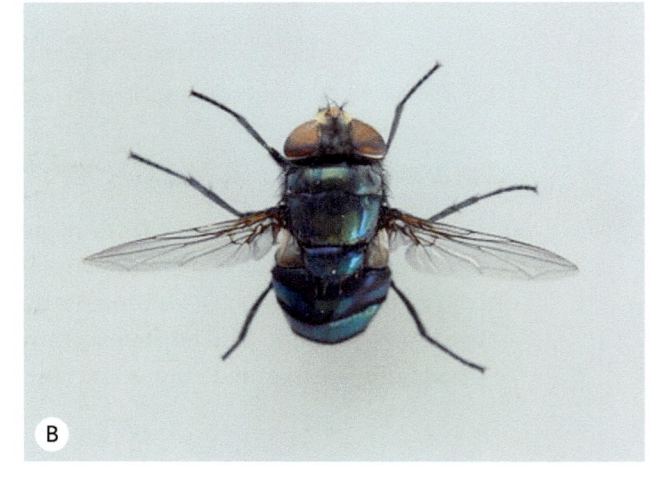

Figura 11.69 ■ (**A**) *Chrysomya megacephala* (macho). (**B**) *Chrysomya megacephala* (fêmea). Espécie mais abundante no necrotério do IML de Belo Horizonte/MG. O dimorfismo sexual é facilmente identificado pela região da cabeça. Também exerce papel muito importante na entomologia forense, sendo bom indicador para registros de cálculos para determinação do IPM.

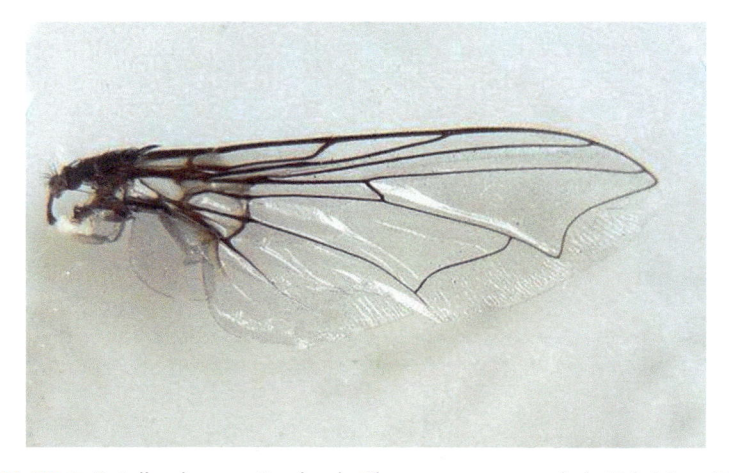

Figura 11.70 ■ Detalhe da venação alar de *Chrysomya megacephala* (Fabricius, 1794).

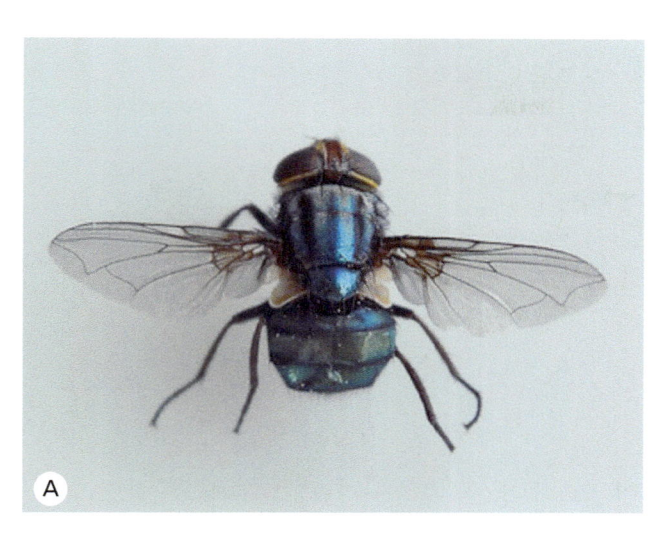
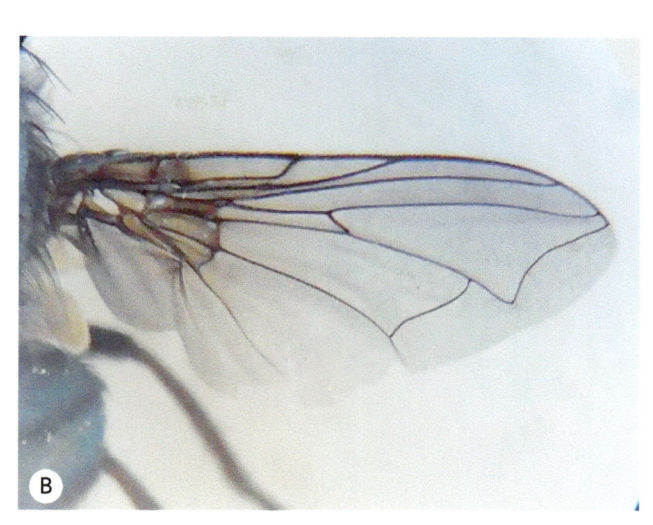

Figura 11.71 ■ (**A**) *Cochliomyia macellaria* (Fabricius, 1775). Esta espécie apresenta cor metálica, que varia entre o verde e o azul, e três listras negras no dorso do tórax. (Díptero coletado no necrotério do IML de Belo Horizonte/MG.) (**B**) Detalhe da venação alar de *Cochliomyia macellaria*.

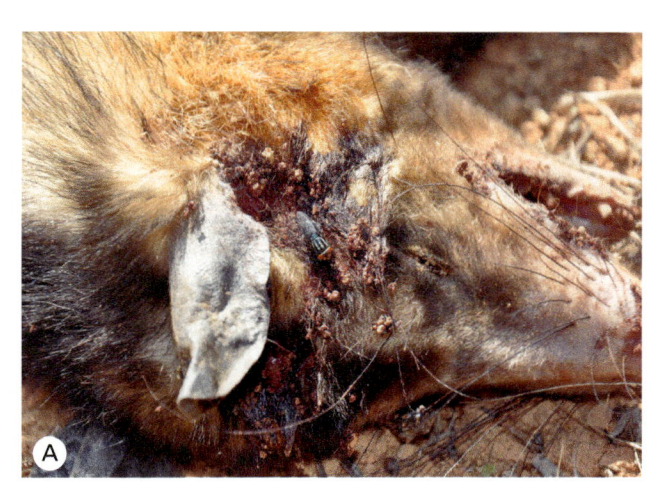
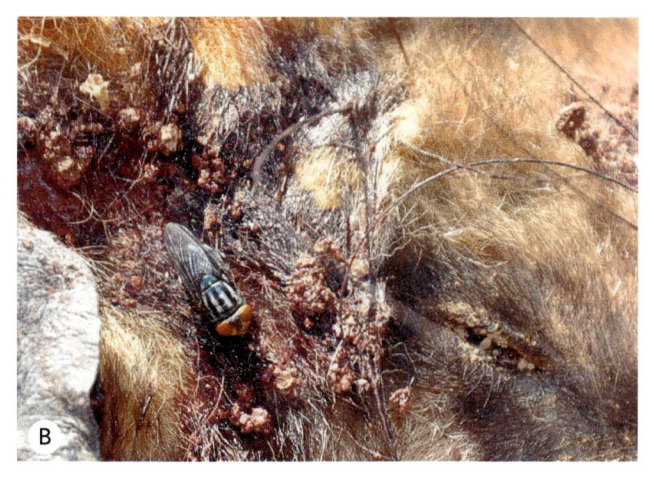

Figura 11.72 ■ (**A**) Carcaça de *Didelphis albiventris* – "gambá". (**B**) No detalhe, um díptero *Cochliomyia macellaria* se alimentando dos líquidos emanados pelos ferimentos do animal. (Registro em São Brás do Suaçuí/MG.)

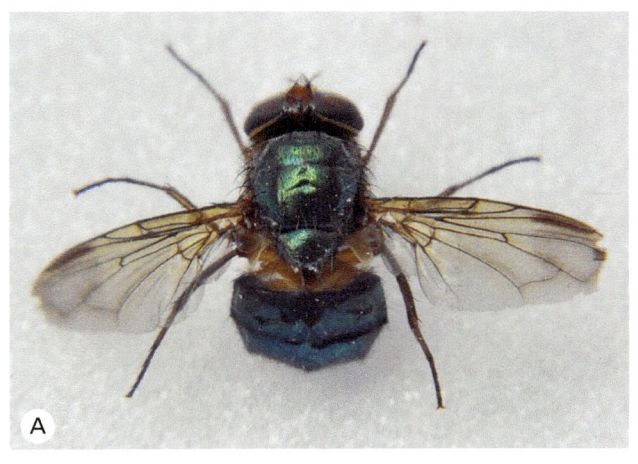
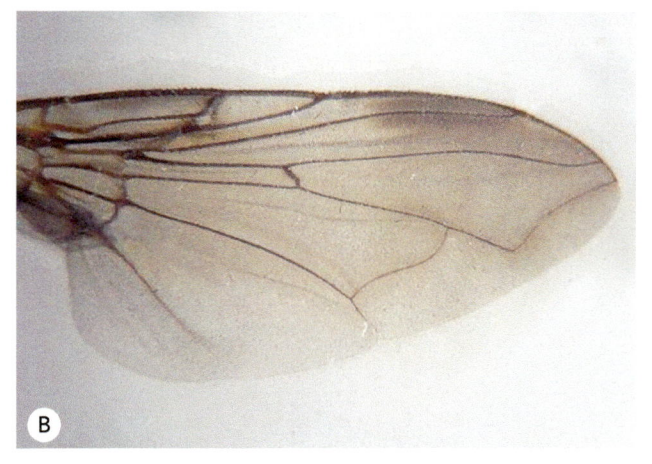

Figura 11.73 ■ (**A**) *Hemilucilia segmentaria* (Fabricius, 1805). Dípteros de cor verde metálica. As patas apresentam tons avermelhados e asas com mácula. (Díptero coletado na base da isca luminosa localizada no necrotério do IML de Belo Horizonte/MG.) (**B**) Detalhe da venação alar de *Hemilucilia segmentaria*.

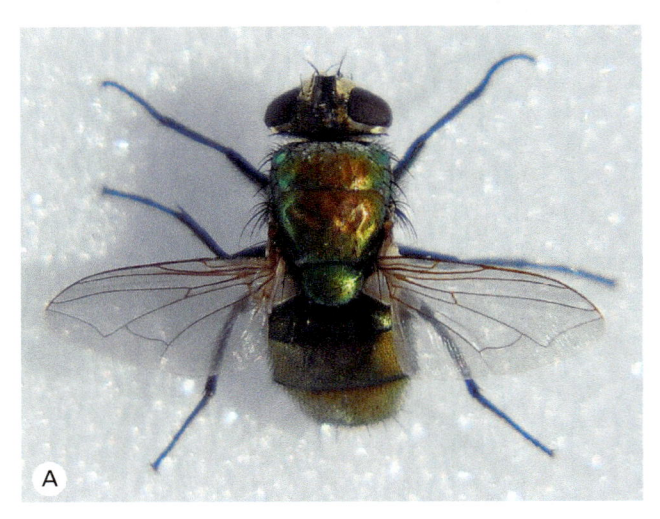
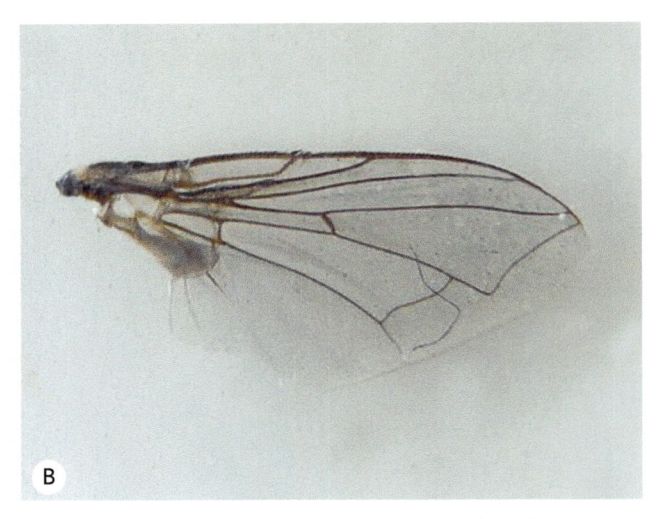

Figura 11.74 ■ (**A**) (Lucilia=Phaenicia) *Lucilia cuprina* (Wiedemann, 1830). Esta espécie apresenta cor metálica acobreada. (**B**) Detalhe da venação alar de *Lucilia cuprina*. (Díptero coletado no IML de Belo Horizonte/MG.)

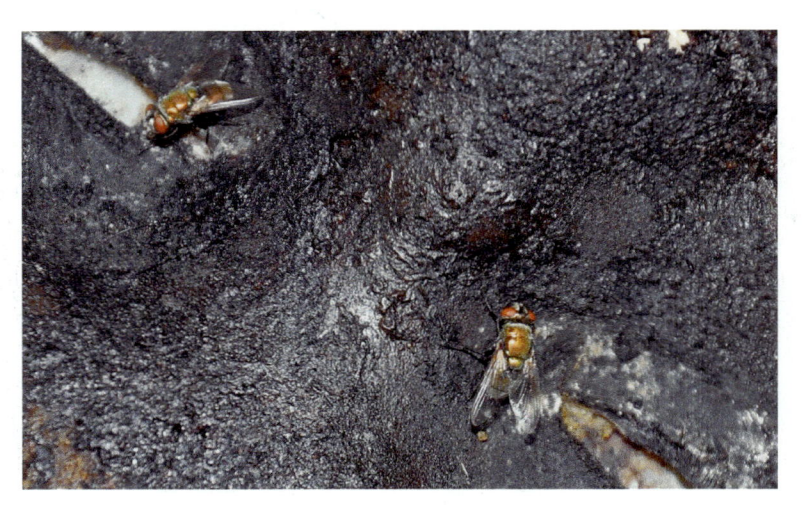

Figura 11.75 ■ *Lucilia cuprina*. Dípteros em cadáver carbonizado (IML-BH/MG).

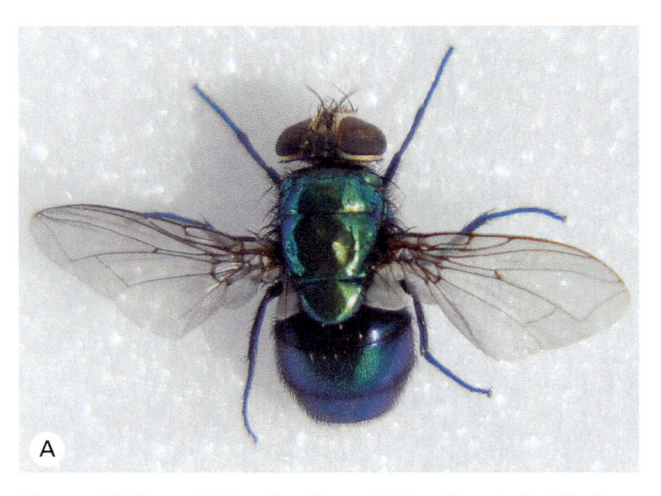
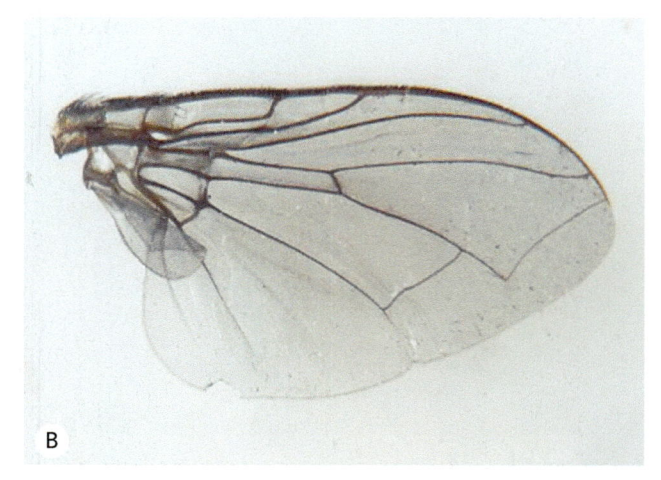

Figura 11.76 ■ (**A**) (Lucilia=Phaenicia) *Lucilia eximia* (Wiedemann, 1819). Dípteros de cor verde metálica. (**B**) Detalhe da venação alar de *Lucilia eximia*. (Díptero coletado no necrotério do IML de Belo Horizonte/MG.)

■ **Família Fanniidae:** esta família de dípteros também tem grande importância em entomologia forense em virtude de algumas espécies apresentarem hábito sinantrópico. As larvas são saprófagas e podem se desenvolver em qualquer tipo de substrato orgânico (Figuras 11.77 a 11.81).

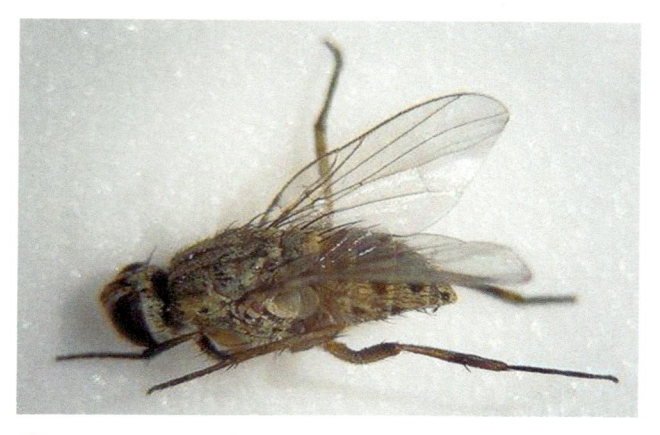

Figura 11.77 ■ Vista lateral de um díptero Fanniidae (IML-BH/MG).

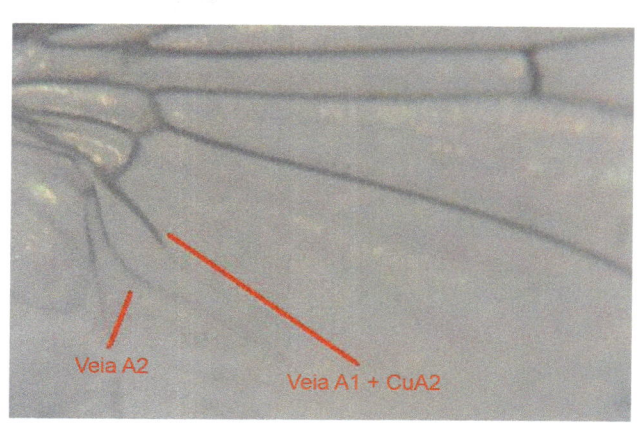

Figura 11.78 ■ A veia anal apresenta importante característica taxonômica. Detalhe da curvatura da veia A2 em torno da veia A1+CuA2.

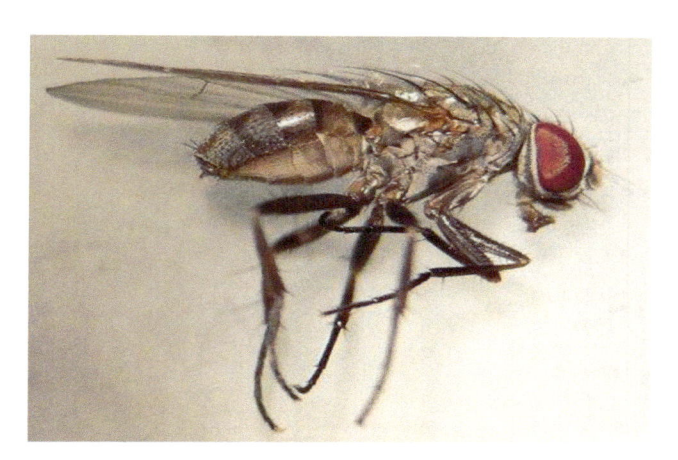

Figura 11.79 ■ Vista lateral de *Fannia* sp.

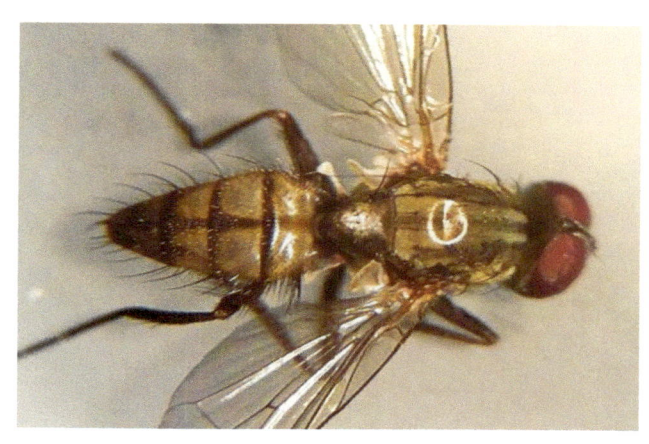

Figura 11.80 ■ *Fannia* sp. (Díptero coletado no necrotério do IML de Belo Horizonte/MG, próximo a um cadáver na fase gasosa de putrefação.)

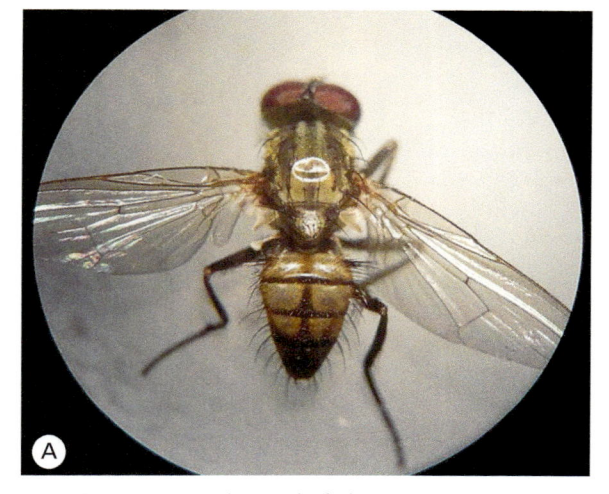

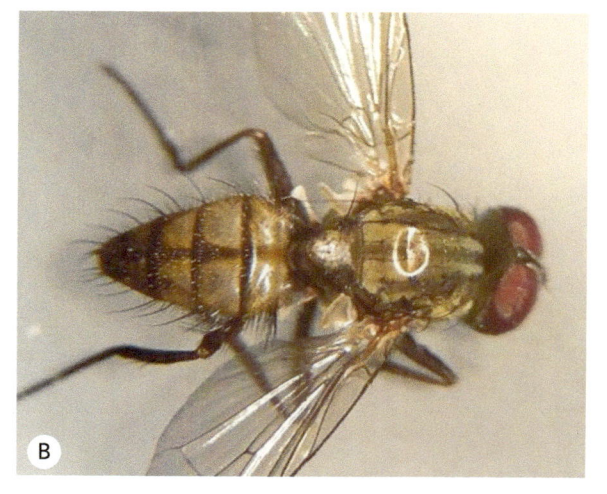

Figura 11.81 ■ (**A**) *Fannia cannicularis* (Linnaeus, 1761) (macho). (**B**) Aspecto do abdome de *Fannia cannicularis* (macho). (Díptero coletado na base da isca luminosa situada no necrotério do IML de Belo Horizonte/MG.)

■ **Família Muscidae:** família de grande importância na entomologia forense e em saúde pública, sendo algumas espécies potenciais veiculadores de doenças e causadores de miíases em animais e seres humanos (Figuras 11.82 a 11.84).

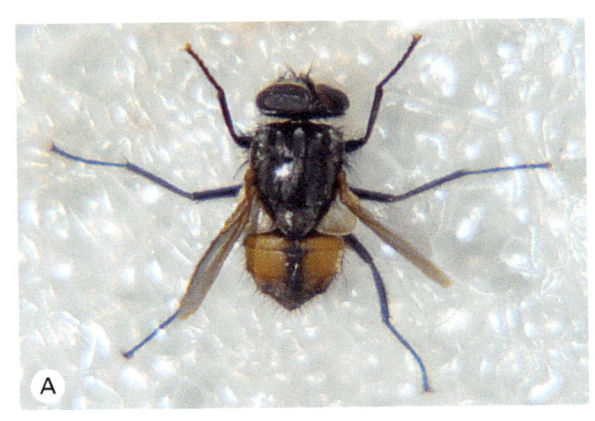
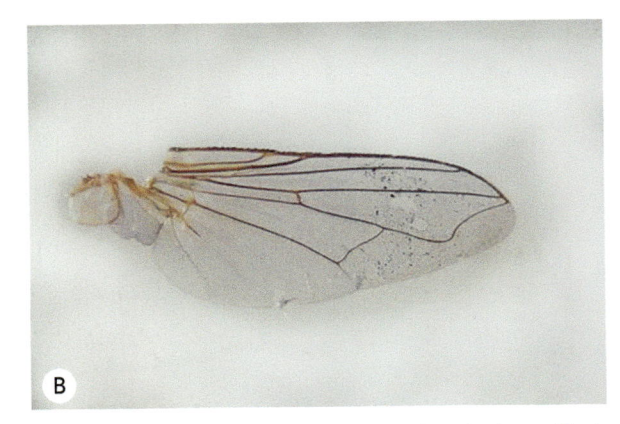

Figura 11.82 ■ (**A**) *Musca domestica* (Linnaeus, 1758). Díptero de grande ocorrência no necrotério e nas demais dependências do IML de Belo Horizonte/MG. Distingue-se de outras espécies de muscídeos por apresentar a nervura média com forte angulação. Apresenta quatro listras negras no dorso do tórax e sua arista é plumosa. (**B**) Detalhe da venação alar de *Musca domestica*.

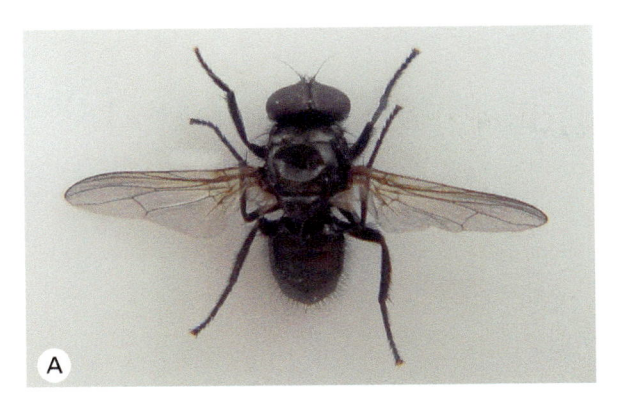
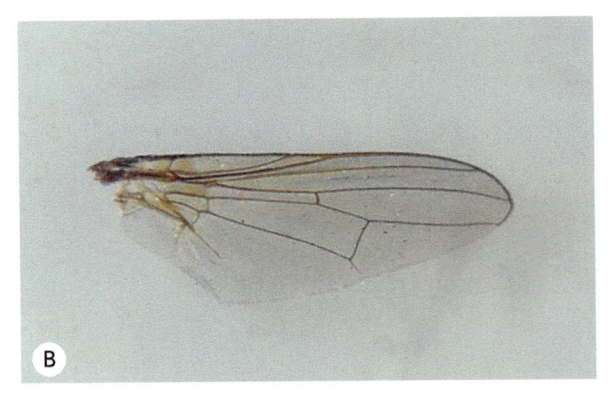

Figura 11.83 ■ (**A**) *Ophyra aenescens* (Wiedemann, 1830). Dípteros deste gênero apresentam cor marrom-enegrecida com brilho metálico. São moscas de pequeno porte e contêm os palpos de cor amarelada e arista nua. (Díptero coletado no necrotério do IML de Belo Horizonte/MG.) (**B**) Detalhe da venação alar de *Ophyra aenescens*.

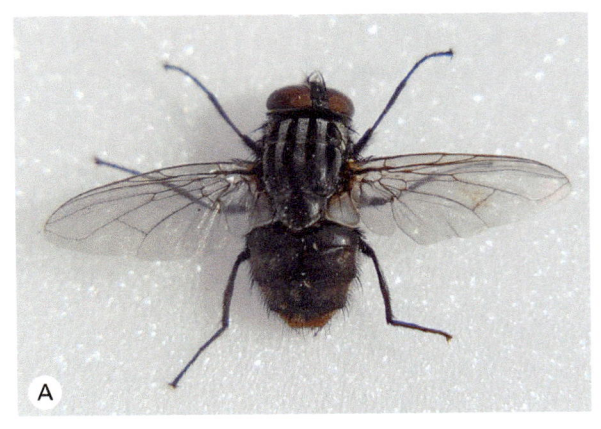
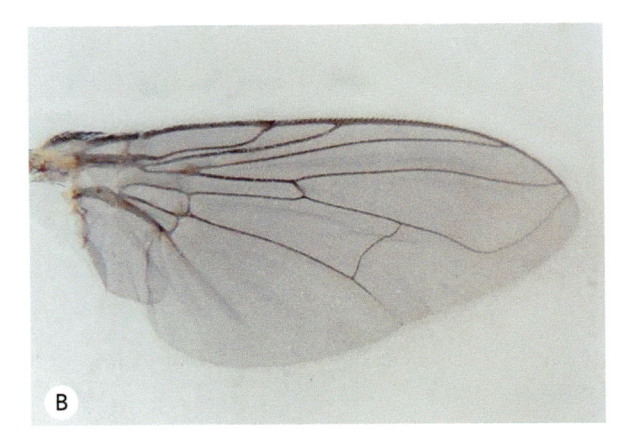

Figura 11.84 ■ (**A**) *Synthesiomyia nudiseta* (Wulp, 1883). Dípteros de cor cinza, com quatro listras negras no dorso do tórax. Não têm brilho metálico, e o abdome apresenta coloração amarelada em seu ápice. (**B**) Detalhe da venação alar de *Synthesiomyia nudiseta*. Apresenta forte curvatura da veia média. (Díptero coletado no necrotério do IML de Belo Horizonte/MG.)

■ **Família Sarcophagidae:** os dípteros desta família têm hábito necrófago, sendo de grande importância em entomologia forense. Apresentam cor acinzentada, com três faixas negras no dorso do tórax. Em geral, o abdome contém máculas negras em contraste com tons de cinza. Costumam ser dípteros de médio a grande porte. Têm como característica marcante a viviparidade e fazem a larviposição direta. São difíceis de identificar devido à grande semelhança entre as várias espécies existentes, sendo a terminália masculina o fator de maior relevância taxonômica (Figuras 11.85 a 11.88).

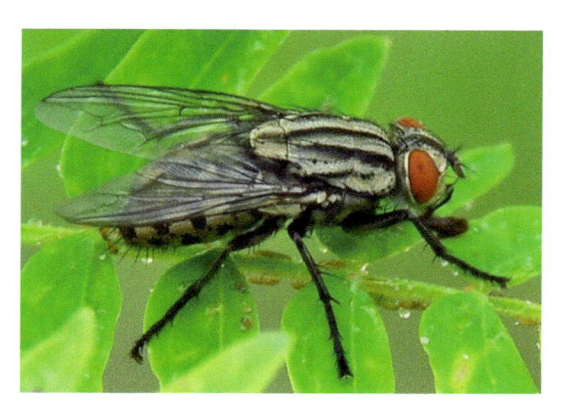

Figura 11.85 ■ Díptero Sarcophagidae. (Registro na Estação de Tratamento de Esgotos do Ribeirão Arrudas, Sabará/MG.)

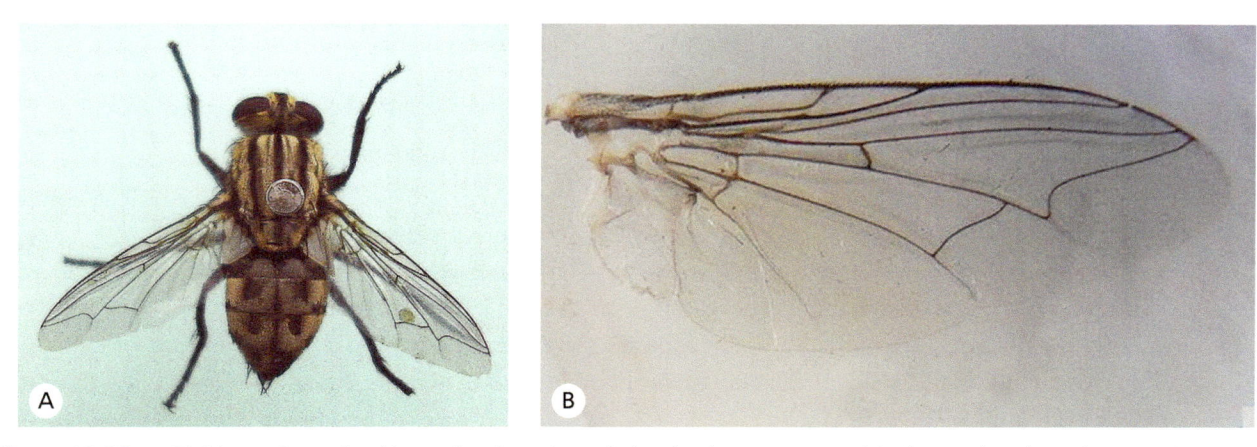

Figura 11.86 ■ (**A**) Díptero Sarcophagidae, coletado na base da isca luminosa no necrotério do IML de Belo Horizonte/MG. (**B**) Detalhe da venação alar de um Sarcophagidae.

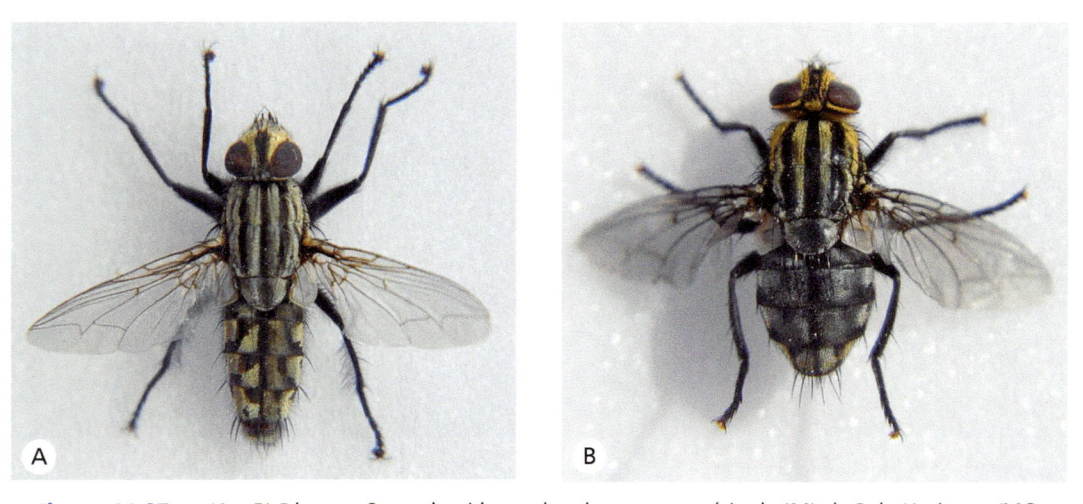

Figura 11.87 ■ (**A** e **B**) Dípteros Sarcophagidae, coletados no necrotério do IML de Belo Horizonte/MG.

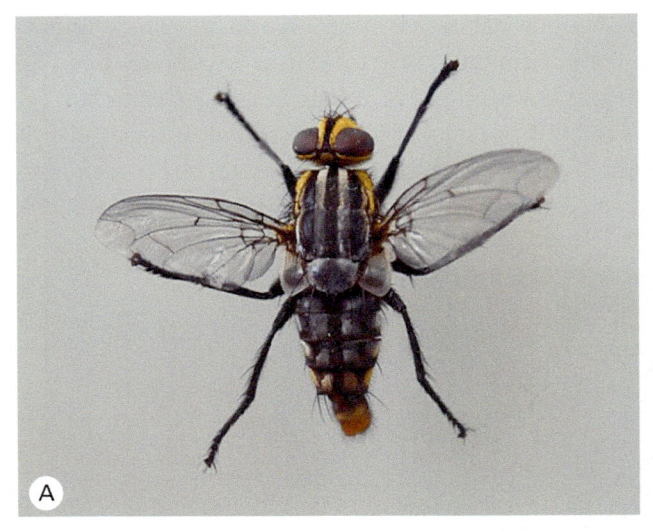

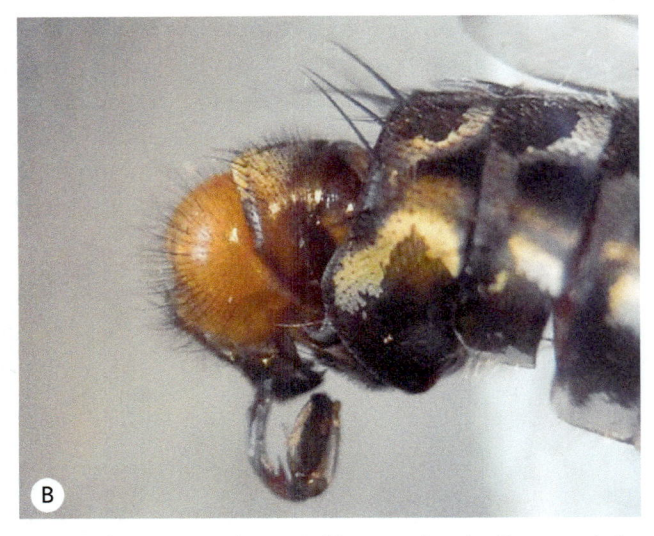

Figura 11.88 ■ (**A**) *Peckia (patonella) inermutans* (Walker, 1851) (**B**) Detalhe da exposição da terminália masculina do díptero ao lado. (Díptero coletado no necrotério do IML de Belo Horizonte/MG, próximo a um cadáver em fase coliquativa de putrefação).

■ **Outras famílias de dípteros de interesse forense:** vale mencionar outras famílias de dípteros de interesse forense: Psychodidae, Culicidae, Sepsidae, Sphaeroceridae, Drosophilidae, Chloropidae, Milichiidae e Heleomyzidae.

Ordem Hemiptera (percevejos, barbeiros)

Caracterizam-se pela conformação das asas, que são compostas de uma parte coriácea com extremidade membranosa, chamada hemiélitro, do qual deriva o nome dessa ordem.

A ordem Hemiptera também tem grande importância em saúde pública, uma vez que diversas espécies são vetoras. Barbeiros hematófagos são transmissores da doença de Chagas (Figura 11.91), e por este motivo são bastante estudados. Algumas espécies são fitófagas e causam prejuízos enormes aos cultivos. Espécies predadoras são encontradas em carcaças, onde se alimentam de larvas e insetos adultos presentes (Figuras 11.89 a 11.91).

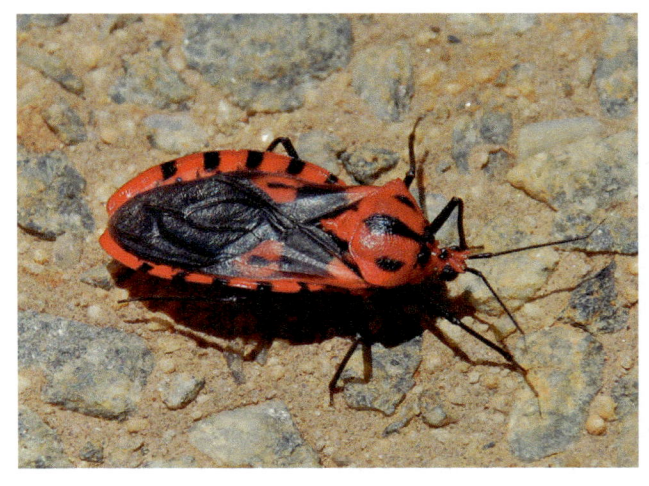

Figura 11.89 ■ Um hemíptero fitófago.

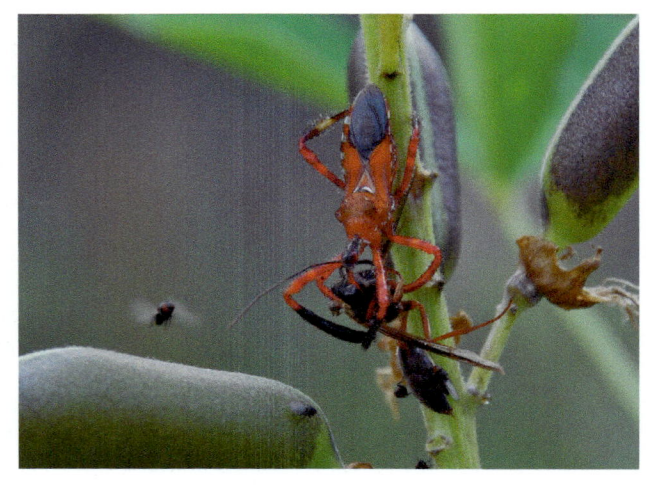

Figura 11.90 ■ Um hemíptero predando uma vespa.

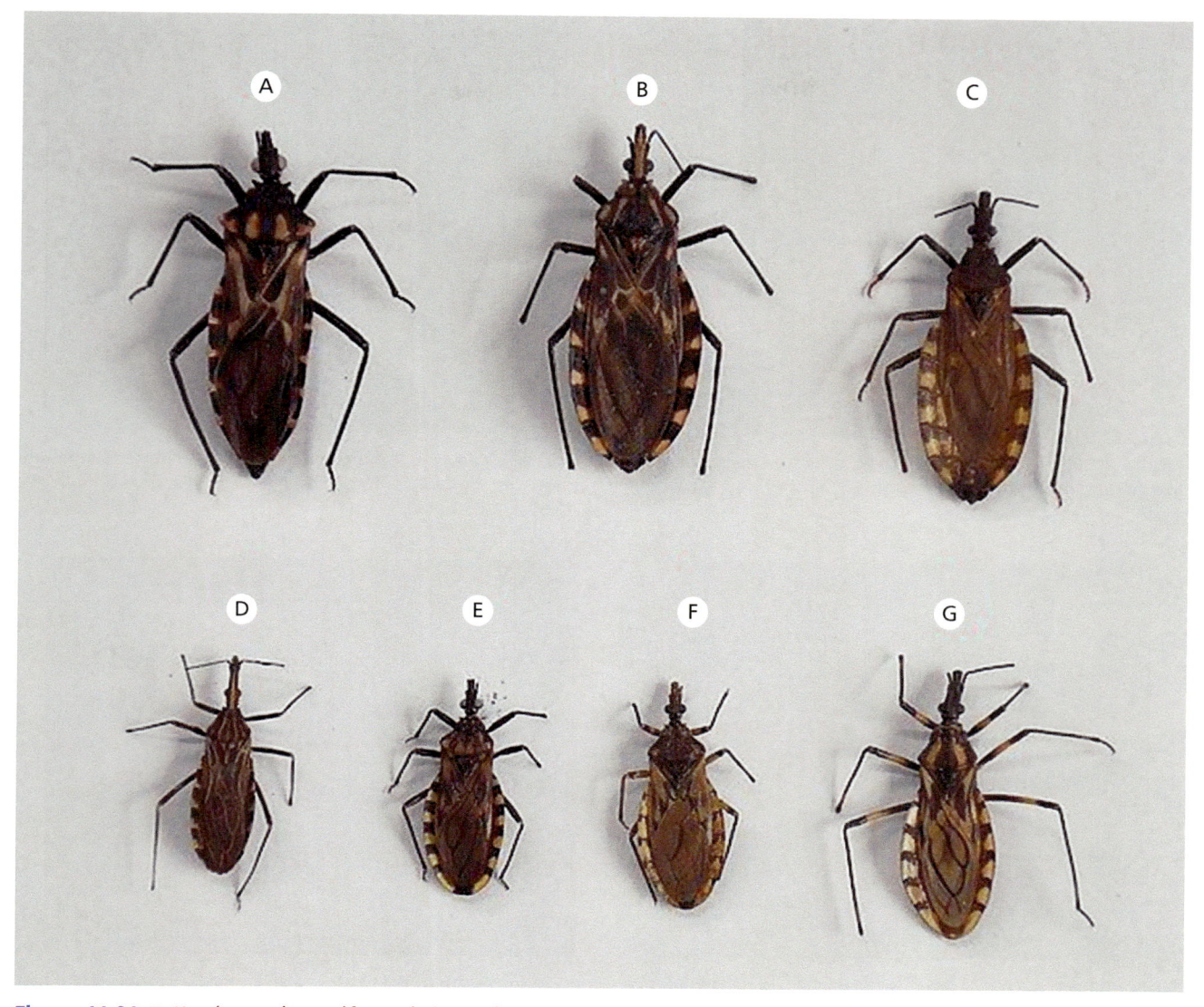

Figura 11.91 ▪ Hemípteros hematófagos de importância médica. (**A**) *Panstrongylus megistus*. (**B**) *Triatoma vitticeps*. (**C**) *Triatoma infestans*. (**D**) *Rhodnius neglectus*. (**E**) *Triatoma pseudomaculata*. (**F**) *Triatoma sórdida*. (**G**) *Triatoma brasiliensis*.

Ordem Hymenoptera (abelhas, formigas, marimbondos e vespas)

Ordem de grande importância, sendo as abelhas produtoras de mel e própolis, utilizados na alimentação e no uso medicinal. Alguns himenópteros têm ferrão com substâncias altamente tóxicas, podendo levar à morte.

Formigas são potenciais vetores mecânicos de doenças, sendo às vezes responsáveis pela disseminação de microrganismos em ambientes hospitalares. Algumas vivem em grupos de milhares de indivíduos, formando uma verdadeira sociedade organizada com tarefas individuais e específicas.

As formigas provocam lesões no cadáver, principalmente em virtude da ação de ácidos fortes e das mordidas. Do mesmo modo, as abelhas e vespas podem ocasionar a morte por meio de suas picadas. No cadáver, as formigas podem atuar como necrófagas ou predadoras. Algumas vespas podem ser predadoras ou parasitas (Figuras 11.92 a 11.99).

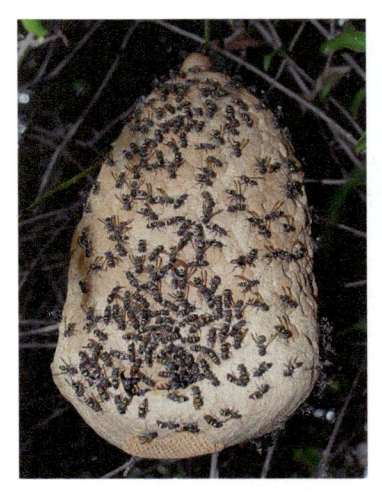

Figura 11.92 ■ Marimbondos. (Registros na Estação de Tratamento de Esgotos do Ribeirão Arrudas, Sabará/MG.)

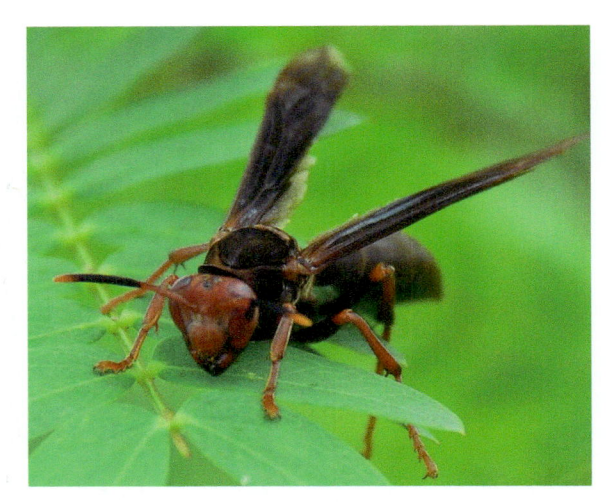

Figura 11.93 ■ Um himenóptero de grande porte. Marimbondo (Registros na Estação de Tratamento de Esgotos do Ribeirão Arrudas, Sabará/MG.)

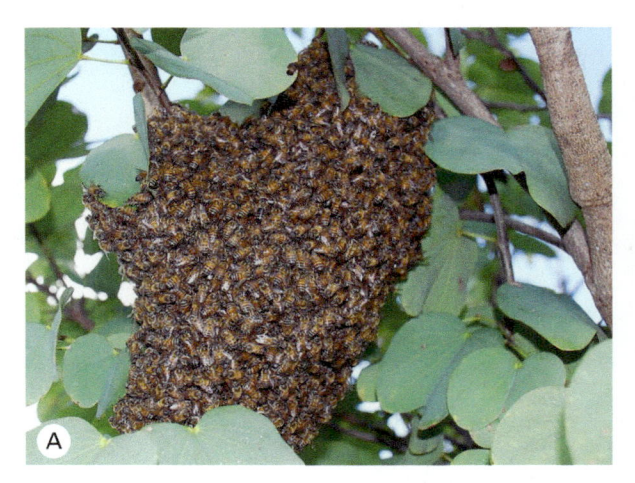

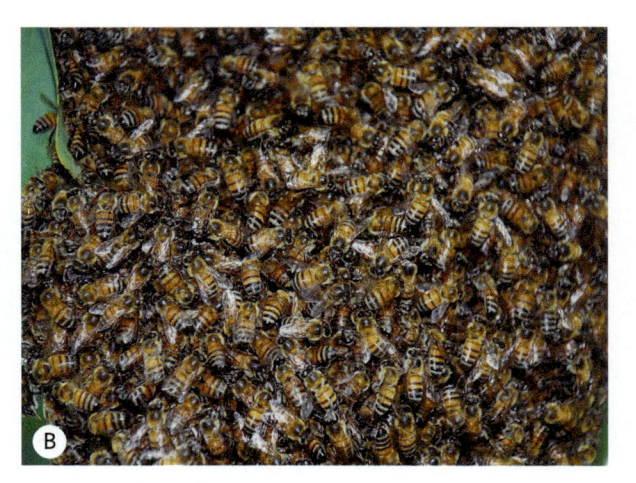

Figura 11.94 ■ (**A** e **B**) Enxame de abelhas do gênero *Apis sp.* Estes insetos, quando molestados, atacam em bandos e podem causar desde reações inflamatórias locais sem maior gravidade, até reações alérgicas graves, que podem levar ao choque anafilático e ao óbito. (Registros na Estação de Tratamento de Esgotos do Ribeirão Arrudas, Sabará/MG.)

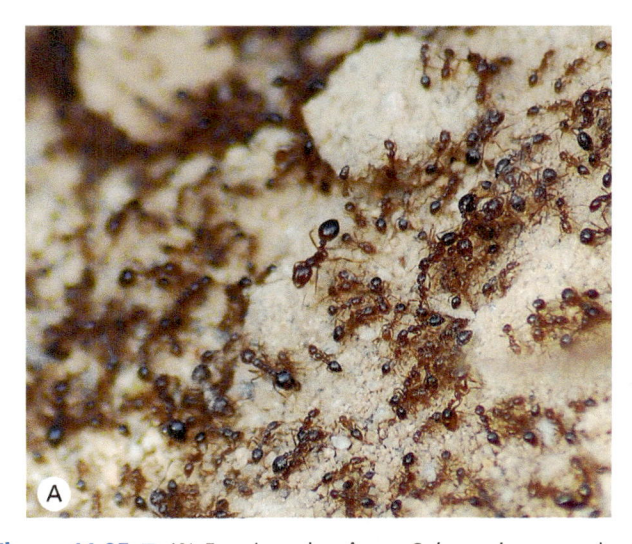

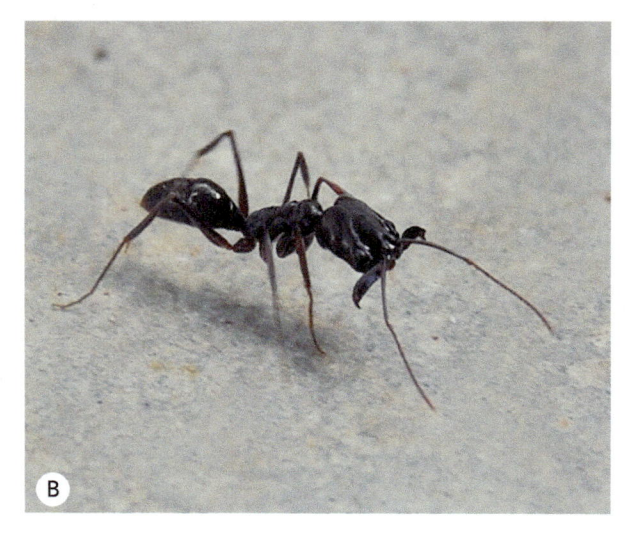

Figura 11.95 ■ (**A**) Formigas do gênero *Solenopsis* sp., conhecidas como lava-pés, provocam picadas dolorosas e podem causar lesões no cadáver. (**B**) *Odontomachus* sp. Gênero de formiga encontrado em carcaças.

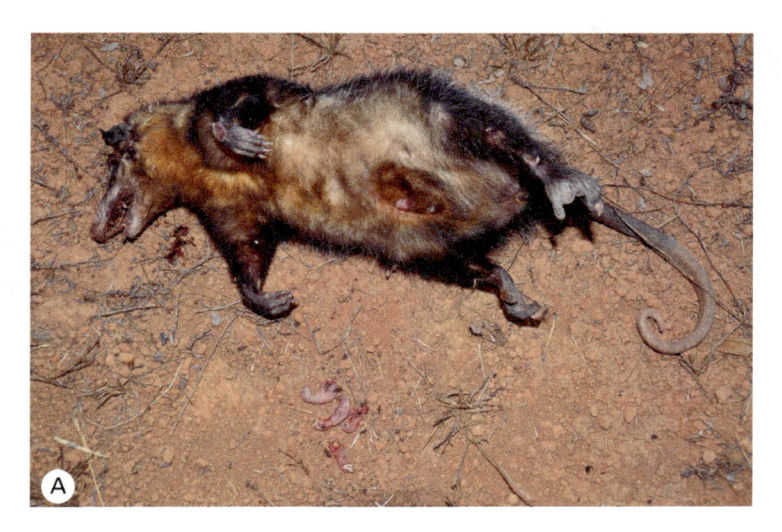

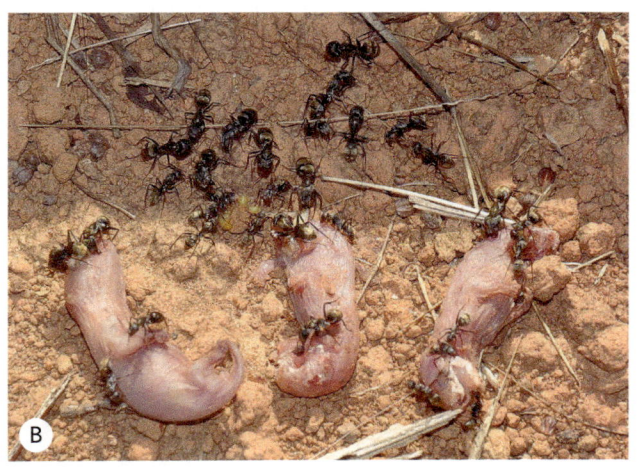

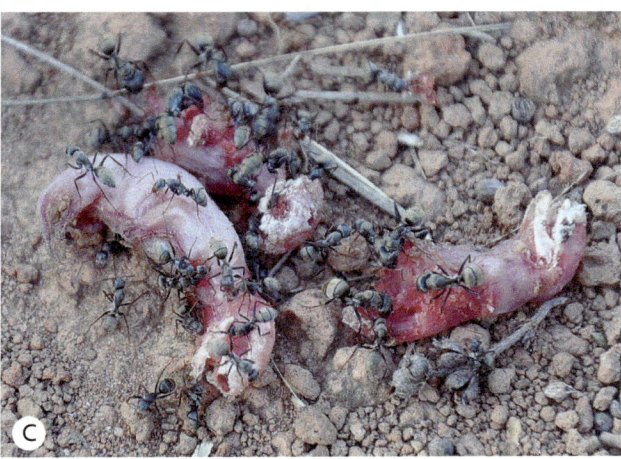

Figura 11.96 ■ (**A**) Uma fêmea com filhotes de *Didelphis albiventris* – "gambá" – morta a golpes de pauladas desferidas por um trabalhador rural. O animal já exalava forte odor de putrefação. (**B** e **C**) Nesta sequência, rapidamente os filhotes de *Didelphis albiventris* são devorados pelas formigas do gênero *Camponotus* sp. (Registro em São Brás do Suaçuí/MG.)

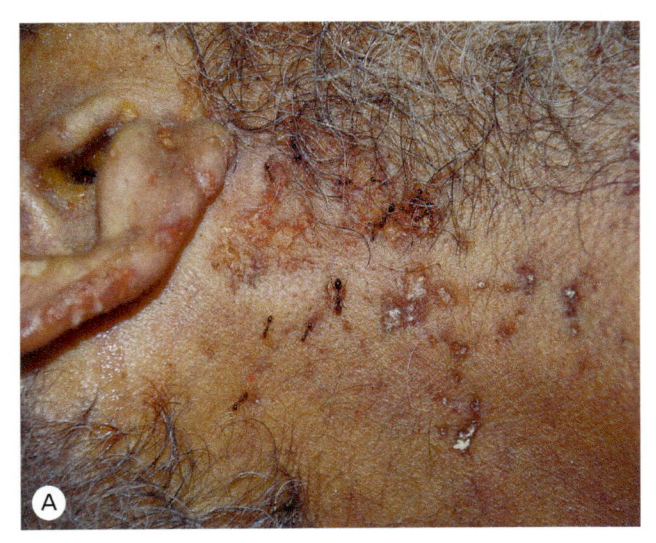

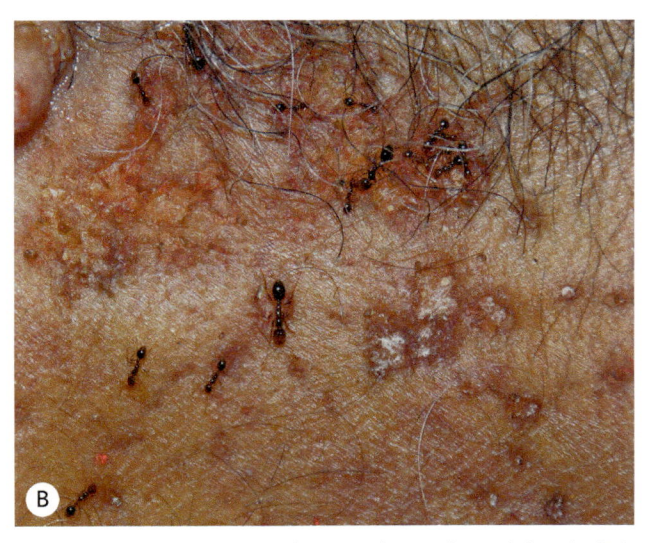

Figura 11.97 ■ (**A** e **B**) Detalhes de cadáver com lesões produzidas por formigas. Os insetos podem ser observados próximo às feridas. Neste caso, o perito deverá ter atenção para não fazer confusão com possíveis lesões traumáticas (IML-BH/MG).

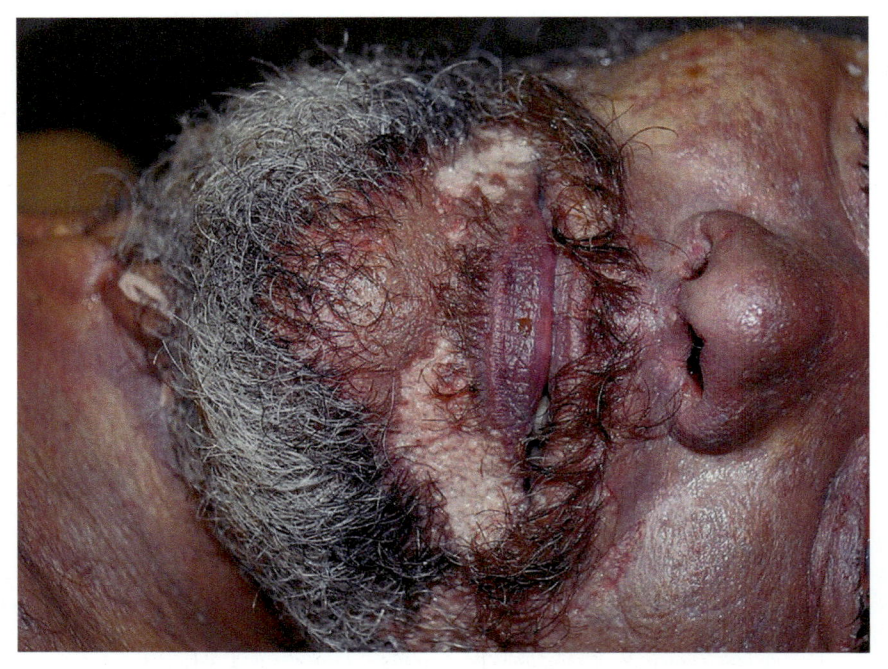

Figura 11.98 ■ Lesões produzidas por formigas na região mandibular do mesmo cadáver apresentado na Figura 11.97. O médico legista poderá solicitar amostras das bordas para análises de reação vital (IML-BH/MG).

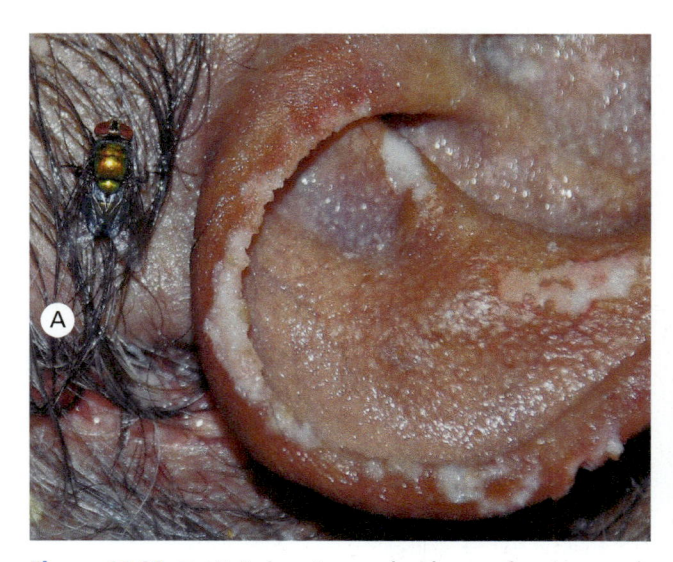 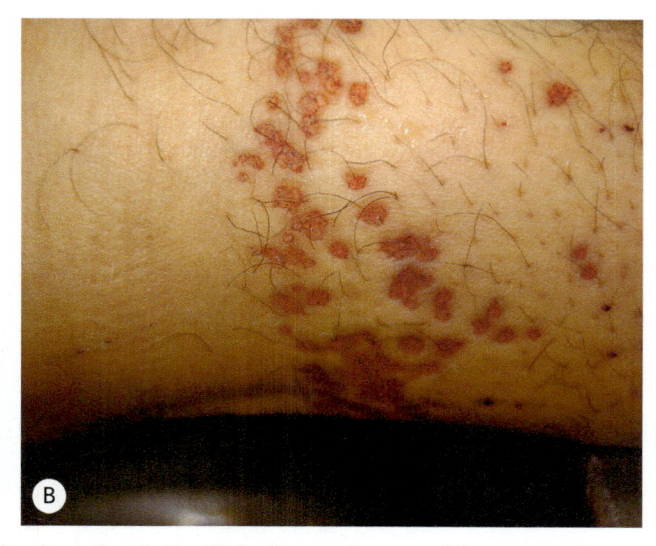

Figura 11.99 ■ (**A**) Ferimentos produzidos por formigas nas bordas da orelha direita. (**B**) Lesões em dorso também provocadas por formigas. (Imagens cedidas pelo Dr. Marcelo Mari, IML-BH/MG.)

Ordem Isoptera (cupins)

Os insetos dessa ordem são muito conhecidos, uma vez que têm grande importância econômica em razão dos enormes prejuízos que causam. São insetos de corpo mole, com aparelho bucal do tipo mastigador. Insetos sociais que vivem em grandes comunidades, nas quais as tarefas são divididas de acordo com cada casta. Existem formas aladas e ápteras. Atacam a madeira morta e também podem causar estragos em tecidos de plantas ou, até mesmo, atingir as partes vivas do vegetal.

Em entomologia forense, são os grandes vilões das construções de madeira e palcos de diversas ações envolvendo a entomologia forense urbana. Podem ser encontrados em carcaças já na fase de esqueletização, auxiliando a remoção dos últimos restos ali disponíveis (Figuras 11.100 e 11.101).

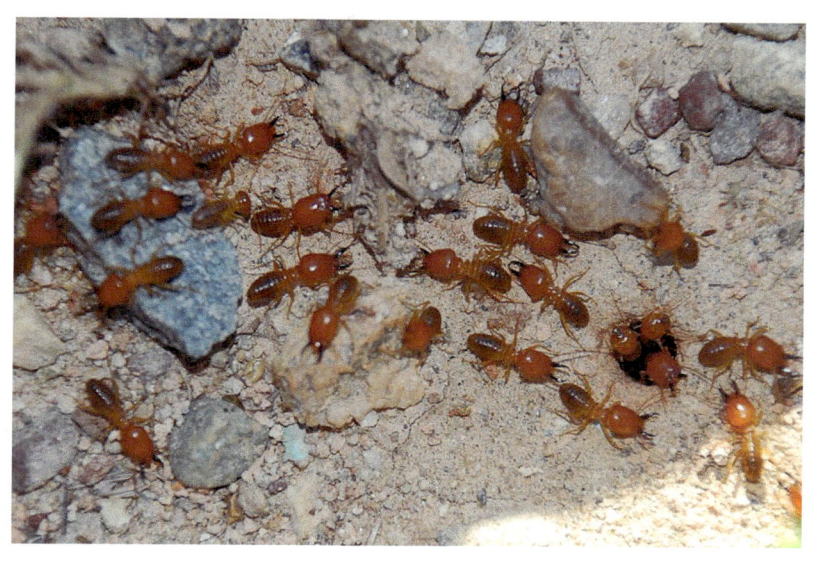

Figura 11.100 ▪ Cupins saindo da colônia no solo.

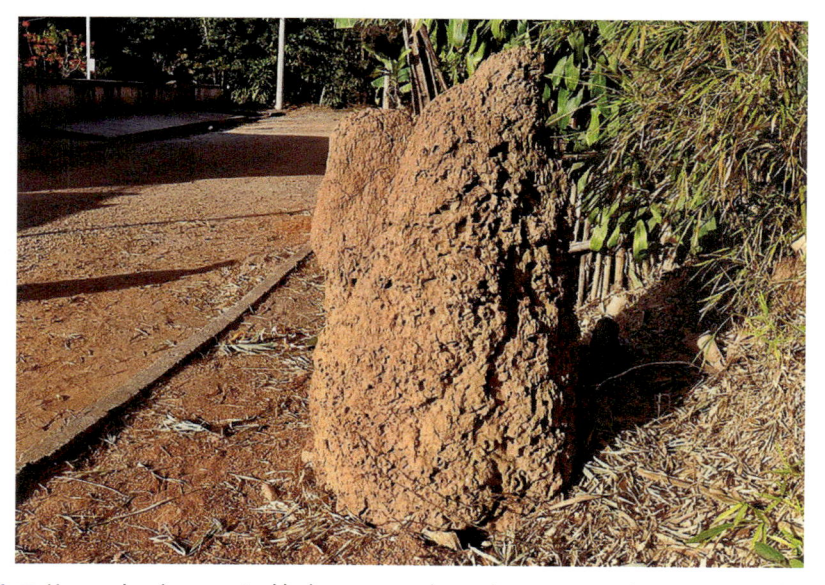

Figura 11.101 ▪ Um cupinzeiro, construído às margens de um barranco. (Registro em São Brás do Suaçuí/MG.)

Ordem Lepidoptera (borboletas e mariposas)

Ordem bastante conhecida pela beleza e o colorido apresentados pelos insetos, em especial as borboletas. Os dois pares de asas contêm escamas, e o aspecto das lagartas – as formas imaturas desse admirável inseto – também é bastante conhecido. Algumas lagartas despertam interesse médico, pois apresentam em seu tegumento toxinas que servem como mecanismos de defesa e podem causar dermatites graves. Outras lagartas têm grande importância econômica, pois causam grandes estragos às lavouras.

Esses insetos têm pouca importância em entomologia forense. Alguns são vistos visitando carcaças em estado avançado de putrefação, em busca dos líquidos emanados pelo cadáver (Figuras 11.102 a 11.105).

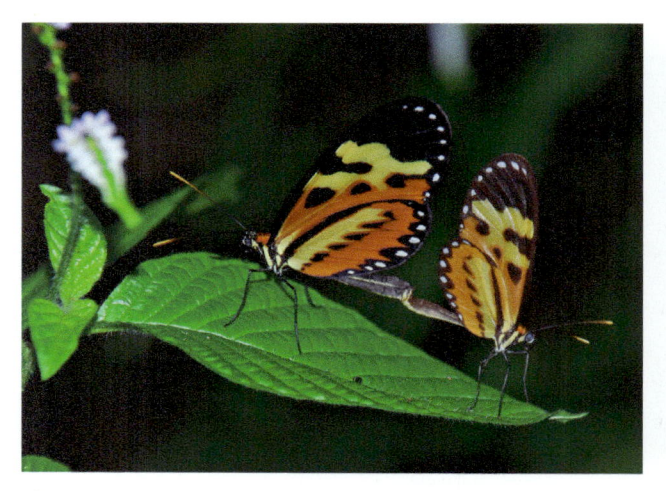

Figura 11.102 ▪ Lepidópteros – borboletas em cópula. (Registro na Estação de Tratamento de Esgotos do Ribeirão Arrudas, Sabará/MG.)

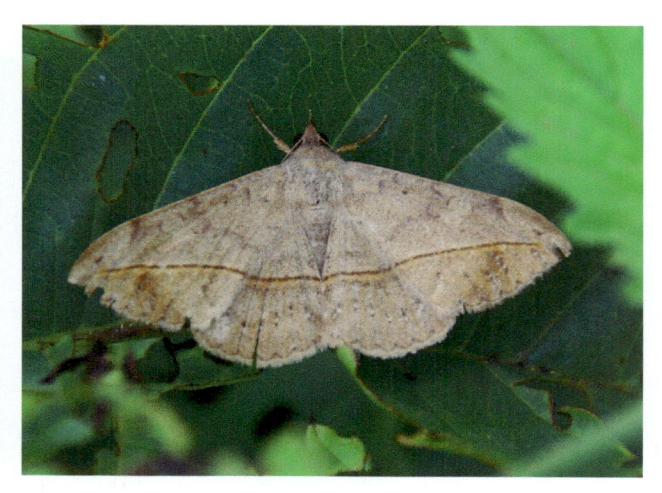

Figura 11.103 ▪ Uma mariposa. (Registro na Estação de Tratamento de Esgotos do Ribeirão Arrudas, Sabará/MG.)

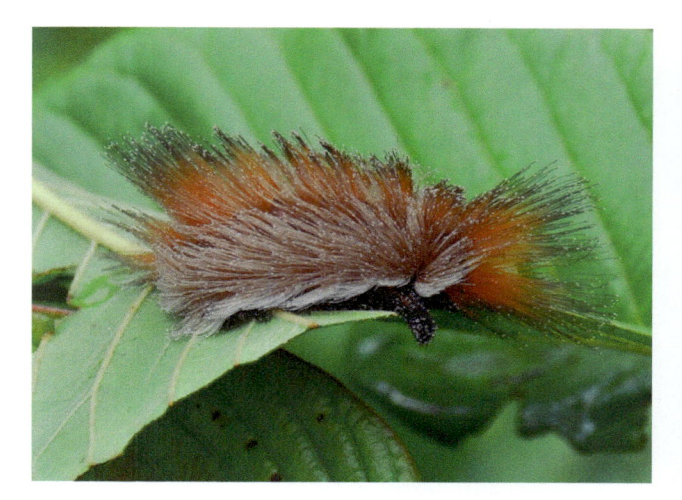

Figura 11.104 ▪ Lagarta da família Megalopygidae. (Registro na Estação de Tratamento de Esgotos do Ribeirão Arrudas, Sabará/MG.)

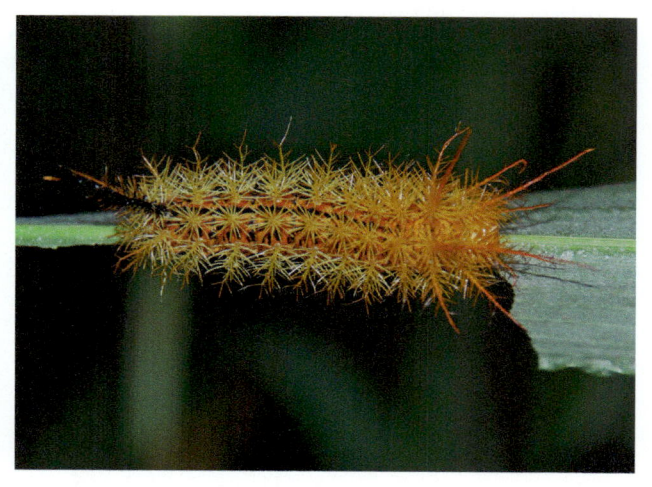

Figura 11.105 ▪ Aspecto e distribuição das cerdas de uma lagarta. Os acidentes quase sempre ocorrem quando as lagartas são tocadas – a pressão exercida faz com que as cerdas urticantes liberem as toxinas. (Registro na Estação de Tratamento de Esgotos do Ribeirão Arrudas, Sabará/MG.)

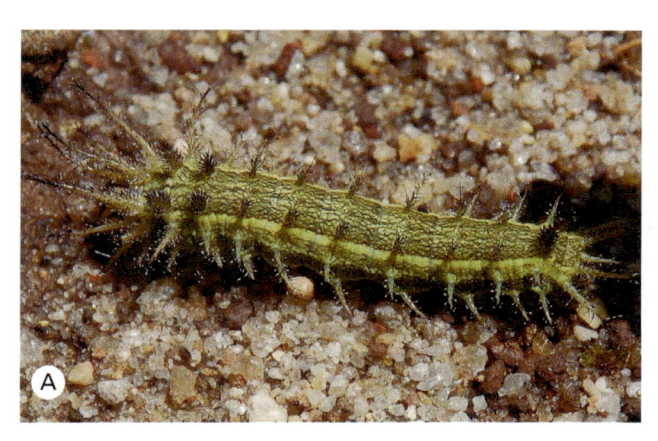 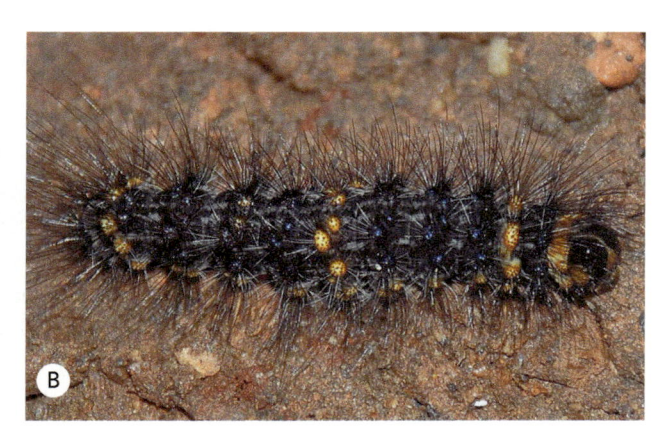

Figura 11.106 ■ (**A** e **B**) Duas espécies de lagartas com espículas e cerdas urticantes. (Registro na Estação de Tratamento de Esgotos do Ribeirão Arrudas, Sabará/MG.)

Classificação

A entomologia forense pode ser classificada em:

■ **Entomologia forense urbana:** está ligada às ações cíveis que envolvem os danos provocados pela presença de insetos em imóveis e outras estruturas (Figuras 11.107 e 11.108).

Por meio de estudos entomológicos, pode-se determinar o período da infestação e identificar se esta ocorreu antes ou após a compra do imóvel.

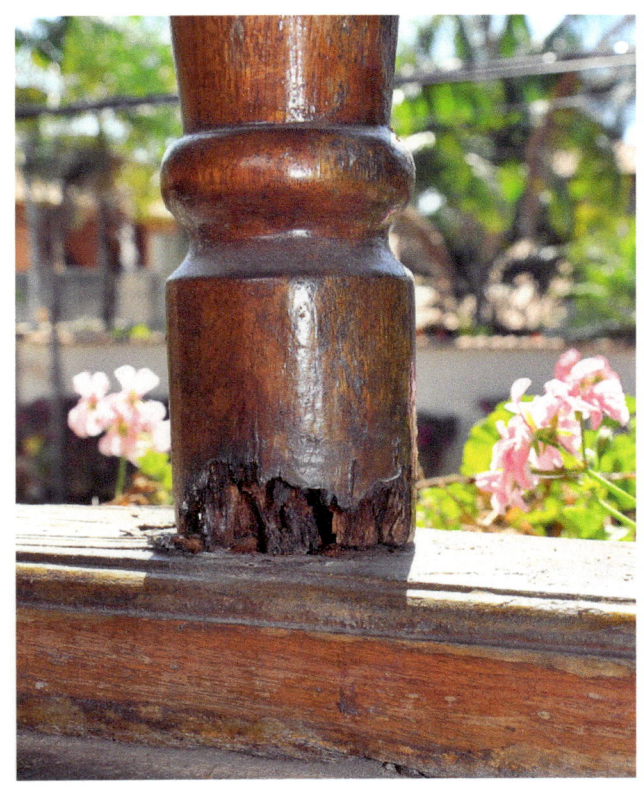 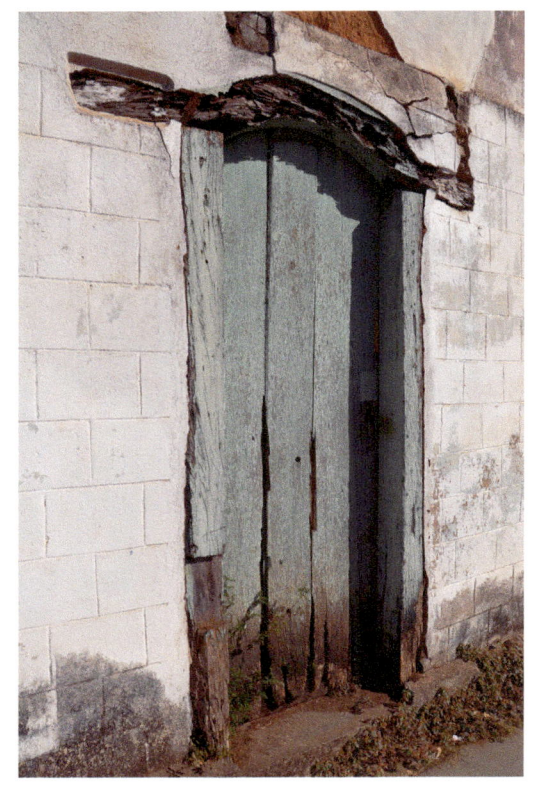

Figura 11.107 ■ Detalhes de um pilar de madeira danificado por formigas.

Figura 11.108 ■ Um imóvel antigo com porta de madeira bem danificada pela infestação de cupins.

- **Entomologia forense de produtos estocados:** parte da entomologia forense que estuda ações envolvendo danos aos produtos e materiais como grãos estocados e contaminados por insetos. Pode acarretar ações judiciais envolvendo sabotagens, importações e exportações ou, até mesmo, auxiliar as investigações criminais envolvendo tráfico de entorpecentes, mediante estudo taxonômico das espécies encontradas na droga prensada (Figura 11.109).
- **Entomologia forense médico-legal:** se utiliza do estudo dos insetos para solucionar crimes, determinando causas e consequências da morte, além de auxiliar a determinação do tempo de morte, localização e identificação do cadáver (Figura 11.110).

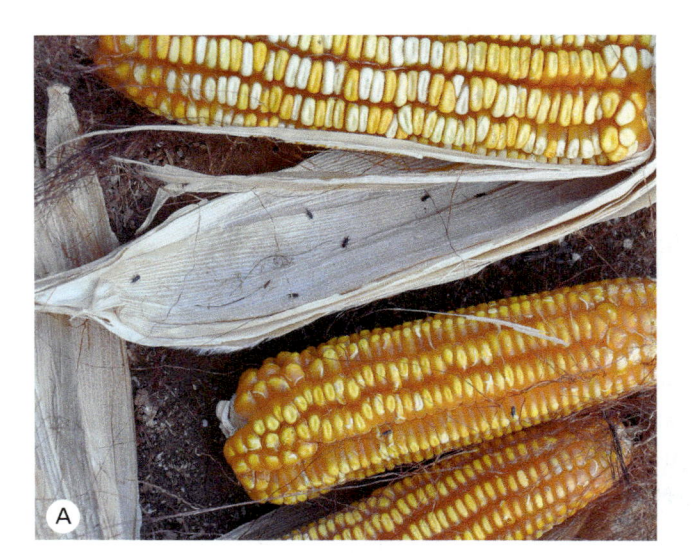 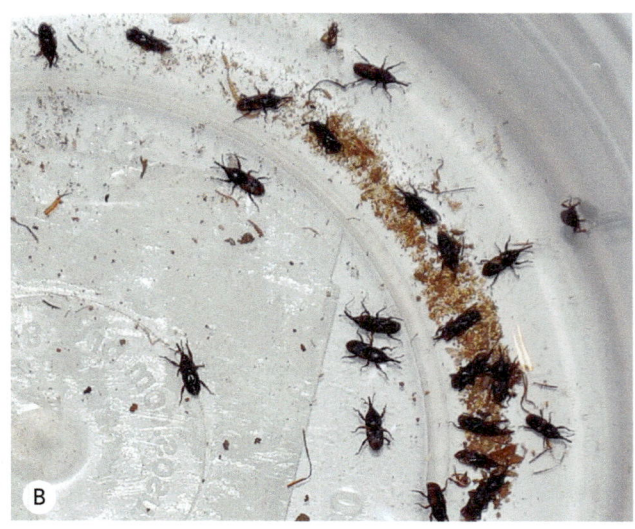

Figura 11.109 ■ (**A**) Espigas de milho danificadas por ação de carunchos, coleópteros da família Curculionidae. (**B**) Detalhe de alguns coleópteros retirados das espigas de milho. (Registros em São Brás do Suaçuí/MG.)

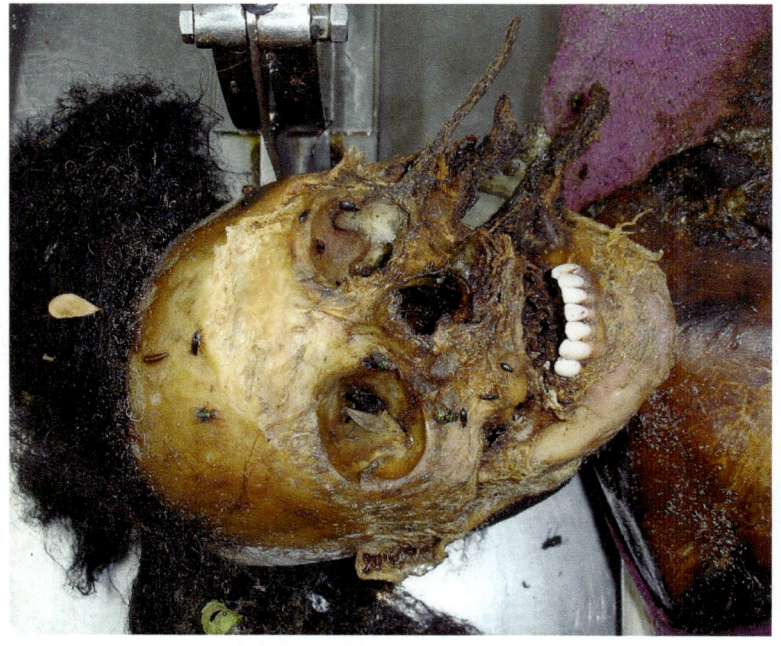

Figura 11.110 ■ Esqueletização parcial de cadáver, evidenciando coleópteros e dípteros de interesse forense (IML-BH/MG).

Outras aplicações

▪ **Maus-tratos:** ações envolvendo maus-tratos a idosos ou crianças vêm aumentando a cada dia, e a entomologia forense também tem auxiliado esses casos. Ao encontrar larvas nas fezes ou miíases, pode-se determinar, por meio de estudos entomológicos, o tempo em que a vítima foi privada desses cuidados (Figuras 11.111 e 11.112).

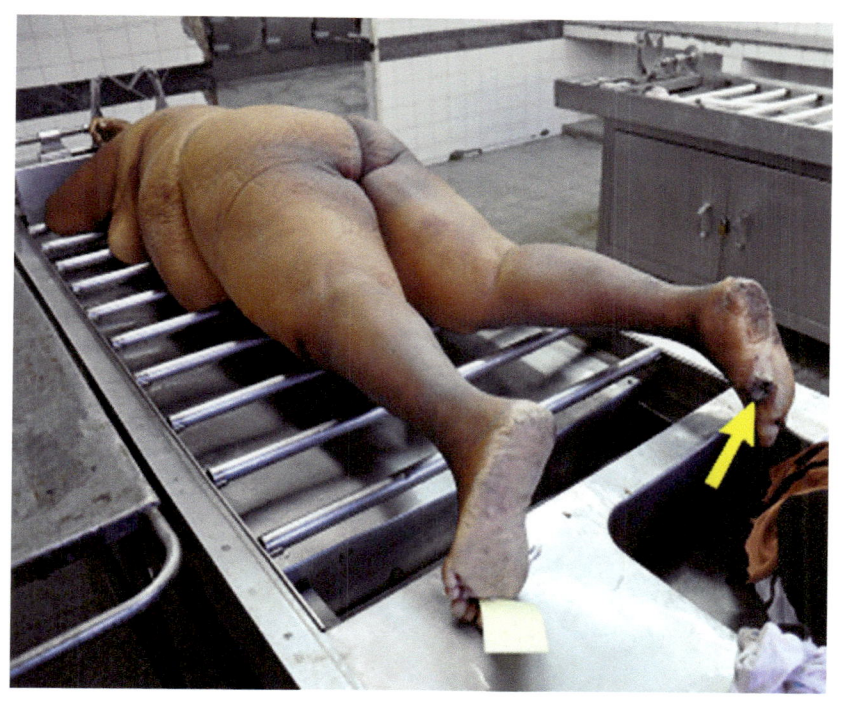

Figura 11.111 ▪ Cadáver de mulher idosa e obesa. Durante a necropsia, pôde-se observar lesão na região posterior do pé direito. A seta amarela indica a localização da lesão, onde havia uma miíase extensa com diversas larvas de dípteros. A lesão sem necrose aparente foi provocada ainda em vida, sugerindo possível abandono e falta de cuidados com a higiene (IML-BH/MG).

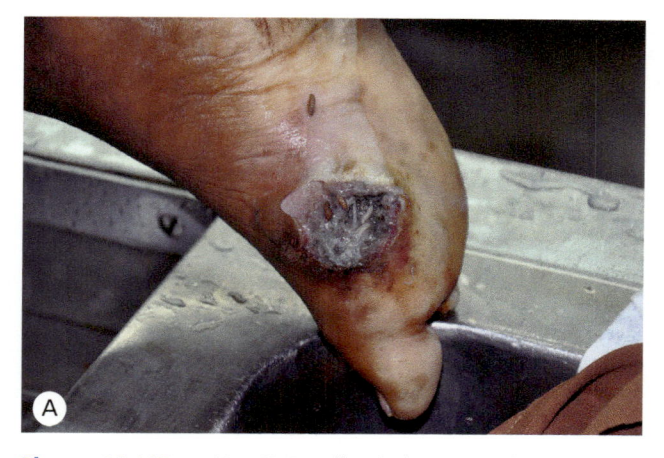
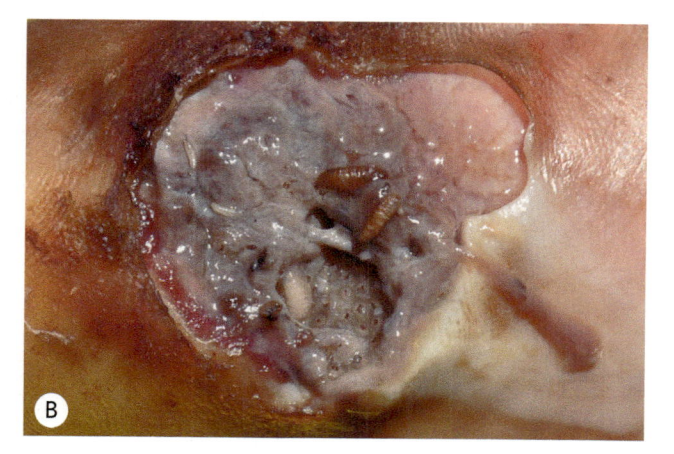

Figura 11.112 ▪ (**A** e **B**) Detalhe da lesão no pé do cadáver mostrado na Figura 11.111, evidenciando as larvas em seu interior. Podem-se observar pupas próximo à lesão (IML-BH/MG).

ROTINA MÉDICO-LEGAL – EVIDÊNCIAS ENTOMOLÓGICAS E OUTRAS OBSERVAÇÕES DE INTERESSE FORENSE (FIGURAS 11.113 A 11.120) (REGISTROS NO INSTITUTO MÉDICO-LEGAL DE BELO HORIZONTE/MINAS GERAIS)

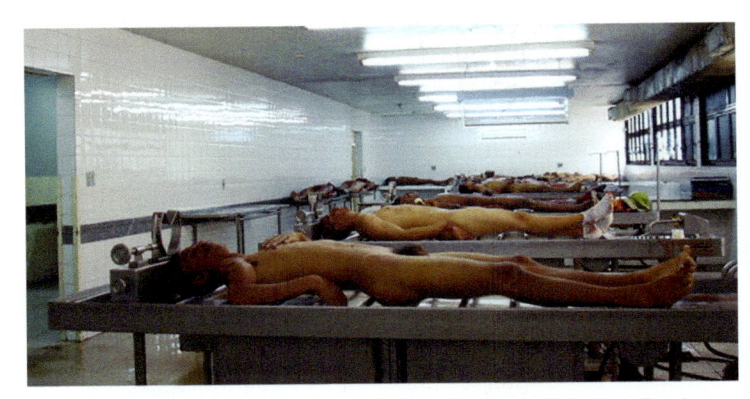

Figura 11.113 ■ Sala de Necropsias do Instituto Médico-Legal de Belo Horizonte/MG. Detalhe de um plantão com o necrotério em sua capacidade máxima de corpos, prontos para serem periciados. Note as iscas luminosas, que são armadilhas de interceptação e choque de insetos.

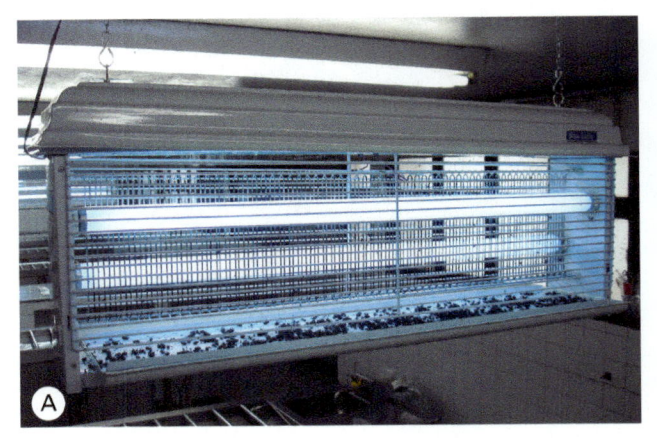
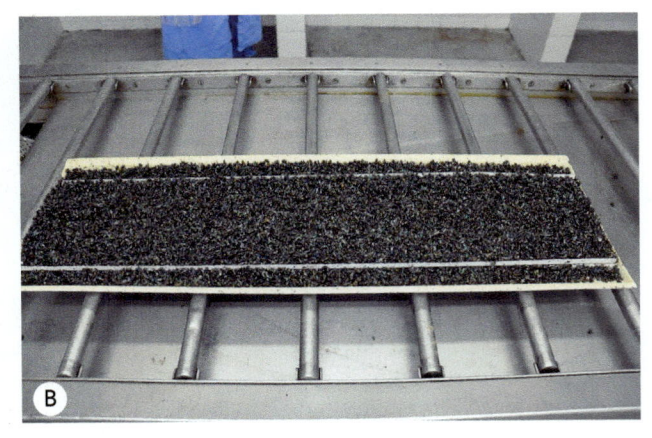

Figura 11.114 ■ (**A**) Isca luminosa para captura de insetos. (**B**) Base da isca luminosa repleta de insetos, em sua maioria dípteros adultos de interesse forense, que são atraídos pelos corpos dispostos nas mesas da sala de necropsias (IML-BH/MG). Para coleta de dípteros adultos diretamente no cadáver, pode-se utilizar a rede adaptada por Khouri (1995). Esta rede contém uma abertura em sua extremidade, à qual se acopla um saco plástico que posteriormente será fechado para remoção dos insetos adultos.

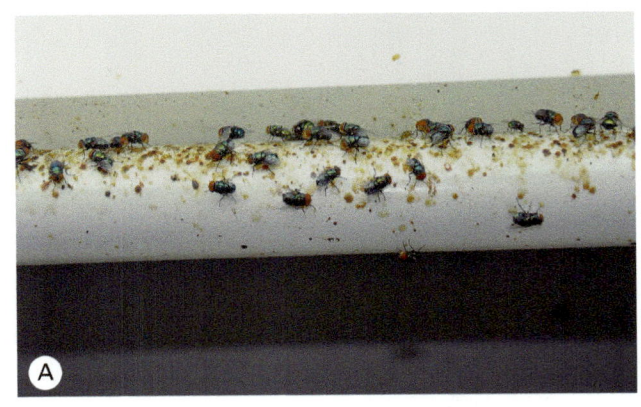
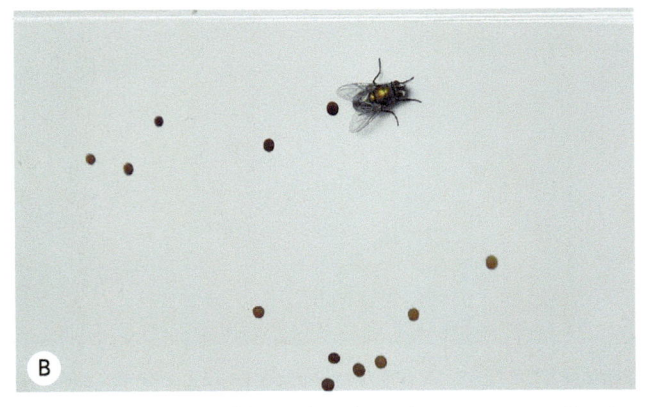

Figura 11.115 ■ (**A**) Grande concentração de dípteros na lâmpada de teto do necrotério do IML de Belo Horizonte/MG. Detalhe dos respingos provenientes da regurgitação e fezes dos dípteros adultos. (**B**) Pontos de regurgitação e fezes de *Lucilia cuprina*. Os peritos devem ficar atentos para não confundir os respingos de regurgitação ou fezes dos dípteros com as manchas de sangue em locais de crime.

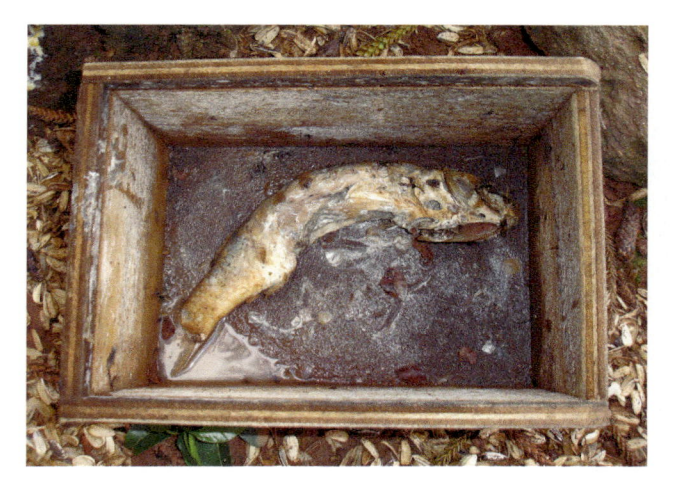

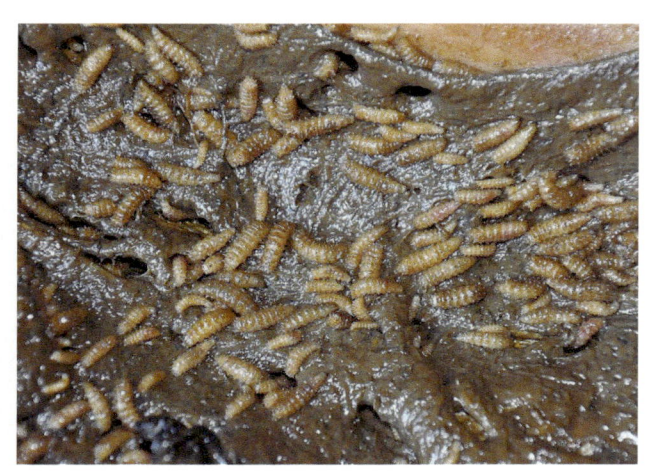

Figura 11.116 ■ Experimento com carcaça de peixe.

Figura 11.117 ■ Larvas de dípteros em cadáver humano em fase coliquativa de putrefação. Neste caso, nota-se a migração da esquerda para direita, onde havia maior massa de tecidos e fontes de calor.

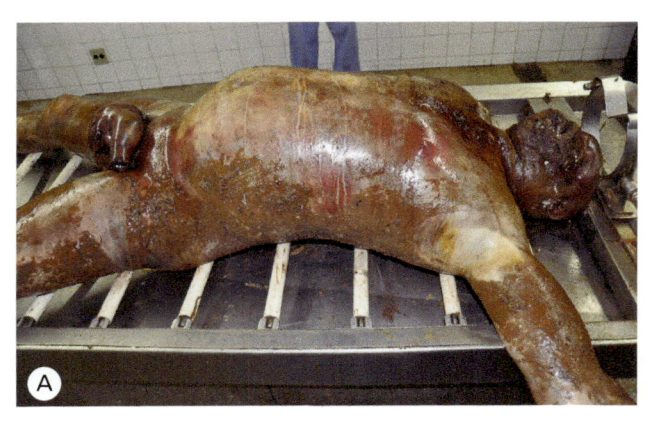

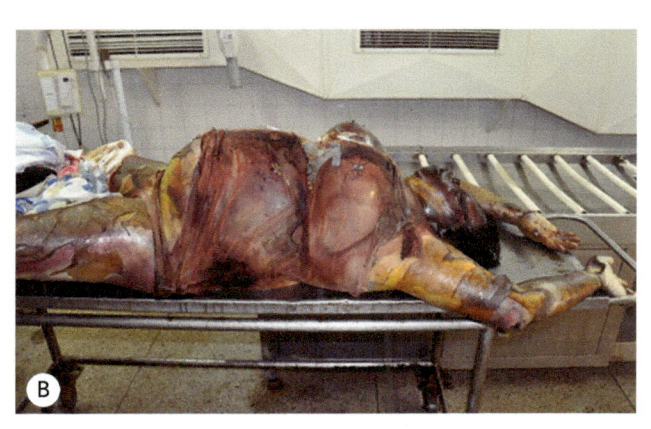

Figura 11.118 ■ (**A**) Cadáver em putrefação gasosa com ausência total de entomofauna em função de sua imersão em meio líquido. Diversos são os fatores ou barreiras limitantes para que ocorra a colonização por insetos no cadáver, o que deve ser observado e contribuir com as investigações sobre o tipo ou as consequências da morte. (**B**) Ausência da entomofauna neste cadáver em putrefação. Vestes, cobertores e lençóis também são barreiras limitantes para a colonização de insetos. Fotos obtidas no Instituto Médico-Legal de Belo Horizonte/MG.

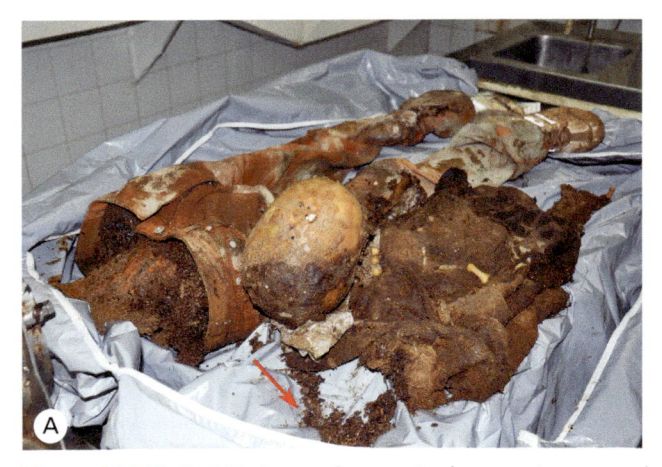

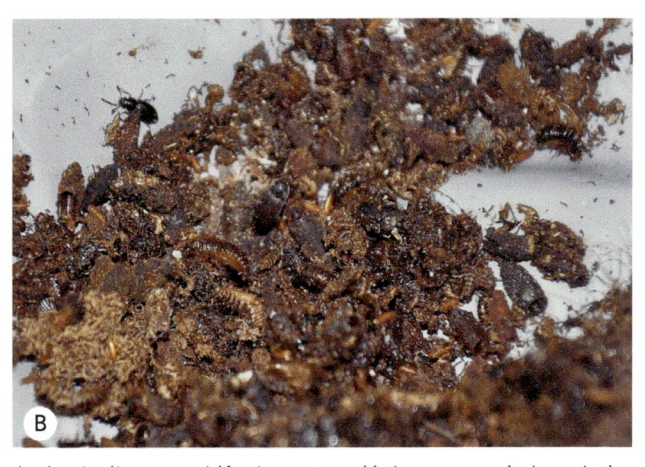

Figura 11.119 ■ **A** Nesta ossada encontrada com o tronco seccionado, havia diversas evidências entomológicas que poderiam ajudar nas investigações acerca do caso. **B** No detalhe, a seta vermelha indica diversas pupas, ovos e insetos adultos de interesse forense. Os restos de insetos servem para análises toxicológicas para fins de identificação da presença de drogas ou entorpecentes.

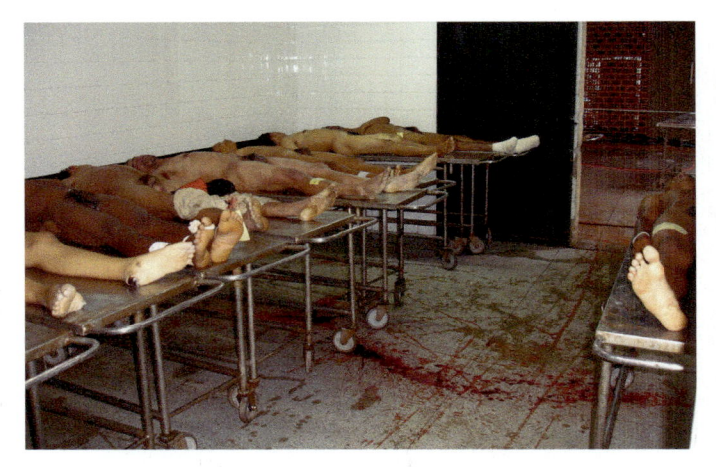

Figura 11.120 ▪ Corpos dispostos já necropsiados, aguardando a remoção pelo serviço funerário. O trânsito intenso de corpos em um plantão com grande quantidade de perícias deixa sangue e secreções no chão do necrotério ou nas macas, e estes servem como fortes atrativos para os dípteros de interesse forense.

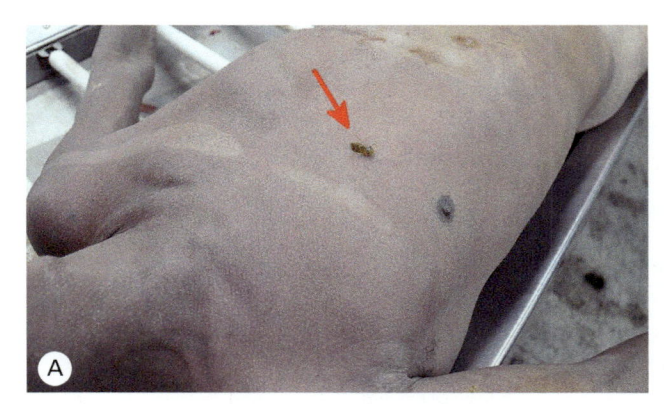

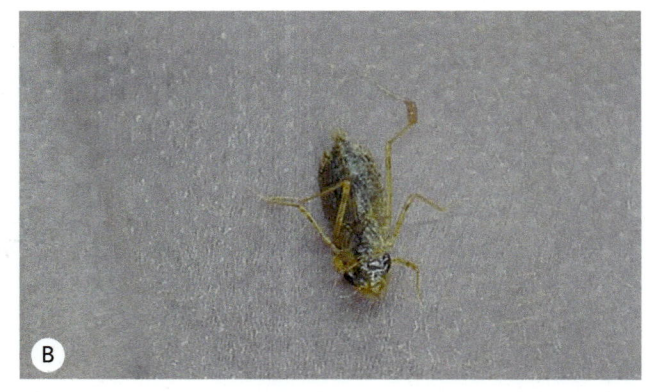

Figura 11.121 ▪ (**A**) Plantão noturno, setembro de 2011. Durante a descrição das vestes do cadáver, debaixo de sua camiseta foi encontrada a larva de um inseto (veja a seta), a qual foi identificada como a larva de Odonata – "libélula". Por se tratar de uma forma imatura de hábito aquático, foi reforçada a confirmação de morte por afogamento. Alguns insetos são menos resistentes aos ambientes aquáticos poluídos e podem fornecer dados sobre o tipo de curso d'água onde o cadáver foi encontrado. Estudos mais detalhados também podem levar a espécies endêmicas e ajudar a determinar com maior precisão a localização onde foi encontrado o cadáver. (**B**) Detalhe da larva de Odonata, "libélula" ainda viva, na região peitoral direita do cadáver afogado.

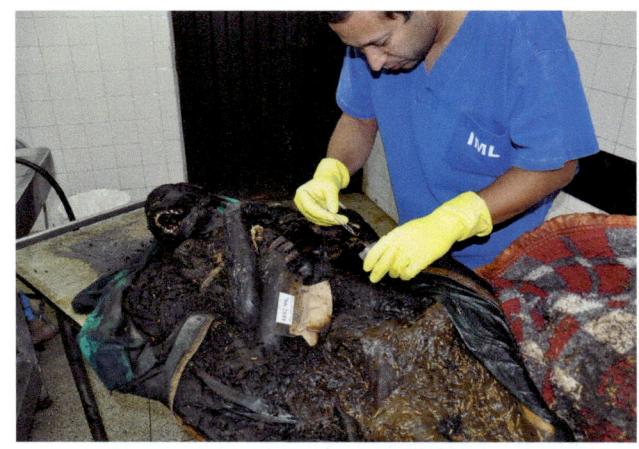

Figura 11.122 ▪ O biólogo e investigador de polícia Werner Keifer Cardoso, durante coleta de imaturos em cadáver em fase coliquativa de putrefação.

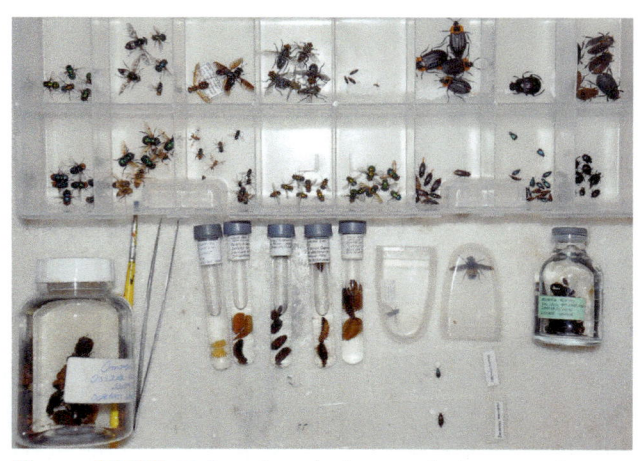

Figura 11.123 ▪ Amostras de insetos de interesse forense, coletados diretamente em cadáveres humanos. A conservação pode ser realizada em meio líquido para os imaturos e seco para os adultos. É muito importante manter uma coleção como referência para auxiliar os estudos de entomologia forense.

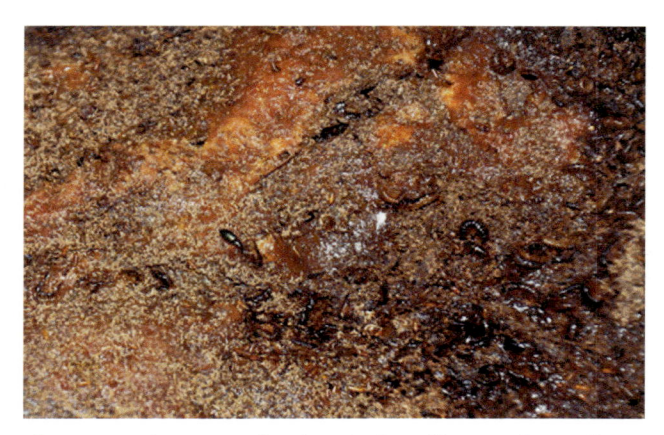

Figura 11.124 ■ Detalhe da pele de cadáver em fase coliquativa de putrefação, evidenciando larvas e adultos de coleópteros de interesse forense. Para coleta de coleópteros, utilizam-se pinça e frascos para o transporte. O material deve ser devidamente etiquetado, constando dados como data, local, coletor e identificação do cadáver.

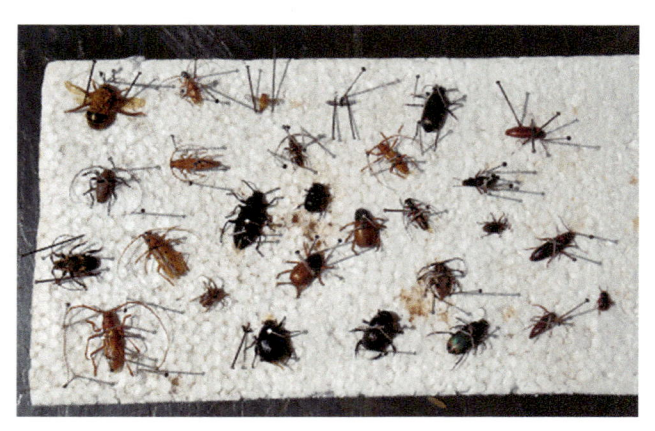

Figura 11.125 ■ Após a coleta, insetos adultos devem ser devidamente posicionados, de preferência, em uma base de isopor, utilizando alfinetes para melhor exposição dos apêndices. Após a fixação dos insetos, estes devem ser identificados e guardados em caixas apropriadas com naftalina moída, para evitar a danificação provocada por outros insetos. A coleção deve ser sempre vistoriada, dando atenção às condições de umidade e conservação de material.

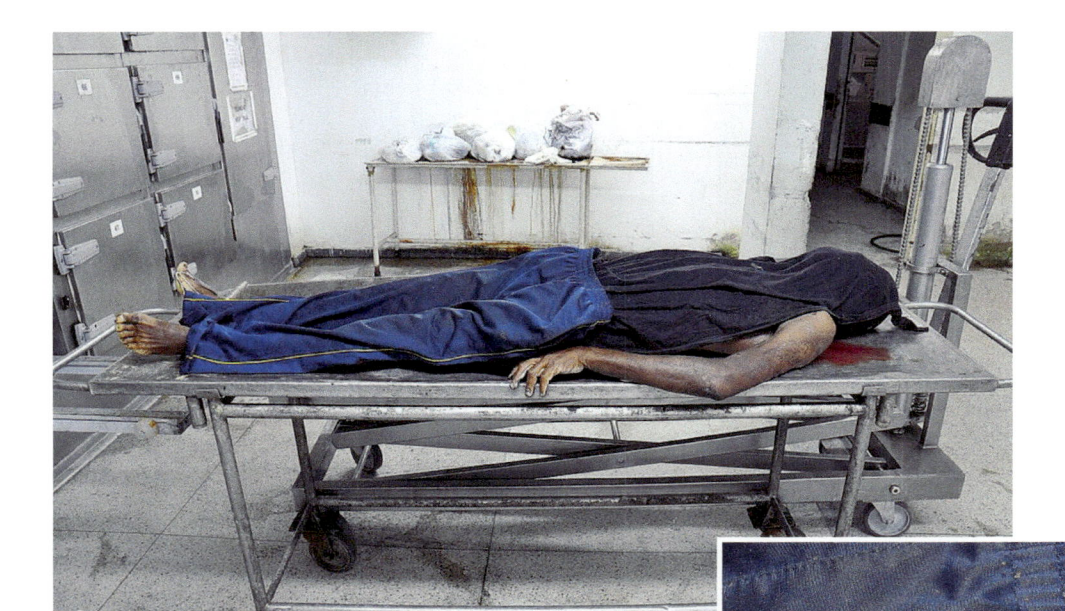

Figura 11.126 ■ (**A**) Registro de cadáver não identificado, vítima de morte súbita, encontrado em via pública e encaminhado ao IML de Belo Horizonte/MG. Tratava-se de um morador de rua, o qual apresentava poucos cuidados de higiene pessoal. Seu corpo serviu para proliferação e abrigo de *Pediculus humanus* (Linnaeus, 1758). Estes insetos hematófagos são conhecidos popularmente como "piolho" ou "muquirana". (**B**) Detalhe das vestes do cadáver, mostrando a grande infestação por insetos *Pediculus humanus* "piolhos". Os pontos esbranquiçados correspondem aos inúmeros insetos.

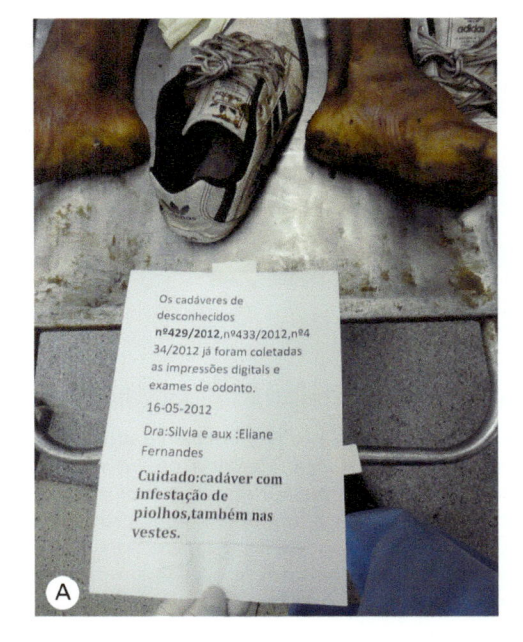
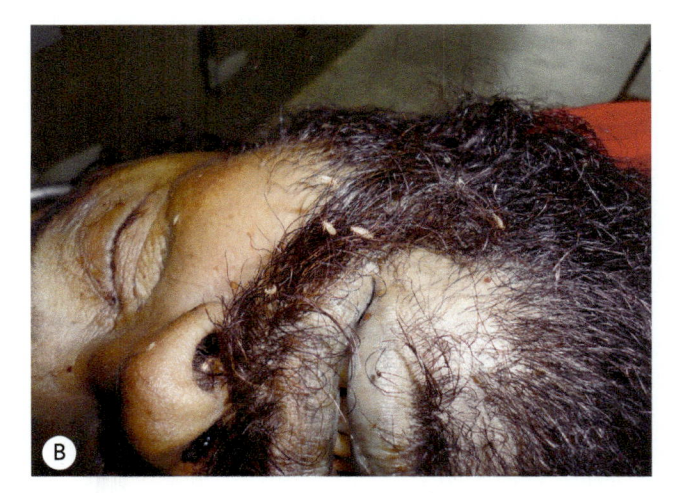
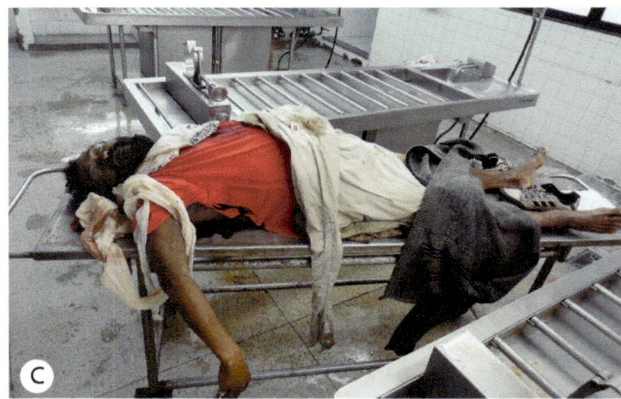
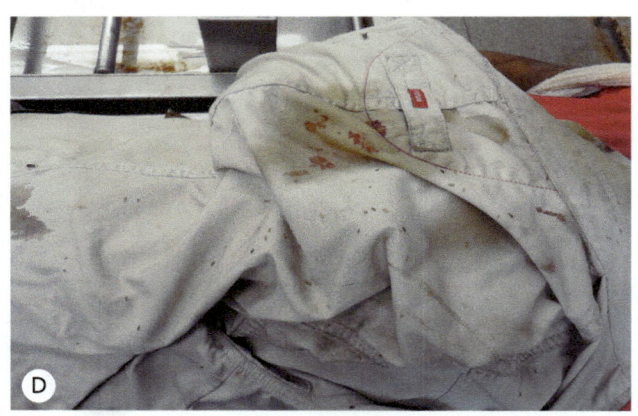

Figura 11.127 ▪ (**A**) Detalhe de um bilhete deixado pela odontolegista de plantão, em que alertava sobre a ocorrência de "piolhos" em cadáver desconhecido, encontrado morto em via pública. (**B**) Note a presença dos insetos espalhados por toda a face do cadáver. (**C**) O cadáver era morador de rua e apresentava falta de cuidados com sua higiene pessoal, o que favoreceu a infestação por *Pediculus humanus*. Em alguns casos, pode-se também notar a presença da espécie *Pthirus pubis* (Linnaeus, 1758). Estes insetos são conhecidos popularmente como "piolho pubiano" ou "chato". (**D**) Detalhe das vestes do cadáver. Os pequenos pontos são "piolhos" em grande quantidade.

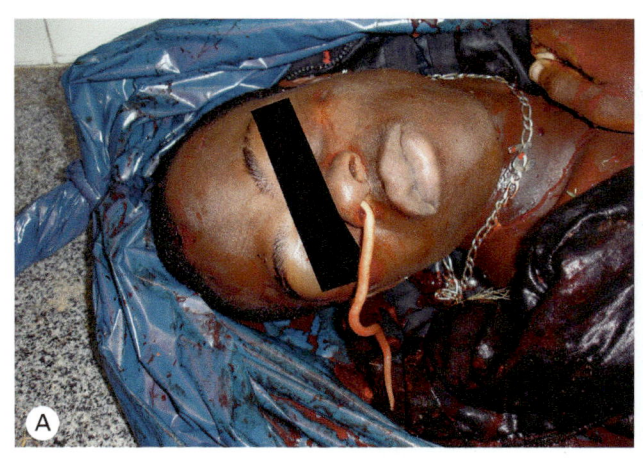
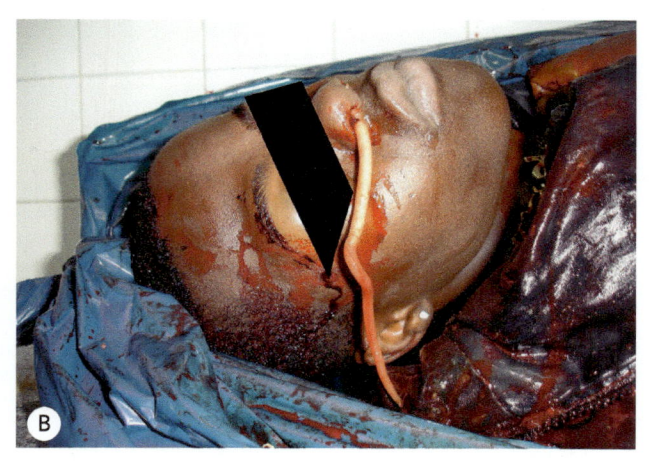

Figura 11.128 ▪ (**A**) Cadáver vítima de homicídio por arma de fogo, no qual se pode observar a presença de *Ascaris lumbricoides* (Linnaeus, 1758), saindo do orifício nasal direito. (**B**) A diminuição da temperatura corporal faz com que os parasitas deixem o cadáver.

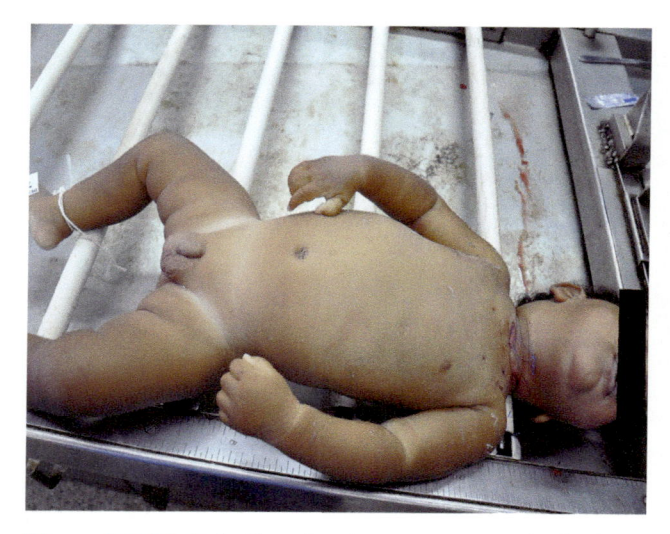

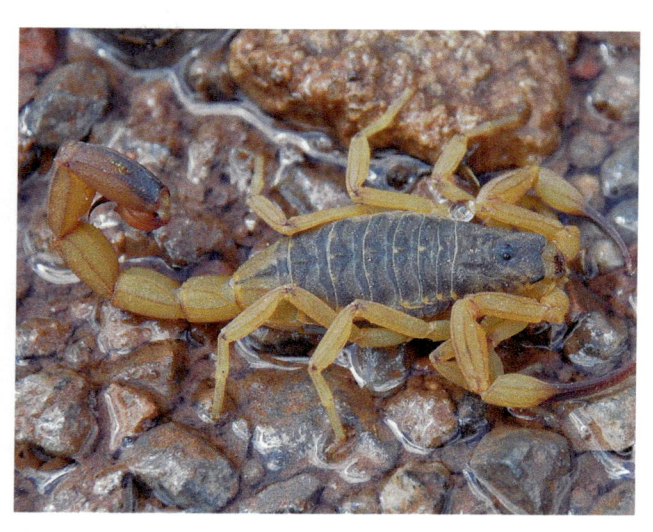

Figura 11.129 ■ Cadáver de criança morta por picada de escorpião "amarelo" – *Tityus serrulatus* (Lutz & Mello, 1922). Socorrida e submetida aos cuidados médicos, não resistiu à toxina do animal e veio a óbito.

Figura 11.130 ■ Escorpião "amarelo" – *Tityus serrulatus*. Esta espécie de escorpião é a mais abundante na cidade de Belo Horizonte e na região metropolitana. Sua picada é dolorosa e seu veneno tem ação neurotóxica. Crianças e idosos formam o grupo mais vulnerável e merecem cuidados, uma vez que representam os casos mais graves, podendo vir ao óbito. (Registro na Estação de Tratamento de Esgotos do Ribeirão Arrudas, Sabará/MG.)

LESÕES PRODUZIDAS POR ANIMAIS (REGISTROS NO INSTITUTO MÉDICO-LEGAL DE BELO HORIZONTE/MINAS GERAIS)

Diversos são os animais que podem provocar lesões, sejam eles animais selvagens ou não, o que dependerá da região em que for encontrado o cadáver. Corpos encontrados em ambientes contendo lixos, esgoto ou restos de alimentos e baixas condições de higiene estão expostos a ações de roedores, como *Rattus norvegicus* (Linnaeus, 1758), conhecidos como "ratazanas" (Figuras 11.131 a 11.138).

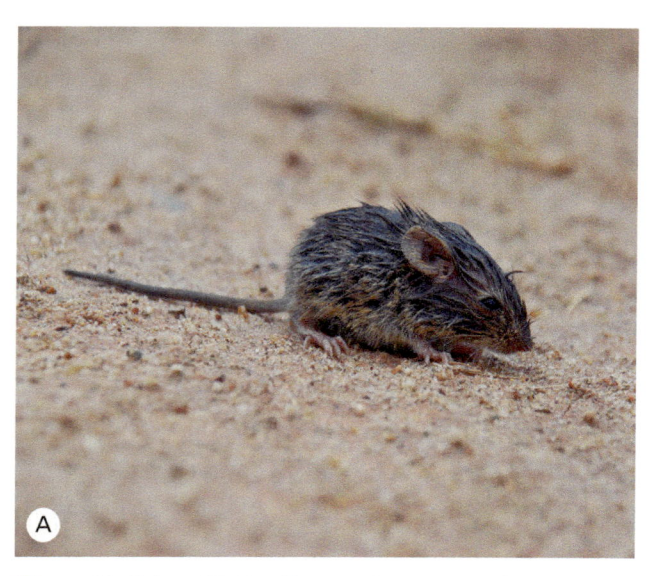

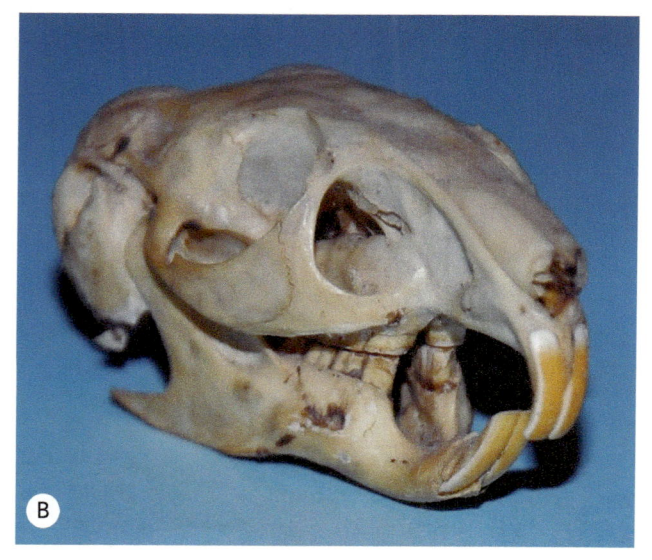

Figura 11.131 ■ (**A**) Mamífero roedor – "camundongo" – *Mus musculus* (Linnaeus, 1758). (**B**) Crânio de roedor mostrando os dentes incisivos de crescimento constante.

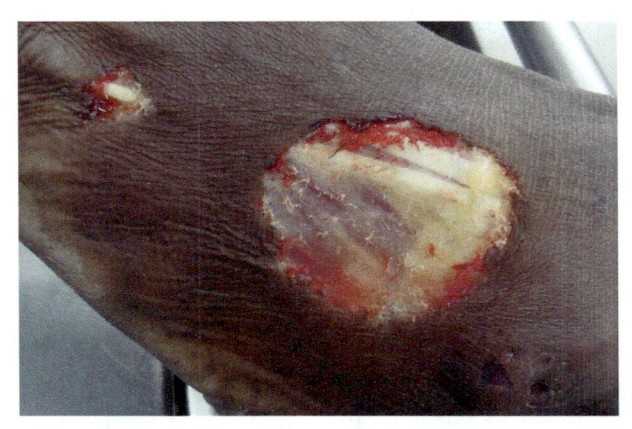

Figura 11.132 ■ Dorso do pé direito de um cadáver mostrando lesões produzidas por roedores. (Imagem cedida pelo Dr. Marcelo Mari, IML-BH/MG).

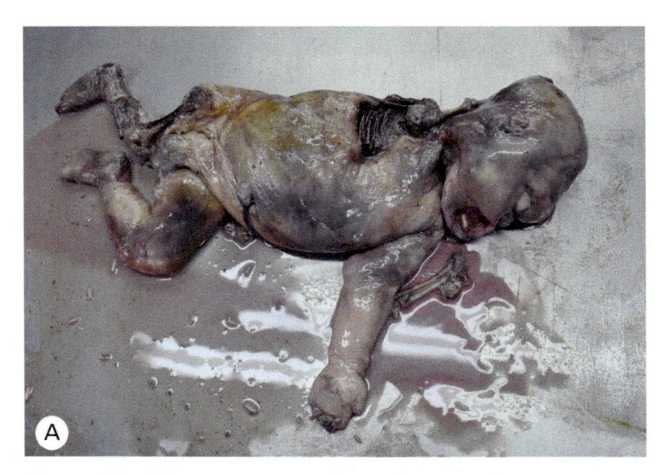
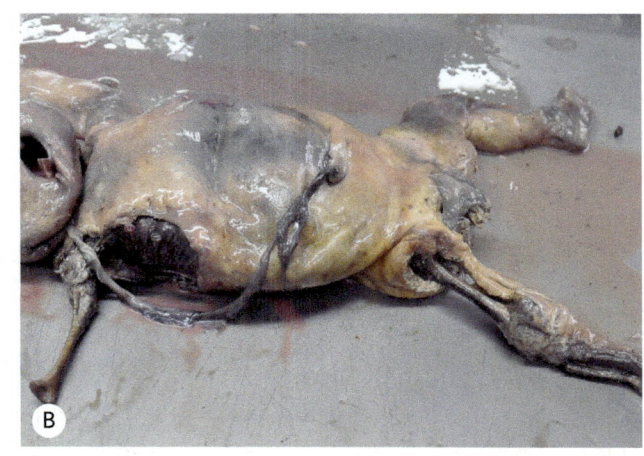

Figura 11.133 ■ (**A**) Feto em fase coliquativa de putrefação, com ausência de membro superior direito e lesões no membro inferior direito e também nos dedos da mão esquerda, ambas produzidas por animais e larvas de dípteros. (**B**) Detalhe evidenciando as lesões produzidas por animais nos membros posterior e inferior direito.

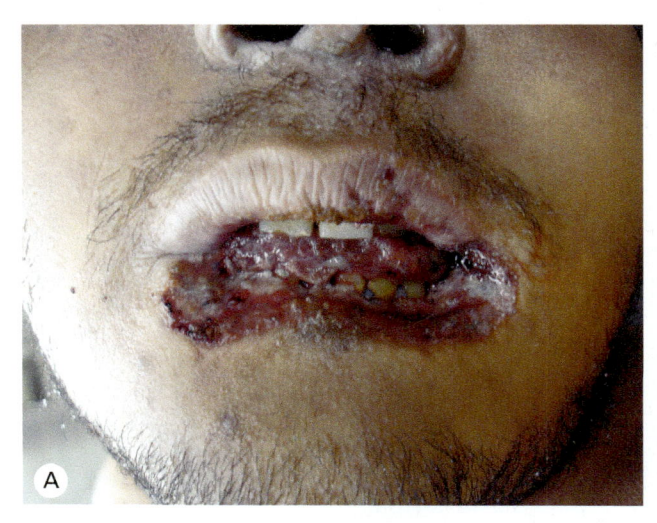
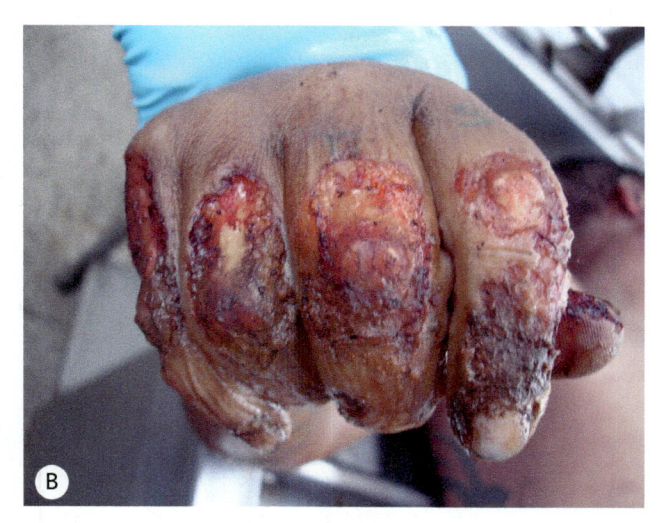

Figura 11.134 ■ (**A**) Lesões produzidas por roeduras de *Rattus norvegicus* – "ratazana" – no lábio inferior de cadáver. (**B**) Detalhe das lesões no dorso da mão direita. O perito deve tomar cuidado para não confundir estas lesões com lesões de defesa ou lesões traumáticas produzidas por alguma ação criminosa; nestes casos, é aconselhável a coleta de amostras de tecidos das bordas destas feridas para fins de analises de reação vital. Este cadáver foi encontrado embaixo de um viaduto, onde havia muito entulho e lixo, grandes atrativos para proliferação de ratos e outros animais.

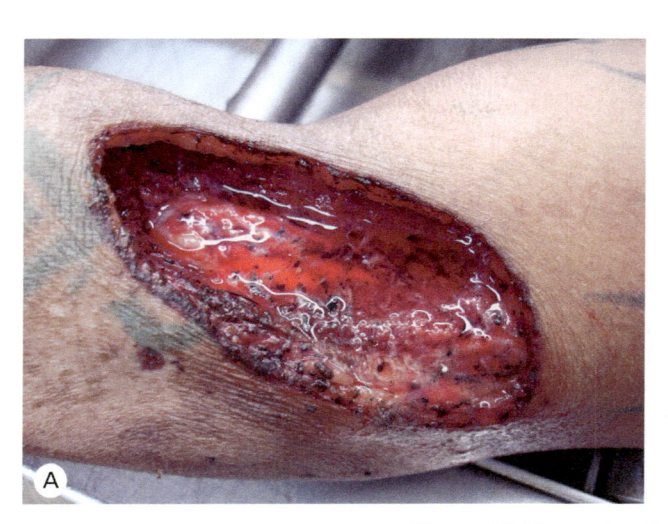
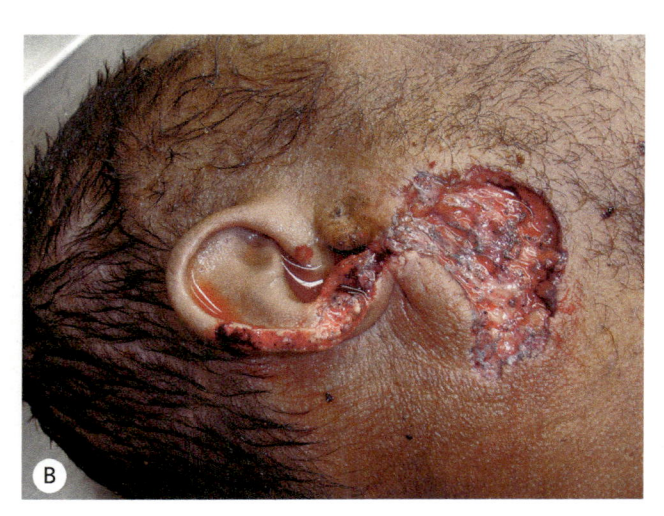

Figura 11.135 ■ (**A** e **B**) Lesões produzidas por animal.

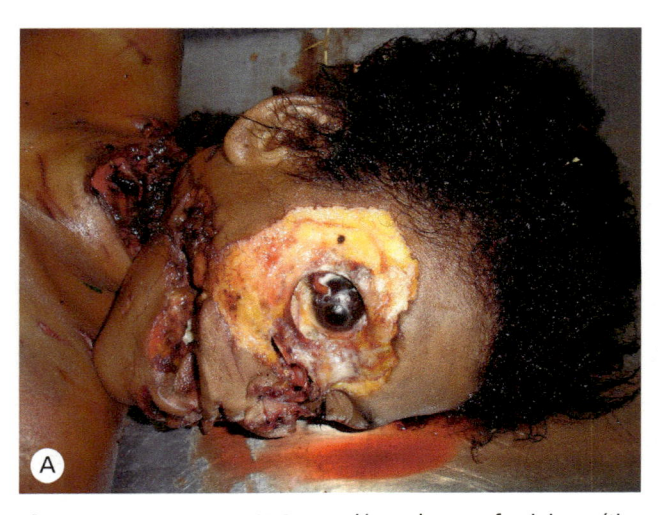
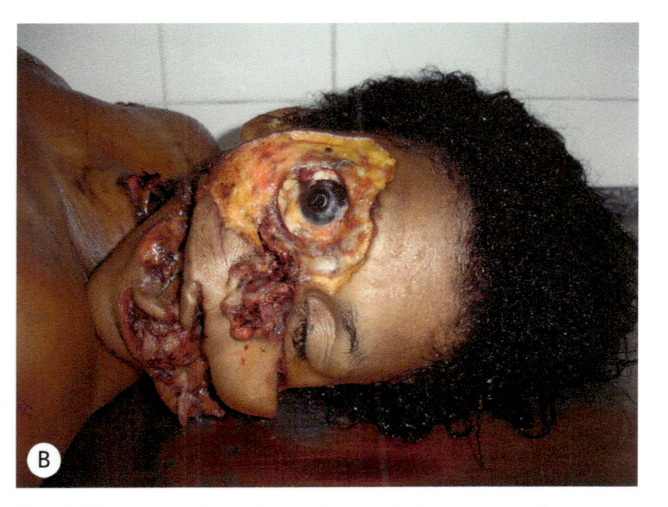

Figura 11.136 ■ (**A** e **B**) Este cadáver, do sexo feminino, vítima de homicídio, apresentava duas extensas lesões, uma na boca, que atravessava a face até a secção quase total dos vasos do pescoço, produzida por instrumento cortocontundente, e a outra lesão na região orbitária direita, produzida por animal.

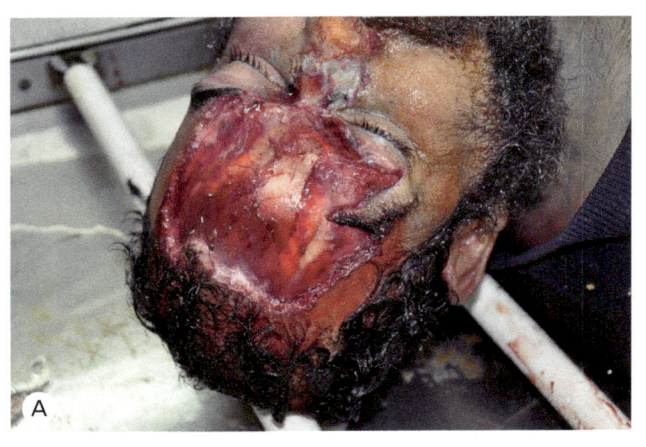
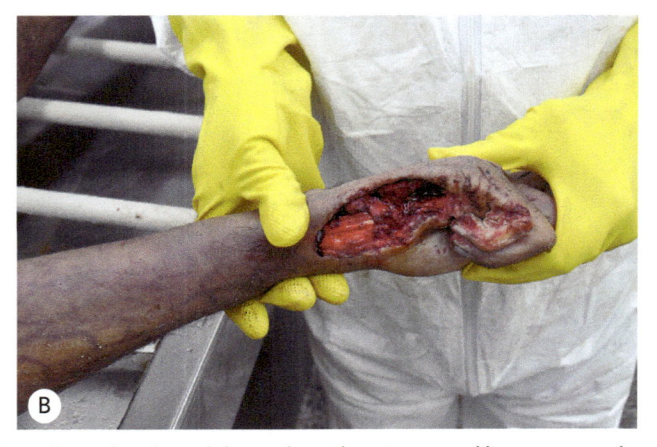

Figura 11.137 ■ (**A** e **B**) Lesões produzidas por animal na região frontal e na face lateral do punho e da mão em cadáver encontrado em área urbana, próximo a lixo e entulhos.

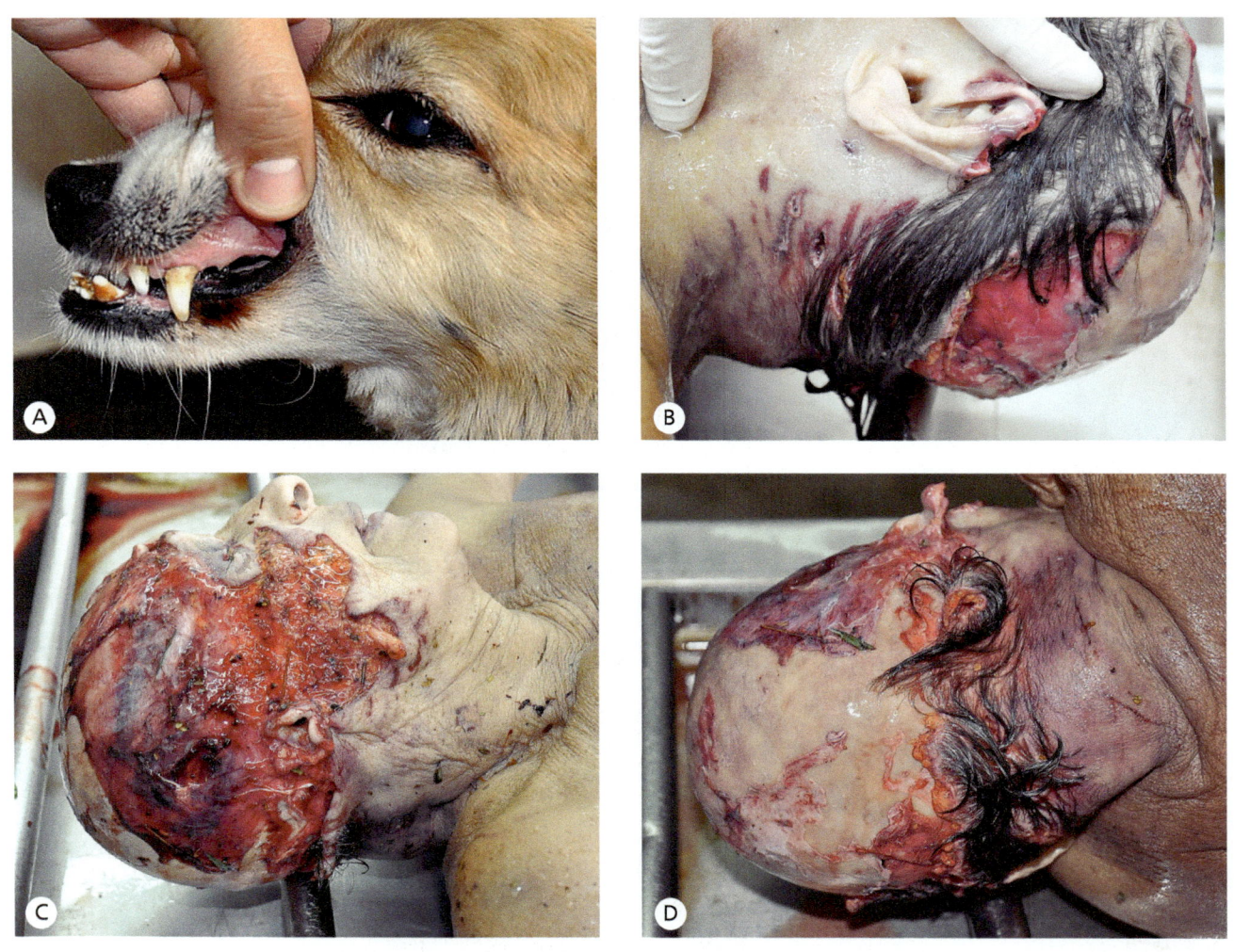

Figura 11.138 ▪ (**A**) No detalhe, os dentes de um cão, evidenciando os caninos proeminentes. O cão é um mamífero carnívoro e, em situações de grande privação de alimento ou estresse, pode atacar e causar sérias lesões em seres humanos. Também pode investir contra o cadáver. (**B**) Lesões produzidas por mordedura de cão no pescoço, na orelha esquerda e no couro cabeludo. (**C**) Vista lateral da face do cadáver, evidenciando extensa lesão e escalpo produzidos por cão. (**D**) Vista posterior da nuca do mesmo cadáver, evidenciando as bordas das feridas. Embora a lesão seja extensa, não foi a causa evidente da morte, sendo esse tipo de lesão sofridos após a queda e o acesso por parte do cão. Lesões *post-mortem*.

LESÕES PRODUZIDAS POR ANIMAIS AQUÁTICOS

Animais aquáticos também podem causar lesões em cadáveres imersos, seja no mar, seja em água doce, desde que estes estejam expostos às ações desses animais (Figuras 11.139 a 11.141).

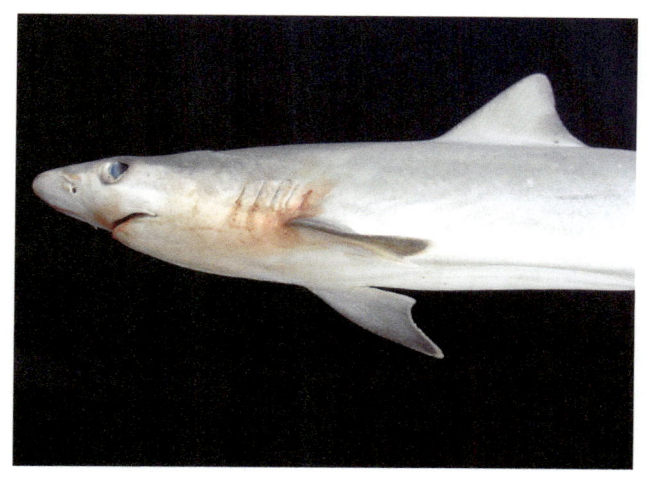

Figura 11.139 ■ Exemplar jovem de tubarão capturado no litoral sul da Bahia.

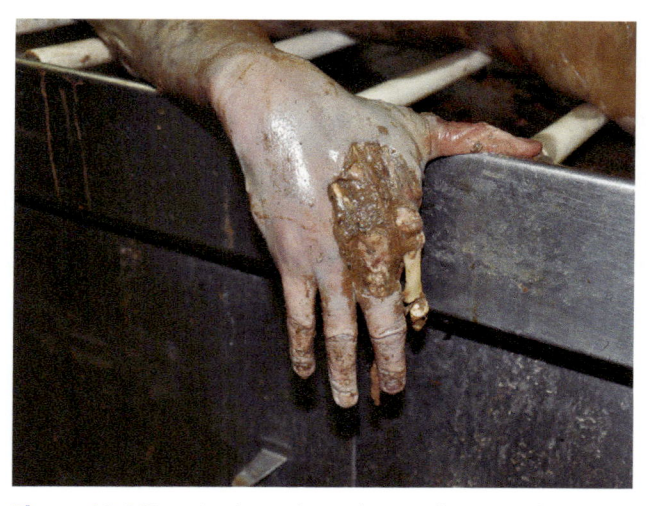

Figura 11.141 ■ Lesão no dorso da mão direita produzida por animal aquático. Cadáver já em estado de putrefação.

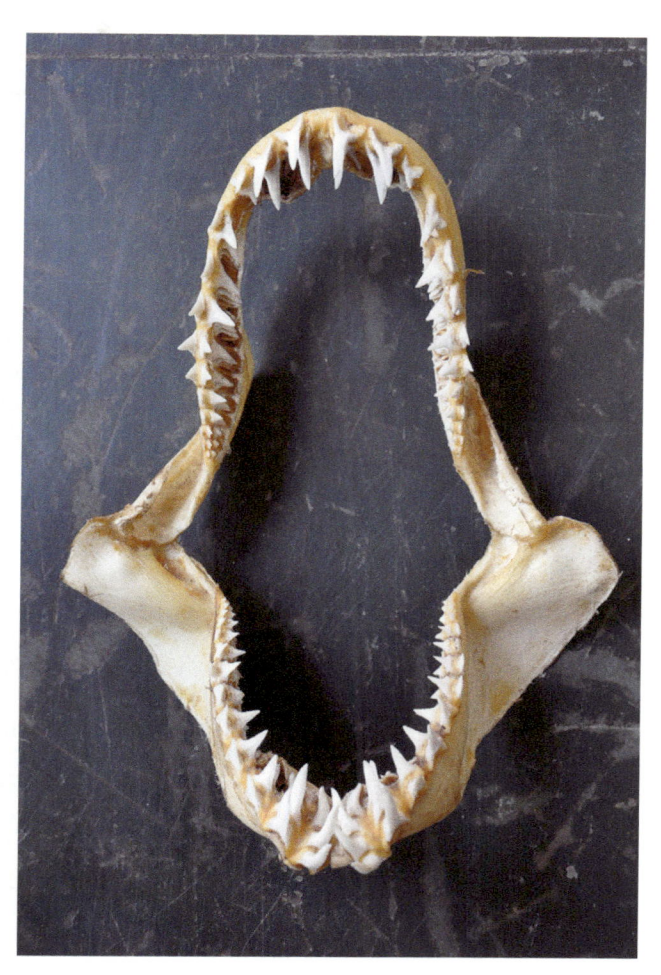

Figura 11.140 ■ Arcada de tubarão "mako". Uma arcada possui mais de uma fileira de dentes, os quais podem ser substituídos a qualquer momento. Dentes de tubarões podem apresentar serrilhas, e alguns são pontudos e afiados. Com esta conformação, podem causar sérias lesões, chegando a dilacerar e, até mesmo, amputar membros de animais e seres humanos. (Registros no município de Alcobaça/BA.)

Bibliografia

Almeida LM, Mise KM. Diagnosis and key of the main families and species of South American Coleoptera of forensic importance. Revista Brasileira de Entomologia 2009; 53(2):227-44.

Almeida LM, Ribeiro Costa CS, Marioni L. Manual de coleta, conservação, montagem e identificação de insetos. Ribeirão Preto: Holos, 1998.

Barnes RD. Zoologia dos invertebrados. São Paulo: Rocca, 1984.

Benecke M. Use of forensic entomology in cases concerning putrefied corpses. Archiv Fuer Kriminologie 1996; 19893-40:99-109.

Benecke M. A brief history of forensic entomology. Forensic Science International 1996; 120:2-14. 2001; 19893-40:99-109.

Benecke M. Neglect of the elderly: cases and considerations. EAFE Oc: 2003:23.

Benecke M. Six forensic cases: description and commentary. Journal Forensic Sciences 1998a; 43(4):797-805.

Benecke M, Lesig R. Child neglect and forensic entomology. Forensic Science International 2001; 120:155-9.

Borror DJ, Delong DM. Introdução ao estudo dos insetos. São Paulo: Edgar Bucher Ltda., 1969.

Borror DJ, Delong DM. Estudo dos insetos. 7. ed. São Paulo: Cengage Learning, 2010.

Brasil, Fundação Nacional de Saúde. Manual de controle de roedores. Brasília: FUNASA-Ministério da Saúde, 2002. 132p.

Brusca C, Brusca GJ. Ivertebrados. Rio de Janeiro: Guanabara Koogan. 2007.

Byrd JH, Castner JL (eds.). Forensic entomology: the utility of arthropods in legal investigations. Boca Raton, Florida: CRC Press LLC, 2001. 418 p.

Cardoso JLC, França FOS, Wen FH, Málaque CM, SA JR VH. Animais peçonhentos no Brasil – Biologia, clínica e terapêutica dos acidentes. 2. ed. São Paulo: Sarvier, 2009.

Carrera M. Entomologia para você. 7. ed. São Paulo: Livraria Nobel SA., 1989.

Carvalho CJB, Mello-Patiu CA. Key to the adults of the most common forensic species of Diptera in South America. Revista Brasileira de Entomologia 2008; 52(3):390-406.

Carvalho CJB, Moura MO, Ribeiro PB. Chave para adultos de dípteros (Muscidae, Faniidae, Anthomyiidae) associados ao ambiente humano no Brasil. Revista Brasileira de Entomologia 2002; 46(2):107-14.

Carvalho CJB, Ribeiro PB. Chave de identificação das espécies de Calliphoridae (Díptera) do sul do Brasil. Revista Brasileira de Parasitologia Veterinária 2000; 9(2):169-73.

Castner JL. General entomology and arthropod biology. In: Byrd JH, Castner JL (eds.) Forensic entomology. The Utility of arthropods in legal investigations. Washington D.C.; CRC Press, 2000:17-42.

Costa C, Ide S, Simonka CE. Insetos imaturos. metamorfose e identificação. Ribeirão Preto: Holos, 2006.

Costa Lima A. Insetos do Brasil. 2º tomo, capítulo XXII. Hemípteros, Escola Nacional de Agronomia. Série Didática nº 14: 368 p. 1940.

Costa Lima A. Insetos do Brasil. 7º tomo, capítulo XXIX. 1ª parte. Coleópteros, Escola Nacional de Agronomia. Série Didática nº 14: 368 p. 1952.

Costa Lima A. Insetos do Brasil. 8º tomo, capítulo XXIX. 2ª parte. Coleópteros, Escola Nacional de Agronomia. Série Didática nº 14: 368 p. 1953.

Costa Lima A. Insetos do Brasil. 9º tomo, capítulo XXIX. 3ª parte. Coleópteros, Escola Nacional de Agronomia. Série Didática nº 14: 368 p. 1955.

Costa Lima A. Insetos do Brasil. 9º tomo, capítulo XXIX. 4ª parte. Coleópteros, Escola Nacional de Agronomia. Série Didática nº 14: 368 p. 1956.

Costa Lima A. Insetos do Brasil. 11º tomo, capítulo XXX. Hymenoptera. 1ª parte. Coleópteros, Escola Nacional de Agronomia. Série Didática nº 14: 368 p. 1960.

D'Almeida JM, Mello RP. Eficiência de variadas dietas na criação de Chrysomya megacephala (Fabricius, 1794) e Chrysomya putoria (Wiedemann, 1818) (Diptera: Calliphorids) sob condições de laboratório. Entomologia y Vectores 1995; 2(5):95-105.

Dillon LC, Anderson GS. Forensic entomology: the use of insects in death investigations to determine elapsed time since death. Cannadian Police Reasearch Centre. Technical Redport TR-05-95, 1995.

Erzinçlioglu YZ. The aplication of entomology to Forensic Medicine. Medicine Science and Law 1983; 23(1):57-63.

Erzinçlioglu YZ. The larvae of some blowflies of medical and veterinary importance. Medical and Veterinary Entomology 1987; 1(2):121-5.

Fontes LR, Milano S. Entomologia forense de produtos estocados e urbana. 477-505. In: Gomes L. (ed.) Entomologia forense: novas tendências e tecnologias nas ciências criminais. Technical Books, Rio de Janeiro 2010. 523 p.

França GV. Medicina legal. 9. ed. Rio de Janeiro: Guanabara Koogan, 2011. 736p.

Freire O. Algumas notas para o estudo da fauna cadavérica da Bahia. Gazeta Médica da Bahia 1914b; 46(4):149-62.

Freire O. Fauna cadavérica brasileira. Revista de Medicina 1923; 24(4):27-41.

García-Rojo MA, Honorato L, González M, Téllez A. Determinación del intervalo post-mortem mediante el estúdio de la sucesión de insetos em dos cadáveres hallados en el interior de uma finca rústica em Madrid". Cuad Med Forense 2009; 15(56):137-45.

Gomes L. Entomologia forense: novas tendências e tecnologias nas ciências criminais. Rio de Janeiro: Technical Books Editora Ltda. 2010:524.

Greenberg B, Kunich JC. Entomology and law. Flies as forensic indicators. Cambridge University Press, 2002.

Gunatilake K, Goff ML. Detection of organophosphate poisoning in a putrefying body by analyzing arthropod larvae. Journal of Forensic Science 1989; 34(3):714-6.

Hall RD. Introduction: perception and status of forensic entomology. In: Byrd JH, Castner JL. Forensic entomology: the utility of arthropods in legal investigations. CRC Press, 2001:1-16.

Iannacone J. Arthropodofauna de importância forense en un cadaver de cerdo en el Callao Perú. Revista Brasileira de Zoologia março 2003; 20(1):85-90.

Introna F JR LO, Dico C, Caplan YH, Smialek JE. Opiate analysis in cadaveric blowfly larvae as na indicator of narcotic intoxication. Journal of Forensic Science 1990; 35(1):118-22.

Keh B. Scope and applications of forensic entomology. Annual Review of Entomology 1985; 30:137-54.

Khouri A. Notas sobre a confecção de uma rede de coleta e armadilha especialmente para dípteros caliptrados em lixo. Boletín Del Museo de Entomología de La Universidad Del Valle 1995; 3(1):55-9.

Leandro MJF, Almeida JM. Levantamento de Calliphoridae, Fanniidae, Muscidae e Sarcophagidae em um fragmento de mata na Ilha do Governador, Rio de Janeiro, BRASIL. Iheringia ser Zool 2005; 95(4):377-81.

Leccese A. Insects as forensic indicators: methodological aspects. Aggrawals Internet Journal of Forensic Medicine and Toxicology 2004; 51(1):26-32.

Lord WD, Burger JF. Collection and preservation of forensically important materials. Journal of Forensic Science 1983; 28:936-44.

Lord WD, Rodriguez WC. Forensic Entomology: the use of insects in the investigation homicide and untimely death. Prossecutor 1989; 22:41-8.

Luederwaldt H. Os insetos necrófagos paulistas. Revista do Museu Paulista 1911; 8:414-33.

Malgorn Y, Coquoz R. DNA typing for identification of some species of Calliphoridae na interest in forensic entomology. Forensic Sciences Internationalk 1999; 102:111-9.

McAlpine JF, Peterson BV, Shewell GE, Teskey HJ, Vocherot JR, Wood DM. Manual of neartic Diptera. Vol. 2. Monogr. 28. Ottawa: Research Branch, Agriculture Canada, 1987.

Mégnin P. La faune des cadavres. Paris: Encyclopédie Scientifique des Aide-Memoire, 1894.

Mello RP. Chave para identificação das formas adultas das espécies da família Calliphoridae (Diptera, Brachycera, Cyclorrhapha) encontradas no Brasil. Entomologia y Vectores 2003; 10(2):255-68.

Moura MO, Monteiro-Filho EL. Estrutura de comunidades necrófagas: efeito na partilha de recursos na diversidade. Revista Brasileira de Zoologia. 2005; 22(4):1.134-40.

Nuorteva P, Nuorteva SL. The fate of mercury in sarcosaprophagous flies and in insects eating them. Ambio 1982; 11:34-7.

Oliveira-Costa J. Entomologia forense: quando os insetos são vestígios. 3. ed. Campinas: Millennium Editora, 2011. 502p.

Oliveira-Costa J. Dipterofauna cadavérica dos municípios de Duque de Caxias e São João do Meriti. Dissertação de Mestrado. Universidade Federal do Rio de Janeiro, 2000.

Oliveira-Costa J, Carneiro MM. Caso de estudo – Evidências entomológicas associadas a causa jurídica da morte e o intervalo post mortem. Porto Alegre: Resumos do Brasil Forense, 2002.

Oliveira-Costa J, Lopes SM. A relevância da entomologia forense para a perícia criminal na elucidação de um caso de suicídio. Entomologia y Vectores 2000; 7(2):203-9.

Pahwa R. Forensic toxicology and insects: a minireview. Veterinary & Human Toxicology 1991; 33(3):272-3.

Palanco JLR, Girón FM, Lucas JG. Entomologia cadavérica em la Província de Cádiz. 2006 (S de Espanã). Ciência Forense 2006; 8:83-106.

Pessôa SB, Lane F. Coleópteros de interesse médico-legal. Arquivo de Zoologia do Estado de São Paulo 1941; 2:389-504.

Pounder D. Forensic entomotoxicology. Journal of Forensic Sciences 1991; 31:469-72.

Pujol-Luz JR, Arantes LC, Constantino R. Cem anos da Entomologia forense no Brasil (1908-2008). Revista Brasileira de Entomologia 2008a; 52:485-92,

Queiroz MMC. Algumas características do comportamento reprodutivo e observações preliminares sobre o horário de oviposição de Chrysomya albiceps (Wiedemann) (Diptera, Calliphoridae), em condições de laboratório. Revista Brasileira de Entomologia 1996a; 40(2):133-6.

Rafael JA, Melo GAR, Carvalho CJB, Casari AS, Constantino R. Insetos do Brasil: diversidade e taxonomia. Ribeirão Preto: Holos, 2012. 796p.

Ribeiro LF, Lopes JFS. Entomologia forense: as formigas são importantes? In: XXIII Congresso Brasileiro de Entomologia, 2010, Natal – RN. Anais do XXIII Congresso Brasileiro de Entomologia, resumo, 2010.

Roquete-Pinto E. Nota sobre a fauna cadavérica do Rio de Janeiro. A Tribuna Médica 1908; 21(1-11):413-7.

Ruppert EE, Barnes DR, Fox RS. Zoologia dos invertebrados. 7. ed. São Paulo: Rocca, 2005.

Salviano RJB, Mello RP, Santos RFS, Beck LCNH, Ferreira A. Calliphoridae (Diptera) associated with human corpses in Rio de Janeiro, Brazil. Entomología e Vectores 1996a; 3(5/6):145-6.

Santana DO, Oliveira-Costa J, Celino TB, Azevedo AP. Lesões post-mortem produzidas por formigas necrófagas. In: II Congresso Militar de Criminalística, 2008, Rio de Janeiro. Anais do II Congresso Militar de Criminalística, resumo, 2008.

Souza AM, Linhares AX. Diptera and Coleoptera of potential forensic importance in southeastern BRAZIL: relative abundance and seasonality. Medical and Veterinary Entomology 1997; 11(1):8-12.

Vairo PK, Patiu MCA, Carvalho CJB. "Pictorial identification key for species of Sarcophagidae (Diptera) of potential forensic importance in southern Brazil. Revista Brasileira de Entomologia 2011; 55(3):333-47.

Wells JD, Pape T, Sperling FAH. DNA-based identification and molecular systematics of forensically important Sarcophagidae (Diptera). Journal of Forensic Sciences 2001; 46(5):1.098-102.

CAPÍTULO 12

Necropsia Digital

INVESTIGAÇÃO E ARMAZENAMENTO DO CORPO HUMANO POR MEIO DA IMAGEM

A necropsia invasiva, é aquela realizada através da abertura das 3 cavidades (cabeça, tórax e abdome) sendo ainda a forma tradicional de investigação humana *post-mortem*.[1]

Os instrumentos comumente utilizados para realização de necropsia são o bisturi, a descrição verbal e, em alguns casos, a fotografia em duas dimensões. Os achados médico-legais são por isso documentados em um contexto subjetivo (observador-dependente), e provas que podem não ter sido documentadas são irreversivelmente destruídas se o corpo for cremado[1] ou pelo processo natural de decomposição cadavérica.

Por muitos anos, a aplicação de métodos de imagem foi deixada em segundo plano na investigação médico-legal; entretanto, técnicas de imagem modernas podem complementar e orientar a necropsia convencional. Trata-se da **Necropsia Digital**, que consiste em uma forma não invasiva de realizar uma investigação do corpo humano por meio da imagem. O principal ponto desse novo método consiste na implementação de técnicas para investigação médico-legal que estão ao alcance da tecnologia atual.[2]

A tomografia computadorizada (TC) de alta resolução é o método de imagem de escolha para documentação em duas ou três dimensões dos achados necroscópicos[1], os quais não serão modificados, pois não se utiliza de técnicas destrutivas, como a necropsia convencional (Figura 12.1).

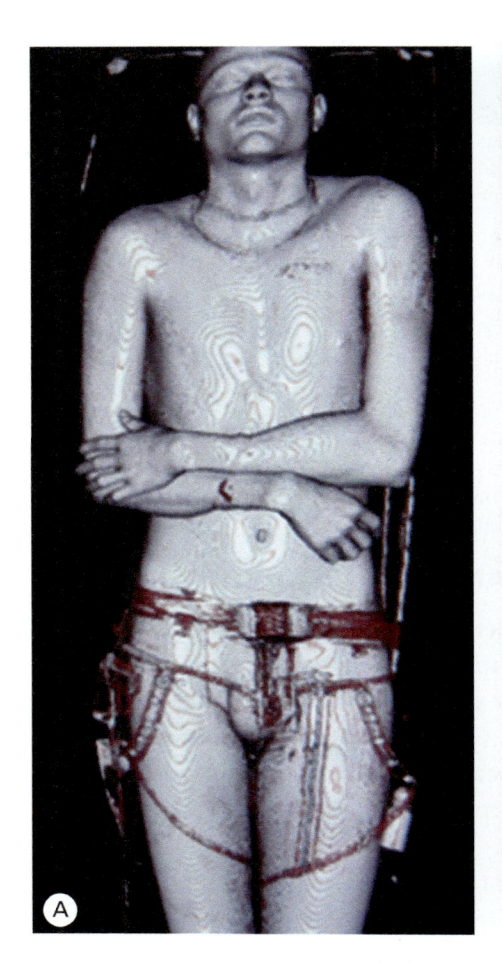

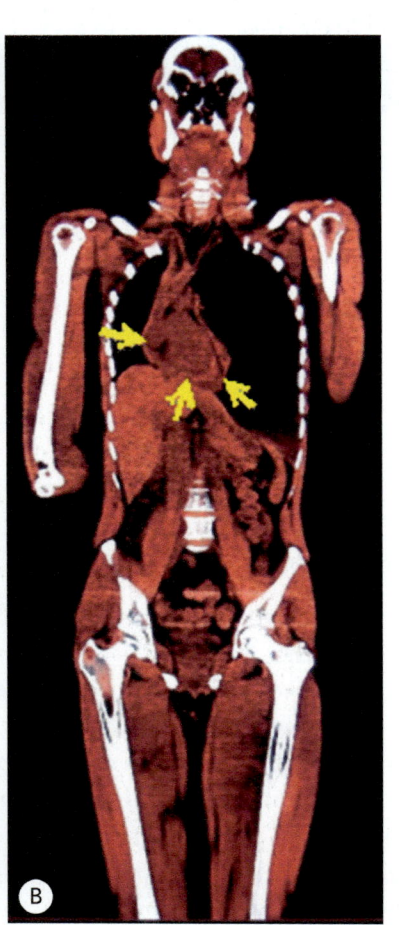

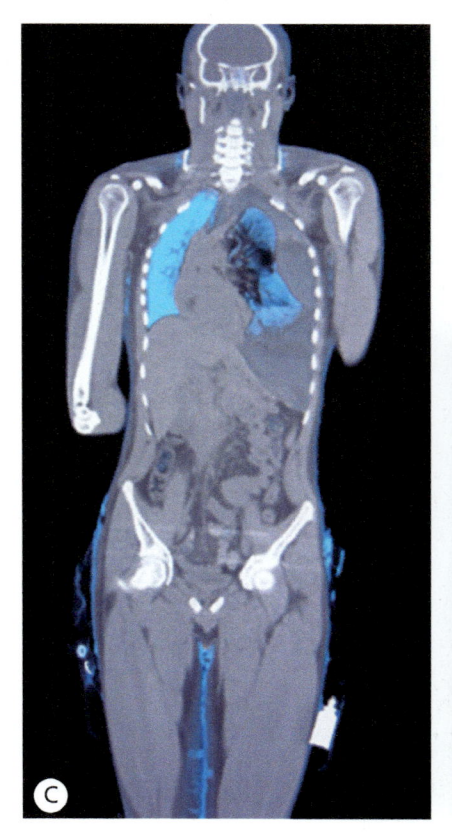

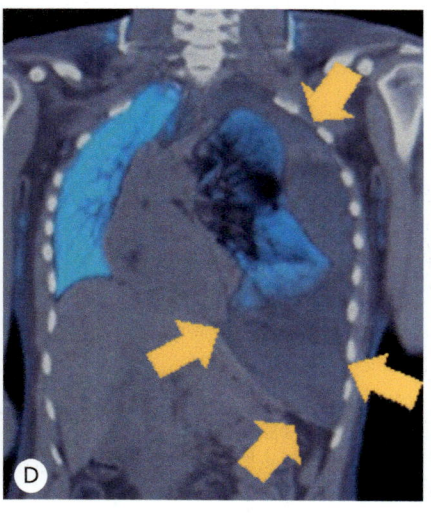

Figura 12.1 ▪ Necropsia digital realizada em vítima de traumatismo torácico perfurocontundente. (**A**) Reconstrução tomográfica tridimensional da vítima, evidenciando corpo com partes moles. (**B**) Corte coronal, destacando hemopericárdio. (**C**) Corte tomográfico coronal, destacando pulmões em azul. (**D**) Em destaque, corte coronal, evidenciando parênquima pulmonar colabado em azul e pneumotórax hipertensivo à esquerda (setas).

IDENTIFICAÇÃO RADIOLÓGICA DE VÍTIMAS DE GRANDES CATÁSTROFES

Por se tratar de procedimento de rápida execução, pode ser de extrema utilidade em grandes catástrofes com grande número de corpos, atuando na identificação desses corpos por meio da Odontologia Forense (Figura 12.2).

Na identificação radiológica de corpos, possibilita a comparação com imagens de estudos tomográficos e/ou radiográficos anteriores (Figura 12.3).

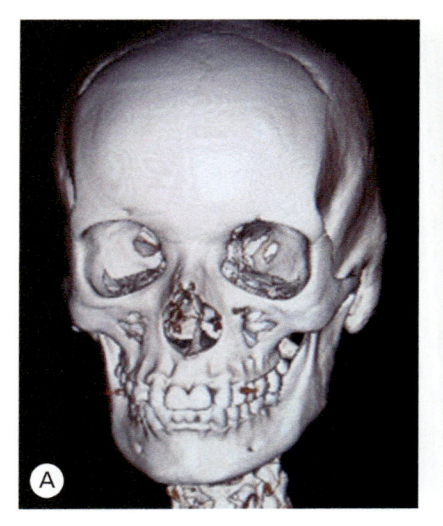
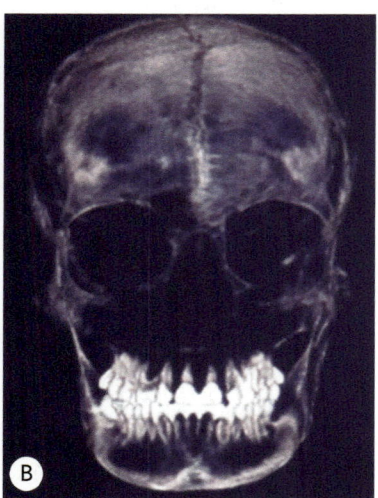
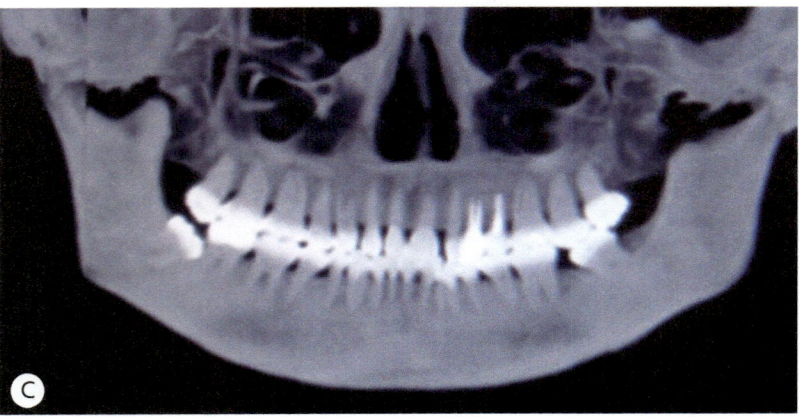

Figura 12.2 ■ (**A**) Reconstrução tomográfica tridimensional do crânio. (**B**) Reconstrução tomográfica tridimensional do crânio, evidenciando arcada dentária. (**C**) Planigrafia da arcada dentária obtida mediante reconstrução tomográfica tridimensional curva da face.

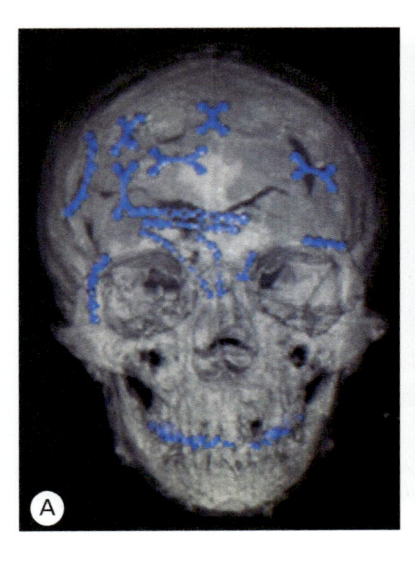
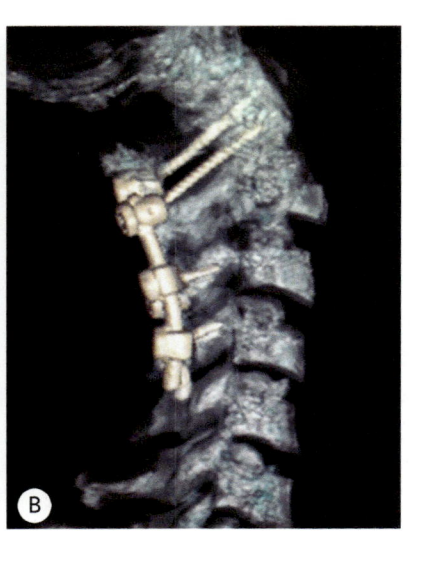

Figura 12.3 ■ Reconstrução tomográfica tridimensional de crânio e coluna cervical de vítimas de politraumatismo contuso. (**A**) Múltiplas placas metálicas de fixação, destacadas em azul. (**B**) Hastes e parafusos metálicos de fixação, destacados em branco, resultantes de traumatismos prévios, possibilitando identificação mediante avaliação radiográfica comparativa.

ESTUDO DE REGIÕES DE DIFÍCIL ACESSO

Possibilita o estudo de regiões de difícil acesso em estudos necroscópicos convencionais, como face, colunas e pelve (Figura 12.4 à 12.10).

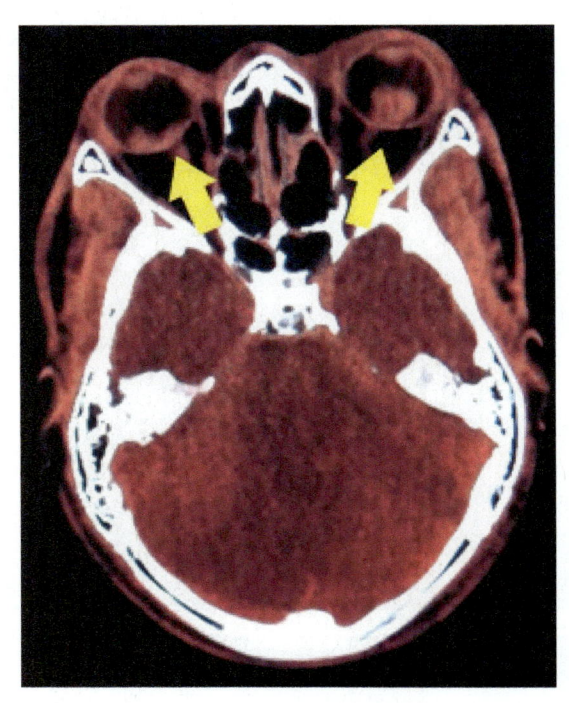

Figura 12.4 ▪ Tomografia de crânio em corte axial, evidenciando hemorragia intraocular bilateral.

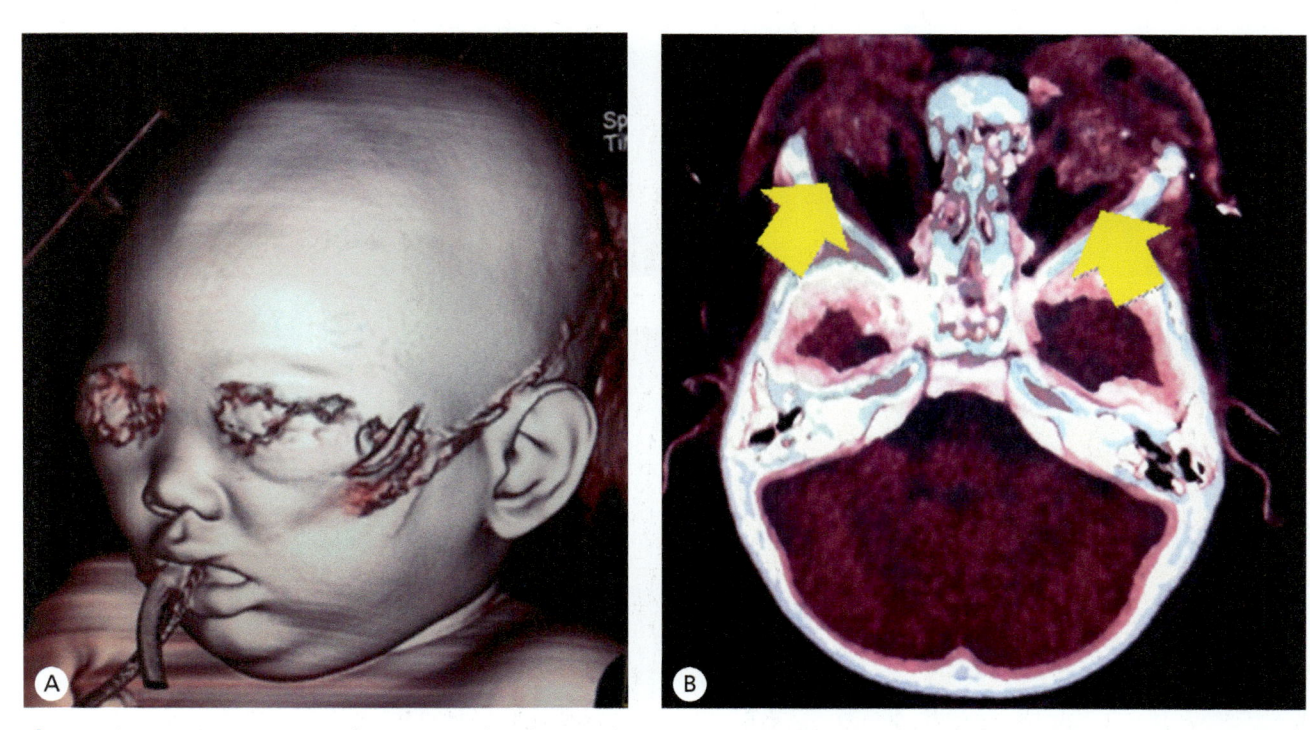

Figura 12.5 ▪ Reconstruções tridimensionais do crânio, evidenciando criança vítima de traumatismo perfurocontuso (vítima de trauma por projetil de arma de fogo), transfixante dos globos oculares. Em (**A**), evidencia-se aumento de partes moles periocular bilateral. Em (**B**), fraturas de parede lateral das órbitas e etmoide, bem como redução volumétrica e deformidade dos globos oculares, vistas em corte axial.

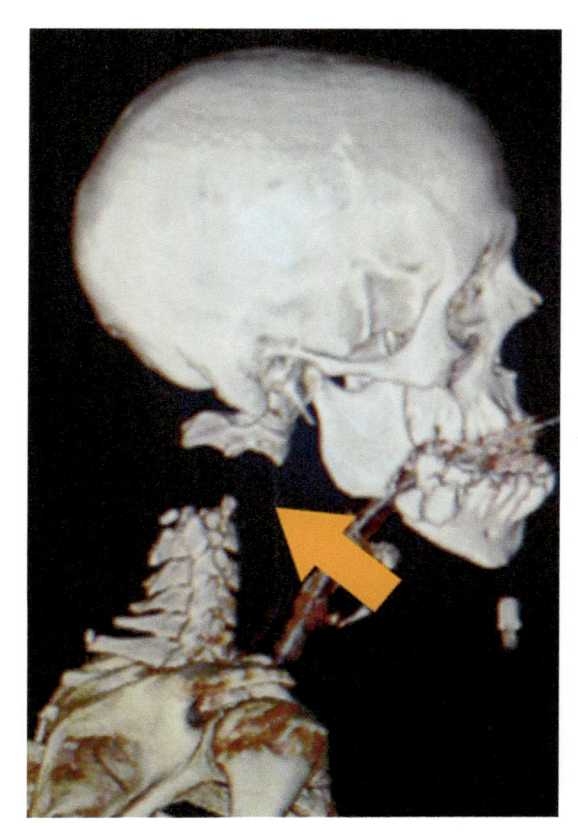

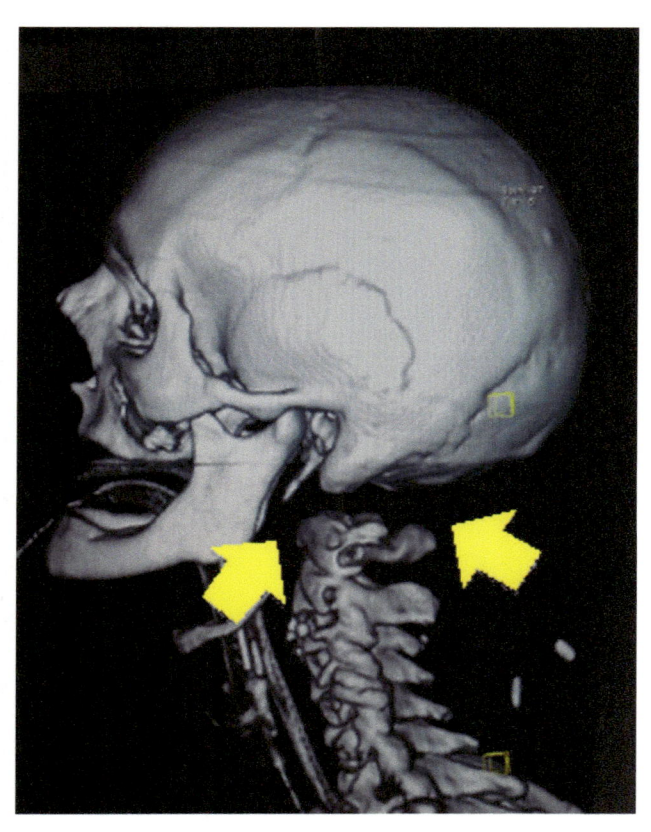

Figura 12.6 ■ Reconstrução tomográfica tridimensional de crânio e coluna cervical de vítima de traumatismo contuso (vítima presa em elevador com a cabeça do lado de fora), evidenciando extensa luxação C2/C3.

Figura 12.7 ■ Reconstrução tridimensional de crânio e coluna cervical de vítima de traumatismo contuso (acidente automobilístico), evidenciando disjunção craniocervical.

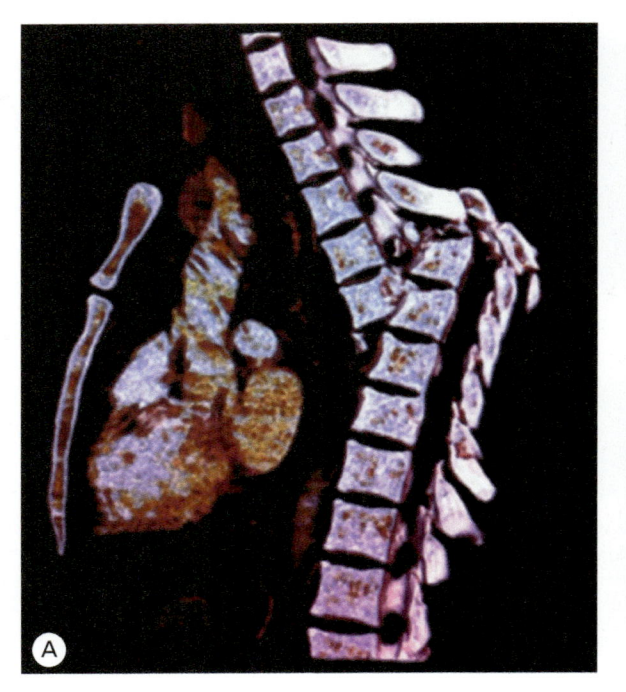

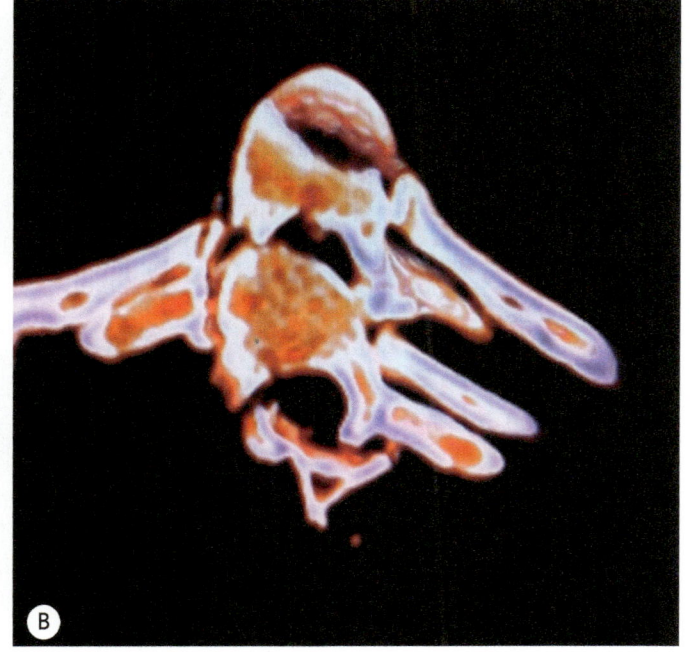

Figura 12.8 ■ Reconstruções tomográficas tridimensionais de vítima de traumatismo contuso (acidente automobilístico com capotamento do veículo e vítima ejetada), evidenciando fratura de coluna torácica com luxação e "cavalgamento" de corpos vertebrais. (**A**) Corte sagital. (**B**) Corte axial.

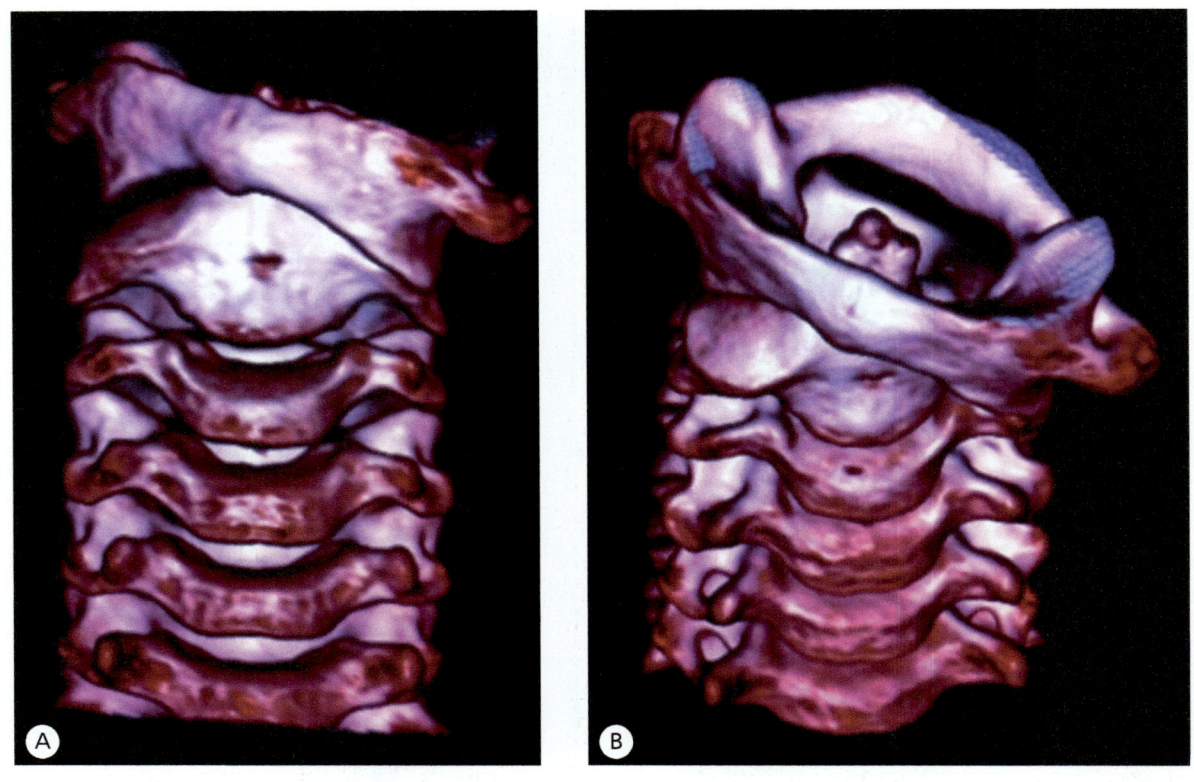

Figura 12.9 ■ (**A e B**) Reconstruções tomográficas tridimensionais da coluna cervical em vítima de traumatismo contuso (acidente automo-bilístico, criança ejetada do veículo), evidenciando subluxação C1/C2.

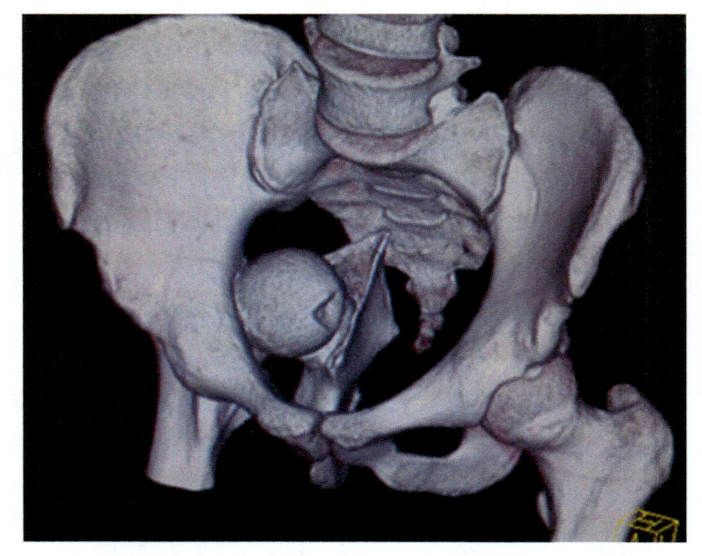

Figura 12.10 ■ Reconstrução tomográfica tridimensional da pelve de vítima de traumatismo contuso (motorista vítima de acidente automobilístico), evidenciando fratura do teto acetabular com protrusão da cabeça femoral em pequena pelve.

REAÇÃO VITAL

Possibilita determinar se o indivíduo já estava morto ou se ainda estava vivo ao sofrer determinada lesão. Dentre os sinais de reação vital, é possível destacar:

- Reação do tecido ao trauma (Figura 12.11A e B).
- Circulação sanguínea (Figura 12.12A e B).
- Respiração e ingestão (Figura 12.13A e B).[4]

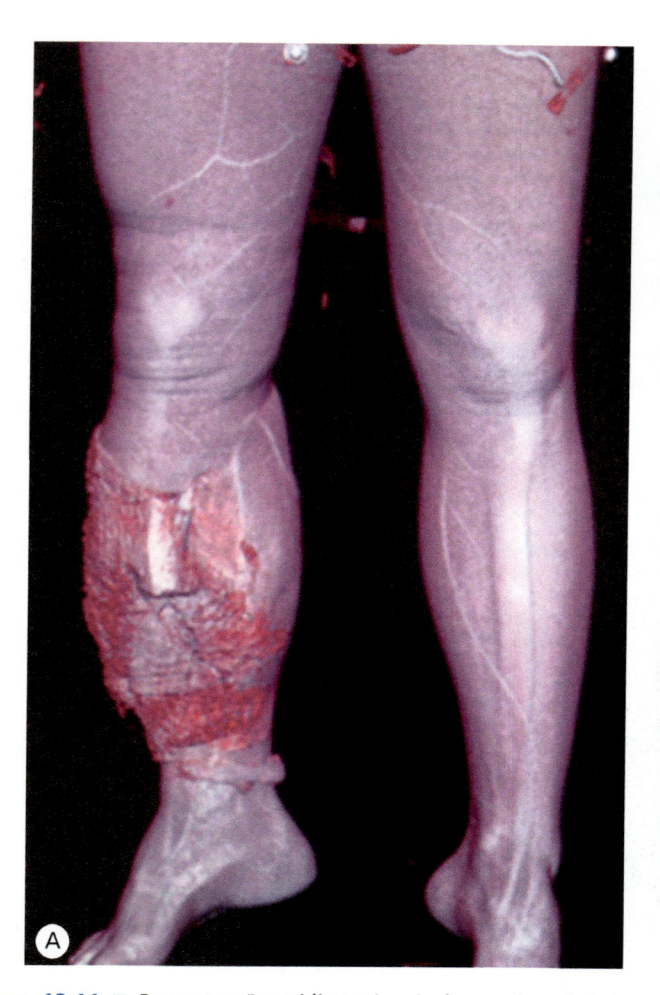
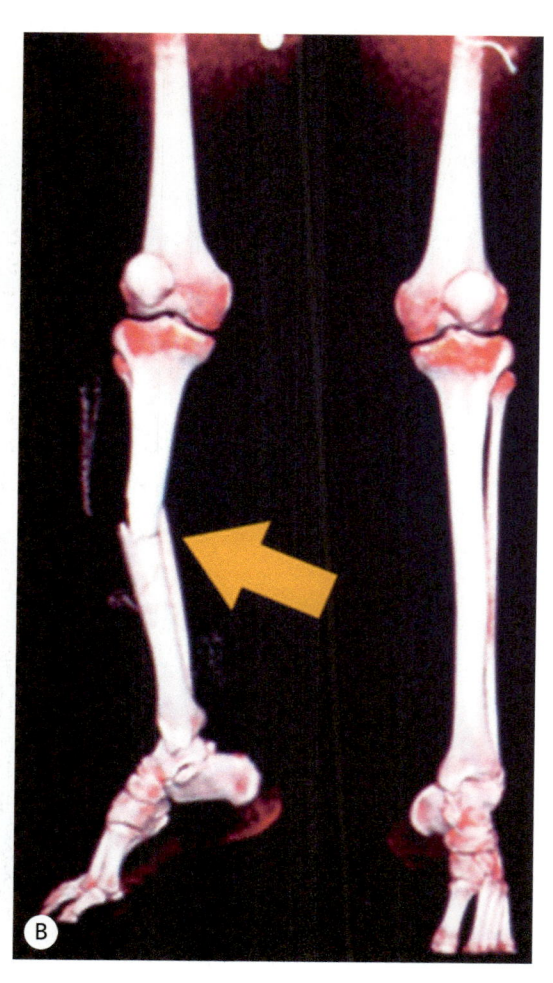

Figura 12.11 ◼ Reconstruções tridimensionais de membros inferiores de vítima de traumatismo contuso (acidente automobilístico – atropelamento). (**A**) Laceração de tecidos e aumento de partes moles em membro inferior direito. (**B**) Fratura angular da tíbia, indicando que a vítima encontrava-se a certa angulação do solo quando foi atingida. O aumento de partes moles visto em **A** indica que a vítima permaneceu com vida durante algum tempo após o acidente.

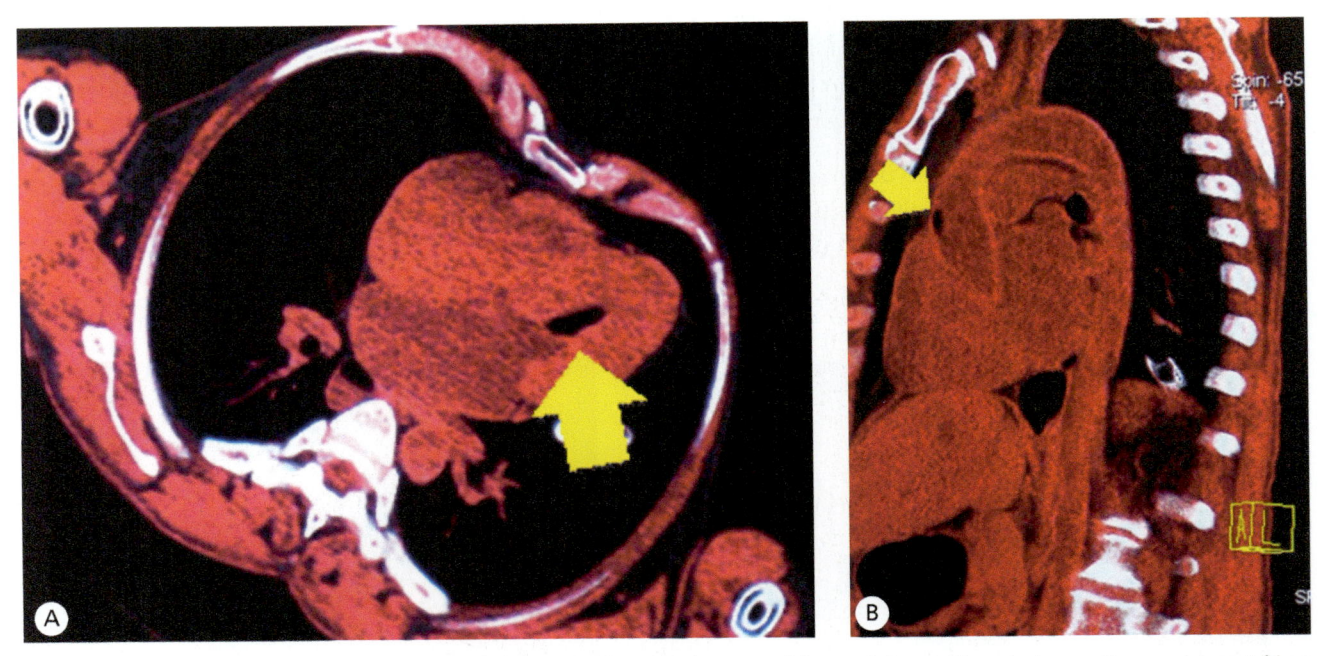

Figura 12.12 ▪ Reconstruções tomográficas tridimensionais multiplanares axial e sagital em vítima de traumatismo contuso (vítima de acidente automobilístico – atropelamento), evidenciando embolia gasosa. (**A**) Pneumoventrículo. (**B**) Presença de ar em aorta ascendente. O fluxo sanguíneo transportou as bolhas aéreas.

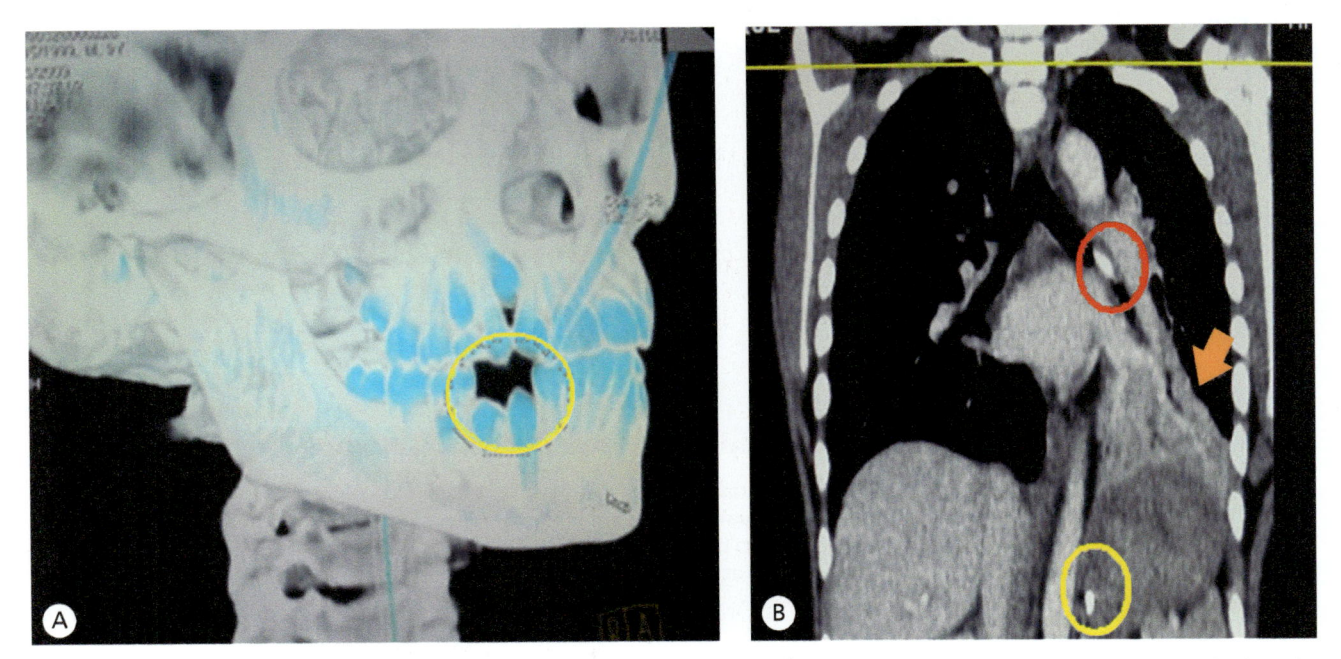

Figura 12.13 ▪ (**A**) Reconstrução tridimensional do crânio de vítima de acidente automobilístico, evidenciando ausência de dois elementos dentários em arcada dentária inferior – círculo amarelo. (**B**) Reconstrução tomográfica multiplanar em coronal, evidenciando elemento dentário – círculo vermelho – em brônquio-fonte esquerdo, atelectasia pulmonar em base à esquerda – seta alaranjada – e elemento dentário em estômago – círculo amarelo – indicando que a vítima respirou e deglutiu após o acidente.

ESTUDO DA DINÂMICA DO TRAUMA

Possibilita a correlação entre as lesões apresentadas e o suposto trauma ocorrido (Figuras 12.14 a 12.17).

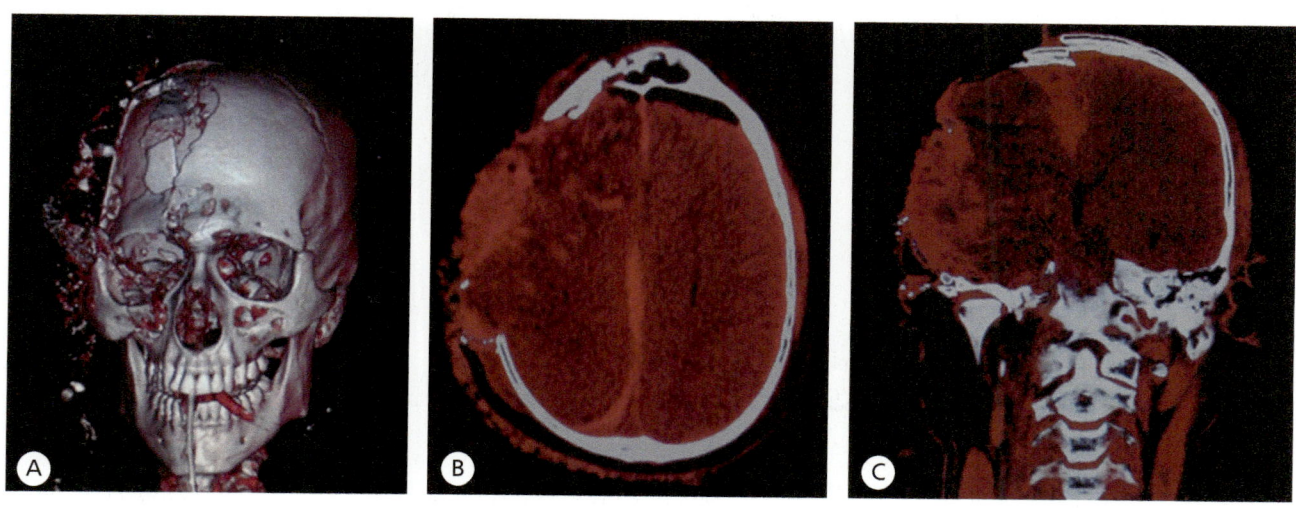

Figura 12.14 ■ (**A** a **C**) Reconstruções tomográficas tridimensionais e multiplanares do crânio de vítima de traumatismo contuso (acidente de moto × objeto fixo – poste), evidenciando fraturas frontotemporoparietais à direita com perda de substância e exposição de massa encefálica. Surgiu a informação de que a vítima encontrava-se em alta velocidade e sem capacete. As lesões apresentadas pela vítma estão em concordância com a história relatada.

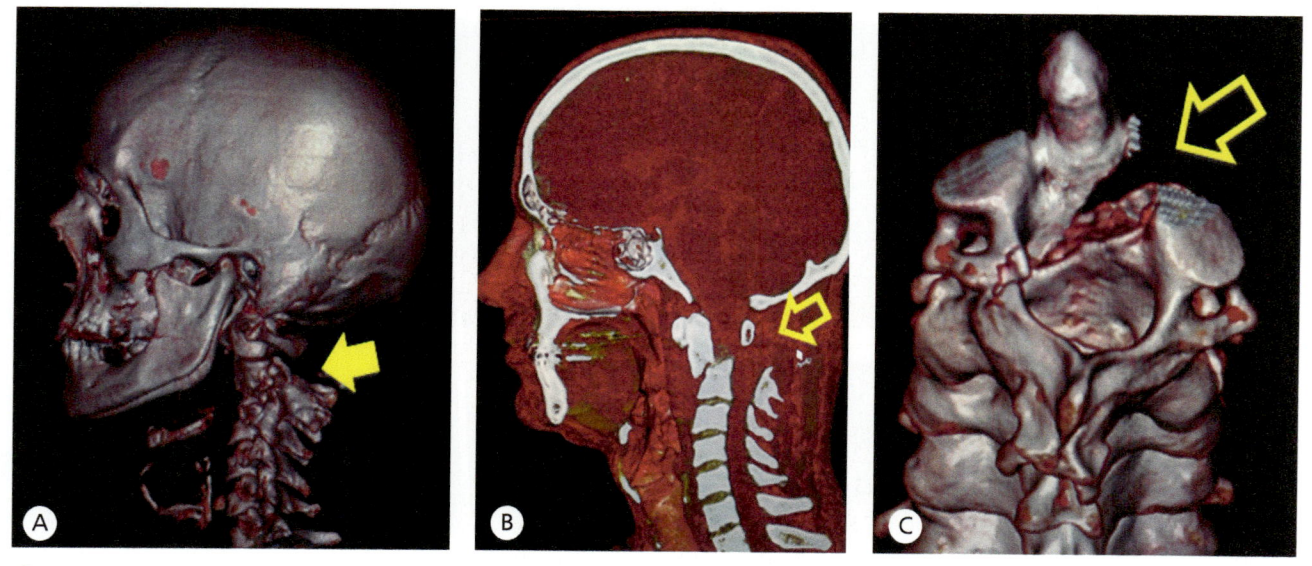

Figura 12.15 ■ (**A** a **C**) Reconstruções tomográficas tridimensionais de crânio e coluna cervical em vítima de traumatismo contuso (acidente automobilístico) evidenciando fratura/luxação da segunda vértebra cervical (C2). Surgiu a informação de que a vítima foi encontrada em seu veículo com uso de cinto de segurança de três pontos, porém com o banco inclinado para trás. As lesões apresentadas estão compatíveis com a história informada: fratura/luxação de C2 – fratura do enforcado.

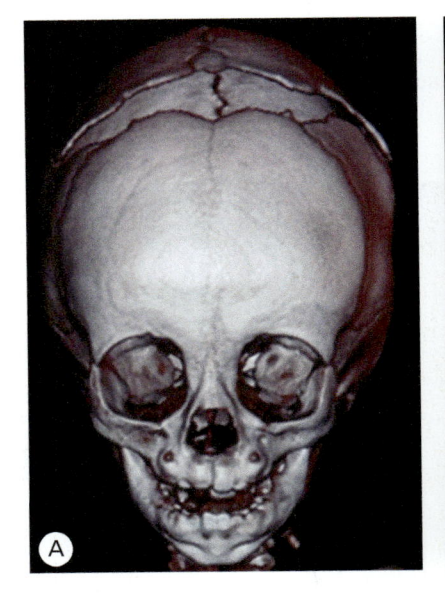

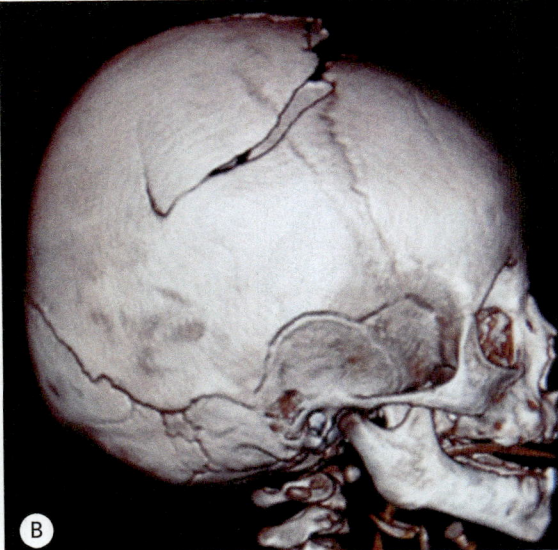

Figura 12.16 ■ Reconstruções tomográficas tridimensionais de crânio de vítima de traumatismo contuso (vítima de acidente automobilístico). Houve o relato de que a criança encontrava-se no colo da avó, no banco traseiro do veículo, sem o uso de cinto de segurança, sendo comprimida contra o banco dianteiro após forte colisão. (**A**) Vista anterior do crânio. (**B**) Perfil evidenciando fraturas por compressão frontoparietais bilaterais. As lesões apresentadas pela vítima estão em concordância com a história relatada.

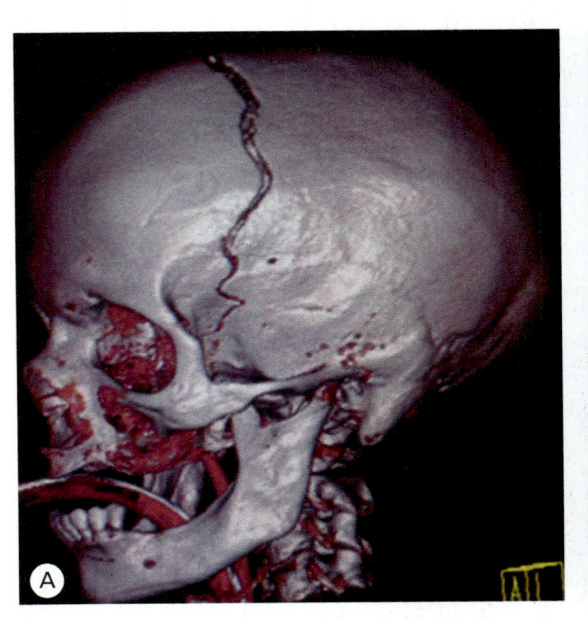

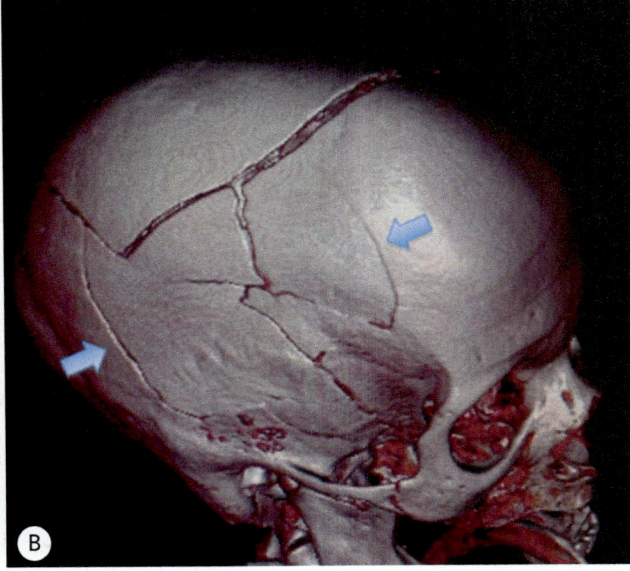

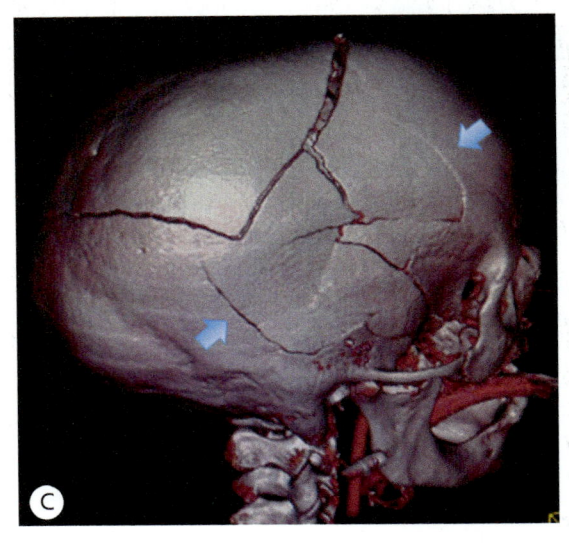

Figura 12.17 ■ (**A** a **C**) Reconstruções tomográficas tridimensionais de suposta vítima de queda de altura, sendo evidenciada extensa fratura linear temporal esquerda, parietal bilateral, com extensão occipital à esquerda. (**B** e **C**) evidenciam fratura em teia (setas azuis) com ponto central frontotemporoparietal à direita, indicando traumatismo contundente localizado. É importante ressaltar que a fratura em teia (setas azuis) é interrompida pela fratura linear, indicando dois eventos traumáticos distintos.[5] As lesões apresentadas pela vítima não correspondem ao trauma relatado.

PROJETIL DE ARMA DE FOGO

Permite a detecção precisa da localização de projetis de arma de fogo, possibilitando a avaliação de sua trajetória (Figuras 12.18 a 12.23).

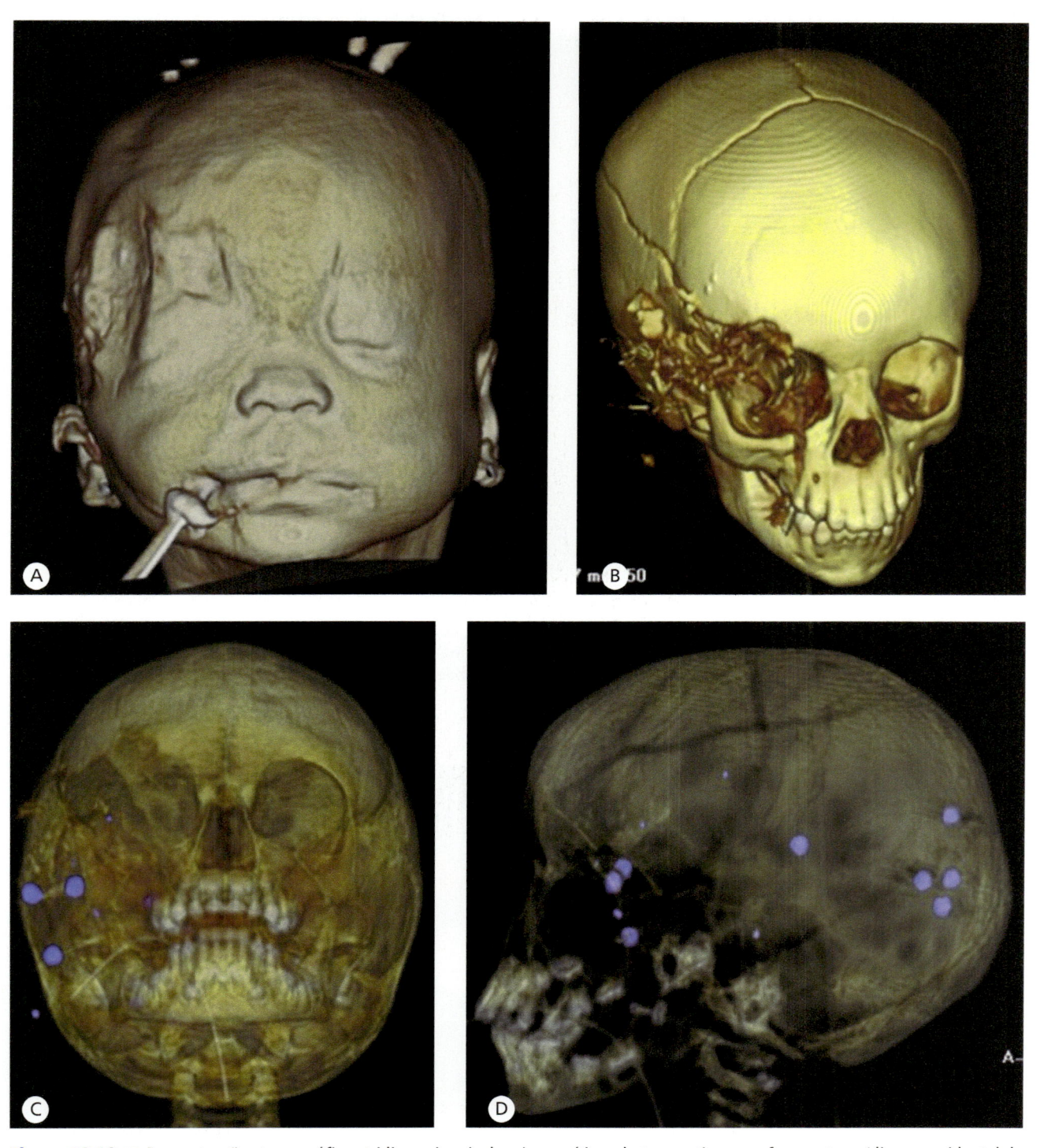

Figura 12.18 ▪ Reconstruções tomográficas tridimensionais de criança vítima de traumatismo perfurocontuso (disparo acidental de cartucheira). (**A**) Evidência de tecidos moles. (**B**) Fraturas periorbitárias à direita. (**C** e **D**) Múltiplas esferas metálicas destacadas em azul, agrupadas, em crânio à esquerda, indicando disparo a curta distância.

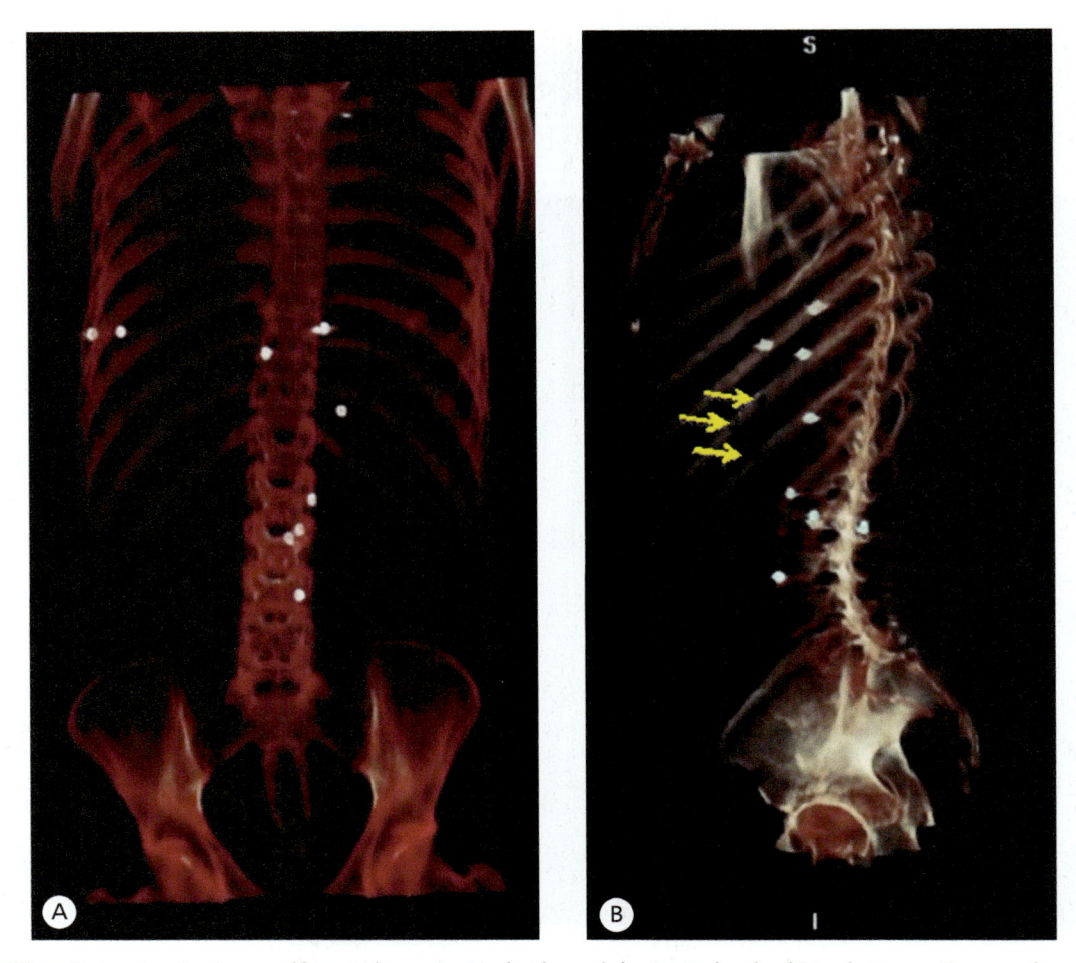

Figura 12.19 ■ Reconstruções tomográficas tridimensionais de tórax, abdome e pelve de vítima de traumatismo perfurocontuso por projetis de arma de fogo (disparo de cartucheira). Em (**A**), evidenciam-se múltiplas esferas metálicas destacadas em branco, dispersas no nível toracoabdominal – disparo realizado a maior distância. Em (**B**), evidenciam-se fraturas circulares de arcos costais esquerdos.

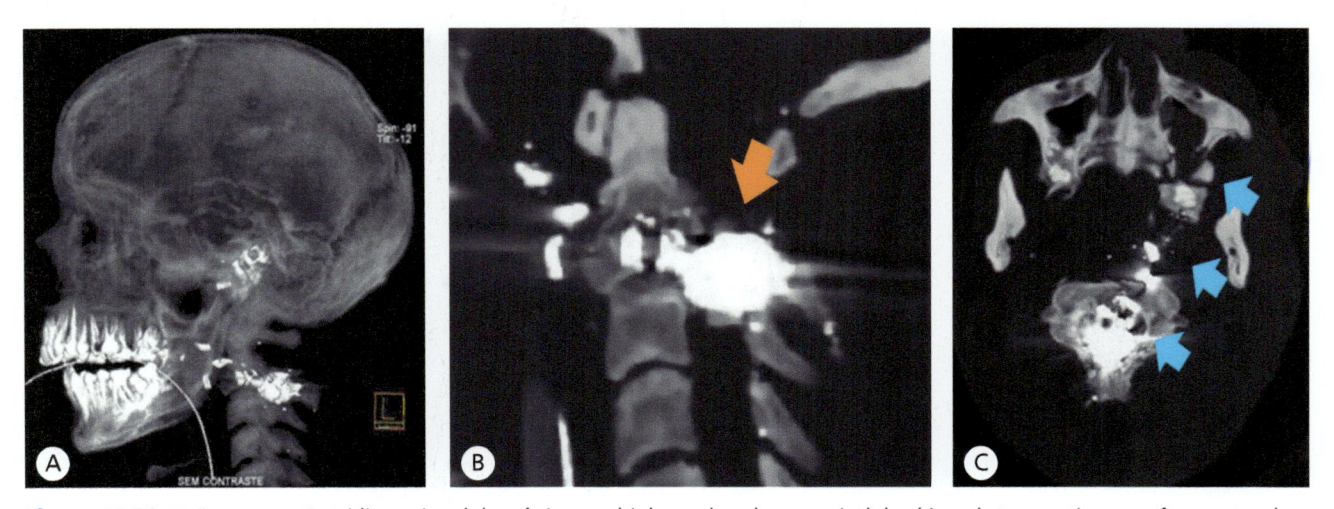

Figura 12.20 ■ Reconstrução tridimensional do crânio e multiplanar da coluna cervical de vítima de traumatismo perfurocontundente (projetil de arma de fogo). (**A**) Reconstrução tridimensional do crânio, evidenciando projetil metálico em topografia de canal medular. (**B**) Rreconstrução tomográfica multiplanar em plano sagital, evidenciando projetil no interior do canal vertebral no nível de C2/C3, em detalhe (seta). (**C**) Corte tomográfico axial evidenciando trajetograma do projetil (setas azuis), de frente para trás e da esquerda para a direita (deve ser ressaltado que na imagem tomográfica em axial o paciente encontra-se à frente do examinador; portanto, a direita da imagem corresponde à esquerda do paciente).

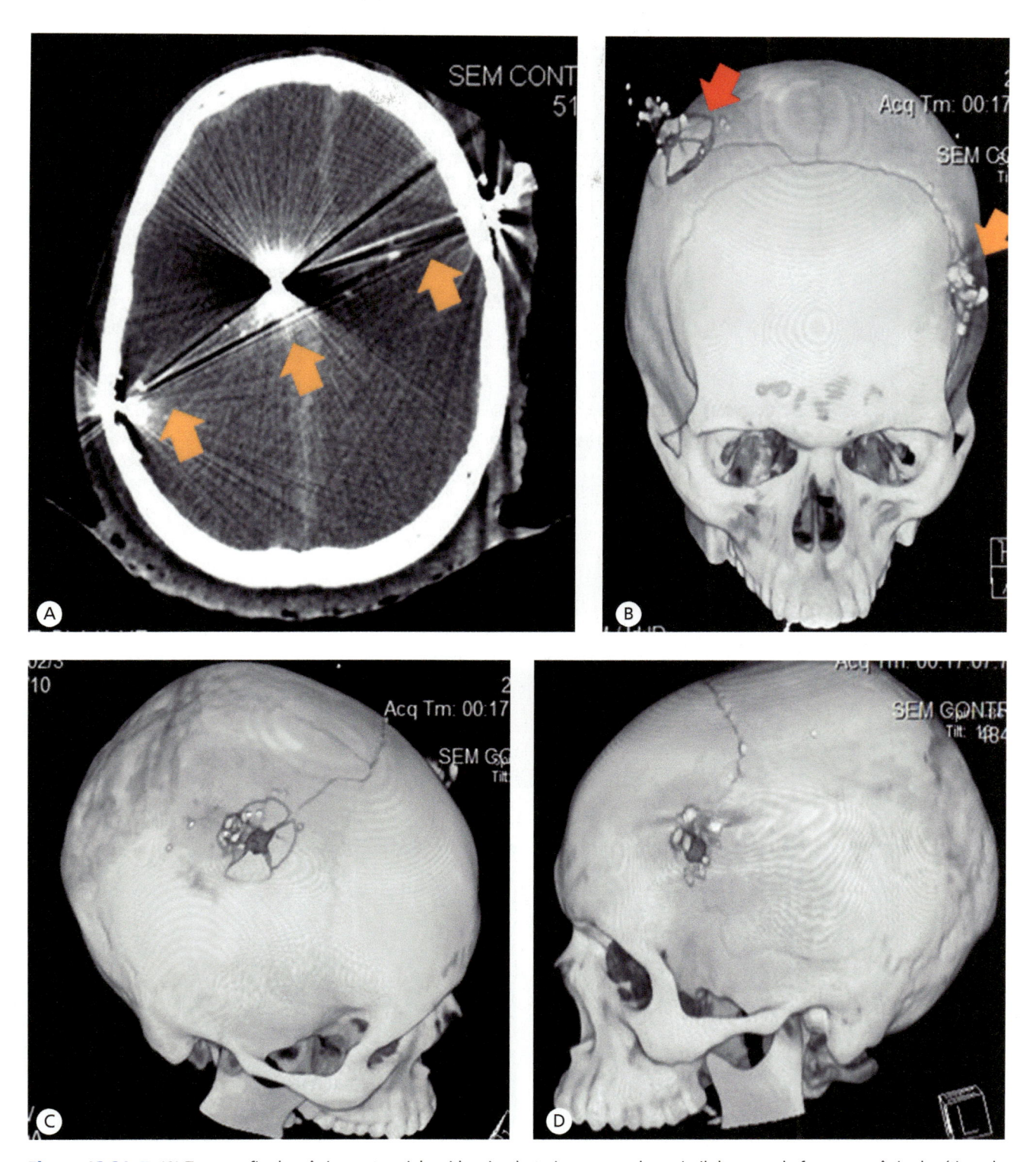

Figura 12.21 ■ (**A**) Tomografia de crânio, corte axial, evidenciando trajetograma de projetil de arma de fogo em crânio de vítima de traumatismo perfurocontuso (disparo de arma de fogo). (**B**) Reconstrução tridimensional do crânio, evidenciando orifício de entrada à esquerda (seta laranja) e orifício de saída à direita (seta vermelha) do mesmo indivíduo. (**C**) Reconstrução tridimensional do crânio, evidenciando detalhe do orifício de saída do projetil em topografia parietal à direita do crânio, sendo observada eversão de fragmentos ósseos. (**D**) Reconstrução tridimensional do crânio, evidenciando detalhe do orifício de entrada do projetil em topografia frontal posterolateral à esquerda do crânio

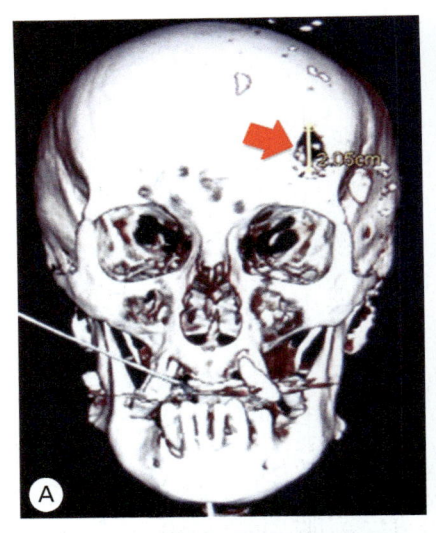

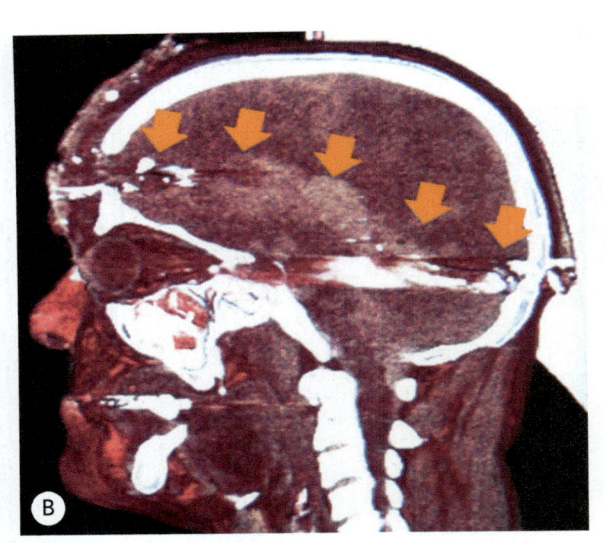

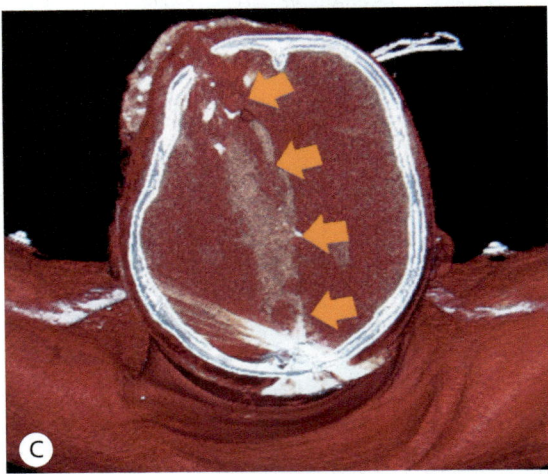

Figura 12.22 ■ Reconstruções tridimensionais do crânio de vítima de traumatismo perfurocontundente (disparo de arma de fogo). (**A**) Orifício de entrada em região frontal à esquerda, medindo 2,05 cm. (**B**) Trajetograma de cima para baixo. (**C**) Trajetograma da esquerda para a direita.

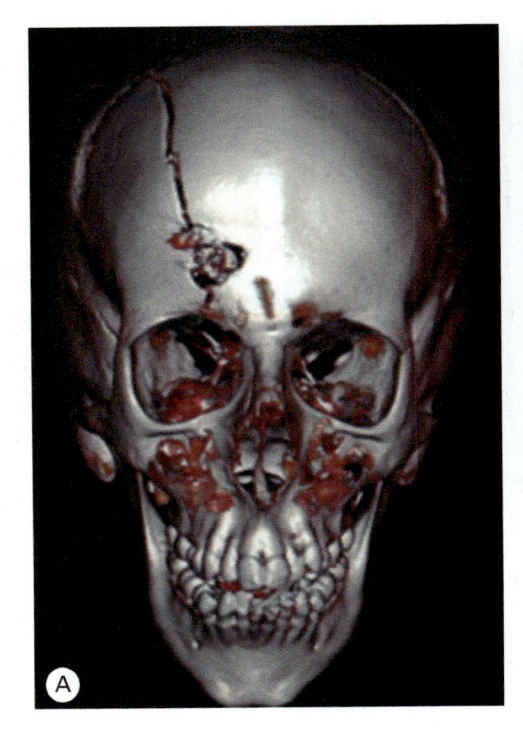

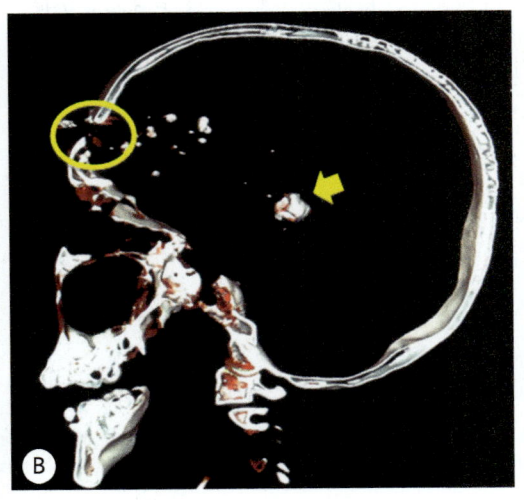

Figura 12.23 ■ Reconstruções tridimensionais de vítima de traumatismo perfurocontuso (vítima de disparo de arma de fogo). (**A**) Orifício de entrada em região frontal à direita. (**B**) Corte sagital do crânio no nível do orifício de entrada, evidenciando funil invertido de Bonnet[6] (círculo amarelo) e projetil metálico deformado (seta amarela).

LESÕES POR OUTROS INSTRUMENTOS (FIGURAS 12.24 A 12.30)

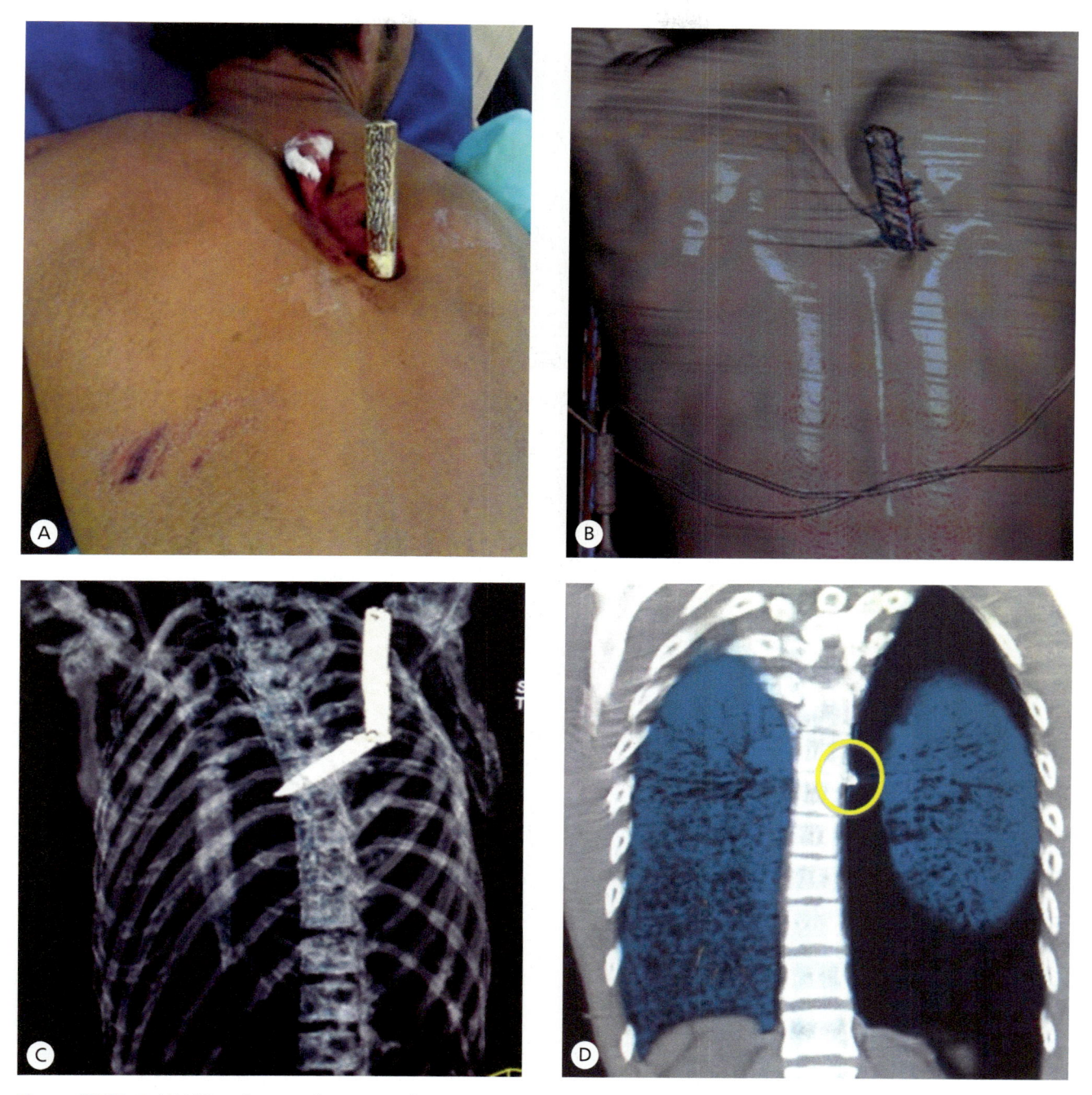

Figura 12.24 ▬ **(A)** Vítima de agressão por arma branca. **(B)** Reconstrução tomográfica tridimensional, evidenciando partes moles. **(C)** Reconstrução tridimensional do tórax, destacando-se as estruturas ósseas e instrumento perfurocortante. **(D)** Reconstrução tridimensional do tórax, destacando pulmão em azul, observando-se "ponta" do canivete em hemitórax esquerdo com pneumotórax associado.

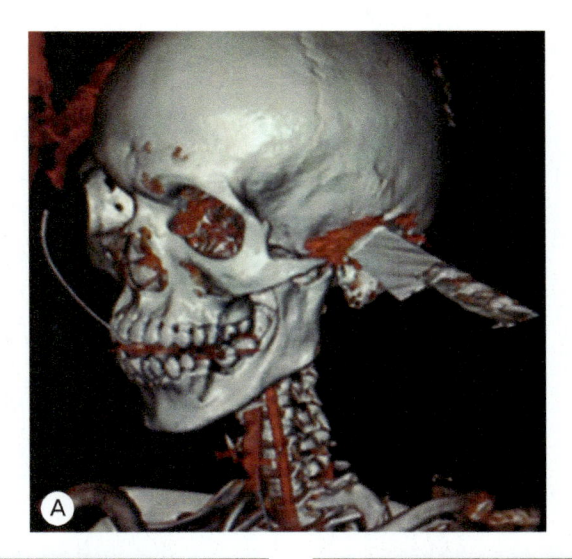

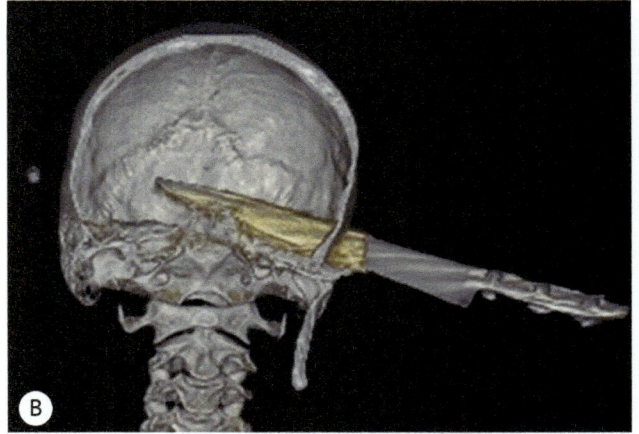

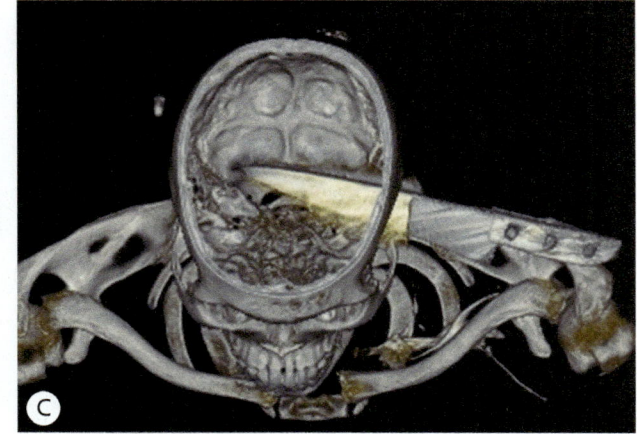

Figura 12.25 ■ (**A** a **C**) Reconstruções tomográficas tridimensionais de vítima de agressão por arma branca temporal à esquerda, com extensão para a região occipital direita.

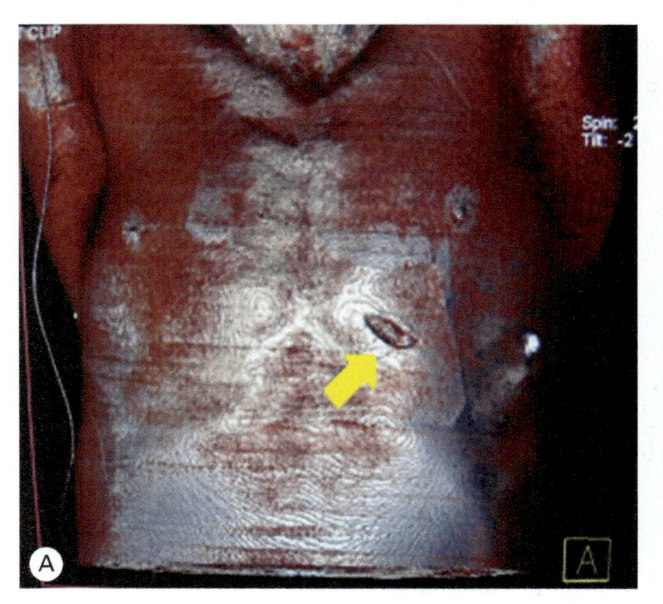

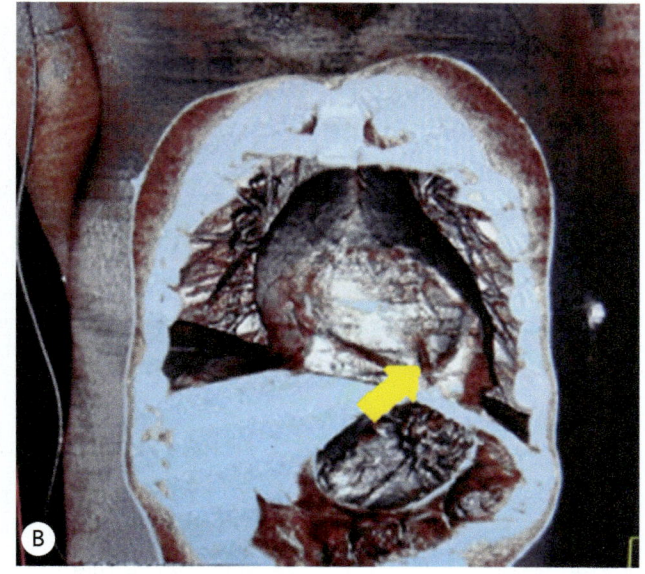

Figura 12.26 ■ Reconstruções tomográficas tridimensionais em vítima de lesão por arma branca em precórdio esquerdo (**A**). (**B**) Ferida perfurocortante em ápice ventricular.

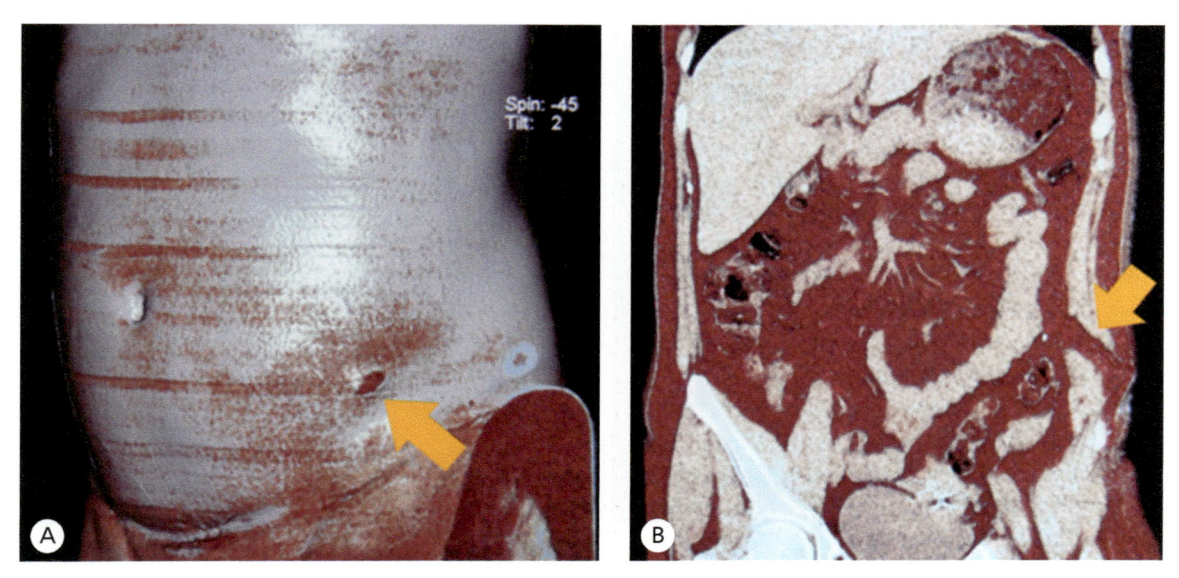

Figura 12.27 ● Reconstruções tomográficas tridimensionais de vítima de traumatismo perfurocortante – agressão por arma branca (faca). (**A**) Lesão perfurocortante em abdome inferior à esquerda. (**B**) Corte coronal evidenciando lesão da parede muscular, indicando trajetória ascendente – de baixo para cima.

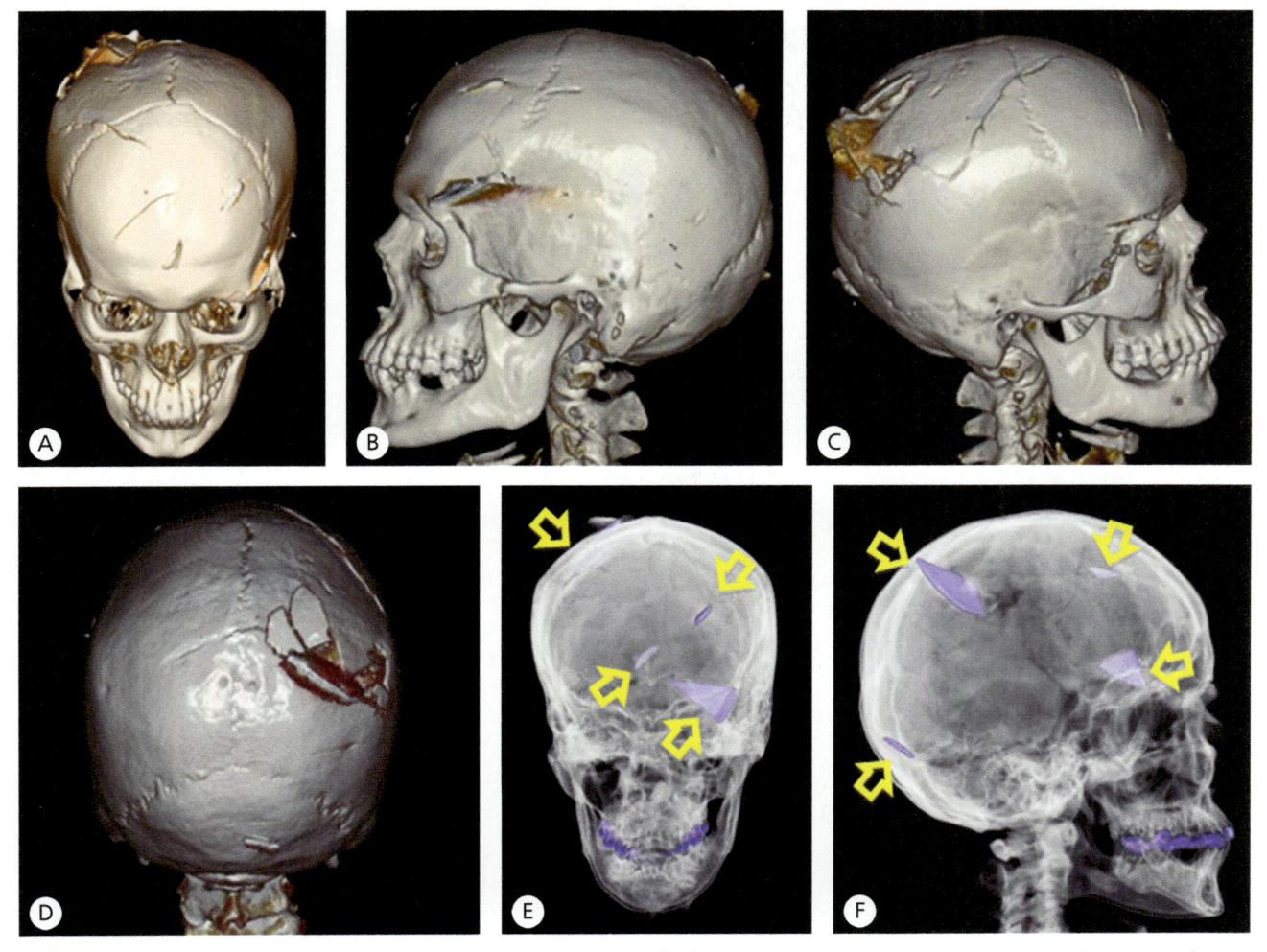

Figura 12.28 ● Reconstruções tomográficas tridimensionais de crânio de vítima de traumatismo cortocontuso – agressão por arma branca (faca). (**A** a **D**) Fraturas laminares e cominutivas de calota craniana. (**E** e **F**) Fragmentos metálicos laminares incrustados no crânio (setas).

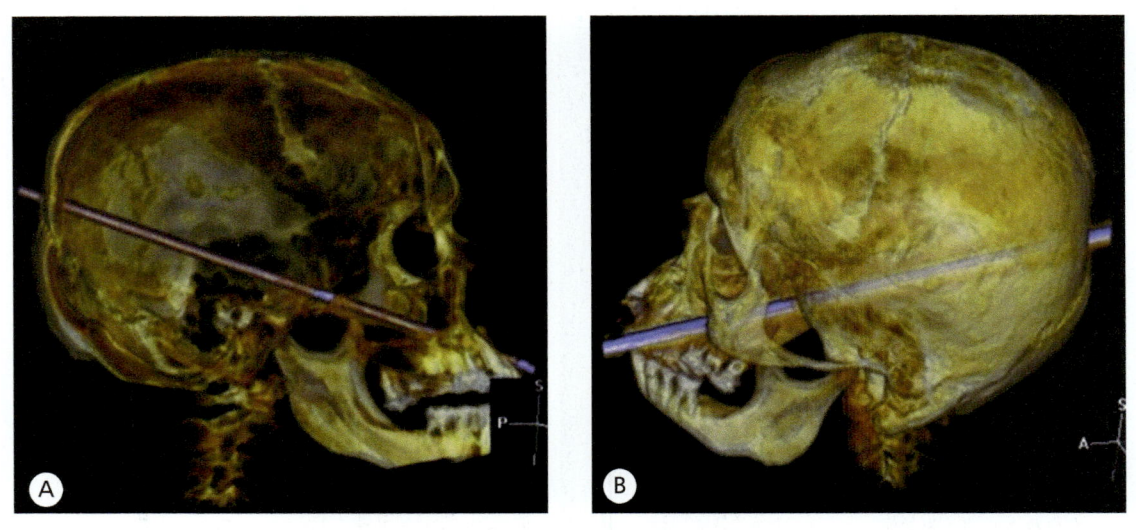

Figura 12.29 (**A** e **B**) Reconstruções tomográficas tridimensionais de crânio de operário da construção civil vítima de traumatismo craniano perfurocontuso por vergalhão metálico, o qual é destacado em azul nas imagens.

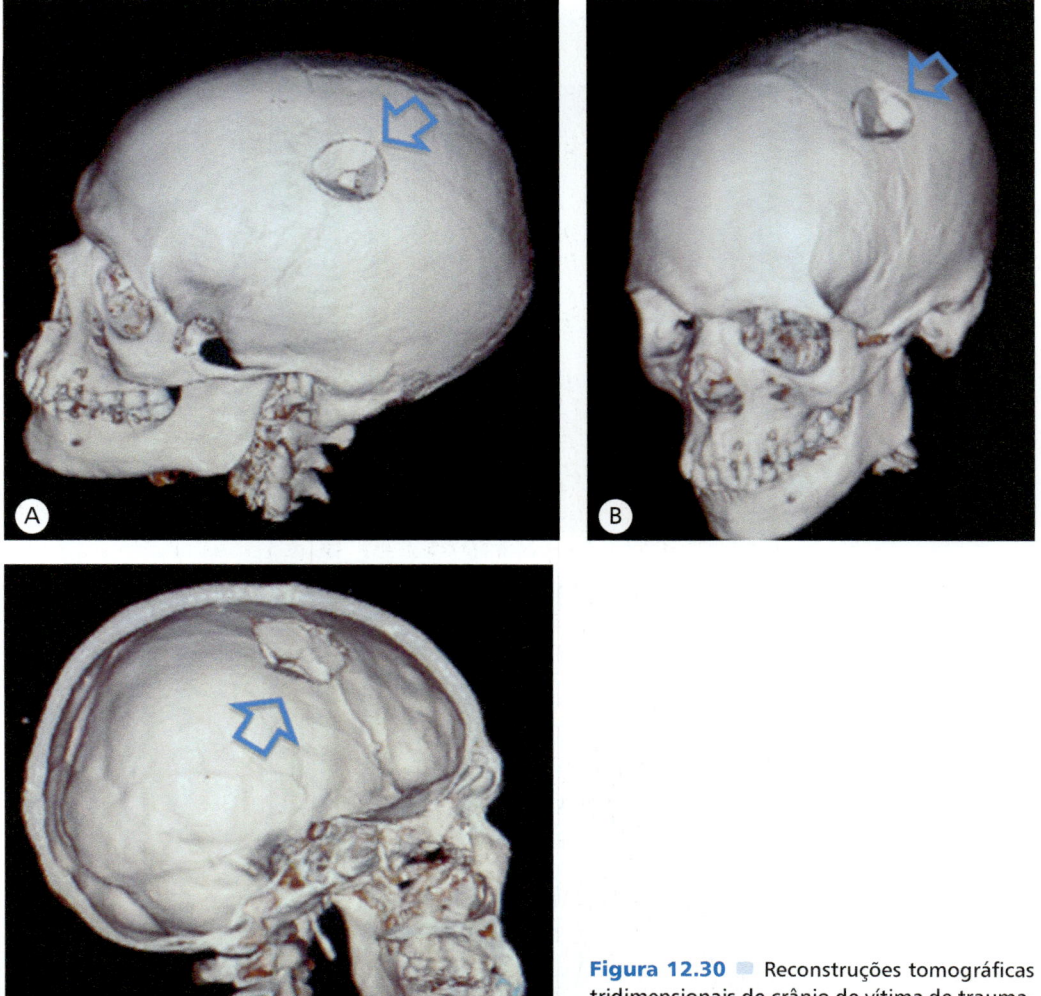

Figura 12.30 Reconstruções tomográficas tridimensionais de crânio de vítima de traumatismo contundente – agressão com martelo. (**A** e **B**) Presença de fratura circular com afundamento ósseo. (**C**) Fratura da calvária vista pela lâmina interna.

DETECÇÃO DE CORPOS ESTRANHOS

Possibilita a detecção de corpos estranhos radiopacos no interior do corpo, seja ela intencional (Figura 12.31) ou acidental (Figura 12.32).

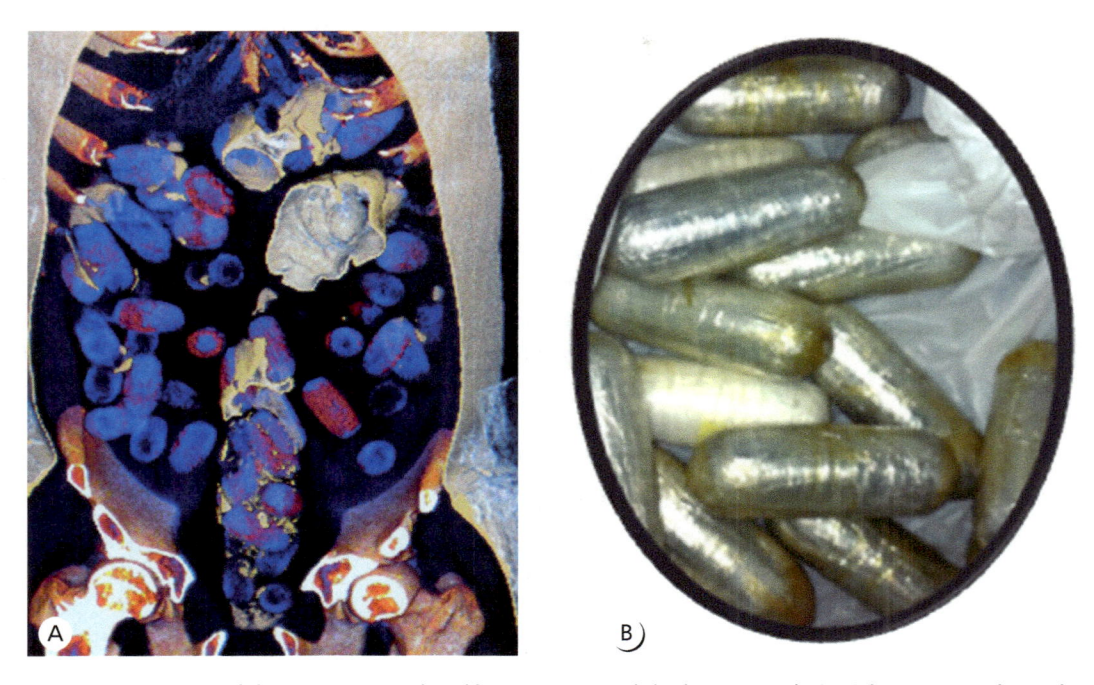

Figura 12.31 ▬ Suspeito apreendido por tentativa de tráfico internacional de drogas, tendo inicialmente negado qualquer envolvimento. Ao ser submetido ao estudo de tomografia computadorizada, foi confirmada a presença de embalagens típicas para transporte de cocaína. (**A**) Reconstrução tridimensional do abdome, evidenciando múltiplas cápsulas de cocaína vistas em destaque na cor azul. (**B**) Cápsulas de cocaína recuperadas.

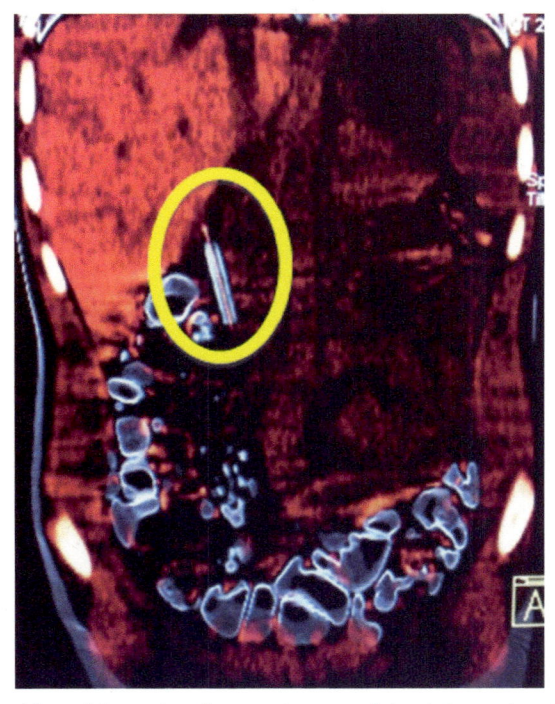

Figura 12.32 ▬ Reconstrução tomográfica tridimensional em corte coronal de abdome de criança com relato de ingestão acidental de um lápis – círculo amarelo em destaque.

VANTAGENS DO NOVO MÉTODO

- A Necropsia Digital cria um arquivo permanente do corpo, o qual pode ser compartilhado eletronicamente entre médicos legistas e armazenada para estudos futuros, podendo ser revisada quantas vezes forem necessárias, testando teorias da investigação policial.
- Médicos legistas/radiologistas podem estudar os corpos pela internet, em qualquer parte do mundo.
- Embora o equipamento necessário para se produzir uma necropsia digital seja caro, o processo é de fácil realização.
- Facilita o entendimento de pessoas leigas em medicina, sendo de especial utilidade em Tribunais de Júri.
- Pode ser utilizada em protocolos de identificação de vítimas de desastres (*disaster victim identification* – DVI) como uma ferramenta de seleção em desastres de massa.[3]
- Trata-se de procedimento já realizado com sucesso em outros países, como Alemanha, EUA, Japão, Suíça, Suécia e Israel, com resultados divulgados em revistas científicas internacionais.

Deve ser ressaltado que os procedimentos são complementares entre si; portanto, o objetivo da Necropsia Digital é promover a implantação da nova metodologia de estudo para as equipes envolvidas – agentes de Polícia, delegados, peritos, policiais médicos legistas e médicos legistas/radiologistas, bem como demonstrar a nova metodologia de estudo à sociedade.

Bibliografia

Dirnhofer R, Fackowski C, Vock P, Potter K, Thali MF. Virtopsy: minimally invasive, imaging-guided virtual autopsy. RadioGraphics; 2006 Sep-Oct. 26:1305-33.

França GV. Medicina legal. 8. Ed. Rio de Janeiro: Guanabara Koogan, 1998.

Hercules HC. Medicina legal – Texto e atlas. São Paulo: Editora Atheneu, 2008

Thali MJ, Dirnhofer R, Vock P. The virtopsy approach 3D optical and radiological scanning and reconstruction in forensic medicine. 2009.

Índice Remissivo